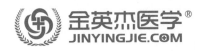

口腔执业助理医师资格考试

命题规律之专项夺分题典

口腔颌面外科学　口腔修复学

赵庆乐 ◎ 主编

金英杰医学教育研究院 ◎ 组织编写

全国百佳图书出版单位

化学工业出版社

·北京·

目录

口腔颌面外科学 / 001

  第一单元 口腔颌面外科基础知识及基本技术……………………003
  第二单元 麻醉与镇痛……………………………………………………030
  第三单元 牙及牙槽外科…………………………………………………053
  第四单元 牙种植术………………………………………………………081
  第五单元 口腔颌面部感染………………………………………………090
  第六单元 口腔颌面部创伤………………………………………………120
  第七单元 口腔颌面部肿瘤及瘤样病变………………………………146
  第八单元 唾液腺疾病……………………………………………………177
  第九单元 颞下颌关节疾病………………………………………………191
  第十单元 颌面部神经疾病………………………………………………207
  第十一单元 先天性唇裂和腭裂……………………………………217
  第十二单元 口腔颌面部影像学诊断………………………………228

口腔修复学 / 239

  第一单元 口腔检查与修复前准备………………………………………241
  第二单元 牙体缺损………………………………………………………247
  第三单元 牙列缺损………………………………………………………308
  第四单元 牙列缺失………………………………………………………436

口腔颌面外科学

第一单元　口腔颌面外科基础知识及基本技术

1. 可扪及搏动感的肿瘤是
A. 神经纤维瘤　　　　　　　　B. 牙龈瘤　　　　　　　　　C. 成釉细胞瘤
D. 骨巨细胞瘤　　　　　　　　E. 颈动脉体瘤

【答案】E

【解析】题干中明确指出"搏动感",动脉才有搏动,颈动脉体瘤发生在颈动脉,故可扪及搏动感。该病诊断金标准为动脉造影。故此题答案为E。

A选项：神经纤维瘤是神经源性肿瘤,以在皮肤上出现棕色斑为主要表现。

B选项：牙龈瘤为炎性增生物。

C选项：成釉细胞瘤为颌骨上皮性肿瘤,下颌骨多发,X线受累牙根锯齿状吸收为其典型特征。

D选项：骨巨细胞瘤为骨源性肿瘤,由肉芽组织构成,无包膜。肿瘤膨隆颌骨变形而出现病理性骨折。X线可见肥皂泡样或蜂房状囊性阴影。

2. 冰冻活检的标本切取后应
A. 立即放入10%甲醛固定液中　　　　　　B. 立即放入3%戊二醛固定液中
C. 立即放入75%酒精中脱水　　　　　　　D. 立即放入0.9%生理盐水中
E. 不作任何处理,尽快送病理科

【答案】E

【解析】冰冻活检为术中快速判断病变性质的方法,因此新鲜标本直接送检不需固定,其他活检方法如切取活检、吸取活检、切除活检取得组织后均须立即放入固定液中固定,故本题答案为E。

A选项：说法本身错误,标本固定液应为4%甲醛或10%福尔马林。

B选项：戊二醛为化学消毒液。

C选项：75%酒精为消毒液。

【破题思路】

10%甲醛	用于器械消毒,浸泡60～120min。用之前用无菌蒸馏水冲净残留
2%戊二醛	2min灭细菌、10min灭真菌和结核,15～30min灭乙肝病毒；4～12h灭芽孢
75%酒精	脱碘
0.9%生理盐水	保存离体牙

3. 口腔颌面外科手术中最基本、最常用的止血方法
A. 压迫止血　　　　　　　　B. 阻断止血　　　　　　　　C. 热凝止血
D. 钳夹、结扎止血　　　　　E. 降压止血

【答案】D

【解析】题干的重点为最基本、最常用,故此题答案为D。

A选项：压迫止血是指外力压迫局部,使微小血管管腔闭塞,从而达到止血效果。

B选项：阻断止血为最可靠的止血方法。

C选项：热凝止血是使局部组织碳化,常用于浅表部位较广泛的小出血点。

E选项：降压止血是将收缩压降至80mmHg。

【破题思路】

压迫止血	大面积渗血	温热盐水纱布压迫
	骨髓腔出血	骨蜡
钳夹、结扎	小出血点	钳夹
	大出血点	钳夹＋结扎

4. 张口度是指
A. 上、下唇之间的距离
B. 上、下前牙切缘之间的距离
C. 上、下中切牙切缘之间的距离
D. 上、下切牙之间的距离
E. 上、下颌骨之间的距离

【答案】C

【解析】张口度的测量标准即为上下中切牙切缘之间的距离，故本题选项C。

【破题思路】张口度相关考点

正常张口度		自身、三横指、3.7～4.5cm、平均3.7cm
张口受限	轻度	二横指，2～2.5cm
	中度	一横指，1～2cm
	重度	不足一横指，不到1cm
张口过大		大于5.0cm

易错点：自身三指。

5. 哪一类物品不适用干热灭菌法
A. 棉织品和橡胶制品
B. 明胶海绵和各种粉制品
C. 凡士林和油脂
D. 玻璃和陶瓷
E. 液体石蜡

【答案】A

【解析】题干考查不能用于干热灭菌的物品。

A选项：棉织品在干热灭菌160～170℃温度下变焦，橡胶制品会老化，本题正确选项为A。

选项B、C、D、E中物品均为干热灭菌适应证，但明胶海绵、凡士林、液体石蜡、粉剂、油脂不可用高压蒸汽灭菌。

【破题思路】关于干热灭菌其他考点

温度和时间：160℃，120min；170℃，90min；180℃，60min。

注意：明胶海绵、各种粉制品、凡士林和油脂、液体石蜡不可用高压蒸汽灭菌。

6. 用2%碱性戊二醛杀灭手术器械上的乙型肝炎病毒，则至少应浸泡
A. 20min以上
B. 15min
C. 10min
D. 2min
E. 1min

【答案】B

【解析】2%碱性戊二醛杀灭乙肝病毒应浸泡15～30min，应注意的是题干明确指出至少浸泡多久，故本题正确答案为B。其他选项皆不正确。

【破题思路】戊二醛灭菌其他考点

2%碱性戊二醛	15～30min	乙肝病毒
	2min	细菌
	10min	真菌和结核
	4～12h	芽孢

7. 穿刺检查最适用于
A. 深部实体包块的诊断
B. 深部囊性包块的诊断
C. 表面实体包块的诊断
D. 表面新生物的诊断
E. 浆液期炎症的诊断和鉴别诊断

【答案】B

【解析】穿刺检查适用于对触诊有波动感或非实质性含液体的肿块，故本题正确答案为B。选项A，深部实体包块，一般不穿刺，如果临床怀疑恶性可考虑术中冰冻活检。

选项C、D表面实体或新生物可考虑切除或切取活检。

选项E，浆液期炎症诊断主要根据临床表现（红、肿、热、痛、功能障碍）做出诊断，无明显液态物质聚集，故穿刺不适用。

【破题思路】

表面新生物	切取活检
深部实体包块	冰冻活检
表面实体包块	切除或切取活检

8. 关于手术区的术前准备，哪种说法是不正确的
A. 患者在术前应行理发、沐浴和备皮
B. 与口腔相通的大手术，特别是需植骨、植皮者，应作洁治、充填等
C. 术前应使用1∶5000高锰酸钾或1∶1000氯己定液含漱
D. 取皮和取骨区应在术前1日彻底清洁备皮，以碘酒、酒精消毒后用无菌敷料包扎
E. 若具有强有效的消毒条件或整容手术时可免去剃发

【答案】D

【解析】题干要求选出不准确的说法，取皮和取骨区应在术前2日彻底清洁备皮，以酒精消毒后用无菌敷料包扎，故D选项正确，碘酊可以使皮肤着色，术前应用酒精消毒，而不可以使用碘酊。其他A、B、C、E说法正确。

9. 对腮腺的扪诊检查应选用
A. 双手双合诊法   B. 双指双合诊法
C. 三指平触诊   D. 双指提拉式扪诊
E. 单指扪诊

【答案】C

【解析】腮腺的扪诊正确方法为三指平触，因腮腺有很多腺小叶，若提拉式扪诊会误将腺小叶认为是肿物，故C选项正确，D选项不正确，此题选C。

A选项双手合诊适用于口底、颌下区检查。

B选项适用于唇、颊、舌触诊。

【破题思路】

检查部位	选项
唇、颊、舌	双指双合诊
口底、颌下区	双手双合诊
淋巴结	三指扪诊
腮腺	三指平触

10. 不宜行组织活检术的肿瘤为
A. 舌癌   B. 骨肉瘤
C. 黏液瘤   D. 颈动脉体瘤
E. 恶性淋巴瘤

【答案】D

【解析】颈动脉体瘤为血管性病变，活体组织检查可导致大出血，故不能活检，此题正确选项为D。

选项A舌癌位置表浅，可活检。

选项B骨肉瘤，好发部位为下颌骨，青年及儿童多见，可通过X线、CT做诊断的基本信息，最后的诊断常常依靠病理活检才能确诊。

选项C黏液瘤，发生于软组织和颌骨，磨牙前和磨牙区多发，生长缓慢，局部浸润性，可活检。

选项E恶性淋巴瘤临床表现为多型性，主要靠活组织检查确诊。

【破题思路】其他不宜活检的肿瘤	
颈动脉体瘤、血管瘤、恶性黑色素瘤	不行活体组织检查
腮腺和颌下腺	不切取活检

11. 对口腔颌面部有张力创口处理的方法中，错误的是
A. 充分潜行分离　　　　B. 减张缝合　　　　　　C. 应用辅助减张法
D. 附加切口　　　　　　E. 尽力拉拢缝合

【答案】E

【解析】张力创口的处理方法应为减张后缝合，故 E 说法错误。
选项 A：为减张方法之一，适用于张力小的创口。
选项 C：潜行分离后仍有张力的采用辅助减张法。
选项 D：附加切口亦称松弛切口，具有减张效果。

【破题思路】	
适用于	选项
张力较小创口	潜行分离
唇裂手术唇弓组扣减张法	辅助减张
腭裂、腭穿孔	附加切口

12. 核素诊断颌骨恶性肿瘤主要用
A. ^{99m}锝　　　　　　B. ^{131}碘　　　　　　C. ^{32}磷
D. ^{85}锶　　　　　　E. ^{67}镓

【答案】A

【解析】颌骨恶性肿瘤用放射性核素诊断，主要用 ^{99m}锝，故本题答案为 A。
选项 B，用来鉴别甲状腺癌和异位甲状腺。

【破题思路】	
适用于	选项
颌骨恶性肿瘤 唾液腺功能测定 腺淋巴瘤"热结节"现象	^{99m}锝
异位甲状腺和甲状腺癌	^{131}碘、^{125}碘

13. 口腔颌面部创伤活动性出血时，最可靠的止血方法是
A. 指压止血　　　　　　B. 包扎止血　　　　　　C. 填塞止血
D. 结扎止血　　　　　　E. 药物止血

【答案】D

【解析】活动性出血，最可靠的止血方法应为结扎止血，因其阻断了血供的来源故最可靠，正确选项为 D。其余选项 A、B、C、E 都不是最可靠的止血方法。

【破题思路】	
适用于	选项
创伤时止血的临时措施	指压止血
颈部大面积出血或面侧深区出血	包扎止血
腔窦出血	填塞止血
凝血机制障碍或大量输血时辅助用药	全身用药止血

14.青年男性,左下6颊侧牙龈溃疡3个月,经两周抗炎治疗不愈。为明确诊断,应选用的检查为
A. 牙片　　　　　　　　　　　B. CT　　　　　　　　　　　C. B超
D. 切取活检　　　　　　　　　E. 细针吸活检

【答案】D

【解析】题干中经久不愈的牙龈(软组织)溃疡,明确诊断的方法即为活体组织检查,可采用切取活检,本题答案为D。

牙片即为根尖片,可用于诊断牙体等硬组织病变,故不选A。

CT可用来检查软组织病变,但确诊仍需病理诊断,故不选B。

【破题思路】

适用于	选项
牙、牙槽骨	根尖片
颞下窝、翼腭窝、鼻窦、唾液腺、颌骨、TMJ检查	CT
软组织急慢性炎症、囊肿、肿瘤等	B超
深部肿瘤、颈部大的淋巴结	细针吸活检

15.填塞止血主要用于
A. 开放性和洞穿性创口　　　　　　　B. 创口内出血的血管断端
C. 广泛的组织渗血　　　　　　　　　D. 凝血机制障碍者的创面溶血
E. 骨断端出血

【答案】A

【解析】洞穿性、开放性创口止血方法主要是填塞止血,A正确。

选项B:血管断端止血——结扎止血,故不选B。

选项C:广泛组织渗血——压迫止血。

选项D:凝血机制障碍者——全身应用止血药物,如氨甲苯酸或酚磺乙胺。

选项E:骨断端出血——充填骨蜡。

【破题思路】"止血"相关考点

适用于	选项
开放性、洞穿性创口、腔窦出血	填塞止血
血管断端出血	结扎止血(断端至少是血管管径的2倍)
广泛的组织渗血	温热盐水纱布止血
疏松组织	荷包式缝合

16.男,60岁。右舌缘溃疡3个月,病理证实为鳞癌。临床分期为T_3,决定行舌颌颈联合根治术,前臂皮瓣修复舌缺损,前臂皮瓣供区植以全厚皮片。前臂皮瓣供区创口的引流处理一般是
A. 皮片引流　　　　　　　　　　　B. 不用引流
C. 管状引流　　　　　　　　　　　D. 负压引流
E. 纱条引流

【答案】B

【解析】皮瓣移植后,供皮区创面直接缝合或用中厚断层游离皮片移植(颌面部最好做全层皮片移植),不要有创面暴露引起感染,不需要引流,故B正确。

选项A:皮片引流——口外创口小量渗液。

选项C:管状引流——较大创口和脓腔。

选项D:负压引流——大手术的术后。

选项E:纱条引流——重度和混合感染。

【破题思路】

适用于	选项	
口外创口小量渗液或口内创口	皮片引流	
脓腔	油纱条引流	
重度和混合感染	碘仿纱条	纱条引流	开放（被动）引流
较大创口和脓腔	管状引流（可冲洗）	
颌面颈部较大手术的术后	负压引流	闭式（主动）引流

17. 对整复手术缝合的边距和针距的要求范围是
   A. 边距 2～3mm，针距 3～5mm
   B. 边距 2～3mm，针距 4～6mm
   C. 边距 4～5mm，针距 4～6mm
   D. 边距 4～5mm，针距 6～7mm
   E. 边距 5～6mm，针距 6～7mm

【答案】A

【解析】皮肤缝合时，边距和针距应以保持创缘接触贴合而无裂隙为原则，一般整复手术缝合边距 2～3mm，针距 3～5mm，故选项为 A。

【破题思路】

	边距（进针点离创缘的距离）	针距（缝合间隔密度）
颈部手术	3mm	5mm
舌（组织脆）	≥5mm	≥5mm

18. 对肿瘤进行穿刺细胞学检查时通常使用
   A. 5 号针头
   B. 6 号针头
   C. 12 号针头
   D. 8 号针头
   E. 9 号针头

【答案】B

【解析】唾液腺肿瘤或某些深部肿瘤用 6 号针头行穿刺细胞学检查，或称"细针吸取活检"，故本题正确答案 B。

特别注意：粗针吸取活检多不提倡，除非特殊需要，以免造成肿瘤细胞种植。

【破题思路】

血管性病变	7 号针
脓肿穿刺	8 号、9 号粗针
颈动脉体瘤、动脉瘤	禁忌穿刺
结核性病变	穿刺应避免形成窦道

19. 口腔内缝线打结应打
   A. 单重结
   B. 二重结
   C. 三重结
   D. 四重结
   E. 五重结

【答案】C

【解析】口腔内打结应打三重结，以防松脱，故本题答案为 C。

【破题思路】关于打结其他考点汇总：颌面外科手术要求打方结、外科结；防止打假结、滑结。
打结的方法：单手打结、双手打结、持针钳打结。

20. 骨髓腔或骨孔内的出血可用
   A. 温热盐水纱布压迫止血
   B. 荷包缝扎止血
   C. 骨蜡填充止血
   D. 碘仿纱条填塞压迫止血
   E. 手指压迫知名动脉的近心端

【答案】C
【解析】骨髓腔或骨孔内出血的止血方法为骨蜡填充止血，故本题答案为C。
选项A：较大面积的静脉渗血或瘢痕组织及某些肿瘤切除时——温热盐水纱布压迫止血。
选项B：局限性出血又查不到明显出血点的疏松组织出血——荷包式缝合止血。
选项D：窦腔内出血——碘仿纱条填塞。
选项E：出血较多的紧急情况的暂时性止血——手指压迫知名动脉的近心端。

21. 属于闭式引流的是
A. 片状引流　　　　　　　B. 纱条引流　　　　　　　C. 管状引流
D. 药线引流　　　　　　　E. 负压引流
【答案】E
【解析】主动引流通常指借助外力作用的引流，如负压引流，而其创口是封闭的，故亦称为闭式引流，故本题选E。
选项A、B、C、D属于开放、被动引流。
选项D：药线引流一般指用吸水性较强的纸搓成纸捻，外粘药物，置入窦道或漏管引流促愈合。

22. 颌面、颈部手术后，负压引流拔除的时间一般为24h引流量小于
A. 100mL　　　　　　　　B. 80～90mL　　　　　　　C. 60～70mL
D. 40～50mL　　　　　　E. 20～30mL
【答案】E
【解析】负压引流一般24h内引流量少于20～30mL时去除。

【破题思路】引流物去除指征

污染创口或防积血、积液	24～48h后去除
脓肿或无效腔	脓液及渗出液完全消除
负压引流	24h内引流量少于20～30mL

23. 颌面部无菌创口一般的处理原则是
A. 每日更换敷料　　　　　B. 创口湿敷　　　　　　　C. 创口冲洗
D. 创口严密缝合，早期暴露　　E. 大剂量应用抗生素
【答案】D
【解析】颌面部无菌创口一般的处理原则是创口严密缝合，早期暴露，一般不轻易打开敷料观察，除非怀疑感染或拔除引流物，故D正确。
选项A：感染创口可根据情况定时更换敷料，脓多者可每天2次。
选项B：肉芽组织创面及有大量脓性分泌物的创口——湿敷。
选项C：脓腔存在的创口——抗生素或各种消毒液冲洗。
选项E：感染创口应局部和全身合理应用抗生素。

【破题思路】

每日更换敷料、创口湿敷、创口冲洗、应用抗生素	感染创口
严密缝合、一般不打开敷料观察、5～7天拆线、光刀术后14天拆线	无菌创口
清创后，严密缝合、一般不打开敷料观察、7～10天拆线、腭裂延到10天以上	污染创口

24. 可以不放置引流的伤口是
A. 可能发生感染的污染创口　　B. 留有无效腔的创口　　C. 较浅小的无菌创口
D. 止血不全的创口　　　　　　E. 脓肿切开的创口
【答案】C
【解析】本题考查内容为引流的适应证，感染或污染创口、留有无效腔的创口、止血不全的创口、渗液多的创口均应放置引流。此题题干为不放置引流的创口，故C选项正确。

【破题思路】需放置引流情况

感染或污染创口	脓肿切开、手术本身处于污染创口
渗液多的创口	范围大的手术或部位深在的中等手术
留有无效腔的创口	术中组织缺损大、未能完全消灭无效腔的创口
止血不全的创口	术中止血不彻底或凝血功能低下者

25.口腔黏膜消毒最宜选用
A. 0.1% 碘伏　　　　B. 0.5% 氯己定　　　　C. 1.0% 氯己定
D. 1.0% 碘酊　　　　E. 2.0% 碘酊

【答案】D

【解析】口腔黏膜消毒最宜选用1.0%碘酊。

碘酊：口腔内1%、面颈部2%、头皮3%，故本题答案是D。

26.男，25岁。因口腔颌面部创伤致舌体裂伤，出血明显，口底肿胀，来院急诊，最有效合理的止血方法是

A.注射止血针　　　　B.指压患侧的颈总动脉　　　　C.用纱布块填塞止血
D.创口缝合止血　　　　E.做颈外动脉结扎术

【答案】D

【解析】此题题干关键点在舌体的裂伤，出血明显，最有效合理的止血方法应为创口缝合，故此题正确答案D。

选项A：应为有凝血机制障碍者，注射止血药物。

选项B：为创伤时暂时止血方法，可以起到止血作用，但此题问的是最有效合理的止血方法，故B不符合题意。

选项C：纱布填塞适用于洞穿性开放性创口，亦不符合题意。

选项E：颈外动脉结扎术，一般为预防和处理口腔颌面部手术术中出血的重要和有效方法之一，不符合题意。

27.男，32岁。自觉左腮腺区有一肿块，临床上做腮腺扪诊，正确的检查方法是

A.拇指和示指提拉式扪诊　　　　B.拇指和中指提拉式扪诊
C.拇指和示指、中指相对叩诊　　　　D.双手口内联合触诊
E.环指和示指、中指三指平触

【答案】E

【解析】腮腺扪诊，三指即示指、中指、环指平触，因腮腺有腺小叶，不可提拉扪诊，此法易将腺叶误认为是腮腺肿块，故本题答案为E。选项D，口底、颌下区——双手内外合诊。

【破题思路】

腮腺	示指、中指、环指三指平触
唇（颊）、舌	双指合诊
口底、颌下区	双手合诊
淋巴结	三指扪诊或拇指扪诊

28.女，25岁。因舌咬伤出现明显出血就诊，急诊应选择的止血方法是

A.药物止血　　　　B.纱布填塞止血　　　　C.指压止血
D.颈外动脉结扎止血　　　　E.缝合止血

【答案】E

【解析】题干为舌咬伤出血明显，急诊选择止血方法应为缝合止血，故本题答案是E。

选项A：药物止血可分为两种，全身用药止血和局部用药止血，前者常用于凝血机制障碍者，后者常用术中渗血。

010

选项B：纱布填塞止血——用于开放洞穿性创口或腔窦出血。
选项C：临时止血措施。
选项D：颈外动脉结扎止血，一般为预防和处理口腔颌面部手术术中出血的重要和有效方法之一。

29. 换药的主要目的是
A. 清洗伤口 B. 常规要求 C. 检查和促进创口正常愈合
D. 使敷料保持整洁 E. 患者要求
【答案】C
【解析】换药的主要目的是检查和促进创口正常愈合，故本题答案是C。

【破题思路】换药相关知识

时间	早查房前
地点	换药室
需进行换药的情况	去除引流物或怀疑有感染时；敷料脱落；创口有大量脓性分泌物；有渗血时；包扎过紧，影响呼吸时；观察皮瓣愈合情况；创口不清洁，有碍愈合等

30. 临床创口分类中包括
A. 无菌创口、污染创口和化脓创口 B. 无菌创口、感染创口和化脓创口
C. 无菌创口、污染创口和感染创口 D. 污染创口、感染创口和化脓创口
E. 无菌创口、可疑创口和感染创口
【答案】C
【解析】临床上，根据创口是否受到感染或污染可分为无菌创口、污染创口和感染创口。故本题答案是C。

【破题思路】三类创口相关考点

概念	—	分类
未经细菌侵入的创口	如外科无菌切口、早期灼伤或某些化学型损伤已经及时处理者	无菌创口
细菌未侵入深层组织引起化脓性感染	例：与口腔、鼻相通或在口腔内手术的创口	污染创口
细菌引起急性炎症、坏死、化脓创口	如脓肿切开引流、颌骨骨髓炎病灶清除	感染创口

31. 问诊的内容应包括
A. 主诉、疾病发生情况、治疗史 B. 现病史、既往史、疾病发生过程
C. 主诉、现病史、既往史、家族史 D. 主诉、治疗史、既往史、家族史
E. 主诉、现病史、既往史、治疗史
【答案】C
【解析】问诊的内容应包括主诉、现病史、既往史、家族史。故本题答案是C。
选项A：疾病发生情况、治疗史属于病史，漏掉了家族史。
选项B：丢掉了主诉，疾病的发生过程属于现病史。
选项D：漏掉了现病史。
选项E：漏掉了家族史。

32. 一般脓肿切开引流不用
A. 橡皮片引流 B. 盐水纱条引流 C. 乳胶管引流
D. 负压引流 E. 碘仿纱条引流
【答案】D
【解析】负压引流是封闭式引流，脓肿切开后无法形成封闭，故负压引流在脓肿切开时不用，本题正确答案为D。
选项A：小的脓肿可用橡皮片引流。
选项B：盐水纱条适用于脓腔引流。

选项C：乳胶管引流适用于较大创口和脓腔引流。

选项E：碘仿纱条也适用于重度和混合性感染。

33. 在进行活组织检查时
A. 可使用电刀或尖刀取材
B. 可稍微钳夹组织块
C. 勿使用染料类消毒剂消毒
D. 组织块不包括正常组织
E. 可在急性炎症期取材

【答案】C

【解析】活体组织检查是从病变部位取一小块组织制作成切片，通过适当染色后，在显微镜下观察细胞形态和结构，来确定病变性质的检查方法。故在进行活体组织检查时应尽量减少组织的损伤。因组织要染色后镜下观察，所以不能用染料消毒剂，选项C正确。

选项A：电刀会使组织变性，故不正确。

选项B：钳夹组织可导致组织损伤，故不正确。

选项D：切取部位为正常组织和肿瘤交界处，应包含正常组织，故不正确。

选项E：急性炎症期一般不取活检。

【破题思路】活体组织检查注意事项：尽量减少机械损伤、不使用染料类消毒剂、不用电刀、不在坏死部位切取。

34. 煮沸消毒法的应用，错误的是
A. 可使刀刃锋利性受损
B. 适用于耐热、耐湿物品
C. 杀灭乙肝病毒，应煮沸30min
D. 消毒时间自浸入计算，一般15～20min
E. 加入2%碳酸氢钠，可缩短消毒时间

【答案】D

【解析】煮沸消毒时间自水煮沸后开始计算，而非浸入开始计算，故本题答案是D。

选项A、B、C、E均正确。

【破题思路】煮沸消毒其他考点：加入碳酸氢钠可提高沸点至105℃，金属器械煮沸5min，可防锈。

35. 纵式或横式外翻缝合的选择根据是
A. 术者的习惯
B. 创缘血供方向
C. 创口区域皮纹方向
D. 创口内翻倾向的严重程度
E. 创口周围是否存在重要的解剖结构

【答案】B

【解析】纵式或横式外翻缝合的选择根据是创缘血供方向。故本题答案是B。

选项A：选择何种缝合方法应根据创口的情况而非术者习惯，故A不正确。

选项C：切口设计应考虑皮纹的方向。

选项D：有内卷倾向的创口可采用外翻缝合，此题的问题是考虑纵式还是横式则应考虑血供方向，故D不符合题意。

选项E：创口周围是否有重要的解剖结构是设计创口时应考虑的问题，故E不符合题意。

【破题思路】外翻缝合其他相关考点

别称	褥式缝合
适应证	创缘较薄的黏膜、松弛皮肤、有内卷现象的创缘 唇裂修复时唇红的对缝，此法可形成明显突出的唇珠
皮肤切口	纵式外翻缝合（血供与创缘垂直）
腭裂	横式外翻缝合（血供与创缘平行）

36. 中度张口受限是指切牙距
A. 小于1cm
B. 大于1cm，小于2cm
C. 大于2cm，小于3cm
D. 大于3cm，小于4cm
E. 大于4cm

【答案】B

【解析】中度张口受限是指可置入一横指，1～2cm，故 B 正确。
选项 A：为重度张口受限。
选项 C：轻度张口受限（2～2.5cm）。

【破题思路】张口度其他相关考点

测量部位	上下中切牙切缘之间距离		
正常值	患者自身三横指，3.7～4.5cm		
张口过大	大于5.0cm		
张口受限分4度		轻度	两横指，2～2.5cm
		中度	一横指，1～2cm
		重度	不足一横指，不到1cm
	完全性张口受限		牙关紧闭

37. 唇舌病变使用双合诊检查时，应该
A. 双手置于病变上下或两侧　　　　　　　　B. 双手示指置于病变上下或两侧
C. 一手的示指和拇指置于病变上下或两侧　　D. 一手的示指和中指置于病变上下或两侧
E. 一手的示指和另一手拇指置于病变上下或两侧
【答案】C
【解析】唇舌部位病变使用双指合诊检查，即一手的拇指和示指置于病变两侧进行检查，故本题正确答案为 C。
选项 A：双手置于病变上下或两侧——双手合诊。
选项 B：双手示指置于病变两侧描述不正确。
选项 D、E：双指合诊是指一手示指和拇指置于病变两侧，故 D、E 均错误。

【破题思路】

双指双合诊	方法	一手的拇指、示指置于病变部位的上下或两侧
	部位	唇、颊、舌部检查
双手双合诊	方法	双手置于病变部位的上下或两侧进行
	部位	口底、下颌下检查（由后向前）

38. 关于颈部淋巴结检查，哪一项是错误的
A. 患者应取坐位　　　　　　　　　　　　B. 检查者应站在其右侧
C. 患者头稍低，略偏向被检查侧　　　　　D. 淋巴结触诊仅对浅表淋巴结有意义
E. 检查者按一定顺序，由浅入深，滑动触诊
【答案】D
【解析】淋巴结由浅入深滑动触诊，故本题正确答案为 D。
选项 A、B、C、E 均为淋巴结检查时正确的方法。

【破题思路】淋巴结检查相关考点

体位	坐位，头偏向被检查侧（局部皮肤、肌肉松弛）
检查者	患者右前或者右后方
检查方法	由浅入深滑动触诊
检查内容	淋巴结部位、大小、数目、硬度、活动度、有无压痛等

39. 关于碘伏，哪种说法是错误的
A. 是碘与表面活性剂的不定型结合物　　　　B. 可配成水或乙醇溶液使用，乙醇溶液杀菌作用更强

C. 对细菌芽孢、真菌和病毒杀灭作用较差　　　D. 可杀灭各种细菌繁殖体
E. 器械消毒应以 1～2mg/mL 有效碘浓度浸泡 1～2h
【答案】C
【解析】碘伏具有广谱杀菌作用，可杀灭细菌繁殖体、真菌、原虫和部分病毒，消毒作用较强，正确答案为C。选项A、B、D、E均为关于碘伏的正确描述。

【破题思路】注意：碘伏用于术区消毒浓度为0.5%；用于器械消毒为1～2mg/mL 有效碘浓度浸泡1～2h，易混淆。

40. 关于手术区的消毒和铺巾哪项是错误的
A. 消毒应从中心开始，逐步向四周环绕涂布，感染创口相反
B. 三角形铺巾法适用于口腔、鼻、唇及颊部手术
C. 孔巾铺置法适用于门诊小手术
D. 与口腔相通的手术及多个术区手术可一并消毒
E. 四边形铺巾法适用于腮腺区、颌下腺区、面部及涉及多部位的大型手术
【答案】D
【解析】凡口腔内手术或手术穿通口腔者，应先消毒口内再消毒颌面部，D描述错误，故正确答案为D。选项A、B、C、E均为关于碘伏的正确描述。

【破题思路】术区消毒和铺巾相关考点

正常皮肤	中心向四周	不留空白
感染创口	四周向中心	
孔巾	门诊小手术	
三角形铺巾	口腔、鼻、唇及颊部手术	
四边形铺巾	腮腺区、颌下腺区、面部及涉及多部位的大型手术	
消毒范围	头颈部	术区外10cm
	四肢躯干	术区外20cm

41. 关于手术切口，哪项是错误的
A. 切口尽量与术区内重要的解剖结构相平行
B. 切口尽量与皮纹方向相一致
C. 为获得最小、最轻微的瘢痕，手术切口的形状最好是直线形
D. 手术切口应留有余地，以保留延长切口的可能性
E. 活检手术切口力求与再次手术切口相一致
【答案】C
【解析】不同部位的手术，切口的设计的形状也不尽相同，如功能部位还应避免过长直线缝合，避免瘢痕收缩，影响功能，故本题答案C。

选项A：与解剖结构平行，可避免意外损伤。
选项B：颌面部切口应在隐蔽或天然皱褶的部位，且尽量与皮纹方向一致（皮肤张力方向与皮纹方向一致）减小瘢痕。
选项D：手术切口设计时，考虑切口的形状（弧形和S型为好）和延长切口的可能性。
选项E：两次切口力求一致，符合少创、美观原则。

【破题思路】关于切口设计其他考点

切口长度	适宜；过长——损伤大；过短——意外损失
刀与组织面角度	90°进，45°切，90°出
肿瘤	光刀、电刀
皮肤、整复手术	钢刀

42. 脓肿或无效腔的引流物的去除应根据
A. 放置 24～48h 后
B. 引流物放置的深浅
C. 24h 内引流量未超过 20～30mL
D. 脓液及渗出液完全消除
E. 引流物为异物，应尽早拔除

【答案】D

【解析】脓腔引流物应在脓液和渗液完全消除后去除或脓液消除后 48h 去除，故正确答案为 D。
选项 A：污染创口或术后防积血积液应当在术后 24～48h 后去除。
选项 B：开放引流引流物应放置在创口内深处，负压引流避开重要血管神经。
选项 C：负压引流引流量 24h 内引流量未超过 20～30mL 可去除。
选项 E：引流物为异物，达到引流目的后，应尽早拔除。

43. 下列关于绷带功效的说法中，哪一项是错误的
A. 保护术区和创部，防止继发感染
B. 止血或减轻水肿
C. 防止或减轻骨折错位
D. 遮挡创口，减少对患者的不良刺激
E. 保温、止痛、固定敷料

【答案】D

【解析】绷带包扎无遮挡创口，减少对患者的不良刺激的作用，故此题正确答案 D。
选项 A、B、C、E 皆为绷带包扎作用。

【破题思路】颌面部常用的绷带为宽 8～10cm、长 5m 的绷带；最常用的为卷带。

44. 关于绷带包扎的注意事项，哪一项是不正确的
A. 包扎颌下区及颈部时，应注意保持呼吸道畅通
B. 腮腺区包扎不应有压力，以免发生面神经损伤
C. 所施压力适度，防止组织受压发生坏死
D. 脓肿切开引流后，首先应加压包扎
E. 骨折复位后，包扎时应注意防止错位

【答案】B

【解析】腮腺区创口的包扎，应施以一定的压力，并应富于弹性，以免发生涎瘘，故 B 选项描述错误，此题选 B。
选项 A、C、D、E 说法均正确。

【破题思路】绷带包扎注意事项其他相关考点

无菌创口包扎	注意无菌操作
脓肿切开引流后	第一次适当加压 以后注意引流通畅，不宜过紧
整形手术创口包扎	压力不宜过重

45. 氯己定液皮肤消毒浓度为
A. 0.1%
B. 0.2%
C. 0.3%
D. 0.5%
E. 1%

【答案】D

【解析】氯己定用于皮肤消毒浓度为 0.5%，此题选 D。
选项 A：氯己定用口内或创口内消毒浓度为 0.1%。
选项 E：碘酊消毒黏膜浓度为 1%。

【破题思路】消毒剂浓度大总结

	皮肤	0.5%（0.5% 氯己定-70% 乙醇）消毒效果更佳
氯己定	黏膜	0.1%
	口腔内	1%

碘酊（脱碘）	颌面颈部	2%
	头皮部	3%
碘伏	0.5%	
乙醇	75%（消毒作用较弱，常用于脱碘）	

续表

46. 一患者行右侧腮腺浅叶和肿物切除及面神经解剖术，术中结扎腮腺导管且术后未使用负压引流装置，应选择的绷带加压包扎方法是

A. 四头带　　　　　　　　B. 三角巾　　　　　　　　C. 交叉十字绷带
D. 单眼交叉绷带　　　　　E. 弹性绷带

【答案】C

【解析】交叉十字绷带（环绕法），常用于颌面部（耳前区、耳后区、腮腺区、颌下区、颏下区）和上颈部术后和损伤的包扎固定，故本题正确答案为C。

选项A：四头带——颌骨中、小型手术后或鼻、颏部创口的包扎固定。

选项B：三角巾——面部包扎、固定夹板、手臂悬吊。

选项D：单眼交叉绷带（面部绷带）——上颌骨、面、颊部手术后的创口包扎。

选项E：弹性绷带（吊颌帽或吊颌绷带）——颌骨骨折及手术后颌骨制动。

【破题思路】其他绷带包扎方法

巴唐绷带（类似十字交叉绷带）	固定下颌骨比较牢固，有使下颌骨后移的作用，下颌骨骨折以及全麻手术后慎用，避免压迫呼吸道
头部绷带（西瓜绷带）	头皮部手术，如皮瓣移植、颅颌根治术后
颈部绷带	颈中、下部手术
颈腋"8"字绷带	颈淋巴清扫术后，特别对压迫锁骨上无效腔有效
石膏绷带（石膏帽）	上颌骨骨折牵引复位，上臂皮管转移时固定
多头绷带	供组织区的创口包扎，如胸、背、腹部取皮、取肋骨等术后

47. 一患者行下颌前部根尖下囊肿刮治术后，应该采用的绷带包扎方法是

A. 四头带　　　　　　　　B. 单眼交叉绷带　　　　　　C. 三角巾
D. 交叉十字绷带　　　　　E. 弹性绷带

【答案】A

【解析】四头带——颌骨中、小型手术后或鼻、颏部创口的包扎固定，故本题正确答案为A。

选项B：单眼交叉绷带（面部绷带）——上颌骨、面、颊部手术后的创口包扎。

选项C：三角巾——面部包扎、固定夹板、手臂悬吊。

选项D：交叉十字绷带（环绕法），常用于颌面部（耳前区、耳后区、腮腺区、颌下区、颏下区）和上颈部术后和损伤的包扎固定。

选项E：弹性绷带（吊颌帽或吊颌绷带）——颌骨骨折及手术后颌骨制动。

48. 颌面外科病房中有很多需要换药的患者，作为值班医师，你应遵循的换药顺序是

A. 先感染，后污染，再无菌　　　　　　B. 先感染，后无菌，再污染
C. 先污染，后感染，再无菌　　　　　　D. 先无菌，后感染，再污染
E. 先无菌，后污染，再感染

【答案】E

【解析】换药应严格遵循无菌操作的原则，故安排患者应按照先无菌创口、后污染创口、再感染创口的原则进行。

49. 口腔颌面部深部窦腔出血的有效止血方法为
A. 颈外动脉结扎　　　　　B. 局部包扎止血　　　　　C. 局部血管结扎止血
D. 填塞止血　　　　　　　E. 指压止血

【答案】D

【解析】颌面部腔窦出血、开放性洞穿性创口出血止血方法为填塞止血，故本题正确答案D。

选项A：颈外动脉结扎——预防和处理颌面部手术术中出血的有效方法。

选项B：局部包扎止血——毛细血管、小静脉和小动脉出血或创面渗血。

选项C：局部血管结扎止血——预防和处理术中出血的有效方法。

选项E：指压止血——出血较多的紧急情况。

50. 为了更准确地了解唇舌部位的病变范围和性质，临床检查时一般用
A. 口镜和敷料镊子　　　　B. 口镜和一手的拇指　　　C. 敷料镊和一手的中指
D. 一手的拇指和示指　　　E. 分别用双手的拇指和示指

【答案】D

【解析】唇、颊、舌部的病变，检查时以一手的拇指和示指置于病变部位上下或两侧进行及双指合诊，故正确选项为D。

选项A：换药使用口镜和敷料镊。

选项B、C、E均不符合题意。

51. 以下关于止血的叙述中，哪项是错误的
A. 对于较大面积的静脉渗血，可用冷盐水纱布压迫止血
B. 骨髓腔或骨孔内的出血可用骨蜡填塞止血
C. 腔窦内出血及颈静脉破裂出血不能缝扎时，可用碘仿纱条填塞压迫止血
D. 对于局限性出血又查不到明显出血点的疏松组织出血区，可用荷包式或多圈式缝扎压迫止血
E. 如组织基底移动性差，不能缝合或缝合效果不佳时，可转移邻近肌肉或其他组织覆盖填塞加压止血

【答案】A

【解析】对于较大面积的静脉渗血或瘢痕组织、肿瘤切除时的渗血，用温热盐水纱布压迫止血，而不应用冷盐水纱布，故A选项错误，本题正确答案A。

其余选项B、C、D、E止血方法均是正确的。

【破题思路】

适用于	选项
大面积的静脉渗血或肿瘤切除时广泛渗血	温热盐水纱布
骨髓腔、骨孔	骨蜡充填
腔窦内出血	碘仿纱条填塞
组织基底移动性差，不能缝合	填塞加压止血
局限出血，找不到出血点的疏松组织区	荷包式缝合或多圈式缝扎压迫止血

52. 对于手术器械、敷料的灭菌、消毒，以下哪种方法最不常用
A. 高压蒸汽灭菌法　　　　B. 干热灭菌法　　　　　　C. 低温冷冻灭菌法
D. 煮沸消毒法　　　　　　E. 化学消毒法

【答案】C

【解析】目前临床常用消毒方法有：高压蒸汽灭菌法、煮沸灭菌法、干热灭菌法、化学消毒法，低温冷冻灭菌法为最不常用的消毒方法，故本题答案为C。

选项A：高压蒸汽灭菌法——一般器械、布类、棉花均可使用，明胶海绵、凡士林、油脂、液体石蜡和各种粉剂不可用此法消毒。

选项B：干热灭菌法——玻璃、陶瓷、明胶海绵、凡士林、油脂、液体石蜡和各种粉剂适用。

选项D：煮沸消毒法——耐热、耐湿物品可用。

选项E：化学消毒法——常用的消毒剂为乙醇、戊二醛、碘伏等。

【破题思路】

常用的化学消毒剂		特点
乙醇（70%~80%）		醇类中最常用，良好皮肤消毒剂，用于不进入无菌组织的器械灭菌 时间30min
戊二醛	2min	灭细菌繁殖体
	10min	灭真菌和结核
	15~30min	灭乙肝病毒
	4~12h	灭芽孢
碘伏	1~2mg/mL 浸泡1~2h	
甲醛（10%）	浸泡60~120min	
过氧乙酸（1%）	5min	灭芽孢

53. 以下哪种创口不是引流的适应证
A. 可能发生感染的污染创口　　B. 较浅小的无菌创口　　C. 留有无效腔的创口
D. 止血不全的创口　　E. 脓肿切开的创口

【答案】B

【解析】引流目的是将渗出液、坏死组织或其他异常增多的液体通过引流管或引流条导出体外的技术，故感染或污染创口、渗液多的创口、留有无效腔的创口、止血不全的创口应放置引流物，A、C、D、E均为引流的适应证，较浅小的无菌创口，一般不会积存液体或血，也就不需要放置引流，故根据题意本题正确答案为B。

54. 以下关于解剖分离和打结的叙述中，哪项是错误的
A. 锐性分离用于精细的层次解剖或分离粘连坚实的瘢痕组织
B. 锐性分离对组织的损伤较钝性分离大
C. 颌面外科手术要求打方结、外科结
D. 颌面外科手术以单手打结和持针钳打结最为常用
E. 口腔内打结应打三重结，以防松脱

【答案】B

【解析】锐性分离组织牵拉少，分离过程中断神经的可能性较小，而钝性分离往往会牵拉神经造成损伤，故钝性分离损伤较锐性分离大，故此题选择B。

选项A、C、D、E说法均正确。

【破题思路】关于解剖其他相关考点

	锐性分离	钝性分离
适应证	精细的或粘连坚实的瘢痕组织	正常肌和疏松结缔组织、良性肿瘤摘除
损伤	小	大
直视	必须	不必

55. 正常人每日唾液总量为1000~1500mL，其中腮腺和下颌下腺的分泌量占
A. 75%　　B. 80%　　C. 85%
D. 90%　　E. 95%

【答案】D

【解析】正常人每天分泌唾液1000~1500mL，其中90%为腮腺和下颌下腺所分泌，故本题正确答案为D。

【破题思路】唾液腺检查相关考点			
一般检查	腮腺：示指、中指、环指三指平触，禁忌提拉		
	颌下腺和舌下腺：双手合诊		
分泌功能检查	定性：2%枸橼酸、维生素C，判断腺体功能		
	定量	正常	1000~1500mL/d
		腮腺+下颌下腺	90%（下颌下腺60%~65%）
		舌下腺	3%~5%
		小唾液腺	5%~7%

（56～57题共用备选答案）

A. 无菌创口　　　　　　　　B. 延期愈合创口　　　　　　　　C. 感染创口
D. 一期愈合创口　　　　　　E. 污染创口

56. 未经细菌侵入的创口
57. 早期灼伤和某些化学性损伤已及时处理者

【答案】A、A

【解析】选项A：无菌创口是指未经细菌侵入的创口，多见于：外科无菌切口、早期灼伤和某些化学性损伤已经及时处理者，故正确答案为均为A。

选项B：延期愈合亦称二期愈合，其愈合过程往往是经过肉芽组织增生，周围上皮爬行覆盖的过程，故不符合题意。

选项C：感染创口是指细菌侵入，繁殖并引起急性炎症、坏死、化脓的创口和在此情况下进行手术的创口，故不符合题意。

选项D：一期愈合（初期愈合）创口为缝合的创口，一般在7～10天内全部愈合，故不符合题意。

选项E：污染创口为非无菌条件下发生的创口，但细菌仍未侵入深层组织引起化脓性炎症，故不符合题意。

【破题思路】创口处理相关考点			
愈合方式	一期愈合（初期愈合）		无肉芽、7～10天愈合
	二期愈合（延期愈合）		肉芽增生、上皮覆盖；拔牙创口属于该二期愈合
创口分类	无菌创口	细菌未侵入的创口	外科无菌切口、早期灼伤或某些化学型损伤已经及时处理者
	污染创口	细菌未侵入深层组织引起化脓性感染	与口腔、鼻相通或在口腔内手术的创口
	感染创口	细菌引起急性炎症、坏死、化脓创口	脓肿切开引流、颌骨骨髓炎病灶清除

58. 感染创口去除引流的时间一般是无脓液排出

A. 即可去除　　　　　　　　B. 12h后　　　　　　　　　　　C. 24h后
D. 36h后　　　　　　　　　E. 48h后

【答案】E

【解析】感染创口应在感染被控制后考虑缝合，初期应放置引流物，并应在无脓液排出后48h后或脓和渗液都没有后去除引流物。故本题正确答案为E。

59. 创缘两侧厚薄不等，缝合时要

A. 厚侧进针深些　　　　　　B. 多做褥式缝合　　　　　　　　C. 做适当的附加切口
D. 两侧进针取同样的厚度　　E. 薄侧缝合稍多而深些，厚侧缝合稍少而浅些

【答案】E

【解析】创缘两侧厚薄不等时，为将两侧创缘调整到同一水平面上，对薄、低侧组织要多而深缝，而厚、高侧组织要少而浅缝，故本题正确答案E。

选项A：厚侧进针应浅一些，故A错误。

选项B：创缘较薄的黏膜、松弛的皮肤以及有内卷现象的创缘缝合多采用褥式缝合，故B不符合题意。

选项C：附加切口往往用于张力创口的减张，故C不符合题意。
选项D：创缘厚薄一致的创口两侧进针应采用同样的厚度，故D不符合题意。

【破题思路】缝合相关考点

基本要求	严密无无效腔	无张力或最小
	不夹其他组织	先游离，后固定
	整复手术：边距为2～3mm、针距为3～5mm	
	颈部手术：边距为3mm、针距为5mm	
	舌：边距为5mm、针距为5mm	
特殊情况	张力过大的创口缝合	潜行分离、减张缝合，附加切口减张法
	功能部位	避免过长的直线缝合，采用"Z"曲线缝合
	两侧厚薄不均	薄、低——多，厚、高——少
	三角形皮瓣缝合	角在90°以上　　间断缝合
		角在90°以下　　皮肤——皮内——皮肤缝合

60. 活检时，切取活检组织的部位是
A. 肿瘤组织内　　　　　　B. 肿瘤边缘与正常组织交界处　　　　　　C. 肿瘤边缘处
D. 切取肿瘤深层组织　　　E. 切取肿瘤表面组织
【答案】B
【解析】切取活检部位应为肿瘤边缘与正常组织交界处，目的是有利于镜下将病变组织和正常组织进行对比，故本题正确答案应为B。

61. 以下关于手术切口的叙述中，哪项是错误的
A. 切口应尽量与术区内重要解剖结构的行径相平行
B. 切口应选择在较隐蔽部位和天然皱褶处
C. 切口方向尽量与皮纹方向一致
D. 活检手术的切口力求与再次手术的切口一致
E. 肿瘤手术宜使用电刀，而整复手术宜使用光刀
【答案】E
【解析】肿瘤手术多采用电刀，也可采用光刀，电刀、光刀可使蛋白质变性，减少肿瘤细胞种植或转移，但皮肤层仍应使用钢刀，以减少瘢痕；而面部整复手术一般使用钢刀而不使用电刀或光刀，故选项E中，前一句肿瘤手术宜使用电刀说法正确，但而整复手术宜使用光刀则为错误表述，故正确答案为E。其他选项A、B、C、D说法均正确。

62. 男，29岁。左下第三磨牙渐进性松动1年余，左下第三磨牙正位，无牙体疾病。局麻下拔除脱位牙齿后，拔牙窝内涌出大量鲜血。此时最佳止血方法是
A. 降压止血　　　　　　B. 结扎颈外动脉　　　　　　C. 指压颈外动脉
D. 纱条填塞止血　　　　E. 全身药物止血
【答案】D
【解析】根据题意术中拔牙创口内出血应属于开放性创口，其止血方法应为填塞止血，故本题正确答案为D。
选项A：降压止血，收缩压降至80mmHg，即可有效减少术中出血量，但时间一般不超过30min。
选项B：结扎颈外动脉，一般为预防和处理口腔颌面部手术术中出血的重要和有效方法之一，故B不符合题意。
选项C：指压止血一般用于紧急情况下的止血，颞浅动脉、颌外动脉、颈总动脉为常常进行指压止血的三条动脉，故C不符合题意。
选项E：药物止血常作为凝血机制障碍或大量输血时辅助用药，故E不符合题意。

（63～66题共用备选答案）
A. 现病史　　　　　　B. 既往史　　　　　　C. 个人史
D. 月经及婚育史　　　E. 家族史
63. 社会经历及习惯、嗜好应记入

64. 药物不良反应及过敏史应记入
65. 起病日期、发病情况及有关发病因素等记入
66. 病情演变以及与该病有鉴别诊断的症状表现应记入

【答案】C、B、A、A

【解析】个人史——记录出生地及长期居住地、生活习惯及有无烟酒嗜好，职业与工作条件放射性物质接触史等。

既往史——是指患者过去的健康和发病情况，传染病史、预防接种史、手术外伤史、输血史、食物或药物过敏史等。

现病史——是本次疾病的发生、演变、诊疗等方面的详细情况。

选项D：月经及婚育史——指婚姻状况、结婚年龄、配偶健康状况、有无子女。

选项E：家族史——指父母、兄弟、姐妹健康状况，有无与患有类似疾病，有无家族遗传倾向的疾病。

【破题思路】病史记录其他相关考点

入院记录	
出院记录	24h
入院后死亡记录	
门诊病史主诉	部位、症状、时间
急诊	写错字，双线划在错字上，不得刮、粘、涂
同一疾病相隔3个月以上	初诊记录

67. 下列物品中禁用高压蒸汽灭菌的是
A. 金属器械　　　　　　　B. 棉球敷料　　　　　　　C. 明胶海绵
D. 玻璃制品　　　　　　　E. 插入针头排气的瓶装液体

【答案】C

【解析】高压蒸汽灭菌法——一般器械、布类、棉花均可使用，明胶海绵、凡士林、油脂、液体石蜡和各种粉剂不可用此法消毒，明胶海绵应采用干热灭菌，故本题正确答案C。

选项A、B、D均可使用高压蒸汽灭菌。

选项E：瓶装液体插入针头以后，由于能够及时排出瓶内受热膨胀的气体，也可使用高压蒸汽灭菌法消毒。

【破题思路】消毒灭菌相关考点

方法	适用于
高压蒸汽灭菌	一般器械、布类、棉花
煮沸消毒法	耐热、耐湿物品
干热灭菌法	玻璃、陶瓷、吸收性明胶海绵、凡士林、油脂、液状石蜡和各种粉剂

68. 女，29岁。一侧颌下区膨隆2个月，以"囊肿"手术切除。术后半月，术区又复肿起。检查见颌下区隆起，表面皮肤正常，膨隆区界限尚清，按压有囊性感。该患者必须做的检查是
A. 穿刺　　　　　　　　　B. 下颌下腺造影　　　　　　C. 手术探查
D. CT　　　　　　　　　　E. MRI

【答案】A

【解析】题目中明确指出颌下区肿物"按压囊性感"，囊性肿物一般采用穿刺检查了解内容物颜色、透明度以及黏稠度等，以便进一步协助诊断，故此题正确答案A。

选项B：下颌下腺造影一般用于颌下腺阴性结石的诊断，故不符合题意。

选项C：手术探查为各项检查仍不能明确疾病性质，做不出正确诊断时，可行的检查，故亦不符合题意。

选项D：CT一般用于颌面部肿瘤，特别是面深部肿瘤的早期诊断。

选项E：MRI在颌面外科可用于肿瘤、颞下颌关节疾病的检查和诊断，特别是颅内和舌根部肿瘤的诊断和定位。

（69～71题共用备选答案）
A. 钳夹止血 B. 结扎止血 C. 温热盐水纱布压迫止血
D. 骨蜡填充压迫止血 E. 药物止血

69. 较大面积渗血应选择的止血方法是
70. 骨髓腔或骨孔出血的止血方法是
71. 知名血管破裂的终极止血方法是

【答案】C、D、B

【解析】较大面积的静脉渗血或瘢痕组织及肿瘤切除术的渗血——温热盐水纱布压迫止血。

骨髓腔或骨孔出血——骨蜡填充。

结扎止血是指结扎知名血管，来达到防止和减少出血的目的，故也是最可靠和最有效的止血方法。

选项A：钳夹止血为最常用的止血方法。

选项E：药物止血可分为两种，全身用药止血和局部用药止血，前者常用于凝血机制障碍者，后者常用术中渗血。

【破题思路】止血其他相关考点

	适用于	选项
压迫止血	大面积的静脉渗血或肿瘤切除时广泛渗血	温热盐水纱布
	骨髓腔、骨孔	骨蜡充填
	腔窦内出血	碘仿纱条填塞
	组织基底移动性差，不能缝合	填塞加压止血
	局限出血找不到出血点的疏松组织区	荷包式缝合或多圈式缝扎压迫止血
钳夹结扎	表浅出血点	钳夹
	较大出血点	钳夹+结扎（电凝）
	大块的肌束	钳夹，再剪断，最后缝扎

72. 病历记录时，主诉应简明扼要，一般不超过
A. 10字 B. 20字 C. 30字
D. 40字 E. 50字

【答案】B

【解析】主诉是指患者就诊要求解决的主要问题，字数应精简，一般不超过20字，包括时间、性质、部位及程度，故本题正确答案为B。

【破题思路】关于主诉其他相关内容

门诊病史主诉包括三方面	患病部位、症状、时间
两种以上主诉	先记录最主要者，再记录其他次要的主诉

73. 关于活组织检查目的与方法的叙述错误的是
A. 明确肿瘤的性质与类型
B. 与治疗时间间隔越长越好
C. 消毒时禁用碘酊
D. 切取组织块以0.5～1.0cm为宜
E. 在病变边缘与正常组织交界处取材

【答案】B

【解析】活体组织检查原则上应争取诊断和治疗一起完成，必须先进行活检明确诊断者，活检时间和治疗时间应尽可能接近，故正确答案是B。

选项A：活体组织检查的目的是确定病变的性质、肿瘤类型及分化程度，故A说法正确。

选项C：活体组织检查时不宜使用染料类消毒剂，故C说法正确。

选项D：切取组织块以0.5～1.0cm为宜，黏膜病变标本应不小于0.2cm×0.6cm，故D说法正确。

选项 E：活检部位最好在病变边缘与正常组织交界处，故 E 说法正确。

【破题思路】活体组织检查相关考点

方法	说明
切取活体组织检查	表浅有溃疡的肿瘤
吸取活体组织检查	深部肿瘤或表面完整、较大的肿瘤及颈部大的淋巴结
切除活体组织检查	皮肤黏膜完整，位于深部的、可切除的小型肿瘤或淋巴结
冷冻活体组织检查	术中明确诊断
注意事项	勿用染料类消毒剂消毒、勿用电刀、勿钳夹挤压、勿在坏死处取 冷冻活检——新鲜标本，不固定

74. 确诊脓肿形成的最可靠方法是
A. 血培养　　　　　　　　B. X 线透视　　　　　　　　C. 触诊
D. 穿刺　　　　　　　　　E. 体温测定
【答案】D
【解析】脓肿诊断方法——浅部脓肿为波动试验；深部脓肿为穿刺，穿刺有脓液穿出可协助诊断，故本题正确答案为 D。
选项 A：怀疑有菌血症时，可多次抽血细菌培养以明确诊断，故不符合题意。
选项 B：X 线——常用于诊断颌骨骨髓炎的诊断、病变范围、破坏程度或死骨的部位，故不符合题意。
选项 C：触诊不能明确有无脓肿形成，故不符合题意。
选项 E：细菌感染性疾病体温升高，体温的变化不是确诊脓肿形成的方法，故不符合题意。

【破题思路】颌面部感染诊断相关考点

—	诊断依据
初期局部	红、肿、热、痛、功能障碍和引流区淋巴结肿大
炎症局限	浅部脓肿——波动感 深部脓肿——穿刺
涂片或细菌培养	确定细菌种类
外周血白细胞计数	观察感染进展的基本方法

75. 腮腺手术后常选择的绷带包扎方法是
A. 四头带　　　　　　　　B. 单眼交叉绷带　　　　　　C. 三角巾
D. 交叉十字绷带　　　　　E. 弹性绷带
【答案】D
【解析】交叉十字绷带（环绕法），常用于颌面部（耳前区、耳后区、腮腺区、颌下区、颏下区）和上颈部术后和损伤的包扎固定，故本题正确答案为 D。
选项 A：四头带——颌骨中、小型手术后或鼻、颏部创口的包扎固定。
选项 C：三角巾——面部包扎、固定夹板、手臂悬吊。
选项 E：弹性绷带（吊颌帽或吊颌绷带）——颌骨骨折及手术后颌骨制动。

76. 男，65 岁。左舌缘溃疡 2 个月余不愈合，为明确诊断需先进行活检，此时切取活检组织的部位最好是溃疡的
A. 表面渗出物　　　　　　B. 边缘与正常组织交界处　　C. 边缘处
D. 深层组织　　　　　　　E. 表面组织
【答案】B
【解析】为明确肿瘤的诊断，当肿瘤位置表浅或有溃疡时，应采用活体组织检查进行确诊，取得部位应在肿瘤的边缘与正常组织交界处，故本题正确答案 B。

77. 手术中遇大面积静脉渗血时宜用
A. 荷包式缝合止血　　　　　　　B. 缝扎止血　　　　　　　　　　C. 温热盐水纱布压迫止血
D. 邻近组织覆盖压迫止血　　　　E. 电凝止血

【答案】C
【解析】手术中遇大面积静脉渗血时宜用温热盐水纱布压迫止血。故本题答案是C。
选项A：局限出血，找不到出血点的疏松组织区——荷包式缝合或多圈式缝扎压迫止血。
选项B：大块的肌束——缝扎止血。
选项D：组织基底移动性差，不能缝合或缝合效果不佳时——邻近组织覆盖压迫止血。
选项E：电凝止血是指用高频电流凝结小血管而止血，常用于浅表部位较广泛的小出血点，有时候也可用于深部止血。

78. 肿瘤活检时合适的消毒剂为
A. 1%碘酊　　　　　　　　　　B. 2%碘酊　　　　　　　　　　C. 95%乙醇
D. 红汞　　　　　　　　　　　　E. 75%乙醇

【答案】E
【解析】肿瘤活检时不宜使用染料类消毒剂，75%乙醇为不含染料的消毒剂，故本题正确答案为E。
选项A：1%碘酊——口内消毒。
选项B：2%碘酊——颌面部消毒。
选项C：95%乙醇不能作为消毒剂使用，95%乙醇可用于三叉神经痛的注射治疗。
选项D：红汞是一种较弱的消毒防腐药，杀菌、抑菌作用较弱，是染料类消毒剂，故不符合题意。

79. 碘酊用于口腔内消毒的浓度是
A. 2.5%　　　　　　　　　　　B. 2.0%　　　　　　　　　　　C. 1.5%
D. 1%　　　　　　　　　　　　E. 0.5%

【答案】D
【解析】碘酊用于口腔内消毒的浓度为1%，故D选项正确。
选项B：2%碘酊——颌面颈部皮肤消毒。
选项E：0.5%碘伏——皮肤消毒、0.5%氯己定——皮肤消毒。

【破题思路】常用术区消毒剂总结

碘酊	口腔内——1% 颌面颈部——2% 头皮——3%	刺激性大，需脱碘
氯己定	皮肤——0.5% 口腔内和创口——0.1%	0.5%氯己定-乙醇（70%）消毒效果更佳
碘伏	0.5%	

80. 对于腮腺区肿物不宜进行的检查是
A. 细针吸取细胞学检查　　　　　B. CT或MRI　　　　　　　　　C. 涎腺造影
D. 切取活检术　　　　　　　　　E. B超

【答案】D
【解析】腮腺和颌下腺肿瘤禁忌活检，因为有发生肿瘤细胞种植的危险，故本题正确答案D。
选项A：腮腺区可用6号针头行细针吸取细胞学检查，可定性诊断且可避免不必要的手术。
选项B：CT或MRI可用于肿瘤的定位，特别适合于腮腺深叶肿瘤的检查。
选项C：涎腺造影对于唾液腺炎症和舍格伦综合征的诊断价值很高，亦可用于唾液腺肿瘤。
选项E：临床上腮腺良性肥大、腮腺或下颌下腺炎症性肿块等与肿瘤难以区分时，可首选B超。

【破题思路】

放射性核素	^{99m}Tc——沃辛瘤"热结节"现象
	^{99m}Tc——测定下颌下腺功能

81. 缝合面颈部皮肤，进针时针尖与皮肤的关系
   A. 针尖与皮肤呈15°角
   B. 针尖与皮肤呈30°角
   C. 切口两侧进出针间距大于皮下间距
   D. 切口两侧进出针间距小于皮下间距
   E. 针尖与皮肤呈90°角

【答案】E

【解析】缝合时，要求针尖与皮肤垂直，并使皮肤切口两侧进针间距等于或略小于皮下间距，才能达到满意效果，故本题正确答案E。

选项A、B：均不符合题意。

选项C：切口两侧进出针间距大于皮下间距——创缘内卷。

选项D：切口两侧进出针间距小于皮下间距——创缘外翻。

82. 颞下窝肿瘤做活检宜用
   A. 切取
   B. 钳取
   C. 细针吸取细胞学检查
   D. 冰冻切片
   E. 脱落细胞检查

【答案】C

【解析】颞下窝位于颧弓下方的深面，位置较深，细针吸取细胞学检查用于唾液腺肿瘤或某些深部肿瘤的活检，故本题正确答案为C。

选项A：切取活检——表浅有溃疡的肿瘤。

选项D：冰冻切片一般用于术前不能明确诊断又怀疑是恶性的病变时，术中进行的检查，新鲜标本送检，不需要固定。

选项E：脱落细胞检查是指因人体器官黏膜上皮细胞经常有脱落更新，对其脱落的上皮细胞进行检查来确定相应器官是否患病的一种诊断方法。

83. 皮肤创口缝合后过度外翻是因为
   A. 进针点距创缘过远
   B. 两侧进针深度不一致
   C. 皮肤切口两侧进出针间距大于皮下间距
   D. 皮肤切口两侧进出针间距小于皮下间距
   E. 打结过紧

【答案】D

【解析】缝合时要求进出针的间距和皮下间距应该是相等或略小，此时缝合效果满意，而当进出针间距小于皮下间距时，创缘则会过度外翻，反之创缘内卷，故本题正确答案D。

选项B：两侧进针深度不一致——创缘两侧组织高低不一致。

选项C：皮肤切口两侧进出针间距大于皮下间距——创缘内翻。

选项E：打结过紧——压迫创缘，影响血供而出现组织坏死。

【破题思路】缝合基本要求相关考点

一侧游离，一侧固定	先游离侧，后固定侧
进出针间距大于皮下间距	皮肤创缘内卷
进出针间距小于皮下间距	皮肤创缘外翻
打结	松紧适度　紧——血供差，组织坏死 　　　　　　松——愈合后瘢痕增粗

84. 张口度的正确测量方法是
   A. 上下中切牙切缘之间的距离
   B. 上下磨牙殆面之间的距离
   C. 上下尖牙的牙尖之间的距离
   D. 上下侧切牙切缘之间的距离
   E. 上下前磨牙颊尖之间的距离

【答案】A

【解析】张口度的正确测量部位——上下中切牙切缘间的距离。故本题答案是A。

选项B、C、D、E均不正确。

85. 整复手术缝合时，缝合边距的允许范围是
   A. 2mm
   B. 2～3mm
   C. 4～5mm
   D. 6～7mm
   E. >7mm

【答案】B

【解析】皮肤缝合时，边距和针距应以保持创缘接触贴合而无裂隙为原则，一般整复手术缝合边距2～3mm，针距3～5mm，故选项为B。

86. 正常成人自然开口度平均值约

A. 5.7cm　　　　　　　　B. 4.7cm　　　　　　　　C. 3.7cm
D. 2.7cm　　　　　　　　E. 1.7cm

【答案】C

【解析】正常开口度平均值为3.7cm，故本题正确答案C。

87. 男，46岁，右侧腮腺区无痛性肿大4年，近半年来左侧腮腺也显肿大，两侧面部不对称，并伴口干不适。在行腮腺扪诊检查时，正确的方法是

A. 拇指、示指夹住作提拉式扪诊　　B. 示指、中指、环指作平触扪诊　　C. 拇指、示指相对触诊扪诊
D. 拇指扪诊　　　　　　　　E. 双合诊

【答案】B

【解析】腮腺的正确触诊方法——三指平触，禁忌提拉，因为腮腺内有腺小叶，提拉式扪诊易将腺小叶误认为是肿物，故本题正确答案B。

选项A错误。

选项C：拇指、示指相对触诊，双指合诊用于检查唇（颊）、舌部病变。

选项E：双合诊可分为双指合诊和双手合诊。

88. 女，38岁。因颌面部皮肤癌入院手术治疗。术中在做必要的组织切除后，出现创缘两侧厚薄不均，为尽量使缝合后皮肤平整，最适合的措施是

A. 采用外翻缝合　　　　B. 做环式（皮肤-皮下-皮肤）缝合　　C. 薄侧做附加切口调整后缝合
D. 厚侧先做潜行分离调整缝合　　E. 缝合时组织在薄侧稍多而深些，厚侧稍少而浅些

【答案】E

【解析】此题意为考查创缘两侧厚薄不均的创口缝合方法，即为薄侧多而深一些，厚侧少而浅一些，故本题正确答案为E。

选项A：创缘较薄的黏膜、松弛皮肤、有内卷现象的创缘，采用外翻缝合。

选项B：做环式（皮肤-皮下-皮肤）缝合——三角皮瓣尖端小于90°的缝合。

选项C、D说法均不正确。

【破题思路】

张力过大的创口缝合	潜行分离、减张缝合，附加切口减张法	
功能部位	避免过长的直线缝合，采用"Z"曲线缝合	
两侧厚薄不均	薄、低——多，厚、高——少	
三角形皮瓣缝合	角在90°以上	间断缝合
	角在90°以下	皮肤——皮内——皮肤缝合

89. 男，25岁。面部跌伤1h来院急诊。检查见唇部及舌部撕裂伤，唇部有明显活动性出血。应采取的止血方法是

A. 钳夹、结扎止血　　　　B. 阻断止血　　　　C. 压迫止血
D. 药物止血　　　　　　　E. 低温止血

【答案】A

【解析】钳夹、结扎止血是最基本、最常用的止血方法，本题中，外伤后活动性出血部应采用的方法即为钳夹、结扎止血，故本题正确答案A。

选项B：阻断止血为最可靠的止血方法，但不适用于本题中出血的处理。

选项C：压迫止血是指外力压迫局部，使微小血管管腔闭塞，从而达到止血效果。

选项E：低温止血——借助局部低温冷冻技术或全身低温降压麻醉达到减少出血的目的，不符合题意。

（90～91题共用备选答案）

A. 指压止血　　　　　　B. 包扎止血　　　　　　C. 填塞止血

D. 结扎止血 　　　　　　　　　　E. 药物止血
90. 开放性和洞穿性创口选用
91. 现场无抢救器械及药品等，紧急情况可用

【答案】C、A

【解析】指压止血——多用于出血较多的紧急情况，是止血的临时措施。

包扎止血——毛细血管、小静脉和小动脉出血或创面渗血。

填塞止血——适用于开放性和洞穿性创口。

结扎止血——最为可靠的止血方法。

药物止血——可分为两种，全身用药止血和局部用药止血，前者常用于凝血机制障碍者，后者常用于局部组织渗血。

（92～96题共用备选答案）

A. 0.1%　　　　　　　　　　B. 0.5%　　　　　　　　　　C. 1%
D. 2%　　　　　　　　　　E. 3%

92. 用于消毒头皮部的碘酊浓度为
93. 用于消毒颌面、颈部的碘酊浓度为
94. 用于消毒口腔黏膜的碘酊浓度为
95. 用于消毒皮肤的氯己定浓度为
96. 用于消毒口腔及创口的氯己定浓度为

【答案】E、D、C、B、A

（97～99题共用备选答案）

A. 包头法　　　　　　　　　　B. 孔巾铺置法　　　　　　　　　　C. 三角形手术野铺巾法
D. 四边形手术野铺巾法　　　　E. 不铺消毒巾

97. 适用于口腔、鼻、唇和颊部手术的铺巾法
98. 适用于口腔门诊小手术的铺巾法
99. 腮腺区及涉及多部位的大型手术的铺巾法

【答案】C、B、D

【解析】三角形手术野铺巾法适用于口腔、鼻、唇和颊部手术。

孔巾铺置法——口腔门诊小手术颌面部手术。

四边形手术野铺巾法——腮腺区、颌下区、颈部及多部位的大型手术。

选项A：除门诊小手术外，应在消毒前用戴帽遮法；消毒后无菌巾包头，防污染。

（100～103题共用备选答案）

A. 大块肌束采用的止血缝扎法是　　　　　　B. 临床上止血效果最明显、最可靠的方法是
C. 有心血管疾病的患者禁用的止血方法是　　D. 口腔腔窦内出血及颈静脉破裂出血不能缝合结扎时可用
E. 全身给予酚磺乙胺（止血敏）属于

100. 阻断止血法
101. 贯穿缝合法
102. 碘仿纱条填塞压迫止血
103. 降压止血

【答案】B、A、D、C

【解析】阻断止血——结扎知名血管，因此是最可靠的止血方法。

贯穿缝合法——常用于大块的肌束的缝合。

碘仿纱条填塞压迫止血——开放性洞穿性创口、腔窦出血常用。

降压止血——收缩压降至80mmHg，即可有效减少术中出血量，但时间一般不超过30min，且心血管疾病患者禁用。

（104～107题共用备选答案）

A. 平卧头正位　　　　　　　　B. 平卧头侧位　　　　　　　　C. 平卧仰头位
D. 平卧低头位　　　　　　　　E. 平卧垫肩头侧位

104. 腭部手术的体位是
105. 唇部手术的体位是

106. 腮腺手术的体位是
107. 一侧颈淋巴清扫手术的体位是
【答案】C、A、E、E
【解析】选择正确的体位是为了良好地暴露术区，故应根据手术部位选择合适的体位。

腭部手术	平卧仰头位
唇部手术	平卧头正位
腮腺手术	
一侧颈淋巴清扫手术	平卧垫肩头侧位

注意：口腔颌面外科手术涉及颈部时，应常规垫高肩部。

（108～109题共用备选答案）
A. HBsAg　　　　　　　　B. 抗-HBs　　　　　　　　C. 抗-HBc
D. HBeAg　　　　　　　　E. 抗-HBe
下述情况的血清标志物是
108. 保护性抗体是
109. 代表传染性较强的是
【答案】B、D
【解析】乙肝表面抗原——HBsAg；乙肝表面抗体——HBsAb、抗-HBs；乙肝e抗原——HBeAg；乙肝e抗体——HBeAb、抗-HBe；乙肝核心抗体——HBcAb、抗-HBc；抗原是指能引起抗体生成的物质，这里可以理解为"病毒"；抗体是指由于抗原的刺激而产生的具有保护作用的蛋白质。乙肝表面抗体（HBsAb）是一种保护性抗体，乙肝病毒表面抗原刺激人体免疫系统后产生的抗体，能够保护人体免受乙肝病毒再度袭击，故108题正确答案为B。

HBeAg是乙肝病毒内核的一种主要结构蛋白，是急性感染的早期标志，它的检出表示肝细胞有进行性损害和高度传染性，故109题正确答案为D。

【破题思路】

HBsAg	HBeAg	抗-HBc	抗-HBe	抗-HBs	临床意义
（+）	（+）	（+）	（-）	（-）	急性或慢性肝炎，HBV复制活跃（大三阳）
（+）	（-）	（+）	（+）	（-）	急性或慢性肝炎，HBV复制减弱或停止（小三阳）
（-）	（-）	（-）	（-）	（+）	病后或注射乙肝疫苗后获得免疫

（110～111题共用备选答案）
A. 钳夹、结扎止血法　　　B. 区域阻断止血法　　　C. 填塞止血法
D. 低温、降压止血法　　　E. 电灼止血法
下列出血情况应选用的正确止血方法是
110. 外伤致上颌骨骨折，鼻腔发生明显出血
111. 颌面部挫裂伤而出现活动性出血
【答案】C、A
【解析】填塞止血法——开放性洞穿性创口、腔窦出血。
外伤后活动性出血部，应采用的方法即为钳夹、结扎止血。
选项B：对于血运丰富又不宜使用一般血管钳钳夹止血的组织，可采用区域缝扎止血预防和处理出血。
选项D：低温止血——借助局部低温冷冻技术或全身低温降压麻醉达到减少出血的目的，降压止血——收缩压降至80mmHg，即可有效减少术中出血量，但时间一般不超过30min；均不符合题意。

【破题思路】① 不损伤面神经下颌缘的下颌下区切口应位于：低于下颌下缘1.5～2cm。
② 干热灭菌法消毒时温度和时间是：160℃持续120min。
③ 减少瘢痕形成的重要措施不正确的是：电刀手术创伤。

④ 口腔颌面一般检查不包括的是：咽部检查。
⑤ 口腔内缝线打结应打：三重结。
⑥ 上颌神经阻滞麻醉二次进针的方向正确的是：向上10°，向前15°。
⑦ 牙周膜注射浸润麻醉适用于血友病患者的原因是：注射所致的损伤很小。
⑧ 一般24h内引流量低于多少时即可拔除负压引流：20～30mL。
⑨ 用肥皂液刷洗手和臂时浸泡范围应在肘部以上：10cm。
⑩ 用哪种消毒剂浸泡的器械使用前需用灭菌蒸馏水冲洗：甲醛溶液。
⑪ 用于皮肤消毒的氯己定溶液浓度为：0.5%。
⑫ 用于智齿冠周炎冲洗的过氧化氢溶液浓度是：1%～3%。
⑬ 在下颌下腺肿瘤的诊断中，准确率较高的定性诊断方法是：B超。

(112～115题共用备选答案)
A. 无菌创口 B. 污染创口 C. 感染创口
D. 一期愈合创口 E. 延期愈合创口

112. 与口鼻腔相通或在口腔内手术的创口属于
113. 未经细菌侵入的创口属于
114. 虽有细菌侵入，但未引起化脓性炎症的创口属于
115. 细菌已侵入、繁殖，并引起急性炎症、坏死、化脓的创口属于

【答案】B、A、B、C
【解析】污染创口——细菌未侵入深层组织引起化脓性感染，故112、114题正确答案为B。
无菌创口——无细菌侵入的创口，故113题正确答案为A。
感染创口——细菌引起急性炎症、坏死、化脓创口，故115题正确答案为C。

116. 关于门诊病史记录撰写，下列描述正确的是
A. 门诊封面只填写姓名即可 B. 实习医生可直接签名
C. 一般不包括实验室检查 D. 体格检查应以口腔颌面部检查为主
E. 复诊病史不用填写就诊日期
【答案】D
【解析】门诊病历封面必须逐项填写，不能只填写姓名；实习医生必须有上级医师签名；完整的门诊病历应包括实验室检查等共7项内容；体格检查应以口腔颌面部检查为主，如有全身系统疾病，应做必要的体检；患者每次就诊均应填写就诊日期。

117. 不是换药适应证的是
A. 污染创口怀疑有感染 B. 无菌创口，检查其是否感染 C. 创口有大量脓液、分泌物流出
D. 敷料脱落，不能保护创口 E. 创口有渗血或疑似有血肿
【答案】B
【解析】污染创口怀疑有感染，应尽早打开敷料，检视是否有污染，并进行换药处理。无菌创口，若无疑似感染症状或非拆线需要，一般不打开敷料。创口有大量脓液、分泌物流出是换药的适应证。敷料脱落，不能保护创口时，应及时消毒创口，更换敷料。创口有渗血或疑似有血肿时，应尽早打开敷料，充分止血或引流后覆以新的敷料。

118. 关于外科换药，不正确的操作是
A. 镊子去除外层和内层敷料
B. 消毒棉球自创口内缘向外擦拭
C. 有创面且无感染的创口，不能用乙醇棉球涂拭
D. 脓液分泌过多时，可用消毒溶液及抗生素溶液冲洗
E. 敷料应有3～4层纱布以上
【答案】A
【解析】应用手去除外层敷料，用镊子去除内层敷料。即使是感染创口，也应自创口内缘向外消毒，防止创口感染、加重感染。用乙醇棉球涂拭有创面且无感染的创口，刺激性大且不利于创口愈合。脓液分泌过多时，应用消毒溶液或抗生素冲洗。敷料应有3～4层纱布以上，以更好地隔绝创口。

第二单元 麻醉与镇痛

1. 下列关于局部麻醉药物的描述哪个是正确的
   A. 心律失常患者常用的局麻药为酯类
   B. 普鲁卡因的效能强度高于酰胺类局麻药物
   C. 阿替卡因适用于所有患者
   D. 丁卡因常用于浸润麻醉
   E. 利多卡因的常用阻滞麻醉浓度为 1%～2%

【答案】E

【解析】题干问的是局麻药物描述正确的，那先看哪些是错误的，心律失常患者常用的局麻药物是利多卡因，属于酰胺类，故 A 错误。

普鲁卡因的特点是穿透性和扩散性较差，不能做表面麻醉，故它的效能强度小于酰胺类局麻药物，故 B 错误。

阿替卡因（碧兰麻）只能用于成人及 4 岁以上的儿童，所以 C 也错误。

利多卡因的阻滞麻醉浓度就是 1%～2%，故选 E。

【破题思路】

题干信息	选项
口腔科应用最多；心律失常患者局麻药物首选	利多卡因（赛洛卡因）
局麻药物中不能做表面麻醉，毒副作用小，效能强度及毒性强度为 1	普鲁卡因（奴佛卡因）
局麻药物容易产生过敏反应	酯类（普鲁卡因和丁卡因）
局麻药物效能及毒性最强	丁卡因（潘托卡因/地卡因）
局麻药物持续时间最长（6h 以上）	布比卡因（麻卡因）
只能用于成人及 4 岁以上的儿童的局麻药物	阿替卡因（碧兰麻）

2. 普鲁卡因安全剂量一次不宜超过
   A. 1g
   B. 1.5g
   C. 2g
   D. 2.5g
   E. 3g

【答案】A

【解析】普鲁卡因（奴佛卡因）一次注射的最大剂量为 1g（1000mg），安全剂量每小时不超过 1g。毒副作用小，不适用于表面麻醉，属于酯类药物，偶能产生过敏反应，对有青霉素过敏史的患者也应警惕使用普鲁卡因。

【破题思路】

麻醉药	最大用量
普鲁卡因（奴佛卡因）	1000mg（6.0mg/kg）
利多卡因（赛洛卡因）	300～400mg（4.4mg/kg）
丁卡因（地卡因、潘托卡因）	40～60mg
阿替卡因（碧兰麻）	7mg/kg

3. 利多卡因的一次最大剂量是
   A. 800～1000mg
   B. 100～150mg
   C. 300～400mg
   D. 60～100mg
   E. ≥1000mg

【答案】C

【解析】利多卡因毒性较普鲁卡因大，用作局麻时，一次最大剂量 300～400mg，使用时应分次小量注射。如果注射过快或超量都会引起患者中毒的不良反应。

4. 与2%普鲁卡因比较，以下哪项不是2%利多卡因的特点
A. 毒性较大，但可用作表面麻醉　　B. 有较强的组织穿透性和扩散性　　C. 药效强
D. 有抗室性心律失常作用　　　　　E. 维持时间较短
【答案】E
【解析】利多卡因又名赛洛卡因，局麻作用较普鲁卡因强，维持时间亦较长（90～120min），并有较强的组织穿透性和扩散性，故亦可用作表面麻醉。临床上主要以1%～2%溶液（含1：100000肾上腺素）用于口腔手术的阻滞麻醉，目前是使用最多的局麻药物。利多卡因还有迅速、安全的抗室性心律失常作用，在治疗各种原因的室性心律失常时效果显著，因而对心律失常患者常作为首选的局部麻醉药。本品毒性较普鲁卡因大，用作局麻时，一次最大用量为300～400mg，使用时应分次小量注射。普鲁卡因扩血管作用明显，持续时间短（45～60min）。

5. 普鲁卡因偶能发生过敏反应的原因是
A. 渗透性差　　　　　　　　B. 酰胺类药物　　　　　　　　C. 用量过大
D. 酯类药物　　　　　　　　E. 与青霉素交叉过敏
【答案】D
【解析】酯类麻醉药的代谢产物对氨基苯甲酸易引发过敏。

6. 下列描述临床常用局麻方法正确的是
A. 表面麻醉　　　　　　　　　　　　　　　B. 表面麻醉、浸润麻醉
C. 表面麻醉、浸润麻醉、阻滞麻醉　　　　　D. 冷冻麻醉、表面麻醉、浸润麻醉、阻滞麻醉
E. 针刺麻醉、冷冻麻醉+表面麻醉、浸润麻醉、阻滞麻醉
【答案】C
【解析】表面麻醉、浸润麻醉、阻滞麻醉最常用。

7. 布比卡因麻醉时间可达
A. 1h　　　　　　　　　　　B. 2h　　　　　　　　　　　C. 4h
D. 5h　　　　　　　　　　　E. 6h
【答案】E
【解析】布比卡因又名麻卡因，其麻醉持续时间为利多卡因之2倍，一般可达6h以上；麻醉强度为利多卡因的3～4倍。常以0.5%的溶液与1：200000肾上腺素共用，特别适合费时较久的手术，术后镇痛时间也较长。

8. 为防止注射时针头折断不能取出，注射时针头保留在体外的长度为
A. 0.5cm　　　　　　　　　　B. 1.0cm　　　　　　　　　　C. 1.5cm
D. 2.0cm　　　　　　　　　　E. 3.0cm
【答案】B
【解析】注射针折断：注射针的质量差、锈蚀、缺乏弹性等，均可发生断针，折断常位于针头连接处。当行上牙槽后神经、下牙槽神经阻滞麻醉时，常因进针较深，注射针刺入组织后骤然移动，或操作不当，使针过度弯曲而折断；或注射针刺入韧带、骨孔、骨管时用力不当，或患者躁动等均可使针折断。

防治原则：注射前一定要检查注射针的质量，勿用有问题的注射针。注射时，按照注射的深度选用适当长度的注射针，至少应有1cm长度保留在组织之外，不应使注射针全部刺入。注意操作技术，改变注射方向时不可过度弯曲注射针，在有阻力时不应强力推进。

如发生断针，立即嘱患者保持张口状态，不要做下颌骨运动，若有部分针体露在组织外可用有齿钳或镊夹取之；若针已完全进入组织内，可将另一针在同一部位刺入作标志，做X线定位摄片，确定断针位置后，再行手术取出。切勿盲目探查，以免使断针向深部移位，更加难以取出。

9. 下牙槽神经阻滞麻醉时出现面瘫，一般的处理方法为
A. 注射维生素B_1、维生素B_{12}　　B. 局部热敷　　　　　　　　C. 局部理疗
D. 口服镇静剂　　　　　　　　　　　　E. 不做特殊处理
【答案】E
【解析】暂时性面瘫多由于进行下牙槽神经阻滞麻醉时注射针过后或过高，将麻醉药注入腮腺内麻醉面神经而致，待麻醉作用消失后即可恢复。

【破题思路】注射下牙槽神经阻滞麻醉可能会出现三个暂时性的并发症（暂时性面瘫、暂时性牙关紧闭、暂时性复视或失明），出现这些问题都不做特殊处理，向患者解释麻醉药作用消失后会自然恢复正常即可。

10. 手术患者术前 12h 禁食，4h 禁水是为了
 A. 减少术后感染 B. 防止术后腹胀 C. 防止吻合口瘘
 D. 防止术后伤口裂开 E. 防止麻醉或手术中呕吐
【答案】E
【解析】术前 12h 禁食，4h 禁水为防术中呕吐误吸。

11. 肾上腺素可引起的不适中，不包括
 A. 心悸 B. 恐惧 C. 颤抖
 D. 头痛 E. 麻木
【答案】E
【解析】肾上腺素能激动 α 和 β 两类受体，所以会引发 A、B、C、D。临床应用时常将血管收缩剂加入局麻药溶液中，以延缓吸收，降低毒性反应，延长局麻时间，以及减少注射部位的出血，使术野清晰。一般是肾上腺素以 1:（50000～200000）的浓度加入局麻药溶液中，即含肾上腺素 5～20μg/mL 用作局部浸润麻醉和阻滞麻醉。由于肾上腺素可引起心悸、头痛、紧张、恐惧、颤抖及失眠，如用量过大或注射时误入血管，血内肾上腺素浓度上升时，可因血压骤升而发生脑出血；或因心脏过度兴奋引起心律失常，甚至心室纤颤等不良反应。因此临床上应严格限制麻醉药中的肾上腺素浓度和控制好一次注射量。对健康人注射含 1:100000 肾上腺素的利多卡因每次最大剂量为 20mL（肾上腺素 0.2mg），有心血管疾病者 4mL（肾上腺素 0.04mg）。

【破题思路】

局麻时肾上腺素浓度	1:（50000～200000）
注射肾上腺素后的不良反应	心悸、头痛、紧张、恐惧、颤抖及失眠
注射麻醉药后一旦出现头痛	肾上腺素反应

12. 患者注射局麻药后出现头晕，胸闷，面色苍白，全身冷汗，四肢厥冷无力，脉快而弱，恶心，呼吸困难，甚至意识丧失，多为
 A. 过敏反应 B. 晕厥 C. 中毒
 D. 休克 E. 全脊髓麻醉
【答案】B
【解析】晕厥、过敏、中毒略有相似，要分清记牢。休克是机体遭受强烈的致病因素侵袭后，由于有效循环血量锐减，组织血流灌注广泛、持续、显著减少，致全身微循环功能不良，生命重要器官严重障碍的综合症候群。全脊髓麻醉是硬膜外麻醉最严重的并发症。

【破题思路】

麻醉后反应	选项	处理
头晕，脉快而弱（细速）	晕厥	首先停止注射
脉搏又慢又微弱（细弱）	中毒（抑制型）	首先停止注射，后升压治疗
惊厥、昏迷、呼吸、心搏骤停	过敏（即刻反应）	脱敏并抢救
血管神经性水肿	过敏（延迟反应）	脱敏
牙关紧闭	癔症	休息，必要时抢救
头痛	肾上腺素反应	休息

13. 毒性最强的局麻药是
 A. 普鲁卡因 B. 卡波卡因 C. 利多卡因
 D. 丁卡因 E. 布比卡因
【答案】D
【解析】丁卡因（潘托卡因/地卡因）麻醉效能和毒性最强，常用于表面麻醉。

14. 眶下神经阻滞麻醉口外注射法进针方向为
   A. 注射针与皮肤成 45°，向下、后、外进针
   B. 注射针与皮肤成 60°，向上、后、外进针
   C. 注射针与皮肤成 45°，向上、后、外进针
   D. 注射针与皮肤成 45°，向上、后、内进针
   E. 注射针与皮肤成 60°，向上、后、内进针
【答案】C
【解析】眶下神经阻滞麻醉

—	口外法	口内法
体位	坐位	坐位
进针点	同侧鼻翼旁 1cm	上颌侧切牙相应前庭沟
进针方向、角度	与皮肤呈 45°，向上、后、外方刺入	与上颌中线呈 45° 上、后、外
深度	进针 1.5cm	—
剂量	1mL	—
麻醉区域	同侧下眼睑、鼻、眶下区、上唇，上颌前牙、前磨牙以及这些牙的唇侧或颊侧的牙槽骨、骨膜、牙龈和黏膜	

15. 暂时性牙关紧闭是由于麻醉药注入
   A. 翼内肌或翼外肌
   B. 翼内肌或咬肌
   C. 翼外肌或咬肌
   D. 翼内肌或颞肌
   E. 翼外肌或颊肌
【答案】B
【解析】根据解剖位置可知选 B。

【破题思路】

局麻操作	并发症
用药量或单位时间内注射药量过大，以及直接快速注入血管而造成	中毒（过量反应）
注射针刺破血管所致，上牙槽后神经阻滞麻醉刺破翼静脉丛及眶下神经阻滞麻醉	血肿
注射针质量差 操作时使用暴力、技术不当或患者躁动	断针
注射针偏向后不能触及骨面，或偏上越过乙状切迹	暂时性面瘫
注入翼内肌或咬肌内	暂时性牙关紧闭
下牙槽神经阻滞麻醉时未回抽进入下牙槽动脉	暂时性复视或失明

16. 下牙槽神经阻滞麻醉的进针点及注射点错误的是
   A. 下颌神经沟
   B. 翼下颌皱襞中点外 3～4mm
   C. 颊部三角形颊脂垫尖
   D. 下颌小舌
   E. 下颌小舌上方
【答案】D
【解析】下牙槽神经阻滞麻醉的注射点位于下颌小舌上方的下颌神经沟内，故 A、E 正确。B、C 均为进针点，下牙槽神经在下颌小舌上方进入下颌管，如将下颌小舌作为注射点会致麻醉失败，故 D 错。

17. 上牙槽后神经阻滞麻醉进针的方向正确的是
   A. 向后、向下、向外
   B. 向上、向后、向内
   C. 向前、向外、向下
   D. 向下、向前、向内
   E. 向下、向后、向外
【答案】B
【解析】上牙槽后神经阻滞麻醉：患者取坐位，头微仰，半张口，上颌牙骀面与地平面呈 45°角，注射针与上颌牙的长轴成 40°，向上后内刺入，沿上颌结节表面滑动，进针深度约 1.5～1.6cm，回抽无血注入麻醉药。

【破题思路】

阻滞麻醉	方向
上牙槽后神经	上、后、内
眶下神经	上、后、外

18. 牙周膜注射浸润麻醉适用于血友病患者的原因
A. 注射时不痛　　　　　　　　B. 注射所致的损伤很小　　　　　C. 注射用药量较大故止血好
D. 麻醉效能强度高　　　　　　E. 麻醉作用时间长

【答案】B

【解析】血友病患者有凝血障碍，牙周膜注射浸润麻醉创伤小。

【破题思路】牙周膜注射法（牙周韧带注射法）

适用于	血友病等出血倾向疾病的患者（损伤小） 浸润或阻滞麻醉效果不好时（追加麻醉）

19. 当患者在局麻时出现晕厥时，错误的处置是
A. 应立即停止注射麻醉药　　　B. 升高椅位使患者头抬高　　　　C. 松解衣领
D. 芳香氨乙醇或氨水刺激呼吸　E. 吸氧并静脉注射高渗葡萄糖

【答案】B

【解析】晕厥是由于一过性中枢缺血所致，故应使头处于低位，放平椅位使患者头放低。

【破题思路】

局麻并发症	防治原则
晕厥	做好术前检查及思想工作，消除紧张情绪，避免在空腹时进行手术 一旦发生晕厥，应立即停止注射，迅速放平座椅，置患者于头低位 松解衣领，保持呼吸通畅 芳香氨乙醇或氨水刺激呼吸 针刺人中穴 氧气吸入和静脉注射高渗葡萄糖液
过敏（超敏反应）	术前详细询问有无酯类局麻药，如普鲁卡因过敏史；轻症用脱敏药物，如钙剂、异丙嗪、激素肌内注射或静脉注射及吸氧；重症应迅速静注安定（地西泮）10～20mg 或分次静脉注射 2.5%硫喷妥钠，每次 3～5mL，直至惊厥停止。注射硫喷妥钠过程中，若发生呼吸抑制，应立即面罩加压吸氧或气管插管做人工呼吸。对循环衰竭的患者应给予升压药、补液；如呼吸、心搏停止，则按心肺复苏方法迅速抢救
中毒（过量反应）	坚持回抽无血，不超过最大用量 轻症：平卧解衣扣，保持呼吸通畅，待麻醉药自行分解 重症：给氧、补液、抗惊厥、激素及升压药等抢救措施
血肿	注射针尖不能粗钝及有倒钩 注射时不要反复穿刺以免增加穿破血管的机会 出现血肿，可立即压迫止血，并予冷敷；48h 后改用热敷，酌情给予抗生素
注射针折断	注射前检查注射针质量，进针后针头至少在组织外保留 1cm，操作时针头不可过分弯曲，遇阻力时不应强力推进。发生断针后患者保持注射时状态，减少颌骨运动，用牙钳或镊子夹出。若针完全在组织内，切勿盲目检查，需在 X 线片定位后再行手术取出
暂时性面瘫/牙关紧闭/复视或失明	无须特殊处理

20. 常用麻醉剂 2% 普鲁卡因液，一次注射量为 2～4mL，不能超过
A. 10mL　　　　　　　　　　　B. 20mL　　　　　　　　　　　C. 30mL
D. 40mL　　　　　　　　　　　E. 50mL

【答案】E

【解析】2%普鲁卡因一次最大使用剂量为50mL,利多卡因为20mL。选E。

21. 一年轻患者在行右上颌第三磨牙麻醉后,颊部区域迅速膨大,患者自觉局部轻微胀感不适,触诊软,无压痛,边界不清。术后予以抗炎、冷敷,数日后肿胀逐渐消退,皮肤呈现黄绿色瘀斑。出现上述症状的可能原因是
   A. 注射区水肿　　　　　　　B. 注射区血肿　　　　　　　C. 注射区组织的应激反应
   D. 刺破眶下神经血管束所致　　E. 刺破下牙槽神经血管束所致

【答案】B

【解析】局麻注射针刺破血管所致的血肿,较常见为上牙槽后神经、眶下神经阻滞麻醉;特别是在刺破翼静脉丛后,可发生组织内出血,在黏膜下或皮下出现紫红色瘀斑或肿块。数日后,血肿处颜色逐渐变浅呈黄绿色,并缓慢吸收消失。因此该患者符合血肿的症状,该患者拔除上颌第三磨牙,应行上牙槽后神经阻滞麻醉,因此本题选B。

【破题思路】上牙槽后神经阻滞麻醉(上颌结节注射法)	
体位	上颌平面与地平面呈45°角,半张口
进针点	上颌第二磨牙远中颊侧根部前庭沟作为进针点 对于上颌第二磨牙尚未萌出的儿童,则以第一磨牙的远中颊侧根部的前庭沟作为进针点 在上颌磨牙已缺失的患者,则以颧牙槽嵴部的前庭沟作为进针点
进针方向、角度	注射针与上颌牙的长轴成40°角,向上后内方刺入
深度	1.5～1.6cm 回抽无血
剂量	1.5～2mL
麻醉区域	同侧除第一磨牙的近中颊根外的同侧磨牙的牙髓、牙周膜、牙槽突及其颊侧的骨膜和牙龈黏膜
注意事项	刺入不宜过深,以免刺破上颌结节后方的翼静脉丛,引起血肿

22. 一男性患者欲拔除左上颌第一磨牙,病史叙述中知其患有甲状腺功能亢进4年余。查体:其静息脉搏为90次/min,基础代谢率为+16%,未见其他并发症状发生。下列描述正确的是
   A. 为拔牙禁忌证
   B. 为拔牙适应证,但应注意减少对患者的精神刺激,术后预防感染
   C. 麻醉药中可以加少量的肾上腺素
   D. 麻醉药可选择含肾上腺素的阿替卡因或甲哌卡因
   E. 术后不必监测脉搏和血压

【答案】B

【解析】甲状腺功能亢进为甲状腺呈高功能状态,其特征为甲状腺肿大、基础代谢率增加和自主神经系统失常。拔牙应在本病控制后,静息脉搏在100次/min以下,基础代谢率在+20%以下方可进行。麻醉药勿加肾上腺素。术中、术后应监测脉搏和血压,注意术后感染。因此本题选B。

23. 能用一针法麻醉的三条神经是
   A. 下牙槽神经、舌神经、颊长神经　　　　B. 下牙槽神经、咬肌神经、颊长神经
   C. 上牙槽后神经、上牙槽中神经、上牙槽前神经　　D. 上牙槽后神经、腭前神经、鼻腭神经
   E. 下牙槽神经、咬肌神经、舌神经

【答案】A

【解析】一针三麻的注射点是下颌隆突,麻醉神经为:下牙槽神经、舌神经、颊(长)神经。

24. 舌神经阻滞麻醉可麻醉
   A. 同侧下颌舌侧牙龈、黏骨膜、口底黏膜及舌前2/3部分
   B. 同侧下颌磨牙舌侧牙龈、黏骨膜、口底黏膜及舌后2/3部分
   C. 同侧下颌前牙舌侧牙龈、黏骨膜、口底黏膜及舌前2/3部分
   D. 同侧下颌前牙及双尖牙舌侧牙龈、黏骨膜、口底黏膜及舌前2/3部分
   E. 同侧下颌舌侧牙龈、黏骨膜、口底黏膜及舌后2/3部分

【答案】A

【解析】舌神经分布范围:同侧下颌舌侧牙龈、黏骨膜、口底黏膜及舌前2/3部分。

25. 腭前神经出自
A. 腭前孔　　　　　　　　B. 腭大孔　　　　　　　　C. 腭小孔
D. 蝶腭孔　　　　　　　　E. 眶下孔
【答案】B
【解析】腭大孔发出的神经是腭前神经（腭大神经）。

【破题思路】

神经	从此孔发出
鼻腭神经	腭前孔
腭前神经（腭大神经）	腭大孔
腭中、后神经	腭小孔
鼻腭神经和鼻上神经	蝶腭孔
眶下神经	眶下孔
上颌神经	圆孔出颅
下颌神经	卵圆孔出颅
面神经	茎乳孔出颅

26. 上颌尖牙腭侧有下列神经吻合
A. 上牙槽前神经与上牙槽中神经　　B. 鼻腭神经与腭中神经　　C. 腭前神经与腭中神经
D. 腭中神经与腭后神经　　　　　　E. 腭前神经与鼻腭神经
【答案】E
【解析】上颌3的腭侧有鼻腭神经、腭前神经吻合，所以上颌3的麻醉方式一般是颊舌侧的浸润麻醉。

27. 口腔颌面外科手术全身麻醉特点中不正确的是
A. 麻醉与手术互相干扰　　B. 易于保持气道通畅　　C. 小儿与老年患者多
D. 手术失血多　　　　　　E. 麻醉深度要求三期一级
【答案】B
【解析】口腔颌面外科手术不易于保持气道通畅。

【破题思路】

口腔颌面外科手术全身麻醉的特点	麻醉与手术互相干扰
	保持气道通畅比较困难
	小儿与老年患者比例高，出现情况及时处理
	手术失血较多
	麻醉的深度和麻醉恢复期的要求：口腔颌面麻醉要求适度麻醉，其指征是患者安静不动，呼吸、脉搏、血压稳定在正常范围，其深度相当于乙醚吸入麻醉的三期一级

28. 上牙槽后神经阻滞麻醉注射法，注射针与上颌牙的长轴成40°角，向何方向刺入，进针时针尖沿着上颌结节弧形表面滑动，深约1.5～1.6cm
A. 上后外　　　　　　　　B. 上前内　　　　　　　　C. 上后内
D. 上前外　　　　　　　　E. 平后内
【答案】C
【解析】上牙槽后神经阻滞麻醉即上颌结节注射法，将局麻药注射于上颌结节，以麻醉上牙槽后神经。注射麻药时注射针头需要绕过上颌结节，即针尖要沿着上颌结节弧形表面向上后内的方向滑动，故选C。

29. 下唇麻木是哪种阻滞麻醉注射成功的标志
A. 上牙槽后神经　　　　　B. 鼻腭神经　　　　　　　C. 腭前神经
D. 下牙槽神经　　　　　　E. 颊神经
【答案】D

【解析】此题是基本知识试题，考查考生对局部麻醉方法的认识与理解。下唇属下牙槽神经支配范围，本题正确答案为D。上牙槽后神经分布于同侧上颌磨牙（第一磨牙近中颊根除外）颊侧的黏膜及牙龈及其牙周膜、牙槽骨和上颌窦黏膜。鼻腭神经分布于上颌3～3腭侧黏骨膜及牙龈，腭前神经支配范围是同侧磨牙、双尖牙腭侧的黏骨膜、牙龈和牙槽骨，颊神经支配范围是同侧下颌第二前磨牙及磨牙颊侧牙龈、黏骨膜、颊部黏膜、颊肌和皮肤。

【破题思路】

麻醉神经	麻醉区域	麻醉后患者感受
上牙槽后神经	同侧上颌磨牙（第一磨牙近中颊根除外）颊侧的黏膜及牙龈及其牙周膜、牙槽骨和上颌窦黏膜	颊侧牙龈感觉丧失
鼻腭神经	上颌3～3腭侧黏骨膜及牙龈	上颌前牙及腭侧黏膜感觉丧失
腭前神经	同侧磨牙、双尖牙腭侧的黏骨膜、牙龈和牙槽骨	同侧磨牙、双尖牙及腭侧黏膜感觉丧失
下牙槽神经	同侧下颌骨、下颌牙、牙周膜、前磨牙至中切牙唇（颊）侧的牙龈、黏骨膜以及下唇部	同侧下唇麻木为注射成功的主要标志 同侧下颌1～4唇（颊）侧牙龈感觉丧失
颊神经	同侧下颌第二前磨牙及磨牙颊侧牙龈、黏骨膜、颊部黏膜、颊肌和皮肤	同侧脸颊麻木 同侧下颌第二前磨牙及磨牙颊侧牙龈感觉丧失
舌神经	同侧下颌舌侧牙龈、黏骨膜、口底黏膜及舌前2/3部分	同侧舌前2/3感觉及味觉丧失 同侧下颌牙舌侧黏膜感觉丧失

30. 患者，女，32岁。上颌第一磨牙死髓、劈裂，要求拔除。拔除时应采用的麻醉包括
A. 上颌结节麻醉＋腭大孔麻醉
B. 上颌结节麻醉＋腭大孔麻醉＋6腭侧远中局部浸润麻醉
C. 上颌结节麻醉＋腭大孔麻醉＋6颊侧近中局部浸润麻醉
D. 腭大孔麻醉＋唇颊侧局部浸润麻醉
E. 颊、腭侧局部浸润麻醉

【答案】C

【解析】拔牙的麻醉范围应包括拔除牙齿的牙髓、牙周膜、牙槽骨以及颊舌侧牙龈黏膜的神经。上颌第一磨牙的神经支配包括：远中颊根及腭根的牙槽骨及牙髓神经为上牙槽后神经支配，近中颊根牙槽骨及牙髓神经为上牙槽中神经支配；腭侧牙龈黏膜由腭前神经支配，颊侧牙龈黏膜由上牙槽后神经支配。所以拔除上颌第一磨牙要麻醉上牙槽后神经、上牙槽中神经及腭前神经，故应进行的麻醉为上颌结节麻醉、颊侧近中浸润麻醉和腭大孔麻醉。故正确答案为C。

31. 患者，男，26岁。拔牙前2%普鲁卡因局麻后，患者出现心悸、头晕、胸闷、面色苍白、全身冷汗、四肢厥冷无力、脉搏快而弱，血压不稳定。该患者情况属于
A. 中毒　　　　　　　B. 晕厥　　　　　　　C. 过敏反应
D. 癔症　　　　　　　E. 肾上腺素反应

【答案】B

【解析】全身发麻，面色苍白，四肢无力，神志模糊，心慌，气闷，表情肌抽搐及血压下降可判断为麻醉药过敏反应；癔症常表现为牙关紧闭，患者有精神病病史；肾上腺素反应的常见症状是头昏、头痛，口唇苍白，并伴有血压升高，脉搏快而有力；晕厥的临床表现为头晕、胸闷、面色苍白、全身冷汗、四肢厥冷无力、脉搏快而弱、恶心、呼吸困难，重者甚至有短暂的意识丧失；中毒反应的表现可归纳为兴奋型和抑制型两类：兴奋型表现为烦躁不安、多话、颤抖、恶心、呕吐、气急、多汗、血压上升，抑制型迅速出现脉搏细弱、血压下降、神志不清，随即呼吸、心搏停止。

32. 关于普鲁卡因的描述，正确的是
A 亲脂性高　　　　　　B. 易穿透黏膜　　　　　　C. 不引起过敏反应
D. 可用于浸润麻醉　　　E. 可与磺胺类药物同用

【答案】D

【解析】普鲁卡因是短效酯类，可用于局部浸润麻醉和阻滞麻醉。普鲁卡因的脂溶性、蛋白结合率和麻醉强度均较低；普鲁卡因的弥散能力差，故不用于表面麻醉；普鲁卡因对心肌及心肌传导系统有抑制作用，并且会引起过敏反应；本药在体内由血浆假性胆碱酯酶水解代谢，其代谢产物对氨苯甲酸（PABA）能减弱磺胺类

药的抗菌效力，故不能与磺胺类药物合用；故本题应选 D。

33. 根据药理实验，将其麻醉强度与毒性等于"1"，作为比较标准的局麻药物是
    A. 普鲁卡因　　　　　　　B. 丁卡因　　　　　　　　C. 利多卡因
    D. 阿替卡因　　　　　　　E. 布比卡因
    【答案】A
    【解析】该考点为局麻药物比较时的比较标准，规定普鲁卡因麻醉强度和毒性为1，其他药物以此为标准进行比较。

【破题思路】

麻醉药	麻醉强度与毒性	麻醉持续时间
普鲁卡因	1	45～60min
利多卡因	2	90～120min

34. 利多卡因一次最大用量为
    A. 10～50mg　　　　　　　B. 80～100mg　　　　　　C. 300～400mg
    D. 800～1000mg　　　　　 E. 1500mg
    【答案】C
    【解析】利多卡因一次最大剂量300～400mg（4.4mg/kg），分次小量注射。

35. 局麻时，如将局麻药注入血管中可发生
    A. 休克　　　　　　　　　B. 晕厥　　　　　　　　　C. 药物过敏
    D. 药物中毒　　　　　　　E. 中枢神经麻醉
    【答案】D
    【解析】本题主要的考点是发生麻醉药中毒常见的原因。当单位时间内进入血循环的局麻药量超过分解速度时，血内麻醉药浓度升高，达到一定浓度时就会出现中毒症状。临床上最常见的原因有三个：①用药量过大；②短时间内重复注射；③麻醉药快速注入血管。

36. 拔除下颌第一磨牙应采用的阻滞麻醉方法是
    A. 下牙槽神经　　　　　　B. 下牙槽神经、舌神经　　C. 下牙槽神经、颊神经
    D. 下牙槽神经、舌神经、额神经　E. 下牙槽神经、舌神经、颊神经
    【答案】E
    【解析】下颌第一磨牙拔除术应同时使用下牙槽神经阻滞麻醉、舌神经阻滞麻醉和颊神经阻滞麻醉。分别起到麻醉同侧下牙槽骨、舌侧黏膜和颊侧黏膜的作用。故答案为E。

【破题思路】

牙位	麻醉方式
下颌1	下牙槽神经+舌神经阻滞麻醉+唇舌侧浸润麻醉
下颌2～4	下牙槽神经+舌神经阻滞麻醉
下颌5～8	下牙槽神经+舌神经+颊神经阻滞麻醉

37. 患者，男，30岁。左侧完全性唇裂术后继发畸形，拟行二期手术矫正，最常应采取的麻醉方法是
    A. 局部浸润麻醉　　　　　B. 双侧眶下神经阻滞麻醉　　C. 基础麻醉加局部浸润麻醉
    D. 全身麻醉　　　　　　　E. 鼻腭神经阻滞麻醉
    【答案】B
    【解析】唇裂术后畸形目前采用的麻醉方式可以为全麻也可以为局麻。对于单纯的唇裂二期修整术的成年人，因为配合度好，创伤小，手术时间短，费用低，所以最常采用局部麻醉即眶下神经阻滞麻醉。眶下神经麻醉区域：同侧下睑、鼻、眶下区、上唇、上颌前牙、前磨牙以及这些牙的唇侧或颊侧的牙槽骨、骨膜、牙龈和黏膜。眶下神经阻滞麻醉适用于切牙至前磨牙的拔除，牙槽突修整及上颌囊肿剜除术、唇裂整复术等手术，一般采用双侧眶下神经麻醉来达到完善的麻醉效果。故答案为B。

【破题思路】

唇腭裂手术	婴幼儿	气管插管全麻
	成人	局部麻醉（双侧眶下神经阻滞麻醉）

(38～40题共用题干)

患者，女，51岁。右侧下颌第二磨牙残冠，局部无炎症，拟行拔除。

38. 下牙槽神经阻滞麻醉口内法的进针点应在
A. 颊黏膜下磨牙咬合面上方1.0cm
B. 磨牙后垫上方1.0cm处
C. 翼下颌韧带中央稍内侧
D. 磨牙后窝最深处
E. 颊脂垫尖

【答案】E

【解析】下牙槽神经阻滞麻醉口内法的进针标志：患者张大口时，可见磨牙后方，腭舌弓（前柱）之前，有一索条样黏膜皱襞，即翼下颌皱襞。另在颊部有一由脂肪组织突起形成的三角形颊脂垫，其尖端正居翼下颌韧带中点而稍偏外处。此二者即为注射的重要标志。若遇颊脂垫尖不明显或磨牙缺失的患者，可在大张口时，以上下颌牙槽嵴相距的中点线上与翼下颌韧带外侧3～4mm的交点，作为注射标志。针尖一般应达到下颌小舌平面以上的下颌神经沟附近。选项E是正确的。

【破题思路】

下牙槽神经阻滞麻醉	进针点	颊脂垫尖/上下颌牙槽嵴相距的中点线上与翼下颌韧带外侧3～4mm的交点
	注射点	下颌神经沟/下颌小舌稍上方
	一针三麻	下颌隆突

39. 如拔牙时发生断根，位置较低，根挺应置于
A. 从根断面较低的一侧插入牙槽骨与牙根之间
B. 从根断面较高的一侧插入牙槽骨与牙根之间
C. 从牙槽骨较厚的一侧插入牙槽骨与牙根之间
D. 从牙槽骨较薄的一侧插入牙槽骨与牙根之间
E. 从牙槽窝近颊侧插入牙槽骨与牙根之间

【答案】B

【解析】因使用牙挺拔除断根时主要为楔力结合小幅的旋转撬动，断根位置低处阻力比高处少，如拔牙时发生断根，位置较低，根挺应置于从根断面较高的一侧（离牙龈近处）插入牙槽骨与牙根之间，使断根易于从阻力小的断端低处挤出。

40. 拔牙后向患者交代注意事项时，错误的是
A. 咬住创口上的纱卷，30min后取出
B. 术后1天内唾液中可混有少量血丝
C. 拔牙后2h漱口，保持口腔清洁
D. 宜吃偏冷、偏软的食物
E. 拔牙7天后拆线

【答案】C

【解析】考点为拔牙后注意事项，即术后医嘱。

① 24h内不要刷牙漱口。
② 2h后进食，避免食物过热。
③ 勿用舌头舔创口，更不能吸吮。
④ 术后应避免进食过热食物及剧烈运动。
⑤ 不能用拔牙侧咀嚼。
⑥ 术后几天唾液中有血丝都很正常，应注意保持口腔卫生。

41. 患者，女，50岁。右下后牙残冠行局麻下拔除术，在局麻药注射时突然出现头晕，胸闷，面色苍白，全身冷汗，恶心，呼吸困难，诊断为晕厥，应采取的措施是
A. 立即停止注射
B. 放平椅位，置患者于头低位
C. 松解衣领，保持呼吸通畅
D. 氧气吸入，静脉注射高渗葡萄糖
E. 以上均是

【答案】E

【解析】该题考点为拔牙时发生晕厥并发症时的处理措施。发生晕厥时的处理措施包括：
① 立即停止注射。
② 放平椅位，置患者于头低位。
③ 松解衣领，保持呼吸通畅。
④ 芳香氨酒精或者氨水刺激呼吸。
⑤ 针刺人中穴。
⑥ 氧气吸入，静脉注射高渗葡萄糖。故答案为E。

【破题思路】局麻的并发症首先应如何处理：停止注射。

42. 有出血倾向的患者行活髓牙牙髓治疗时常采用的局麻方法是
A. 冷冻麻醉　　　　　　　　B. 表面麻醉　　　　　　　　C. 骨膜上浸润麻醉
D. 牙周膜注射浸润麻醉　　　E. 阻滞麻醉
【答案】D
【解析】有出血倾向的患者在进行治疗麻醉时，要考虑两个因素：①有效的麻醉；②减小创伤，避免出血。答案A和B都属于表浅麻醉，起不到牙髓治疗所需要的麻醉深度。
而骨膜上浸润麻醉和阻滞麻醉容易引起深部血肿。
牙周膜浸润麻醉创伤小，不容易引起出血，麻醉效果确实，适用于血友病和类似的有出血倾向的患者，故答案为D。

43. 下列关于普鲁卡因局麻药物的描述哪个是错误的
A. 偶能产生过敏反应　　　　　　　　B. 应用时常加入少量肾上腺素
C. 可做皮内试验检查其过敏反应　　　D. 穿透性和弥散性较强，可用作表面麻醉和浸润麻醉
E. 麻醉效果确切，毒性和副作用小
【答案】D
【解析】穿透性和弥散性差，不适用于表面麻醉，故D错。

【破题思路】普鲁卡因（奴佛卡因）

优点	毒性和副作用小
缺点	不适用于表面麻醉 作用时间较短，与肾上腺素共用 偶能产生过敏反应 不与磺胺类抗生素共用
一次最大剂量	1000mg（6.0mg/kg）
用于	大面积软组织
持续时间	45～60min

44. 拔除上颌尖牙时需要麻醉的神经为
A. 上牙槽前神经　　　　　　　　　　　　B. 上牙槽前神经、鼻腭神经
C. 上牙槽前神经、鼻腭神经、腭前神经　　D. 上牙槽前神经、鼻腭神经、腭前神经、上牙槽中神经
E. 眶下神经、鼻腭神经
【答案】C
【解析】上颌尖牙唇侧受上牙槽前神经支配，腭侧受鼻腭神经支配。但因其腭侧有腭前神经末梢加入，拔除时需同时将其麻醉，一般用的麻醉方式是唇腭侧浸润麻醉，故C项正确。

45. 拔除上颌第一磨牙时需要麻醉的神经为
A. 上牙槽中神经　　　　　　　　　　　　B. 上牙槽中神经、上牙槽后神经
C. 上牙槽中神经、上牙槽后神经、腭前神经　D. 上牙槽中神经、上牙槽后神经、腭前神经、鼻腭神经
E. 上牙槽中神经、上牙槽后神经、腭前神经、鼻腭神经、腭后神经
【答案】C

【解析】上颌第一磨牙近中颊根受上牙槽中神经支配，远中颊根受上牙槽后神经支配，腭侧受腭前神经支配，故 C 项正确。

【破题思路】

牙位	麻醉神经	方法
上颌 12	上牙槽前神经 鼻腭神经	浸润麻醉 浸润麻醉 / 阻滞麻醉
上颌 3	上牙槽前神经 鼻腭神经、腭前神经	浸润麻醉 浸润麻醉
上颌 45	上牙槽中神经 腭前神经	浸润麻醉 阻滞麻醉
上颌 6	上牙槽后神经（上颌结节注射法） 上牙槽中神经（注：支配近中颊根） 腭前神经（腭大孔注射法）	阻滞麻醉 浸润麻醉 阻滞麻醉
上颌 78	上牙槽后神经 腭前神经	阻滞麻醉 阻滞麻醉

46. 防治局麻药物中毒的原则中错误的是
A. 用药前了解其毒性　　　　　　　　　　B. 了解每种局麻药物的一次最大剂量
C. 坚持回抽无血才能注射　　　　　　　　D. 对老年、小儿、体弱患者应适当控制用药量
E. 药中加入肾上腺素
【答案】E
【解析】中毒常因用药量或单位时间内注射药量过大，以及直接快速注入血管而造成。
血管收缩剂（肾上腺素）作用：
① 延缓局麻药物吸收。
② 加强镇痛效果。
③ 延长局麻时间。
④ 降低毒性反应。
⑤ 减少术区出血，使术野清晰。

47. 男，30 岁。双侧颞下颌关节外伤性强直致开口受限。全麻时应采取的方法是
A. 麻醉深度达Ⅲ期Ⅰ级后，给予盲探插管　　B. 乙醚开放吸入麻醉
C. 经气管切开全麻　　　　　　　　　　　　D. 清醒状态下经鼻盲探插管
E. 选用硫喷妥钠静脉麻醉，不插管
【答案】D
【解析】清醒经鼻盲探气管内插管是常用的插管方法，适用于张口受限或完全不能张口情况，符合此患者情况，所以 D 正确。
深度麻醉后会导致呼吸困难，而且由于气道附近肌肉松弛也会导致插管困难，所以 A、B、E 不选。
经气管切开施全麻创伤过大，所以不推荐，所以 C 不选。故本题选 D。

48. 女，61 岁。右上尖牙残根，拟拔除后修复。局部麻醉最好选
A. 眶下孔阻滞麻醉　　　　　　　　　　　B. 切牙孔阻滞麻醉
C. 腭前神经阻滞麻醉　　　　　　　　　　D. 翼腭管传导阻滞麻醉
E. 唇、腭侧局部浸润麻醉
【答案】E
【解析】应用上下颌前牙唇、腭侧的局部浸润麻醉即可，由于浸润麻醉药药效强，足以达到无痛拔除效果，所以 E 正确；眶下孔麻醉用于前牙唇侧的麻醉，切牙孔麻醉用于前牙腭侧的麻醉，腭前神经麻醉用于前磨牙和磨牙腭侧的麻醉，翼腭管传导麻醉可用于上颌窦的麻醉，排除 A、B、C、D，所以此题选 E。

49. 女，60 岁。右下颌第二磨牙残根，有冠心病病史，近 2 年来未发作，测血压 160/90mmHg，在拔除右下颌第二磨牙时麻醉首选药是

A. 2%含肾上腺素的普鲁卡因　　B. 1%含肾上腺素的普鲁卡因　　C. 2%利多卡因
D. 丁卡因　　　　　　　　　　E. 1%丁卡因

【答案】C

【解析】此题为临床知识记忆题，考核局部麻醉药的药理。该患者有冠心病病史，测血压160/90mmHg；在上述三种局部麻醉药物中只有利多卡因最佳，肾上腺素会增高血压，普鲁卡因可能会引起过敏，丁卡因适合拔除松动的牙齿。因此应选C。

50. 女，6岁半。左下中切牙部分牙尖萌出于左下乳中切牙舌侧，左下乳中切牙松动Ⅰ度。诊断为左下乳中切牙滞留。拟行乳牙拔除，最适宜的麻醉方法

A. 2%含肾上腺素的利多卡因下牙槽神经、颊神经、舌神经阻滞麻醉
B. 2%含肾上腺素的利多卡因下牙槽神经、舌神经阻滞麻醉
C. 2%利多卡因局部浸润麻醉
D. 2%丁卡因局部浸润麻醉
E. 2%丁卡因表面麻醉

【答案】C

【解析】此题为临床应用解剖基础和临床知识综合应用题，考核的是局部麻醉药的临床选用和下颌前牙区神经支配。

该病例特点是患者为儿童，拟拔乳中切牙，松动为Ⅰ度，因此：①从局麻方法选择角度讲，浸润麻醉和阻滞麻醉效果要好于表面麻醉；由于是拔除儿童乳牙且有Ⅰ度松动，从操作的简单和减少并发症考虑，浸润麻醉优于阻滞麻醉。②从三叉神经解剖学讲，下颌前牙拔除仅需麻醉下牙槽神经和舌神经，不需麻醉颊神经；另外下颌乳中切牙区域还可能有对侧神经交叉支配，因此对于此患者浸润麻醉优于阻滞麻醉。③从局麻药的选择上讲，丁卡因用于表面麻醉不用于浸润和阻滞麻醉。因此综合分析应选C。

51. 女，36岁。左下8近中阻生，拟在局部麻醉下拔除左下8，口内法进行下牙槽神经阻滞麻醉后患者很快出现暂时性牙关紧闭，这可能是因为

A. 肾上腺素反应　　　　　　B. 麻醉了颊长神经　　　　　C. 麻醉了下颌舌骨肌神经
D. 麻醉药直接注入翼内肌所致　　E. 翼下颌间隙感染

【答案】D

【解析】此题为临床应用解剖基础和临床知识记忆和简单应用题，考核的是对局部麻醉药物并发症的掌握情况，同时也是对开闭口肌群功能解剖知识掌握的考核。

该题用排除法也不难得到正确答案，因为A显然是错误的。

E虽然可出现张口受限，但感染需要几天时间，不会即刻出现。

B为感觉神经。

C选项支配的肌肉与闭口无关。

因此应选D。

52. 女，56岁。左下56残根要求拔除，在行左下牙槽神经及舌神经阻滞麻醉5min后，患者觉左下唇及同侧舌尖前部有麻木感；但在分离颊侧牙龈时患者仍觉疼痛，其原因可能是

A. 患牙根尖周有炎症　　　　B. 未麻醉颊长神经　　　　　C. 未麻醉颏神经
D. 局部麻醉药中未加入肾上腺素　　E. 患者过度紧张

【答案】B

【解析】此题考核的是解剖基础知识在临床的简单应用，考核的是下颌5、6、7、8牙髓、牙槽骨、牙周膜、黏骨膜、牙龈颊舌的神经支配。

下牙槽神经支配同侧下颌牙的牙髓、牙周膜和牙槽骨；舌神经支配同侧下颌牙的舌侧牙龈及黏膜；颊（长）神经支配同侧下颌5～8颊侧牙龈及黏膜。颏神经为下牙槽神经从颏孔分出的一支，支配同侧下颌1～4唇、颊侧牙龈和黏膜。因此56拔除应该麻醉左下牙槽神经、舌神经和颊（长）神经，故选B。

53. 女，32岁。自述胆小怕痛，曾有晕针史。检查：残根，根尖瘘管，挤压无脓。治疗设计为局部麻醉下拔除，麻醉顺利，10min后试麻醉效果良好，开始操作，术中患者觉疼痛但可耐受，其后自述头晕、胸闷、心慌、恶心。检查患者面色苍白，四肢冷而无力，脉快而弱。此时患者出现的症状是

A. 麻醉药物中毒　　　　　　B. 麻醉药物过敏　　　　　　C. 癔症发作
D. 晕厥　　　　　　　　　　E. 肾上腺素反应

【答案】D

【解析】此题为临床知识的简单应用，考核的是对局部麻醉药物并发症的正确判断。患者的一系列症状群

符合晕厥，该题还可采用排除法，首先C、E选项很容易排除，因为癔症发作时心率常常无变化或变化不明显，而肾上腺素反应脉搏应是快而强的。

A、B两个选项可根据题干中麻醉药物注射已经10min来判断，发生即刻过敏的可能性不大，延迟过敏反应时间又太短，如果是中毒病情进展也会很迅速。因此应选D。

54. 上颌第三磨牙最常用的麻醉方法是
   A. 上颌结节和腭大孔麻醉   B. 局部浸润麻醉   C. 鼻腭神经阻滞麻醉
   D. 眶下孔阻滞麻醉   E. 翼腭管麻醉

【答案】A

【解析】上颌结节麻醉的麻醉范围为上颌同侧除第一磨牙的近中颊根外的同侧磨牙的牙髓、牙周膜、牙槽突及其颊侧的骨膜和牙龈黏膜；腭大孔麻醉的麻醉范围为上颌同侧磨牙、双尖牙腭侧的黏骨膜、牙龈和牙槽骨，所以这两种麻醉方法可以覆盖第三磨牙的颊腭侧，所以A正确，选A。

55. 若选择使用的麻醉药物是2%普鲁卡因，术后发生延迟性过敏反应中最常见的是
   A. 过敏性紫癜   B. 哮喘   C. 药疹
   D. 荨麻疹   E. 血管神经性水肿

【答案】E

【解析】麻醉药物是2%普鲁卡因，属于酯类局麻药物，可能产生过敏反应。过敏反应里延迟反应中最常见的是血管神经性水肿。偶见荨麻疹、药疹、哮喘和过敏性紫癜。此题故选E。

【破题思路】

延迟反应	常见	血管神经性水肿
	偶见	荨麻疹、药疹、哮喘和过敏性紫癜
即刻反应		用极少量药后，立即发生极严重的类似中毒症状，患者突然惊厥、昏迷、呼吸、心搏骤停而死亡
防治原则	防	术前详细询问有无酯类局麻药如普鲁卡因过敏史，对酯类局麻药过敏及过敏体质的患者，均改用酰胺类药物
	治 轻症	脱敏药物如钙剂、异丙嗪、激素肌内注射或静脉注射及吸氧
	治 重症	出现抽搐或惊厥时，应迅速静注安定（地西泮）10~20mg或分次静脉注射2.5%硫喷妥钠，每次3~5mL，直至惊厥停止。注射硫喷妥钠过程中，若发生呼吸抑制，应立即面罩加压吸氧或气管插管做人工呼吸。对循环衰竭的患者应给予升压药、补液；如呼吸、心搏停止，则按心肺复苏方法迅速抢救

过敏反应可表现在酯类局麻药。分为延迟反应和即刻反应。

56. 若麻醉中发生麻醉药中毒，其兴奋性表现中不包括
   A. 烦躁、多话   B. 恶心、呕吐   C. 颤抖、气急
   D. 血压下降   E. 多汗

【答案】D

【解析】中毒兴奋型表现为烦躁不安、多话、颤抖、恶心、呕吐、气急、多汗、血压上升，严重者出现全身抽搐、缺氧、发绀；所以A、B、C、E正确，而D则与实际情况相反，所以D不包括。

(57~58题共用题干)

女性，56岁，因左上第一磨牙残根无法保留拟行拔除，给予2%利多卡因420mg局部麻醉后，患者出现烦躁不安、多话、颤抖、恶心、呕吐、气急、多汗等症状，予以停止注射麻醉药、给氧、补液后症状逐渐缓解。

57. 最有可能的诊断是
   A. 晕厥   B. 过敏反应   C. 中毒
   D. 肾上腺素反应   E. 癔症

【答案】C

【解析】2%利多卡因一次最大剂量应该是300~400mg。患者注射量超过常用范围且出现了中毒症状，故C正确。

58. 最有可能的原因是
   A. 单位时间内进入血循环的局麻药量超过分解速度，血内浓度升高

B. 局麻是在空腹时进行
C. 过敏体质
D. 肾上腺素反应
E. 受暗示，曾有反复发作史

【答案】A

【解析】局麻在空腹时进行，易致晕厥；过敏体质易致过敏反应；肾上腺素反应常见症状是头痛、头晕、血压升高等症状；癔症多为受暗示所致。故B、C、D、E不正确。

【破题思路】中毒（过量反应）

当单位时间内进入血循环的局麻药速度超过分解速度时，血内局麻药浓度升高，达到一定的浓度时就会出现中毒症状。

原因		常因用药量或单位时间内注射药量过大，以及直接快速注入血管而造成
临床表现	兴奋型	表现为烦躁不安、多话、颤抖、恶心、呕吐、气急、多汗、血压上升，严重者出现全身抽搐、缺氧、发绀
	抑制型	迅速出现脉搏细弱、血压下降、神志不清，随即呼吸、心搏停止
防治	防	坚持回抽无血，不超过最大用量
	治 轻症	平卧解衣扣，保持呼吸通畅，待麻醉药自行分解
	重症	给氧、补液、抗惊厥、激素及升压药等抢救措施

59. 常用于表面麻醉的是
A. 丁卡因 B. 布比卡因 C. 利多卡因
D. 普鲁卡因 E. 阿替卡因

【答案】A

【解析】表面麻醉亦称涂布麻醉，是将麻醉剂涂布或喷射于手术区表面，麻醉药物被吸收而使末梢神经麻痹，以达到痛觉消失的效果。

适用于	表浅的黏膜下脓肿切开引流，拔除松动的乳恒牙 行气管内插管前的黏膜表面麻醉
药物浓度	丁卡因 0.25%～0.5%，利多卡因 2%～5%

60. 上颌结节阻滞麻醉容易发生的并发症是
A. 注射区疼痛和水肿 B. 恶心、呕吐 C. 暂时性面瘫
D. 注射针折断 E. 血肿

【答案】E

【解析】上颌结节阻滞麻醉是将局部麻醉药注射到上颌结节的后上内方，一般进针1.5～1.6cm，此区域内有翼静脉丛，若针头刺入太深，容易刺破翼静脉丛，引起血肿；而恶心、呕吐和暂时性面瘫一般不会发生在上颌结节阻滞麻醉；注射区疼痛和水肿以及注射针折断在所有阻滞麻醉中都有可能发生。故选E。

61. 局麻过程中，为了预防医源性感染，以下措施中哪项可以除外
A. 注射点擦干后，用1%碘酊消毒 B. 使用一次性注射器
C. 避免注射针头被污染 D. 使用无菌的局麻药溶液
E. 术前3天大剂量应用抗生素

【答案】E

【解析】医源性感染的防治原则：注射器械、局麻药及注射区的消毒一定要严格；注射时防止注射针的污染和避免穿过或在炎症区直接注射。术前3天大剂量应用抗生素，违反了抗生素的使用原则。故此题选择E。

62. 与2%普鲁卡因比较，以下哪项不是2%利多卡因的特点
A. 毒性较大，但可用作表面麻醉 B. 有较强的组织穿透性和扩散性
C. 维持时间较短 D. 麻醉作用强，起效快
E. 有抗室性心律失常作用

【答案】C

【解析】普鲁卡因属于酯类局麻药，其特点是通透性和弥散性差，不适用于表面麻醉。与利多卡因相比，起效较利多卡因慢，麻醉维持时间为45～60min。利多卡因属于酰胺类局麻药，麻醉作用普鲁卡因较强，有较强的组织穿透性和扩散性，可用作表面麻醉，麻醉起效快，维持时间为90～120min，利多卡因还有迅速而安全抗室性心律失常作用。故C选项不是利多卡因的特点，选C。

63. 加入局麻药中的肾上腺素浓度一般是

A. 1∶5000　　　　　　　　B. 1∶（5000～10000）　　　　　　C. 1∶（10000～30000）
D. 1∶（50000～200000）　　E. 1∶（500000～600000）

【答案】D

【解析】临床应用时常将血管收缩剂加入局麻药溶液中，以延缓吸收，降低毒性反应，延长局麻时间，以及减少注射部位的出血，以使术野清晰，一般是肾上腺素以1∶（50000～200000）的浓度加入局麻药溶液中，即含肾上腺素5～20mg/mL。故D选项正确。

> 【破题思路】临床上常用肾上腺素以1∶（50000～200000）的浓度加入局麻药溶液中。1∶100000肾上腺素的利多卡因每次最大量20mL（0.2mg肾上腺素）。由肾上腺素引起的心悸、头痛、紧张、恐惧、颤抖、失眠称肾上腺素反应。
>
> 临床应用局麻时常在麻醉药溶液中加入血管收缩剂，作用：
> ① 延缓局麻药物吸收。
> ② 加强镇痛效果。
> ③ 延长局麻时间。
> ④ 降低毒性反应。
> ⑤ 减少术区出血，使术野清晰。

64. 临床上对局麻药中毒的抢救措施中不包括

A. 给氧　　　　　　　　B. 补液　　　　　　　　C. 抗惊厥
D. 应用激素　　　　　　E. 应用降压药

【答案】E

【解析】在注射局部麻醉药的过程中，一旦发生中毒反应，应立即停止注射麻醉药，中毒轻微者，置患者于平卧位，松解颈部衣扣，使呼吸通畅。重者采取给氧、补液、抗惊厥、应用激素及升压药等抢救措施。故选E。

65. 女，66岁。欲拔除左下第二磨牙残根。既往高血压史15年，目前血压140/90mmHg，最适宜的局麻药物是

A. 利多卡因　　　　　　B. 布比卡因　　　　　　C. 阿替卡因
D. 丁卡因　　　　　　　E. 普鲁卡因

【答案】A

【解析】布比卡因适用于费时较长的手术，排除B。
阿替卡因含肾上腺素不宜用于高血压患者，排除C。
丁卡因主要用于表面麻醉，排除D。
普鲁卡因血管扩张作用较明显，常加入少量肾上腺素，但肾上腺素会引起血压变化，排除E。利多卡因安全性高，临床常用，因此选A。

> 【破题思路】
>
> | 普鲁卡因（奴佛卡因） | |
> | --- | --- |
> | 优点 | 毒性和副作用小 |
> | 缺点 | 不适用于表面麻醉
作用时间较短，与肾上腺素共用
偶能产生过敏反应
不与磺胺类抗生素共用 |
> | 一次最大剂量 | 1000mg（6.0mg/kg） |
> | 用于 | 大面积软组织 |
> | 持续时间 | 45～60min |

续表

利多卡因（赛洛卡因）		
	优点	局麻作用较普鲁卡因强 可用作表面麻醉 具有迅速而安全的抗室性心律失常作用
	缺点	毒性较普鲁卡因大
	一次最大剂量	300～400mg（4.4mg/kg），分次小量注射
	用于	心律失常患者常作为首选
	持续时间	90～120min
布比卡因（麻卡因）		
	优点	持续时间为利多卡因之2倍
	用于	适合费时较长的手术和术后镇痛
	持续时间	6h以上
丁卡因（地卡因、潘托卡因）		
	优点	穿透力强
	缺点	毒性大，一般不作浸润麻醉
	一次最大剂量	40～60mg
	用于	主要用作表面麻醉
阿替卡因（碧兰麻）		
	一次最大剂量	7mg/kg
	用于	成人和4岁以上儿童

66. 女孩，6岁。有青霉素和牛奶过敏史，拟行乳牙滞留拔除术，术前利多卡因皮内试验阳性，红晕直径超过

A. 1.0cm　　　　　　　B. 0.8cm　　　　　　　C. 0.6cm
D. 0.4cm　　　　　　　E. 0.2cm

【答案】A

【解析】利多卡因皮内试验：2%利多卡因0.1mL，稀释至1mL，皮内注射0.1mL，20min后看反应，局部红肿，红晕直径超过1cm者为阳性。

【破题思路】皮试，将1%普鲁卡因或2%利多卡因溶液0.1mL稀释至1mL，皮内注射0.1mL，观察20min。黏膜，用上述液体涂布到鼻腔黏膜。

阳性特点：皮肤红晕直径大于1cm。
黏膜充血肿胀，甚至鼻孔完全阻塞。

67. 女，64岁。高血压病史10年。牙科建议拔牙，拔除时麻醉剂最适合选用

A. 含肾上腺素普鲁卡因　　　　　B. 利多卡因　　　　　C. 丁卡因
D. 布比卡因　　　　　　　　　　E. 普鲁卡因

【答案】B

【解析】患者有高血压病史，因此不考虑在麻醉药中加入肾上腺素，防止引起血压的进一步上升。麻醉方式选择阻滞或者浸润麻醉，丁卡因用于表面麻醉，拔松动的牙；布比卡因持续时间6h以上，适合费时较长的手术和术后镇痛，排除A、C、D；普鲁卡因属于酯类麻醉药，易引起过敏反应，麻醉效果不如利多卡因，因此选B。

（68～70题共用备选答案）

A. 利多卡因　　　　　　B. 布比卡因　　　　　　C. 阿替卡因

D. 普鲁卡因　　　　　　　　　　E. 丁卡因
68. 目前在口腔颌面外科中应用最多的局部麻醉药物是
69. 用于表面麻醉的局部麻醉药物是
70. 适合较长时间手术的局部麻醉药物是

【答案】A、E、B

【解析】利多卡因局麻作用较普鲁卡因强，维持时间亦较长，并有较强的组织穿透性和扩散性，临床上主要以1%～2%溶液用于口腔手术的阻滞麻醉，目前是使用最多的局麻药物。

丁卡因，毒性大，穿透力强。临床上主要用作表面麻醉。

布比卡因的麻醉持续时间为利多卡因之2倍，一般可达6小时以上。常以0.5%的溶液与1：200000肾上腺素共用，特别适合费时较长的手术，术后镇痛时间也较长。

(71～76题共用备选答案)
A. 上牙槽前神经　　　　　　B. 上牙槽中神经　　　　　　C. 上牙槽后神经
D. 鼻腭神经　　　　　　　　E. 腭前神经

71. 分布于 321|123 腭侧牙龈及黏骨膜的神经是
72. 分布于 876543|345678 腭侧牙龈及黏骨膜的神经是
73. 87|78 及 6|6 的腭根及远中颊根、牙周膜、牙槽骨、颊侧牙龈受哪一神经支配
74. 321|123 的牙周膜、牙槽骨及唇侧龈受哪一神经支配
75. 54|45 及 6|6 的近中颊根、牙周膜、牙槽骨及颊侧牙龈受哪一神经支配
76. 有时 3|3 腭侧牙龈为鼻腭神经与哪一神经共同分布

【答案】D、E、C、A、B、E

【解析】上颌神经分为内环神经及外环神经，内环神经为鼻腭神经及腭前神经，外环神经为上牙槽前神经、上牙槽中神经、上牙槽后神经。

鼻腭神经分布：双侧上颌123的腭侧黏骨膜及牙龈。

腭前神经的分布：同侧上颌345678的腭侧黏骨膜及牙龈。

上牙槽前神经分布：同侧上颌123的牙周膜、牙槽骨、唇侧牙龈。

上牙槽中神经分布：同侧上颌45及6的近中颊根、牙周膜、牙槽骨、颊侧牙龈。

上牙槽后神经分布：同侧上颌78及6的腭根及远中颊根、牙周膜、牙槽骨、颊侧牙龈。

(77～80题共用备选答案)
A. 注射点过高　　　　　　　B. 针尖刺入过深　　　　　　C. 针尖刺入过前
D. 针尖刺入过后　　　　　　E. 麻醉药注射入血管内

77. 下牙槽神经阻滞麻醉时发生面瘫的主要原因是
78. 下牙槽神经阻滞麻醉时发生烦躁不安、多话思睡、循环衰竭等现象，可能是由于
79. 腭前神经阻滞麻醉时出现恶心或呕吐，可能是由于
80. 上牙槽后神经阻滞麻醉时刺破翼静脉丛引起血肿，可能是由于

【答案】D、E、D、B

【解析】下牙槽神经阻滞麻醉口内注射时，由于下牙槽神经口内阻滞麻醉时，注射针偏向后不能触及骨面，或偏上越过乙状切迹，而致麻醉药注入腮腺内麻醉面神经而发生暂时性面瘫。

局麻药被快速注入血管内导致局麻中毒，兴奋型表现为烦躁不安、多话、颤抖、恶心、呕吐、气急、多汗及血压上升，抑制型出现循环衰竭。

行腭前神经阻滞麻醉时，若注射点偏后，会麻醉腭中、腭后神经，致恶心或呕吐。

上牙槽后神经阻滞麻醉时若注射针刺入过深，会刺破上颌结节后方翼静脉丛引起血肿。

81. 局部麻醉中，发生晕厥时下列处理方法错误的是
A. 停止注射　　　　　　　　B. 让患者坐起　　　　　　　C. 松解衣领，保持呼吸道通畅
D. 氧气吸入　　　　　　　　E. 静脉注射高渗葡萄糖

【答案】B

【解析】此题是基本知识题，考查考生对局部麻醉并发症处置原则的掌握。

发生晕厥时应立即停止注射，迅速放平座椅，置患者于头低位，松解衣领，保持呼吸道通畅；芳香氨酒精或氨水刺激呼吸；针刺人中穴；氧气吸入和静脉注射高渗葡萄糖液。故答案是B。

【破题思路】	
晕厥防治原则	做好术前检查及思想工作，消除紧张情绪，避免在空腹时进行手术 一旦发生晕厥，应立即停止注射，迅速放平座椅，置患者于头低位 松解衣领，保持呼吸通畅 芳香氨乙醇或氨水刺激呼吸 针刺人中穴 氧气吸入和静脉注射高渗葡萄糖液

82. 临床上一般不用作浸润麻醉的药物是
A. 普鲁卡因　　　　　B. 利多卡因　　　　　C. 布比卡因
D. 丁卡因　　　　　　E. 阿替卡因
【答案】D
【解析】此题是基本知识试题，考查考生对局部麻醉药物特点的认识与理解。丁卡因毒性大，一般不作浸润麻醉；其易溶于水、穿透力强，临床上主要用作表面麻醉。

83. 男，26岁。左下8水平阻生，拟行拔除术，口内法行下牙槽神经、舌神经、颊长神经阻滞麻醉后5min，患者出现左侧面瘫症状。这是因为
A. 癔症　　　　B. 局部麻醉药注入腮腺内麻醉面神经　　C. 肾上腺素反应
D. 局部麻醉药注入颊肌内　　E. 麻醉过程中损伤了下牙槽神经
【答案】B
【解析】此题为临床知识的简单应用，考核的是局部麻醉药物的并发症。根据解剖关系面瘫的直接原因肯定是表情肌或支配表情肌的面神经分支受到麻痹。因此应选B。

【破题思路】暂时性面瘫	
原因	下牙槽神经口内阻滞麻醉时，注射针偏向后不能触及骨面，或偏上越过乙状切迹，而致麻醉药注入腮腺内麻醉面神经而发生暂时性面瘫
预防	认清解剖关系
治疗	无须特殊处理

(84～88题共用备选答案)
A. 鼻腭神经＋腭前神经＋上牙槽前神经　　　B. 上牙槽后神经＋腭前神经
C. 下牙槽神经＋舌神经　　　　　　　　　　D. 上牙槽中神经＋上牙槽后神经＋腭前神经
E. 下牙槽神经＋舌神经＋颊长神经
(84～88题共用题干)
拔除下列牙时应麻醉哪组神经?
84. 上颌第三磨牙
85. 下颌第一前磨牙
86. 上颌第一磨牙
87. 下颌第三磨牙
88. 上颌尖牙
【答案】B、C、D、E、A
【解析】此5题均为专业知识记忆题，要求考生对上下颌牙齿的神经支配有清晰的了解，并能与临床融会贯通。在所有牙齿中，由交叉神经支配的是上颌第一磨牙和上颌尖牙，所以考生容易出错。特别是上颌第一磨牙的颊侧是由上牙槽中神经、上牙槽后神经两支神经支配，腭侧则是由腭前神经支配；而上颌尖牙腭侧由两个神经支配，即鼻腭神经和腭前神经；下颌磨牙的神经支配切勿忘记颊神经。

89. 关于上颌结节麻醉的特点，错误的是
A. 适用于上颌磨牙的拔除　　　　　　　　　B. 麻醉的是上牙槽中神经
C. 进针点一般在上颌第二磨牙远中颊侧前庭沟　D. 注射针与上颌牙的长轴成40°角

E. 进针方向为向上后内方刺入

【答案】B

【解析】上牙槽后神经阻滞麻醉又称上颌结节注射法。

90. 局麻时出现暂时性面瘫，一般多见于
A. 口内法下牙槽神经阻滞麻醉　　B. 口外法下牙槽神经阻滞麻醉　　C. 上牙槽后神经阻滞麻醉
D. 腭前神经阻滞麻醉　　E. 眶下神经阻滞麻醉

【答案】A

【解析】下牙槽神经口内阻滞麻醉时，注射针偏向后不能触及骨面，或偏上越过乙状切迹，而致麻醉药注入腮腺内麻醉面神经而发生暂时性面瘫。故本题答案是A。上牙槽后神经阻滞麻醉注射过深可能会引起血肿；腭前神经阻滞麻醉注射过于靠后会引起患者恶心、呕吐。

91. 局麻药物中属酯类的是
A. 利多卡因　　B. 布比卡因　　C. 阿替卡因
D. 普鲁卡因　　E. 甲哌卡因

【答案】D

【解析】局麻药物中属酯类的是普鲁卡因及丁卡因，酯类麻醉药容易引起过敏。其他都为酰胺类麻醉药。故本题答案是D。

92. 普鲁卡因穿透力较弱，不宜用于
A. 硬膜外麻醉　　B. 浸润麻醉　　C. 传导麻醉
D. 表面麻醉　　E. 蛛网膜下腔麻醉

【答案】D

【解析】普鲁卡因穿透力较弱，不宜用于表面麻醉。故本题答案是D。

93. 普鲁卡因的特点不包括
A. 麻醉持续效果较好　　B. 表面渗透性很强　　C. 偶尔发生过敏反应
D. 毒副作用小　　E. 一次最大用1g

【答案】B

【解析】普鲁卡因的特点穿透性和弥散性差，不易被黏膜吸收，故不适合表面麻醉。故本题答案是B。

94. 下牙槽神经阻滞麻醉时，针尖深入组织3.0cm未触及骨面，应
A. 拔出注射针，重新注射　　B. 退出1.0cm，加大进针角度　　C. 退出1.0cm，减小进针角度
D. 退至黏膜下，加大进针角度　　E. 退至黏膜下，减小进针角度

【答案】D

【解析】下牙槽神经阻滞麻醉时，针尖深入组织3.0cm未触及骨面的原因是注射时针筒与中线夹角过小，所以应该加大针筒与中线的角度。

拔出注射针，重新注射增加患者的痛苦和感染的风险，故A不选。

减小进针角度的不选，故C和E不选。

退出1.0cm，加大进针角度，进针深度还有2cm，深部有翼内肌不好加大角度，暴力增加角度还可能出现断针，故B不选。

应退至黏膜下，加大进针角度，故选D。

【破题思路】下牙槽神经阻滞麻醉（翼下颌注射法）

体位	患者大张口，下颌平面与地面平行
进针点	翼下颌皱襞中点外侧3～4mm处 颊脂垫尖
进针方向、角度	对侧口角，即第一、第二前磨牙之间，与中线成45°角。注射针应高于下颌牙平面1cm并与之平行
深度	2～2.5cm 回抽无血
剂量	1～1.5mL 下唇麻木为注射成功的主要标志
麻醉区域	同侧下颌骨、下颌牙、牙周膜，前磨牙至中切牙唇（颊）侧的牙龈、黏骨膜以及下唇部
注意事项	注意无菌操作避免翼下颌间隙感染

下牙槽神经阻滞麻醉口内注射法时,为了防止注射失败,在注射麻醉药之前,应注意观察下颌:
① 下颌升支的宽度愈大,下颌孔到升支前缘的距离愈大,进针深度应增加。(支宽进针深)
② 下颌骨弓愈宽,注射针尖应尽量往对侧的磨牙区后靠,即加大与中线所成夹角的角度,以使针头避开下颌骨内斜嵴的阻挡,容易准确到达下颌孔。(弓宽角加大)
③ 下颌角的角度愈大,下颌孔的位置相应变高,注射时进针应适当抬高。(角大针抬高)

95. 行上牙槽后神经阻滞麻醉时,患者应头向后仰,上颌平面与地平面成
A. 90°角
B. 75°角
C. 60°角
D. 45°角
E. 30°角

【答案】D
【解析】行上牙槽后神经阻滞麻醉时,患者应头向后仰,上颌平面与地平面成45°角。故本题答案是D。

96. 易造成血肿的局部麻醉是
A. 腭大神经阻滞麻醉
B. 眶下神经阻滞麻醉
C. 下牙槽神经阻滞麻醉
D. 鼻腭神经阻滞麻醉
E. 上牙槽后神经阻滞麻醉

【答案】E
【解析】易造成血肿的局部麻醉是上牙槽后神经阻滞麻醉,原因是注射过深。故本题答案是E。易误选C。

97. 局麻药物中加入的血管收缩剂,除肾上腺素外,还可以是
A. 去甲肾上腺素
B. 新福林
C. 麻黄素
D. 异丙肾上腺素
E. 升压药

【答案】B
【解析】局麻药中血管收缩剂临床应用,常将血管收缩剂加入局麻药溶液中,以延缓吸收,降低毒性反应,延长局麻时间,以及减少注射部位的出血,使术野清晰。临床上常用肾上腺素以1:(50000～200000)的浓度加入局麻药溶液中。1:100000肾上腺素的利多卡因每次最大量20mL(0.2mg肾上腺素)。由肾上腺素引起的心悸、头痛、紧张、恐惧、颤抖、失眠称肾上腺素反应。

其他的血管收缩药盐酸苯肾上腺素(新福林)和渥克他加压素也可加入局麻药中。故本题答案是B。易误选E。

98. 属于酰胺类局麻醉药的是
A. 普鲁卡因和丁卡因
B. 普鲁卡因和利多卡因
C. 丁卡因和利多卡因
D. 利多卡因和布比卡因
E. 丁卡因和布比卡因

【答案】D
【解析】利多卡因(赛洛卡因)、布比卡因(麻卡因)、阿替卡因(碧兰麻)属于酰胺类局麻药。属于酯类的局麻药就两个,普鲁卡因(奴佛卡因)和丁卡因(地卡因、潘托卡因),酯类麻醉药易发生过敏反应,故本题答案是D。

99. 男,41岁。左下第一磨牙残根,拟在左翼下颌传导阻滞麻醉下拔除。因患者下颌支较宽,在行局麻操作时,应该
A. 注射针与中线所成角度加大
B. 注射针与中线所成角度减小
C. 注射点适当调高
D. 注射点适当降低
E. 进针深度增加

【答案】E
【解析】下颌升支宽度愈大,下颌孔到升支前缘距离愈大,应该增加进针深度。故本题答案是E。

【破题思路】下牙槽神经阻滞麻醉口内注射法时,为了防止注射失败,在注射麻醉药之前,应注意观察下颌形态,考虑可能影响下颌孔位置的因素:
① 下颌升支的宽度愈大,下颌孔到升支前缘的距离愈大,进针深度应增加。(支宽进针深)
② 下颌骨弓愈宽,注射针尖应尽量往对侧的磨牙区后靠,即加大与中线所成夹角的角度,以使针头避开下颌骨内斜嵴的阻挡,容易准确到达下颌孔。(弓宽角加大)
③ 下颌角的角度愈大,下颌孔的位置相应变高,注射时进针应适当抬高。(角大针抬高)

(100～102题共用题干)
男,8岁。因舌根部血管瘤拟行手术切除。

100. 麻醉方法应为
    A. 局麻　　　　　　　　　B. 针刺麻醉　　　　　　　　C. 氯胺酮分离麻醉
    D. 静脉麻醉　　　　　　　E. 气管内插管全麻
101. 选择该麻醉方式的优点是
    A. 操作方便　　　　　　　　　　　　　　B. 麻醉与手术互不干扰
    C. 保证呼吸道畅通，避免误吸的危险　　　D. 患者镇静作用好，但意识未全丧失
    E. 减少手术的出血量
102. 术后最易出现的并发症是
    A. 出血　　　　　　　　　B. 恶心、呕吐　　　　　　　C. 感染
    D. 水肿致窒息　　　　　　E. 创口裂开
【答案】E、C、D
【解析】患者年龄小，不能配合，病损位于舌根，位置较特殊，故宜采用气管内插管全麻。
全麻操作没有局麻方便；麻醉与手术相互干扰；意识完全丧失；全麻对于减少术中出血量没有帮助，全麻插管可以保证呼吸道畅通，避免误吸的危险。
舌根部血管瘤术后最容易引起患者术后水肿致窒息。

103. 局部麻醉术后麻木症状仍未恢复的可能原因是
    A. 注射区有血肿　　　　　　B. 注射区有感染　　　　　　C. 注射区有神经损伤
    D. 注射针折断　　　　　　　E. 注射区有水肿
【答案】C
【解析】此题是专业知识概念与理解题，考查考生对局部麻醉并发症的认识与理解。注射区有神经损伤，可出现感觉异常、麻木和神经痛症状。注射区血肿的表现是黏膜下或皮下出现紫红色瘀斑或肿块。

104. 局麻药物中加入肾上腺素的临床目的不包括
    A. 延缓麻醉药的吸收　　　　B. 延长局麻时间　　　　　　C. 减少术区出血
    D. 降低毒性反应　　　　　　E. 升高血压
【答案】E
【解析】本题是基础知识题，考查考生对局麻药特点的理解。局麻药中加入肾上腺素可以延缓麻醉药的吸收，延长局麻时间，减少注射部位出血，使术野清晰，降低毒性反应。

(105～108题共用备选答案)
    A. 普鲁卡因　　　　　　　B. 利多卡因　　　　　　　　C. 丁卡因
    D. 可卡因　　　　　　　　E. 氯乙烷
105. 比较理想的阻滞麻醉药是
106. 比较理想的表面麻醉药是
107. 比较理想的冷冻麻醉药是
108. 心律失常患者首选的局部麻醉药是
【答案】B、C、E、B
【解析】利多卡因有较强的组织穿透性和扩散性，是理想的阻滞麻醉药。利多卡因还有迅速而安全的抗室性心律失常作用，对心律失常患者常作为首选的局麻药。
丁卡因易溶于水，穿透力强，是理想的表面麻醉药。
冷冻麻醉是应用药物使局部组织迅速散热，皮肤温度骤降，以致局部感觉（首先是痛觉）消失，比较理想的冷冻麻醉药是氯乙烷。

(109～111题共用备选答案)
    A. 暂时性面瘫　　　　　　　B. 翼静脉丛血肿　　　　　　C. 恶心、干呕
    D. 瞳孔缩小　　　　　　　　E. 颌后区血肿
109. 腭大孔麻醉最易引起的相应并发症是
【答案】C
110. 下牙槽神经阻滞麻醉最易引起的相应并发症是
【答案】A
111. 上颌结节麻醉最易引起的相应并发症是
【答案】B
【解析】腭大孔麻醉，注射麻醉药不可过多，注射点不可偏后，以免同时麻醉腭中、腭后神经，引起软腭、

悬雍垂麻痹而致恶心或呕吐。下牙槽神经阻滞麻醉，如注射针偏向后不能触及骨面，或偏上越过乙状切迹，而致麻醉药注入腮腺内麻醉面神经而发生暂时性面瘫。上颌结节麻醉（上牙槽后神经阻滞麻醉），进针过深可能引起翼静脉丛血肿。颈交感神经综合征又名霍纳（Horner）综合征，是颈深神经阻滞麻醉时，麻醉药浸润使交感神经麻痹所致，临床表现：同侧瞳孔缩小、上睑下垂、眼裂变小、结膜充血、面色潮红、耳郭红润、面部皮肤干燥无汗、鼻黏膜充血、鼻塞等。

第三单元 牙及牙槽外科

1. 拔牙时邻牙损伤最常见的原因是
   A. 用力过猛　　　　　　B. 牵引方向错误　　　　　　C. 去骨范围过大
   D. 牙钳的钳喙过宽　　　E. 牙钳的钳喙过长

【答案】D

【解析】拔牙时邻牙损伤是由于牙钳的钳喙过宽或安放牙钳未与牙长轴一致造成，也可因牙挺使用不当，以邻牙做支点造成。选择合适的牙钳，遵循牙钳、牙挺使用原则是避免邻牙损伤的关键。故选D。

【破题思路】

术中并发症	拔牙时方式不当
邻牙损伤	牙钳的钳喙过宽 安放牙钳未与牙长轴一致 牙挺使用不当，以邻牙做支点
对颌牙损伤	牙钳撞击而损伤，术中未保护 （拔下前牙时常见）
牙根折断（最常见）	拔牙钳位置和方向错误；钳子选择不当；牙冠有广泛龋坏；牙体过脆；牙根外形变异；根尖骨过度致密或粘连；暴力拔牙
牙龈损伤，多为撕裂	分离牙龈不彻底 安放牙钳时夹住牙龈
下牙槽神经损伤	术前未仔细观察X线片，了解牙根与下颌管的关系，术中向神经管用力
舌神经损伤	下颌阻生齿远中切口过于偏舌
颞下颌关节损伤	开口过大时间过长而发生脱位
下颌骨骨折	用力过大或不正确的力，下颌骨解剖上就已较薄弱

2. 牙拔除术的基本步骤不包括
   A. 安放牙钳　　　　　　B. 挺松患牙　　　　　　　　C. 分离牙龈
   D. 去骨　　　　　　　　E. 处理拔牙窝

【答案】D

【解析】牙拔除术的基本步骤：①分离牙龈；②挺松患牙；③安放拔牙钳；④拔除病牙；⑤拔除后的检查及拔牙创的处理；⑥拔牙术后医嘱。故选D。

3. 干槽症发生在拔牙术后的几天
   A. 马上　　　　　　　　B. 1天　　　　　　　　　　C. 3天
   D. 5天　　　　　　　　E. 10天

【答案】C

【解析】干槽症主要症状：发生在术后2～3天后的持续性疼痛，可向耳颞部、下颌区或头顶放射。一般镇痛药不能止痛；拔牙窝空虚或有腐败血凝块，棉球蘸取有恶臭味。

【破题思路】干槽症

| 好发牙位：
下颌智齿、第一磨牙、第二磨牙
（常考诊断标准和处理方法） | 感染学说
创伤学说：创伤和感染为主要病因
解剖因素学说
纤维蛋白溶解学说
主要症状：发生在术后3～4天（指导用书3～4天，人卫版、北医版教材都是2～3天）后的持续性疼痛，可向耳颞部、下颌区或头顶放射。一般镇痛药不能止痛；拔牙窝空虚或有腐败血凝块，棉球蘸取有恶臭味 | 局麻下彻底清创，3%双氧水棉球反复擦拭至无臭味，再用生理盐水冲洗后填入碘仿纱条。愈合过程大约1～2周 |

4. 以下关于肝炎患者拔牙的叙述中，哪项是错误的
   A. 在肝炎急性期和慢性期均可拔牙　　　　B. 拔牙前应作凝血酶原时间检查
   C. 术中应加用止血药物　　　　　　　　　D. 肝功损害严重者会导致术后出血
   E. 术中应注意防止医源性交叉感染
   【答案】A
   【解析】慢性肝炎肝功能有明显损害者，拔牙后易出血，故术前应做凝血功能检查，异常者应在术前2～3天给予维生素K及维生素C，术中还应加用局部止血药物，术中应注意病毒防护，避免院内感染，而急性肝炎期应暂缓拔牙。故此题选择A。

5. 以下关于拔牙器械的叙述中哪项是错误的
   A. 牙钳由钳喙、关节及钳柄三部分构成　　B. 钳喙的位置必须在牙根部，并尽可能插向根方
   C. 钳喙的长轴必须与牙长轴平行　　　　　D. 牙挺由刃和柄两部分组成
   E. 牙挺作用的原理有杠杆原理、楔原理和轮轴原理
   【答案】D
   【解析】牙钳由钳柄、关节、钳喙构成，钳喙是牙钳夹持患牙的部位，钳喙的长轴须与牙长轴平行，以防断根及伤及邻牙，位置须在牙根部。牙挺由刃、柄、杆三部分构成，其作用原理有杠杆原理、楔原理和轮轴原理。故此题选择D。

6. 以下关于涡轮钻拔牙法特点的叙述中，哪项是错误的
   A. 振动小　　　　　　B. 创伤较大　　　　　　C. 手术视野清楚
   D. 手术时间短　　　　E. 术后并发症少
   【答案】B
   【解析】涡轮钻拔牙的优点有：手术时间短；拔牙振动小，痛苦小；自动喷水将血液和碎末冲出，配合吸引器，使术野更清晰；创伤小，避免了锤凿导致的骨折和颞下颌关节损伤；术后并发症少。缺点是可能出现皮下气肿。故此题选B。

7. 阻生牙最常发生于
   A. 上颌第三磨牙　　　B. 上颌尖牙　　　　　　C. 上颌中切牙
   D. 下颌第三磨牙　　　E. 下颌尖牙
   【答案】D
   【解析】阻生牙好发于下颌第三磨牙、上颌第三磨牙和上颌尖牙，其中以下颌第三磨牙阻生最为常见。

8. 拔牙时可能损伤的神经不包括
   A. 颏神经　　　　　　B. 舌神经和颊神经　　　C. 上牙槽后神经
   D. 鼻腭神经　　　　　E. 下牙槽神经
   【答案】C
   【解析】拔牙时可能损伤的神经包括颏神经、舌神经、鼻腭神经、颊神经和下牙槽神经。鼻腭神经和颊神经有时会在翻瓣手术时被切断，颏神经损伤发生在下颌双尖牙区手术时，多由于切开翻瓣或器械滑脱造成，下牙槽神经损伤多为拔下颌阻生支持造成，舌神经损伤易发生于舌侧骨板折断或器械滑脱的情况。上牙槽后神经在翼腭窝内自上颌神经主干发出，在上颌结节后面发出上牙龈支，另有分支经上颌窦后壁的牙槽管下行上牙槽后神经，一般不会受损。

9. 一般近中倾斜移位的阻生牙主要阻力在
   A. 近中颊侧骨板　　　B. 近中舌侧骨板　　　　C. 远中软组织
   D. 颌骨升支　　　　　E. 近中邻牙
   【答案】E
   【解析】近中阻生是指阻生牙长轴向近中倾斜，近中冠常顶在邻牙上，故阻力常来自近中邻牙，本题正确答案E。

10. 行牙齿拔除术时，对患者体位描述错误的是
    A. 多采用半坐位
    B. 头后仰，使张口时上颌牙的平面与地平面呈45°角
    C. 拔除上颌牙时，患者的高度大约为上颌与术者的肩部在同一水平
    D. 拔除下颌牙时，应使患者在张口时，上颌的平面与地平面平行，下颌与术者的肘关节在同一高度或更低
    E. 术者一般应位于患者的右前方，拔下前牙时应立于患者的右后方
    【答案】D

【解析】拔除下颌牙时，下颌𬌗平面与地面平行，下颌与术者的肘关节在同一高度或稍低。

11. 单纯性高血压无其他合并症，血压高于多少时应先进行治疗再拔牙

A. 21.3/12.7kPa（160/95mmHg）
B. 22.7/12.7kPa（170/95mmHg）
C. 24/13.3kPa（180/100mmHg）
D. 25.3/13.3kPa（190/100mmHg）
E. 25.3/14kPa（190/105mmHg）

【答案】C
【解析】高血压

拔牙时机：低于180/100mmHg（24/13.3kPa），高龄患者控制在160/90mmHg以下；如合并血脂异常血压应≤130/80mmHg
局麻药用利多卡因为宜

12. 患者除了下述何种心脏病时应禁忌拔牙

A. 充血性心力衰竭
B. 右束支传导阻滞，心功能Ⅰ级
C. 前壁心梗5个月
D. 频发的室性期前收缩未治疗
E. 近期心绞痛频繁发作

【答案】B
【解析】心脏病

6个月内发生过心肌梗死
不稳定的或近期才开始的心绞痛
充血性心力衰竭
未控制的心律不齐，三度或二度Ⅱ型房室传导阻滞，双束支阻滞或阿斯综合征（突然神志丧失合并心传导阻滞）
心脏病合并高血压者，先治疗其高血压后拔牙
心功能Ⅲ～Ⅳ级者，应视为拔牙禁忌证，而对较重之心功能Ⅱ级患者，拔牙亦应慎重并有适宜的对策
牙拔除术及口腔手术能引起暂时性菌血症发生：先天性心脏病、风湿热引起瓣膜损害、曾做过心脏修补手术的患者，在有菌血症发生时，皆可导致亚急性细菌性心内膜炎的可能。引起发病的最重要因素之一是草绿色链球菌（甲型溶血性链球菌）菌血症。草绿色链球菌在正常情况下对青霉素高度敏感，但使用青霉素24h后，即产生耐药菌株
青霉素是预防亚急性细菌性心内膜炎的首选药物。绿色链球菌的耐药菌株产生快，但消失慢，使用青霉素后2周仍然存在。近2周内曾使用过青霉素者，不得使用青霉素预防心内膜炎，建议术前1h口服阿莫西林胶囊作为预防用药。对青霉素过敏的患者，可使用大环内酯类抗生素（红霉素）预防。部分患者可在术后继续使用药物3天
如有多牙需拔除，较安全的方法是在青霉素正确使用控制下，一次全部拔除应拔的牙

13. 血友病患者必须拔牙时，应将凝血因子Ⅷ浓度提高到正常的

A. 30%
B. 10%
C. 50%
D. 20%
E. 60%

【答案】A
【解析】拔牙术属于小手术，凝血因子Ⅷ提高到30%即可，若为大手术凝血因子Ⅷ应提高到60%。

造血系统疾病
拔牙时机：
贫血者血红蛋白在80g/L以上，血细胞比容在30%以上
白细胞减少者中性粒细胞（2～2.5）×10⁹/L或白细胞总数在4×10⁹/L以上，粒细胞低于1×10⁹/L避免手术
出血性疾病：原发性血小板减少性紫癜血小板应在50×10⁹/L以上进行，最好达到100×10⁹/L以上
急性白血病为拔牙绝对禁忌证
血友病（Ⅷ因子达正常30%以上）应尽量缩小创口，拔牙创口内填塞止血药物

14. 下列关于糖尿病患者拔牙的禁忌证中哪个描述是错误的

A. 拔牙时空腹血糖应控制在8.88mmol/L以下
B. 接受胰岛素治疗者，拔牙最好在早餐后1～2h内进行
C. 应该注意预防术中感染
D. 未控制的严重的糖尿病，应暂缓拔牙
E. 对于术后能进食者，一般拔牙不影响糖尿病的原有治疗方案

【答案】C
【解析】糖尿病

未得到控制的糖尿病是拔牙禁忌证，如需拔牙，空腹血糖在8.88mmol/L（160mg/dL）以内，且无酸中毒症状时才可进行。由于患者抗感染能力差，应在术前、术后给予抗生素。糖尿病患者接受胰岛素治疗者，拔牙最好在早餐后1～2h进行，术后还应注意进食情况，持续监测血糖变化

15. 系带矫正术适应证不包括
A. 成人无牙颌因牙槽骨吸收使系带附丽接近牙槽嵴顶，影响全口义齿的稳定与固位
B. 儿童上唇系带附着过低，上中切牙之间有较大间隙
C. 幼儿及儿童舌系带过短，舌前伸受限呈"W"形
D. 幼儿及儿童舌系带过短，下中切牙之间摩擦发生溃疡
E. 先天性腭裂导致发音不清
【答案】E

16. 关于拔牙时患者的体位，下列哪项是错误的
A. 在拔牙过程中应使患者处于一种自然舒适的体位
B. 拔除下颌牙时，患者张口时下颌牙平面应与地面平行
C. 拔除下颌牙时，患者下颌应与术者肘关节在同一高度或稍低
D. 拔除上颌牙时，患者头稍后仰，上颌牙面与地面呈45°角
E. 拔除上颌智齿时，患者头尽量后仰，上颌牙面与地面呈60°角
【答案】E
【解析】拔除上颌牙时，患者上颌牙的殆平面约与地面成45°角，患者的上颌和术者的肩部约在同一水平，下颌牙的殆平面与地面平行。下颌与术者的肘关节在同一高度或稍低。术者位于患者右前方，拔下前牙时位于患者右后方。

17. 钳拔法时，最易损伤对颌牙的拔除牙位是
A. 下颌前牙　　　　　　B. 上颌前牙　　　　　　C. 龋坏较大的牙
D. 上颌第三磨牙　　　　E. 下颌第三磨牙
【答案】A

【破题思路】

钳拔法时，最易损伤对颌牙的拔除牙位是	下颌前牙
钳拔法时，最易损伤的对颌牙是	上颌前牙

18. 关于下颌切牙拔除描述哪项是正确的
A. 下颌切牙与上颌切牙牙根外形类似可使用旋转力
B. 下颌切牙牙根较细易折断，不可使用旋转力
C. 下颌切牙牙根较细易折断，可稍加旋转力
D. 下颌切牙牙根较细但不易折断，故摇动力和旋转力可同时使用
E. B+D
【答案】B
【解析】下颌切牙：牙冠窄小，牙根扁平，近远中径小，多为直根。牙槽骨壁唇侧较薄，拔牙时向唇舌向摇动，以向唇侧为主，松动后向上前方牵引，不能扭转。

19. 在下列何种情况下可暂不拔除阻生齿
A. 阻生齿有反复发生冠周炎病史　　B. 阻生齿近中出现食物嵌塞　　C. 完全骨埋伏阻生齿无临床症状
D. 正畸要求　　　　　　　　　　　E. 阻生齿大面积龋坏
【答案】C
【解析】

下颌阻生牙拔除适应证	不需要拔除的牙（不属于适应证）
阻生智齿反复引起冠周炎症者，应予拔除	无症状的骨阻生
阻生智齿本身有龋坏，或引起第二磨牙体、牙周病变时，应予拔除	乳牙滞留、不松动、位置正常且无恒牙胚
因正畸需要时，可考虑拔除	额外牙，没有萌出，对其他牙无影响
可能为颞下颌关节紊乱综合征诱因的阻生智齿，应该拔除	
因完全骨阻生而被疑为原因不明的神经痛者或疑为病灶牙者，也应拔除	

20. 下颌第三磨牙阻生，什么情况下适宜做龈瓣切除术
A. 水平阻生，冠周炎反复发作　　　　　B. 垂直阻生，升支前方有足够空隙，对颌牙位置正常

C. 前倾阻生，前方邻牙远中龋坏   D. 前倾阻生，龈瓣上有咬痕
E. 颊向阻生，对颌牙位置正常

【答案】B

【解析】

有足够萌出位置，牙位正常，有对颌牙，有龈瓣	急性炎症消退后冠周龈瓣切除术
不符合以上条件	慢性期拔除

21. 牙槽窝颊侧骨板折断易出现在拔除
     A. 上颌中切牙   B. 下颌中切牙   C. 上下颌尖牙
     D. 上颌前磨牙   E. 下颌前磨牙

【答案】C

【解析】前牙颊侧骨板较薄，上下颌尖牙唇舌径最宽，颊侧骨板更薄，所以在拔除时颊侧骨板易折断。

22. 下列对进入上颌窦内的牙根描述错误的是
     A. 常见于上颌第一磨牙的腭侧根
     B. 亦常见于上颌第二磨牙的近中颊根
     C. 因受入路限制，翻瓣去骨法仅适用于进入的颊根
     D. 冲洗法适于进入的颊根或腭根
     E. 牙挺放置不当或用力没有控制所致

【答案】C

【解析】进入上颌窦的牙根拔除法

常见于上颌第一磨牙腭根和上颌第二磨牙近中颊根。首先拍X线片确认，术中可用鼻腔鼓气法检查（有气体溢出——牙根进入上颌窦内；无气体溢出——牙根进入上颌窦黏膜下）

已有穿孔时，如小的穿孔（直径2mm左右），可按拔牙后常规处理，待其自然愈合

中等大小的穿孔（直径2~6mm）也可按上述方法处理后，将两侧牙龈拉拢后缝合

穿孔大于7mm，需用邻位组织瓣关闭创口

取出方法：翻瓣去骨法（牙根未进入上颌窦）；冲洗法（牙根进入上颌窦）

23. 预防干槽症，下列哪项是错误的
     A. 减少手术创伤   B. 尽量延长局部压迫止血的时间
     C. 注意无菌操作   D. 注意口腔卫生
     E. 保护拔牙创口内凝血块

【答案】B

【解析】预防干槽症的发生应重视减少手术创伤，保护血凝块，注意口腔卫生和术后注意休息。

24. 对于干槽症的处理，下列哪项是不必要的
     A. 局麻下彻底清除牙槽窝内坏死组织   B. 隔离外界刺激，保持骨创面
     C. 促进牙槽窝内肉芽组织生长   D. 必要时给予止痛药
     E. 静脉给予大剂量抗生素治疗

【答案】E

【解析】干槽症不是单纯的细菌性感染，所以不必静脉给予大剂量抗生素治疗。

25. 腭黏骨膜旋转瓣修补口腔上颌窦瘘最适宜的部位是
     A. 靠腭侧的较大瘘孔   B. 靠颊侧的较大瘘孔
     C. 靠近腭大孔的瘘孔   D. 靠近腭小凹的瘘孔
     E. 局部无炎症时方可进行

【答案】A

【解析】靠颊侧时可选用颊侧滑行瓣修补术，故B不确切。腭大孔及腭小凹不会成为断根所在位置，故以C、D不正确。无论什么手术，原则上都应在炎症消退后进行，这里说的是部位而不是炎性状态，故E错误。

26. 粒细胞缺乏症易引起感染，其中性粒细胞绝对计数低于多少时属拔牙禁忌证
     A. 6×10^9/L   B. 1×10^9/L   C. 5×10^9/L
     D. 3×10^9/L   E. 2×10^9/L

【答案】B

【解析】中性粒细胞低于$1×10^9/L$易引发严重感染和影响创口愈合，应避免拔牙和手术。

27. 下列不属于拔牙绝对禁忌证的是

　　A. 急性白血病　　　　　　　B. 急性肾炎和肾炎重症　　　　　　C. 急性肝炎和慢性活动性肝炎

　　D. 贫血：血红蛋白＞80g/L　　E. 恶性肿瘤化疗后1年

【答案】D

【解析】贫血者应血红蛋白在80g/L以上，血细胞比容在30%以上进行牙拔除术。

【破题思路】拔牙的禁忌证也是相对的（记准绝对禁忌证和具体数值）

禁忌证	问题和拔牙时机处理
炎症和肿瘤	急性炎症：感染扩散。恶性肿瘤：肿瘤扩散 放疗后时机：放疗前7～10天拔牙，放疗后3～5年后拔牙 必须拔牙时，术前、术后应给大剂量抗生素，以预防感染
造血系统疾病	拔牙时机： 贫血者应血红蛋白在80g/L以上，血细胞比容在30%以上 白细胞减少者中性粒细胞$(2～2.5)×10^9/L$或白细胞总数在$4×10^9/L$以上，中性粒细胞低于$1×10^9/L$避免手术 出血性疾病：原发性血小板减少性紫癜血小板应在$50×10^9/L$以上进行，最好达到$100×10^9/L$以上 急性白血病为拔牙绝对禁忌证 血友病（Ⅷ因子达正常30%以上）应尽量缩小创口，拔牙创口内填塞止血药物
肾炎	肾功能衰竭或肾病严重者，均不宜行拔牙手术
肝炎	问题：出血（与感染无关），乙肝防交叉感染，术前2～3天补充维生素C、维生素K

---

28. 下列疾病患者在拔牙前后应给予抗生素以预防并发症，但不包括

　　A. 糖尿病　　　　　　　　B. 先天性心脏病　　　　　　C. 慢性肝炎

　　D. 风湿性心脏病　　　　　E. 曾做过房间隔缺损修补术的患者

【答案】C

【解析】糖尿病作为代谢内分泌疾病，术后感染的可能性高于正常人，伤口的愈合因蛋白合成障碍可能延迟；牙拔除术及口腔手术能引起暂时性菌血症发生，先天性心脏病、风湿热引起瓣膜损害、曾做过心脏修补手术的患者，在有菌血症发生时，皆有导致亚急性细菌性心内膜炎的可能。慢性肝炎有凝血功能异常，主要是预防术后出血，术前凝血酶原时间异常，则应在术前2～3天开始给予足量维生素K、维生素C及保肝药物，术中还应加局部止血药物。所以此题选C。

29. 下列对下颌第三磨牙描述错误的是

　　A. 颊侧骨板较厚，手术入路及去骨均较困难

　　B. 内侧面有舌神经，通常位于根尖下，其位置有的较高，拔除时应避免对其造成损伤

　　C. 位于下颌体后部与下颌支交界处，骨由厚变薄，拔除时应防止该部位发生骨折

　　D. 形态变异较大，牙根可为2根、3根等

　　E. 双侧阻生时，两侧的牙位、形态等彼此相似者在70%以上

【答案】B

【解析】舌神经一般位于舌骨骨板和舌侧黏膜之间，通常位于黏膜下，其位置有的较高，拔除时应避免对其造成损伤，故B错。

30. 关于切开拔除阻生智齿的切口设计，错误的是

　　A. 远中切口尽量偏舌侧

　　B. 颊侧切口一般不必超过前庭沟

　　C. 如仅用远中切口就可以消除阻力，可不做颊侧切口

　　D. 应做黏骨膜全层切开，紧贴骨面将瓣翻起

　　E. 缝合后切口下应有足够骨支持

【答案】A

【解析】远中切口从远中龈缘正中斜向外后方，不可偏舌侧。

【破题思路】拔除阻生智齿术中注意事项：
① 远中切口勿偏舌侧，以免损伤舌神经。
② 颊侧切口与远中切口的末端呈45°角向下，勿超过前庭沟，否则将引起颊部肿胀。
③ 应做黏骨膜全层切开，紧贴骨面将瓣翻起。
④ 用锤凿法去骨时，为避免暴露第二磨牙牙根，应首先在第二磨牙颊侧远中角之后，与牙槽嵴垂直，凿透密质骨形成一个沟。
⑤ 用锤凿法劈开时，牙冠应有足够的显露，且牙不松，在颊面近中发育沟处，用锐利而合适的器械劈开。
⑥ 涡轮钻拔牙法是近年来较常使用的方法，具有无振动、创伤小、手术视野清楚、手术时间短、术后并发症减少等明显优点。
⑦ 颊侧切口不能切在牙齿龈缘的中间（张力过大）、不能切在龈乳头（引起坏死）。

31. 关于阻生齿的错误概念是
A. 阻力可来源于邻牙　　　　　　　　　　　　B. 阻力可来源于骨
C. 阻力可来源于软组织　　　　　　　　　　　D. 只能部分萌出或完全不能萌出
E. 常见阻生齿为下颌第三磨牙及上颌双尖牙
【答案】E
【解析】由于邻牙、骨或软组织的阻碍而只能部分萌出或完全不能萌出，且以后也不可能萌出的牙，称为阻生牙。常见的阻生牙为下颌第三磨牙、上颌第三磨牙及上颌尖牙。故本题正确答案为E。

32. 关于拔牙窝的处理，哪项是错误的
A. 撕裂的牙龈组织应予缝合　　　　　　　　　B. 扩大的牙槽窝需要复位
C. 与骨膜牙龈相连的骨折片应复位保留　　　　D. 拔除乳牙残根后应彻底搔刮
E. 拔牙创内的肉芽应彻底刮净
【答案】D
【解析】拔除的牙应检查牙根是否完整、牙龈有无撕裂、拔牙创口内有无残留物，牙槽窝应做压迫复位，修整过高的牙槽中隔、骨嵴或牙槽壁，棉卷压迫止血。刮匙可用作探查（主要），除去异物，刮除病变组织。急性炎症、有脓、拔乳牙均不能用刮匙，本题正确答案D。

33. 拔除上颌第三磨牙时，牙挺的支点应置于
A. 远中牙槽嵴　　　　　　B. 近中牙槽嵴　　　　　　C. 第二、三磨牙之间
D. 颊侧骨板　　　　　　　E. 腭侧骨板
【答案】B
【解析】拔除上颌第三磨牙时，牙挺自近中颊角插入，将牙向颊侧、远中方向挺出。

34. 需要劈冠以解除邻牙阻力的阻生牙类型为
A. 垂直阻生　　　　　　　B. 近中阻生　　　　　　　C. 远中阻生
D. 颊向阻生　　　　　　　E. 舌向阻生
【答案】B
【解析】阻力分析：阻生牙拔除的阻力有软组织阻力（切开）、牙冠部骨阻力（去骨）、牙根部骨阻力（分根、去骨、增隙）、邻牙阻力（分冠、去骨）。近中阻生是指阻生牙长轴向近中倾斜，近中冠常顶在邻牙上，故阻力常来自近中邻牙，解除阻力时应采用劈冠的方法。

35. 妊娠期妇女可拔牙的时间段为
A. 整个妊娠期　　　　　　B. 妊娠第1～3个月　　　　　C. 妊娠第4～6个月
D. 妊娠第7～9个月　　　　E. 整个妊娠期均不能拔牙
【答案】C
【解析】怀孕的第4～6月进行较为安全；妊娠第1～3个月容易流产；妊娠第7～9个月容易早产。

36. 对于第Ⅱ类近中位颊侧移位阻生智齿，下列描述错误的是
A. 阻生智齿大部分位于下颌支内　　　　　　　B. 阻生智齿的长轴向近中倾斜
C. 阻生智齿的最高点低于𬌗平面　　　　　　　D. 阻生智齿的最高点高于第二磨牙颈部
E. 阻生智齿偏向正常牙列中线的颊侧
【答案】A
【解析】阻生第三磨牙的全部或大部位于下颌升支内，属于第Ⅲ类，故本题正确答案A。

根据牙与下颌升支及第二磨牙的关系，阻生牙与下颌支前缘的关系可分为以下三类。

第Ⅰ类	下颌升支前缘和第二磨牙远中面之间，有足够的间隙容纳阻生第三磨牙牙冠的近远中径
第Ⅱ类	下颌升支前缘与第二磨牙远中面间的间隙小，不能容纳阻生第三磨牙牙冠的近远中径
第Ⅲ类	阻生第三磨牙的全部或大部位于下颌升支内

37. 牙槽骨修整术的手术时间应选择在拔牙后
A. 1周　　　　　　　　B. 2周　　　　　　　　C. 3周
D. 6个月　　　　　　　E. 2～3个月
【答案】E
【解析】

适应证	时机
拔牙后牙槽骨吸收不全，骨尖、嵴有压痛者	拔牙后2～3个月

38. 患者，男，50岁。行断根拔除术，术中断根突然消失，此时首先应做的是
A. 冲水吸根　　　　　　B. 开窗取根　　　　　　C. 拍X线片
D. 服抗生素　　　　　　E. 扩大牙槽窝掏根
【答案】C

39. 25岁，初孕，妊娠第8周牙痛。检查：右下6牙体破坏大，需拔除，消炎后拔除的时间应为
A. 1周内　　　　　　　B. 1周后　　　　　　　C. 2周后
D. 3周后　　　　　　　E. 4周后
【答案】E
【解析】妊娠8周开始牙痛，说明妊娠已2个月，怀孕的第4、5、6月期间进行较为安全，再加4周后（1个月后），就进入第4个月。

40. 拔牙术后拔牙创内血凝块开始和最后形成的时间分别是
A. 15min，1天　　　　　B. 6h，5天　　　　　　C. 12h，10天
D. 15min，30min　　　　E. 48h，28天
【答案】D
【解析】拔牙创愈合可分为：
① 拔牙创出血及血块形成。
15～30min形成血凝块，作用：保护创口，防止感染，促进创口正常愈合。
② 血块机化、肉芽组织形成。
约24h开始机化（最早表现），大约7天后完成。
③ 结缔组织和上皮组织替代肉芽组织。
拔牙后3～4天开始，20天基本完成。5～8天开始形成新骨。
④ 原始的纤维样骨替代结缔组织。
⑤ 成熟的骨组织替代不成熟骨质。
牙槽突功能性改建术后3天开始，3～6个月重建完成。

41. 拔牙术引发亚急性细菌性心内膜炎的致病菌是
A. 金黄色葡萄球菌　　　　　　　　B. 大肠埃希菌
C. 甲型溶血性链球菌　　　　　　　D. 乙型溶血性链球菌
E. 肺炎球菌
【答案】C
【解析】拔牙术引发亚急性细菌性心内膜炎的致病菌是甲型溶血性链球菌。故本题答案是C。

【破题思路】牙拔除术及口腔手术能引起暂时性菌血症发生。先天性心脏病、风湿热引起瓣膜损害、曾做过心脏修补手术的患者，在有菌血症发生时，皆有导致亚急性细菌性心内膜炎的可能。引起发病的最重要因素之一是草绿色链球菌（甲型溶血性链球菌）菌血症。草绿色链球菌在正常情况下对青霉素高度敏感，但使用青霉素24h后，即产生耐药菌株。

青霉素是预防亚急性细菌性心内膜炎的首选药物。绿色链球菌的耐药菌株产生快，但消失慢，使用青霉素后2周仍然存在。近2周内曾使用过青霉素者，不得使用青霉素预防心内膜炎，建议术前1h口服阿莫西林胶囊作为预防用药。对青霉素过敏的患者，可使用大环内酯类抗生素（红霉素）预防。部分患者可在术后继续使用药物3天。如有多个牙需拔除，较安全的方法是在青霉素正确使用控制下，一次全部拔除应拔除的牙。

42. 不符合干槽症表现的是
A. 以疼痛为主要症状　　　B. 疼痛为阵发性　　　C. 拔牙窝常有腐败坏死物
D. 拔牙窝内有明显腐臭味　E. 骨壁常有明显触痛
【答案】B
【解析】干槽症疼痛为持续性。故本题答案是B。

43. 不宜行牙槽骨修整术的是
A. 拔牙后1个月以上，下颌骨尖压痛明显　　B. 上颌无牙颌牙槽突前突明显
C. 上下颌间牙槽嵴间隙过小，无法排牙　　　D. 上颌无牙颌一侧上颌结节存在倒凹
E. 义齿基托下方牙槽嵴严重突出
【答案】D
【解析】不宜行牙槽骨修整术的是上颌无牙颌一侧上颌结节存在倒凹。双侧上颌结节存在倒凹时需要行骨修整术。故本题答案是D。

44. 牙及牙槽外科手术时，将局麻药液注射到牙根尖部位骨膜外面的是
A. 骨膜下浸润　　　B. 黏膜下浸润　　　C. 骨膜上浸润
D. 表面麻醉　　　　E. 阻滞麻醉
【答案】C
【解析】骨膜上浸润是将局麻药注射到牙根尖部位骨膜外面。故本题答案是C。
选项A：骨膜下浸润是将麻醉药注射在骨膜下，疼痛较明显，临床应用较少。
选项B：黏膜下浸润属于软组织浸润麻醉。
选项D：表面麻醉是将麻醉药涂布或喷在组织的表面，药物进入组织内引起神经末梢的麻醉。
选项E：阻滞麻醉是将麻醉药注射在神经干的附近，以阻断神经末梢传入的刺激。

45. 牙挺使用时的规则，正确的是
A. 可代替牙钳且更有效　　B. 可代替骨凿用于增隙　　C. 只能用于下后牙
D. 拔残根时不宜使用　　　E. 保护不当，易造成邻近组织损伤
【答案】E
【解析】使用牙挺时应注意保护邻近组织。故本题答案是E。

46. 男，25岁。左下颌智齿反复冠周炎，检查见该牙垂直位，大部分牙冠被牙龈覆盖，咬合面较下颌第二磨牙略低，分析其拔除阻力主要是
A. 邻牙阻力　　　B. 牙根部骨阻力　　　C. 牙冠部骨阻力
D. 软组织阻力　　E. 外斜线处骨阻力
【答案】D
【解析】左下颌智齿反复冠周炎，检查见该牙垂直位，大部牙冠被牙龈覆盖，咬合面较下颌第二磨牙略低，分析其拔除阻力主要是软组织阻力。故本题答案是D。

47. 男，31岁。右下颌智齿阻生拟拔除，术前拍摄X线片的目的中不了解
A. 阻生情况　　　B. 软组织粘连情况　　　C. 牙根形态
D. 牙根与下颌管的关系　　E. 周围骨质情况
【答案】B
【解析】右下颌智齿阻生拟拔除，术前拍摄X线片的目的对于了解阻生状况、牙根形态、牙根与下颌管的关系、周围骨质情况等有重要意义；不包括了解软组织粘连情况。故本题答案是B。

48. 男，55岁。右下后牙因龋坏反复充填治疗，现仍余牙根存留于口腔，要求拔除后修复。该牙称为
A. 残根　　　B. 断根　　　C. 残冠
D. 残片　　　E. 不良修复体
【答案】A
【解析】残根是指遗留牙槽窝中时间较久的牙根，一般为龋病、根尖周病等所致。右下后牙因龋坏反复充

填治疗，现仍余牙根存留于口腔，要求拔除后修复。该牙称为残根。常规定义。故本题答案是A。

【破题思路】残根：遗留牙槽窝中时间较久的牙根。
断根：指拔牙术中折断的牙根，拔除较为复杂。

49. 女，23岁。左下颌智齿拔除后3h仍出血不止，否认既往全身疾病史。可能的出血原因不包括
A. 牙龈撕裂　　　　　　　B. 牙槽骨骨折　　　　　　　C. 拔牙创感染后出血
D. 损伤下牙槽血管　　　　E. 患者自行漱口，血块脱落
【答案】C
【解析】左下颌智齿拔除后3h仍出血不止，否认既往全身疾病史。可能的出血原因不包括拔牙创感染后出血。拔牙创感染出现于术后48h，不可能在术后3h就出现感染问题。其他几种情况都可能造成术后出血。故本题答案是C。

50. 女，46岁。右下颌多个残根，既往曾有风湿性心脏病，现存在二尖瓣狭窄，心功能Ⅰ级，此患者最佳治疗方案为
A. 分次拔除，术前、术后预防性使用抗生素　　　　B. 分次拔除，术后预防性使用抗生素
C. 分次拔除，术前预防性使用抗生素　　　　　　　D. 一次拔除，术前、术后预防性使用抗生素
E. 一次拔除，术前预防性使用抗生素
【答案】D
【解析】要预防术后心内膜炎并发症。故本题答案是D。

(51～53题共用题干)
男，35岁。右上第一磨牙牙髓治疗后劈裂，拔牙过程中牙冠碎裂至龈下，牙根与周围骨质粘连。
51. 此时拔除此根应先
A. 牙挺取根　　　　　　　B. 牙钳拔除　　　　　　　C. 分根后拔除
D. 翻瓣去骨拔除　　　　　E. 涡轮钻拔除
52. 拔牙过程中发现其腭侧根消失，牙槽窝空虚，此时应当
A. 立即停止操作，拍X线片　　　　　　　　B. 立即扩大牙槽窝取根
C. 立即行上颌窦开窗取根　　　　　　　　　D. 翻瓣去骨取根
E. 延期拔除患牙
53. 如果确定腭根已入上颌窦，经去除牙槽间隔后扩大牙槽窝将其冲出，此时上颌窦底黏膜破裂口约8mm，此时应
A. 用邻位组织瓣关闭创口　　　　　　　　　B. 牙槽窝填塞碘仿纱条
C. 可不予处理　　　　　　　　　　　　　　D. 两侧牙龈拉拢缝合
E. 术后牙槽窝内放置碘仿海绵
【答案】C、A、A
【解析】分根后可减小拔牙阻力。拔牙中发现牙根消失，应先拍片判断，再用鼻腔鼓气法判断是否进入上颌窦。穿孔大于7mm，需用邻位组织瓣关闭创口。

(54～57题共用题干)
女，35岁。拔除下颌智齿后3天，出现持续性疼痛。
54. 病史采集时应注意以下几点，除了
A. 发热　　　　　　　　　B. 开口度　　　　　　　　　C. 拔牙过程
D. 咬合关系　　　　　　　E. 疼痛特点
55. 检查中除拔牙窝外，还应注意
A. 邻牙　　　　　　　　　B. 体温　　　　　　　　　　C. 开口度
D. 颞下颌关节　　　　　　E. 下颌第一磨牙颊侧
56. 如拔牙窝空虚，无明显腐败坏死物，诊断应考虑
A. 干槽症　　　　　　　　B. 拔牙窝感染　　　　　　　C. 拔牙后反应
D. 拔牙创愈合不良　　　　E. 拔牙创慢性感染
57. 如拔牙窝内有腐败坏死物，有臭味，处理中不能
A. 碘条填塞　　　　　　　B. 拉拢缝合牙龈　　　　　　C. 用棉球将腐败物去除干净
D. 仔细用力搔刮牙槽窝骨壁　　E. 使用抗纤维蛋白溶解药物

【答案】D、A、A、D

【解析】干槽症处理为局麻下彻底清创，3%双氧水棉球反复擦拭至无臭味，再用生理盐水冲洗后填入碘仿纱条。愈合过程大约1～2周，不应反复搔刮牙槽骨壁，必要时可缝合两侧牙龈，故57题正确答案为D。

58. 关于干槽症的治疗，不正确的是
A. 给予抗感染、止痛治疗 B. 彻底清创 C. 隔离外界刺激
D. 给予措施促进肉芽组织生长 E. 局部使用止血药物

【答案】E

【解析】干槽症的治疗，不正确的是：局部使用止血药物。前四项都是干槽症的治疗原则。

59. 拔牙的绝对禁忌证是
A. 风湿性二尖瓣狭窄 B. 先天性室间隔缺损 C. 急性心肌梗死
D. 高血压 E. 肺源性心脏病

【答案】C

【解析】拔牙的绝对禁忌证是急性心肌梗死。拔牙的绝对禁忌证有6个月内有过心肌梗死或频繁心绞痛、心功能Ⅲ～Ⅳ级、严重心律失常。故本题答案是C。易误选E。

60. 拔牙后出血是指拔牙后多长时间仍明显出血
A. 30min B. 45min C. 60min
D. 90min E. 120min

【答案】A

【解析】拔牙后出血是指拔牙后30min仍明显出血。故本题答案是A。

【破题思路】

术后并发症	原因	防治
拔牙后出血（半小时后仍有明显出血）	局部因素：槽窝内残留炎性肉芽组织、软组织撕裂、牙槽骨骨折、牙槽内小血管破裂、较大知名血管破损 创口感染：血块分解后产生，多发生在拔牙48h以后，称为继发性出血，所以术后几小时不可能是创口感染 全身因素：较少见，如应用抗凝药物等	处理应同时从局部及全身两方面着手，必要时应会同内科医生协同诊治

61. 刮匙的作用不包括
A. 探查拔牙窝 B. 刮除异物 C. 刮除根尖炎性肉芽
D. 搔刮根尖瘘管 E. 刮净根尖脓肿及脓液

【答案】E

【解析】脓肿时禁止使用刮匙，防止感染扩散。故本题答案是E。易误选C。

【破题思路】刮匙可用作探查（主要），除去异物，刮除病变组织。急性炎症、有脓、拔乳牙均不能用刮匙。

62. 关于拔牙术中分离牙龈，正确的做法是
A. 分离牙龈的目的是避免牙钳夹伤牙龈 B. 应分离至釉牙骨质交界
C. 乳牙拔除时可不用分离牙龈 D. 可减少拔牙时软组织的阻力
E. 正畸减数时可不用分离牙龈

【答案】A

【解析】分离牙龈的目的是避免牙钳夹伤牙龈。故本题答案是A。分离牙龈应分离至牙槽嵴顶，故选项B不正确。目的是防止牙龈与牙体的不分离，从而导致牙龈撕裂。

63. 下列为上颌第三磨牙拔除的适应证，除外
A. 埋伏无症状 B. 导致邻牙牙根吸收 C. 反复发生冠周炎
D. 形成颌骨囊肿 E. 常咬伤颊黏膜

【答案】A

【解析】上颌第三磨牙拔除的适应证不包括埋伏无症状。故本题答案是A。易误选E。

【破题思路】不需要拔除的牙（不属于适应证）：

① 无症状的骨阻生。
② 乳牙滞留、不松动、位置正常且无恒牙胚。
③ 额外牙，没有萌出，对其他牙无影响。

64. 在拔除下颌低位阻生智齿时最易损伤的神经为
A. 下牙槽神经　　　　　　B. 颊神经　　　　　　C. 舌神经
D. 颏神经　　　　　　　　E. 下颌神经
【答案】A
【解析】拔除下颌低位阻生智齿时最易损伤下牙槽神经。故本题答案是A。

65. 主要用扭转力拔除的牙是
A. 上颌第三磨牙　　　　　B. 下颌中切牙　　　　　C. 上颌中切牙
D. 上颌前磨牙　　　　　　E. 下颌前磨牙
【答案】C
【解析】主要用扭转力拔除的牙是上颌中切牙。可以使用扭转力的牙根横剖面应为圆形。故本题答案是C。易误选E。

【破题思路】扭转：用于圆锥形根的牙，撕裂牙周膜纤维并扩大牙槽窝。可以使用扭转力拔除的牙：上颌123，下颌345。

66. 属于拔牙相对禁忌证的是
A. 放射治疗前3周　　　　　　　　　　B. 糖尿病患者血糖150mg/dL、尿糖（+）、无酸中毒
C. 急性智齿冠周炎伴咬肌间隙感染　　　D. 甲状腺功能亢进治疗后心率低于100次/min
E. 高血压患者血压控制在160/100mmHg
【答案】C
【解析】属于拔牙相对禁忌证的是急性智齿冠周炎伴咬肌间隙感染。故本题答案是C。易误选E。

【破题思路】

禁忌证	问题和拔牙时机处理
心脏病	6个月内发生过心肌梗死 不稳定的或近期才开始的心绞痛 充血性心力衰竭 未控制的心律不齐，三度或二度Ⅱ型房室传导阻滞，双束支阻滞或阿斯综合征（突然神志丧失合并心传导阻滞） 心脏病合并高血压者，先治疗其高血压后拔牙 心功能Ⅲ～Ⅳ级者，应视为拔牙禁忌证，而对较重之心功能Ⅱ级患者，拔牙亦应慎重并有适宜的对策 牙拔除术及口腔手术能引起暂时性菌血症发生。先天性心脏病、风湿热引起瓣膜损害、曾做过心脏修补手术的患者，在有菌血症发生时，皆有导致亚急性细菌性心内膜炎的可能。引起发病的最重要因素之一是草绿色链球菌（甲型溶血性链球菌）菌血症。草绿色链球菌在正常情况下对青霉素高度敏感，但使用青霉素24h后，即产生耐药菌株 青霉素是预防亚急性细菌性心内膜炎的首选药物。绿色链球菌的耐药菌株产生快，但消失慢，使用青霉素后2周仍然存在。近2周内曾使用过青霉素者，不得使用青霉素预防心内膜炎，建议术前1h口服阿莫西林胶囊作为预防用药。对青霉素过敏的患者，可使用大环内酯类抗生素（红霉素）预防。部分患者可在术后继续使用药物3天 如有多个牙需拔除，较安全的方法是在青霉素正确使用控制下，一次全部拔除应拔的牙
高血压	拔牙时机：低于180/100mmHg（24/13.3kPa），高龄患者控制在160/90mmHg以下；如合并血脂异常血压应≤130/80mmHg 局麻药用利多卡因为宜
炎症和肿瘤	急性炎症：感染扩散。恶性肿瘤：肿瘤扩散 放疗后时机：放疗前7～10天拔牙，放疗后3～5年后拔牙 必须拔牙时，术前、术后应给大剂量抗生素，以预防感染

续表

禁忌证	问题和拔牙时机处理
糖尿病	拔牙时机：空腹血糖在 8.88mmol/L（160mg/dL）以内，接受胰岛素治疗者，拔牙最好在早餐后 1～2h 进行
造血系统疾病	拔牙时机： 贫血者应血红蛋白在 80g/L 以上，血细胞比容压积在 30% 以上 白细胞减少者中性粒细胞 $(2～2.5)\times10^9/L$ 或白细胞总数在 $4\times10^9/L$ 以上，中性粒细胞低于 $1\times10^9/L$ 避免手术 出血性疾病：原发性血小板减少性紫癜血小板应在 $50\times10^9/L$ 以上进行，最好达到 $100\times10^9/L$ 以上 急性白血病为拔牙绝对禁忌证 血友病（Ⅷ因子达正常 30% 以上）应尽量缩小创口，拔牙创内填塞止血药物
甲状腺功能亢进症	拔牙时机：基础代谢率控制在 +20% 以下，脉搏不超过 100 次/min 时进行，局麻药中不应加肾上腺素
肾炎	肾功能衰竭或肾病严重者，均不宜行拔牙手术
肝炎	问题：出血（与感染无关），乙肝防交叉感染，术前 2～3 天补充维生素C、维生素K
妊娠	拔牙时机：怀孕的第 4、5、6 月期间进行较为安全
月经期	处理：暂缓拔牙，防止出血
长期抗凝药物治疗	对长期服用小剂量阿司匹林者，术前可不停药，拔牙前通常可以不停药，如需停药应在术前 3～5 天开始，术后拔牙床内可置放碘仿海绵等止血药，并密切观察无活动性出血即可离开
精神疾患	问题：合作问题

67. 阻生牙最常见的是下颌第三磨牙，其次是

A. 上颌尖牙　　　　　　　B. 上颌中切牙　　　　　　　C. 额外牙
D. 下颌第二前磨牙　　　　E. 上颌第三磨牙

【答案】E

【解析】常见的阻生牙为下颌第三磨牙、上颌第三磨牙及上颌尖牙。故本题答案是 E。易误选 C。

68. 男，40岁。拟拔除上颌第二磨牙，调整椅位时应

A. 头后仰至上颌牙𬌗平面与地面成 90°角　　B. 头后仰至上颌牙𬌗平面与地面成 45°角
C. 头直立，利用口镜反光操作　　　　　　　D. 头偏向右侧，以便面对术者
E. 头略后仰，利用口镜协助操作

【答案】B

【解析】拔除上颌第二磨牙，调整椅位时应头后仰至上颌牙𬌗平面与地面成 45°角。故本题答案是 B。易误选 E。

【破题思路】医患体位：上颌牙，患者取半坐位，患者头部应稍后仰，使上颌牙的𬌗平面约与地面成 45°角，患者的上颌和术者的肩部约在同一水平，下颌牙的𬌗平面与地面平行。下颌与术者的肘关节在同一高度或稍低。术者位于患者右前方，拔下前牙时位于患者右后方。

69. 男，66岁。下颌无牙颌，双侧下颌隆突，伴轻度压痛，行下颌义齿修复前最好应

A. 局部按摩　　　　　　　B. 局部理疗　　　　　　　C. 牙槽骨修整术
D. 前庭沟加深术　　　　　E. 观察，无须处理

【答案】C

【解析】下颌无牙颌，双侧下颌隆突，伴轻度压痛，行下颌义齿修复前最好应牙槽骨修整术。故本题答案是 C。易误选 E。

70. 女，18岁。五天前出现右下颌智齿冠周炎，已行抗感染治疗三天。检查见开口度正常，智齿正位，远中龈瓣覆盖部分牙面，上颌智齿正位萌出。该患者的最佳处理方法是

A. 远中龈瓣切除　　　　　B. 拔除下颌智齿　　　　　C. 同时拔除上、下颌智齿

D. 理疗　　　　　　　　　　　E. 不处理

【答案】A

【解析】右下颌智齿冠周炎，已行抗感染治疗三天，属于慢性炎症。检查见开口度正常，智齿正位，远中龈瓣覆盖部分牙面，上颌智齿正位萌出，下颌智齿可保留。该患者的最佳处理方法是远中龈瓣切除。故本题答案是A。易误选C。

(71～73题共用备选答案)

A. 远中用力　　　　B. 近中用力　　　　C. 唇侧用力
D. 颊侧用力　　　　E. 舌侧用力

71. 拔除下颌前牙，脱位时应先向
72. 拔除上颌前牙，脱位时应先向
73. 拔除下颌第三磨牙，脱位时应先向

【答案】C、C、E

【解析】下前牙唇舌侧骨板均薄弱，可摇松后向唇牙合向脱位。上前牙唇侧骨质较薄弱，唇向易于脱位。第三磨牙舌向阻力少，易于脱位。

74. 牙挺使用时的注意事项中错误的一项是

A. 当邻牙需要同时拔除时，可以其作为支点　　B. 绝不能以龈缘水平处的颊侧骨板作支点
C. 必须以手指保护，以防牙挺滑脱　　　　　　D. 用力必须有控制
E. 可以利用牙挺工作原理拔牙

【答案】B

【解析】在拔除阻生牙或颊侧需去骨者时，可以以龈缘水平处的颊侧骨板作支点。

【破题思路】牙挺由刃、柄和杆三部分组成。牙挺作用的原理有杠杆原理、楔的原理和轮轴原理（拔牙主要力量）。三种力量可以单独使用，亦可互相结合。

牙挺使用的注意事项：
① 绝不能以邻牙作支点，除非邻牙要同时拔除。
② 除拔除阻生牙或颊侧需去骨者外，龈缘水平处的颊侧骨板一般不应作为支点。
③ 龈缘水平处的舌侧骨板，也不应作为支点。
④ 必须以手指保护，以防牙挺滑脱。
⑤ 用力必须有控制，挺刃的用力方向必须正确。

75. 关于心脏病患者拔牙时错误的选项是

A. 配备必要的监测、抢救设备、药品等　　B. 配备必要的医护人员
C. 适当掌握适应证　　　　　　　　　　　D. 做好各种术前准备
E. 做好各种术中准备

【答案】C

【解析】对于心脏病患者必须严格掌握适应证，以防术中、术后发生意外。

76. 拔牙创愈合过程中，新骨形成最早在什么时候开始出现

A. 24h　　　　　　　B. 3天　　　　　　　C. 6天
D. 4周　　　　　　　E. 3个月

【答案】C

【解析】5～8天开始形成新骨，但要到3～6个月后才能完全形成骨组织。所以选C。

【破题思路】拔牙创愈合可分为：
① 拔牙创出血及血块形成。
15～30min形成血凝块，作用：保护创口，防止感染，促进创口正常愈合。
② 血块机化、肉芽组织形成。
约24h开始机化（最早表现），大约7天后完成。
③ 结缔组织和上皮组织替代肉芽组织。
拔牙后3～4天开始，20天基本完成。5～8天开始形成新骨。

④ 原始的纤维样骨替代结缔组织。
⑤ 成熟的骨组织替代不成熟骨质。
牙槽突功能性改建术后3天开始，3～6个月重建完成。

77. 下列对一般牙拔除时的描述不正确的是
A. 指用钳、挺就能拔除的手术
B. 拔牙前必须分离牙龈
C. 拔除牙齿时需要同时使用摇动、扭转、牵引三种力
D. 拔牙后应检查拔除的牙齿是否完整
E. 拔牙2h后方可进食
【答案】C
【解析】拔牙力的应用主要有三：摇动，适用于所有牙；扭转，适用于上前牙；牵引，适用于所有牙。

78. 下列对牛角钳描述正确的是
A. 多用于拔除下颌磨牙二根者
B. 多用于拔除上颌磨牙二根者
C. 适用于拔除下颌磨牙三根者
D. 适用于拔除下颌第一磨牙远中颊根扁平、远中舌根细而圆者
E. 多用于拔除阻生齿
【答案】A
【解析】牛角钳仅适于根分叉较大的二根牙，多用于拔除下颌第一磨牙，故B、C、D、E不正确。

79. 下列对术中断根的描述正确的是
A. 遗留牙窝内较久，在根周和牙槽突骨壁间多有慢性炎症
B. 钳喙夹持牙冠过紧
C. 牙根外形变异或有弯曲或有牙骨质增生致术中断根
D. 根尖牙周膜、牙槽骨吸收致骨壁支撑力减弱所致
E. 原则上较短的断根可遗留在体内，待其自行萌出或吸收
【答案】C
【解析】遗留牙窝内较久，在根周和牙槽突骨壁间多有慢性炎症多为残根，故A错。
拔牙时如钳喙夹持牙冠过松易致断根，故B错。
根尖牙周膜、牙槽骨吸收致骨壁支撑力减弱时，牙根阻力小不易断根，故D错。
原则上任何断根都应在术中取出，故E也不正确。

【破题思路】残根：遗留牙槽窝中时间较久的牙根。
断根：指拔牙术中折断的牙根，拔除较为复杂。
牙根拔除的手术原则：原则上各种断根皆应在术中取出，但也必须全面考虑，如患者体质弱，而手术又很复杂时，可延期拔除。有的断根如甚小（5mm以下），且本身并无炎症存在，也可不予拔除。

80. 关于干槽症描述正确的是
A. 发生率为58%～92%　　B. 最常发生于下颌第三磨牙　　C. 常见于下颌第一磨牙
D. 下颌第二磨牙亦较常见　　E. 上颌牙较下颌多发
【答案】B
【解析】干槽症最多见于下后牙，占58%～92%，发生率依次为下颌第三磨牙、下颌第一磨牙、下颌第二磨牙，其他牙少见。

81. 描述引起拔牙后出血的局部因素错误的是
A. 软组织撕裂　　B. 牙槽窝内残留牙片　　C. 牙槽内小血管破裂
D. 牙槽突骨折　　E. 血凝块脱落
【答案】B
【解析】牙槽窝内残留炎性肉芽组织，可致术后出血而非残留牙片，故B错。

82. 男，18岁。左下第三磨牙牙龈反复肿痛，要求拔除，检查：左下第三磨牙部分萌出，前倾，远中边缘

稍低于牙弓咬合平面但高于第二磨牙颈部,其阻生类型是

    A. 高位近中阻生   B. 高位远中阻生   C. 中位近中阻生

    D. 中位远中阻生   E. 低位近中阻生

【答案】C

【解析】根据阻生第三磨牙和第二磨牙的长轴关系分为:垂直阻生、水平阻生、倒置阻生、近中阻生、远中阻生、颊舌向阻生。根据牙在颌骨内的深度分为高位、中位及低位三种位置。中位阻生是牙的最高部位低于牙弓咬合平面,但高于第二磨牙的牙颈部,排除A、B、D、E,根据该患者的表现其阻生类型是中位近中阻生,因此选C。

【破题思路】根据牙在颌骨内的深度分为:

高位	牙的最高部位平行或高于牙弓平面
中位	牙的最高部位低于牙弓平面,但高于第二磨牙的牙颈部
低位	牙的最高部位低于第二磨牙的牙颈,骨埋伏阻生也属于此类

根据阻生智齿的长轴与第二磨牙的长轴关系,可分为以下各类:

①垂直阻生;②水平阻生;③倒置阻生;④近中阻生;⑤远中阻生;⑥颊向阻生;⑦舌向阻生。

83. 男,50岁。拔除下颌第一磨牙后,新鲜血液充盈牙槽窝,但不能淹没牙根间隔。正确的处理是

    A. 缝合拔牙创   B. 咬除根间隔   C. 碘仿纱布覆盖

    D. 明胶海绵覆盖   E. 任其吸收

【答案】B

【解析】拔牙后血凝块充满拔牙创口,有保护创口、防止感染的作用,A、C和D的处理虽然可以保护牙根间隔,但是没有被血液淹没,创口愈合缓慢,故不正确。

不作处理,易使牙根间隔骨质发生感染,故E不正确。

咬除根间隔可以彻底解决血液未充盈的问题,并且可以避免日后再进行牙槽嵴修整的可能。故选B。

84. 男,25岁。下颌全景片示右下颌第三磨牙低位阻生,检查见牙冠大部分被骨及软组织覆盖,做口内切口时,附加

    A. 颊侧切口   B. 远中切口   C. 舌侧切口

    D. 近中颊侧切口   E. 颊侧及远中切口

【答案】E

【解析】下颌第三磨牙低位阻生常用的是角形切口,近中颊侧切口自邻牙的远中或近中颊面轴角处,与龈缘约成45°角,远中切口从远中龈缘正中斜向外后方,勿偏舌侧,切口长度以翻瓣后能适当暴露颊侧和远中的骨面。所以E正确,故此题选E。

85. 女,53岁。贫血病史10余年,全身检查未见异常。口内上颌后牙残根,不松动,需要拔除。拔除该牙时应重点预防哪项并发症

    A. 软组织损伤   B. 骨组织损伤   C. 口腔上颌窦交通

    D. 邻牙损伤   E. 颞下颌关节脱位

【答案】C

【解析】拔牙术中并发症:软组织损伤、骨组织损伤、颞下颌关节损伤、口腔上颌窦交通等。口腔上颌窦交通多发生于上颌后牙取根致牙根移入上颌窦,窦底穿孔;也可因磨牙根尖病变致,窦底骨质缺如,搔刮病变时穿破窦底。口腔上颌窦交通可引起上颌窦感染,或以后形成口腔上颌窦瘘。该患者应重点预防口腔上颌窦交通。故选C。

86. 某怀孕9个月的高龄孕妇,近中阻生,近3天牙冠周围牙龈红肿,触痛明显,此时比较适宜的治疗方法是

    A. 切除智齿冠面龈瓣   B. 拔除智齿   C. 局部冲洗、上药

    D. 局部理疗   E. 不作处理

【答案】C

【解析】智齿冠周炎的治疗原则:在急性期应以消炎、镇痛、切开引流、增强全身的抵抗力治疗为主。当炎症转入慢性期后,若为不可能萌出的阻生牙则应尽早拔除,以防感染再发。该患者处于急性期,因怀孕9个月,切除智齿冠面龈瓣易致早产,所以最佳处理方式为局部冲洗、上药。故此题选择C。

87. 某患者残根需要拔除，X线片显示其腭侧根与上颌窦底影像重叠，可根据以下哪种征象判断牙根是否位于上颌窦内
   A. 根尖周是否密度减低　　　B. 牙周膜及骨硬板是否连续　　　C. 上颌窦底是否突入牙根之间
   D. 上颌窦是否过大　　　　　E. 垂直角度是否过大
【答案】B
【解析】正常情况下，虽然分隔上颌窦底与根之间的骨壁甚薄，牙根也并不突入上颌窦，但因拍片时受垂直角的影响常使窦与牙根相重叠，尤其是磨牙腭侧根，可依据牙周膜及骨硬板连续不断，判断牙根并非位于上颌窦内。故此题选择 B。

88. 一患者因下颌第一磨牙残冠要求拔除，术前检查见牙冠大面积缺损，探诊无疼痛，叩诊阴性，X线片检查见根分叉大、根管内有根充物，牙周膜影像不清。最佳的拔除方法是
   A. 钳拔法　　　　　　　　B. 分根法　　　　　　　　C. 挺拔法
   D. 钳拔法+挺拔法　　　　E. 钳拔法+挺拔法+分根法
【答案】E
【解析】题干显示患牙为一死髓牙，并可能出现牙与牙槽骨的固连，单纯钳拔法易致断根，单纯挺拔法可造成过多的牙槽骨的破坏。因其为根分叉较大的牙齿，将其分根后再用根钳或牙挺拔除相对容易，故 E 正确。

89. 一老年患者因牙周病，Ⅱ度松动，拔除了左下颌的第一前磨牙、第二前磨牙及第一磨牙，术后 6h 仍出现牙窝渗血，给予局部缝合、咬棉纱等处理未见好转。可能的出血原因是
   A. 患者全身机体状况不佳　　　　　　　B. 拔除牙齿过多、牙窝过大
   C. 术者操作粗暴，钳夹牙龈致其损伤　　D. 牙窝内残留炎性肉芽组织
   E. 牙窝内残留牙根
【答案】D
【解析】患有牙周病的牙齿，牙槽窝内往往有大量的炎性肉芽组织，在拔除患牙后如不进行彻底搔刮，会影响血凝块的形成而致术后出血，因此，D 项是正确的。

90. 一患者因下颌第一磨牙断根常规难以拔除，故行翻瓣去骨法将断根取出，术后组织瓣近中缝合处出现塌陷、伤口裂开，愈合延迟。可能的原因是
   A. 手术创伤较大，伤口恢复较慢　　B. 瓣底窄、游离端宽　　　C. 瓣下无骨组织支撑
   D. 瓣设计的过大　　　　　　　　　E. 复位不正确
【答案】C
【解析】在行翻瓣去骨法拔除断根或行其他手术时，要求瓣的下方必须有骨的支持，这样才能有良好的血运及减小组织瓣的张力及组织瓣与骨组织的贴敷，故 C 正确。

91. 一患者要求拔除左下颌第一磨牙残冠，术者采用钳拔法致其牙根折断，改用牙挺拔除，牙根再断。分析致其牙根折断最有可能的原因为
   A. 钳喙安放不正确　　　　　　　　　　　　　　B. 牙冠破坏较大
   C. 牙根脆性增加或牙根周围骨质致密或与牙根固连　　D. 牙挺使用不正确
   E. 牙周病
【答案】C
【解析】前四项均为术中断根原因，但根据题干描述首先为钳拔法失败继之挺拔时又再折断，应考虑牙齿本身的解剖结构致其极易折断，因此 C 项正确。

92. 一患者被诊断为Ⅱ类、低位、近中倾斜颊向位阻生下颌第三磨牙。术中予以切开、翻瓣、颊侧去骨、劈开、挺出等方法将其成功拔除，术后患者出现患侧舌体麻木感，最有可能的原因是
   A. 局麻时损伤了下牙槽神经　　B. 切开翻瓣时损伤了舌神经　　C. 劈开时损伤了舌神经
   D. 劈开时损伤了下牙槽神经　　E. 挺出时损伤了舌下神经
【答案】B
【解析】舌神经通常在下颌第三磨牙的舌侧黏膜下，有时其位置较高，如切开翻瓣时偏向舌侧可能会伤及而致术后舌体麻木感，故 B 正确。
下牙槽神经受损不会出现舌的麻木而以下唇为代表，故 A、D 不正确。
舌下神经为运动神经，受损后会出现舌体运动障碍而不是感觉异常，故 E 错。
题干给出的是下颌第三磨牙颊向位，提示舌侧骨板较厚，劈开时不易伤及舌侧骨板，故 C 不恰当。

93. 2 岁患儿，因吐字发音不清就诊。临床检查见其伸舌时舌尖呈 W 字形，舌尖不能触及上前牙而被诊断为"舌系带过短"，需行手术矫治。对此下列描述正确的是

A. 应立即手术矫正
B. 观察，随着患儿的生长发育，附着过高的系带会逐渐降低而使发音改善
C. 矫治发音
D. 伸舌锻炼
E. 立即手术矫正后矫治发音

【答案】E

【解析】舌系带过短的最佳矫正时间为幼儿学说话前，因此该患儿年龄最为适合。婴儿期的患儿可以观察，有可能随着系带附丽的降低而自行矫正。但患儿一旦发音不清已形成习惯，需人为干预进行纠正，故 E 正确。

【破题思路】系带矫正术

适应证	时机
影响义齿就位或言语功能时，开口时舌尖能接触上前牙的舌面，有必要剪断颏舌肌	2 岁时进行 1~2 岁（北医版教材）

94. 一患者因左下第二前磨牙残根无法保留而要求拔除。术前 X 线片显示为双根牙，牙根细小。术者应用不到的器械有

A. 刮匙　　　　　　B. 根钳　　　　　　C. 牙挺
D. 圆凿　　　　　　E. 下颌双尖牙钳

【答案】E

【解析】牙钳只适用于牙冠坚强并能用其夹住的牙齿，而残根为无牙冠而仅有牙根者，所以 E 错。

(95~96 题共用备选答案)

A. 牛角钳　　　　　B. 根钳　　　　　　C. 右后方
D. 右前方　　　　　E. 下颌磨牙钳

95. 下颌第一磨牙两根且根分叉较大的残冠拔除时，易选用的牙钳是
96. 拔除下颌第一磨牙术者应站在患者的

【答案】A、D

【解析】牛角钳适用于下颌双根的磨牙，且要求根分叉较大方能将牙根拔除或将近远中牙根分开达到分根的目的，故 95 题正确答案 A。

术者一般立于患者的右前方，拔下前牙时应立于患者的右后方，故 D 正确。

(97~98 题共用备选答案)

A. 第Ⅰ类，高位　　　B. 第Ⅱ类，中位　　　C. 远中阻生，低位
D. 远中阻生，中位　　E. 近中阻生，中位

97. 下颌智齿完全萌出，且其最高部位平行于殆平面，其可能的诊断为
98. 下颌智齿牙根向远中倾斜，其最高部位低于殆平面、高于第二磨牙颈部，其可能的诊断为

【答案】A、E

【解析】牙与下颌支前缘和第二磨牙远中面之间，有足够间隙可以容纳阻生第三磨牙时为Ⅰ类；牙在骨内的深度分为高位、中位、低位，当牙的最高部位平行或高于殆平面时为高位，位于殆平面与第二磨牙颈部时为中位。

【破题思路】下颌阻生牙（第三磨牙）的临床分类（几种分类综合起来选）

(1) 根据牙与下颌升支及第二磨牙的关系，可分为以下三类：

第Ⅰ类	下颌升支前缘和第二磨牙远中面之间，有足够的间隙容纳阻生第三磨牙牙冠的近远中径
第Ⅱ类	下颌升支前缘与第二磨牙远中面间的间隙小，不能容纳阻生第三磨牙牙冠的近远中径
第Ⅲ类	阻生第三磨牙的全部或大部位于下颌升支内

(2) 根据牙在颌骨内的深度分为：

高位	牙的最高部位平行或高于殆平面
中位	牙的最高部位低于殆平面，但高于第二磨牙的牙颈部
低位	牙的最高部位低于第二磨牙的牙颈部，骨埋伏阻生也属于此类

(3) 根据阻生智齿的长轴与第二磨牙的长轴关系，可分为以下各类：
①垂直阻生；②水平阻生；③倒置阻生；④近中阻生；⑤远中阻生；⑥颊向阻生；⑦舌向阻生。
(4) 根据牙在正常牙列中的位置，分为颊侧移位（错位）、舌侧移位及正中位三种。

(99～102题共用题干)

一主治医师为一患者拔除上颌第一磨牙，先用钳拔，致其牙根折断，后改用挺拔法，在护士助力时，突感牙挺阻力消失，检查见牙窝内空虚并有明显出血，鼻腔鼓气时，牙窝内有气泡冒出。

99. 最有可能的诊断为
  A. 牙根移位　　　　　　　B. 牙根溢出牙槽窝以外　　　　C. 牙根在骑在窦底黏膜上
  D. 牙根进入上颌窦内　　　E. 牙根再次折断

100. 最有可能的错误操作是
  A. 使用牙挺的楔力不当　　B. 使用牙挺的轮轴原理不当　　C. 使用牙挺的杠杆原理不当
  D. 牙挺放在了牙根断面上　E. 护士助力不当

101. 此时首选的治疗步骤是
  A. 翻瓣去骨法取出断根　　　　　　　　　　B. 冲洗法取出断根
  C. 投照X线片检查牙根位置及深度　　　　　D. 留在窦内待其自行吸收
  E. 先用冲洗法如不能取出再用翻瓣去骨法

102. 为避免题中描述的情况发生，术者应采取的正确步骤是
  A. 术前投照X线片检查牙根与上颌窦的关系
  B. 正确使用牙挺
  C. 对于脆性增加、单纯牙钳拔除易致断根的牙齿应先分根、增隙，切勿使用暴力
  D. 对于难度较大可能会出现断根的牙齿可以采用分根的方法将其拔除
  E. 以上描述均正确

【答案】D、D、C、E

【解析】当拔除断根时，由于术者操作不当可致牙根进入上颌窦内，此时表现为三种情况，即牙根溢出牙窝、牙根骑在窦底黏膜上、牙根完全进入窦内。题中描述牙窝空虚、鼻腔鼓气时牙窝内有气泡冒出则是牙根完全进入上颌窦内的表现，故第99题D正确。

利用牙挺拔牙时，其正确的放置位置应该是牙与牙槽骨之间而非牙的断面，只有这样在护士助力或自行拔除时才能保证利用牙挺的三个工作原理将断根拔除而不会将牙齿推移，故第100题D项正确。

当牙根溢出牙窝以外后，无论是否进入上颌窦内都应首先投照X线片以确定牙根所在的位置，然后才能根据牙根进入的深度及牙窝的大小采用不同的手术方法，故第101题C正确。

(103～106题共用题干)

一年轻患者因左下智齿Ⅱ类、低位、近中倾斜阻生予以拔除，术后当晚伤口轻微渗血，局部轻微肿胀、开口度略受限，术后3天出现局部剧烈疼痛，口服镇痛药物不能缓解，检查见牙窝内空虚。

103. 最有可能的诊断是
  A. 拔牙术后感染　　　　　B. 拔牙术后疼痛　　　　　　C. 面颊部肿胀
  D. 干槽症　　　　　　　　E. 拔牙后出血

104. 出现上述病症，最佳的治疗方法是
  A. 彻底清创、隔离外界刺激、促进肉芽组织生长
  B. 静脉给予抗生素
  C. 局部热敷以促进血液循环
  D. 正常术后反应，可肌注镇痛剂，等待伤口自行愈合
  E. 局部应用止血药物，伤口有凝血块覆盖后可自行缓解

105. 最易出现上述症状的牙位顺序是
  A. 下颌智齿、下颌第一磨牙、下颌第二磨牙　　B. 下颌智齿、下颌第二磨牙、下颌第一磨牙
  C. 下颌第一磨牙、下颌智齿、下颌第二磨牙　　D. 下颌第二磨牙、下颌第一磨牙、下颌智齿
  E. 下颌第一磨牙、下颌第二磨牙、下颌智齿

106. 预防上述病症出现的方法是
  A. 操作轻柔、准确、快速　　B. 局部无炎症反应时方可手术　　C. 严格无菌操作
  D. 术后可置抗炎药物于拔牙创内　　E. 上述描述均正确

【答案】D、A、A、E

【解析】本题干中给出了伤口轻微渗血、局部轻微肿胀及开口度略受限等提示，似乎A、B、C、D答案均正确，但题干中的"术后3天，出现局部剧烈疼痛，口服镇痛药物不能缓解，检查见牙窝内空虚。说明该患者是干槽症，故103题正确答案D。

本题干中给出的症状是干槽症的表现，因此，治疗干槽症最佳的方法就是彻底清创，隔离外界刺激，故104题正确答案A。

干槽症为局部骨创感染，予以局部治疗后症状很快好转，所以"静脉给予抗生素"并非必须，所以B不是最佳答案。局部热敷、肌注镇痛剂只能配合治疗不能作为首选，故C、D也不是最佳选项。干槽症是牙窝内的血凝块脱落致牙槽骨暴露所致，止血并不能去除感染的内容物，不能起到治疗的作用，故E错。

干槽症最多见于下颌后牙，发生率依次为下颌智齿、下颌第一磨牙、下颌第二磨牙，故105题正确答案A。

由于干槽症的发生是多种因素所致，而其具体致病机制并不十分清楚，但拔牙窝内血凝块脱落是其发生疼痛及感染的关键所在，因此上述方法在阻止干槽症发生上均可起到一定的作用，故106题正确答案E。

107. 最易进入上颌窦的断根是
A. 第一磨牙近中颊根、腭根　　　　　　B. 第一磨牙近中颊根、第二磨牙近中颊根
C. 第一磨牙腭根、第二磨牙近中颊根　　D. 第二磨牙远中颊根、第二磨牙腭根
E. 第一磨牙腭根、第二磨牙腭根

【答案】C

108. 口腔科医师在确定拔牙适应证时首先应考虑的是
A. 患者年龄因素　　　B. 有无全身系统疾病　　　C. 对局部麻醉药是否过敏
D. 女性患者是否在月经期　　E. 患牙是否能够保留

【答案】E

【解析】口腔医师在确定拔牙适应证时首先应考虑患牙是否能够保留，然后再考虑其他因素。

109. 下颌阻生牙拔除的适应证中不包括
A. 反复引起冠周炎　　　B. 无症状骨埋伏　　　C. 满足正畸需要
D. 可能成为颞下颌关节紊乱病的病因　　E. 可疑为原因不明疼痛的原因

【答案】B

【解析】当阻生牙完全埋伏于骨内，与邻牙牙周无交通，无压迫神经引起疼痛症状者，可暂时保留，所以单纯的骨内埋伏不是阻生牙拔除的适应证，所以选B。

【破题思路】下颌阻生牙拔除适应证：
① 阻生智齿反复引起冠周炎症者，应予拔除。
② 阻生智齿本身有龋坏，或引起第二磨牙牙体、牙周病变时，应予拔除。
③ 因正畸需要时，可考虑拔除。
④ 可能为颞下颌关节紊乱综合征诱因的阻生智齿，应该拔除。
⑤ 因完全骨阻生而被疑为原因不明的神经痛者或疑为病灶牙者，也应拔除。
⑥ 已引起牙源性囊肿或肿瘤者。
⑦ 因压迫导致第二磨牙牙根或远中骨吸收。
⑧ 引起第二磨牙与第三磨牙之间食物嵌塞。

110. 心脏病患者拔牙应视为禁忌证的是
A. 一年前发生的前壁心肌梗死　　B. 血压170/100mmHg　　C. 近期心绞痛频繁发作
D. 心功能Ⅰ级　　E. 心功能正常的心脏病

【答案】C

111. 拔牙钳喙与牙长轴平行是为了
A. 夹住患牙　　　B. 省力　　　C. 防止邻牙损伤
D. 避免牙龈损伤　　E. 利于使用扭转力

【答案】C

【解析】拔牙时要求拔牙钳喙与牙长轴平行，这样就不会误将牙钳夹在邻牙上，从而防止邻牙损伤，同时也可防止断根，故C正确。

【破题思路】安放拔牙钳。
① 必须正确选用拔牙钳。
② 握钳：应握钳柄接近末端处。
③ 方向：钳喙的长轴必须与牙长轴平行。
④ 位置：钳喙的位置必须在牙根部，并尽可能插向根方。
⑤ 夹持力度：夹紧病牙，使牙钳在用力时，钳喙不会在牙骨质上滑动，否则易断根。
⑥ 邻牙：确定钳喙未侵犯邻牙，预防邻牙损伤。（原因：方向未平行或器械选择有误。）
⑦ 再次核对牙位，以免发生误拔。

112. 拔除下颌牙时，应使下颌牙殆面与地面
A. 平行　　　　　　　　B. 成 25°角　　　　　　　　C. 成 30°角
D. 成 45°角　　　　　　E. 成 60°角
【答案】A
【解析】医患体位。
患者取半坐位，患者头部应稍后仰，使上颌牙的殆平面约与地面成45°角，患者的上颌和术者的肩部约在同一水平，下颌牙的殆平面与地面平行。下颌与术者的肘关节在同一高度或稍低。术者位于患者右方，拔下前牙时位于患者右后方。

113. 应暂缓拔牙的情况是
A. 妊娠 4、5、6 个月　　　　　　　　　　B. 糖尿病的血糖 150mg/dL，尿糖（+），无酸中毒
C. 急性智齿冠周炎伴咬肌间隙感染　　　　D. 甲状腺功能亢进治疗后心率低于 100 次/min
E. 高血压患者血压控制在 160/100mmHg
【答案】C

114. 患者，女，56 岁，拔除右上后牙后伤口愈合良好，无明显炎症。半月后常感伤口疼痛不适，尤其触碰伤口颊侧时有明显疼痛，X 线片检查无异常，常见的原因是
A. 伤口内有残根　　　　B. 伤口内有肉芽　　　　C. 干槽症
D. 骨尖　　　　　　　　E. 神经损伤
【答案】D
【解析】拔牙后伤口出现疼痛，最常见伤口内有残根、伤口内有肉芽、干槽症、骨尖。其鉴别点是如果该患者是 A 或 B 选项疾病，患者感伤口轻度疼痛不适，主要表现局部伤口愈合不良，A 项疾病表现为 X 线片有遗留残根，B 项疾病表现为局部有炎性肉芽组织增生，因此A、B错误。
干槽症有持续性剧烈疼痛，并可向耳颞部放射，拔牙创空虚，内有腐败坏死物，有明显臭味，因此C错误。
骨尖表现为伤口愈合良好，无明显炎症，有骨尖处触痛明显，因此D正确，故选D。

115. 男，20 岁。右下颌中位水平阻生第三磨牙拔除术后 4h，伤口仍出血，否认全身疾病史，分析出血原因，不包括
A. 未完全缝合软组织切口　　　B. 损伤下牙槽动脉　　　C. 牙槽骨内小血管破裂
D. 拔牙创感染后出血　　　　　E. 患者未遵医嘱
【答案】D
【解析】未完全缝合软组织切口、损伤下牙槽动脉、牙槽骨内小血管破裂、患者未遵医嘱都可能是右下颌中位水平阻生第三磨牙拔除术后 4h 伤口仍出血的原因，因此不能选A、B、C、E。而拔牙术后才 4h，不可能这么快就出现伤口感染，因此D不能是出血的原因，故本题选D。

116. 女性，70 岁。诉患牙不适半年余求拔除，检查：血压 160/95mmHg，患牙松动，叩诊（－），牙龈无炎症。何时拔牙最妥
A. 即刻拔牙　　　　　　B. 服降压药后即刻拔牙　　　　　　C. 服药一天后拔牙
D. 服药控制血压后拔牙　E. 服药控制血压后也不能拔牙
【答案】D
【解析】单纯高血压在无心、脑、肾并发症的情况下，高血压患者一般对拔牙手术均可以耐受。手术的激惹，如精神紧张、疼痛、手术中的声响等，必然造成血压的骤然升高。因此术前可给予硝苯地平、地西泮类药物控制较高血压，减少血压波动，采用缓解焦虑措施，因此D正确。

117. 男，25 岁。左下颌智齿反复冠周炎，检查见该牙垂直位，牙冠部牙龈覆盖，咬合面较下颌第二磨牙颈

部略低，分析其拔除阻力主要是

A. 邻牙阻力　　　　　　　B. 牙根部骨阻力　　　　　　C. 牙冠部骨阻力
D. 软组织阻力　　　　　　E. 外斜线处骨阻力

【答案】C

【解析】下颌阻生智齿，特别是低位阻生智齿，拔除时的阻力主要是来自冠部、根部的和邻牙阻力。因为该牙垂直位，所以邻牙阻力较少，所以A排除。

牙根部阻力和外斜线处骨阻力并不是最主要的阻力，所以B、E排除。

牙冠部牙龈覆盖表明软组织阻力存在，但拔除时常切开龈瓣，所以拔除时此阻力可排除，所以D排除。

因为是低位阻生，牙冠部的骨阻力阻止了智齿的萌出，选C。

118. 拔除左右上7的最佳麻醉方法是

A. 颊、腭侧局部浸润
B. 颊侧近中局部浸润加上颌结节麻醉，腭侧行腭大孔麻醉
C. 颊侧行上颌结节阻滞麻醉，腭侧行腭小孔麻醉
D. 颊侧行上颌结节阻滞麻醉，腭侧行腭大孔麻醉
E. 颊侧行眶下孔阻滞麻醉，腭侧行腭大孔麻醉

【答案】D

【解析】上7受上牙槽后神经和腭前神经支配。故本题答案是D。

119. 拔牙后应考虑给予抗生素、镇痛剂及止血药物的情况不包括

A. 无全身疾病的简单拔牙患者　　B. 手术损伤大　　　　　　C. 手术时间长
D. 手术区存在炎症　　　　　　　E. 患者全身抵抗力较差

【答案】A

【解析】无全身疾病的简单拔牙患者不给予抗生素、镇痛剂及止血药物。故本题答案是A。易误选E。

120. 不属于心脏病拔牙绝对禁忌证的是

A. 前壁心肌梗死一个月　　　　　B. 充血性心力衰竭　　　　　C. 频发的室性早搏，未治疗
D. 完全性右束支传导阻滞　　　　E. 不稳定型心绞痛

【答案】D

【解析】不属于心脏病拔牙绝对禁忌证的是完全性右束支传导阻滞。拔牙的绝对禁忌证有：6个月内有过心肌梗死或频繁心绞痛、充血性心力衰竭、心功能Ⅲ～Ⅳ级、严重心律失常。故本题答案是D。易误选E。

121. 根钳取根适用于

A. 高位残根、牙颈部断根　　　　B. 根尖处断根　　　　　　　C. 所有残根或断根
D. 牙根折断1/2　　　　　　　　E. 牙根折断2/3

【答案】A

【解析】钳取根适用于高位残根、牙颈部断根。故本题答案是A。易误选D。

【破题思路】根钳拔除法适用于高位残根，颈部折断的断根或虽折断部位低于牙槽嵴，但在去除少许牙槽骨壁后，仍能用根钳夹住的断根。

牙挺取根法适用于根的折断部位比较低，根钳无法夹住时，应使用牙挺将其挺出。应选用能进入牙槽窝并能达一定深度的牙挺，挺刃的大小、宽窄应与牙根相适应。其支点应为牙槽间隔或腭侧骨板。断端有高有低，要从离牙龈近处的断端下挺子。支点：牙槽中隔、牙槽窝壁、腭侧骨板。斜形断根根挺从斜面较高一侧（离牙龈近处）进入。

122. 女，25岁。右下智齿Ⅰ类中位舌倾阻生，远中少量龈瓣覆盖，拔除的最佳方法是

A. 切开去骨拔除　　　　　　　　B. 冲击法拔除　　　　　　　C. 近中冠劈开后拔除
D. 涡轮机截冠后拔除　　　　　　E. 翻瓣去骨劈开后拔除

【答案】B

【解析】下智齿Ⅰ类中位舌倾阻生，远中少量龈瓣覆盖，拔除的最佳方法是冲击法拔除。患牙无明显骨阻力且舌向倾斜，向舌侧脱位较为简单。故本题答案是B。

【破题思路】特殊牙位拔除：正位阻生齿用牙挺挺出，近中阻生齿需分牙拔除，舌向阻生齿用冲击法拔牙。

123. 女，28 岁。妊娠 5 个月。因右下第一磨牙反复发生牙槽脓肿，已无保留价值。现非急性炎症期，需立即拔除。所采取的措施中不包括

A. 术前使用抗生素　　　　B. 术前用镇静剂　　　　C. 术前用黄体酮

D. 麻醉药中不含肾上腺素　E. 保证手术无痛

【答案】C

【解析】右下第一磨牙反复发生牙槽脓肿，已无保留价值。现非急性炎症期，需立即拔除。所采取的措施中不包括术前用黄体酮。妊娠 5 个月时，胎儿比较稳定，不必使用黄体酮来稳定胎儿。拔牙时应以预防感染、减少患者的焦虑和机体紧张为主。故本题答案是 C。易误选 E。

124. 女，30 岁。患甲状腺功能亢进多年，拔牙注意事项中，错误的是

A. 基础代谢率在 +20% 以下　　B. 必要时请内科医师监护　　C. 麻醉药中加少量肾上腺素

D. 脉搏 100 次/分以下　　　　　E. 采取预防感染措施

【答案】C

【解析】肾上腺素可进一步加快患者脉率，故不可使用。故本题答案是 C。易误选 E。

125. 女，30 岁。右下颌后牙肿痛一周伴开口受限。检查开口度 25mm，右下颌智齿阻生，周围软组织肿胀。此时 X 线检查的目的是了解

A. 有无骨膜反应性增生　　B. 有无软组织阻力　　C. 有无边缘性骨髓炎

D. 阻生牙的牙根形态　　　E. 有无瘘管形成

【答案】D

【解析】阻生牙术前 X 线检查的目的：了解阻生牙的牙根形态。智齿拔除则应从临床检查估计软组织阻力，从牙片估计邻牙、骨组织阻力。故本题答案是 D。

126. 女，36 岁。右下第一磨牙残冠，拔除时远中根折断约 5mm，与牙槽骨粘连。其余牙根完整。拔除该断根的最好方法是采用

A. 根钳　　　　　　　B. 牙挺　　　　　　　C. 根管扩大器

D. 去牙根间隔法　　　E. 翻瓣去骨法

【答案】D

【解析】右下第一磨牙残冠，拔除时远中根折断约 5mm，与牙槽骨粘连。其余牙根完整。拔除该断根的最好方法是采用去牙根间隔法。远中根折断在 5mm 处时断面应位于骨下，根钳不容易钳夹；牙根与牙槽骨粘连，牙挺和根管扩大器使用受限；翻瓣去骨法可以取出牙根，但创伤过大；去牙根间隔法可以解除粘连骨阻力，更可以很好地暴露牙根，创伤相对也较小。故本题答案是 D。

（127～129 题共用备选答案）

A. 近中方向　　　　　B. 近中𬌗面方向　　　　C. 𬌗面方向

D. 远中𬌗面方向　　　E. 远中方向

127. 使用挺法时，被挺牙的移动方向是

128. 使用推法时，被挺牙的移动方向是

129. 使用楔法时，被挺牙的移动方向是

【答案】D、E、C

130. X 线片上拔牙窝的影像完全消失至出现正常骨结构的时间是在牙拔除后约

A. 6～8 周　　　　　B. 3～6 个月　　　　C. 7～10 个月

D. 11～12 个月　　　E. 1 年以上

【答案】B

【解析】X 线片上拔牙窝的影像完全消失至出现正常骨结构的时间是在牙拔除后约 3～6 个月。故本题答案是 B。

拔牙创愈合可分为：

① 拔牙创出血及血块形成。

15～30min 形成血凝块，作用：保护创口，防止感染，促进创口正常愈合。

② 血块机化、肉芽组织形成。

约 24h 开始机化（最早表现），大约 7 天后完成。

③ 结缔组织和上皮组织替代肉芽组织。

拔牙后 3～4 天开始，20 天基本完成。5～8 天开始形成新骨。

④ 原始的纤维样骨替代结缔组织。

38天后拔牙窝的2/3被纤维样骨充填，3个月后才能完全形成骨组织。

⑤成熟的骨组织替代不成熟骨质。

牙槽突功能性改建术后3天开始，3～6个月重建完成。

131. 干槽症的特征性表现是

A. 开口受限　　　　　　　　B. 冷热痛　　　　　　　　C. 术后1～3天放射性疼痛

D. 术后3～5天肿痛未开始消退　　E. 拔牙创内无血凝块

【答案】E

【解析】干槽症特征性表现为拔牙后2～3天才出现持续性疼痛，拔牙窝内空虚、骨面暴露、牙槽壁触痛、对冷热敏感，拔牙创内无凝血块，虽有时拔牙窝内有腐败变性血块，但非正常血凝块，这是干槽症区别于其他疾病的最特征性表现。拔牙后即出现放射性疼痛与拔牙创伤大或同侧牙存在牙髓炎有关。

132. 关于拔除下颌智齿的步骤或方法，正确的说法是

A. 远中切口应偏舌侧　　　　　　　　B. 颊侧切口与远中切口的末端成90°角向下

C. 只翻起黏膜瓣，将骨膜留在骨表面　　D. 劈开牙冠时，牙冠应充分显露，且牙不松动

E. 涡轮钻拔牙术后反应较大

【答案】D

【解析】牙冠暴露不充分或牙已松动则不易劈开。故本题答案是D。易误选B。

133. 关于妊娠期妇女拔牙的叙述正确的是

A. 妊娠第1、2、3月期间可以拔牙　　　　B. 妊娠第4、5、6月期间可以拔牙

C. 妊娠第7、8、9月期间可以拔牙　　　　D. 拔牙对妊娠妇女无影响

E. 妊娠期间禁忌拔牙

【答案】B

【解析】妊娠第4、5、6月期间拔牙较为安全。1、2、3月拔牙容易流产，7、8、9月拔牙容易早产，故本题答案是B。易误选E。

134. 关于牙根拔除术的说法，错误的是

A. 根钳拔除法为牙根拔除术时首选的方法

B. 根钳和牙挺均不能拔除的牙根，可考虑用翻瓣去骨拔除

C. 拔除牙根时要有良好的照明

D. 应用牙挺拔除牙根时，要注意选择挺刃大小，宽度应与牙根相适应

E. 利用牙挺的楔力挺牙根时，应从牙根断面的最低点楔入

【答案】E

【解析】应从牙根断面的最高点（离牙龈最近处）楔入而非最低点。故本题答案是E（该项的叙述是错误的）。

【破题思路】牙挺取根法（主要为楔力，支点为牙槽间隔和牙槽骨壁）。

根的折断部位比较低，根钳无法夹住时，应使用牙挺将其挺出。应选用能进入牙槽窝并能达一定深度的牙挺，挺刃的大小、宽窄应与牙根相适应。其支点应为牙槽间隔或腭侧骨板。断端有高有低，要从离牙龈近处的断端下挺子。支点：牙槽中隔、牙槽窝壁、腭侧骨板。斜形断根根挺从斜面较高一侧（离牙龈近处）进入。

135. 乳牙拔除时首要注意的是

A. 不要遗留残片　　　　B. 牙龈有无撕裂　　　　C. 牙槽骨有无骨折

D. 保护恒牙胚　　　　　E. 牙槽窝内血凝块的保护

【答案】D

【解析】乳牙拔除时首要注意的是保护恒牙胚。拔乳牙时要注意不能伤及恒牙胚。故本题答案是D。易误选B。

136. 血友病患者必须拔牙时，首要的处理原则是

A. 拔牙创内填塞止血材料　　　　B. 注射止血　　　　C. 麻醉药中多加肾上腺素

D. 操作轻柔，减少创伤，缝合拔牙创　　　　E. 术前、术后多次输新鲜血

【答案】E

【解析】血友病多是为第Ⅷ因子缺乏的出血性疾病，属遗传性血液凝固异常。如必须拔牙，术前术后输新鲜血（或新鲜血浆）或输入抗血友病球蛋白。操作轻柔，减少创伤，缝合拔牙创，这样处理是不能解决血友病

患者拔牙后造成出血不止的。

137. 牙挺使用的原则中不包括
A. 不可以邻牙作支点，除非邻牙一并拔除
B. 龈水平的颊舌侧均不能作支点，除非拔除智齿或颊舌侧需去骨
C. 必须以手指作保护，以防牙挺滑脱
D. 用力必须有控制，用力方向必须正确
E. 可兼作骨凿，用于增隙和去骨

【答案】E
【解析】牙挺不可用于去骨。故本题答案是E（该项"不包括"）。

138. 拔除上颌6腭侧断根时，牙根阻力突然消失，拔牙窝空虚，捏鼻鼓气时拔牙窝无气体溢出，可能为
A. 牙根进入腭部黏膜下
B. 牙根进入鼻腔黏膜上
C. 牙根进入上颌窦
D. 牙根进入上颌窦黏膜下
E. 牙根进入颊侧黏膜下

【答案】D
【解析】由于上颌磨牙的牙根与上颌窦底邻近，因此拔牙时，尤其是在去除断根时易引起上颌窦穿孔，如拔除6|6腭侧断根时，牙根阻力突然消失，拔牙窝空虚，此时断根可能进入上颌窦或上颌窦黏膜下。这两者区别在于如进入上颌窦黏膜下捏鼻鼓气时拔牙窝无气体溢出，如果进入上颌窦气体可以从牙槽窝内冲出。

139. 女，28岁。1月前拔除右下水平低位阻生智齿，术后下唇麻木，至今未恢复，此症状产生的原因最可能是
A. 局麻时损伤神经
B. 术后肿胀引起神经功能障碍
C. 术中牙脱位时损伤神经
D. 术中损伤下唇造成麻木
E. 术中损伤舌侧骨板造成麻木

【答案】C
【解析】本题考查牙拔除术的并发症。埋伏阻生的下颌智齿与下牙槽神经关系密切，拔除智齿操作过程中极有可能损伤该神经造成术后下唇麻木。局部麻醉操作虽然也有可能损伤神经，但可能性极小；术后水肿压迫造成下唇暂时性麻木将随反应消退而缓解；舌侧骨板骨折易损伤舌神经，不会造成下唇麻木。所以正确答案为C。

140. 女，30岁。右下智齿舌向倾斜，牙冠完全萌出，此牙的拔除方法宜采用
A. 冲击法拔除
B. 劈开、分根拔除
C. 用涡轮钻拔除
D. 用牙挺向远中挺出
E. 翻瓣、去骨拔除

【答案】A
【解析】右下智齿舌向倾斜，牙冠完全萌出，此牙的拔除方法宜采用冲击法拔除。因为冠部无阻力。故本题答案是A。

（141～143题共用题干）
女，20岁，因左下第一磨牙严重龋坏，需拔除。

141. 最合适的麻醉方法是
A. 全麻
B. 浸润麻醉
C. 表面麻醉
D. 阻滞麻醉
E. 冷冻麻醉

142. 如果需用牙挺，一般支点位于
A. 邻牙牙颈部
B. 近中颊侧牙槽嵴
C. 远中颊侧牙槽嵴
D. 近中颊侧骨板
E. 远中颊侧骨板

143. 如果牙根折断，使用"丁"字挺时应用的力学原理是
A. 杠杆原理
B. 惯性原理
C. 斜坡原理
D. 楔原理
E. 轮轴原理

【答案】D、B、E
【解析】下颌磨牙拔除最合适的麻醉是下牙槽神经+舌神经+颊神经阻滞麻醉。牙挺应放在近中颊侧牙槽嵴。若放在邻牙牙颈部，这样会造成邻牙松动或脱位的并发症。牙挺支点不应进入近中或远中颊侧骨板，因此这两个答案也是不正确的。"丁"字挺就是三角挺，力学原理就是轮轴原理。

（144～146题共用题干）
患者，女，45岁。右上第一磨牙残冠，拔除术中发生折断。

144. 断根的原因最可能是
A. 牙钳喙长轴与牙长轴平行
B. 牙根外形变异
C. 牙钳喙紧贴牙面

D. 牙冠龋坏，牙的脆性减弱　　　E. 牙槽骨未能与牙根固连

【答案】B

【解析】牙髓坏死后，牙齿组织变脆，容易在外力作用下折断，牙根外形变异，出现弯曲、根端肥大、粗大多根、额外根、根分叉过大等情况是拔牙时断根的最常见原因。所以选B。

145. 若根折断位置较深，拟使用牙挺拔除，拔除中的要求不包括

A. 牙挺应能达到一定的深度　　B. 挺刃应与牙根相适应　　C. 拔除支点可在颊侧骨板

D. 支点也可选择牙槽间隔　　E. 牙挺应从断面较高处进入

【答案】C

【解析】上颌磨牙颊侧骨板疏松而且较薄，不能用作牙挺支点。所以应选C。

146. 在拔除断根之前应进行的准备工作中，错误的是

A. 考虑患者全身情况及手术复杂程度　　B. 仔细检查断根的数目、大小、部位等

C. 配置良好的照明并仔细止血　　D. 应拍摄必要的X线片，准备合适的器械

E. 暂不向患者作解释

【答案】E

【解析】断根后应向患者说明情况，获得患者的配合。

147. 用牙挺时，挺刃一般插入牙槽嵴的

A. 颊侧　　　　　　　　　B. 舌侧　　　　　　　　　C. 邻牙间

D. 近中颊侧　　　　　　　E. 远中颊侧

【答案】D

【解析】牙挺应放在近中颊侧牙槽嵴。

148. 单根牙近根尖1/3折断时，取根应采用的器械是

A. 根尖挺　　　　　　　　B. 丁字挺　　　　　　　　C. 根钳

D. 根挺　　　　　　　　　E. 直挺

【答案】A

【解析】根钳拔除法适用于高位残根，颈部折断的断根或虽折断部位低于牙槽嵴，但在去除少许牙槽骨壁后，仍能用根钳夹住的断根。丁字挺适用于多根牙；单根牙近根尖1/3折断时，应采用根尖挺。

149. 拔牙创的处理，错误的是

A. 刮除拔牙创内的碎牙片、牙石和肉芽组织　　B. 与骨膜、牙龈相连的骨折片应予复位

C. 拔牙创常规用生理盐水彻底冲洗　　D. 扩大的牙槽窝要压迫复位

E. 复位、缝合撕裂的牙龈

【答案】C

【解析】生理盐水冲洗适用于感染牙槽窝以及拔牙创伤较大时，一般牙齿拔除后无须常规做此处理。

【破题思路】拔除牙的检查及拔牙创的处理（熟记）

拔除的牙应检查牙根是否完整、牙龈有无撕裂、拔牙创内有无残留物，牙槽窝应做压迫复位，修整过高的牙槽中隔、骨嵴或牙槽骨壁，棉卷压迫止血。

150. 对牙周组织损伤最大的是

A. 牵引力　　　　　　　　B. 斜向力　　　　　　　　C. 垂直压力

D. 水平压力　　　　　　　E. 扭力和旋转力

【答案】E

【解析】锥形单根牙拔除时，适当地施加旋转扭力，相比牵引力等其他用力方式，可以更为有效地撕裂牙周膜，使牙齿脱位。

151. 哪种乳牙不应该拔除

A. 牙冠破坏严重，已无法修复的乳牙

B. 根尖周炎症已涉及继承恒牙牙胚

C. 乳牙有牙髓炎症可治疗，但离替换时间很近

D. 受继承恒牙萌出力的推压，使根尖露出龈外常致局部黏膜创伤性溃疡

E. 有病灶感染迹象但能彻底治愈

【答案】E

【解析】过早拔除乳牙，会使恒牙失去萌出间隙，影响乳恒牙替换，所以应通过治疗，尽量将乳牙保留至替换时间。但破坏严重的乳牙或难以治疗的乳牙炎症也会影响恒牙萌出，需尽早拔除，并安置间隙保持器。所以选择E。

（152～155题共用备选答案）
A. 观察，局部不作处理　　　　B. 局部按摩　　　　C. 舌系带延长术
D. 牙槽突修整术　　　　　　　E. 上颌结节修整术

152. 2岁患儿，伸舌时舌尖出现切迹，但对语言进食无明显影响，此时应
153. 患者拔牙后两周创口愈合，局部有一骨楞压痛明显，最佳处理方法为
154. 患者拔牙后3个月局部愈合尚可，但有一骨楞压痛明显，此时应
155. 患者上颌无牙颌欲作义齿修复，但一侧上颌结节存在明显倒凹，此时应

【答案】A、B、D、A

【解析】患者伸舌时舌尖出现切迹，多因为舌系带稍短，若对语言进食无明显影响，可观察，若影响发音或舌运动障碍需行舌系带成形术，故152题选择A。

拔牙后5～8天开始形成新骨，不成熟的纤维状骨逐渐充填拔牙窝，7天后牙槽突开始破骨性吸收，牙槽突的高度降低，3个月后才能完全形成新骨。拔牙后两周牙痛明显的骨楞可行局部按摩促进其吸收，故153题选择B。

拔牙后3个月牙槽突的改建趋于稳定，愈合区有一层密质骨覆盖，若有压痛骨楞，可行牙槽突修整术，故154题选择D。

上颌结节修整术常用于双侧上颌结节存在明显倒凹，修整一侧，若仅一侧存在明显倒凹，可先行观察，暂不处理，故155题选择A。

【破题思路】① 拔除下颌阻生第三磨牙的意义不包括：治疗牙列拥挤。
② 拔除右侧下颌垂直阻生牙时医师应站在：患者右后方。
③ 拔牙后注意事项中错误的是：拔牙当日可刷牙或漱口。
④ 口腔医师在确定拔牙适应证时首先应考虑的是：患牙是否能够保存。
⑤ 粒细胞绝对计数低于多少时属拔牙禁忌证：$1×10^9$/L。
⑥ 慢性原发性血小板减少性紫癜拔牙时机应选择功能良好血小板计数在$50×10^9$/L 以上。
⑦ 慢性再生障碍性贫血经治疗已缓解且血红蛋白含量高于多少时可拔牙：8g/dL。
⑧ 哪项不是牙拔除术后并发症：神经损伤。
⑨ 有关下颌切牙拔除术的描述中正确的是：下颌切牙牙根较细易折断，不可使用旋转力。
⑩ 血压高于多少时应先治疗后拔牙：180/100mmHg。
⑪ 牙槽窝颊侧骨板折断易出现在拔除：上下颌尖牙。
⑫ 牙根进入颞下间隙不能取出而需再次手术的最佳时间是：拔牙后6周。
⑬ 暂时性牙关紧闭是由于麻醉药注入：翼内肌或咬肌。

156. 近中中位阻生智齿的阻力主要在
A. 近中颊侧骨板　　　　B. 近中舌侧骨板　　　　C. 远中软组织
D. 下颌支　　　　　　　E. 近中邻牙

【答案】E

【解析】近中中位的阻生牙其阻力主要在第二磨牙远中牙颈部。

157. 关于牙挺使用注意事项的描述，错误的是
A. 三种力学原理应交替使用　　　　B. 左手应有保护动作
C. 牙挺位置不能以邻牙作为支点　　D. 牙挺放置在近中颊，以舌侧牙槽骨为支点
E. 牙挺的用力必须有控制

【答案】D

【解析】使用牙挺时一般以牙槽突顶或牙槽中隔为支点。

158. 拔牙术中正确的做法是
A. 拔除乳牙后应彻底搔刮拔牙窝
B. 各种断根无论在何种情况下均应取出
C. 牙挺取根时，根挺应从斜面较低的一侧插入

D. 设计黏骨瓣切口时，瓣的厚度应包括覆盖于骨上的全部软组织

E. 拔除断根时，无须严格止血

【答案】D

【解析】拔除乳牙后不要搔刮拔牙窝，以免损伤恒牙胚。如断根短小，根周组织无明显病变，继续取根创伤过大，或可能引起神经损伤、上颌窦穿孔等并发症，可考虑不拔除，注意观察即可。如断根是斜面，根挺应从斜面较高的一侧插入。拔除断根时，术区应充分止血。

159. 关于拔牙前的准备，不正确的是

A. 对于高血压患者，术前应测血压

B. 如为其他科室转诊患者，仅通过阅读病历来确定牙位

C. 术前应对术中可能出现的问题进行预测并制定对策

D. 术前做好解释工作，保持患者情绪稳定

E. 术前询问病史，了解有无拔牙禁忌证

【答案】B

【解析】拔牙前要询问病史，了解有无拔牙禁忌证，对于高血压患者，术前应测血压。如为其他科室转诊患者，也应询问病史，仔细核对牙位，不可仅通过阅读病历来确定牙位，以免拔错。

160. 下列情况可以拔牙的是

A. 1年前发生过心肌梗死的患者
B. 充血性心力衰竭患者

C. 不稳定型心绞痛患者
D. 恶性肿瘤范围内的牙

E. 基础代谢率控制在30%的甲状腺功能亢进患者

【答案】A

（161～165题共用题干）

男，30岁。右下智齿近中阻生，反复发生冠周炎，现无明显症状要求拔除。右下第二磨牙远中探诊可疑龋坏。

161. 右下智齿拔除前应行的最重要检查是

A. 右下智齿冠周的牙龈有无炎症
B. 右下智齿和第二磨牙的龋坏程度，有无叩痛

C. 拍摄右下智齿X线片进行阻力分析
D. 检查患者开口度及关节情况

E. 询问患者有无麻醉药物过敏

162. 采用劈开法拔牙，但因牙冠龋坏未成功且患牙出现松动，此时应该

A. 继续再劈
B. 改用挺出法
C. 切开去骨

D. 改用涡轮机截去近中冠
E. 延期拔除患牙

163. 拔除右下阻生智齿后3天，拔牙窝出现持续性疼痛并向耳颞部放射，检查见拔牙窝内空虚，此时的诊断为

A. 拔牙术后反应
B. 舌侧骨板骨折
C. 右下第二磨牙急性根尖周炎

D. 右下第二磨牙根折
E. 干槽症

164. 出现上述症状后，相应的治疗是

A. 彻底清创后碘仿纱条填塞隔离刺激

B. 口服或肌内注射抗生素，防止感染扩散

C. 拍摄X线片，观察右下第二磨牙能否保留，必要时拔除

D. 探查右下智齿舌侧骨板，必要时将之摘除

E. 局部理疗缓解症状

165. 如患者右下智齿拔除后3天出现疼痛加重、吞咽痛、开口困难、发热，检查见拔牙窝舌侧黏膜充血、肿胀、压痛明显，最可能的原因为

A. 术后反应
B. 咽旁前间隙感染
C. 干槽症

D. 舌侧血肿
E. 舌侧骨板骨折

【答案】C、D、E、A、B

第四单元　牙种植术

1. 牙种植体的分类中，按种植体的植入部位区分的是
A. 根型锥状种植体
B. 牙内骨内种植体
C. 螺旋状种植体
D. 一段式种植体
E. 两段式种植体

【答案】B

【解析】牙种植体按种植体的植入部位可分为骨内种植体、骨膜下种植体、牙内骨内种植体、黏膜内种植体、穿下颌种植体及下颌支支架种植体等，五个选项只有B牙内骨内种植体，属此分类之一，故答案是B。

A根型锥状种植体及C螺旋状种植体属按种植体的形状分类，D一段式种植体及E两段式种植体则属于按植入方式分类。

【破题思路】本题是基础知识题，主要考查考生对种植体分类的理解与把握。

题干信息	牙种植体的分类
按种植体的植入部位分类	骨内种植体、骨膜下种植体、牙内骨内种植体、黏膜内种植体、穿下颌种植体及下颌支支架种植体等
按种植体的形状分类	叶状、螺旋形、筒状、柱状、根形锥状等
按种植体的植入方式分类	一段式种植体、两段式种植体

2. 目前口腔临床上常用的种植体材料是
A. 钛
B. 二氧化锆
C. 羟基磷灰石
D. 钴铬合金
E. 镍铬合金

【答案】A

【解析】种植体是一种植于颌骨内传递咬合力的装置，实现骨结合是基本的生物学保障。要求材料既应满足基本生物相容性，也应具备良好的生物力学性能，钛及钛合金由于具有良好的生物学功能和理想的力学性能，成为目前应用最广泛的种植体材料，故选A。

B二氧化锆及C羟基磷灰石，生物相容性好，色泽与天然牙接近，但机械强度低、脆性大、易折断，故临床不常采用。

D钴铬合金及E镍铬合金生物相容性较差，且易致牙龈着色，故不宜做种植材料。

【破题思路】本题主要考查考生临床常用种植材料的最佳选择。

题干信息	临床常用种植体材料
钛及钛合金	种植材料既应满足基本生物相容性，也应具备良好的生物力学性能，二者缺一不可。钛及钛合金由于具有良好的生物学功能和理想的力学性能，成为目前应用最广泛，最受青睐的种植体材料

3. 常用的牙种植体种类为
A. 骨内种植体
B. 骨膜下种植体
C. 黏膜下种植体
D. 牙内种植体
E. 牙内骨内种植体

【答案】A

【解析】目前临床上最常用的牙种植体是骨内种植体，故选A。

B骨膜下种植体、C黏膜下种植体、E牙内骨内种植体及D牙内种植体（又称根管内骨种植体或牙内骨内种植体），临床均趋于淘汰，极少采用。

【破题思路】本题主要考查考生临床常用种植体的选择。

题干信息	临床常用种植体
按种植体的植入部位分类	骨内种植体、骨膜下种植体、牙内骨内种植体、黏膜内种植体、穿下颌种植体及下颌支支架种植体等
按种植体的形状分类	叶状、螺旋形、筒状、柱状、根形锥状等
按种植体的植入方式分类	一段式种植体、两段式种植体
临床常用的种植体	临床最常用的种植体为骨内种植体。其外形多为柱状或螺纹柱状及根形锥状，表面均进行了粗化处理，增强了种植体的骨结合

4. 目前最佳的牙种植材料是

A. 陶瓷　　　　　　　　B. 钛　　　　　　　　C. 玻璃碳
D. 树脂　　　　　　　　E. 不锈钢

【答案】B

【解析】目前最佳的牙种植材料是钛。种植体是一种植于颌骨内传递咬合力的装置，是实现骨结合是基本的生物学保障。要求材料既应满足基本生物相容性，也应具备良好的生物力学性能，钛及钛合金由于具有良好的生物学功能和理想的力学性能，成为目前最佳，最常用的牙种植材料，故选B。

A 陶瓷及 C 玻璃碳，生物相容性好，色泽与天然牙接近，但机械强度低、脆性大、易折断，故临床不常采用。

D 树脂生物相容性及机械强度均差，为非种植材料。

E 不锈钢，虽机械强度高，但生物相容性较钛差，临床亦不常用。

【破题思路】本题主要考查考生临床常用种植材料的选择。

题干信息	临床常用种植体材料
钛及钛合金	种植材料既应满足基本生物相容性，也应具备良好的生物学性能，二者缺一不可。钛及钛合金由于具有良好的生物学功能和理想的力学性能，成为目前应用最广泛，最受青睐的一种金属
陶瓷类及玻璃碳	生物相容性好，色泽与天然牙接近，但机械强度低、脆性大、易折断，故临床不常采用

5. 确定目前使用的牙种植体概念的机构是

A. ISO　　　　　　　　B. WHO　　　　　　　　C. WTO
D. IOMFS　　　　　　　E. ESCFS

【答案】A

【解析】确定目前使用的牙种植体概念的机构是国际标准化组织，ISO 为该组织的英文缩写，故答案是A。其他均非国际标准化组织的英文缩写。

如 B 选项，WHO 为世界卫生组织的英文缩写，C 选项，WTO 为世贸组织的英文缩写等。

【破题思路】确定目前使用的牙种植体概念的机构

题干信息	确定目前使用的牙种植体概念的机构
确定牙种植体概念的机构	目前确定牙种植体概念的唯一机构是国际标准化组织，英文缩写 ISO

6. 口腔种植学的指导理论是

A. 骨结合理论　　　　　B. 纤维结合理论　　　　C. 骨牵张理论
D. 微创理论　　　　　　E. 骨粘连理论

【答案】A

【解析】骨结合（骨整合）理论是目前口腔种植学的唯一指导理论，故选A。

B 纤维结合理论、C 骨牵张理论、D 微创理论、E 骨粘连理论均不是口腔种植学的指导理论。

【破题思路】口腔种植学的指导理论	
题干信息	确定目前口腔种植学的指导理论
骨结合理论	目前口腔种植学的唯一指导理论为骨结合理论，因此，口腔种植学的指导理论只有选骨结合理论

7.关于牙种植术的概念，正确的是
A.将未发育完成的牙胚植入牙槽骨内的手术　　B.将人工牙植入牙槽骨内的手术
C.将异体牙植入牙槽骨内的手术　　　　　　　D.将自体牙植入牙槽骨内的手术
E.将脱位牙植入牙槽骨内的手术
【答案】B
【解析】牙种植术的概念是指将人工牙植入牙槽骨内的手术，故答案B。C选项将异体牙植入牙槽骨内的手术及D选项将自体牙植入牙槽骨内的手术为牙移植术的概念范畴。E将脱位牙植入牙槽骨内的手术为牙再植术的概念。

【破题思路】考查牙种植术、牙移植术、牙再植术的概念。	
题干信息	确定牙种植术的概念
牙种植术	指将人工牙植入牙槽骨内的手术
牙移植术	指将自体牙或异体牙植入牙槽骨内的手术
牙再植术	指脱位的牙经处理后，原位植入牙槽窝内的手术

8.两段式两次法种植术第1次和第2次手术间隔时间为
A.1个月　　　　　　　　B.2个月　　　　　　　　C.2～3个月
D.3～4个月　　　　　　E.7～9个月
【答案】D

【破题思路】考查两段式两次法种植术第1次和第2次手术间隔时间。	
题干信息	确定两段式两次法种植术第1次和第2次手术间隔时间
间隔时间	两段式两次法，第1次手术（第一期）是将种植体固位钉植入缺牙部位的牙槽骨内。第1次手术后3～4个月（上颌4个月，下颌3个月）种植体才能完成骨结合，即可安装与龈衔接的愈合基台，因此，第1次和第2次手术间隔应为时间3～4个月

9.下列哪种情况下不能做口腔种植术
A.活动义齿固位差，黏膜不能耐受，但患者患有严重的无法控制的糖尿病
B.口腔内急性炎症已治愈者个别牙缺失，邻牙不宜作基牙
C.颌骨内有肿瘤，经手术后需功能性修复者
D.对义齿的修复要求高，常规义齿无法满足者
E.磨牙游离端缺失者
【答案】A
【解析】患有严重的无法控制的糖尿病或已有明显并发症者，因术后易发生感染，应在糖尿病得到控制后再行手术。故答案应选A。B、C、D、E均为口腔种植术的适应证。

【破题思路】主要考查考生对口腔种植术适应证和禁忌证的认识与理解。	
题干信息	口腔种植术的临床禁忌证
适应证	除禁忌证以外均为适应证

	续表
禁忌证	全身状况较差，不能耐受手术者 严重糖尿病术前不能或未得到有效控制者及已出现并发症者 口内有急、慢性炎症尚未治愈者 口腔或颌骨内有肿瘤者未治疗者 骨质疏松、骨质软化症及骨质硬化症 严重的习惯性磨牙症 口腔卫生不良及精神病患者

10. 下列关于瑞典 Albrektsson 种植成功评价标准（1986 年）的描述哪个是正确的

A. 临床检查单个的种植体无动度
B. 种植体在任何方向上的动度小于 1mm
C. 骨吸收不超过种植体垂直高度的 1/3
D. 种植体植入 1 年后，在垂直方向上的骨吸收小于 0.2mm/年
E. 5 年成功率达 90%

【答案】A

【解析】除 A 临床检查单个的种植体无动度符合瑞典 Albrektsson 种植成功评价标准外，其余均不符合瑞典 Albrektsson 种植成功评价标准，故答案选 A。

【破题思路】本题主要考核考生对牙种植术成功标准的理解与掌握。

瑞典 Albrektsson 种植成功评价标准：

植体无动度

种植体功能负载 1 年后，垂直方向骨吸收小于 0.2mm/年

X 线片显示种植体周围无透射区

种植体无持续性或不可逆的症状，如疼痛、感染、麻木、坏死、感觉异常及下颌管损伤

符合上述要求者 5 年成功率应达到 85% 以上；10 年达 80% 以上

11. 下列哪种情况属于口腔种植治疗的禁忌证

A. 牙周病患者　　　　　　B. 糖尿病　　　　　　C. 嗜好烟酒者
D. 妇女和老年人的骨质疏松　　E. 颌骨囊肿刮治术后的缺牙区

【答案】D

【解析】因骨质疏松影响骨结合，为口腔种植治疗的禁忌证，故答案为 D。余均为非禁忌证。

【破题思路】本题主要考核考生对口腔种植术禁忌证的理解和把握。

题干信息	口腔种植术的临床禁忌证
禁忌证	全身状况较差，不能耐受手术者 严重糖尿病术前不能或未得到有效控制者 口内有急、慢性炎症尚未治愈者 口腔或颌骨内有肿瘤者 骨质疏松、骨质软化症及骨质硬化症 严重的习惯性磨牙症 口腔卫生不良及精神病患者

12. 下列关于种植体理想植入位置的描述哪个是不合适的

A. 保留颊侧骨板至少 2mm　　B. 保留舌侧骨板至少 1.5mm　　C. 距上颌窦底至少 1mm
D. 距下颌神经管至少 2mm　　E. 种植体之间至少保留 3mm

【答案】A

【解析】理想植入位置保留颊侧骨板至少 1.5mm 即可，A 保留颊侧骨板至少 2mm 不正确，故本题答案为 A。余均符合种植体理想植入位置的要求。

【破题思路】本题主要考核考生对种植体理想植入位置的要求。

题干信息	种植体理想植入位置
种植体唇颊、舌腭侧骨质厚度	不能少于1.5mm
种植体与种植体之间	不能少于3mm
种植体与天然邻牙之间	不能少于2mm
种植体末端距下颌管	不能少于2mm
种植体末端距上颌窦底	不能少于1～2mm

13. 下列描述不属于种植术的并发症的是
A. 上颌窦或鼻腔损伤　　　　B. 种植体植入位置不佳　　　　C. 邻牙损伤
D. 创口裂开及黏膜穿孔　　　E. 神经损伤

【答案】C

【解析】种植手术并发症有：创口裂开、出血、损伤神经导致下唇麻木、窦腔黏膜穿通、感染、牙龈炎、牙龈增生、进行性边缘性骨吸收、种植体创伤、种植体机械折断。C邻牙损伤为非种植术并发症，故答案为C。

【破题思路】考核考生对种植术并发症的理解与掌握。特别注意：若题目中出现关于牙种植术中不包括的并发症首选牙龈坏死；若无牙龈坏死则选择邻牙损伤（北医版教材中邻牙损伤为牙种植术并发症）。

并发症	原因
创口裂开	缝合过紧或过松
出血	术后压迫不够
下唇麻木	术中损伤颏神经或下牙槽神经
窦腔黏膜穿通	骨量不足
感染	无菌没做好
牙龈炎	口腔卫生不良或清洁方法不当
牙龈增生	基桩穿龈过少或与桥架连接不良
进行性边缘性骨吸收	多发生在种植体颈部的骨组织，与牙龈炎、种植体周围
种植体创伤	种植义齿被意外撞击
种植体机械折断	原因：机械因素或应力分布不合理

14. 患者，男，30岁。左下第一磨牙拔除4个月，欲行左下第一磨牙种植修复。较为适宜的种植体为
A. 骨内种植体　　　　B. 穿下颌种植体　　　　C. 骨膜下种植体
D. 根管内骨种植体　　E. 黏膜内种植体

【答案】A

【解析】目前临床上最常用的牙种植体是骨内种植体，患者为单个牙缺失，适宜骨内种植体，故选A。余均不适宜。

【破题思路】本题主要考查考生临床常用种植体的选择。

题干信息	临床常用种植体的最佳选择
骨内种植体	临床最常用的种植体为骨内种植体。其外形多为柱状或螺纹柱状及根形锥状，表面均进行了粗化处理，增强了种植体的骨结合，临床最常用
穿下颌种植体	主要用于下颌骨严重萎缩的患者，临床已极少应用
骨膜下种植体	主要应用于伴有严重牙槽突萎缩的无牙下颌，临床已淘汰
黏膜内种植体	临床已淘汰
根管内骨种植体	由于同时位于牙根管内和骨内，故又称根管骨内种植体或牙内骨内种植体，主要用于前牙或前磨的松牙固定，临床很少使用

15. 目前种植体材料多为

A. 钴铬合金　　　　　　　B. 镍铬合金　　　　　　　C. 纯钛
D. 金合金　　　　　　　　E. 银合金

【答案】C

【解析】种植体是一种植于颌骨内传递咬合力的装置，实现骨结合是基本的生物学保障。要求材料既应满足基本生物相容性，也应具备良好的生物力学性能，纯钛由于具有良好的生物学功能和理想的力学性能，成为目前应用最广泛的种植体材料，故选C。

A钴铬合金、B镍铬合金、D金合金、E银合金均不宜做种植体材料。

【破题思路】本题主要考查考生临床常用种植材料的最佳选择。

题干信息	选择临床常用种植材料
钛	种植材料既应满足基本生物相容性，也应具备良好的生物力学性能，二者缺一不可。钛及钛合金由于具有良好的生物学功能和理想的力学性能，成为目前应用最广泛，最受青睐的种植体材料

16. 患有下述疾病则不能进行牙种植术，除外

A. 严重糖尿病有明显并发症　　　　　　B. 口腔颌骨有良、恶性肿瘤
C. 骨质疏松、软化、硬化症　　　　　　D. 活动义齿固位形差，无功能，黏膜不耐受
E. 严重习惯性磨牙症

【答案】D

【解析】除D适宜牙种植术外，A、B、C、E均为口腔种植术的禁忌证，故选D。

【破题思路】主要考查口腔种植术适应证和禁忌证的临床应用。

题干信息	口腔种植术的临床禁忌证
适应证	除禁忌证以外均为适应证
禁忌证	全身状况较差，不能耐受手术者 严重糖尿病术前不能或未得到有效控制或有并发症者 口内有急、慢性炎症尚未治愈者 口腔或颌骨内有肿瘤未治疗者 骨质疏松、骨质软化症及骨质硬化症 严重的习惯性磨牙症 口腔卫生不良及精神病患者

17. 种植体与自然邻牙、种植体与下颌管之间的距离不能少于

A. 1mm　　　　　　　　B. 2mm　　　　　　　　C. 3mm
D. 4mm　　　　　　　　E. 5mm

【答案】B

【解析】种植体与种植体之间不能少于3mm、种植体与自然邻牙之间不能少于2mm、种植体与下颌管之间的距离不能少于2mm，故本题只能B。

【破题思路】本题主要考查种植体与种植体、种植体与自然邻牙、种植体与下颌管之间的最小距离。

题干信息	种植体与种植体、种植体与自然邻牙、种植体与下颌管之间的最小距离
种植体与种植体之间	不能少于3mm
种植体与天然邻牙之间	不能少于2mm
种植体末端距下颌管	不能少于2mm

18. 种植体的长度一般不少于
A. 2～4mm
B. 4～6mm
C. 6～8mm
D. 8～10mm
E. 10～12mm

【答案】D

【解析】种植体的长度一般不少于8～10mm，过短固位力不足。

【破题思路】记住种植体的最小长度不少于8mm。

19. 患者若实施左下第一磨牙牙种植术成功标准，除外
A. 功能好
B. 无麻木、疼痛等不适
C. 自我感觉良好
D. 种植体周围X线无透射区，横行骨吸收不超过1/2
E. 无种植体相关的感染

【答案】D

【解析】除D横行骨吸收不超过1/2不符合中华医学会牙种植术成功标准外，其余均符合中华医学会牙种植术成功标准，故答案为D。

【破题思路】本题主要考核考生对牙种植术成功标准的理解与掌握。中华医学会成功标准：

功能好	无麻木、疼痛等不适
自我感觉良好	种植体周围X线无透射区；横行骨吸收不超过1/3，种植体不松动
无与种植体相关的感染	龈炎可控制（可以有龈炎）
对邻牙支持组织无损害	美观
咀嚼效率大于70%	5年成功率应达到85%以上；10年达80%以上

(20～21题共用题干)

患者，右上6缺失行种植治疗，嵴顶较宽，近远中邻牙轴角处作垂直松弛切口，梯形瓣向上翻开，骨质Ⅳ级，埋入式种植，行4/0可吸收线严密缝合，术后三天复查见嵴顶切口裂开。

20. 导致该患者软组织瓣早期裂开最不可能的原因是
A. 患者术后进食摩擦导致黏膜穿孔
B. 种植体植入深度不够，高出骨面，造成软组织瓣的张力增大
C. 软组织瓣未做减张，术后收缩牵拉导致切口裂开
D. 缝合过紧，影响创缘血运
E. 缝合时创缘内卷，愈合不良

【答案】A

【解析】A临床因患者术后进食摩擦导致黏膜穿孔者极少见，故本题选A。B、C、D、E临床相对较常见。

【破题思路】考核考生对牙种植术软组织瓣早期裂开原因的理解与掌握。

21. 该患者种植切口和缝合宜选用
A. 牙槽嵴顶正中切口，减张，褥式缝合
B. 牙槽嵴顶偏腭侧切口，减张，褥式及间断缝合
C. 前庭沟切口，减张，褥式及间断缝合
D. 牙槽嵴顶正中切口，不减张，褥式及间断缝合
E. 牙槽嵴顶偏腭侧切口，不减张，褥式及间断缝合

【答案】B

【解析】为避免术后创口裂开，术中切口应偏腭侧，以覆盖种植体，同时应减张，褥式及间断缝合创口，故本题应选B。

选项A：牙槽嵴顶正中切口，易致植体暴露，引起感染裂开。

选项C：前庭沟切口，易致出血和水肿。

选项D、E不减张往往因张力过大而致创口裂开。

【破题思路】考核考生对牙种植术创口缝合的基本要求的掌握。

(22～23题共用题干)

患者，女，45岁，右下6缺失，有吸烟习惯，口腔卫生不佳，缺牙隙龈合距离7mm，植入粗糙酸蚀表面种植体，扭矩值大于35N·cm，同时安装愈合基台，高度3mm，愈合3个月后开始修复，卸下愈合基台时发现种植体随同被旋出。

22. 造成该患者种植失败最可能的原因是
   A. 女性颌骨质较疏松骨结合时间不足
   B. 吸烟患者口腔黏膜血液微循环不良导致骨不愈合
   C. 术后口腔卫生不佳导致感染
   D. 种植体骨结合期过度负重
   E. 种植备洞过程中产热温度过高导致种植体-骨界面骨坏死

【答案】E

【解析】患者有吸烟习惯，口腔卫生不佳，愈合3个月后即开始修复，对愈合均会产生一定影响，但植入时，扭矩值大于35N·cm，说明早期固位良好，不至于卸下愈合基台时种植体随同被旋出，分析最可能原因应为E种植备洞过程中产热温度过高导致种植体-骨界面骨坏死，故本题答案选E。

【破题思路】造成该患者种植失败的最可能的原因。

23. 该患者的骨质情况最可能为
   A. 厚层的密质骨包绕骨小梁疏松排列的松质骨
   B. 颌骨几乎完全由均质的密质骨构成
   C. 薄层的密质骨包绕骨小梁密集排列的松质骨
   D. 颌骨几乎完全由骨小梁疏松排列的松质骨构成
   E. 薄层的密质骨包绕骨小梁疏松排列的松质骨

【答案】B

【解析】患者置入种植体时，扭矩值大于35N·cm，说明置入时骨质较硬，颌骨几乎完全由均质的密质骨构成，不利于骨结合，故本题答案选B。

【破题思路】颌骨的质量对种植的影响。

(24～26题共用题干)

男，45岁。主诉左下颌后牙出现不适6个月求治。口腔检查：残冠，叩诊（±），松动（-），已做过牙髓治疗，牙龈稍红，无法再修复，拟拔除。口内其他牙未见明显异常。X线片示：远中根尖有阴影，距离下颌神经管较近。

24. 若X线片示：下颌神经管未见损伤影像。拔牙后出现下唇麻木的原因是损伤了
   A. 舌神经   B. 颏神经   C. 咬肌神经
   D. 颊神经   E. 下牙槽神经

25. 若经服用促进神经恢复的药后3个月，患者麻木症状明显减轻，复诊求修复。检查发现牙槽嵴颊侧有骨突，影响义齿修复，应做
   A. 颊系带修整术   B. 牙槽突修整术   C. 下颌舌隆突修整术
   D. 牙槽嵴增高术   E. 植骨术

26. 若可摘义齿修复后半年，咬合不适，且支架影响美观。X线片示牙槽嵴吸收距下颌神经管较远。为不损伤邻牙，建议改做
   A. 种植牙   B. 重做可摘义齿   C. 烤瓷全冠固定桥
   D. 金属全冠固定桥修复   E. 全黏膜支持式可摘义齿修复

【答案】E、B、A

【解析】

24题：下颌后牙根尖，距下颌神经管较近，拔除后出现同侧下唇麻木，首选应考虑下牙槽神经损伤的可能，故本题选E。

25题：义齿修复前对可能造成义齿修复后疼痛的骨尖，原则上均应手术修整，故本题选B。

26题：根据病历提供的情形，种植牙应为该患者的最佳选择，故本题选A。

【破题思路】本题集解剖、牙及牙槽外科、口腔修复、口腔种植知识为一体，主要考核考生的临床综合应用能力。

(27～30题共用备选答案）
A. 3个月 B. 4个月 C. 6个月
D. 7个月 E. 6～9个月

27. 上颌窦提升术后二期种植手术间隔时间为
【答案】E
【解析】上颌窦提升术后二期种植手术间隔时间为术后8个月。

28. 上颌前牙区种植骨结合时间通常至少为
【答案】B
【解析】上颌种植骨结合的时间通常至少为4个月，这主要是因为上颌骨骨质疏松，初期稳定性较差。故答案选B。

29. 下颌前牙区种植骨结合时间通常至少为
【答案】A
【解析】下颌种植骨结合的时间通常至少为3个月。

30. 缺牙区植骨后种植骨结合时间至少为
【答案】E
【解析】缺牙区植骨后种植骨结合时间至少为6至9个月。

【破题思路】口腔种植学的指导理论是：骨结合理论。
种植植入原则中错误的是：种植体植入后即可承受咬合。

第五单元 口腔颌面部感染

1. 按脓肿切开引流的目的不包括
   A. 排出脓液以达消炎解毒目的   B. 减少局部疼痛肿胀   C. 预防窒息发生
   D. 预防并发边缘性骨髓炎   E. 切取组织送检
   【答案】E
   【解析】选项A、B、C、D均为脓肿切开引流的目的。以上选项中唯有E为确定肿瘤或病变性质的病理检查方法之一，不是脓肿切开的目的，故选E。

   【破题思路】主要考核考生对肿切开引流的目的理解与掌握。

脓肿切开引流的目的	使脓液和腐败物迅速排出体外以消炎解毒
	解除局部疼痛、肿胀及张力，防止发生窒息
	颌周间脓肿引流，以免并发边缘性骨髓炎
	预防感染向颅内和胸腔扩散或侵入血液循环
切取组织送检的目的（鉴别）	确定肿瘤或病变性质

2. 化脓性颌骨骨髓炎最常见的病原菌是
   A. 变形杆菌   B. 金黄色葡萄球菌   C. 溶血性链球菌
   D. 肺炎链球菌   E. 大肠埃希菌
   【答案】B
   【解析】化脓性颌骨骨髓炎的病原菌主要为金黄色葡萄球菌，故选B。其余均为非常见病原菌。

   【破题思路】此题主要考核考生对化脓性颌骨骨髓炎最常见的病原菌的记忆。

最常见的病原菌	金黄色葡萄球菌
其次	溶血性链球菌
非常见	肺炎链球菌、变形杆菌、大肠埃希菌

3. 口腔颌面部间隙的正确定义为
   A. 正常情况下，颌面部各组织之间存在的间隙   B. 颌面部肌肉和涎腺之间存在的间隙
   C. 颌面部间隙感染不易扩散   D. 颌面部各间隙之间无沟通
   E. 正常情况下，颌面部各组织之间解剖结构上的潜在间隙
   【答案】E
   【解析】间隙是指被致密筋膜包绕的解剖结构之间存在数量不等而又彼此连续的疏松结缔组织或脂肪组织充填，故正确答案为E。
   选项A、B、C、D：均不是间隙定义。
   选项A，说法不准确。
   选项C，间隙是感染容易扩散的通道，说法不正确。
   选项D，间隙之间是相通的，化脓性炎症可局限于一个间隙内，可波及相邻的间隙。

4. 颌面部化脓性感染的局部表现一般为
   A. 局部红、肿、热、痛、功能障碍   B. 局部软组织广泛性水肿
   C. 局部产生皮下气肿，有捻发音   D. 局部剧烈疼痛，有脓肿形成
   E. 张口受限，影响语言、咀嚼
   【答案】A
   【解析】局部红、肿、热、痛、功能障碍为颌面部化脓性局部感染的典型症状和基本特征，故选A。选项B、C、D、E均不能全面反映局部感染的基本特征。

【破题思路】主要考核颌面部化脓性感染的局部基本临床特征。	
一般化脓性感染	局部红、肿、热、痛、功能障碍
腐败坏死性感染	弥漫性水肿，无弹性，明显凹陷性水肿，可触及捻发音

5. 下列关于口腔颌面部感染，错误的是
A. 口腔颌面部血运丰富，有利于炎症的吸收和愈合
B. 口腔颌面部血运丰富，感染易向颅内扩散引起严重并发症
C. 口腔颌面部有众多的潜在筋膜间隙，是控制感染发展的有效屏障
D. 口腔颌面部有多数体腔与外界相通，其表面的常驻菌是感染的易发因素
E. 口腔颌面部感染最常见的原因是牙源性感染

【答案】C
【解析】口腔颌面间隙多，感染易沿间隙扩散、蔓延，不利于感染的控制。故 C 选项错误。其他选项均为口腔颌面部感染的特点。

【破题思路】主要考核口腔颌面部感染的解剖生理特点与感染的关系。		
感染特点	腔窦多	常驻菌是感染的易发因素
	牙病多	最常见途径及病因
	间隙多	感染易扩散、蔓延
	毛囊多	抵抗力下降，毛囊可感染→疖痈
	静脉缺少瓣膜	感染易逆行至颅内，导致海绵窦血栓性静脉炎
	血液循环丰富	利：抗感染能力强，利于炎症的吸收和愈合 弊：感染易扩散引起严重并发症

6. 关于咬肌间隙感染，下列说法错误的是
A. 感染多来自下磨牙冠周炎和根尖周炎
B. 临床表现为下颌角区红、肿、痛
C. 常伴张口困难
D. 脓肿形成后，常在下颌升支外侧触及波动感
E. 切开引流时作位于下颌角下缘下 2cm 的弧形切口

【答案】D
【解析】咬肌较厚，咬肌间隙较深，难以触及波动感。故 D 选项错误。其他说法均正确。

【破题思路】主要考核考生对咬肌间隙感染知识的全面理解与把握。	
感染来源	主要是下颌智齿冠周炎及下颌磨牙的急性化脓性根尖周脓肿（牙槽脓肿）
临床特点	以下颌角及下颌支为中心的红肿，明显张口受限 咬肌间隙较深，不易触到波动感，穿刺有脓方可确诊
切开部位	以下颌角为中心，距下颌下缘2cm，长3～5cm弧形切口

7. 下列有关感染的说法中，哪项是不正确的
A. 感染是微生物对宿主异常侵袭所致的微生物与宿主之间相互作用的一类疾患
B. 其表现为以防御为主的一系列全身及局部组织炎症反应
C. 除由外环境中致病性微生物引起的感染外，大多数感染由宿主机体各部位的微生态平衡失调所致
D. 口腔颌面部感染的共性表现为局部的红、肿、热、痛和功能障碍以及不同程度的全身症状
E. 感染的严重程度是由外来致病微生物决定的

【答案】E
【解析】感染的严重的程度主要受患者的抵抗力及细菌的毒力、数量、种类两方面影响，并非单独由外来致病微生物决定，故 E 错误。其余对感染的描述均正确。

8. 有关口腔颌面部感染的治疗原则，哪项是错误的
A. 口腔颌面部感染的治疗应采用全身抗感染和支持疗法，结合局部治疗
B. 注意保持局部清洁，减少活动，避免不良刺激
C. 感染早期可局部外敷，炎症局限、脓肿形成时应及时切开引流
D. 在急性炎症控制后进行，要彻底控制感染，必须清除病灶，如拔除患牙、清除死骨块等
E. 对于间隙感染等比较严重的感染应该积极预防其他并发症的出现

【答案】A
【解析】口腔颌面部感染的治疗以局部为主，全身为辅，答案 A 本末倒置，故 A 描述错误。
选项 B，注意保持局部清洁，减少活动，避免不良刺激——防止感染扩散。
选项 C，感染早期可局部外敷，促进炎症局限——以便脓肿形成时及时切开引流。
选项 D，在急性炎症控制后必须清除病灶——以彻底控制感染，防止复发。
选项 E，对于较严重的间隙感染应积极预防其他并发症的出现——以免加重病情或危及患者生命。
故 B、C、D、E 均正确。

【破题思路】主要考核考生对感染治疗原则理解与把握。	
全身治疗	增强机体抵抗力，调整紊乱的生理功能是治疗的基础
局部治疗	清除炎症产生的毒性物质，如切开排脓，清除病灶，是治疗的关键
治疗原则	局部为主，全身为辅

9. 患者下颌后牙肿痛 1 周后自觉吞咽时疼痛，进食困难，张口困难，并出现声音嘶哑，进食呛咳。检查可见咽侧壁红肿，腭扁桃体突出，腭垂被推向健侧。诊断为
A. 下颌第三磨牙急性冠周炎引起的颊间隙感染
B. 下颌第三磨牙急性冠周炎引起的翼下颌间隙感染
C. 下颌第三磨牙急性冠周炎引起的舌下间隙感染
D. 下颌第三磨牙急性冠周炎引起的咽旁间隙感染
E. 下颌第三磨牙急性冠周炎引起的下颌下间隙感染

【答案】D
【解析】腭扁桃体突出、声音嘶哑、腭垂被推向健侧，符合咽旁间隙感染的独有特点，故答案为 D。颊间隙感染、翼下颌间隙感染、下颌下间隙感染均无腭扁桃体突出、声音嘶哑、腭垂被推向健侧的症状，与题干病例症状不符。

【破题思路】主要考核考生对不同间隙感染的鉴别诊断。通过患者口腔颌面部感染的突出症状特点，判断间隙感染的名称。	
颊间隙感染	面颊皮肤红肿、波动感或磨牙区前庭沟红肿、波动感
翼下颌间隙感染	翼下颌皱襞黏膜水肿、下颌支后缘稍内侧轻度肿胀、深压痛
咽旁间隙感染	声音嘶哑、腭垂被推向健侧
下颌下间隙感染	下颌下三角区肿胀，下颌骨下缘轮廓消失
舌下间隙感染	口底肿胀、舌体抬高、语言不清

10. 腐败坏死性口底蜂窝织炎广泛切开引流的目的不包括
A. 预防呼吸困难发生   B. 改变厌氧环境   C. 促进毒素排出体外
D. 达到充分引流   E. 消除皮下气肿

【答案】E
【解析】腐败坏死性口底蜂窝织炎，往往引起口底、颌下、颏下及面颊、颈部的广泛性水肿，因此应早期、广泛切开引流，以防呼吸困难或甚至窒息发生，达到充分引流，促进毒素排出体外及暴露创面、改变厌氧环境的目的，故 A、B、C、D 选项均正确。E 消除皮下气肿非广泛切开引流的目的，故答案选 E。

【破题思路】根据腐败坏死性口底蜂窝织炎的临床特点，分析切开引流的目。主要考核对腐败坏死性口底蜂窝织炎广泛切开引流目的的理解。

11. 下颌骨 X 线片显示有明显的骨密质增生，骨质呈致密影像的颌骨骨髓炎是
A. 中央性颌骨骨髓炎急性期
B. 中央性颌骨骨髓炎慢性期
C. 边缘性颌骨骨髓炎增生型
D. 边缘性颌骨骨髓炎溶解破坏型
E. 新生儿颌骨骨髓炎

【答案】C

【解析】边缘性颌骨骨髓炎增生型 X 线片显示为骨密质增生，骨质呈致密影像，故答案选 C。其余均不符合题干颌骨骨髓炎的影像特点。

【破题思路】各型骨髓炎 X 线影像特点。

中央性颌骨骨髓炎急性期	X 线不显示
中央性颌骨骨髓炎慢性期	发病 2～4 周，X 线显示大块死骨形成，周围骨质分界清楚
边缘性颌骨骨髓炎增生型	X 线片显示骨密质增生，骨质呈致密影像
边缘性颌骨骨髓炎溶解破坏型	骨密质破坏，骨质疏松脱钙

12. 切开引流的绝对指征
A. 感染早期即行切开引流术
B. 局部肿胀、疼痛
C. 有凹陷性水肿、波动感或穿刺有脓
D. 脓肿已穿破，但局部仍有疼痛
E. 牙源性感染 1 周以后

【答案】C

【解析】有脓形成后处理应进行脓肿切开引流，凹陷性水肿、波动感或穿刺有脓，已确定脓肿形成，完全符合脓肿切开引流的指征，故答案应选 C。其余均不能确定脓肿形成或不符合脓肿切开引流术的指征。

【破题思路】主要考核对脓肿切开引流术的指征的准确理解与把握。

| 脓肿切开引流术的指征 | 搏动性跳痛、皮肤表面紧张、发红、光亮、波动感
局部压痛点、凹陷性水、肿穿刺有脓
经抗生素控制感染无效，同时出现全身中毒症状
颌周蜂窝织炎，累及多间隙感染，出现呼吸及吞咽困难
结核性淋巴结炎，全身抗结核治疗无效，皮肤发红已近自溃 |

13. 路德维希咽峡炎指
A. 腐败坏死性龈口炎
B. 化脓性咽峡炎
C. 腐败坏死性口底蜂窝织炎
D. 化脓性扁桃体炎
E. 粒细胞缺乏症

【答案】C

【解析】路德维希咽峡炎就是腐败坏死性口底蜂窝织炎。故答案选 C。

14. 化脓性颌骨骨髓炎根据临床病理特点，病变始于颌骨骨松质和骨髓者称为
A. 边缘性骨髓炎
B. 放射性骨髓炎
C. 中央性骨髓炎
D. 婴幼儿上颌骨骨髓炎
E. 根尖周致密性骨炎

【答案】C

【解析】病变始于颌骨骨松质和骨髓的骨髓炎为中央性骨髓炎，故答案为 C。
边缘性骨髓炎病变始于骨膜、骨密质；放射性骨髓炎有放疗史；婴幼儿上颌骨骨髓炎是指的化脓性中央性颌骨骨髓炎，但其发病仅限婴幼儿，根尖周致密性骨炎为慢性根尖周炎之一，均不符合化脓性颌骨骨髓炎临床病理特点。

【破题思路】重点理解中央性骨髓炎与边缘性骨髓炎病理特点。

考核中央性骨髓炎与边缘性骨髓炎病理特点。

中央性颌骨骨髓炎与边缘性颌骨骨髓炎的鉴别

	中央性颌骨骨髓炎	边缘性颌骨骨髓炎
感染来源	牙周膜炎、根尖周炎为主	下颌智齿冠周炎
感染途径	先松质骨，后密质骨	先形成骨膜下脓肿，主要破坏密质骨，很少破坏松质骨
临床表现	弥漫型较多	局限型较多
累及牙是否松动	是	否
病变部位	多在颌骨体，也可波及下颌升支	多在下颌角及升支，很少波及颌骨体
X线	大块死骨形成，与周围骨质分界清楚或伴有病理性骨折	增生型：骨密质增生（骨膜反应） 溶解破坏型：形成不均匀小块的骨粗糙面
急性转慢性时间	2周	无
骨质破坏时间	一般在发病2～4周，儿童颌骨骨髓炎一般是7～10天	
手术时间	病变局限3～4周 病变弥散5～6周	慢性期2～4周

15. 下列治疗颜面部疖痈的方法错误的是
A. 保守治疗　　　　　B. 10%高渗盐水纱布湿敷　　　　　C. 及早切开引流
D. 全身运用大剂量有效抗生素　　E. 全身支持治疗

【答案】C

【解析】面部疖痈多位于危险三角区，局部治疗应尽量保守，不应及早切开引流，故选项C错误。其余选项均符合颜面部疖痈的治疗原则。选项B为痈的治疗方法——高渗盐水持续湿敷。

16. 关于结核性淋巴结炎的描述错误的是
A. 常见于年老、体弱者　　　　　B. 淋巴结中央可有干酪样坏死
C. 所形成的脓肿称为冷脓肿　　　D. 轻者仅有淋巴结肿大而无全身症状
E. 可双侧发生

【答案】A

【解析】结核性淋巴结炎常见于儿童及青年，故A常见于年老、体弱者错误。其余均符合结核性淋巴结炎的特点。

17. 在下列间隙感染中，哪一个最常引起颌骨边缘性骨髓炎
A. 颞间隙　　　　　B. 咬肌间隙　　　　　C. 下颌下间隙
D. 颏下间隙　　　　E. 眶下间隙

【答案】B

【解析】咬肌间隙感染由于咬肌肥厚坚实，长期脓液蓄积，易形成下颌支的边缘性骨髓炎，故本题选B。
颞间隙感染可引起颞骨骨髓炎、脑膜炎、脑脓肿等并发症，故A错误。
下颌下间隙感染极易向舌下间隙扩散，故C错误。
颏下间隙感染向后可波及下颌下间隙，故D错误。
眶下间隙感染向上扩散可形成眶内蜂窝织炎，亦可向颅内扩散，并发海绵窦血栓性静脉炎，故E错误。

18. 咬肌间隙感染最常见的病灶牙是
A. 下颌尖牙　　　　　B. 下颌前磨牙　　　　　C. 下颌中切牙
D. 下颌侧切牙　　　　E. 下颌磨牙

【答案】E

【解析】咬肌间隙位于下颌角处，咬肌内侧面和下颌支外侧面之间，因此，其感染最常见的病灶牙是下颌磨牙，故答案选E。其余选项所述牙齿均不与咬肌间隙相邻，故不引起咬肌间隙感染。

感染与病灶牙的关系：
眶下间隙——上颌尖牙、第一前磨牙、上颌切牙。
颊间隙——上下颌磨牙。

颞间隙——相邻间隙感染扩散。
咬肌间隙、翼下颌间隙——下颌智齿冠周炎、下颌磨牙。
颞下间隙——相邻间隙，上颌结节、卵圆孔、圆孔阻滞麻醉，上颌磨牙。
舌下间隙——下颌牙，口底黏膜损伤、溃疡及舌下腺、下颌下腺导管炎症。
咽旁间隙——下颌智齿冠周炎。
下颌下间隙——下颌智齿冠周炎、下颌后牙。
颏下间隙——淋巴结炎症。
口底多间隙感染——下颌牙。
故本题 E 正确。

19. 化脓性颌骨骨髓炎急性期的 X 线片表现是
  A. 骨小梁有斑点状吸收　　　B. 有骨膜反应　　　C. 有死骨形成
  D. 破坏区周围有骨质增生　　E. 颌骨未见明显改变
【答案】E
【解析】X 线片检查在骨髓炎的急性期常看不到有骨质破坏，故本题选 E。在发病 2～4 周，中央性颌骨骨髓炎进入慢性期，X 线片方可见死骨形成。儿童颌骨骨髓炎一般在 7～10 天后开始形成死骨。边缘性颌骨骨髓炎的 X 线片检查可表现为骨质破坏或骨质增生，前者的典型变化是骨小梁排列紊乱并有斑点状吸收与死骨形成；后者主要表现为骨膜反应性增生，A、B、C、D 均为骨髓炎转入慢性期的表现，故不选。

【破题思路】理解不同时间、不同类型化脓性颌骨骨髓炎的 X 线表现。
考核化脓性颌骨骨髓炎的 X 线表现。

20. 哪个间隙感染容易引起严重的张口受限
  A. 舌下间隙　　　B. 咬肌间隙　　　C. 下颌下间隙
  D. 眶下间隙　　　E. 颏下间隙
【答案】B
【解析】当感染侵及咀嚼肌时，可引起咀嚼肌反射性痉挛而致张口受限。咬肌间隙感染波及咬肌，其典型症状是以下颌支及下颌角为中心的咬肌区肿胀、变硬、压痛伴严重张口受限，故选 B。舌下间隙、下颌下间隙、眶下间隙、颏下间隙均不侵及咀嚼肌，故无明显张口受限，可排除。

【破题思路】理解间隙感染引起张口受限的机制。

感染引起张口受限的间隙	颞间隙
	颞下间隙
	翼下颌间隙
	咬肌间隙
	咽旁间隙

21. 婴幼儿下颌下间隙感染的来源多为
  A. 化脓性下颌下腺炎　　　B. 淋巴结核　　　C. 下颌下淋巴结炎
  D. 颏下间隙感染所波及　　E. 血源性感染
【答案】C
【解析】下颌下间隙感染多见于下颌智齿冠周炎、下颌后牙根尖周炎、牙槽脓肿等牙源性感染或下颌下淋巴结炎的扩散。但与成人不同，儿童的颌面部感染多是非牙源性而是腺源性，且儿童淋巴结发育尚不完全，感染易穿破淋巴结被膜，形成结外蜂窝织炎，引发间隙感染，综上所述，本题选 C。

【破题思路】理解婴幼儿间隙感染与成人间隙感染的常见来源不同。
记住婴幼儿下颌下间隙感染多来源于下颌下淋巴结炎（腺源性）。

22. 面部感染逆行常引起颅内哪种严重的并发症
  A. 细菌性脑栓塞　　　　　　　　B. 脑膜炎　　　　　　　　C. 海绵窦血栓性静脉炎
  D. 脑脓肿　　　　　　　　　　　E. 脑炎
【答案】C
【解析】在口腔颌面部感染中，面部疖痈最易发生全身并发症。这是由于疖、痈的病原菌毒力较强；上唇与鼻部"危险三角区"内的静脉常无瓣膜，以及颜面表情肌和唇部的生理性活动易使感染扩散。面部感染易沿无瓣膜的面前静脉逆行引起海绵窦血栓静脉炎，故本题选C。

【破题思路】理解面部逆行感染的机制、途径与部位、结果。

逆行感染的机制	面部静脉常无瓣膜
逆行感染的途径	面静脉→内眦静脉→眼静脉→颅内海绵窦
逆行感染的结果	海绵窦血栓性静脉炎

23. 舌下间隙脓肿口内切开引流时应在
  A. 口底肿胀最明显或波动区处　　B. 舌下皱襞外侧作切口　　C. 舌下皱襞上作切口
  D. 舌下皱襞内侧作切口　　　　　E. 与下颌骨体垂面的方向作切口
【答案】A
【解析】舌下间隙脓肿形成后，一般在口底肿胀最明显或波动区，与下颌体平行切开黏膜，钝性分离进入脓腔引流，故本题选A。

24. 下列哪项不是中央性颌骨骨髓炎病灶清除术的指征
  A. 经药物治疗、拔牙或切开引流后仍遗留经久不愈的瘘管
  B. X线片可见有死骨形成
  C. 可从瘘管探得骨面粗糙
  D. 感染发生后1～2周
  E. 患者全身情况可耐受手术
【答案】D
【解析】中央性颌骨骨髓炎病灶清除术的指征：经药物治疗、拔牙及切开引流后，仍有经久不愈的瘘管，长期流脓；X线发现颌骨骨质破坏者；或者从瘘管探得骨面粗糙，甚至活动死骨；全身条件能耐受。慢性中央性颌骨骨髓炎病变局限者，死骨与周围组织分离的时间约在发病后3～4周，如病变呈广泛弥散者，则需5～6周或更长一段时间，一般应在死骨与周围骨质分离后，施行手术最好，故D项叙述错误，本题选D。

【破题思路】记住中央性颌骨骨髓炎病灶清除术的指征与死骨摘除术的时间。
考核中央性颌骨骨髓炎病灶清除术的指征与死骨摘除术的时间。

25. 患者，女，35岁。右下颌智齿反复肿痛伴开口受限2个月。抗感染治疗有效，但不能根治。检查见右咬肌区弥漫性肿胀，无波动感。应诊断为
  A. 翼下颌间隙感染　　　　　　　B. 颞下间隙感染　　　　　　C. 下颌支边缘性骨髓炎
  D. 下颌骨硬化性骨髓炎　　　　　E. 下颌骨中央性颌骨骨髓炎
【答案】C
【解析】边缘性骨髓炎多发生在下颌骨，多由于下颌智齿冠周炎波及咬肌间隙而继发。符合此患者症状，所以C正确。
颞下间隙感染常由上颌磨牙根尖周感染引起，不符合此患者情况，所以B错误。
翼下颌间隙感染常不会发生弥漫性肿胀，与此患者不符，所以A错误。
下颌骨硬化性骨髓炎不会发生弥漫性肿胀，所以D错误。
中央性颌骨骨髓炎不会由智齿冠周炎引起，所以E错误。故本题选C。

【破题思路】区别不同间隙感染及不同类型颌骨骨髓炎的来源、临床特点。

26. 患者，男，62岁。有多年糖尿病病史，左眶下间隙感染1周，肿胀，疼痛明显，分析疼痛的原因是
A. 毒素刺激骨膜　　　　B. 肿胀压迫眶下神经　　　　C. 表情肌活动频繁
D. 面部神经末梢丰富　　E. 面部血运丰富
【答案】B
【解析】眶下区肿胀范围常波及内眦、眼睑、颧部，肿胀区皮肤发红、张力增大，眼睑水肿、睑裂变窄、鼻唇沟消失。脓肿形成后，眶下区可触及波动感，口腔前庭龈沟处常有明显肿胀、压痛，极易扪得波动感。少数可由此自行穿破，有脓液溢出。感染期由于肿胀及炎症激惹眶下神经，可引起程度不同的疼痛。所以B正确，其他原因与眶下间隙感染的疼痛无关，故选B。

(27～29题共用题干)
患者，男，30岁。右下颌肿痛伴开口受限1周，吞咽疼痛。检查：开口度10mm，翼下颌皱襞处黏膜水肿，智齿部分萌出，周围软组织红肿，右下颌后区压痛。

27. 最可能的诊断是
A. 颞间隙感染
B. 下颌智齿根尖周脓肿
C. 下颌智齿冠周炎合并咽旁间隙感染
D. 下颌智齿冠周炎合并咬肌间隙感染
E. 下颌智齿冠周炎合并翼下颌间隙感染
【答案】E
【解析】该患者的智齿部分萌出，周围软组织红肿，是智齿冠周炎的典型临床表现，排除A和B。而当智齿冠周炎的感染扩散波及翼下颌间隙时，可出现吞咽疼痛、翼下颌皱襞处水肿以及下颌后区压痛的情况，故答案选E。咽旁间隙因咽部一侧肿胀致悬雍垂推向健侧，咬肌间隙感染则致以下颌角及下颌支为中心的肿胀，故排除C和D。

【破题思路】理解智齿冠周炎扩散所致间隙感染的临床特点。
考核智齿冠周炎所致间隙感染的临床特点。

28. 对患牙应选择的局部治疗方法是
A. 3%过氧化氢反复冲洗龈袋　　B. 硝酸银烧灼　　C. 局部封闭
D. 湿热敷　　E. 冷敷
【答案】A
【解析】智齿冠周炎急性期处理原则以消炎、镇痛、切开引流、增强抵抗力为主。智齿冠周炎急性期的治疗以局部处理为主，清除龈袋内食物残渣、坏死组织、脓液。常用3%过氧化氢反复冲洗龈袋，至溢出液清亮。再在龈袋内放入少量碘酊或碘甘油。故A的操作正确，其余的选项不适合用于该患者。故选A。

【破题思路】智齿冠周炎急性期的局部治疗方法。
考核智齿冠周炎急性期的局部治疗方法选择。

29. 如病变进展需进行切开引流，切开部位是
A. 下颌下缘2cm处切开，在其外侧切开部分咬肌附着
B. 暴露下颌角下缘，在其内侧切开部分翼内肌附着
C. 上颌结节外侧
D. 下颌龈颊沟
E. 扁桃体窝处
【答案】B
【解析】翼下颌间隙感染切开排脓的方法有口内、口外两种。口内的切口选择在翼下颌皱襞稍外侧纵行切开膜层后，黏膜下通过钝性分离顺下颌支内侧进入脓腔；口外切口选择在下颌支后缘绕过下颌角，在其内侧切开部分翼内肌附着后，进入间隙放出脓液。故选B。其余均非翼下颌间隙感染切开排脓的方法。

【破题思路】翼下颌间隙的位置及感染切开排脓的方法。
考核翼下颌间隙感染切开排脓的方法。

(30～31题共用题干)

患者,男,30岁。右侧咬肌间隙脓肿切开引流术后,创口内脓液虽逐渐减少,但仍有脓性分泌物。

30. 进一步处理的原则是
A. 对创面内炎症组织作较广泛的清创处理　　B. 注意排除下颌骨边缘性骨髓炎
C. 创面宜较长时间暴露　　D. 创口用碘酊或乙醇消毒
E. 严格遵守无菌原则

【答案】B

【解析】脓肿切开引流后,创口内脓液虽逐渐减少,但仍有脓性分泌物,要注意排除下颌骨边缘性骨髓炎,故B正确。对创面内炎症组织作较广泛的清创处理,会延迟愈合,所以A不选。

创面宜较长时间暴露,会增加感染概率,所以C不选。

创口用碘酊或乙醇消毒,会导致深部组织损伤,所以D不选。

严格遵守无菌原则,不属于创口的进一步处理,所以E不选,故此题选B。

【破题思路】咬肌间隙脓肿切开引流术后,持续排脓,首先应考虑排除下颌骨边缘性骨髓炎的可能。

考核咬肌间隙感染与颌骨边缘性骨髓炎。

31. 根据病史及临床表现,最可能的诊断是
A. 急性冠周炎　　B. 急性化脓性根尖周炎　　C. 急性化脓性腮腺炎
D. 冠周脓肿　　E. 咬肌间隙脓肿

【答案】E

(32～33题共用题干)

患者,女,23岁。4天前出现右下后牙区肿痛不适,昨日起疼痛加剧,并出现张口受限。检查见右面颊部稍肿胀,张口度二指,右下8近中阻生,牙龈红肿,远中盲袋有少量脓液溢出,右下7叩痛(-),其颊侧前庭沟黏膜充血,咽部检视不清。

32. 此患者的诊断是
A. 根尖周脓肿　　B. 右下8急性冠周炎　　C. 右下8急性根尖炎
D. 右颊间隙感染　　E. 右咬肌间隙感染

【答案】B

【解析】下颌阻生智齿冠周炎多发生于年轻人,尤以18～25岁最多见;炎症早期,一般无明显全身反应,患者自觉患区胀痛不适,咀嚼、吞咽、张口活动时疼痛加剧,检查可见阻生牙和磨牙后区肿胀、冠周袋内有脓性分泌物;炎症进一步发展,累及咬肌和翼内肌,伴有不同程度的张口受限甚至不能开口。该患者的表现符合急性冠周炎的特点,故选B。

【破题思路】通过题干提示病史、症状,判断该患者为急性智齿冠周炎。

考核急性智齿冠周炎的临床特点。

33. 对此患者常用而有效的局部处理方法是
A. 切开开髓引流　　B. 开髓引流　　C. 局部切开引流
D. 颌下切开引流　　E. 盲袋冲洗和引流

【答案】E

【解析】智齿冠周炎的局部治疗可每日用3%过氧化氢溶液及生理盐水冲洗盲袋,然后点入3%碘甘油;早期还可局部理疗、外敷中草药以助炎症吸收;针刺疗法可有镇痛、改善张口等作用;如脓腔形成,可切开引流。该患者远中盲袋有少量脓液溢出,故应予以冲洗盲袋和引流,故选E。

【破题思路】智齿冠周炎急性期的局部治疗方法。

考核智齿冠周炎急性期的局部治疗方法选择。

34. 可以出现多个牙松动及下唇麻木的颌骨骨髓炎是
A. 急性中央性骨髓炎　　B. 慢性硬化性骨髓炎　　C. 边缘性骨髓炎
D. 放线菌性骨髓炎　　E. 新生儿骨髓炎

【答案】A

【解析】急性中央性骨髓炎时，病源牙以及相邻的多数牙出现叩痛、松动，牙槽溢脓。病变沿下牙槽神经管扩散至下牙槽神经受到损害时，下唇麻木，故答案选A。

【破题思路】区别不同类型颌骨骨髓炎的临床特点。
考核急性中央性骨髓炎的临床特点。

35. 口腔颌面部感染特点，不正确的是
A. 感染途径以腺源性为主
B. 需氧菌与厌氧菌的混合感染最多见
C. 牙源性感染极易波及颌骨与牙周软组织
D. 口腔颌面部感染沿相应淋巴引流途径扩散，可发生区域淋巴结炎
E. 正常时即有大量微生物存在，机体抵抗力下降时发生感染

【答案】A

【解析】口腔颌面部感染途径以牙源性感染最常见，其次才是腺源性，因此A不正确，答案选A。余项均符合口腔颌面部感染的特点。

【破题思路】记住、理解口腔颌面部感染的特点与途径。
考核口腔颌面部感染的特点与途径。

36. 眶下间隙感染来源中，不包括
A. 上颌颌骨骨髓炎　　B. 上颌第一前磨牙化脓性炎症　　C. 上颌尖牙化脓性炎症
D. 上颌第二磨牙根尖化脓性炎症　　E. 上唇底部化脓性炎症

【答案】D

【解析】眶下间隙感染多来自上颌尖牙、第一前磨牙和上颌切牙的根尖化脓性炎症和牙槽脓肿；此外，可因上颌骨骨髓炎的脓液穿破骨膜，或上唇底部与鼻侧的化脓性炎症扩散至眶下间隙引起，所以A、B、C、E正确，上颌第二磨牙根尖化脓性炎症离眶下间隙较远，炎症不会波及眶下间隙，所以D错误，故此题选D。

【破题思路】眶下间隙感染多来自眶下间隙相邻牙或组织的感染蔓延、扩散。
考核眶下间隙感染的来源与途径。

37. 有关放射性颌骨骨髓炎，下列正确的说法为
A. 死骨分离时间较快
B. 病变与正常组织之间无明显界限
C. 患者全身症状明显，伴发热、寒战、白细胞总数升高
D. 一般倾向于积极治疗，早期切除坏死的软、硬组织
E. 无须手术，单纯高压氧治疗效果较佳

【答案】B

【解析】有关放射性颌骨骨髓炎，放射后颌骨的破骨细胞与成骨细胞，再生能力低下，致死骨分离的速度非常缓慢，因此，死骨与正常骨常常界限不清，故A说法不正确，B说法正确。放射性颌骨坏死病程长，患者全身急性症状不明显，而呈慢性消耗性衰竭，常表现为消瘦及贫血；放射性骨坏死或骨髓炎与化脓性骨髓炎不同，虽已形成死骨，却无明显界限，而且是慢性进行性发展，因此早期治疗相对保守，待死骨形成或分离后，再行死骨切除术。故C、D、E说法不正确。

【破题思路】理解放射性颌骨骨髓炎的临床及治疗特点。
考核放射性颌骨骨髓炎的临床及治疗特点。

38. 口底腐败坏死性感染局部处理错误的是
A. 广泛切开引流　　B. 充分分离口底肌　　C. 3%过氧化氢液反复冲洗
D. 加压包扎　　E. 高压氧治疗

【答案】D

【解析】口底腐败坏死性感染，是厌氧菌、腐败坏死菌为主的混合性感染，表现为软组织的广泛副性水肿，范围可上及面颊部，下至颈部锁骨水平，甚至可到胸上部，严重者有发生窒息的危险。因此，局部处理应广泛切开引流、充分分离口底肌、3%过氧化氢液反复冲洗，同时可配合高压氧治疗，从而排毒减压、改善呼吸、改变厌氧环境和充分引流。故口底腐败坏死性感染局部处理错误的是加压包扎。其他几项都是正确的治疗方法。故本题答案是D（该项的叙述是错误的）。

【破题思路】理解腐败坏死性口底蜂窝织炎概念、临床特点、治疗目的及方法。
考核概念、临床特点、治疗目的及方法。

39. 慢性边缘性颌骨骨髓炎的手术时机常选在病程的
A. 7～10日　　　　　　　B. 2～4周　　　　　　　C. 5～7周
D. 8～10周　　　　　　　E. 11～12周
【答案】B
【解析】慢性边缘性颌骨骨髓炎形成的手术时机常选在病程的2～4周。其余时机均不合适。故本题答案是B。

【破题思路】颌骨骨髓炎的手术时机。

手术时机	慢性中央性颌骨骨髓炎： ①局限者发病后3～4周；②弥散者发病后5～6周 慢性边缘性颌骨骨髓炎： 发病2～4周

40. 面部"危险三角区"的范围是
A. 由双侧瞳孔连线的中点到双侧口角的连线构成　　　B. 由双侧眼外眦部到上唇中点的连线构成
C. 由双侧瞳孔到额部正中的连线构成　　　　　　　　D. 由双侧眼外眦部与颊部正中的连线构成
E. 由颊部正中到双侧口角的连线构成
【答案】A
【解析】面部"危险三角区"的范围是由双侧瞳孔连线的中点（鼻根部）到双侧口角的连线构成，该部位缺乏静脉瓣，感染易扩散。故本题答案是A。

【破题思路】牢记"危险三角区"的范围。

41. 腺源性感染最常见于
A. 咽旁间隙　　　　　　　B. 翼下颌间隙　　　　　　C. 下颌下间隙
D. 舌下间隙　　　　　　　E. 颞下间隙
【答案】C
【解析】颌下区淋巴结丰富，因此，腺源性感染最常见于下颌下间隙。故本题答案是C。

42. 咬肌间隙感染如未及时切开引流，最常引起的并发症是
A. 败血症　　　　　　　　B. 脓毒血症　　　　　　　C. 下颌骨中央性骨髓炎
D. 颊间隙感染　　　　　　E. 下颌骨边缘性骨髓炎
【答案】E
【解析】咬肌间隙位于咬肌内侧和下颌支外侧，由于咬肌肥厚坚实，难以自行溃破，炎症一周以上，易引起下颌支边缘性骨髓炎。故本题答案是E。

【破题思路】理解咬肌间隙的解剖特点。
咬肌间隙感染未及时切开引流，最常引起的并发症是下颌骨边缘性骨髓炎。

43. 属于非特异性感染的病原菌有
A. 结核菌　　　　　　　　B. 梅毒螺旋体　　　　　　C. 放线菌
D. 大肠埃希菌　　　　　　E. 破伤风杆菌

【答案】D

【解析】属于非特异性感染的病原菌是大肠埃希菌。其他几项均属于特异性感染。故本题答案是D。易误选B。

【破题思路】记住常见的特异性感染的病原菌。

44. 男，12岁，口底部广泛性水肿2天。检查：水肿范围上及颜面部，下至锁骨水平，皮肤灼热，红肿发硬，压痛明显，呈凹陷性水肿，并可扪及捻发音。此病的诊断应是

A. 化脓性口底蜂窝织炎　　B. 口底多间隙感染　　C. 颈部多间隙感染
D. 腐败坏死性口底蜂窝织炎　　E. 双侧颌下间隙感染

【答案】D

【解析】根据题干提供的病历信息，此题正确答案应是腐败坏死性蜂窝织炎，其特点：口底、面颊部、颈部下至锁骨水平广泛水肿，皮肤红肿坚硬，有可凹性水肿，并可扪及捻发音。腐败坏死性蜂窝织炎与化脓性口底蜂窝织炎区别主要是前者以厌氧、腐败坏死性细菌为主，肌肉腐败坏死，皮下组织明显软化，有气体存在，因此触之有捻发音，其次肿胀范围广泛、坚硬。故答案选D。

【破题思路】区别腐败坏死性蜂窝织炎与化脓性口底蜂窝织炎的临床特点。
考核腐败坏死性蜂窝织炎的临床特点。

45. 男，35岁。确诊为左侧下颌慢性中央性颌骨骨髓炎，应采取的治疗是

A. 及早拔除病灶牙　　B. 切开引流　　C. 去除死骨，清除病灶
D. 全身支持疗法　　E. 大剂量抗生素控制感染

【答案】C

【解析】及早拔出病灶牙、切开引流、全身支持疗法、大剂量抗生素控制感染是急性中央性颌骨骨髓炎的治疗原则，所以A、B、D、E均错误。颌骨骨髓炎进入慢性期有死骨形成时，必须手术去除死骨，清除病灶方能痊愈，所以C正确，故选C。

【破题思路】区别慢性中央性颌骨骨髓炎和急性中央性颌骨骨髓炎的治疗原则。
考核慢性中央性颌骨骨髓炎和急性中央性颌骨骨髓炎的治疗原则。

46. 男，35岁。右上颌结节传导阻滞麻醉拔除右上第三磨牙后4天出现发热，右面部疼痛，开口受限，此患者可能发生了

A. 翼下颌间隙感染　　B. 咬肌间隙感染　　C. 颞下间隙感染
D. 颞间隙感染　　E. 翼内肌痉挛

【答案】C

【解析】上颌结节传导阻滞麻醉拔除上第三磨牙后4天出现发热，右面部疼痛，开口受限，此患者可能发生了颞下间隙感染。与右上颌结节邻近且与开口肌肉相关的选项是颞下间隙。故本题答案是C。

因翼下颌间隙、咬肌间隙、颞间隙及翼内肌的解剖位置不临近上颌结节，故上颌结节阻滞麻醉引起的感染不易波及上述结构。故不选A、B、D、E。该感染途径为医源性感染，除了颞下间隙外，下牙槽神经阻滞麻醉可引起翼下颌间隙感染；眶下神经阻滞麻醉可引起眶下间隙感染。

【破题思路】记住上颌结节邻近颞下间隙，所以上颌结节传导阻滞麻醉可引起颞下间隙感染。
上颌结节传导阻滞麻醉可引起颞下间隙感染。

47. 最容易伴发下颌支边缘性骨髓炎的间隙感染是

A. 咬肌间隙感染　　B. 下颌下间隙感染　　C. 颞下间隙感染
D. 翼下颌间隙感染　　E. 眶下间隙感染

【答案】A

【解析】可引起下颌骨边缘性骨髓炎的间隙感染是咬肌间隙和翼下颌间隙，二者分别位于下颌升支外侧和内侧，因咬肌较翼内肌更肥厚坚实，炎症不易扩散，临床上咬肌间隙感染明显多于翼下颌间隙，所以最易致下

颌骨边缘性骨髓炎的是咬肌间隙感染，故答案选 A。而颌下间隙、颞下间隙及眶下间隙均不位于下颌升支，不会导致下颌骨边缘性骨髓炎，故 B、C、E 可排除。

> 【破题思路】记住不同间隙的解剖位置及感染时的临床特点。
> 考核间隙的解剖位置与感染特点。

48. 男，40 岁。右下颌剧烈牙痛并放射至耳颞部，同侧面颊部明显红肿、疼痛、下唇麻木、张口受限 5 日。体温 39.6℃，右下颌体、颊部弥漫性红肿，触痛明显，张口 2cm，残根，叩痛明显，牙松动Ⅱ度，龈袋溢脓，白细胞总数 $18×10^9$/L，中性粒细胞 90%。最可能的诊断是

A. 急性化脓性根尖周炎 B. 颊间隙感染 C. 咬肌间隙感染
D. 边缘性骨髓炎 E. 中央性骨髓炎

【答案】E

【解析】中央性骨髓炎急性期全身症状较重，局部症状初期病变区牙疼，向三叉神经分支区域放射，受累牙松动，伸长感，牙龈充血，骨板破坏，脓液从口腔或皮肤黏膜破溃。大多发生在下颌骨，病变沿下牙槽神经管扩散，可出现下唇麻木，张口受限。以上表现均与题干叙述相符合，故最可能诊断为 E。

急性化脓性根尖周炎、颊间隙感染、咬肌间隙感染、边缘性骨髓炎，均不可能致下唇麻木，故 A、B、C、D 选项可排除，答案为 E。

> 【破题思路】患侧下唇麻木是诊断急性中央性骨髓炎的有力证据。
> 考核急性中央性骨髓炎的临床特点。

49. 女，26 岁。因牙源性感染导致颊间隙脓肿形成，拟进行切开引流，方法是

A. 颊部下颌前庭沟之上水平切口 B. 腮腺导管下垂直切口 C. 颊部上颌前庭沟之下水平切口
D. 下颌前庭沟之上垂直切口 E. 上颌前庭沟之下垂直切口

【答案】A

【解析】脓肿形成后，按脓肿的部位决定由口内或口外切开引流。牙源性感染导致颊间隙脓肿，应选口内切口，即口腔前庭，下颌龈颊沟之上水平切口切开，颊部皮下脓肿可在脓肿浅表皮肤皱褶线切开，广泛间隙感染可在下颌骨下缘 1～2cm 处做平行于下颌骨下缘的切口，根据题干提示，正确答案应选 A。其余均不正确。

> 【破题思路】记住牙源性颊间隙感染的脓肿切开，应在颊部下颌前庭沟之上水平切口。
> 考核颊间隙感染脓肿切开的部位及方法。

50. 男，29 岁。3 天前因"右上唇痈"入院治疗，今晨起体温急剧上升达 39.5℃，相继出现头痛伴恶心，右眼球结膜淤血，右眼球前突及眼球运动受限，应考虑并发了

A. 脑膜炎 B. 脑脓肿 C. 败血症
D. 脓毒血症 E. 海绵窦血栓性静脉炎

【答案】E

【解析】海绵窦血栓性静脉炎是上唇痈常见的并发症，也是最严重的并发症之一，其特点就是眼球突出及运动受限，伴高颅压及结膜淤血等表现。

脑膜炎、脑脓肿和脓毒血症、败血症表现的应是比较泛发的症状，不应有比较定位的表现，故 A、B、C、D 选项可排除。

> 【破题思路】唇痈位于面部"危险三角区"，此部位静脉缺少瓣膜，感染易逆行致海绵窦，导致海绵窦血栓性静脉炎。
> 考核海绵窦血栓性静脉炎的临床特征。

51. 拔牙后易引起感染的是

A. 血友病 B. 高血压 C. 糖尿病
D. 心绞痛 E. 肝炎

【答案】C

【解析】血友病患者凝血因子Ⅷ缺乏、肝炎患者除易发生交叉感染以外，还会由于肝功能不良造成凝血机

制障碍，这两类疾病都易发生拔牙后出血。而高血压和心绞痛患者拔牙时，可能因为拔牙术的刺激引发心血管系统危象。未经控制的糖尿病患者则易发生拔牙后感染。

选项内容	禁忌拔牙的原因	禁忌指标	处理方法
血友病	出血不止	凝血因子Ⅷ提高到正常的30%	做好凝血措施，减少创伤
高血压	导致高血压脑病或脑血管意外	180/100mmHg 高龄 160/90mmHg	异常血压在监护下拔牙，术前给予硝苯地平、地西泮，缓解焦虑，保证无痛
糖尿病	术后感染	8.88mmol/L（160mg/dL）	接受胰岛素治疗者早餐后 1～2h 拔牙；预防性使用抗生素
心绞痛	心脏性意外	近期频发	镇静无痛、心电监护下拔牙，配备急救器材和药物
肝炎	拔牙后出血	凝血功能检查	凝血功能异常者术前 2～3 天给维生素K、维生素C 及其他保肝药，术后继续给予；术中加局部止血药物

52. 化脓性下颌骨中央性骨髓炎的好发部位是
    A. 喙突　　　　　　　　　　B. 体部　　　　　　　　　　C. 正中联合
    D. 升支部　　　　　　　　　E. 髁突
【答案】B
【解析】化脓性中央性颌骨骨髓炎常发生于下颌骨，其感染来源多为牙源性感染，因而多见于下颌骨体，也可波及下颌升支。

53. 口腔颌面部感染中最易发生全身并发症的是
    A. 智牙冠周炎　　　　　　　B. 间隙感染　　　　　　　　C. 化脓性颌骨骨髓炎
    D. 化脓性淋巴结炎　　　　　E. 面部疖痈
【答案】E
【解析】在口腔颌面部感染中面部疖痈最易发生全身并发症，原因是疖痈的病原菌毒力较强、上唇与鼻部"危险三角区"内的静脉常无瓣膜以及颜面表情肌和唇部的生理性活动易使感染扩散。其他感染全身并发症的发生率均低于面部疖痈。

54. 急性冠周炎局部治疗应首先采用的是
    A. 拔除患牙　　　　　　　　B. 龈袋烧灼　　　　　　　　C. 龈袋冲洗上药
    D. 局部热敷　　　　　　　　E. 开髓引流
【答案】C
【解析】急性冠周炎治疗以消炎、镇痛、增强全身抵抗力为主。局部热敷可使炎症扩散，开髓引流为牙髓炎及根尖周炎的处置方法。

55. 通常不会引起张口受限的间隙感染是
    A. 咬肌间隙感染　　　　　　B. 翼下颌间隙感染　　　　　C. 颞下间隙感染
    D. 眶下间隙感染　　　　　　E. 咽旁间隙感染
【答案】D
【解析】眶下间隙感染多来自上颌尖牙，表现为眶下区肿胀，波及内眦、眼睑和颧部，一般不会引起开口受限。

【破题思路】感染后易引起开口受限的间隙有：咬肌间隙、翼下颌间隙、颞下间隙、颞间隙、咽旁间隙。

56. 女，23岁。上唇部肿胀疼痛4天伴全身发热。检查体温37.5℃，上唇肿胀明显，局部发痒、跳痛，可见多个脓头。此患者局部处理的正确方法为
    A. 挤出脓头　　　　　　　　B. 切开引流　　　　　　　　C. 药物湿敷
    D. 红外线理疗　　　　　　　E. 局部热敷
【答案】C
【解析】根据题干可初步诊断为痈，其正确的治疗即为全身给足量抗生素，给营养和支持；局部给高渗盐水或含有抗生素的盐水纱布持续湿敷，故本题正确答案为C。疖痈治疗均禁忌挤压、挑刺、烧灼、热敷，早期亦不切开引流，故A、B、D、E均错误。

题干内容	分析
肿胀疼痛4天伴全身发热。检查体温37.5℃	红肿热痛提示炎症
肿胀疼痛4天	4天提示可能在急性期
上唇肿胀明显	上唇部炎症考虑危险三角区感染
跳痛	提示形成脓肿
可见多个脓头	提示可能为疖或痈

57. 男,38岁。因左下颌骨慢性中央性骨髓炎,造成左颌下多个瘘管,现病原牙已拔除,但瘘口未愈,仍有少量脓液溢出,偶有小块死骨排出,关于此患者的治疗错误的是
   A. 应行病灶清除及死骨摘除术　　　　B. 术前应配合抗菌药物治疗
   C. 术前应行X线检查确定骨质破坏程度　　D. 患者体弱者应延期手术
   E. 手术时机应选在死骨分离前以减少去骨量

【答案】E

【解析】慢性中央性颌骨骨髓炎的治疗局部处理为摘除死骨,处理时机为死骨形成后,故本题正确答案E。

【破题思路】颌骨骨髓炎慢性期去除死骨的时机

疾病	术式	时机
中央性颌骨骨髓炎	死骨摘除术	病变局限者3～4周 病变广泛者5～6周或更长
边缘性颌骨骨髓炎	死骨刮治术	2～4周后
放射性颌骨骨髓炎	死骨切除术	不必待死骨完全分离即可在健康骨范围内行死骨切除术

(58～59题共用题干)

女,22岁。右面颊部肿痛伴张口受限、发热5日,检查见右下颌角咬肌区肿胀并波及颊部,咬肌区深部压痛,有凹陷性水肿,张口0.8cm,水平阻生、冠周及磨牙后区明显红肿,有波动感,龈袋溢脓,右下7中龋,探诊和叩诊(+),松动Ⅰ度,颊侧牙龈黏膜红肿,腮腺导管口无红肿,右下颌下淋巴结肿大,触痛(+),白细胞计数$10×10^9/L$,中性粒细胞80%。

58. 根据病史及临床表现最可能的诊断是
   A. 急性冠周炎　　　B. 急性化脓性根尖周炎　　　C. 急性化脓性腮腺炎
   D. 冠周脓肿　　　E. 咬肌间隙脓肿

59. 若不及时正确处理最易引起的并发症是
   A. 多间隙感染　　　B. 边缘性颌骨骨髓炎　　　C. 中央性颌骨骨髓炎
   D. 败血症　　　E. 感染性休克

【答案】E、B

【解析】由题干得知右下智齿水平阻生,冠周龈及磨牙后区明显红肿,提示有冠周炎的存在。而冠周炎症可引起邻近组织的感染。同时患者右下颌角咬肌区肿胀并波及颊部,咬肌区深部压痛,加上咬肌区有凹陷性水肿,考虑咬肌间隙脓肿。患者全身症状明显,炎症的程度已经超出个别牙体周围炎症所引起的程度,排除A、B和D。但是腮腺导管口无红肿,排除C急性化脓性腮腺炎,故58题选E。

多间隙感染、边缘性颌骨骨髓炎、败血症和感染性休克都可以由咬肌间隙感染引起,其中以边缘性颌骨骨髓炎最容易由咬肌间隙或翼下颌间隙感染而引起,故排除A、D、E。中央性颌骨骨髓炎多发生在急性化脓性根尖周炎及根尖周囊肿,故排除C。故59题选B。

(60～62题共用备选答案)
   A. 溶血性链球菌　　　B. 金黄色葡萄球菌　　　C. 变形杆菌
   D. 大肠埃希菌　　　E. 铜绿假单胞菌

60. 急性蜂窝织炎的主要致病菌是
61. 丹毒的致病菌是
62. 痈的致病菌是

【答案】B、A、B

【解析】急性蜂窝织炎是皮下、筋膜下、肌间隙或深部蜂窝组织的急性弥漫性化脓性感染。临床表现

为病变不易局限、扩散迅速、与正常组织无明显界限，其主要致病菌为金黄色葡萄球菌，故60题正确答案B。

丹毒是皮肤、黏膜下网状淋巴管的急性感染，蔓延很快。其主要致病菌为β溶血性链球菌，治疗首选青霉素。故61题正确答案A。

痈的致病菌，多为金黄色葡萄球菌，故62题正确答案B。

（63～65题共用题干）

男，35岁。左下8近中阻生，左下7远中龋坏。施行拔除术后4日，拔牙窝出现持续性疼痛并向耳颞部放射，检查见拔牙窝内空虚，有口腔异味。

63. 最可能的诊断为
　A. 急性根尖周炎　　　　　B. 干槽症　　　　　　　C. 术后反应
　D. 术后疼痛　　　　　　　E. 牙槽突骨折

64. 要了解其龋坏程度，最佳的检查方法为
　A. 冷诊　　　　　　　　　B. 热诊　　　　　　　　C. X线片
　D. 患者主诉　　　　　　　E. 电活力测验

65. 对此患者相应的治疗应为
　A. 根管治疗　　　　　　　B. 保持口腔卫生　　　　C. 口服抗生素即可
　D. 用生理盐水冲洗拔牙窝即可　E. 拔牙窝彻底清创碘仿纱条填塞

【答案】B、C、E

【解析】根据病历可得有拔牙史、牙窝内空虚，符合干槽症的诊断，故63题正确答案B。

了解其龋坏程度最好的方法，当拍X线片，故64题正确答案C。

临床对干槽症的正确处理原则即拔牙窝彻底清创碘仿纱条填塞，清除腐败坏死物质，隔离外界刺激，故65题正确答案E。

（66～70题共用题干）

男，32岁。6天前感冒后出现左下后牙区胀痛，进食、吞咽时加重。昨日起出现局部自发性跳痛，张口受限、低热、头痛，检查可见：左下颌角区颊部稍肿胀，无压痛，张口度两指，左下第三磨牙近中阻生，牙龈红肿充血，挤压可见远中盲袋内少量脓液溢出，颊侧前庭沟丰满、充血，压痛明显、叩诊（－），无松动，咽侧壁稍充血，无压痛。

66. 正确诊断为
　A. 根尖周脓肿　　　　　　B. 左咬肌间隙感染　　　C. 急性根尖周炎
　D. 急性智齿冠周炎　　　　E. 左咽旁间隙感染

67. 颊侧肿胀原因是
　A. 根尖周脓肿　　　　　　B. 牙周脓肿　　　　　　C. 根尖周囊肿继发感染
　D. 炎症流注　　　　　　　E. 颊间隙感染

68. 颊侧肿胀处理方法应为
　A. 切开引流　　　　　　　B. 开髓扩通根管引流　　C. 拔除患牙
　D. 牙周治疗　　　　　　　E. 口服抗生素，局部不处理

69. 如处理不当，可引起下列间隙感染，但不包括
　A. 咽旁间隙　　　　　　　B. 翼下颌间隙　　　　　C. 眶下间隙
　D. 咬肌间隙　　　　　　　E. 颊间隙

70. 如患者出现明显的张口受限，面部肿胀不明显，仅于外升支后缘稍红肿、压痛明显，此时应怀疑合并
　A. 翼下颌间隙感染　　　　B. 咬肌间隙感染　　　　C. 咽旁间隙感染
　D. 下颌下间隙感染　　　　E. 颞间隙感染

【答案】D、D、A、C、A

【解析】下后牙区胀痛，进食、吞咽时加重病史——典型的智齿冠周炎的发展过程，故66题正确答案D。

冠周炎脓肿可沿至斜线向下颌第一磨牙颊侧前庭沟扩散，形成骨膜下脓肿，处理方式为切开引流，故67、68题正确答案D、A。

颊间隙感染一般由上下颌磨牙根尖炎引起，下颌智齿冠周炎一般不会引起面中部间隙的感染，故69题正确答案C。

出现明显的张口受限，面部肿胀不明显，仅于外升支后缘稍红肿、压痛明显，是典型的翼下颌间隙感染的表现，故70题正确答案A。

题干内容	分析
张口受限、低热、头痛，牙龈红肿充血	红肿热痛，提示炎症
出现跳痛，远中盲袋溢脓	形成脓肿
左下第三磨牙近中阻生，牙龈红肿充血	可能为智齿冠周炎
颊侧前庭沟丰满、充血	炎症扩散
出现明显的张口受限，面部肿胀不明显	排除咬肌间隙、颊间隙感染
仅口外升支后缘稍红肿	提示翼下颌间隙感染

(71～79题共用题干)

男，22岁。4天前劳累后出现右下后牙区胀痛，进食、吞咽时加重。昨日起出现局部自发性跳痛，张口受限、低热、头痛，检查可见：右下颌角区颊部稍肿胀，无压痛，张口度两指，右下智齿近中阻生，牙龈红肿充血，挤压可见远中盲袋内少量脓液溢出，颊侧前庭沟丰满、充血，压痛明显、叩诊（－），无松动，咽侧壁稍充血，无压痛。

71. 此患者的诊断为
    A. 根尖周脓肿 B. 急性冠周炎 C. 急性根尖周炎
    D. 右咬肌间隙感染 E. 右咽旁间隙感染

72. 颊侧肿胀原因为
    A. 根尖周脓肿 B. 牙周脓肿 C. 根尖周囊肿继发感染
    D. 炎症流注引起 E. 颊间隙感染引起

73. 颊侧肿胀处理方法应为
    A. 切开引流 B. 开髓扩通根管引流 C. 拔除
    D. 牙周治疗 E. 口服抗生素，局部可不处理

74. 对于首次处理的方法，以下正确的是
    A. 局部麻醉下拔除 B. 局部切开引流 C. 行龈瓣切除术
    D. 口服抗生素局部不处理 E. 局部冲洗上药，炎症消除后拔除

75. 此患者如处理不当，可引起下列间隙感染，但不包括
    A. 咽旁间隙 B. 翼下颌间隙 C. 眶下间隙
    D. 咬肌间隙 E. 颊间隙

76. 患者如出现明显的张口受限，面部肿胀不明显，仅升支后缘皮肤稍红肿、压痛明显，此时应怀疑合并
    A. 翼下颌间隙感染 B. 咬肌间隙感染 C. 咽旁间隙感染
    D. 下颌下间隙感染 E. 颞间隙感染

77. 如患者出现重度开口受限，以下颌角为中心的肿胀，皮肤潮红、压痛，此时应怀疑存在
    A. 颞下间隙感染 B. 颞间隙感染 C. 下颌下间隙感染
    D. 咬肌间隙感染 E. 翼下颌间隙感染

78. 如下颌角区存在广泛凹陷性水肿，怀疑局部脓肿形成，此时最有效的检查方法为
    A. 触诊 B. X线检查 C. 粗针头穿刺
    D. 实验室检查 E. 观察体温变化

79. 如果下颌升支区脓肿形成而未得到及时引流，可造成骨质破坏的时间，距脓肿形成
    A. 3～5天 B. 1～2周 C. 2～3周
    D. 3～4周 E. 4周以上

【答案】B、D、A、E、C、A、D、C、B

【解析】71～74题：这4道题考查下颌智齿冠周炎及其常见并发症——流注脓肿的诊断和处理。病历提供的情形为一个典型的下颌智齿冠周炎过程，同时并发了同侧第一磨牙颊侧的流注脓肿。后者在急性期的处理肯定是切开引流，而对患牙的处理亦肯定是消炎后拔除。

75～77题：此题考查下颌智齿冠周炎所引起的颌周间隙感染。下颌智齿冠周炎罕见引起眶下间隙感染者，下颌升支后缘肿胀压痛者，可能是发生了翼下颌间隙感染，下颌升支外侧红肿疼痛者，则应怀疑咬肌间隙感染。

78题：颌周间隙感染怀疑脓肿形成时，最好的诊断方法是使用粗针头在肿痛最明显的部位穿刺。

79题：颌周间隙脓肿若得不到引流，可能引起骨质破坏，发生骨髓炎的时间是脓肿形成后1～2周。

题干内容	分析
张口受限、低热、头痛，牙龈红肿充血	红肿热痛，提示炎症
出现跳痛，远中盲袋溢脓	形成脓肿
左下第三磨牙近中阻生，牙龈红肿充血	可能为智齿冠周炎
颊侧前庭沟丰满、充血	炎症扩散
出现明显的张口受限，面部肿胀不明显	排除咬肌间隙、颊间隙感染
仅口外升支后缘稍红肿	提示翼下颌间隙感染
重度开口受限，以下颌角为中心的肿胀	提示咬肌间隙感染

80. 腺源性感染主要来源是
A. 腮腺　　　　　　　　　B. 颌下腺　　　　　　　　C. 舌下腺
D. 淋巴结　　　　　　　　E. 扁桃体
【答案】D
【解析】腺源性感染不同于牙源性感染，多见于儿童，病因是上呼吸道感染、淋巴结炎、颌下腺炎，往往有上呼吸道感染史。病变的过程涉及了间隙内的淋巴结炎症。选择A（腮腺）、B（颌下腺）、E（扁桃体）是受临床上这几个器官易发生感染这一事实的影响，认为这些器官的感染就是"腺源性感染"。

81. 引起小儿颌下间隙感染的最多来源是
A. 外伤性　　　　　　　　B. 牙源性　　　　　　　　C. 血源性
D. 淋巴源性　　　　　　　E. 颌下腺源性
【答案】D
【解析】儿童颌下间隙感染最多来源为淋巴腺源性，故选D。

82. 眶下间隙感染向颅内扩散，并发海绵窦血栓性脉炎，其扩散途径通常是
A. 面前静脉，颈内静脉　　　　　　　　B. 颞浅静脉，内眦静脉
C. 面前静脉，颞浅静脉，颈内静脉　　　D. 面前静脉，内眦静脉，眼静脉
E. 眶内静脉，面前静脉
【答案】D
【解析】眶下间隙感染向颅内扩散途径是面前静脉、内眦静脉、眼静脉。眶下间隙内的静脉回流应是颅内海绵窦-眼静脉-内眦静脉-面前静脉，由于眶下间隙内这些静脉内瓣膜少而薄弱，当面部发生疖、痈感染时可向颅内扩散至海绵窦血栓性静脉炎，故D正确。故本题应选D。

83. 脓肿切开引流目的不包括
A. 排出脓液以达消炎解毒目的　　B. 减少局部疼痛肿胀　　C. 预防窒息发生
D. 预防并发边缘性骨髓炎　　　　E. 切取组织送检
【答案】E
【解析】脓肿切开引流的目的有以下四项。使脓液或腐败坏死物迅速排出体外，以达消炎解毒的目的，A正确。
解除局部症状，以防发生窒息，B、C正确。
防止边缘性骨髓炎发生，D正确。
预防感染向颅内和胸腔扩散或侵入血循环。
综上，切取组织送检不是脓肿切开引流的目的，E错误，故选E。

84. 与智齿阻生及发生冠周炎病因无关的是
A. 咀嚼器官的退化　　　　　　　　　　B. 智齿萌出位置不足
C. 阻生齿常为龈瓣覆盖，龈瓣易被咬伤发生溃疡　　D. 智齿无对颌牙
E. 全身抵抗力下降
【答案】D
【解析】智齿冠周炎病因包括以下几种。人类咀嚼器官的退化，颌骨长度减少，使智齿无足够萌出位置而阻生。局部存在盲袋，有利于细菌繁殖，且龈瓣易被咬伤。当全身抵抗力下降，局部细菌毒力增强时可引起冠周炎的急性发作。有无对颌牙与智齿冠周炎的发生无直接关系，综上，应选D。

85. 女，30岁。拔牙后3天开口逐渐受限，下颌下淋巴结肿大。除下颌支后缘稍丰满压痛外，其余无阳性

体征。最可能的诊断是
- A. 翼下颌间隙感染
- B. 下颌下间隙感染
- C. 颞间隙感染
- D. 咬肌间隙感染
- E. 干槽症

【答案】A

【解析】此患者拔牙后出现开口受限，下颌下淋巴结肿大，无其他阳性体征，符合翼下颌间隙感染症状。故选A。

选项B：下颌下间隙感染表现为下颌骨下缘轮廓消失，颌下区肿胀，故不正确。

选项C：颞间隙感染表现为颞部肿胀，故不正确。

选项E：干槽症表现为持续性疼痛，一般也不会出现张口受限，故不正确。

86. 下列不是口腔颌面部感染特征的是
- A. 口腔、颜面及上呼吸道感染，可顺相应淋巴引流途径扩散
- B. 儿童较成人更易发生腺源性感染
- C. 口腔颌面部感染可借血液循环扩散至邻近间隙
- D. "危险三角区"的感染处理不当可造成上呼吸道梗阻
- E. 口腔颌面部组织抗感染能力较其他组织为强

【答案】D

【解析】"危险三角区"的感染处理不当可造成颅内感染，发生海绵窦血栓性静脉炎而非上呼吸道梗阻。故本题答案是D。易误选E。

87. 下列有关急性化脓性腮腺炎说法错误的是
- A. 常发生在儿童
- B. 可发生于腹部大手术后
- C. 可在慢性炎症基础上急性发作
- D. 需全身支持治疗
- E. 脓肿形成时应切开引流

【答案】A

【解析】急性化脓性腮腺炎以前常见于腹部大手术之后，患者的抵抗力显著下降，现在常见于慢性腮腺炎急性发作或是邻近组织急性炎症扩散。脓肿形成之后必须及时切开引流。故本题答案是A。易误选D。

常见腮腺疾病诊断要点

急性化脓性腮腺炎	外伤、术后，导管口溢脓
流行性腮腺炎	病毒感染，血清淀粉酶升高，唾液清亮
慢性复发性腮腺炎	反复发作，自愈倾向，胶冻样唾液
慢性阻塞性	反复发作，多与进食有关，雪花样唾液
舍格伦综合征	口眼干燥，腮腺肿大

88. 男，25岁。左下第三磨牙低位阻生，牙龈红肿，形成冠周脓肿，正确的局部处理方法是
- A. 切开引流
- B. 局部理疗
- C. 局部冲洗上药
- D. 龈瓣切除
- E. 拔除阻生齿

【答案】A

【解析】左下第三磨牙低位阻生，牙龈红肿，形成冠周脓肿，正确的局部处理方法是切开引流。故本题正确答案A。

智齿常见的处理方法

完全埋伏不引起症状	保留
正位萌出有对殆牙	保留
冠周炎	局部冲洗用药
龈瓣附近形成脓肿	切开排脓
正位萌出有对殆牙，软组织阻生	龈瓣切除
前倾不超过45°，第二磨牙缺失	可作为修复的基牙
其他磨牙不能保留，而智齿牙根没有完全形成	作为移植牙代替其他磨牙
阻生引起炎症、邻牙吸收或龋齿等情况	拔除

89. 男，28岁。右侧下颌化脓性中央性颌骨骨髓炎，X线片上出现骨质破坏表现约在发病后
A. 1周   B. 2～4周
C. 5～6周   D. 7～8周
E. 9周
【答案】B
【解析】化脓性中央性颌骨骨髓炎，X线片上出现骨质破坏表现约在发病后2～4周。一般在发病2周后，由急性期进入慢性期，颌骨已有明显破坏之后，X线检查才有诊断价值。故本题答案是B。

90. 女，28岁。右下智齿发生急性冠周炎，若感染未得到控制，最先扩散的方向和导致的后果是
A. 外斜线，下颌第一磨牙的流注脓肿   B. 磨牙后区，磨牙后区脓肿
C. 颊间隙，颊瘘   D. 下颌支外后方，咬肌间隙感染
E. 下颌骨内侧，舌下、下颌下间隙感染
【答案】B
【解析】右下智齿发生急性冠周炎，若感染未得到控制，最先扩散的方向和导致的后果是磨牙后区，磨牙后区脓肿。故本题答案是B。易误选E。

(91～94题共用备选答案)
A. 牙源性   B. 腺源性
C. 损伤性   D. 血源性
E. 医源性
91. 新生儿颌骨骨髓炎感染来源多为
92. 口腔颌面部感染的主要途径是
93. 边缘性颌骨骨髓炎感染来源多为
94. 儿童颌下间隙感染来源多为
【答案】D、A、A、B

【破题思路】

感染来源	感染途径
牙源性	牙源性途径是口腔颌面部感染的主要途径
腺源性	由面颈部淋巴结感染扩散而引起
损伤性	继发于损伤后的感染
血源性	机体其他部位的化脓性病灶通过血液循环形成的口腔颌面部化脓性病变
医源性	医务人员行局部麻醉、手术、穿刺等操作未严格遵守无菌技术造成的继发性感染

(95～98题共用备选答案)
A. 婴儿颌骨骨髓炎   B. 亚急性颌骨骨髓炎
C. 放射性颌骨骨髓炎   D. 急性化脓性颌骨骨髓炎
E. 慢性颌骨骨髓炎
95. 由放射治疗引起的骨髓炎称为
96. 由急性冠周炎或根尖周炎等原因引起的骨髓炎称为
97. 哪种骨髓炎罕见发生于下颌骨
98. 哪种骨髓炎约占各类型颌骨骨髓炎的90%以上
【答案】C、D、A、D
【解析】由放射治疗引起的骨髓炎称为放射性颌骨骨髓炎。

化脓性颌骨骨髓炎可分为中央性颌骨骨髓炎和边缘性颌骨骨髓炎两类；中央性感染来源为牙周膜炎，根尖周炎；边缘性感染来源为下颌智齿冠周炎。

新生儿颌骨骨髓炎一般指发生在出生后3个月以内的化脓性中央性颌骨骨髓炎。因其主要来源为血源性，而上颌骨血运丰富，故新生儿颌骨骨髓炎主要发生在上颌骨，下颌骨极为罕见。

化脓性颌骨骨髓炎多发生于青壮年，一般以16～30岁发生率最高。男性多于女性，约为2∶1。化脓性颌骨骨髓炎约占各类型颌骨骨髓炎的90%以上。

婴儿颌骨骨髓炎	又称新生儿颌骨骨髓炎，常见血源性感染，多发生在上颌骨
亚急性颌骨骨髓炎	亚急性骨髓炎多是由于急性期治疗不充分或由低毒力细菌所引起的局限性骨感染。以起病隐匿，局部症状轻微，多无发热等全身症状为主要特征
放射性颌骨骨髓炎	来源为放射性，患者出现针刺样痛，死骨可外露呈黑褐色，死骨和周围骨组织界限不清
急性化脓性颌骨骨髓炎	化脓性颌骨骨髓炎是最常见的颌骨骨髓炎，约占各类型颌骨骨髓炎的90%以上，根据病变部位不同可分为中央性和边缘性颌骨骨髓炎
慢性颌骨骨髓炎	急性骨髓炎进入慢性期，X线表现可形成骨破坏或死骨，治疗常用清除死骨的方法

(99～103题共用备选答案)
A. 张口受限　　　　　　B. 眶下区弥漫性水肿　　　　　C. 颌下三角区的红肿
D. 颌下、口底广泛水肿　E. 以下颌角为中心的红肿
99. 眶下间隙感染主要表现为
100. 口底蜂窝织炎主要表现为
101. 颌下间隙感染主要表现为
102. 翼下颌间隙感染主要表现为
103. 咬肌间隙感染肿胀区域主要为
【答案】B、D、C、A、E
【解析】

间隙	肿胀部位
眶下间隙	眶下区、内眦、口内前庭沟
咬肌间隙	下颌支、下颌角
翼下颌间隙	下颌升支后缘稍内侧轻度肿胀、翼下颌皱襞处黏膜水肿
颞下间隙	颧弓上、下及下颌支后方微肿
下颌下间隙	下颌下三角区肿胀，下颌骨下缘轮廓消失
颊间隙	颊部皮下或黏膜下的脓肿
颞间隙	颞部，颞浅——波动感，颞深——压痛、穿刺有脓
咽旁间隙	咽侧壁红肿、悬雍垂推向健侧
口底多间隙	双侧下颌下、舌下及颈部均有弥漫性肿胀
相关知识汇总	
易引起开口受限的间隙	咬肌间隙、翼下颌间隙、颞下间隙、颞间隙、咽旁间隙
可由医源性感染引起	颞下间隙（上牙槽后神经阻滞麻醉引起） 翼下颌间隙（下牙槽神经阻滞麻醉引起） 眶下间隙（眶下神经阻滞麻醉引起）

(104～108题共用备选答案)
A. 以厌氧菌或腐败坏死性细菌为主引起的腐败坏死性口底蜂窝织炎
B. 结核性淋巴结炎发生液化后皮肤表面红、热现象及明显的压痛，但有波动感
C. 面部单一毛囊及其附件的急性化脓性炎症
D. 面部相邻多数毛囊及其附件同时发生的急性化脓性炎症
E. 梅毒性间质性角膜炎出现的角膜混浊，损害第Ⅷ对脑神经产生的神经性耳聋，Hutchinson牙称
104. 路德维希咽峡炎
105. 疖
106. 冷脓肿
107. 哈钦森三联征
108. 痈
【答案】A、C、B、E、D

【解析】

路德维希咽峡炎	口底多间隙出现以厌氧菌或腐败坏死性细菌为主引起的腐败坏死性感染，全身及局部反应严重，治疗时注意防止窒息和中毒性休克
疖	单个毛囊及其附件同时发生的急性化脓性炎症，危险三角区的疖易引起严重的颅内感染，主要致病菌为金黄色葡萄球菌
冷脓肿	结核发病部位皮肤无红热及明显压痛，扪之有波动感，此种液化现象称为冷脓肿
哈钦森三联征	梅毒性间质性角膜炎出现的角膜混浊，损害第Ⅷ对脑神经产生的神经性耳聋，Hutchinson牙被称为先天梅毒的哈钦森三联征（Hutchinson triad）
痈	发生在相邻多个毛囊及其附件的急性化脓性炎症，危险三角区的痈易引起严重的颅内感染，主要致病菌是金黄色葡萄球菌

（109～110题共用题干）

男，35岁。右下后牙疼痛伴咬肌区肿胀、压痛，周围可触及波动感，体温38.5℃，开口受限。

109. 一般不必进行的检查是
A. 穿刺　　　　　　　　B. CT检查　　　　　　　　C. X线片
D. 白细胞计数　　　　　E. 病灶牙检查

110. 应首先采取的治疗措施是
A. 输血　　　　　　　　B. 外敷药物　　　　　　　C. 拔除病灶牙
D. 脓肿切开引流　　　　E. 全身支持疗法

【答案】B、D

【解析】根据题干可知该患者应考虑为感染，故一般不应先考虑CT，109题正确答案为B。切开引流的指征如下。

搏动性跳痛、波动感、穿刺有脓	经抗生素控制感染无效，出现全身中毒症状
儿童颌周蜂窝织炎，累及多间隙感染，出现呼吸困难及吞咽困难者	结核性淋巴结炎，全身抗结核治疗无效，皮肤发红已近自溃

（111～114题共用题干）

男，35岁。左下颌第三磨牙区疼痛5周，左侧咬肌区肿痛4周，切开见大量黄色黏稠脓液，X线片可见左侧下颌角区骨质疏松。

111. 应考虑的诊断是
A. 牙周炎　　　　　　　B. 根尖周炎　　　　　　　C. 化脓性淋巴结炎
D. 翼下颌间隙感染　　　E. 左下颌骨边缘性骨髓炎

112. 最可能的感染细菌是
A. 链球菌　　　　　　　B. 铜绿假单胞菌　　　　　C. 大肠埃希菌
D. 混合细菌　　　　　　E. 金黄色葡萄球菌

113. 手术切口选择为
A. 下颌骨下缘水平横行切口　　B. 口内第三磨牙颊侧横行切口　　C. 口内下颌支前缘处黏膜切口
D. 下颌支后缘1.0cm纵行切口　　E. 下颌骨下缘下2.0cm横行切口

114. 手术应注意勿损伤的解剖结构是
A. 咬肌　　　　　　　　B. 颈阔肌　　　　　　　　C. 舌神经
D. 下牙槽神经　　　　　E. 面神经下颌缘支

【答案】E、E、E、E

【解析】根据题意"左侧咬肌区肿痛4周"，说明病变进入慢性期，"X线片可见左侧下颌角区骨质疏松"说明咬肌间隙感染导致边缘性骨髓炎，根据题意"黄色黏稠脓液"可诊断为金黄色葡萄球菌感染。面神经下颌缘支位置在下颌骨下缘0.3～1.4cm之间。

【破题思路】金黄色葡萄球菌——黄色黏稠脓液。

链球菌——淡黄（淡红）稀薄脓液，有时由于溶血而呈褐色。

铜绿假单胞菌——翠绿色，稍黏稠，有酸臭味。
混合细菌——灰白或灰褐色脓液，有明显的腐败坏死臭味。

（115～116题共用备选答案）
A. 牙源性感染　　　　　　B. 腺源性感染　　　　　　C. 损伤性感染
D. 邻近间隙扩散　　　　　E. 血源性感染

115. 眶下间隙感染的首要感染来源应为
116. 颞下间隙感染的首要感染来源应为

【答案】A、D

【解析】眶下间隙感染来源：①上1234的根尖化脓性炎症或牙槽脓肿（主要）；②上颌骨骨髓炎；③上唇底部与鼻侧的化脓性炎症。
颞下间隙感染来源：①相邻间隙；②上颌结节、卵圆孔、圆孔阻滞麻醉时带入；③上颌磨牙的根尖周感染或拔牙后感染引起。

117. 唇痈的正确局部处理是
A. 挤出脓头　　　　　　　B. 切开引流　　　　　　　C. 药物湿敷
D. 贴拔毒膏药　　　　　　E. 热敷、理疗

【答案】C

【解析】唇痈的正确局部处理是药物湿敷。促进早期病变局限、软化和穿破。故本题答案是C。

【破题思路】疖痈治疗汇总

禁忌	挤压、挑刺、热敷或用苯酚、硝酸银烧灼（防感染扩散） 痈切开脓肿后：切忌分离脓腔
治疗方法	疖：2%碘酊涂擦局部，保持清洁 痈：①高渗盐水或含抗生素的盐水纱布局部持续湿敷 ②伴有局部蜂窝织炎和面痈患者：应全身给予抗菌药物，注意脓头取脓，做细菌培养及药敏试验 ③脓肿已形成切开引流后：局部仍应以高渗盐水纱布持续湿敷，可收到良好的提脓效果（仍不能挤压） ④重症患者：全身支持疗法

118. 腐败坏死性感染，有产气性细菌存在的证据是
A. 局部表面呈紫红色　　　　B. 弥漫性水肿无弹性　　　　C. 触诊捻发音
D. 广泛的凹陷性水肿　　　　E. 皮下大量坏死组织及脓液

【答案】C

【解析】有产气性细菌存在的证据是捻发音。故本题答案是C。

119. 冠周炎临床表现最明显的阻生牙类型是
A. 垂直位　　　　　　　　B. 近中位　　　　　　　　C. 颊向位
D. 舌向位　　　　　　　　E. 水平位

【答案】B

【解析】冠周炎临床表现最明显的阻生牙类型是近中位。故本题答案是B。

120. 颌骨骨髓炎X线检查有诊断价值一般在发病后
A. 1～3天　　　　　　　　B. 4～9天　　　　　　　　C. 2周
D. 1个月　　　　　　　　　E. 2个月

【答案】C

【解析】颌骨骨髓炎急性期时X线没有表现，一般在发病后2周，从急性期进入慢性期，此时X线才可出现相应的表现，故本题正确答案为C。

121. 射线对骨的损害表现如下，除了
A. 直接致骨细胞及成骨细胞变性坏死　　　　B. 颌骨动脉内膜炎
C. 骨膜及骨内血管栓塞　　　　　　　　　　D. 骨的再生能力下降
E. 发生细菌性骨坏死

【答案】E

122.冷脓肿是指
A. 口底蜂窝织炎　　　　　　B. 结核性淋巴结炎　　　　　　C. 化脓性淋巴结炎
D. 化脓性下颌下腺炎　　　　E. 颈部转移癌坏死
【答案】B
【解析】结核性感染形成的脓肿临床上无红、肿、热、痛的现象，又称寒性脓肿、冷脓肿。故本题正确答案为B。

123.患者，男，58岁。5天前开始出现下颌前部牙痛，急剧加重，因医疗条件有限，未予治疗。3天前开始出现舌上抬，颈前部剧烈疼痛、肿胀，迅速蔓延至双侧颌下区，患者明显感到憋气，急诊求治。查体：患者端坐呼吸，双侧颈部肿胀明显，皮肤色暗红，可及捻发音。该患者的正确诊断是
A. 化脓性舌下腺炎　　　　　　B. 下颌下间隙感染　　　　　　C. 化脓性口底蜂窝织炎
D. 腐败坏死性口底蜂窝织炎　　E. 腐败坏死性牙龈炎
【答案】D
【解析】腐败坏死性细菌引起的腐败坏死性口底蜂窝织炎（又称为路德维希咽峡炎），软组织副性水肿非常广泛，病程进展迅速，肿胀范围可上至面颊部，下至颈部锁骨水平，严重者可达胸前部。患者口底和舌体可出现水肿，舌体肿大抬高，前牙呈开骀状态，如肿胀向舌根、会厌或颈前发展，可出现呼吸困难，呼吸短促，口唇青紫发绀，甚至出现三凹症状，患者不能平卧，有窒息危险。局部皮肤颜色暗红，因肌肉坏死、皮下组织软化，挤压皮肤呈不易恢复的凹陷，有气体存在，可触及捻发感。

（124～126题共用题干）
患者，男，35岁。因5天来右下后牙肿痛，今日全身不适来就诊。查患者痛苦面容，右面颊部肿胀较明显。右下第一前磨牙远中颈部龋深穿髓，无探痛，Ⅲ度松动，叩痛（+++），龈红肿明显，移行沟变平。

124.还应为患者做的检查如下，除外
A. 测体温　　　　　　　　　　B. 牙髓温度测验　　　　　　　C. 查白细胞计数
D. X线片检查　　　　　　　　E. 扪诊颌下淋巴结
【答案】A
【解析】根据患者症状，此时应该做牙髓温度测试。查白细胞，拍X线片，扪诊颌下淋巴结是否肿大，以明确诊断，了解病情程度。测体温意义不大。

125.该患牙最可能的诊断为
A. 急性牙周脓肿　　　　　　　B. 急性牙槽脓肿　　　　　　　C. 急性间隙感染
D. 急性化脓性牙髓炎　　　　　E. 急性颌骨骨髓炎
【答案】B
【解析】最可能的诊断是牙槽脓肿，根尖区牙龈肿痛伴面部肿胀，患牙松动，无探痛，移形沟变平，均支持该诊断。

126.扪诊牙龈肿胀有波动感的方法是
A. 棉球口内扪诊　　　　　　　B. 单指口内扪诊　　　　　　　C. 二指口内扪诊
D. 二指口外扪诊　　　　　　　E. 双手口外扪诊
【答案】B
【解析】牙龈肿胀波动感扪诊，单指口内扪诊，即从健康邻牙缓慢地向患牙移动。

127.左下颌第三磨牙冠周炎并发面颊瘘的常见位置相当于左下颌
A. 第三磨牙　　　　　　　　　B. 第二磨牙　　　　　　　　　C. 第一磨牙
D. 第二前磨牙　　　　　　　　E. 第一前磨牙
【答案】C
【解析】智齿冠周炎常向磨牙后区扩散，形成骨膜下脓肿，脓肿向外穿破咬肌前缘与颊肌后缘间的薄弱处，沿下颌骨外斜线向前，在第一磨牙处破溃，形成面颊瘘。

128.高压氧可用于治疗
A. 新生儿颌骨骨髓炎　　　　　B. 放射性颌骨坏死　　　　　　C. 口底蜂窝织炎
D. 唇痈　　　　　　　　　　　E. 结核
【答案】B
【解析】放射性骨坏死的治疗包括：全身治疗，镇痛、加强营养、高压氧、输血等；局部治疗，包括抗生素或双氧水冲洗病灶、去除已分离的死骨。

(129～131 共用题干)

患者，女，40 岁。右面部开口痛伴开口受限 15 天，右面部肿胀 2 天，无牙痛史，检查：右颧弓上方膨隆，中度压痛，开口度 5mm。

129. 如需补充病史，应询问有无
A. 右下颌智齿反复肿胀史　　B. 右上颌后牙拔牙史　　C. 右上颌前牙治疗史
D. 关节响史　　E. 进食肿胀史

【答案】B

【解析】颞下间隙感染在颧弓上下和下颌支后方有微肿，伴有不同程度的张口受限，与此患者症状相符，所以此患者为颞下间隙感染。颞下间隙感染来源于邻近间隙的感染，或者上颌结节、卵圆孔、圆孔阻滞麻醉时的代入感染，或由上颌磨牙的根周感染或拔牙后感染引起，所以问诊上颌后牙拔牙史最有必要，所以 B 正确。

130. 最适宜的诊断是
A. 急性化脓性颞下颌关节炎　　B. 翼下颌间隙感染　　C. 颞下间隙感染
D. 眶下间隙感染　　E. 阻塞性腮腺炎

【答案】C

【解析】颞下间隙感染在颧弓上下和下颌支后方有微肿，伴有不同程度的张口受限，与此患者症状相符，所以选项 C 正确。

急性化脓性颞下颌关节炎有关节区红肿，压痛，患者不敢咬合，A 错误。

翼下颌间隙感染发生翼下颌皱襞处的水肿，临床不易发现，B 错误。

眶下间隙感染在眶下区可扪及波动感，D 错误。

阻塞性腮腺炎可见腮腺肿大，导管口红肿，E 错误。故此题选 C。

131. 如病变进一步发展，可发生
A. 颅内感染　　B. 下颌骨骨髓炎　　C. 化脓性关节炎
D. 牙源性上颌窦炎　　E. 颞下颌关节强直

【答案】A

【解析】颞下间隙感染可造成邻近间隙的感染和海绵窦血栓性静脉炎，引起眼球运动障碍、头痛、恶心等颅内感染特点，A 正确。

因为颞下间隙感染发生位置向上，不靠近下颌，不会引起下颌骨骨髓炎，B 错误。

颞下间隙与颞下颌关节以及上颌窦没有交通，D 错误。

颞下颌关节强直往往有外伤史，E 错误。

132. 患者，女，35 岁。左下颌智齿反复肿痛伴开口受限 2 月。抗感染治疗有效，但不能根治。检查见左咬肌区弥漫性肿胀，无波动感。应诊断为
A. 翼下颌间隙感染　　B. 颞下间隙感染　　C. 下颌支边缘性骨髓炎
D. 下颌骨硬化性骨髓炎　　E. 下颌骨中央性颌骨骨髓炎

【答案】C

【解析】边缘性骨髓炎多见于青年人，好发于下颌骨，多由于下颌智齿冠周炎波及咬肌间隙而继发。急性期不易发现，常被颌周间隙感染症状所掩盖，因此常见为慢性期。临床可在下颌角区域腮腺咬肌区出现炎性浸润硬块、压痛、凹陷性水肿，并有张口受限。本题中根据患者为青年，结合病史，故选 C。

翼下颌间隙感染：①先有牙痛史，继之出现张口受限，咀嚼、吞咽疼痛，下颌升支内侧深压痛；②翼下颌皱襞处黏膜水肿；③不易触到波动感（穿刺诊断）。颞下间隙感染：①颧弓上、下及下颌支后方微肿；②张口受限；③不易触到波动感（穿刺诊断）；④警惕海绵窦静脉炎。下颌骨中央性颌骨骨髓炎：病变部位多在颌骨体，可波及下颌升支。

(133～134 题共用题干)

患者，男，18 岁，右颌下区肿痛 7 天并加重 2 天，查体见：T39℃，一般情况差，右颌下皮肤红，皮温高，压痛明显，触有波动感，肿胀无明显界限。舌下肉阜无红肿，导管口无溢脓，右下第一磨牙残根，叩痛（++），X 线片见根尖周 X 线透射区。

133. 穿刺颌下区最可能抽出的液体是
A. 黄色黏稠脓液　　B. 暗灰色稀薄脓液　　C. 陈旧性血性液体
D. 黄色蛋清样液体　　E. 淡黄色清亮液体

【答案】A

【解析】根据题干中描述的临床表现可以推断出患者是由于牙源性感染扩散导致的颌下间隙感染，口腔颌

114

面部感染最常见的是非特异性的化脓性感染,常见的致病菌是金黄色葡萄球菌、溶血性链球菌等。不同感染病原菌形成的脓液不同。

金黄色葡萄球菌感染的脓液呈黄色,黏稠无臭味。

链球菌脓液为淡黄色、稀薄,有时因出血而呈褐色。

大肠埃希菌脓液呈黄褐色,较稀薄有粪便味。

结核杆菌形成的脓液稀薄、黄绿色,其中可有豆渣样干酪物。

134. 最可能的诊断为
A. 化脓性颌骨骨髓炎 B. 结核性淋巴结炎 C. 化脓性颌下腺炎
D. 恶性淋巴瘤 E. 右颌下间隙感染
【答案】E
【解析】颌下间隙感染:①多数下颌下间隙感染是以下颌下淋巴结炎为其早期表现;②触及明显波动;③下颌下三角区肿胀,下颌骨下缘轮廓消失。

135. 颊间隙感染常见于
A. 上下颌磨牙 B. 上下颌前磨牙 C. 上下颌尖牙
D. 上下颌切牙 E. A+B
【答案】A
【解析】颊间隙感染可来源于:①上、下颌磨牙的根尖周脓肿或牙槽脓肿穿破骨;②颊部皮肤损伤、颊黏膜溃疡继发感染;③颊、颌上淋巴结的炎症扩散。

136. 小儿大多数面颈部淋巴结炎感染来源是
A. 牙源性感染 B. 口腔黏膜感染 C. 颜面部皮肤损伤
D. 面部疖痈 E. 上呼吸道感染及扁桃体炎
【答案】E
【解析】面颈部淋巴结炎感染来源主要是牙源性及口腔感染,也可来源于皮肤损伤、疖、痈等。小儿大多数面颈部淋巴结炎感染来源是上呼吸道感染及扁桃体炎。

(137～141题共用题干)

患者,女,45岁。右上尖牙咀嚼痛1周,伴右侧眶下区肿痛3天。查体见右眶下肿胀明显,右上尖牙龋坏,髓腔暴露,叩痛(+++),前庭沟肿胀,并有波动感。

137. 如患者2天前来就诊,对患者的处理应该是
A. 开髓、拔髓、引流 B. 穿刺 C. 仅口服抗生素
D. 局部热敷 E. 拔除患牙
【答案】A
【解析】根据临床表现可以判断患者是眶下间隙感染,治疗的核心目的是引流。

138. 如行切开引液,应选择
A. 眶下皮肤垂直切口 B. 眶下皮肤横行切口
C. 前庭沟波动最明显处纵向切口 D. 前庭沟波动最明显处横行切口
E. 拔除患牙,在牙槽窝中引流
【答案】D
【解析】低位引流原则常在口内上颌345区口腔前庭黏膜转折处做横行切口(橡皮引流条)。

139. 下列哪种不是智齿冠周炎局部检查的常见表现
A. 挤压龈袋可有脓液溢出 B. 肿胀的龈瓣覆盖低位阻生齿
C. 严重者可以波及腭舌弓和咽侧壁 D. 第二磨牙可受炎症激惹,但不会出现叩痛
E. 化脓性炎症局限后,可形成冠周脓肿
【答案】D
【解析】智齿冠周炎局部检查可见智齿萌出不全,智齿周围的软组织及牙龈发红,龈瓣边缘糜烂,可以从龈袋内挤压出脓液,病情严重者,炎症可以波及腭舌弓和咽后壁,化脓性炎症局限后,可以形成冠周脓肿,第二磨牙可受炎症激惹而出现叩痛。

140. 眶下间隙感染可以沿哪些静脉向颅内扩散
A. 面静脉 B. 内眦静脉 C. 眼静脉
D. 眶下静脉 E. A+B+C
【答案】E

【解析】眶下间隙感染向上可以向眶内直接扩散，形成眶内蜂窝织炎，亦可以沿面静脉、内眦静脉、眼静脉向颅内扩散，并引发海绵窦血栓性静脉炎。

141. 口底多间隙感染是指
A. 双侧下颌下、舌下间隙感染
B. 双侧下颌下、舌下和颏下间隙感染
C. 双侧下颌下、舌下和颊间隙感染
D. 双侧下颌下、舌下和咽旁间隙感染
E. 双侧下颌下、舌下和翼下颌间隙感染
【答案】B
【解析】口底多间隙感染又称口底蜂窝织炎，一般指双侧下颌下、舌下以及颏下等口底多间隙的广泛急性感染。

142. 下列哪种间隙感染为最常见的口腔颌面部感染之一
A. 翼下颌间隙
B. 咽旁间隙
C. 颞下间隙
D. 咬肌间隙
E. 舌下间隙
【答案】D
【解析】咬肌在下颌支及其角部附着宽广紧密，故潜在性咬肌间隙存于下颌升支上段的外侧部位，借脂肪结缔组织与颊、颞下、翼下颌、颞间隙相连，故咬肌间隙感染是最常见的口腔颌面部感染之一。

143. 脓肿切开引流操作哪项是正确的
A. 最好选择在口外切开，有助于引流
B. 切口应注意勿损伤下颌缘支及颌外动脉、面前静脉等
C. 切口的位置选择在脓肿的高位，愈合后瘢痕隐蔽的位置
D. 切开至黏膜下或皮下，可锐性分离扩大创口
E. 颜面部危险三角区的脓肿切开后只能轻度挤压，以保证引流通畅
【答案】B
【解析】切口应注意勿损伤面神经下颌缘支及颌外动脉、面前静脉，故本题正确答案B。
切口部位的选择：尽量选择口内切口，隐蔽或天然皱褶处，能选口内切口不选口外切口，在脓肿的最低处，故A、C选项错误。
脓肿切开后，应钝性分离脓腔，故D选项错误。
分离颜面部危险三角区的脓肿切开后切忌挤压，否则可以引起海绵窦血栓性静脉炎，故E选项错误。

144. 冠周炎发展形成冠周脓肿后，应怎样处理
A. 局部理疗
B. 拔除阻生齿
C. 局部冲洗上药
D. 局麻下切开引流
E. 大剂量抗生素治疗
【答案】D
【解析】智齿冠周炎的治疗以局部冲洗、上药为主，如若形成冠周脓肿，则应及时切开，并放置引流条。

145. 脓肿切开引流的指征不包括
A. 口腔颌面部急性化脓性炎症，同时出现明显的全身中毒症状者
B. 儿童颌周蜂窝织炎，炎症累及多间隙，出现呼吸困难及吞咽困难等
C. 皮肤表面发红，稍触痛，炎症范围较局限
D. 局部疼痛加重，呈搏动性跳痛，皮肤表面紧张、发红，呈凹陷性水肿
E. 结核性淋巴结炎，经局部及全身抗结核治疗无效，皮肤发红已近自溃的寒性脓肿
【答案】C
【解析】脓肿切开引流的指征为：①局部疼痛加重，并呈搏动性跳痛，炎症区皮肤发红、发亮，肿胀局限，压痛明显，有波动感形成；②深部脓肿可触及，或病变区有明显的压痛点及指压处有凹陷性水肿，穿刺抽出脓液者；③口底蜂窝织炎，尤其是腐败坏死性感染或小儿颌周蜂窝织炎，出现呼吸、吞咽困难；④脓肿已破溃，但是引流不畅；⑤结核性冷脓肿，保守治疗无效或行将破溃时，应予以切开引流。故本题正确答案C。

146. 导致口腔颌面部间隙感染的腺源性感染一般指
A. 小涎腺的感染
B. 三大唾液腺的感染
C. 淋巴结感染
D. 感染区淋巴结炎突破被膜引发的间隙感染
E. 皮脂腺感染
【答案】D
【解析】口腔颌面部间隙感染均为继发性感染。最常见为牙源性感染，如下颌第三磨牙周炎、根尖周炎、颌骨骨髓炎等；其次是腺源性感染，可由扁桃体炎、涎腺炎、颌面部淋巴结炎等扩散所致，在婴幼儿中多见。继发于外伤、面部疖痈、口腔溃疡和血源性感染者已少见。感染多为需氧和厌氧菌的混合感染。

147. 不宜在智齿冠周炎急性期进行的治疗是
A. 镇痛
B. 消炎
C. 建立引流
D. 去除病因
E. 对症治疗

【答案】D

【解析】待炎症控制后去除病因，即拔除患牙。任何疾病在急性期都不应该做任何处理，只能抗炎。

148. 痈的局部治疗宜采用
A. 热敷
B. 尽早切开引流
C. 硝酸银或苯酚烧灼
D. 高渗盐水纱布持续湿敷
E. 切开引流后尽早停止局部湿敷

【答案】D

【解析】痈的治疗。
① 早期：高渗盐水或含抗生素的盐水纱布局部持续湿敷，利于局限、软化和穿破。
② 伴有局部蜂窝织炎和面痈患者：应全身给抗菌药物，注意脓头取脓，做细菌培养及药敏试验。
③ 切开引流后：局部仍应以高渗盐水纱布持续湿敷，可收良好的提脓效果。
④ 重症患者：全身支持疗法。

149. 瘘孔中长期排脓，有时可排出死骨片的颌骨骨髓炎是
A. 新生儿颌骨骨髓炎
B. 中央性颌骨骨髓炎急性期
C. 中央性颌骨骨髓炎慢性期
D. 边缘性颌骨骨髓炎增生型
E. 边缘性颌骨骨髓炎溶解破坏型

【答案】C

【解析】颌骨骨髓炎常在发病后两周以后由急性期转为慢性期，并逐步进入死骨形成及分离的阶段，在口腔内及颌面部皮肤形成多个瘘孔，有时从瘘孔中排出死骨片。

150. 化脓性颌骨骨髓炎临床中下列哪项是正确的
A. 疼痛不明显
B. 多为血源性
C. 常形成广泛的骨质破坏
D. 常在发病5周后由急性期转为慢性期
E. 占各类颌骨骨髓炎的比例为90%以上

【答案】E

【解析】化脓性颌骨骨髓炎占各类型颌骨骨髓炎的90%以上，故本题正确答案为E。
颌骨炎症疼痛明显，故A不正确。
化脓骨髓炎多为牙源性感染，故B不正确。
化脓性颌骨骨髓炎进入慢性期后可有死骨形成，但较少形成广泛的骨质破坏，故C不正确。
常在发病2周后由急性期转为慢性期，故D不正确。

151. 中央性与边缘性颌骨骨髓炎的鉴别点不正确的有
A. 感染来源：前者以牙周炎、根尖炎为主；后者以下颌智齿冠周炎为主
B. 感染途径：前者先破坏骨髓后破坏骨密质再形成骨膜下脓肿；后者先形成骨膜下脓肿
C. 病变范围：前者较为局限；后者多为弥散
D. 病变牙区：前者受累牙多松动；后者病源牙多无明显松动
E. 病变部位：前者多在颌骨体；后者多在下颌角及下颌支

【答案】C

【解析】就病变范围而言，中央性的颌骨骨髓炎可以是局限的，但多为弥漫型，而边缘性的颌骨骨髓炎多为局限的，弥散型少见。其余均为中央性和边缘性颌骨骨髓炎的基本鉴别点。

152. 不属于放射性颌骨骨髓炎临床特征性表现的是
A. 发病初期呈持续性针刺样剧痛，多数患者唾液分泌减少
B. 病程进展缓慢，有时数月到十余年后才出现症状
C. 继发感染后，骨面暴露并长期溢脓，经久不愈
D. 由于肌肉组织瘢痕化，使软组织僵硬，会出现明显的张口受限
E. 死骨与正常骨分界清楚，口腔颌面部软组织可形成洞穿性缺损畸形

【答案】E

【解析】放射治疗后颌骨破骨细胞与成骨细胞的再生能力低下，导致死骨分离的速度非常缓慢，因此，死骨与正常骨常常界限不清，故本题正确答案E。
发病初期呈持续性针刺样疼痛，故A说法正确。
放射性颌骨骨髓炎病程进展缓慢，往往在放射治疗后数月到十余年后才出现症状，故B说法正确。

由于放疗引起黏膜或皮肤溃疡，导致牙槽骨、颌骨骨面外露，继发感染后骨面暴露并长期溢脓，经久不愈，故 C 说法正确。

由于肌肉组织瘢痕化，使软组织僵硬，可出现明显的张口受限，故 D 说法正确。

153. 以下关于结核性颈淋巴结炎的叙述中不正确的是
   A. 多见于儿童和青年，轻者仅有淋巴结肿大而无全身症状
   B. 淋巴结较硬，可单个或多个成串或彼此粘连，与周围组织无粘连
   C. 脓肿破溃后可形成经久不愈的瘘或窦
   D. 可同时有肺、肾等器官的结核病变或病史
   E. 皮肤表面常有红、热及明显压痛，扪之可有波动感
   【答案】E
   【解析】结核性淋巴结炎可因炎性浸润波及周围组织，晚期淋巴组织干酪样变性、液化，触及有波动感，表面皮肤无充血、发热与明显压痛，称为冷脓肿。冷脓肿破溃后形成经久不愈的瘘或窦。

154. 患者，女，23 岁，因左侧后牙隐痛不适 5 天，张口受限，左侧面部肿胀 2 天就诊。查体：左侧下颌角处肿胀明显，局部压痛，皮温升高，波动感不显，牙关紧闭；口内左下颌第三磨牙初萌牙尖，牙冠大部分被牙龈覆盖，龈瓣充血水肿，可见脓液从龈瓣溢出。该患者最有可能的诊断是
   A. 左下颌第三磨牙冠周炎　　B. 左侧腮腺炎　　C. 左下颌肿瘤继发感染
   D. 左下颌边缘性骨髓炎　　E. 左下颌第三磨牙冠周炎继发咬肌间隙感染
   【答案】E
   【解析】左下颌第三磨牙萌出障碍，造成智齿冠周炎，之后出现左侧下颌角处肿胀明显的咬肌间隙感染的临床表现，故选 E。

155. 因智齿冠周炎引起的右侧升支外侧慢性边缘性颌骨骨髓炎，经消炎治疗后局部仍有肿胀，此时可行
   A. 局部热敷　　B. 拔除病灶牙，切开引流排脓　　C. 根据药敏试验使用抗生素
   D. 骨髓炎刮治术　　E. 全身支持疗法如静脉补液等
   【答案】D
   【解析】慢性边缘性颌骨骨髓炎，受累区骨密质变软，仅有散在的浅表性死骨形成，故常用刮除方式清除。有死骨刮死骨，没死骨，刮除病理性肉芽组织。

156. 患者，女性，51 岁，口底多间隙感染，主诉说话、进食、吞咽、呼吸困难，双侧舌下、颌下及颏下弥散性肿胀，并波及面颊及颈部，皮下可及捻发音及波动感，此时最佳处理是
   A. 局部热敷　　B. 穿刺抽脓　　C. 加大抗生素剂量
   D. 广泛切开引流　　E. 局限性切开引流后放置引流条
   【答案】D
   【解析】口底多间隙感染，弥散性肿胀，且呼吸困难，主要是肿胀向舌根发展，从可触及捻发音及波动感可知为腐败坏死性口底蜂窝织炎，应在局麻下行广泛性切开引流。

157. 患者男性，35 岁，4 天前出现右上前牙持续性剧烈跳痛，昨日有所缓解，但自觉右侧下眼睑至鼻旁颧部肿胀明显，皮肤红、热，此时可诊断为
   A. 上唇痈　　B. 急性上颌窦炎　　C. 眶下淋巴结炎
   D. 眶下间隙感染　　E. 上颌骨中央性颌骨骨髓炎
   【答案】D
   【解析】由部位及皮肤发红、热可知，该诊断为右上前牙引起的眶下间隙感染。

158. 某患者因智齿冠周脓肿引起右侧咬肌间隙脓肿，切开引流后流出大量灰白色稀薄腐臭脓液，此为何种感染所致
   A. 变形链球菌　　B. 大肠埃希菌　　C. 结核杆菌
   D. 混合细菌感染　　E. 金黄色葡萄球菌
   【答案】D
   【解析】脓液的性状因感染菌种不同而有差异。混合细菌感染一般为灰白色或灰褐色脓液，有明显的腐败坏死臭味。

159. 患者，男性，23 岁，右下后牙肿痛一周，张口困难，进食吞咽时疼痛 2 天。检查：右下第三磨牙萌出不全，近中阻生，远中牙龈龈瓣红肿，翼下颌皱襞处黏膜水肿，下颌支后缘内侧有轻度肿胀，深压痛，中度张口受限（一横指）。可能的诊断是
   A. 下颌第三磨牙急性冠周炎引起的颊间隙感染

B. 下颌第三磨牙急性冠周炎引起的舌下间隙感染
C. 下颌第三磨牙急性冠周炎引起的咽旁间隙感染
D. 下颌第三磨牙急性冠周炎引起的翼下颌间隙感染
E. 下颌第三磨牙急性冠周炎引起的下颌下间隙感染

【答案】D

【解析】右下第三磨牙萌出不全，近中阻生，远中牙龈龈瓣红肿，可知是下颌智齿冠周炎，而翼下颌皱襞处黏膜水肿，因此可能的诊断是由于下颌第三磨牙急性冠周炎引起的翼下颌间隙感染。

160. 患者，男性，41岁，右侧面部有瘘管，并排出浅黄色的黏稠脓液，患区皮肤呈紫红色，有不同程度的疼痛，确诊为放线菌病，此时何种治疗最佳

A. 高压氧加口服碘化钾　　　B. 抗生素治疗，首选青霉素　　　C. 抗生素治疗加免疫治疗
D. 脓肿形成后切开引流　　　E. 病灶切除术

【答案】E

【解析】颌面部放线菌病的治疗有三种：第一，药物治疗，如抗生素治疗（首选青霉素）、碘剂、免疫疗法；第二，高压氧，杀菌抑菌消除窦道，防止骨组织感染与坏死；第三，手术治疗，当脓肿形成后应及时切开引流，有死骨形成时应刮除死骨或视病情行病灶切除术。因该患者已形成瘘管，则可以行病灶切除术。

（161～164题共用备选答案）

A. 口内翼下颌皱襞内侧做纵行切口　　　B. 口内翼下颌皱襞内侧做横行切口
C. 下颌角下2cm绕下颌角做弧形切口　　　D. 下颌骨下缘下1cm以内做平行切口
E. 下颌骨下缘下2cm做平行切口

161. 广泛颊间隙感染进入颊部脓腔的入口
162. 咬肌间隙脓肿切开引流应做哪种切口
163. 颌下间隙脓肿切开引流应该做哪种切口
164. 翼下颌间隙脓肿切开引流应该做哪种切口

【答案】E、C、E、C

第六单元　口腔颌面部创伤

1. 颏部软组织损伤时应注意什么部位的骨折
   A. 下颌骨喙突　　　　　　　B. 下颌骨体部　　　　　　　C. 下颌骨升支部
   D. 下颌骨髁突　　　　　　　E. 上颌骨牙槽突
   【答案】D
   【解析】颏部受到打击时，对冲力的作用，造成间接骨折的好发部位是髁突。

2. 下颌骨体部骨折颌间固定时间应为
   A. 5～10天　　　　　　　　B. 2～3周　　　　　　　　　C. 4～6周
   D. 7～8周　　　　　　　　E. 9～10周
   【答案】C
   【解析】颌间固定的时间一般为下颌骨骨折4～6周，上颌骨骨折3～4周，髁突骨折3～4周。

3. 下颌角骨折后下唇麻木的原因是
   A. 面神经损伤　　　　　　　B. 面部肿胀影响　　　　　　C. 下牙槽神经损伤
   D. 舌神经损伤　　　　　　　E. 颊面经损伤
   【答案】C
   【解析】下颌骨骨折的临床表现有：骨折段移位、咬合错乱、骨折段异常动度，由于疼痛和升颌肌群痉挛而张口受限。骨折处常可见牙龈撕裂，骨折时撕裂或牵拉常会损伤下牙槽神经导致下唇麻木。故选C。

4. 下颌骨骨折达到临床愈合所需时间通常为
   A. 1～2周　　　　　　　　B. 3～5周　　　　　　　　　C. 6～8周
   D. 9～11周　　　　　　　E. 12～14周
   【答案】C
   【解析】临床愈合是指能够行使功能，下颌骨骨折的临床愈合时间一般为6～8周。骨折固定4～6周，骨密度进一步增加，5～6个月后X线看不到骨折线，此时已达到组织学上的骨性愈合。故选C。

5. 外伤昏迷患者准备转送，不应采用的措施是
   A. 采取俯卧位
   B. 采取侧卧位
   C. 额部垫高
   D. 随时观察伤情变化，防止窒息和休克发生
   E. 疑有颈椎损伤的伤员，颈下应放置小枕，头部左右两侧用小枕固定
   【答案】B
   【解析】运送伤员时应注意保持呼吸道通畅，昏迷伤员可采用俯卧位，额部垫高，使其口鼻悬空，有利于唾液外流和防止舌后坠，运送途中随时观察伤情变化，防止窒息和休克发生，颈椎损伤的伤员，颈部应放置小枕。一般伤员可采取侧卧位或头偏向一侧。排除A、C、D、E，故此题选择B。

6. 一患者颏部被钝器打击后，出现双侧后牙早接触，前牙开𬌗，双侧颞下颌关节区肿胀疼痛，你认为是
   A. 双侧颞下颌关节急性前脱位　　B. 双侧髁突颈部骨折　　　　C. 双侧升颌肌群痉挛
   D. 双侧关节盘穿孔破裂　　　　　E. 双侧翼外肌痉挛
   【答案】B
   【解析】颞下颌关节脱位主要是过度张口引起，A不正确。C、D、E会出现张口受限，但是不会出现双侧后牙早接触、前牙开𬌗的情况，因此，结合患者受钝器打击史考虑患者为髁突颈部的间接性骨折。

7. 患者因外伤所致上颌骨骨折，骨折块向下移位，现场预防窒息的急救处理应是
   A. 紧急从鼻腔气管插管，保持呼吸道通畅
   B. 紧急气管切开
   C. 复位上颌骨骨折块，利用压舌板等物做颅上颌固定
   D. 使用兴奋剂
   E. 维持患者于头低脚高位
   【答案】C
   【解析】根据题意上颌骨骨折，骨折块向下移位而引起窒息，此时解除窒息应悬吊下坠的上颌骨骨块，故C正确的。选项A适用于组织肿胀引起的呼吸困难，选项B是针对吸入性窒息的抢救，选项D对于阻塞呼吸道的现场处理无意义。选项E维持患者于头低脚高位是患者出现晕厥的急救处理措施。故选C。

8. 下列哪个部位的骨折最易引起呼吸道阻塞
   A. 颏部正中骨折　　　　　　B. 一侧颏孔区骨折　　　　　　C. 双侧颏孔区骨折
   D. 下颌角部骨折　　　　　　E. 髁突骨折

【答案】C

【解析】双侧颏孔区骨折时下颌前部骨折段受下颌舌骨肌牵拉而移位，可使舌后坠，引起呼吸困难。

9. 颌面部创伤后抗休克治疗措施不包括
   A. 安静、止痛　　　　　　　B. 降低颅内压　　　　　　　　C. 维持血压
   D. 补液　　　　　　　　　　E. 止血

【答案】B

【解析】创伤后抗休克治疗原则为安静、镇痛、止血、补液，药物恢复和维持血压，故 A、C、D、E 均为创伤性休克治疗原则，休克患者本身血压就呈下降趋势，治疗不能再降低颅内压了。本题正确答案 B。

10. 面部损伤后。组织水肿迅速发生。易影响呼吸道通畅。甚至引起窒息的部位中不包括
    A. 口底　　　　　　　　　　B. 舌根　　　　　　　　　　　C. 下颌下区
    D. 颈部　　　　　　　　　　E. 颧上颌部

【答案】E

【解析】颧上颌部离呼吸道有一定的距离。

11. 面部软组织出血采用压迫止血时，可供压迫相应区域的知名动脉是
    A. 舌动脉　　　　　　　　　B. 面动脉　　　　　　　　　　C. 甲状腺上动脉
    D. 颌内动脉　　　　　　　　E. 上下唇动脉

【答案】B

【解析】
① 用手指压迫出血部位供应动脉的近心端。
② 面部出血在咬肌止端前缘的下颌骨骨面上压迫面动脉。
③ 额颞部出血在耳屏前压迫颞浅动脉。
④ 颌面部大面积出血时在第 6 颈椎横突上压闭颈总动脉，时间一般不超过 5min，也禁止双侧同时压迫，否则会导致脑缺血。

12. 口腔颌面部挫伤形成较大血肿时，应进行以下哪一项处理
    A. 尽早进行热敷，促进血肿吸收或消散
    B. 尽早进行理疗，促进血肿吸收或消散
    C. 早期切开，建立引流，应用抗菌药物控制感染
    D. 无菌条件下，用粗针头将血液抽出，然后加压包扎，应用抗菌药物
    E. 直接加压包扎，然后应用抗菌药物控制感染

【答案】D

【解析】挫伤的治疗主要是止血、止痛、预防感染、促进血肿吸收和恢复功能。血肿较大，可在无菌条件下，用粗针头将淤血抽出。故选 D。

血肿较大	无菌条件下，用粗针头将淤血抽出
已形成血肿者	24h 内冷敷，减轻肿胀，48h 后可用热敷，促进血肿吸收及消散
有感染	应予切开，清除脓液及腐败血凝块，建立引流

13. 单颌固定不具备的优点是
    A. 可行使张、闭口运动　　　B. 对进食、语言功能影响较小　　C. 固定坚实可靠
    D. 便于保持口腔卫生　　　　E. 具有一定活动功能，有利于改善局部血液循环

【答案】C

【解析】单颌固定并不是坚实可靠的，坚实可靠的是坚强内固定，固定的首选。

14. 颧骨颧弓骨折后骨折块移位方向主要取决于
    A. 骨折块上所附着咀嚼肌的牵引　B. 致伤外力的方向和大小　　C. 骨折线的方向和倾斜度
    D. 骨折的部位　　　　　　　　　E. 重力的影响

【答案】B

【解析】颧骨颧弓骨折后骨折块移位方向主要取决于致伤外力的方向和大小，本题正确答案为 B。颧骨上附着的主要是表情肌，故其骨折后骨折段移位的方向不取决于咀嚼肌，故 A 不正确。C、D、E 也不符合题意。

15. 发生颧骨、颧弓骨折必须行手术复位的指征是
A. 颌面肿胀　　　　　　　B. 开口受限　　　　　　　C. 轻度复视
D. 眶下区麻木　　　　　　E. 轻度面部畸形
【答案】B
【解析】颧骨颧弓骨折有面部塌陷畸形、张口受限、复视者为手术适应证。其中张口受限是最严重的临床表现。

16. 颧骨骨折复位的主要标准是
A. 开口活动无障碍　　　　B. 闭口活动无障碍　　　　C. 面部无畸形
D. 说话正常　　　　　　　E. 无复视
【答案】A
【解析】颧骨颧弓骨折重要的临床表现：张口受限。故恢复张口活动为复位的主要标准。

17. 下列颧骨颧弓骨折中，复位后不需固定的是
A. 颧骨体骨折向后下内移位，不伴有转位　　B. 内转位颧骨体骨折
C. 颧弓骨折　　　　　　　　　　　　　　　D. 复杂性骨折
E. 颧骨、上颌骨骨折
【答案】C
【解析】颧骨颧弓骨折分类：一般可分为颧骨骨折、颧弓骨折、颧骨颧弓联合骨折。
Knight 和 North 分类：
Ⅰ型：颧骨无移位骨折。
Ⅱ型：单纯颧弓骨折。
Ⅲ型：颧骨体骨折向后内下移位，不伴转位。
Ⅳ型：向内转位的颧骨体骨折。
Ⅴ型：向外转位的颧骨体骨折。
Ⅵ型：颧骨体粉碎性骨折。
Ⅱ、Ⅴ型只复位不固定，Ⅲ、Ⅳ、Ⅵ复位并固定。

18. 双侧上颌骨横断骨折或颅颌分离的骨折常用
A. 单颌牙弓夹板固定　　　B. 切开复位，骨间固定　　C. 带钩牙弓夹板颌间固定
D. 黏片颌间固定　　　　　E. 颅颌固定
【答案】E
【解析】上颌骨骨折固定为颅颌固定，故本题正确答案为E。选项A单颌牙弓夹板固定，用于牙槽骨骨折或移位不大的线形骨折；选项B切开复位，骨间固定，一般用于复杂骨折的固定；选项C、D主要适用于下颌骨骨折，其中D可用于儿童的颌骨骨折的固定。

19. 易发生骨折的面骨为
A. 颧骨　　　　　　　　　B. 颧弓　　　　　　　　　C. 上颌骨
D. 下颌骨　　　　　　　　E. 腭骨
【答案】D
【解析】下颌骨占据面下1/3及两侧面中1/3的一部分，位置突出，易遭受损伤而导致骨折发生率高。下颌骨易发生骨折的薄弱区：正中联合部、颏孔区、下颌角区及髁突颈部。

20. 下列下颌骨骨折的好发部位中，发生比率最低的是
A. 下颌体　　　　　　　　B. 正中联合　　　　　　　C. 颏孔区
D. 下颌角　　　　　　　　E. 髁突颈部
【答案】A
【解析】B、C、D、E为下颌骨骨折的四个好发部位。

21. 颏部双发骨折时，下列何种描述是错误的
A. 正中骨折端多因降颌肌群的作用而向下后方移位
B. 双侧骨折段多向中线移位
C. 常发生下颌牙弓缩窄
D. 常发生呼吸困难和窒息，其主要原因是伴发的牙龈和口底软组织创伤引起口底血肿，进而导致舌后坠
E. 常引起咬合关系紊乱
【答案】D

【解析】引起窒息的原因是降颌肌群牵引正中骨折段向后下移动继发舌体的后坠。故选项 D 说法不正确，本题正确答案为 D。

22. 在 X 线片上显示髁状突头部一小部分骨折，折断小骨块向前上内移位，称为
A. 一般规律类髁状突骨折　　　B. 髁状突内弯移位类髁状突骨折　　　C. 前脱帽类髁状突骨折
D. 髁状突骨折伴前脱位　　　E. 髁状突嵌入颅中窝
【答案】C
【解析】骨折线在翼外肌附着上方，称脱帽骨折，也称囊内骨折。

23. 当出现双侧后牙早接触，前牙殆、对侧牙殆运动受限时表示
A. 颏部骨折　　　B. 单侧髁状突骨折　　　C. 双侧髁状突骨折
D. 颏孔区骨折　　　E. 下颌角部骨折
【答案】C
【解析】髁突骨折

翼外肌附着下方	折断的髁突由于受翼外肌牵拉而向前、内移位
单侧髁突颈部	患侧下颌向外侧及后方移位，不能向对侧做侧向运动，骨折端后牙早接触，前牙及对侧牙可出现开殆
双侧髁突颈部骨折	下颌不能做前伸运动，下颌升支向后上移位 后牙早接触，前牙开殆更明显，侧向运动受限

24. 髁状突骨折患者应重视张口训练，其原因是
A. 防止关节内纤维增生，避免以后发生颞下颌关节强直
B. 使髁状突保持在功能位，促进髁状突复位
C. 使髁状突处于功能状态，促进骨折早期愈合
D. 张口时髁状突与下骨折段之间的距离增加，避免下颌支向上方移位引起颌骨畸形
E. 张口时髁状突所受应力较小，使骨折免受不良应力干扰
【答案】A
【解析】髁突骨折应早期进行张口训练以免发生颞下颌关节强直。

25. 下颌骨髁突颈部骨折与暴力造成的颞下颌关节急性前脱位区别点正确的是
A. 单侧髁突颈部骨折合中线偏向患侧　　　B. 双侧髁突颈部骨折前牙呈开殆状态
C. 髁突颈部有压痛、皮下血肿　　　D. X 线片示髁突颈部有骨折线
E. 以上区别点均正确
【答案】E
【解析】颞下颌关节急性前脱位表现为颏部中线偏向健侧，单侧髁突颈部骨折合中线偏向患侧，故 A 选项正确；双侧髁突颈部骨折前牙呈开殆状态，双侧后牙早接触，双侧颞下颌关节脱位可出现前牙开殆，个别磨牙早接触，故 B 选项正确；髁状突骨折可出现压痛和皮下血肿，颞下颌关节脱位一般无皮下血肿，故选项 C 正确；髁突颈部骨折 X 线上可见骨折线，而关节脱位 X 线可见关节窝空虚，故 D 选项正确，本题正确答案为 E。

26. 脑挫裂伤的基本治疗原则的重要环节是
A. 镇静　　　B. 脱水　　　C. 止血
D. 加强护理　　　E. 防治感染
【答案】B
【解析】脑挫裂伤最常见表现为颅内压增高，应给予脱水治疗，故正确答案 B。

27. 单侧下颌颏孔部垂直骨折，后段骨折片常向前上方移位并稍偏健侧是由于
A. 前段骨折片所附升颌肌群牵引　　　B. 后段骨折片所附升颌肌群牵引
C. 前段骨折片所附降颌肌群牵引　　　D. 后段骨折片所附降颌肌群牵引
E. 后段骨折片所附翼外肌牵引
【答案】B
【解析】后段骨折片受咬肌、翼内肌等升颌肌群的牵引，向上后内移位而出现后牙早接触，故本题正确答案为 B，选项 D 不正确。选项 A 前段骨折片应附着的双侧肌肉且主要为降颌肌群，选项 A 不正确。选项 C 前段骨折段所附主要为降颌肌肉说法正确，但不符合题意，故选项 C 不正确。选项 E 后骨折段上有咬肌、颞肌、翼内肌、翼外肌的牵拉，而翼外肌牵拉髁突向前内移位，整个骨折段的移位主要是升颌肌群的牵拉向上前内移位，故选项 E 不正确。

28. 单侧颏孔部垂直下颌骨骨折,前段骨折片向下,后方移位并微偏患侧是由于
   A. 患侧降颌肌群的牵引　　　　B. 健侧降颌肌群的牵引　　　　C. 双侧降颌肌群的牵引
   D. 双侧开颌肌群的牵引　　　　E. 健侧升颌肌群的牵引
   【答案】C
   【解析】前段骨折片是指患侧近中段,受双侧肌力的牵拉,健侧降颌肌力的牵拉向下移位,并向中线移位也向患侧移位,故本题正确答案为C。

29. 髁状突颈部骨折后髁状突常被拉向前内方是由于患侧
   A. 颞肌的作用　　　　B. 咬肌的作用　　　　C. 翼内肌的作用
   D. 翼外肌的作用　　　　E. 关节韧带的作用
   【答案】D
   【解析】髁状突颈部关节翼肌窝处附着翼外肌,其方向为前内,故髁状突骨折后髁突被翼外肌牵拉向前内移位,故本题正确答案为D。

30. 描述上颌骨血供特点及临床意义哪项是错误的
   A. 血运较下颌骨丰富　　　　B. 抗感染能力强　　　　C. 骨折愈合较下颌骨迅速
   D. 具有单源性血供特点　　　　E. 外伤后出血较多
   【答案】D
   【解析】上颌骨血供丰富,故本题正确答案D。

31. 最易并发颅脑损伤的颌骨骨折是
   A. LefortⅠ型骨折　　　　B. LefortⅡ型骨折　　　　C. LefortⅢ型骨折
   D. 髁状突骨折　　　　E. 下颌骨正中骨折
   【答案】C
   【解析】LefortⅢ型骨折为上颌骨高位骨折或颅面分离骨折,易伴有颅底骨折或颅脑损伤,出现耳、鼻出血或脑脊液漏。

32. 颌骨骨折伴发脑脊液鼻漏时不应
   A. 应用抗生素　　　　B. 局部保持清洁　　　　C. 进行鼻腔冲洗,协助引流
   D. 观察脑脊液量及色泽　　　　E. 脑脊液停止一定时间后处理颅骨骨折
   【答案】C
   【解析】颌骨骨折伴发脑脊液鼻漏禁忌进行鼻腔冲洗,协助引流易引发颅内感染。故本题正确选项为C。选项A、B、D、E均正确。

33. 脑内压增高的治疗原则是
   A. 镇静　　　　B. 脱水　　　　C. 止血
   D. 镇痛　　　　E. 补液
   【答案】B

【破题思路】上面两题可以共用思路

颅脑损伤	处理原则
脑脊液鼻漏或耳漏	禁止做耳道与鼻腔填塞与冲洗 预防性使用抗生素 如果超过3～4周持续不愈合——手术修补
脑水肿、颅内压增高	脱水治疗,常用20%甘露醇(呋塞米——速尿剂)

34. 唇、舌、耳、鼻及眼睑断裂伤,离体组织尚完好,应尽量将离体组织缝回原处,但一般不宜超过
   A. 1h　　　　B. 2h　　　　C. 4h
   D. 6h　　　　E. 8h
   【答案】D
   【解析】游离的组织一般不应离体超过6h,超过6h组织不能再利用。本题正确答案D。

35. 一颊颞部撕裂伤患者,现场有急救包的情况下,能够采用的止血方法是
   A. 压迫止血　　　　B. 包扎止血　　　　C. 结扎止血
   D. 填塞止血　　　　E. 缝扎止血

【答案】B

【解析】急救应根据现场条件。撕裂伤应进行包扎止血，故本题正确答案B；选项A压迫止血包括指压止血、包扎止血、填塞止血，故A不正确；选项C结扎止血适用于创口内活跃出血的血管断端出血；选项D填塞止血适用于开放性洞穿性创口；选项E适用于血液循环丰富而又不宜使用一般血管钳钳夹、结扎止血的组织。

36. 下列哪种口腔颌面部损伤需注射狂犬病疫苗
   A. 擦伤　　　　　　　　　B. 挫伤　　　　　　　　　C. 刺割伤
   D. 撕裂或撕脱伤　　　　　E. 咬伤

【答案】E

【解析】动物咬伤应注射狂犬病疫苗。

37. 以下关于口腔颌面部损伤伤员急救的叙述中，哪项是错误的
   A. 防止窒息的关键在于及早发现和及时处理
   B. 对颅脑损伤的患者，在抢救的同时，颌面部伤口可做简单包扎处理
   C. 患者如有脑脊液鼻漏或耳漏，应及时做鼻腔或耳道填塞
   D. 有条件时应尽早进行清创缝合术
   E. 无条件时应尽早包扎创口

【答案】C

【解析】颌面部损伤常伴有鼻孔或外耳道脑脊液漏出，这表明前颅底或颅中窝有骨折，处理原则为禁忌做外耳道或鼻腔的填塞或冲洗以免引起颅内感染，故本题正确答案C。防止窒息的治疗原则为及早发现和及时处理，故排除A。在抢救颅脑伤的同时，颌面部伤可做简单包扎处理，昏迷的伤员严禁做颌间固定，故排除B。口腔颌面部损伤防治感染最重要的手段之一是尽早清创，有条件时应尽早行清创缝合术，一般应在6～8h内完成，故排除D。无条件时应将创口包扎，防止外界细菌继续感染，故排除E。

38. 下列哪个部位的骨折最易引起呼吸道阻塞
   A. 颏部正中线状骨折　　　B. 一侧颏孔区骨折　　　C. 双侧颏孔区骨折
   D. 下颌角部骨折　　　　　E. 髁状突骨折

【答案】C

【解析】双侧颏孔区骨折时，两侧后骨折段因升颌肌群的牵拉而向上前方移位，前骨折段则因降颌肌群的作用而向下后方移位，可致颏后缩或舌后坠而阻塞呼吸道，故本题选C。正中联合部骨折仅在出现两侧双发骨折或粉碎性骨折时才可出现舌后坠而导致呼吸道阻塞，而线性骨折并不会引发呼吸道阻塞，故A排除。一侧颏孔区骨折并不会引发舌后坠，故B排除。下颌角部骨折、髁突骨折均不会导致呼吸道阻塞，故排除D、E。

39. 颏部软组织损伤时最容易引起什么部位间接性骨折
   A. 下颌骨颏突　　　　　　B. 下颌骨体部　　　　　C. 下颌骨升支部
   D. 下颌骨髁状突　　　　　E. 上颌骨牙槽突

【答案】D

【解析】颏部受到打击，会造成颏部软组织损伤，此时髁突颈部由于应力集中又薄弱，易形成间接骨折，故本题选D。

40. 颌面部创口初期缝合最宽时间为
   A. 6h　　　　　　　　　　B. 12h　　　　　　　　　C. 24h
   D. 48h　　　　　　　　　E. 大于48h的创口，只要没有明显的化脓，清创后仍可做初期缝合

【答案】E

【解析】由于口腔颌面部血运丰富，组织再生能力强，即使在伤后24～48h以内，均可在清创后严密缝合。甚至可超过48h，只要创口没有明显化脓感染或组织坏死，在充分清创后仍可做严密缝合，故本题选E。

41. 上颌骨高位骨折出现脑脊液耳漏时，对下述哪类颅脑损伤具有诊断意义
   A. 脑挫裂伤　　　　　　　B. 脑震荡　　　　　　　　C. 硬膜外血肿
   D. 颅前窝骨折　　　　　　E. 颅中窝骨折

【答案】E

【解析】颅中窝骨折时，会出现脑脊液耳漏，本题选E；选项A脑挫裂伤表现为颅内压增高，意识障碍、头痛、呕吐等，故A不正确；选项B脑震荡表现为头疼、逆行性遗忘等，故B不正确；选项C硬膜外血肿表现为意识障碍、颅内压增高、恶心、呕吐等，故选项C不正确；选项D颅前窝骨折表现为脑脊液鼻漏，故D不正确。

42. 颏部正中粉碎性骨折造成窒息，首选的急救方法为
   A. 环甲膜切开　　　　　B. 气管切开　　　　　C. 牵引舌体至口外
   D. 吸氧　　　　　　　　E. 骨折复位
   【答案】C
   【解析】颏部正中粉碎性骨折时，由于口底降颌肌群的牵拉，使下颌骨前部向后下移位，引起舌后坠而发生阻塞性窒息，所以将后坠的舌牵引出口外即可，本题选C。选项A环甲膜切开为临时措施，紧急情况下患者呼吸已停，可进行环甲膜切开术进行通气恢复；选项B气管切开吸入性窒息采用。

43. 上颌骨骨折发生骨移位的最佳复位时间为
   A. 1周之内　　　　　　B. 1月之内　　　　　C. 2周之内
   D. 2月之内　　　　　　E. 骨折当时
   【答案】E
   【解析】颌骨骨折为避免骨折的错位愈合，应尽早进行骨折的精确复位，故本题应选E。

44. 判断窒息最有力的依据是
   A. 烦躁不安　　　　　　　　　　　　　　B. 呼吸急促
   C. 锁骨上窝、胸骨上窝、肋间隙出现凹陷　　D. 出冷汗、脉搏加速
   E. 血压下降
   【答案】C
   【解析】窒息的前驱症状为伤员的烦躁不安、出汗、口唇发绀、鼻翼扇动和呼吸困难。严重时在呼吸时出现"三凹"体征。如抢救不及时，随之发生脉搏减弱、加快、血压下降及瞳孔散大等危象以致死亡。判断窒息最有力的依据是出现"三凹征"，故本题选C。

45. 上颌骨横断骨折时出现呼吸困难，应当立即采用筷子、压舌板等横放于下列哪一部位，将上颌骨向上提吊
   A. 切牙　　　　　　　　B. 尖牙　　　　　　　C. 前磨牙
   D. 第一磨牙　　　　　　E. 第二磨牙
   【答案】C
   【解析】当上颌骨骨折后受重力作用骨折块下坠，可能引起呼吸道阻塞或导致误吸时，在现场可临时采用筷子、压舌板等物品横放于上颌双侧前磨牙位置，悬吊下坠上颌骨骨折块，并将两端固定于头部绷带上，故本题选C。

46. 舌损伤缝合时下列哪项不符合要求
   A. 尽量保持舌的长度　　B. 采用小针细线缝合　　C. 距创缘稍远进针
   D. 最好加用褥式缝合　　E. 进针要深些
   【答案】B
   【解析】舌体组织较脆，活动度大，在缝合时应采用大针粗线，4号以上缝线进行缝合，故选项B错误。舌组织有损伤时，缝合创口应尽量保持舌的长度，故A排除。舌组织较脆，活动度大，损伤后肿胀明显，缝合处易于撕裂，故进针距创缘要>5mm，深度要深，最好加用褥式缝合，故排除C、D、E。

47. 颌骨骨折最常见的重要临床体征是
   A. 咬合错乱　　　　　　B. 张口受限　　　　　C. 常伴有软组织损伤
   D. 局部肿痛　　　　　　E. 流涎
   【答案】A
   【解析】颌骨骨折最常见的体征是咬合错乱，对颌骨骨折的诊断与治疗有重要意义，即使骨折段仅有轻度移位，也可出现咬合错乱而影响功能，故本题选A。其他B、C、D、E均为颌骨骨折的表现，但不属于最重要临床表现。

48. 细菌进入创口多久尚未大量繁殖而易于清除
   A. 6～12h内　　　　　　B. 14h内　　　　　　C. 20h内
   D. 24h内　　　　　　　E. 32h内
   【答案】A
   【解析】当细菌在进入创口6～12h以内，多停留在损伤组织的表浅部位，且尚未大量繁殖，容易通过机械的冲洗予以清除，故本题选A。

49. 上颌骨骨折诊断中最有决定意义的症状是
   A. 鼻腔出血　　　　　　B. 数个牙齿折断或错位　　C. 面部肿胀

D. 上颌骨出现动度和错𬌗　　　　　E. 脑震荡

【答案】D

【解析】颌骨骨折临床特征性临床表现为咬合紊乱、骨折段出现动度等，故本题正确答案D。鼻腔出血不一定发生上颌骨骨折，上颌骨骨折也不一定导致鼻腔出血，故A排除。数个牙齿折断或错位，可能是发生牙折或牙槽突骨折，并不具有诊断意义，故B排除。挫伤等也可表现为面部肿胀但不一定伴发上颌骨折，故C排除。脑震荡为颅脑损伤，故E排除。

50. 上前牙牙槽突骨折，应用

A. 单颌牙弓夹板结扎复位固定　　B. 颌间结扎牵引复位固定　　C. 颌间结扎固定

D. 颌间结扎加颅颌绷带复位固定　E. 骨间固定加牙弓夹板固定

【答案】A

【解析】单颌牙弓夹板固定适用于牙槽突骨折和移位不大的颌部线性骨折，故本题选A；颌间结扎固定适用于颌骨折固定，故B、C、D不正确；骨间固定是颌骨骨折治疗的首选方法，故E不正确。

51. 下颌骨骨折，骨折段移位的最主要影响因素是

A. 咀嚼肌的牵拉作用　　　　　B. 骨折部位　　　　　　　　C. 骨折线走行方向

D. 骨折段是否有牙　　　　　　E. 外力大小与方向

【答案】A

【解析】影响下颌骨骨折后骨折段移位的因素有：骨折的部位、外力的大小和方向、骨折线的方向和倾斜度、骨折段是否有牙以及附着肌肉的牵拉作用等，其中各咀嚼肌的牵拉作用是最主要的影响因素，故本题选A。

52. 牙折常发生于下述哪个区域

A. 下颌前牙区　　　　　　　　B. 上颌前牙区　　　　　　　　C. 尖牙

D. 前磨牙区　　　　　　　　　E. 磨牙区

【答案】B

【解析】上颌前牙位于牙弓的最前部，最易因外伤而折断或脱落，故本题选B。牙槽突骨折好发部位也是上颌前牙区。

53. 以下关于牙损伤的叙述中，哪项是错误的

A. 牙挫伤主要伤及牙周膜、牙髓和牙槽骨　　　B. 牙脱位的治疗以保存牙为原则

C. 轻度牙挫伤可不作特殊治疗　　　　　　　　D. 牙脱位时可伴有牙龈撕裂或牙槽突骨折

E. 完全脱落牙若离体时间不长可行牙再植术

【答案】A

【解析】牙挫伤（牙震荡），受损部位为牙周膜和牙髓，不会损伤牙槽骨，故本题选A。保存患牙是治疗牙脱位的原则，故排除B。轻度牙挫伤可不作特殊处理，而是注意观察患牙状况，同时1～2周内应使患牙得到休息，可适当调𬌗减轻患牙负担，故排除C。牙脱位不论部分还是完全性者，均可伴有牙龈撕裂或牙槽突骨折，故D排除。如果脱位在2h以后再就诊者，后期牙根吸收率可达95%，再植预后差，故E排除。

54. 颌骨骨折的治愈标准是

A. 骨性愈合　　　　　　　　　B. 纤维性愈合　　　　　　　　C. 骨折线上的牙齿不松动

D. 恢复原有咬合关系　　　　　E. 无感染发生

【答案】D

【解析】颌骨骨折的重要治愈标准是恢复原有的咬合关系，故本题选D。

55. 根据面神经下颌缘支的行径，颌下区的手术切口应

A. 低于下颌骨下缘0.5～1cm　　B. 高于下颌骨下缘0.5cm左右　　C. 低于下颌骨下缘1.5～2cm

D. 平齐下颌骨下缘　　　　　　E. 低于下颌骨下缘2cm以下

【答案】C

【解析】面神经下颌缘支解剖位置一般在下颌骨下缘下方0.3～1.4cm处，临床上在行下颌区切口时，为避免损伤下颌缘支，应在下颌骨下缘下方1.5～2cm处作切口，故本题选C。

56. 颞部外伤出血进行压迫止血的有效部位是

A. 耳屏前区　　　　　　　　　B. 颈动脉三角区　　　　　　　C. 颌外动脉走行区

D. 下颌角区　　　　　　　　　E. 咬肌前缘

【答案】A

【解析】颞部血供为颞浅动脉，当颞部出血时应压迫的动脉为颞浅动脉，压迫动脉止血应压迫近心端，该动脉在耳屏前位置较表浅，故压迫位置在耳屏前，本题正确答案为A。

【破题思路】

出血部位	压迫动脉	压迫部位
额颞部	颞浅动脉	耳屏前
面部	面动脉	咬肌前缘和下颌骨下缘交界处
头面部大面积出血	颈总动脉	第六颈椎横突

57. 男，25岁。因口腔颌面部创伤致舌体裂伤，出血明显，口底肿胀，来院就诊，最有效合理的止血方法是
A. 注射止血针
B. 指压患侧的颈总动脉
C. 用纱布块填塞止血
D. 创口缝合止血
E. 做颈外动脉结扎术

【答案】D

【解析】舌体是血液循环十分丰富的器官，裂伤后出血明显而且容易致口底肿胀或血肿造成上呼吸道梗阻，因此最佳处理是创口缝合止血，其余方法如注射止血针、用纱布块填塞止血、指压患侧颈总动脉、颈外动脉结扎术均不是最有效方法。

58. 双侧髁状突颈部骨折后出现明显移位伴开𬌗，首选合理的治疗方法是
A. 单颌固定＋颅颌弹性绷带
B. 颌间固定＋颅颌弹性绷带
C. 单纯颌间固定
D. 在双侧磨牙后区垫以2～3mm厚橡皮垫，再用颅颌弹性绷带进行牵引
E. 手术切开复位固定

【答案】E

59. 上颌骨骨折出现脑脊液鼻漏或耳漏时，下列哪种做法是错误的
A. 用消毒棉球填塞鼻腔和外耳道
B. 姿势引流
C. 用磺胺嘧啶或氯霉素预防感染
D. 耳鼻应该消毒并保持干净
E. 防止咳嗽和打喷嚏

【答案】A

【解析】前颅底或颅中窝骨折时，颌面伤常伴鼻孔或外耳道脑脊液漏出，处理原则是禁止做外耳道或鼻腔的填塞与冲洗，以免引发颅内感染，故本题选A。

60. 影响下颌骨骨折段移位的因素不包括
A. 骨折部位
B. 外力大小和方向
C. 骨折线方向和倾斜度
D. 出血、软组织肿胀及颌骨本身的重量
E. 咀嚼肌牵引的力量

【答案】D

【解析】影响下颌骨骨折后骨折段移位的因素有：骨折的部位、外力的大小和方向、骨折线的方向和倾斜度、骨折段是否有牙以及附着肌肉的牵拉作用等，故本题选D。

61. 动力加压板用于下颌骨骨折时应放置在
A. 牙槽骨上，但螺钉固定位置应注意避开牙根
B. 下颌骨中份，但螺钉固定位置应注意避开下牙槽神经管
C. 下颌骨下缘
D. 牙槽骨和下颌骨下缘同时放置，以克服下颌骨上缘的牵张力
E. 下颌骨上任何部位，但应注意避开牙根和下牙槽神经管

【答案】C

【解析】加压板固定主要用于下颌骨骨折，分为两种，一种称为动力加压板，另一种称为偏心动力加压板。动力加压板法接骨板的位置放在下颌骨下缘，故本题选C。

62. 患者，女，35岁。颌面外伤伴昏迷，经现场紧急处理后，准备转送医院进一步治疗。运送时患者正确的体位是
A. 俯卧位
B. 侧卧位
C. 仰卧位
D. 半卧位
E. 随意体位

【答案】A

【解析】颌面外伤伴昏迷患者运送时，应该注意保持呼吸道通畅，昏迷的患者可采用俯卧位，额部垫高，使其口鼻悬空，有利于唾液外流和防止舌后坠，因此A正确。一般伤员可以采用侧卧或头偏向一侧，避免血凝块及分泌物堆积在口咽部。

63. 患者，女，45岁。骑车下坡时因制动失灵致颌面部创伤，伤后昏迷20min清醒，呕吐一次，伴头痛、烦躁等，伤后60min后再度昏迷。查：脉搏、呼吸缓慢，左侧瞳孔散大，左侧肌腱反应亢进。发生颅脑损伤的类型是

   A. 脑震荡 　　　　　　　　B. 颅内血肿 　　　　　　　　C. 脑脊液漏
   D. 颅底骨折 　　　　　　　E. 脑挫裂伤

【答案】B

【解析】患者颌面部创伤后，有昏迷史，故主要考虑颅内组织的损伤。昏迷后一度清醒，随后又昏迷，伤侧瞳孔散大，对光反射消失，呼吸脉搏变慢是颅内血肿表现，与题干叙述情况基本吻合，故考虑是颅内出血，选B。

64. 患者，男，40岁。24h前颊部外伤，全层组织缺损约3.5cm×4cm。清创后适合的缝合方式是

   A. 严密缝合口腔黏膜 　　　　B. 严密缝合颊部皮肤 　　　　C. 黏膜、肌、皮肤逐层缝合
   D. 定向拉拢缝合 　　　　　　E. 将皮肤与黏膜缝合

【答案】E

【解析】颊部贯通伤根据组织缺损情况进行处理，根据题干，全层组织缺损较大应将创口处皮肤和黏膜对位缝合，故本题正确答案为E。

【破题思路】

无组织缺损或缺损较少者	口腔黏膜、肌和皮肤分层缝合
口腔黏膜无缺损或缺损较少而皮肤缺损较多者	密缝合口腔黏膜，关闭穿通创口。皮肤缺损应立即行植皮，如遗留缺损，以后再行整复治疗
较大的面颊部全层洞穿型缺损	口腔黏膜与皮肤相对缝合，消灭创面

65. 患者，男，18岁。与他人相撞致上前牙外伤。检查发现右上1位置低于咬合面，牙冠缩短，松动，牙龈有少许撕裂。牙外伤的诊断是

   A. 牙挫伤 　　　　　　　　B. 牙脱位 　　　　　　　　C. 冠折
   D. 根折 　　　　　　　　　E. 冠根折

【答案】B

【解析】牙损伤分为牙挫伤、牙脱位和牙折三类。牙脱位是由于较严重的暴力撞击所致，其中包括移位、半脱位和嵌入深部。该患者是上前牙位置低于咬合面，牙冠缩短，说明此牙向牙槽窝深部嵌入，故应诊断部分脱位中的嵌入性脱位，故选B。选项A牙挫伤，牙周膜和牙髓受损，表现为咬合不适，温度刺激敏感。选项C、D、E均不符合题意。

66. 患者，女，29岁。交通事故致颌面部闭合性损伤合并颅脑损伤，已发生吸入性窒息，应采取的抢救措施是

   A. 消除口鼻腔分泌物 　　　　B. 牵扯舌体向前 　　　　　　C. 悬吊上颌骨折块
   D. 插入通气导管 　　　　　　E. 气管切开

【答案】E

【解析】吸入性窒息立急救措施即为手术切开气管，故选E。

选项A：喉头阻塞时处理为及早清除口、鼻腔及咽喉部异物，故A不正确。

选项B：舌后坠处理方式为将后坠的舌牵出，属于阻塞性窒息，故B不正确。

选项C：悬吊下坠的上颌骨折块，属于阻塞性窒息，故C不正确。

选项D：插入通气导管保持呼吸道通畅，适用于阻塞性窒息中的咽部或舌根肿胀压迫呼吸道者，故D不正确。

67. 患者，男，27岁。因伤致面中部损伤，昏迷半小时。除面中部开放性骨折表现以外，有血及脑脊液自鼻、耳流出。现神志清楚，逆行性遗忘，神经系统检查未见异常。病理反射阴性。若患者烦躁不安，使用的药物中禁忌的是

   A. 地西泮 　　　　　　　　B. 苯巴比妥钠 　　　　　　　C. 咪达唑仑
   D. 吗啡 　　　　　　　　　E. 安痛定

【答案】D

【解析】吗啡会抑制呼吸，还有缩瞳的作用，影响对患者生命体征的判断。颅脑损伤的患者镇静禁用。

68. 患者，男，18岁。被他人拳击伤及左颧部，肿胀及疼痛明显，面部皮肤是青紫色。无张口受限，X线片未见骨折征象。此种损伤属于
   A. 复合性损伤　　　　　　　　B. 擦伤　　　　　　　　C. 挫伤
   D. 撕裂伤　　　　　　　　　　E. 撕脱伤

【答案】C

【解析】挫伤是肌体受钝器撞击或跌落，皮下和深部组织遭受瞬间冲击、挤压，造成皮下组织水肿、血肿的闭合性损伤。X线片未见骨折征象，排除骨折，所以C正确，故选C。

69. 女，20岁。工作中不慎长发卷入机器中，导致头皮撕脱伤，就诊时已是伤后5h，正确的处理方法是
   A. 创面止血、暴露　　　　　　　　　　B. 创面止血，用碘仿纱布覆盖
   C. 创面止血，用油纱布覆盖　　　　　　D. 撕脱皮肤清创，切削成中厚皮片再植
   E. 撕脱皮肤清创，切削成刃厚皮片再植

【答案】D

【解析】在伤后6h内，可将撕脱的皮肤在清创后，切削成全厚或中厚层皮片做再植术；已超过6h，组织已不能利用时，则在清创后，切取健康皮片游离移植消灭创面。故本题答案是D。易误选B。

70. 患者，女，33岁。上颌前部被硬物撞击，经X线片检查证实为上颌前部的牙槽突骨折伴牙龈撕裂伤。该患者不必进行的处理是
   A. 缝合牙龈创口　　　　　B. 局麻下将牙槽突及牙复位　　　　　C. 单颌结扎固定
   D. 有早接触时调磨对颌牙　　E. 颌间结扎

【答案】E

【解析】牙槽突骨折或移位不大的线性骨折应采用单颌固定，没有必要采取颌间结扎，颌间固定适用于下颌骨骨折，常用的方法是在上下颌牙齿安置带钩牙弓夹板颌间固定，使颌骨保持在正常咬合关系的位置上。缺点是伤员不能张口进食，也不易保持口腔清洁卫生，故本题正确答案E。

71. 患者，男，24岁。被钝器击打颈部，伤处有明显的皮下淤血和血肿，但未见开放创口。其确切的诊断是
   A. 钝器伤　　　　　　　　B. 挫伤　　　　　　　　C. 挫裂伤
   D. 擦伤　　　　　　　　　E. 撕脱伤

【答案】B

【解析】挫伤是由钝性物体直接作用于人体软组织而发生皮下损伤无开放性创口的闭合性损伤，本题正确选项B。

　　选项A：钝器伤为被钝器击打等出现的损伤，故A选项不正确。
　　选项C：挫裂伤既有皮下组织的损伤又有开放性创口，故C选项不正确。
　　选项D：擦伤是指与粗糙物体摩擦，造成表皮或真皮浅层的破坏，故D不正确。
　　选项E：皮肤撕脱伤是由于车轮或机器传动带等产生的外力作用，致皮肤和皮下组织从深筋膜深面或浅面强行剥脱，同时伴有不同程度的软组织碾挫损伤。

72. 不属于窒息前驱症状的是
   A. 烦躁不安，出汗　　　　B. 脉搏慢而弱　　　　　C. "三凹"体征
   D. 口唇发绀　　　　　　　E. 鼻翼扇动

【答案】B

73. 缝合舌组织创伤的方法中，错误的是
   A. 使用较粗缝线缝合　　　B. 尽量保持舌的纵长度　　　　C. 边距要大，缝得要深
   D. 可将舌尖向后折转缝合　E. 创伤累及相邻组织时，应分别缝合

【答案】D

【解析】舌损伤处理原则：尽量保持舌的长度，将创口按前后纵行方向缝合。
　　如舌的侧面与邻近牙龈或舌的腹面与口底黏膜都有创面时，应分别缝合各部的创口，不能封闭所有的创面时，应先缝合舌的创口，以免日后发生粘连，影响舌活动。缝合方法：较粗的丝线（4号以上缝线），最好加用褥式缝合。D选项会使舌的长度变短，故正确答案D。

74. 符合颌面部闭合性损伤特点的是
   A. 出血量较多　　　　　　B. 深层组织易发生感染　　　　C. 常有瘀斑和血肿形成
   D. 可能有较多的异物存留　E. 因组织缺损导致面部畸形

【答案】C

【解析】挫伤特征：无开放创口，皮下及深部组织遭受力的挤压而伤，损伤处小血管和淋巴管破裂，组织内渗血而形成瘀斑，甚至发生血肿，故选项C正确，选项B、D、E错误；无开放性创口，皮下有出血，故A不正确。

75. 患者颏部被钝器打击后，出现双侧后牙早接触，前牙开𬌗，双侧颞下颌关节区肿胀疼痛，你认为是
A. 双侧颞下颌关节急性前脱位 B. 双侧髁突颈部骨折 C. 双侧升颌肌群痉挛
D. 双侧关节盘穿孔破裂 E. 双侧翼外肌痉挛

【答案】B

【解析】患者有受钝器打击史，考虑患者为髁突颈部的间接性骨折，双侧髁突骨折，表现为下颌不能做前伸运动，由于升颌肌群的牵拉，下颌支向后上移位，导致后牙早接触、前牙开𬌗明显，故选B。颞下颌关节脱位表现为张口过大，面颊部变狭长，不会出现引起关节区肿胀疼痛，故A不正确。C、D、E均会出现张口受限，但是这三者均不会出现双侧后牙早接触、前牙开𬌗的情况。

76. 颌面部外伤清创时下述哪项是错误的
A. 尽量保留软组织
B. 除确已坏死的组织外，一般仅将创缘略加修整即可
C. 唇、鼻、眼睑等重要部位的撕裂伤，组织大部分游离，即使没有感染也应去除
D. 应注意探查有无面神经损伤
E. 应注意探查有无骨折发生

【答案】C

【解析】因颌面部血运丰富，故颌面外伤清创时应尽可能保留受伤的组织。除已坏死的组织外，只要没有感染或坏死，也应尽量保留，争取伤后时间不超过6h缝回原位，而非去除，已坏死的组织一般仅将创缘略加修整即可，故本题正确答案C，选项A、B说法正确；清创时应注意探查有无面神经损伤、缺损、腮腺导管损伤以及有无骨折发生等，故D、E选项说法正确。

77. 颌骨骨折独具的特点是常伴有
A. 颅脑损伤 B. 水肿反应明显 C. 咬合关系错乱
D. 呼吸道阻塞 E. 骨创感染

【答案】C

78. 对髁突骨折移位不明显的病例宜采用
A. 颌间结扎 B. 颅颌弹性绷带固定 C. 切开复位内固定术
D. 髁突摘除术 E. 随访观察

【答案】A

【解析】颌间结扎适用于髁突骨折移位不明显的病例。一般保持颌间牵引固定3～4周。故本题答案是A。

79. 关于下颌骨多发性骨折的X线诊断，最好的投照位置是
A. 下颌骨后前位 B. 下颌骨斜侧位 C. 下颌咬合片
D. 曲面断层片 E. 下颌支切线位

【答案】D

【解析】曲面断层片可以较好地观察下颌骨多发性骨折。故本题答案是D。

选项A：下颌骨后前位片用于对比两侧下颌升支。

选项B：下颌骨侧斜位片又称为下颌骨侧位片，用于检查下颌骨体部、升支及髁突的病变。

选项C：下颌前部𬌗片用于观察下颌颏部有无骨折及炎症、肿瘤等病变引起的骨质变化。下颌横断片𬌗用于：①下颌骨体部颊、舌侧密质骨有无膨胀、增生及破坏，②异物及阻生牙定位，③下颌骨骨折时颊舌向移位情况，④下颌下腺导管阳性涎石。

选项E：下颌支切线位用于检查下颌升支外侧骨密质骨膨出、增生及破坏情况，下颌骨边缘性骨髓炎时常需拍此片。

80. 颌面创伤清创术中，异物必须摘除的情况是
A. 创口有急性炎症 B. 异物位于大血管旁 C. 深部异物
D. 异物与伤情无关 E. 定位不准确

【答案】C

【解析】颌面创伤清创术中，异物必须摘除的情况是深部异物。其他几种情况下，异物可暂不摘除。故本题答案是C。

81. 颈部损伤一般不发生
A. 颈部血肿　　　　　B. 乳糜瘘　　　　　C. 高位截瘫
D. 颈椎损伤　　　　　E. 气管移位
【答案】B
【解析】颈部损伤一般不发生乳糜瘘。其他几项在颈部损伤时都有可能发生。故本题答案是B。

82. 口腔颌面部损伤的"二次弹片伤"是指
A. 多于2块的弹片损伤口腔颌面部　　　B. 颌面损伤伴牙损伤，折断的牙碎片向邻近组织内飞散
C. 口腔颌面部受到2次弹片打击所造成的损伤　　D. 弹片损伤涉及2个部位
E. 骨折致牙列变形、咬合错乱、面部畸形
【答案】B
【解析】口腔颌面部损伤的"二次弹片伤"是指颌面损伤伴牙损伤，折断的牙碎片向邻近组织内飞散。二次弹片伤是外伤时对牙齿的不利一面。故本题答案是B。

83. 面部伤后，伤口愈合快、抗感染能力强的原因是
A. 血液供应丰富　　　　B. 肌活动频繁　　　　C. 伤口暴露，容易清洁
D. 咀嚼运动的促进　　　E. 淋巴丰富
【答案】A
【解析】口腔颌面部损伤后，血液供应丰富是伤口愈合快、抗感染能力强的原因。故本题答案是A。

84. 脑脊液耳漏多见于
A. Le Fort Ⅰ型骨折　　　B. Le Fort Ⅱ型骨折　　　C. Le Fort Ⅲ型骨折
D. 颧骨骨折　　　　　　E. 颧弓骨折
【答案】C
【解析】Le Fort Ⅲ型骨折常伴有颅底骨折和颅脑损伤。Ⅱ型和Ⅲ型都会有脑脊液鼻漏，Ⅲ型还会出现耳漏。故本题答案是C。

【破题思路】

Le Fort Ⅰ型骨折（低位骨折或水平骨折）	从梨状孔水平、牙槽突上方向两侧水平延伸至上颌翼突缝
Le Fort Ⅱ型骨折（中位骨折或锥形骨折）	自鼻额缝向两侧横过鼻梁、眶内侧壁、眶底、颧上颌缝，再沿上颌骨侧壁至翼突。脑脊液鼻漏（位于眶底）
Le Fort Ⅲ型骨折（高位骨折或颅面分离骨折）	骨折线自鼻额缝向两侧横过鼻梁、眶部，经颧额缝向后达翼突，脑脊液耳漏或鼻漏（位于眶部）

85. 头皮冠状切口复位固定法最适用于
A. 上颌骨多发陈旧骨折　　　B. 鼻眶颧区多发陈旧骨折　　　C. 单纯颧弓骨折
D. 颧额缝骨折　　　　　　　E. 眶下缘骨折
【答案】B
【解析】头皮冠状切口复位固定法最适用于鼻眶颧区多发陈旧骨折。此切口显露充分，便于直视下操作。故本题答案是B。

86. 男，18岁。打篮球时被他人撞击颏部，不能咬合。外院诊断为"左颞下颌关节脱位"转来复位。检查：颏点、牙中线偏右，前牙开𬌗，右侧后牙接触，位置后移。右耳前区肿胀，压痛明显。该患者的诊断是
A. 左髁突前脱位　　　B. 左髁突侧方脱位　　　C. 双侧髁突前脱位
D. 双侧髁突侧方脱位　　　E. 右侧髁突骨折
【答案】E
【解析】关节脱位时不会有咬合接触。该患者出现单侧后牙早接触，说明是该侧骨折。故本题答案是E。

87. 男，25岁。车祸伤4h，临床检查初步诊断为上颌骨骨折，X线检查最好拍摄
A. 头颅正位片　　　B. 全口曲面断层片　　　C. 华特位片
D. 头颅侧位片　　　E. 颅底片
【答案】C
【解析】华特位（鼻颏位）适用于上颌骨骨折。故本题答案是C。易误选B。

88. 男，32岁。因车祸伤导致口腔颌面部多处破裂伤伴下颌骨多发性骨折，急诊来院时出现神志不清、口唇发绀及"三凹征"。紧急处理方法是
　　A. 吸氧　　　　　　　　　B. 清创缝合　　　　　　　　C. 骨折复位、固定
　　D. 紧急气管切开术　　　　E. 口对口人工呼吸
【答案】D
【解析】患者已经出现窒息体征，应立即进行气管切开，解除窒息。故本题答案是D。

89. 男，50岁。上颌骨Le Fort Ⅱ型骨折2天，无牙颌，全口义齿修复，应首选的固定方法是
　　A. 切开复位内固定　　　　B. 石膏绷带　　　　　　　　C. 颌间结扎+颅下颌绷带
　　D. 用上颌义齿行颅上颌固定　　E. 用全口义齿行颅下颌固定
【答案】D
【解析】无牙颌患者上颌骨Le Fort Ⅱ型骨折时，可利用上颌义齿行颅上颌固定。故本题答案是D。选项A：切开复位内固定一般适用于粉碎性骨折、开放性骨折。选项B、C适用于颌骨骨折固定；选项E不符合题意。

90. 男，26岁。1年前因车祸致右髁突骨折，行保守治疗，3个月后即出现进行性的开口受限，半年前开口仅有5mm，现因开口困难前来就诊。针对其可选用的最恰当的治疗为
　　A. 局部封闭　　　　　　　B. 开口练习　　　　　　　　C. 理疗
　　D. 关节镜手术　　　　　　E. 开放手术
【答案】E
【解析】该患者开口受限的原因是髁突骨折造成的颞下颌关节真性强直。颞下颌关节强直分为真性关节强直和假性关节强直两类。前者是由关节内纤维性或骨性粘连引起，也称关节内强直，后者是因软组织损伤产生的瘢痕限制下颌运动造成的，也称颌间挛缩。颞下颌关节真性强直需开放手术治疗。

【破题思路】

局部封闭	翼外肌亢进、痉挛
开口训练	颞下颌关节强直术后、髁状突骨折术后
理疗	翼外肌亢进、痉挛、咀嚼肌群痉挛
关节镜	关节盘穿孔
开放手术	颞下颌关节内强直

(91～93题共用题干)
　　男，5岁。进食时不慎跌倒，筷子戳破腭部2h。急诊检查见软腭有一约1.5cm长创口，为贯穿伤。患儿清醒，检查不合作。

91. 该患儿的处理应是
　　A. 不需特殊处理　　　　　B. 患儿合作时应予缝合　　　C. 局麻下缝合
　　D. 表面麻醉下缝合　　　　E. 全麻下缝合
【答案】E
【解析】口腔颌面部损伤的清创和早期处理，腭部的贯穿伤，需要进行缝合，恢复结构和功能的完整性，孩子年龄比较小，不能正常配合，所以麻醉方法常选全麻，故选E。

92. 如同时存在硬腭组织缺损，创口较大，此时的局部处理为
　　A. 应拉拢缝合，尽量缩小创面
　　B. 在硬腭两侧做松弛切口，然后缝合创面
　　C. 因患儿年龄小，组织再生能力强，可任其自行愈合
　　D. 由患儿家属决定是否行手术缝合
　　E. 堵塞碘纱保护创面即可
【答案】B
【解析】腭部缝合时，张力过大，缝合时需减张，做松弛切口，故此题正确选项为B。硬腭有组织缺损且创口较大时，若强行拉拢缝合，会导致张力过大，创口容易裂开，排除A；自行愈合肯定会形成漏口不可取，排除C；同样，E也可排除。

93. 如进行缝合，应缝合
　　A. 鼻侧黏膜、肌层、口腔侧黏膜　　　　　　B. 肌层、口腔侧黏膜

C. 口腔侧黏膜 D. 鼻侧黏膜、口腔侧黏膜
E. 全层贯穿缝合

【答案】A

【解析】由于软腭全层贯穿，口腔和鼻腔相通，故缝合时应逐层缝合，便于创口的愈合、结构功能的恢复，只缝合口腔侧黏膜、肌层、鼻侧黏膜都是不可取的，全层贯穿缝合不利于功能的复原，排除E；故选A。

（94～97题共用题干）

男，21岁。在某施工工地干活时不慎绊倒，造成右颊部贯通伤，出血较多。

94. 此类创伤的治疗原则是
A. 止血止痛 B. 抗感染及全身支持疗法
C. 清创缝合时避免神经、血管损伤 D. 减少畸形、恢复面型
E. 尽量关闭创口，消灭创面

【答案】E

【解析】关闭创口和消灭创面是颊部贯通伤的治疗原则。清创术是预防创口感染和促进组织愈合的基本方法。故此题选择E。

95. 如果没有组织缺损或缺损较少，应采取的措施是
A. 清创后将口腔黏膜、肌肉和皮肤分层缝合 B. 清创后将口腔黏膜与皮肤相对缝合，消灭创面
C. 清创后严密缝合皮肤与肌层，黏膜侧放引流物 D. 清创后皮瓣转移，修复创口
E. 清创时用带蒂皮瓣、游离皮瓣及植皮术行双层修复

【答案】A

【解析】颊部贯通伤，若无组织缺损或缺损较少者，可清创后将口腔黏膜、肌肉和皮肤分层缝合。故此题选择A。

96. 如果口腔黏膜无缺损，而皮肤缺损较多，应采取的措施是
A. 口腔黏膜与皮肤相对缝合，消灭创面
B. 严密缝合口腔黏膜，皮肤缺损行皮瓣转移或游离植皮
C. 严密缝合口腔黏膜，设法拉拢缝合皮肤层
D. 严密缝合口腔黏膜，皮肤缺损处覆盖敷料，加压包扎
E. 将口腔黏膜、肌肉和皮肤分层缝合

【答案】B

【解析】颊部贯通伤，若口腔黏膜无缺损，而皮肤缺损较大者，应严密缝合口腔创口，隔绝与口腔相通。颊部皮肤缺损应立即行皮瓣转移或游离皮瓣修复，做定向拉拢缝合，遗留的缺损待后期修复。故此题选择B。

97. 如果缺损为全层洞穿型，应采取的措施是
A. 设法拉拢缝合，畸形后期整复
B. 拉拢缝合口腔黏膜，皮肤缺损行皮瓣转移或游离植皮
C. 设法拉拢缝合皮肤层及肌层，关闭创口
D. 将创缘的口腔黏膜与皮肤相对缝合，消灭创面
E. 将口腔黏膜、肌肉和皮肤分层缝合

【答案】D

【解析】较大的面颊部全层洞穿型缺损，可直接将创缘的口腔黏膜与皮肤相对缝合，消灭创面，遗留的洞穿缺损待后期进行修复，故此题选择D。选项A及选项C只适用于无组织缺损或缺损较少者；选项B适用于口腔黏膜无缺损或缺损较少而皮肤缺损较大者。选项E将口腔黏膜、肌肉和皮肤分层缝合适用于无组织缺损者。

（98～101题共用题干）

女，32岁。不慎被机器将长发辫卷入造成大块头皮撕脱。

98. 关于其创面的描述不正确的是
A. 出血较多，疼痛剧烈易发生休克 B. 创缘整齐，有明显的出血点
C. 皮下组织及肌肉均有挫伤 D. 颅骨暴露
E. 部分耳郭、眉毛连同上眼睑同时撕脱

99. 最恰当的救治步骤是
A. 及时清创，复位缝合 B. 补液、抗感染 C. 止痛药物
D. 创口敷料覆盖加压包扎 E. 密切观察生命体征变化

100. 行清创缝合术中，若血管条件允许，应进行
    A. 松解创缘，减少张力尽量拉拢缝合
    B. 撕脱的皮肤清创后，切削成全厚或中厚皮片再植
    C. 立刻做血管吻合组织再植术
    D. 采用局部皮瓣关闭创面
    E. 切取健康组织皮片游离移植消灭创面
101. 若伤后时间超过 6 小时，撕脱组织瓣损伤过重，组织已不能利用，应进行
    A. 松解创缘，减少张力尽量拉拢缝合
    B. 撕脱的皮肤清创后，切削成全厚或中厚皮片再植
    C. 立刻作血管吻合组织再植术
    D. 采用局部皮瓣关闭创面
    E. 切取健康组织皮片游离移植消灭创面

【答案】B、A、C、E

【解析】撕脱伤的临床特点为：损伤较重、创缘不整齐，故正确答案为 B，其余均为撕脱伤的表现。

撕脱伤组织已经离体，此时组织的预后与离体时间相关，离体时间越短组织预后相对较好，若离体超过 6h 则组织无法再利用。

对于撕脱伤，若受伤不超过 6h，且血管条件允许，应立刻行血管吻合组织再植术；若伤后时间已超过 6h，且组织瓣撕脱，损伤过重，组织已不能利用，应进行切取健康组织皮片游离移植消灭创面的手术。

（102～104 题共用题干）

男，28 岁。因车祸颌面部外伤 8h 后急诊。检查：患者左面部肿胀明显，眶周眼睑及结膜下瘀斑、压痛，张口受限，张口度半指，咬合关系正常。

102. X 线检查应拍摄
    A. 头颅正位片
    B. 头颅侧位片
    C. 华特位和颧弓位
    D. 下颌曲面体层片
    E. 颅底片
103. 可能的诊断是
    A. 面部软组织挫伤
    B. 下颌髁突骨折
    C. 颧骨及颧弓骨折
    D. 上颌骨骨折
    E. 下颌骨体部骨折
104. 有效的治疗措施是
    A. 局部冷敷
    B. 抗生素及激素治疗
    C. 颌间牵引及固定
    D. 颅颌绷带固定
    E. 手术切开复位内固定

【答案】C、C、E

【解析】面中份骨折、上颌窦炎症时，常规拍摄华特位、颧弓位，故 102 题正确答案为 C。

由题干可知，眶周眼睑及结膜下瘀斑、压痛，张口受限，张口度半指，可考虑上颌骨或颧骨颧弓骨折（颧骨、颧弓骨折致明显开口受限，是因为骨折断端压迫喙突及颞肌肌腱所致），但"咬合关系正常"则应首先考虑为颧骨颧弓骨折，因为颧骨颧弓骨折一般不会引起明显的咬合关系紊乱，故 103 题正确答案为 C。

颧骨骨折发生移位、颧骨颧弓骨折引起明显的面部畸形，以及导致明显的张口受限时，都是行切开复位内固定手术的适应证，故 104 题正确答案为 E。

（105～106 题共用备选答案）
    A. 巾钳牵拉复位法
    B. 口内切开坚强内固定
    C. 上颌窦填塞法
    D. 头皮冠状切口复位固定法
    E. 颞部切开复位法
105. 下颌角骨折治疗选用
106. 单纯颧弓骨折治疗选用

【答案】B、A

【解析】目前颌骨骨折首选坚强内固定，故 105 题正确选项 B。单纯颧弓骨折治疗选用巾钳牵拉复位法，故 106 题正确选项 A。选项 D 头皮冠状切口复位固定法适用于眶、颧骨、颧弓区多发性、陈旧性骨折，其优点为充分暴露术区、便于在直视下进行复位和固定骨折，避免面部多处切口和术后瘢痕。选项 E 颞部切开复位法：发际内做切口进入颧弓或颧骨深面，进行复位。

107. 颌面部创伤患者伴脑震荡的典型表现是患者有
    A. 剧烈头痛
    B. 中间清醒期
    C. 呕吐
    D. 逆行性遗忘
    E. 同侧偏瘫

【答案】D

【解析】逆行性遗忘是指对过去的事情遗忘了，新的记忆还是能够形成，是脑震荡的典型的临床表现。故本题答案是 D。选项 A、C：剧烈头痛和呕吐可出现在脑挫裂伤、脑震荡等颅脑损伤，故 A、C 不选。选项 B：

中间清醒期，常出现在颅内血肿，颅内血肿可出现昏迷、清醒、再昏迷，有中间清醒期的为颅内血肿，故 B 不选。选项 E：颅脑损伤导致神经受损可引起偏瘫。

108. 颌面部创伤患者包扎的直接作用不包括
    A. 压迫止血   B. 防止骨折进一步移位   C. 保护并缩小创口
    D. 保证呼吸道通畅   E. 减少污染，防止涎液外流

【答案】D

【解析】颌面部创伤患者包扎后无保证呼吸通畅的作用，包扎直接作用包括压迫止血，防止骨折进一步移位，保护并缩小创口，减少污染，防止涎液外流。故本题答案是 D。

109. 颌面部创伤患者包扎的目的不包括
    A. 保护并缩小创口   B. 减少涎液外流   C. 压迫止血
    D. 美观要求   E. 临时固定

【答案】D

【解析】颌面部创伤患者包扎的目的包括保护并缩小创口、减少涎液外流、压迫止血、临时固定。故本题答案是 D。

110. 托槽粘片固定适用于
    A. 有明显移位的无牙下颌骨体部骨折   B. 无明显移位的无牙下颌骨体部骨折
    C. 儿童下颌骨骨折   D. 有明显移位的无牙上颌骨骨折
    E. 无明显移位的无牙上颌骨骨折

【答案】C

【解析】托槽粘片固定适用于儿童下颌骨骨折。儿童乳牙冠短小，没有明显的外形高点，单颌或者颌间结扎固位不足。故本题答案是 C。

111. 颅颌固定法常用于
    A. 牙槽突骨折   B. 髁突骨折   C. 下颌角骨折
    D. 上颌骨骨折   E. 颅骨骨折

【答案】D

【解析】颅颌固定法常用于上颌骨骨折。故本题答案是 D。选项 A：牙槽突骨折常采用单颌牙弓夹板固定，故不选 A。选项 B：髁突骨折根据髁状突移位情况采用保守治疗或手术切开治疗。选项 C：下颌角骨折采用颌间固定或坚固内固定，故 C 不正确。

（112～113 题共用备选答案）
    A. 张口过度   B. 脑脊液漏   C. 舌后坠
    D. 后牙早接触，前牙开𬌗   E. 复视

112. 双侧髁突骨折可出现
113. 双侧颏孔区骨折可出现

【答案】D、C

【解析】髁状突骨折后，常因翼外肌的牵拉，向前内方移位，同时下颌升支因升颌肌群牵拉而向上移位，出现前牙不能闭合的状态。如双侧髁状突骨折，则前牙开𬌗更明显，故 112 题正确答案为 D。

双侧颏孔区骨折中部骨折段由于颏舌肌、颏舌骨肌牵拉而向后移位，两侧骨折段由于下颌舌骨肌、舌骨舌肌的牵拉向中线移位，使下颌骨前部弓形变窄，这种骨折可引起舌后坠而发生呼吸困难，甚至发生窒息，故 113 题正确答案 C。

114. 患者，男，25 岁。5h 前被刀砍，伤及鼻和口唇，致上唇部软组织完全离断。患者携带的离体组织完好，应尽量设法缝合回原处，离体组织最长时间不应超过伤后
    A. 1h   B. 3h   C. 4h
    D. 6h   E. 8h

【答案】D

【解析】唇、舌、耳、鼻及眼睑断裂伤，如离体组织尚完好，伤后时间不超过 6h，应尽量设法缝回原处。缝合前，离体组织应充分清洗，并浸泡于抗生素溶液中。受伤部位应行清创术，并修剪成新鲜创面，用细针细线做细致的缝合。术后注意局部保温，全身应用抗生素。

115. 某患者因高速公路车祸导致口腔颌面部严重创伤，急诊入院。若上颌骨确认骨折，急救首选是
    A. 止血   B. 复位   C. 止痛

D. 防止感染　　　　　　　　　　E. 保持呼吸道通畅及止血

【答案】E

【解析】对于口腔颌面部严重创伤的患者，应保持呼吸道通畅及止血，以防止阻塞性窒息、吸入性窒息，以及失血性休克，根据题意上颌骨骨折后由于重力作用，骨折块下坠可阻塞气道而出现窒息。

116. 气管切开术应切开以下哪些气管环

A. 第1～2气管环　　　　　B. 第2～3气管环　　　　　C. 第3～5气管环
D. 第4～5气管环　　　　　E. 第5～6气管环

【答案】C

【解析】位置不能过低以防止损伤颈部的大血管，位置不能太深防止损伤后部的食道。

117. 牙槽突骨折，其主要临床特征是

A. 牙龈撕裂　　　　　　　B. 牙龈出血肿胀　　　　　C. 牙齿脱落
D. 牙冠折断　　　　　　　E. 摇动一个牙时，邻近数个牙随之移动

【答案】E

【解析】上颌骨骨折后可伴有牙龈撕裂、出血肿胀、牙齿脱落、牙冠折断等软组织或牙的损伤，但这些都不是牙槽突骨折的特征性表现，其特征性表现为摇动一个牙时，邻近数个牙随之移动，故本题正确答案为E。

118. 在下颌骨骨折中，影响骨折移位的主要因素是

A. 骨折线走行的方向　　　B. 咀嚼肌的牵引作用　　　C. 牙弓上有无牙
D. 暴力作用　　　　　　　E. 骨折的部位

【答案】B

【解析】影响骨折移位的主要因素是下颌骨有多组咀嚼肌附着。

119. 男，45岁。交通事故致头面部创伤。因伴发颅脑损伤而发生了吸入性窒息。当即行环甲膜切开及插管术，现窒息已基本缓解。行气管切开术，缝合环甲膜处创口的时间不应超过环甲膜切开术后

A. 12h　　　　　　　　　　B. 24h　　　　　　　　　　C. 36h
D. 48h　　　　　　　　　　E. 72h

【答案】D

【解析】套管留置过久，常导致环状软骨损伤，继发喉狭窄。紧急抢救的患者，可行环甲膜切开，插管不宜超过48h，及时行常规气管切开术后，避免导致环状软骨损伤立即行气管插管。故本题答案是D。

120. 颌骨骨折最重要的临床体征是

A. 咬合关系错乱　　　　　B. 张口受限　　　　　　　C. 骨折段活动异常
D. 局部肿痛　　　　　　　E. 骨摩擦音

【答案】A

【解析】颌骨骨折最重要的临床体征是咬合关系错乱。

121. 采用小环颌间结扎固定法固定下颌骨骨折时，每位患者需结扎几对小环应根据骨折的情况而定，一般每侧至少安置

A. 1对　　　　　　　　　　B. 2对　　　　　　　　　　C. 3对
D. 4对　　　　　　　　　　E. 5对

【答案】B

【解析】小环颌间结扎固定法固定一般每侧应安置2对以上，此种方法只有固定作用没有牵引作用。故本题正确答案B。

122. 上颌骨骨折下垂移位引起的呼吸困难的主要抢救措施是

A. 清除分泌物　　　　　　B. 头低侧卧位　　　　　　C. 上提并固定上颌骨
D. 拉舌至口外　　　　　　E. 止血

【答案】C

【解析】上颌骨骨折后由于重力作用骨折块出现下坠而引起阻塞性窒息，应当上提下颌骨从而避免呼吸困难。

123. 男性患者颊部撕脱伤，就诊时出血量较多，并有休克症状，首先应当采取的措施是

A. 安静　　　　　　　　　　B. 补充血容量　　　　　　C. 镇静
D. 清创缝合　　　　　　　　E. 防止感染

【答案】B

【解析】首要任务是维持患者生命体征的稳定，对于出血性休克的患者首先应当补充血容量。

	内容	用量
休克早期或代偿期 出血在15%以下	晶体液和胶体液	成人首剂量一般为2000mL
中度休克	全血	第1h可输血1000mL左右
重度休克者 收缩压低于70mmHg	全血	10～30min 内输1500mL

124. 有一颌面部损伤患者，伤后一周来院，临床检查发现面部伤口红肿，并有少量脓性分泌物，确诊为伤口感染，应采取如下哪种治疗措施
   A. 用大量过氧化氢及盐水冲洗，再进行缝合　　B. 严格清创，缝合大部分组织后，放置引流条
   C. 清除所有感染组织后，缝合伤口　　D. 局部湿敷，待感染控制后再行处理
   E. 暴露创面，应用大剂量抗生素控制感染
   【答案】D
   【解析】没有明显化脓感染或者组织坏死的伤口可以充分清创严密缝合，可能发生感染的伤口可放置引流条，已发生明显感染的伤口不应做初期缝合，可局部湿敷，待感染控制后再处理。

125. 一患者面部大面积损伤伴有创口感染，以下哪项处理措施是不正确的
   A. 一期严密缝合　　B. 定向拉拢缝合　　C. 应用广谱抗生素控制感染
   D. 全身支持疗法　　E. 用生理盐水湿敷
   【答案】A
   【解析】明显感染的创口渗出较为明显，严密缝合会导致引流不畅。

126. 一口腔颌面部损伤患者，有昏迷史，清醒一段时间后出现头痛加剧、不安，进而嗜睡，再次进入昏迷，应首先考虑
   A. 脑震荡　　B. 脑挫裂伤　　C. 蛛网膜下血肿
   D. 硬脑膜外血肿　　E. 脑水肿
   【答案】D
   【解析】硬脑膜外血肿的临床表现：昏迷-清醒-嗜睡-再昏迷。

127. 一患者发生 Le Fort Ⅰ 型骨折，关于其临床表现正确的是
   A. 多伴有颅脑损伤　　B. 骨折线由鼻额缝向两侧横过鼻梁、眶底，达到翼突
   C. 咬合异常，可发生前牙开𬌗　　D. 颅面分离，面中份凹陷变长
   E. 出现眶下区麻木
   【答案】C
   【解析】Le Fort Ⅰ 型骨折骨折线位置较低，一般不并发颅脑损伤，其主要的临床表现为咬合的异常。选项A、E常见于 Le Fort Ⅱ 或 Ⅲ 骨折，Le Fort Ⅰ 型骨折一般无此表现；选项B为 Le Fort Ⅱ 骨折线不符合题意；选项D为 Le Fort Ⅲ 骨折，不符合题意。

128. 一严重颧骨复合体损伤的患者，不会出现下列哪种症状
   A. 眶周淤血　　B. 眶下区麻木　　C. 复视
   D. 张口受限　　E. 脑脊液漏
   【答案】E
   【解析】颧骨复合体损伤可能导致眶下神经受损出现眶下区麻木，可能累及眼外肌导致局部水肿出现复视，骨折段向内移位阻碍冠突运动出现开口受限。脑脊液漏是上颌骨骨折并发颅中窝或前颅底骨折的临床表现，故选E。

（129～132题共用备选答案）
   A. Le Fort Ⅰ 型骨折　　B. Le Fort Ⅱ 型骨折　　C. Le Fort Ⅲ 型骨折
   D. 牙槽突骨折　　E. 纵行骨折
   129. 腭中缝裂开
   130. 骨折线从梨状孔下方、牙槽突上方水平向两侧延伸至上颌翼突缝
   131. 骨折线位于根尖上方，骨折段整体活动
   132. 骨折线自鼻额缝向两侧横过鼻梁、眶内侧壁、颧上颌缝，沿上颌侧壁到达翼突
   【答案】E、A、D、B
   【解析】腭中缝裂开属于纵行骨折，故129题正确选项是E。

Le Fort Ⅰ型骨折（低位骨折或水平骨折）	从梨状孔水平、牙槽突上方向两侧水平延伸至上颌翼突缝
Le Fort Ⅱ型骨折（中位骨折或锥形骨折）	自鼻额缝向两侧横过鼻梁、眶内侧壁、眶底、颧上颌缝，再沿上颌骨侧壁至翼突。脑脊液鼻漏（位于眶底）
Le Fort Ⅲ型骨折（高位骨折或颅面分离骨折）	骨折线自鼻额缝向两侧横过鼻梁、眶部，经颧额缝向后达翼突，脑脊液耳漏或鼻漏（位于眶部）

根据上表可知130题正确选项是A；132题正确选项是B；牙槽突为包绕牙根的骨，因此骨折线位于根尖上方，骨折段整体活动，应为牙槽突骨折，131题正确选项是D。

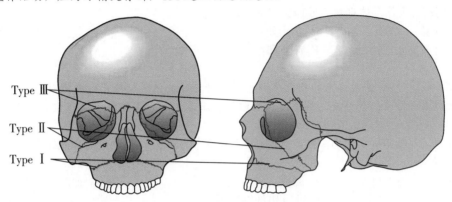

（133～136题共用题干）

患者车祸伤，有一过性昏迷病史，急诊检查发现面中份凹陷，眶周淤血，咬合错乱，后牙早接触，前牙开𬌗。

133. 首先应当作哪项辅助检查
   A. 头颅CT　　　　　　　　B. 上颌骨华氏位片　　　　　　C. 颧弓位片
   D. 上颌咬合片　　　　　　E. 鼻颏位片
【答案】A

134. 根据临床检查，颌面部的骨折可能是
   A. Le Fort Ⅰ型骨折　　　　B. Le Fort Ⅱ型骨折　　　　C. Le Fort Ⅲ型骨折
   D. 上颌骨纵行骨折　　　　E. 颧骨颧弓骨折
【答案】C

135. 检查过程中发现患者出现呼吸困难，可能的原因是
   A. 患者出现休克　　　　　B. 口内异物阻塞咽喉部　　　C. 血液以及涎液误吸
   D. 上颌向后下移动，推软腭向后，缩小咽腔　　　　　　E. 迷走神经损伤
【答案】D

136. 出现呼吸困难的紧急处理是
   A. 手法复位，并用压舌板等吊起下移的上颌骨　　　　　B. 颌间拴结
   C. 颌间结扎+颅颌固定　　　　　　　　　　　　　　　D. 手术切开复位固定
   E. 气管切开
【答案】A

【解析】急症患者存在昏迷史，并且怀疑是Le Fort Ⅲ型骨折，常伴有颅脑损伤，需要行头颅CT检查颅脑情况，故133题正确答案A。Le Fort Ⅲ型骨折常形成颅面分离，导致面中份凹陷和拉长，故134题正确答案C。上颌骨骨折常伴有组织向后下移位引起阻塞性窒息，在治疗过程中要予以重视，及时处理，故135题正确答案D。主要处理措施为向前上方上提移位组织，解除阻塞性窒息，故136题正确答案A。

137. 关于儿童颌骨骨折的治疗，描述正确的是
   A. 首选手术复位固定　　　B. 严格恢复咬合关系　　　　C. 颌间结扎时间不超过3周
   D. 一般采取保守治疗　　　E. 拔除影响复位的恒牙
【答案】D

【解析】儿童颌骨骨折较少见，儿童处于生长发育期，骨质柔而富有弹性，即使骨折移位一般也不大，儿童正值乳恒牙交替期，恒牙萌出后咬合关系可自行调整。因乳牙列牙冠较短，牙根吸收而致牙根不稳定，难于

做牙间或颌间固定，颌骨内众多恒牙胚，骨皮质较薄，采用内固定容易损伤牙胚，也不易固定牢靠，因此多采用保守治疗，如颅颌绷带、自凝塑胶夹板等，故选D。

138. 传统骨折愈合过程中，骨痂形成时间一般在骨折后

A. 1～6天 B. 7～14天 C. 15～20天
D. 21～28天 E. 29～35天

【答案】B

【解析】二期骨愈合即传统的愈合方式，愈合模式大致经历四个阶段。①血肿形成：通常在伤后4～8h即可在骨折断端形成血肿。②血肿机化：骨折后24～72h内血肿逐渐机化。③骨痂形成：骨折1～2周后形成骨痂。④骨痂改建：一般在骨折2周后。故选B。

139. 颌面部创伤患者伴发休克时，处理原则中错误的是

A. 保持伤员安静，保暖 B. 禁止随意搬动 C. 使用吗啡类药物
D. 迅速采取有效的止血措施 E. 补液和维持血压在正常水平

【答案】C

【解析】颌面部创伤患者伴发休克的抢救原则：①保持安静及保暖，禁止随意搬动伤员；②出血明显，需要迅速采取有效的止血措施；③补液，尽量使血压维持在正常水平；④禁止使用吗啡类药物，防止抑制呼吸。故选C。

140. 男，40岁。左腮腺区切割伤，创口已缝合3周，但仍未愈，有较大量清亮液体流出，进食时明显。该患者发生了

A. 感染 B. 涎瘘 C. 血肿
D. 腮腺囊肿破裂 E. 味觉出汗综合征

【答案】B

【解析】左腮腺区切割伤，创口已缝合3周，但仍未愈，有较大量清亮液体流出，进食时明显，该患者发生了腺瘘。故本题答案是B。选项E味觉出汗综合征又称耳颞神经综合征或称Frey综合征。本病主要发生于腮腺手术后，病因为被切断的耳颞神经和原支配腮腺分泌功能的副交感神经纤维再生时，与被切断的原支配汗腺和皮下血管的交感神经末梢发生错位连接愈合，故而当咀嚼和味觉刺激引起副交感神经兴奋，同时引起面部潮红和出汗。

141. 男，25岁。4h前被人用钝器打伤，即刻意识丧失约20min，现清醒，眼部肿胀伴头痛、头晕、恶心和呕吐，不能回忆当时情形，初步诊断为

A. 脑震荡 B. 脾脏裂伤 C. 硬膜外血肿
D. 蛛网膜下腔出血 E. 颌骨骨折

【答案】A

【解析】脑震荡患者有明确的外伤史（钝器打伤）；意识障碍，伤后立即出现短暂的意识障碍，持续数分钟至十几分钟，一般不超过半小时。意识恢复后，大多不能回忆受伤当时和伤前一段时间的事情。伤后可出现头痛、头晕、疲乏无力、失眠、耳鸣、心悸、畏光、情绪不稳、记忆力减退等症状。因此选A。

142. 一外伤患者经X线检查证实为上颌前部牙槽突骨折，伴牙龈撕裂和左上1脱位。以下处理措施中，哪一项是不必要的

A. 缝合撕裂牙龈 B. 复位左上1和牙槽突 C. 调𬌗
D. 颌间结扎固定 E. 单颌结扎固定

【答案】D

【解析】复位左上1和牙槽突后缝合撕裂牙龈，对于牙槽突骨折可行上颌牙弓夹板固定，并调𬌗防止𬌗创伤，脱位的患牙在复位后的第3、6、12个月定期复查，如牙髓坏死，应行根管治疗，故此题选择D；牙槽突骨折一般用牙弓夹板、金属丝结扎、正畸托槽方丝弓等方法固定。颌间结扎固定一般用于颌骨骨折。

143. 男，16岁。不慎跌倒，颏部先着地受撞击，致下颌中线偏左侧，左侧后牙早接触，前牙及右侧后牙开𬌗。应考虑的诊断是

A. 左侧髁突颈部骨折 B. 颞肌、咬肌痉挛 C. 右侧颞下颌关节脱位
D. 左侧颞下颌关节脱位 E. 左侧髁突骨质增生

【答案】A

【解析】患者有颏部着地受撞击病史，应考虑髁突颈部的间接性骨折，故选A。颞肌、咬肌痉挛不会出现后牙开𬌗情况，故B不正确；颞下颌关节脱位主要是过度张口引起，故排除C；髁状突骨质增生可出现摩擦音，故可排除E。

144. 男，30岁。因工伤致上颌前部创伤。现唇部肿胀，上、下前牙无法咬合，上前牙多个牙松动、冠折。临床考虑上颌前部牙槽突骨折的特征性表现是

A. 上唇肿　　　　　　　　　B. 牙龈撕裂　　　　　　　　C. 创伤区咬合错乱
D. 相邻牙严重损伤　　　　　E. 邻牙与松动牙一并移动

【答案】E

【解析】上颌前部牙槽突骨折会出现出血肿胀，面部畸形，上颌牙槽骨整体动度，功能障碍，其中上颌牙槽骨整体动度会出现邻牙与松动牙一并移动，是特征性表现，所以E正确；而上唇肿胀，牙龈撕裂，创伤区咬合错乱，相邻牙严重损伤，在其他骨折如矢状骨折也可出现，故排除A、B、C、D。

145. 女，24岁。因车祸造成面部外伤。X线片显示右侧上颌骨骨折，骨折线横过鼻背、眶部，经颧骨上方到达翼突。正确的诊断是

A. Le Fort Ⅰ型骨折　　　　B. 鼻骨骨折　　　　　　　　C. Le Fort Ⅱ型骨折
D. 颧弓骨折　　　　　　　　E. Le Fort Ⅲ型骨折

【答案】E

【解析】X线片显示右侧上颌骨骨折，排除B、D。Le Fort Ⅰ型骨折骨折线从梨状孔水平、牙槽突上方向两侧水平延伸到上颌翼缝。Le Fort Ⅱ型骨折骨折线自鼻额缝向两侧横过鼻梁、眶内侧壁、眶底和颧上颌缝，再沿上颌骨侧壁至翼突。Le Fort Ⅲ型骨折骨折线自鼻额缝向两侧横过鼻梁、眶部，经颧额缝向后达翼突，形成颅面分离，常导致面中部拉长和凹陷。因此本题选E。

146. 女，25岁。从台阶上摔倒，颏部先着地。检查：牙无明显松动，前牙开𬌗，后牙早接触，未扪及台阶和骨异常动度。最有可能的骨折是

A. 颏部骨折　　　　　　　　B. 下颌角部骨折　　　　　　C. 颏孔区骨折
D. 牙槽突骨折　　　　　　　E. 髁突骨折

【答案】E

【解析】双侧髁突骨折时，下颌不能做前伸运动，由于升颌肌群的牵拉，下颌支向后上移位，导致后牙早接触，前牙开𬌗明显，侧颌运动受限。故选E。牙槽突骨折常伴有唇和牙龈组织的撕裂、肿胀、牙松动、牙折或牙脱落。双侧颏孔区骨折可有舌后坠。

147. 男，28岁。车祸致头面部损伤半小时。查体：意识模糊，烦躁不安，面部轻度发绀，吸气时锁骨上窝、胸骨上窝、肋间隙内陷，面部检查上颌骨无活动，下牙弓变窄，下前牙骨段活动、后移，口腔内无明显异物。患者可能发生

A. 吸入性窒息　　　　　　　B. 脱位性窒息　　　　　　　C. 阻塞性窒息
D. 阀门性窒息　　　　　　　E. 狭窄性窒息

【答案】C

【解析】根据题干信息"下牙弓变窄，下前牙骨段活动、后移，口腔内无明显异物"可判断该患者是由于下颌骨骨折后，舌后坠引起窒息，这属于组织移位即阻塞性窒息，故本题正确答案为C；吸入性窒息主要见于昏迷伤员，直接将血液、唾液、呕吐物或其他异物吸入气管、支气管或肺泡内而引起窒息。

【破题思路】		
阻塞性窒息	喉头阻塞	血块、碎骨片等异物阻塞气道
	组织移位	上颌骨骨折骨块下坠；颏部粉碎性骨折舌后坠
	组织肿胀	—
吸入性窒息	误吸	血液、唾液、呕吐物或其他异物吸入气道

（148～150题共用题干）

某患者右侧面部及颏部遭到重击后，出现开𬌗、闭口困难，伴右侧面部及耳颞部肿痛。检查见下颌中线偏右，右侧后牙早接触，左侧开𬌗。

148. 最可能的诊断是

A. 右侧颞肌痉挛　　　　　　B. 右侧翼外肌痉挛　　　　　C. 右侧颞下颌关节脱位
D. 右侧髁突颈骨折　　　　　E. 左侧髁突肥大

【答案】D

【解析】咬合错乱是最重要的骨折体征，下颌骨髁突单侧骨折时，患侧下颌骨向外侧及后方移位，不能做

侧颌运动，下颌中线偏向患侧。由于下颌支变短以及升颌肌群的牵拉，致使后牙早接触，前牙及对侧牙可出现开殆。故此题选择 D。

149. 以下各项检查中，哪项是最必要的
   A. 肌电图	B. 颌骨 MRI	C. X 线平片
   D. 颞下颌关节造影	E. 试验性手法复位

【答案】C

【解析】依据患者的临床症状可以大致推测患者是下颌骨髁突单侧骨折，所以为了确定诊断，X 线平片是最必要的，它是下颌骨骨折诊断的初步依据，也是必要的辅助检查，故选 C。

150. 对于该患者，应该采用的治疗措施是
   A. 手法复位、颌间固定	B. 颅颌绷带固定	C. 咀嚼肌封闭
   D. 局部理疗	E. 手术摘除髁突及关节盘

【答案】A

【解析】大多数髁突骨折可采用保守治疗，即在手法复位并恢复咬合关系后行颌间固定，故此题选 A。选项 B 是颞下颌关节脱位，关节复位后限制下颌运动的方法。选项 C 和选项 D 是针对咀嚼肌紊乱疾病的治疗方法。选项 E 是骨关节病患者经保守治疗无效而又有明显症状和功能障碍者的治疗方法。

（151～152 题共用备选答案）
   A. 面神经颧支损伤	B. 面神经上颊支损伤	C. 面神经下颊支损伤
   D. 鼻腭神经损伤	E. 眶下神经损伤

151. 颧骨和上颌骨骨折后患侧上唇麻木的原因是
152. 颧骨骨折后患侧闭眼障碍的原因是

【答案】E、A

【解析】眶下神经走行的部位，正好是在颧上颌骨的连接处，因此，颧骨上颌突的骨折移位，可造成眶下神经的损伤，使该神经支配区域出现麻木感，如同时损伤面神经颧支，可发生眼睑闭合不全。故 151 题选 E，152 题选 A。

（153～155 题共用备选答案）
   A. 颞浅动脉压迫	B. 动脉压迫法	C. 缝合止血法
   D. 结扎止血法	E. 填塞止血法

颌面部创伤处理时，请选择适当的止血方法。

153. 现场急救，出现颞部较严重的出血时
154. 临床上最可靠且常用的是
155. 开放性洞穿性创口，伴组织缺损时

【答案】A、D、E

【解析】指压止血适用于现场无抢救器械及药品的紧急情况，颞浅动脉压迫法常用于颞部较严重的出血，故 153 题选 A。结扎止血临床上最为常用且可靠，故 154 题选 D。填塞止血用于开放性和洞穿性创口，腔窦内出血、组织缺损或颈静脉破裂出血而不能缝合结扎的情况，故 155 题选 E。

（156～158 题共用备选答案）
   A. 开放性损伤	B. 闭合性损伤	C. 多发伤
   D. 穿通伤	E. 枪弹伤

156. 皮肤或口腔黏膜完整性受到破坏的损伤称为
157. 除颌面部损伤外，合并有其他部位或器官损伤，称为
158. 皮肤或黏膜完整性尚存的损伤称为

【答案】A、C、B

【解析】开放性损伤是指直接暴露而与外界相通的损伤，即皮肤、黏膜完整性被破坏而发生的损伤，故 156 题选择 A。多发伤是指除了颌面部损伤外，还存在颅脑、四肢、躯干的损伤，故 157 题选择 C。闭合性损伤是指无皮肤破损情况下，下位组织出现的损伤，故 158 题选择 B。

多处伤	是指同一解剖部位或脏器的两处或两处以上的损伤，如面部多处软组织伤、下颌骨两处以上的骨折、全面部骨折等
多发伤	是指除口腔颌面部以外，尚有颅脑伤、胸腹伤或四肢伤等
复合伤	是指两个或两个以上的不同致伤因子引起的创伤，如撞击伤与灼伤或辐射伤并存

(159～162题共用备选答案)
A. 暂时制动　　　　　　　　B. 牙间结扎　　　　　　　　C. 颌间结扎
D. 切开复位内固定术　　　　E. 暂不处理，随访
159. 移位明显的骨折需要
160. 没有移位的骨折需要
161. 移位不明显的骨折需要
162. 牙槽骨骨折可行
【答案】D、A、C、B
【解析】颌骨骨折的治疗原则，即骨折的解剖复位，功能稳定性固位，无创外科，早期功能性运动，根据不同情况选择不同的治疗方法。

移位明显，有明显功能障碍的骨折需行坚强内固定术，故159题选择D。

无移位的骨折需暂时制动，故160题选择A。

移位不明显的骨折需行颌间结扎，利用牙弓夹板将上、下颌单颌固定在一起，使移位的骨折段保持在正常咬合关系上愈合，故161题选择C。

牙槽骨骨折可行单颌牙弓夹板固定，故162题选择B。

(163～165题共用备选答案)
A. 颅面分离　　　　　　　　B. 耳鼻出血　　　　　　　　C. 复视
D. 张口受限　　　　　　　　E. 局部水肿
163. 颅底骨折常伴有
164. 眶底骨折常伴有
165. 颧弓骨折常伴有
【答案】B、C、D
【解析】颌骨骨折最重要的临床体征是咬合关系错乱，对于不同类型的骨折又有各自的特征。上颌骨高位骨折多伴有颅底骨折，出现耳鼻出血或脑脊液漏，故163题选择B。眶底骨折后，可因眼球移位，局部水肿及撕裂的眼下斜肌嵌入骨折线中，限制眼球运动等原因而发生复视，故164题选择C。颧弓骨折，压迫了颞肌和咬肌，阻碍冠突运动，导致张口疼痛和开口受限，故165题选择D。

166. 男，19岁。不慎被玻璃划伤面部软组织，查见左耳前区皮肤长约5cm纵行创口，创缘整齐、有活跃的出血。确切的诊断应是面部软组织的
A. 挫伤　　　　　　　　　　B. 挫裂伤　　　　　　　　　C. 切割伤
D. 撕裂伤　　　　　　　　　E. 刺伤
【答案】C
【解析】被玻璃划伤，也即利器损伤，创缘整齐、有活跃的出血，为切割伤。

A挫伤为闭合性创口；B挫裂伤是在挫伤的基础上，创口与外界相通；D撕裂伤创口不整齐，例如大型机器将头皮卷入；E刺伤的创口小而深。

167. 男，29岁。舌体外伤出现部分组织缺损，正确的处理原则是
A. 细针细线缝合　　　　　　B. 缝合不宜过深过宽　　　　C. 保持舌体长度
D. 保持舌体宽度　　　　　　E. 保持舌体厚度
【答案】C
【解析】舌损伤缝合原则，保证舌体正常活动，保持舌的长度，故本题正确答案C，选项D、E错误；舌体较脆且机械运动频繁，缝合时用使用大针、粗线（4号以上缝线），同时增大边距和针距，故选项A、B错误。

【破题思路】	
舌损伤缝合原则	尽量保持舌的长度，将创口按前后纵行方向缝合
	如舌的侧面与邻近牙龈或舌腹与口底黏膜均有创面时，应分别缝合各自创口，以免日后发生粘连，影响舌活动
	较粗的丝线（4号以上缝线），最好加用褥式缝合

168. 颌面部创伤后组织水肿反应快而重的原因是颌面部
A. 血运丰富　　　　　　　　B. 较早发生感染　　　　　　C. 皮下脂肪丰富
D. 神经丰富且敏感　　　　　E. 处于暴露部位

【答案】A

【解析】颌面部由于血运丰富，开放性损伤出血较多，闭合性损伤易形成血肿，伤后组织肿胀迅速而严重，所以A正确。容易发生感染是颌面部特点，但不是水肿的原因，所以B错。皮下脂肪堆积时间缓慢，不会引起迅速水肿，所以C错误。神经丰富敏感与水肿无关，所以D错误。处于暴露部位使容易细菌感染但与迅速水肿无关，所以E错误。

169. 男，35岁。颊部被硬物击伤，伤处有明显的皮下淤血和血肿，表面皮肤创口不规则裂开，其确切的诊断是

A. 跌伤　　　　　　　　B. 挫伤　　　　　　　　C. 挫裂伤
D. 擦伤　　　　　　　　E. 撕脱伤

【答案】C

【解析】颊部被硬物击伤，伤处有明显的皮下淤血和血肿，表面皮肤创口不规则裂开，其确切的诊断是挫裂伤。皮下淤血和血肿为挫伤的特征性临床表现。故本题答案是C。

170. 男，18岁。打篮球时被他人打击颏部，不能咬合。外院诊断为"左颞下颌关节脱位"转来复位检查：颏点、牙中线偏右，前牙开𬌗，右侧后牙接触，位置后移。右耳前区肿胀，压痛明显。该患者的诊断是

A. 左髁突前脱位　　　　B. 左髁突侧方脱位　　　C. 双侧髁突前脱位
D. 双侧髁突侧方脱位　　E. 右侧髁突骨折

【答案】E

【解析】髁突骨折在下颌骨骨折中所占比例较高，约为17.0%～36.3%。一侧髁突骨折时，耳前区有明显的疼痛，局部肿胀、压痛。以手指深入外耳道或在髁突部触诊，如张口时髁突运动消失，可能有骨折段移位。低位骨折时，由于翼外肌的牵拉，髁突向前内移位，严重者，髁突可从关节窝内脱位，向上进入颅中窝。与此患者症状相符，故选E。

(171～176题共用题干)

男，50岁。因交通事故造成面中份创伤，有短暂昏迷史，临床检查：面中1/3凹陷，咬合错乱，影像学检查符合上颌骨Le Fort Ⅲ型骨折。

171. 现场抢救时，若发生窒息

A. 环甲膜切开后，气管切开　　　　B. 迅速经口或鼻腔气管插管
C. 舌体牵出口外，纠正舌后坠　　　D. 清除口鼻腔及咽喉部血块、呕吐物等
E. 用压舌板横放于上前磨牙，并固定于头部绷带

【答案】E

【解析】对于此患者有上颌骨Le Fort Ⅲ型骨折，会造成骨折端塌陷造成呼吸道梗阻，需要用压舌板横放于上前磨牙，并固定于绷带，以避免造成梗阻，所以E正确。

172. 若患者发生脑脊液鼻漏，治疗方法中正确的是

A. 头低卧位　　　　　　B. 早期手术探查　　　　C. 反复冲洗鼻腔
D. 禁做鼻腔填塞　　　　E. 鼻腔内置负压装置

【答案】D

【解析】脑脊液鼻漏正确的处理是：不能堵塞漏口，可不断用无菌纱布擦干，采用降颅压的措施给予脱水药物、利尿药物、肾上腺皮质激素及减少脑脊液分泌的药物，并给予低盐饮食，所以D正确。脑脊液鼻漏处理首先考虑保守治疗即患者处于半卧位，避免用力擤鼻涕，更不能冲洗鼻腔，避免引起逆行性颅内感染，所以A、C错误，除了自发性脑脊液漏外，不提倡早期进行手术，所以B错误，鼻腔内置负压装置会造成脑损伤，所以E不选。

173. 骨折段上应拔除的牙是

A. 牙有龋病　　　　　　B. 伴根尖折断　　　　　C. 根尖炎症
D. 轻度牙周病　　　　　E. 同时有冠折

【答案】C

【解析】骨折段上应拔除的牙是根尖炎症。故本题答案是C。

174. 骨折愈合的4个阶段不包括

A. 出血期　　　　　　　B. 血肿形成　　　　　　C. 血肿机化
D. 骨痂形成　　　　　　E. 骨痂改建

【答案】A

【解析】骨折愈合的4个阶段包括血肿形成、血肿机化、骨痂形成、骨痂改建，不包括出血期。故本题答案是A。

175. 颌间牵引常用于复位
A. 上颌骨水平骨折　　B. 上颌骨锥行骨折　　C. 上颌骨横行骨折
D. 下颌骨骨折　　　　E. 牙槽突骨折
【答案】D

【解析】颌间牵引常用于复位下颌骨骨折。故本题答案是D。

176. 吸入性窒息主要见于
A. 下颌骨颏部粉碎性骨折　　B. 上颌骨横断骨折　　C. 上下颌骨联合骨折
D. 颌面部创伤伴昏迷　　　　E. 血凝块堵塞咽喉部
【答案】D

【解析】吸入性窒息主要见于颌面部创伤伴昏迷。故本题答案是D。

(177～178题共用题干)

男，50岁。因车祸致下颌骨多发性骨折，受伤后昏迷，清醒一段时间后呕吐，再度昏迷。检查：口唇发绀，呼吸急促伴喉鸣音，吸气时出现"三凹体征"，血压升高，伤侧瞳孔散大。

177. 紧急处理是
A. 给氧　　　　　　　B. 输血　　　　　　　C. 清创
D. 气管切开　　　　　E. 骨折复位
【答案】D

178. 患者出现再度昏迷的原因可能是
A. 呼吸困难　　　　　B. 脑震荡　　　　　　C. 脑挫裂伤
D. 颅内血肿　　　　　E. 颅底骨折
【答案】D

【解析】177题患者已经出现三凹征，属于窒息状态，应尽早气管切开，解除窒息。

178题患者有颅内血肿的临床特点：昏迷 - 清醒 - 昏迷。

(179～180题共用备选答案)
A. 颌内动脉　　　　　B. 颌外动脉　　　　　C. 颞浅动脉
D. 颈总动脉　　　　　E. 唇动脉

179. 额部出血时可以压迫
180. 头面部广泛严重出血可暂时压迫
【答案】C、D

【解析】根据血管的部位确定答案。

181. 男，20岁。被人用利器扎伤颧颞部，造成软组织出血。急诊采用压迫止血，压迫的动脉应该是
A. 面动脉　　　　　　B. 颞浅动脉　　　　　C. 上颌动脉
D. 耳后动脉　　　　　E. 颞深动脉
【答案】B

182. 男，78岁。因呕血半天就诊。患者既往有胃溃疡病史。患者候诊时再次呕血，并出现口唇发绀，呼吸困难。经清理口腔内血块等异物后，患者症状仍无缓解，出现脉搏加快、血压下降。此时应立即采取的抢救措施是
A. 输血治疗　　　　　　B. 抬高下颌，开放气道　　　　　C. 立即行气管切开
D. 牵出舌体，开放气道　E. 心肺复苏
【答案】C

【解析】患者老年男性，既往有胃溃疡病史，此次消化道紧急出血，从患者临床表现可判断，该患者为消化道出血误吸引起窒息，经清理口腔内血块等异物后，症状仍无缓解，考虑吸入性窒息，应立即行气管切开。

第七单元　口腔颌面部肿瘤及瘤样病变

1.现代医学认为，绝大多数恶性肿瘤的发生可能有内在和外在因素，下述因素中，不是内在因素的是
　　A.机体免疫状态　　　　　　B.遗传因素　　　　　　C.神经精神因素
　　D.生物性因素　　　　　　　E.基因突变
【答案】D
【解析】导致肿瘤的发生有外在和内在因素。外在因素包括：物理、化学、生物、营养因素。内在因素包括：机体免疫状态、遗传因素、精神神经因素、内分泌、基因突变。

2.男，63岁，右舌缘疼痛不适3个月。体检见右舌缘中部有一溃疡，3cm×3cm大小，质地偏硬，深部有一浸润块，伸舌时偏向同侧。右颈上部触及1cm×1cm大小淋巴结，质中偏硬、活动、无压痛，界限清。临床考虑为鳞状细胞癌。最适宜的活检方法是
　　A.切取活检　　　　　　　　B.切除活检　　　　　　C.吸取活检
　　D.冷冻活检　　　　　　　　E.细针穿刺细胞学活检
【答案】A
【解析】活组织检查是在病变部位取一小块组织制成切片，在显微镜下观察细胞组织形态与结构，以确定病变性质、类型及分化程度，切取活检一般适用于表浅的组织、表面有溃疡的肿瘤，故正确答案为A。切除活检为手术和活检一次完成，切取范围不宜过大，故排除B；吸取活检是指囊性肿瘤的活检，排除C；冷冻活检是指术中切除肿瘤进行活检，排除D；细针穿刺细胞学活检用于唾液腺和某些深部肿瘤的诊断，排除E。

3.以下说法哪项不正确
　　A.恶性肿瘤组织来源不同，治疗方法各异
　　B.根据肿瘤侵犯的范围，国际抗癌协会制定了TNM分类法
　　C.T表示原发肿瘤
　　D.N表示肿瘤大小
　　E.M表示有无远处转移
【答案】D
【解析】不同组织来源的肿瘤，治疗方法不一样；TNM分类中，T表示原发肿瘤，N表示区域性淋巴结，M表示有无远处转移。

4.肿瘤治疗不包括
　　A.手术　　　　　　　　　　B.放疗　　　　　　　　C.化疗
　　D.理疗　　　　　　　　　　E.生物治疗
【答案】D
【解析】颌面部肿瘤的治疗方法有手术治疗、放疗、化疗、生物治疗、低温治疗、激光治疗、高温治疗、营养治疗及综合序列治疗。理疗是通过物理因素对局部的直接作用，以及对神经间接作用引起人体反应，以调整血液循环，改善营养代谢，提高免疫功能，调节神经系统功能，促进组织修复为宗旨，从而达到消除致病因素，改善病理过程，让疾病自然恢复的一种方式。肿瘤的治疗方法没有理疗。

5.以下哪项不是良性肿瘤的特征
　　A.一般生长较慢　　　　　　　　　　B.细胞分化好，细胞形态和结构与正常相似
　　C.一般对机体无影响　　　　　　　　D.多呈浸润性生长
　　E.不发生转移
【答案】D
【解析】良性肿瘤的特点是：生长较慢，细胞分化好，细胞形态和结构与正常相似，一般对机体无影响，多呈膨胀性生长，不发生转移。浸润性生长为恶性肿瘤的特征性表现。

【破题思路】良恶性肿瘤鉴别

	良性肿瘤	恶性肿瘤
发病年龄	任何年龄	癌——老年多见 肉瘤——青壮年多见

续表

	良性肿瘤	恶性肿瘤
生长速度	一般慢	一般快
生长方式	膨胀性生长	浸润性生长
与周围组织的关系	有包膜，不侵犯周围组织，界限较清楚，可移动	侵犯、破坏周围组织，界限不清，活动受限
症状	一般无症状	常有局部疼痛、麻木、头痛、张口受限、面瘫、出血等症状
转移	无	常发生转移
对机体的影响	一般对机体无影响，如生长在要害部位或发生并发症时，也可危及生命	对机体影响大，常因迅速发展、转移和侵及重要脏器及发生恶病质而死亡
组织学结构	细胞分化良好，细胞形态和结构与正常组织相似	细胞分化差，细胞形态和结构呈异型性，有异常核分裂

6. 在我国最好发的口腔颌面部恶性肿瘤是
A. 上颌窦癌　　　　　　　B. 腭癌　　　　　　　　C. 舌癌
D. 牙龈癌　　　　　　　　E. 颊癌
【答案】C

7. 以下哪项不是恶性肿瘤的特征
A. 多呈浸润性生长　　　　　　　　B. 常发生转移
C. 对机体影响大，常并发恶病质而死亡　　D. 多对周围组织产生破坏，界限不清
E. 细胞多分化良好
【答案】E
【解析】恶性肿瘤的特征为：多对周围组织产生破坏，界限不清，发生转移和浸润性生长，生长速度快，对机体影响大，细胞分化差等。分化良好为良性肿瘤特征表现。

8. 以下哪种不是癌前状态
A. 白斑　　　　　　　　　B. 口腔扁平苔藓　　　　C. 口腔黏膜下纤维性变
D. 盘状红斑狼疮　　　　　E. 着色性干皮病
【答案】A
【解析】口腔颌面部最常见的癌前状态有口腔扁平苔藓、口腔黏膜下纤维性变、盘状红斑狼疮、着色性干皮病、上皮过角化、先天性角化不良、梅毒等；白斑和红斑属于口腔颌面部最常见的癌前病损。

9. 以下癌前病变，癌变概率最大的是
A. 疣　　　　　　　　　　B. 慢性溃疡　　　　　　C. 白斑
D. 红斑　　　　　　　　　E. 扁平苔藓
【答案】D
【解析】白斑和红斑属于口腔颌面部最常见的癌前病损，其中红斑的癌变危险性比白斑尤甚，80%红斑患者病理切片证实为浸润癌或原位癌。疣是由人类乳头瘤病毒引起的一种皮肤表面赘生物，癌变的概率较小；单纯的溃疡不会癌变；扁平苔藓属癌前状态，癌变率为1%～10%。

10. 以下肿瘤具有恶性倾向的是
A. 乳头状瘤　　　　　　　B. 血管瘤　　　　　　　C. 纤维瘤
D. 牙龈瘤　　　　　　　　E. 淋巴管瘤
【答案】A
【解析】血管瘤、纤维瘤、淋巴管瘤为良性肿瘤，极少恶变。乳头状瘤为HPV病毒感染，为临界瘤，在一定条件下，可以变成恶性。常见的临界瘤还有成釉细胞瘤和多形性腺瘤。

11. 属于临界瘤的是
A. 牙龈瘤　　　　　　　　B. 血管瘤　　　　　　　C. 脂肪瘤
D. 淋巴管瘤　　　　　　　E. 成釉细胞瘤
【答案】E

【解析】良性肿瘤和恶性肿瘤区别是相对的，有的虽然病程长，但局部浸润性，其生物学行为介于良性和恶性之间，称为"临界瘤"，如：多形性腺瘤、成釉细胞瘤、乳头状瘤。

12. 下列药物属于细胞毒素类抗癌药的是
   A. 平阳霉素　　　　　　　　B. 环磷酰胺　　　　　　　　C. 5-氟尿嘧啶
   D. 长春新碱　　　　　　　　E. 肾上腺皮质激素
   【答案】B
   【解析】抗癌药物分类为多种。细胞毒素类：氮芥、环磷酰胺。抗生素类：平阳霉素、博来霉素、阿霉素。抗代谢类：甲氨蝶呤、氟尿嘧啶。激素类：肾上腺皮质激素。植物类：长春新碱、紫杉醇等。

13. 化疗药物最严重的不良反应是
   A. 恶心呕吐　　　　　　　　B. 厌食　　　　　　　　　　C. 皮肤瘙痒
   D. 骨髓抑制　　　　　　　　E. 脱发
   【答案】D
   【解析】化疗药物不良反应为恶心呕吐、厌食、皮肤瘙痒、骨髓抑制、脱发；骨髓抑制是最严重的不良反应，可出现白细胞减少，当白细胞低于 $3\times10^9/L$，血小板低于 $80\times10^9/L$ 时需停化疗药。

14. 以下关于成釉细胞瘤的叙述中，错误的是
   A. 以下颌骨体及下颌角部为常见　　　　　　B. 可使牙齿松动、移位或脱落
   C. 多呈多房性，并有一定程度的局部浸润性　　D. 不会造成下唇及颊部麻木
   E. 可造成下颌骨病理性骨折
   【答案】D
   【解析】成釉细胞瘤属于"临界瘤"，有局部侵袭性和复发性；多发生于青壮年，以下颌骨体及下颌角部为常见；生长缓慢，侵犯周围组织，有不同症状，可使牙齿松动、移位或脱落，牙根吸收；多呈多房性，并有一定程度的局部浸润性；侵犯下牙槽神经管，会造成下唇及颊部麻木；破坏骨质过多，可造成下颌骨病理性骨折。

15. 成釉细胞瘤含有
   A. 透明、淡黄色水样液体　　B. 血性液体　　　　　　　　C. 黄褐色液体
   D. 草黄色液体　　　　　　　E. 黄白色角蛋白样液体
   【答案】C
   【解析】成釉细胞瘤囊腔内含黄褐色囊液；囊性水瘤（大囊性淋巴管畸形）内含透明、淡黄色水样囊液；血管瘤含血性液体；根端囊肿内含草黄色液体；牙源性角化囊性瘤内含黄白色角蛋白样物质。

16. 以下哪种囊肿不属于发育性囊肿
   A. 鳃裂囊肿　　　　　　　　B. 鼻腭囊肿　　　　　　　　C. 血外渗性囊肿
   D. 球上颌囊肿　　　　　　　E. 甲状舌管囊肿
   【答案】C
   【解析】口腔颌面部发育性囊肿为鳃裂囊肿、鼻腭囊肿、球上颌囊肿、甲状舌管囊肿；血外渗性囊肿为损伤后引起骨髓内出血机化出后而形成，与发育本身无关。

17. 口腔颌面部因炎症而引起的囊肿主要是
   A. 根尖囊肿　　　　　　　　B. 黏液囊肿　　　　　　　　C. 舌下囊肿
   D. 始基囊肿　　　　　　　　E. 牙龈囊肿
   【答案】A
   【解析】根尖囊肿是有根尖肉芽肿、慢性炎症的刺激导致。其余囊肿和炎症无关。

18. 被称为"滤泡囊肿"的是
   A. 始基囊肿　　　　　　　　B. 含牙囊肿　　　　　　　　C. 角化囊肿
   D. 根尖囊肿　　　　　　　　E. 鳃裂囊肿
   【答案】B
   【解析】含牙囊肿又称滤泡囊肿。发生于牙冠或者牙根形成之后，在缩余釉上皮与牙冠之间出现液体渗出而形成的。始基囊肿由成釉器星网状层变性而形成。根尖囊肿为根尖周炎性病变如根尖肉芽肿、根尖脓肿发展而来。

19. 海绵体位试验阳性的肿瘤是
   A. 海绵状血管瘤　　　　　　B. 牙龈瘤　　　　　　　　　C. 角化囊性瘤
   D. 成釉细胞瘤　　　　　　　E. 神经鞘瘤
   【答案】A

【解析】静脉畸形（海绵状血管瘤）体位移动试验阳性；血管瘤穿刺出血性液体；角化囊性瘤内含黄、白色角蛋白样物质；成釉细胞瘤囊腔内含黄褐色囊液；神经鞘瘤穿刺出不凝固的血性液体。

20. 以下关于海绵状血管瘤的叙述哪项是错误的
 A. 表浅肿瘤呈现蓝色或紫色　　B. 扪之柔软，可被压缩
 C. 有时可扪到静脉石　　D. 扪诊有震颤感，听诊有吹风样杂音
 E. 体位移动试验阳性
【答案】D
【解析】海绵状血管瘤就是静脉畸形，其特点为表浅肿瘤呈现蓝色或紫色；扪之柔软，可被压缩；有时可扪到静脉石；体位移动试验阳性。动静脉畸形（蔓状血管瘤）扪诊有震颤感，听诊有吹风样杂音。

21. 下列哪种血管病变可扪到静脉石
 A. 葡萄酒斑状毛细血管瘤　　B. 杨梅样毛细血管瘤　　C. 血管痣
 D. 海绵状血管瘤　　E. 蔓状血管瘤
【答案】D
【解析】海绵状血管瘤就是静脉畸形，其特点为体位试验阳性，有时可扪到静脉石；微静脉畸形（葡萄酒斑状毛细血管瘤）特点为指压试验阳性；动静脉畸形（蔓状血管瘤）扪诊有震颤感，听诊有吹风样杂音。

22. 以下哪项不是静脉畸形的临床特点
 A. 体位试验阳性　　B. 表浅肿瘤呈蓝色或紫色　　C. 有时可扪到静脉石
 D. 扪之柔软，有压缩性　　E. 触诊有震颤感，听诊有吹风样杂音
【答案】E
【解析】静脉畸形临床特点为：呈蓝色或紫色；扪之柔软，可被压缩；有时可扪到静脉石；体位移动试验阳性。动静脉畸形（蔓状血管瘤）临床特点为震颤感，听诊有吹风样杂音。

23. 葡萄酒斑状血管瘤属于
 A. 毛细管型血管瘤　　B. 海绵状血管瘤　　C. 混合型血管瘤
 D. 蔓状血管瘤　　E. 杨梅状血管瘤
【答案】A
【解析】葡萄酒斑状血管瘤也称微静脉畸形，属于毛细管型血管瘤；海绵状血管瘤也称静脉畸形；蔓状血管瘤也称动静脉畸形。

24. 以下关于舌癌的叙述，哪项是错误的
 A. 以鳞癌多见　　B. 多发生于舌缘，恶性程度高
 C. 常发生早期颈部淋巴结转移　　D. 舌根部癌可向茎突后及咽部的淋巴转移
 E. 转移途径多为直接浸润和种植转移
【答案】E
【解析】舌癌以鳞状细胞癌多见；多发生于舌缘，恶性程度高；常发生早期颈淋巴结转移，且转移率较高。

25. 长期吸雪茄烟和烟斗的人易发生
 A. 牙龈癌　　B. 舌癌　　C. 颊黏膜癌
 D. 腭癌　　E. 唇癌
【答案】E
【解析】长期吸雪茄和烟斗易发生唇癌，是热因素刺激导致。

26. 以下哪项不是上颌窦癌的临床特点
 A. 早期无症状，不易发现
 B. 以鳞癌为常见
 C. 肿瘤发生在不同部位可出现不同症状，如鼻塞、复视、牙齿松动、张口受限等
 D. 早期即有明显骨质破坏
 E. 远处转移较少见
【答案】D
【解析】上颌窦癌以鳞癌最常见；发生在上颌窦内，早期无症状，也不发生骨质破坏，不容易被发现。
考点：中央型颌骨癌和上颌窦癌早期都不易被发现。

27. 以下哪一项是皮样囊肿和表皮样囊肿所独有的特征
 A. 生长缓慢　　B. 多见于儿童、年轻人　　C. 触诊坚韧而有弹性，似面团样
 D. 境界清　　E. 一般无自觉症状

【答案】C

【解析】皮样囊肿囊壁较厚，由皮肤和皮肤附件构成，囊腔内含有脱落的上皮细胞、皮脂腺、汗腺和毛发等结构。表皮样囊肿囊壁中无皮肤附件。其特征性特点为：触诊坚韧而有弹性，似面团样。

28. 临床上最多见的鳃裂囊肿来源于
   A. 第一鳃裂 B. 第二鳃裂 C. 第三鳃裂
   D. 第四鳃裂 E. 胸腺咽管

【答案】B

【解析】临床上最多见的是鳃裂囊肿来源于第二鳃裂。

29. 口腔颌面部常见的临界瘤是
   A. 根尖囊肿 B. 角化囊性瘤 C. 始基囊肿
   D. 成釉细胞瘤 E. 血管外渗性囊肿

【答案】D

【解析】成釉细胞瘤为口腔颌面最常见的临界瘤。

30. 口腔颌面部恶性肿瘤较常发于年龄段为
   A. 20 岁以下 B. 20～30 岁 C. 30～40 岁
   D. 40～60 岁 E. 60 岁以上

【答案】D

31. 容易发生恶变的颌骨囊肿是
   A. 根尖囊肿 B. 角化囊性瘤 C. 始基囊肿
   D. 含牙囊肿 E. 血管外渗性囊肿

【答案】B

【解析】牙源性角化囊性瘤因为囊壁薄，且周围有子囊和卫星囊，易复发，易恶变。

32. 对放射线敏感的肿瘤是
   A. 恶性黑色素瘤 B. 颌骨骨肉瘤 C. 脂肪肉瘤
   D. 恶性淋巴瘤 E. 基底细胞癌

【答案】D

【解析】恶性黑色素瘤、颌骨骨肉瘤、脂肪肉瘤属对放射线不敏感的肿瘤，故 A、B、C 排除。基底细胞癌属对放射线中度敏感的肿瘤，排除 E。恶性淋巴瘤对放射线敏感，故本题选 D。

【破题思路】	
放射线敏感	恶性淋巴瘤、淋巴上皮癌、浆细胞肉瘤、尤文（Ewing）肉瘤、未分化癌等
放射线中度敏感	鳞状细胞癌及基底细胞癌
放射线不敏感	腺癌、恶性黑色素瘤、骨肉瘤、纤维肉瘤、肌肉瘤（胚胎性横纹肌肉瘤除外）、脂肪肉瘤等

33. 易复发可恶变的颌骨囊肿是
   A. 根端囊肿 B. 始基囊肿 C. 含牙囊肿
   D. 角化囊肿 E. 外渗性囊肿

【答案】D

【解析】角化囊肿具有潜在的侵袭性和浸润性生长的生物学行为，其生长方式特殊，术后有较高的复发倾向，可以癌变，国内报道为 2.65%，本题选 D。

34. 最少发生区域性淋巴结转移的恶性肿瘤是
   A. 鳞状细胞癌 B. 基底细胞癌 C. 淋巴上皮癌
   D. 腺上皮癌 E. 未分化癌

【答案】B

【解析】鳞状细胞癌常向区域淋巴结转移，晚期可发生远处转移，故 A 排除。淋巴上皮癌有区域性淋巴结转移的倾向，10%～40%患者颈淋巴结受累，故排除 C。腺性上皮癌（黏液表皮癌、腺癌、腺样囊性癌、恶性多形性腺瘤、腺泡细胞瘤等），大多数唾液腺恶性肿瘤属腺上皮癌，可发生区域性淋巴结转移，故排除 D。未分化癌较之鳞状细胞癌恶性程度更高，发生区域淋巴结转移的概率更高，故排除 E。基底细胞癌恶性程度为低，一般不发生区域性淋巴结转移，故本题选 B。

35. 发生于舌下腺的肿瘤其恶性肿瘤所占比例大约占
   A. 30%　　　　　　　　　　B. 10%　　　　　　　　　　C. 50%
   D. 70%　　　　　　　　　　E. 90%
【答案】E
【解析】舌下腺肿瘤中，恶性肿瘤的比例高达90%，良性肿瘤只占极少数（10%）。故本题选E。

36. 舌癌区域性淋巴结转移早的原因
   A. 生长快　　　　　　　　　B. 舌淋巴丰富　　　　　　　C. 距区域淋巴结近
   D. 舌机械活动频繁　　　　　E. 舌淋巴及血运丰富，舌活动频繁
【答案】E
【解析】舌癌常发生早期颈淋巴结转移，且转移率较高，因舌体具有丰富的淋巴管和血液循环，加以舌的机械运动频繁。故本题选E。

37. 关于良性肿瘤特点的叙述，哪项是错误的
   A. 永不威胁生命　　　　　　B. 细胞分化程度高　　　　　C. 多呈膨胀性生长
   D. 有包膜，界限清，少数可恶变　E. 肿瘤细胞与癌源组织细胞相似
【答案】A
【解析】良性肿瘤的细胞分化良好，细胞形态和结构与正常组织相似，故排除B、E。多呈膨胀性生长，排除C。有包膜，不侵犯周围组织，界限较清，可移动，少数可恶变，排除D。良性肿瘤生长在一些重要部位，如舌根、软腭等，如不及时治疗，也可发生呼吸、吞咽困难，威胁人的生命，故本题选A。

38. 以耳垂为中心结节样肿块首先考虑为
   A. 腮腺混合瘤　　　　　　　B. 皮脂腺囊肿　　　　　　　C. 耳下淋巴结
   D. 脂肪瘤　　　　　　　　　E. 神经鞘瘤
【答案】A
【解析】腮腺混合瘤又称多形性腺瘤，为口腔颌面部最常见的肿瘤之一。肿瘤多表现为耳下区的韧实肿块，表面呈结节状，边界清楚，中等硬度，与周围组织不粘连，有移动性，无压痛。从发病部位来确定，A项的发生概率较高。故本题选A。

39. 口腔癌好发于
   A. 口腔黏膜　　　　　　　　B. 颌骨组织　　　　　　　　C. 腮腺组织
   D. 颌下腺组织　　　　　　　E. 面部皮肤
【答案】A
【解析】口腔癌是指发生于口腔黏膜的鳞状细胞癌，故本题选A。

40. 颈淋巴结转移率最高，且早期转移的肿瘤是
   A. 舌癌　　　　　　　　　　B. 唇癌　　　　　　　　　　C. 颊癌
   D. 牙龈癌　　　　　　　　　E. 上颌窦癌
【答案】A
【解析】舌癌常早期发生淋巴结转移，且转移率较高，故选A。唇癌的转移较其他口腔癌为少见，且转移时间较迟，故B排除。颊癌常转移至面淋巴结、下颌下及颈深上淋巴结，有时也可转移至腮腺淋巴结，但转移常发生于晚期，故C排除。下牙龈癌较上牙龈癌淋巴结转移早，同时也较多见，但发生早期转移的说法不准确，故D排除。上颌窦癌常转移至下颌下及颈上部淋巴结，有时可转移至耳前及咽后淋巴结，故排除E。

41. 根治舌下腺囊肿的方法是
   A. 抽出囊液　　　　　　　　B. 抽出囊液，注入2%碘酊　　C. 摘除囊肿
   D. 摘除囊肿及舌下腺　　　　E. 行袋形缝合术
【答案】D
【解析】根治舌下腺囊肿的方法是摘除舌下腺，故本题选D。舌下腺囊肿是特指发生于口底的黏液囊肿。单纯地去除囊肿并不能从根源上断绝舌下腺囊肿的形成，故排除A、B、C；袋形缝合术一般指不耐受手术的患者以及婴儿的治疗方法，亦排除E。

42. 囊壁中含有皮肤附件结构的囊肿是
   A. 皮脂腺囊肿　　　　　　　B. 皮样囊肿　　　　　　　　C. 表皮样囊肿
   D. 鳃裂囊肿　　　　　　　　E. 甲状舌管囊肿
【答案】B
【解析】皮脂腺囊肿主要是由于皮脂腺排泄管阻塞的潴留性囊肿，排除A。鳃裂囊肿囊壁厚薄不均，含有

淋巴样组织,通常多覆有复层鳞状上皮,少数则被以柱状上皮,排除 D。甲状舌管囊肿囊壁可内衬假复层纤毛柱状上皮或复层鳞状上皮,纤维性囊壁内偶见甲状腺或黏液腺组织,排除 E。皮样囊肿囊壁较厚,可见皮肤和皮肤附件,故本题选 B。囊壁中无皮肤附件者,则为表皮样囊肿。故排除 C。

43. 最多发生双侧颈淋巴结转移的肿瘤是
    A. 舌癌 B. 口底癌 C. 颊癌
    D. 腭癌 E. 上颌窦癌
【答案】B
【解析】舌癌的颈淋巴结转移常发生于一侧,故 A 排除。颊癌常转移至面淋巴结、下颌下及颈深上淋巴结,有时也可转移至腮腺淋巴结,并未有关于其单双侧的叙述,故 C 排除。硬腭癌的转移主要是向颈深上淋巴结,有时双侧淋巴结可累及,但较口底癌少见,故 D 排除。上颌窦癌常转移至下颌下及颈深上淋巴结,有时可转移至耳前及咽后淋巴结,并未有关于其单双侧的叙述,E 排除。而口底癌常早期发生淋巴结转移,转移率仅次于舌癌,并常发生双侧颈淋巴结转移,故选 B。

44. 关于牙龈癌的叙述,哪项是错误的
    A. 多为鳞癌 B. 男性多于女性,以溃疡型最多见 C. 早期向牙槽突及颌骨浸润
    D. 下牙龈发病率高于上牙龈 E. 上牙龈癌比下牙龈癌转移早
【答案】E
【解析】牙龈癌多为分化度较高的鳞状细胞癌,故 A 排除。男性多于女性,生长缓慢,以溃疡型多见,故 B 排除。早期向牙槽突及颌骨浸润,使骨质破坏,引起牙松动和疼痛,故 C 排除。下牙龈癌较上牙龈癌多见,故 D 排除。下颌牙龈癌比上牙龈癌淋巴结转移早,同时也较多见,故本题选 E。

45. 口腔颌面部最常见的恶性肿瘤是
    A. 未分化癌 B. 腺源性上皮癌 C. 鳞状上皮细胞癌
    D. 恶性淋巴瘤 E. 多形性腺瘤
【答案】C
【解析】鳞状细胞癌是口腔颌面部最常见的恶性肿瘤,故本题选 C。

46. 皮样囊肿和表皮样囊肿的主要区别是
    A. 皮样囊肿内不含角化物 B. 表皮样囊肿内不含角化物
    C. 皮样囊肿的囊壁不含皮肤附属结构 D. 表皮样囊肿的囊壁含皮肤附属结构
    E. 皮样囊肿含一种或多种皮肤附属结构
【答案】E
【解析】皮样囊肿或表皮样囊肿为胚胎发育时期遗留于组织中的上皮细胞发展而形成的囊肿,后者也可由于损伤、手术使上皮细胞植入而形成。而囊壁中无皮肤附件者,则为表皮样囊肿,故皮样囊肿和表皮样囊肿的主要区别为囊壁中有无皮肤附件,故本题选 E。

47. 当白细胞和血小板下降到什么状态时,应考虑停用化疗药
    A. 白细胞 $4.0×10^9$/L,血小板 $100×10^9$/L B. 白细胞 $3.0×10^9$/L,血小板 $100×10^9$/L
    C. 白细胞 $4.0×10^9$/L,血小板 $80×10^9$/L D. 白细胞 $3.0×10^9$/L,血小板 $80×10^9$/L
    E. 白细胞 $3.0×10^9$/L,血小板 $60×10^9$/L
【答案】D
【解析】当白细胞下降到 $3.0×10^9$/L,血小板降到 $80×10^9$/L,应予停药,白细胞严重减少时,应给予抗生素或丙种球蛋白以预防感染。必要时应输入鲜血或行成分输血。故本题选 D。

48. 甲状舌管囊肿好发在颈中线的
    A. 舌骨上部 B. 舌骨下部 C. 舌根部
    D. 舌骨上、下部 E. 胸骨切迹上
【答案】D
【解析】甲状舌管囊肿可发生于颈正中线,自舌盲孔至胸骨切迹间的任何部位,但以舌骨上下部最为常见,故本题选 D。

49. 第二鳃裂瘘的外口常见于
    A. 耳垂周围 B. 下颌角处
    C. 胸锁乳突肌前缘中 1/3 与上 1/3 交界处 D. 胸锁乳突肌前缘中 1/3 与下 1/3 交界处
    E. 胸锁乳突肌前缘下 1/3 处
【答案】D

【解析】第一鳃裂：内口—外耳道、外口—耳垂。第二鳃裂：内口—咽侧壁、外口—颈中下 1/3。第三鳃裂：内口—梨状隐窝或食管入口部、外口—颈根区。第二鳃裂瘘的外口常见于胸锁乳突肌前缘中 1/3 与下 1/3 交界处，故本题答案为 D。

50. 多形性腺瘤的恶变率有

A. 10% 以下　　　　　　　　B. 15%～20%　　　　　　　　C. 30% 左右
D. 50% 左右　　　　　　　　E. 60% 左右

【答案】A

【解析】一般认为，有 3%～4% 的多形性腺瘤发生恶性转化，尤其长期存在的多形性腺瘤癌变的危险性增高，故本题选 A。

51. 甲氨蝶呤属于哪类抗肿瘤药物

A. 细胞毒素类　　　　　　　B. 抗代谢类　　　　　　　　C. 抗生素类
D. 激素类　　　　　　　　　E. 植物类

【答案】B

【解析】抗癌药物分类为多种。细胞毒素类：氮芥、环磷酰胺。抗生素类：平阳霉素、博来霉素、阿霉素、表柔比星。抗代谢类：甲氨蝶呤、氟尿嘧啶。激素类：肾上腺皮质激素。植物类：紫杉醇、长春新碱。

52. 下列哪项检查要用造影显示

A. 根尖囊肿　　　　　　　　B. 鼻腭管囊肿　　　　　　　　C. 甲状舌管瘘
D. 孤立性骨囊肿　　　　　　E. 角化囊肿

【答案】C

【解析】造影是通过摄入含原子序数高的元素物质，然后在欲诊断的体内部位摄取放射照片以供医学诊断。一般为缺乏自然对比的结构或器官，可将密度高于或低于该结构或器官的物质引入器官内或其周围间隙，使之产生对比显影。碘油造影可明确甲状舌管囊肿的瘘管行径。本题答案 C。

53. 确定涎腺占位性病变首选的检查方法为

A. 涎腺平片　　　　　　　　B. 涎腺造影术　　　　　　　　C. B 超
D. CT　　　　　　　　　　　E. 磁共振成像（MRI）

【答案】C

【解析】B 超对于腮腺病变较实用，可以判断有无占位性病变以及肿瘤的大小，评估大致的性质。首选 B 超检查。CT 检查特别适用于腮腺深叶肿瘤，尤其是与咽旁肿瘤难以区分者，以及范围非常广泛的肿瘤。唾液腺造影对于唾液腺炎症及舍格伦综合征的诊断价值虽很高，但在肿瘤方面，其诊断价值已逐渐被 B 超、CT 及 MRI 等所取代。故本题选 C。

54. 下列哪个选项是非涎腺造影的适应证

A. 涎腺慢性炎症　　　　　　B. 舍格伦综合征　　　　　　　C. 涎瘘
D. 涎腺急性炎症　　　　　　E. 涎腺导管阴性结石

【答案】D

【解析】涎腺造影禁忌证：碘过敏者、涎腺急性炎症期、唾液腺阳性结石。故排除 A、B、C、E。本题答案为 D。

55. 不属于牙源性颌骨囊肿的为

A. 始基囊肿　　　　　　　　B. 甲状舌管囊肿　　　　　　　C. 含牙囊肿
D. 根尖囊肿　　　　　　　　E. 滤泡囊肿

【答案】B

【解析】牙源性颌骨囊肿有三种：根端囊肿、始基囊肿、含牙囊肿（滤泡囊肿）。口腔颌面部软组织囊肿分为四种：皮脂腺囊肿、皮样和表皮样囊肿、甲状舌管囊肿、鳃裂囊肿。

56. 淋巴管畸形好发部位不包括

A. 腭部　　　　　　　　　　B. 舌部　　　　　　　　　　　C. 颊部
D. 唇部　　　　　　　　　　E. 颈部

【答案】A

【解析】淋巴管畸形好发部位包括舌、唇、颊、颈部。

57. 成釉细胞瘤的穿刺液常为

A. 淡黄色　　　　　　　　　B. 不凝的血性液体　　　　　　C. 清亮的黏液
D. 褐色液体　　　　　　　　E. 草黄色液体

【答案】D

【解析】成釉细胞瘤囊腔内含黄褐色囊液；囊性水瘤（大囊性淋巴管畸形）内含透明、淡黄色水样囊液；血管瘤含血性液体；根端囊肿内含草黄色液体。

58. 不属于蔓状血管瘤临床表现的是
  A. 体位移动试验阳性 B. 表面皮温高 C. 扪诊有震颤感
  D. 听诊有吹风样杂音 E. 肿瘤高起呈念珠状

【答案】A

【解析】蔓状血管瘤又称葡萄状血管瘤，也称动静脉畸形，高出皮肤呈半圆状隆起，皮肤往往潮红及毛细血管扩张，局部温度增高，B 不选。扪之有震颤感，C 不选。触有搏动感，压之肿块缩小，压紧时搏动消失，听诊可闻及血管杂音，D 不选。病变处隆起，血管扩张增生，E 不选。A 项为海绵状血管瘤（静脉畸形）临床特点，与本题目不符合。此题选 A。

59. 关于唇癌的描述错误的是
  A. 唇癌主要是鳞癌 B. 唇癌多发于下唇
  C. 唇癌一般以手术治疗为主 D. 下唇癌常向颏下及下颌下淋巴结转移
  E. 唇癌较其他口腔癌易发生颈淋巴结转移

【答案】E

【解析】唇红部发生的癌几乎都为鳞癌，所以 A 正确。唇癌上下唇均可发生，以下唇多见，所以 B 正确。早期唇癌可采用外科手术治疗，所以 C 正确。上唇癌转移率高于下唇，转移淋巴结多为颏下、颌下及颈深上淋巴结，所以 D 正确。唇癌的颈淋巴结转移率较低，所以 E 错误，故此题选 E。

60. 牙龈瘤的起因多为
  A. 激素代谢紊乱 B. 过勤的刷牙 C. 机械及慢性炎症刺激
  D. 家族遗传史 E. 自发性病变，无明确原因

【答案】C

【解析】牙龈瘤非真性肿瘤，仅为诊断学名词。其病因为局部机械性和炎症刺激。

61. 患者，49 岁。因左下牙疼痛 2 个月，下唇麻木 3 周就诊。曲面断层片示左下颌骨体区 2cm×3cm 的低密度溶骨破坏区，边界不清呈虫蚀状，无死骨形成及新骨增生，最可能的诊断是
  A. 下颌骨骨髓炎 B. 成釉细胞瘤 C. 角化囊肿
  D. 含牙囊肿 E. 原发性骨内癌

【答案】E

【解析】下唇麻木常是中央性颌骨癌的首要症状，X 线早期表现为虫蚀状。故此题选 E。

62. 患者，男，60 岁。右侧鼻翼有 1 个深棕色结节 7 年，近 2 周出现疼痛并长大。检查见：结节 1cm×3cm 大小，表面有破溃，深棕色，周围皮肤出现多个黑色点状小结节。最可能的临床诊断为
  A. 皮内痣恶变 B. 复合痣恶变 C. 交界痣恶变
  D. 毛痣恶变 E. 雀斑样色素痣恶变

【答案】C

【解析】深棕色结节考虑是痣，近期发生疼痛、增大、破溃、结节，考虑发生恶变。最容易发生恶变的痣是交界痣。

63. 最常引起牙根吸收的颌骨病变是
  A. 角化囊性瘤 B. 根端囊肿 C. 残余囊肿
  D. 成釉细胞瘤 E. 牙源性黏液瘤

【答案】D

【解析】成釉细胞瘤和牙源腺性黏液瘤均可造成牙根的吸收，呈截断性吸收，但后者没有前者常见，所以 D 正确，不选 E。其余 3 个选项的病变一般都不会造成牙根的吸收，排除 A、B、C。本题选 D。

64. 不属于口腔癌"无瘤"手术要求的是
  A. 保证手术在正常组织内进行 B. 避免切破肿瘤，勿挤压瘤体
  C. 不宜整块挖出，暴露的肿瘤面覆以纱布、缝包 D. 创口缝合前大量低渗盐水冲洗，化疗药物湿敷
  E. 创口缝合时更换手套及器械

【答案】C

【解析】"无瘤原则"要求整体扩大切除，绝对不可分块，防止种植性转移。

65. 男，56 岁。左颊黏膜下肿物半年逐渐增大，轻度疼痛，近来在进食时常咬颊。造成局部黏膜糜烂。检

查见左颊肿块约 2cm×2cm 大小，界限不清。表面黏膜糜烂，质地硬。该患者最可能的诊断是
   A. 鳞状细胞癌   B. 淋巴瘤   C. 特异性感染
   D. 腺上皮恶性肿瘤   E. 良性肿瘤伴感染
【答案】A
【解析】此患者的肿物增大迅速，轻度疼痛，检查见界限不清，为恶性肿瘤倾向，所以排除 C、E。淋巴瘤为进行性、无痛性淋巴结增生，此患者症状不符，所以 B 不选。腺上皮恶性肿瘤发生的部位应该在腮腺附近，所以排除 D。此患者最有可能的诊断是鳞状细胞癌，故选 A。

66. 对放射线不敏感的肿瘤是
   A. 未分化癌   B. 恶性淋巴瘤   C. 鳞状细胞癌
   D. 恶性淋巴上皮瘤   E. 骨肉瘤
【答案】E
【解析】颌骨骨肉瘤属对放射线不敏感的肿瘤；鳞状细胞癌属对放射线中度敏感的肿瘤，排除 C。未分化癌、淋巴瘤、恶性淋巴上皮瘤均对放射线敏感；故本题选 E。

67. 关于牙龈瘤临床特点的叙述错误的是
   A. 来源于牙槽骨   B. 非真性肿瘤   C. 切除后易复发
   D. 与内分泌有关   E. 通常分为三型
【答案】A
【解析】牙龈瘤来源于牙周膜及牙槽突的结缔组织，和内分泌相关，和激素有关，分为纤维型、血管型、巨细胞型三种，非真性肿瘤，但切除后易复发。故本题答案是 A，而 B、C、D、E 的叙述正确。

68. 关于中央性颌骨癌临床特点的叙述错误的是
   A. 主要来自牙胚成釉上皮的剩余细胞   B. 好发于上颌骨
   C. 多伴下唇麻木   D. 预后较差
   E. X 线表现有溶骨破坏
【答案】B
【解析】中央性颌骨癌好发于下颌骨，且恶性程度高，其余均正确，故本题答案是 B。

69. 近年来女性口腔癌发病率的变化趋势是
   A. 上升   B. 下降   C. 不变
   D. 无规律   E. 波浪式
【答案】A
【解析】近年来女性吸烟饮酒者增多，生活压力增大，接受不良刺激增加。口腔癌发生率呈上升态势。故本题答案是 A。

70. 口腔癌中发病率居第二位的是
   A. 腭癌   B. 颊癌   C. 唇癌
   D. 口底癌   E. 舌癌
【答案】B
【解析】口腔癌中发病率居第二位的是颊癌或牙龈癌。发病率居第一位的是舌癌。故本题答案是 B。易误选 E。

71. 口腔颌面部脓肿形成后，主要的治疗措施是
   A. 大剂量抗生素   B. 对症治疗   C. 大剂量激素
   D. 脓肿切开引流和应用抗生素   E. 局部外敷中药
【答案】D
【解析】口腔颌面感染治疗原则是：局部为主，全身为辅。故本题答案是脓肿切开引流和应用抗生素。易误选 C。

72. 男，50 岁。左耳垂后下肿胀、破溃后有脓液流出，其中可见针尖大小淡黑色颗粒，经化验为硫黄颗粒。对于该病最有效的药物是
   A. 大环内酯类（红霉素等）   B. 青霉素族   C. 喹诺酮类（诺氟沙星等）
   D. 氨基糖苷类（链霉素等）   E. 硝基咪唑类抗生素（甲硝唑等）
【答案】B
【解析】题干中硫黄颗粒是放线菌病的典型临床表现。放线菌病的治疗首选药物为青霉素。因此应选 B。

73. 皮脂腺囊肿的特征性表现是
A. 生长缓慢，时大时小
B. 大小不一，多为圆形
C. 与皮肤粘连，病变中央有小色素点
D. 质软，无压痛，有波动感
E. 边界清楚，无浸润
【答案】C
【解析】皮脂腺囊肿为潴留性囊肿，其特征性表现是病变中央有小色素点。考虑为堵塞的排泄管。

74. 始基囊肿属于
A. 胚胎性软组织囊肿
B. 潴留囊肿
C. 牙源性囊肿
D. 面裂囊肿
E. 血外渗性囊肿
【答案】C
【解析】此题是基本概念题。始基囊肿发生于成釉器发育的早期阶段，是星形网状层发生变性、液体渗出蓄积而形成的囊肿，与牙的发育有关，属于牙源性囊肿（根端囊肿、始基囊肿、含牙囊肿）。选项B潴留囊肿有皮脂腺囊肿、黏液囊肿；选项D面裂囊肿有鼻唇囊肿、鼻腭管囊肿、正中囊肿、球状上颌囊肿。

75. 囊肿壁中含皮肤附件的是
A. 甲状舌管囊肿
B. 皮样囊肿
C. 表皮样囊肿
D. 角化囊性瘤
E. 舌下腺囊肿
【答案】B
【解析】囊肿壁中含皮肤附件的是皮样囊肿，穿刺出豆腐渣样物质。故本题答案是B。

【破题思路】

囊肿	特点
皮脂腺囊肿	"小色素点"、白色凝乳状皮脂腺分泌物
皮样囊肿	扪诊"面团感"，白色豆腐渣样分泌物
角化囊性瘤	囊内容物黄、白色角蛋白样（皮脂样）物质
舌下腺囊肿	单纯型、口外型、哑铃型；内容物"蛋清样"

76. 下列关于疣状癌的论述错误的是
A. 是口腔鳞状细胞癌的一型
B. 呈外生性生长
C. 生长缓慢，有局部侵蚀性
D. 一般不转移
E. 核分裂多见，易转移
【答案】E
【解析】疣状癌是一种少见的鳞状细胞癌亚型，低度恶性，极少转移。

77. 下列是牙源性角化囊肿易复发的原因，除了
A. 囊壁薄
B. 可能存在多发病灶
C. 同一病灶内有多个囊腔
D. 可能存在子囊
E. 囊肿内有角化物
【答案】E
【解析】牙源性角化囊肿是典型的牙源性囊肿，其特点之一是较易复发，原因是囊壁薄，可能存在多个病灶，多囊，囊壁上有子囊等。并非有角化物。

78. 属于抗代谢的化疗药物是
A. 长春新碱
B. 平阳霉素
C. 顺铂
D. 甲氨蝶呤
E. 环磷酰胺
【答案】D
【解析】抗癌药物分类为多种。细胞毒素类：氮芥、环磷酰胺。抗生素类：平阳霉素、博来霉素、阿霉素、表柔比星。抗代谢类：甲氨蝶呤、氟尿嘧啶。激素类：肾上腺皮质激素。植物类：长春新碱。

79. 属于口腔癌瘤一级预防的是
A. 早发现
B. 早诊断
C. 早治疗
D. 病因预防
E. 防止复发
【答案】D
【解析】一级预防：病因预防。二级预防：三早。三级预防：根治肿瘤、延长寿命、减轻病痛以及防止复

发等。故本题答案是 D。易误选 C。

80. 男，18 岁。左面颊部皮脂腺囊肿感染反复发作，分析原因，主要是
A. 抗生素用量不足　　　　　B. 感染细菌的抗药性强　　　　　C. 未及时切除病灶
D. 引流不畅　　　　　　　　E. 全身抵抗力差
【答案】C
【解析】左面颊部皮脂腺囊肿首选手术治疗，根治病灶。感染反复发作，分析原因主要是未及时切除病灶。故本题答案是 C。易误选 B。

81. 男，21 岁。右下颌骨膨隆近半年，无自觉症状，临床初诊为成釉细胞瘤。拍摄曲面断层片，其 X 线表现为
A. 分房大小一致，牙根水平吸收　　　　　B. 房隔不清，边缘无切迹，牙根移位
C. 分房不清，房隔粗大，有骨化现象　　　D. 分房不清，有骨质破坏和骨膜反应
E. 分房大小不均，边缘有切迹，牙根吸收，房隔清楚
【答案】E
【解析】分房大小不均，边缘有切迹，牙根吸收，房隔清楚为成釉细胞瘤的特征性 X 线表现。故本题答案是 E。

82. 男，25 岁。舌骨上囊性肿块 2 年余，临床确诊为甲状舌管囊肿，正确的治疗方法是
A. 完整摘除囊肿　　　　　B. 在舌骨表面剥离囊肿　　　　　C. 切除囊肿及舌骨中段
D. 囊腔内注射硬化剂　　　E. 切开引流、减压
【答案】C
【解析】甲状舌管囊肿手术需要切除三个部分：甲状舌管、囊肿、舌骨中份（舌囊肿和舌骨中份粘连，存在细微的副管）。若不切除一部分舌骨易复发。故本题答案是 C。易误选 B。

83. 男，26 岁。发现右面部膨隆 1 个月。曲面断层片显示右下颌骨体后部及下颌支多房型透影区，部分呈蜂窝状改变，下颌支骨质膨胀明显，下颌第三磨牙移位。此种 X 线表现最可能的诊断是
A. 根尖囊肿　　　　　B. 含牙囊肿　　　　　C. 成釉细胞瘤
D. 牙源性角化囊肿　　E. 骨纤维异常增殖症
【答案】C
【解析】曲面断层片显示右下颌骨体后部及下颌支多房型透影区，部分呈蜂窝状改变，下颌支骨质膨胀明显，下颌第三磨牙移位。此种 X 线表现最可能的诊断是成釉细胞瘤。应与角化囊肿鉴别，后者一般为单房，不造成牙移位。故本题答案是 C。易误选 B。选项 B 含牙囊肿，牙冠位囊内，囊肿包绕牙冠釉牙骨质界（牙颈部）。

84. 男，66 岁。上颌窦癌出现流泪症状。原因是肿瘤侵犯了
A. 上颌窦上壁　　　　　B. 上颌窦内上壁　　　　　C. 上颌窦内下壁
D. 同侧鼻腔　　　　　　E. 上颌窦后壁
【答案】B
【解析】上颌窦癌出现流泪症状，原因是肿瘤侵犯了上颌窦内上壁。流泪是因为肿瘤导致鼻泪管阻塞。故本题答案是 B。易误选 D。

85. 女，54 岁。发现左下牙龈菜花样溃疡 2 个月，无下唇麻木症状。活检诊为"鳞癌Ⅰ级"。查见溃疡 3cm×2cm 大小，颌面、颈部未触及明显肿大淋巴结。对该患者应首先补充的局部检查是
A. CT　　　　　B. B 超　　　　　C. 曲面断层
D. 核素骨扫描　　E. PET
【答案】C
【解析】牙龈癌确诊后，应行曲面断层检查，观察有无侵犯牙槽突或颌骨。

(86～88 题共用备选答案)
A. 氮芥　　　　　B. 平阳霉素　　　　　C. 甲氨蝶呤
D. 长春新碱　　　E. 顺铂
86. 属植物类抗癌药物是
87. 属代谢类抗癌药物是
88. 属细胞毒素类抗癌药物是
【答案】D、C、A
【解析】抗癌药物分类为多种。细胞毒素类：氮芥、环磷酰胺。抗生素类：平阳霉素、博来霉素、阿霉素、表柔比星。抗代谢类：甲氨蝶呤、氟尿嘧啶。激素类：肾上腺皮质激素。其他类：顺铂。

（89～90题共用题干）

男，64岁。右侧舌缘溃疡不愈2月就诊，吸烟史20年（1包/日）。检查：右侧中份舌缘可见溃烂，中央凹陷，边缘隆起质硬，范围约1.5cm×1.5cm，触痛明显。右下5、6、7残根，有锐利边缘。

89. 对该患者最佳的处理方法是
 A. 漱口水含漱　　　　　　B. 溃疡糊剂涂布　　　　　　C. 拔除右下后牙残根
 D. 切取组织活检　　　　　E. 右舌病灶扩大切除术

90. 若该患者诊断为右舌缘鳞癌，下列描述不正确的是
 A. 常早期发生颈淋巴结转移，且转移率较高　　B. 可发生远处转移，多转移至肺部
 C. 颈淋巴结转移常在一侧　　　　　　　　　　D. 若病变生长越过舌体中线可向对侧颈淋巴结转移
 E. 可转移至颏下或直接至颈深中群淋巴结

【答案】D、E

【解析】89题：根据题干患者口内存在右下5、6、7残根，有锐利边缘。侧舌缘溃疡不愈2个月有吸烟史，考虑为长期吸烟、局部残根锐利边缘的刺激下导致癌变。故应首先明确通过活检明确诊断，故正确答案为D。

90题：舌体具有丰富的淋巴管和血液循环，加以舌的机械运动频繁，一旦恶变易移，即常发生早期颈淋巴结转移，且转移率较高；此外，舌癌远处转移则多转移至肺部。舌癌的颈淋巴结转移常在一侧，如发生于舌背或越过舌体中线的舌癌可以向对侧颈淋巴结转移。故A、B、C、D均正确。舌尖部癌可以转移至颏下或直接至颈深中群淋巴结，而此患者为舌中份侧缘鳞癌故应选择E。

91. 含有皮肤附件的囊肿可能是
 A. 皮脂腺囊肿　　　　　　B. 甲状舌管囊肿　　　　　　C. 皮样囊肿
 D. 表皮样囊肿　　　　　　E. 始基囊肿

【答案】C

【解析】含有皮肤附件的囊肿可能是皮样囊肿。囊壁中无皮肤附件的为表皮样囊肿；皮脂腺囊肿内为潴留的皮脂；甲状舌管囊肿、始基囊肿内为囊壁上皮分泌的液体样物质。故本题答案是C。易误选E。

92. 较易发生癌变的是
 A. 白斑　　　　　　　　　B. 腺周口疮　　　　　　　　C. 扁平苔藓
 D. 红斑狼疮　　　　　　　E. 创伤性溃疡

【答案】A

【解析】较易发生癌变的是白斑和红斑，且红斑恶性度更高（本题无此选项）。故本题答案是A。易误选D。

93. 肿瘤致病的内在因素不包括
 A. 精神心理因素　　　　　B. 内分泌因素　　　　　　　C. 生物因素
 D. 机体免疫状态　　　　　E. 遗传因素

【答案】C

【解析】物理、化学、生物、营养因素属于外在导致肿瘤发生的因素。故本题答案是C。易误选E。

94. 男，45岁。右舌中1/3边缘出现溃疡一个月，扩展较快，伴疼痛。近一周出现右下颌下淋巴结肿大，临床诊断最大的可能是
 A. 创伤性溃疡　　　　　　B. 结核性溃疡　　　　　　　C. 复发性阿弗他溃疡
 D. 鳞状细胞癌　　　　　　E. 恶性淋巴瘤

【答案】D

【解析】根据病史，溃疡有自愈性，该区域溃疡扩展快，伴发疼痛，故考虑右侧舌部鳞状细胞癌（溃疡型）可能，且有右侧颌下区淋巴结转移。

95. 男，65岁。因扁桃体癌行放疗70Gy。放疗后2年出现下颌磨牙区黏膜破溃，牙槽突骨面外露并长期溢脓，牙松动。最可能的诊断是
 A. 牙周炎　　　　　　　　B. 多间隙感染　　　　　　　C. 放射性颌骨骨髓炎
 D. 扁桃体癌复发侵犯颌骨　E. 中央性化脓性颌骨骨髓炎

【答案】C

【解析】患者放疗后2年出现下颌磨牙区黏膜破溃，牙槽突骨面外露并长期溢脓，牙松动。最可能的诊断是放射性颌骨骨髓炎（有放疗病史）。故本题答案是C。易误选E。

（96～98题共用题干）

患者，男，65岁。右舌缘疼痛不适4个月。体检见右舌缘中部有一溃疡，4cm×3cm大小，质地偏硬，深部有一浸润块，伸舌时偏向同侧。右颈上部触及1cm×1cm大小淋巴结，质中偏硬，活动，无压痛，边界清。

临床考虑鳞状细胞癌。

96. 最适宜的活检方法是
A. 吸取活检　　　　　　B. 冰冻活检　　　　　　C. 切取活检
D. 切除活检　　　　　　E. 细针穿刺细胞学活检

【答案】C

【解析】吸取活检和细针穿刺活检很少采用，它们一般适用于深部肿物活检；冰冻活检一般适用于临床诊断不明确又怀疑为恶性肿瘤者，术中进行冰冻活检以明确肿瘤性质；切除活检一般适用于较小的肿物或淋巴结；对于较大的舌部溃疡一般采取切取活检。

97. 对鳞状细胞癌首选的化疗药物是
A. 环磷酰胺　　　　　　B. 氟尿嘧啶　　　　　　C. 平阳霉素
D. 长春新碱　　　　　　E. 氮芥

【答案】C

【解析】对于鳞状细胞癌的单一药物化疗中，平阳霉素是首选，且每日给药一次；环磷酰胺、氟尿嘧啶、长春新碱、氮芥等大部分适用于联合用药，而且不适用于鳞状细胞癌。

98. 若发生远处转移，最常见的转移部位为
A. 脑　　　　　　　　　B. 骨　　　　　　　　　C. 肾
D. 肺　　　　　　　　　E. 心

【答案】D

【解析】颌面部鳞状细胞癌常见远处转移部位是肺，腹腔的恶性肿瘤常见肝、肾转移。

99. 患者，女，38岁。发现肿块位于右侧颊侧部皮下缓慢生长6年，检查见肿块与皮肤紧密粘连，中央可见1个小色素点，圆形，与周围组织界限明显，质地软，无压痛，可移动，无自觉症状。可诊断为
A. 甲状舌管囊肿　　　　B. 鳃裂囊肿　　　　　　C. 表皮样囊肿
D. 皮脂腺囊肿　　　　　E. 皮样囊肿

【答案】D

【解析】只有皮脂腺囊肿中央可以见到黑色小色素点。直接选D。

100. 决定恶性肿瘤治疗原则的因素一般不包括
A. 患者经济状况　　　　B. 生长部位　　　　　　C. 分化程度
D. 临床分期　　　　　　E. 组织来源

【答案】A

【解析】口腔颌面部肿瘤的治疗原则，恶性肿瘤治疗原则应根据组织来源，生长部位，分化程度，发展速度，临床分期，患者机体情况，而患者机体状况不包括患者的经济状况，故此题选A。

101. 大囊性淋巴管瘤的临床表现如下，除了
A. 有可压缩性，体位移动试验阳性　　　　B. 表面皮肤正常，柔软有波动感
C. 主要发生于颈部锁骨上　　　　　　　　D. 内有透明浅黄色水样液体
E. 好发于儿童及青少年

【答案】A

【解析】体位移动试验阳性为静脉畸形的特征。

102. 发生液性病变时可穿刺出不凝固血性液体的肿瘤是
A. 血管内皮瘤　　　　　B. 成釉细胞瘤　　　　　C. 骨肉瘤
D. 神经鞘瘤　　　　　　E. 神经纤维瘤

【答案】D

【解析】穿刺液若是不凝固血性液体为神经鞘瘤；若是凝固的血性液体为血管性病变。

103. 面部皮肤癌较多见的是
A. 淋巴上皮癌　　　　　B. 未分化瘤　　　　　　C. 基底细胞癌
D. 腺上皮癌　　　　　　E. 鳞状细胞癌

【答案】C

【解析】面部皮肤癌主要有鳞状细胞癌及基底细胞癌，其中基底细胞癌较多见，恶性程度低，一般不发生区域性淋巴结转移。

104. 成釉细胞瘤被认作为临界瘤，其原因为
A. 易恶变　　　　　　　B. 易出血　　　　　　　C. 易感染

D. 易远处转移　　　　　　　E. 有局部浸润性

【答案】E

【解析】成釉细胞瘤的生物学行为不是恶性肿瘤，不发生远处转移，不经常感染和出血，但是它有局部浸润性生长的特点，所以手术切除时要做适当扩大。

105. 舌癌的最好发部位
A. 舌腹　　　　　　B. 舌根　　　　　　C. 舌背
D. 舌尖　　　　　　E. 舌侧缘

【答案】E

【解析】舌癌是最常见的口腔癌之一。其最好发部位为舌中1/3侧缘，这与尖锐牙尖、不良修复体等有一定关系，其次是舌尖、舌背。

106. 痣样基底细胞癌综合征的表现中，不包括
A. 多发性角化囊性瘤　　　　B. 皮肤基底细胞痣　　　　C. 易伴发成釉细胞瘤
D. 小脑镰钙化　　　　　　　E. 分叉肋

【答案】C

【解析】痣样基底细胞癌综合征表现有：多发性角化囊性瘤同时伴发皮肤基底细胞痣，分叉肋，眶距增宽，颅骨异常，小脑镰钙化。痣样基底细胞癌综合征不伴发成釉细胞瘤，故此题选C。

107. 下面哪种肿瘤经常术前放疗
A. 牙龈癌　　　　　　B. 上颌窦癌　　　　　C. 腭癌
D. 舌癌　　　　　　　E. 颊癌

【答案】B

【解析】在口腔癌中，均采用以手术治疗为首选的治疗方法，但是上颌窦癌可以术前放疗，提高术后效果。

（108～110题共用题干）

女性，25岁。左耳垂下有时大时小的肿块6年，检查见：左耳垂下可见一个2cm×2cm的肿块，表面皮肤正常，但稍偏蓝色，边界不清，质软可被压缩，头低位时肿块膨大，头恢复正常位时，肿块亦恢复原状。

108. 初步临床诊断
A. 毛细管型血管瘤　　　　B. 海绵状血管瘤　　　　C. 蔓状血管瘤
D. 囊肿型淋巴管瘤　　　　E. 海绵状淋巴管瘤

【答案】B

【解析】头低位时肿块膨大，头恢复正常位时肿块亦恢复原状是体位移动试验阳性，是海绵状血管瘤（静脉畸形）的症状，因此B正确。其他四个选项均没有体位试验阳性的特征。

109. 若为确定诊断以利治疗，还应做的检查是
A. 肿块穿刺术　　　　　　B. B超检查　　　　　　C. X线片检查
D. 活体组织病理学检查　　E. 磁共振成像检查

【答案】A

【解析】怀疑海绵状血管瘤时，为了确诊应采取穿刺的方法（逢囊必穿）。

110. 若辅助检查穿刺抽出血性液体，结合临床诊断，治疗应采用
A. 激光治疗　　　　　　B. 放射治疗　　　　　　C. 低温治疗
D. 激素治疗　　　　　　E. 注射硬化剂治疗

【答案】E

【解析】如果辅助检查穿刺抽出血性液体，则可确诊为海绵状血管瘤，血管瘤的治疗方法很多，有外科切除、放射治疗、激光治疗、硬化剂治疗、栓塞治疗等。海绵状血管瘤一般采取硬化剂治疗，如果疗效不好再采取外科切除及低温治疗。面部毛细血管瘤可用激光照射。婴幼儿血管瘤采取激素治疗。此题选E。

111. 患者，女，56岁。因右下牙疼痛3个月，下唇麻木4周就诊。专科检查见，左下唇较对侧感觉迟钝，松动Ⅱ度，无龋坏。全景片示左下颌体区见一2cm×4cm边界不清的密度减低区，牙根有吸收。根据以上临床表现，最可能的诊断是
A. 中央性颌骨癌　　　　B. 含牙囊肿　　　　C. 角化囊肿
D. 成釉细胞瘤　　　　　E. 下颌骨骨髓炎

【答案】A

【解析】颌骨中心性恶性肿瘤常造成颌骨边界不清破坏，典型的临床症状是下唇麻木，伴发牙齿松动。

112. 患者，男，46岁。下颌前牙唇侧牙龈出现黑色斑块状肿物8月余。其黑色斑块渐扩大，遂出现双侧下

颌下淋巴结肿大。最不宜采用的检查是

　　A. PET 检查　　　　　　　　B. MRI 检查　　　　　　　　C. CT 检查
　　D. 冷冻活检　　　　　　　　E. 切取活检

【答案】E

【解析】从题目中病史来看，患者可能患有恶性黑色素瘤，一般不做切取和穿刺活检（不能见血，防止转移），只是在术中做冰冻活检。

113. 患者，女，42 岁。左腭部肿块 3 年，渐进性增大，表面黏膜呈浅蓝色，触诊为实性，无结节，压迫无退缩，无症状。最可能的诊断是

　　A. 炎症　　　　　　　　　　B. 多形性腺瘤　　　　　　　　C. 黏液表皮样癌
　　D. 黏液囊肿　　　　　　　　E. 海绵状血管瘤

【答案】C

【解析】腭部多形性腺瘤可以为结节状，表面黏膜颜色正常。

黏液囊肿有波动感。

海绵状血管瘤有压缩性，炎症有疼痛。

黏液表皮样癌可以是实质性，表面黏膜呈浅蓝色。

114. 患儿，女，6 个月。出生后 25 天发现左腮腺区膨隆，渐长大，触诊较硬，体位移动试验（±）：全身情况良好。该患儿目前最不恰当的处理是

　　A. 穿刺检查　　　　　　　　B. 手术切除　　　　　　　　C. 做雌二醇检查
　　D. 严密观察　　　　　　　　E. B 超检查

【答案】B

【解析】患者为婴幼儿，一般良性肿瘤采用保守治疗或尽量创伤小的治疗，所以此患儿不宜采用手术切除。

115. 患者，男，69 岁。右颊黏膜溃疡 6 个月，溃疡大小约 3.0cm×4.0cm，活检为鳞癌Ⅱ级。右侧下颌下可触及 3 个肿大淋巴结，粘连。该患者的颈部淋巴结处理应是

　　A. 双侧功能性颈清扫术　　　　B. 右侧肩胛舌骨上颈清扫术　　　　C. 右侧根治性颈清扫术
　　D. 双侧根治性颈清扫术　　　　E. 右侧根治性颈清扫术＋左侧功能性颈清扫术

【答案】C

【解析】临床上明确颊癌并右侧颌下淋巴结转移，所以应该做右侧根治性颈淋巴结清扫术。根治性颈清除术是指将一侧颈部含淋巴结之组织全部清除（Ⅰ至Ⅴ区之淋巴结）；肩胛舌骨上颈清除术是指有选择地整块清除口腔鳞癌患者颈部最有可能发生转移的淋巴结；选择性颈淋巴清扫术虽未发现转移淋巴结，但根据原发癌的部位及生物学行为，经验证明易发生颈淋巴结转移，为预防其转移或治疗已存在的微小转移灶而行的颈淋巴清扫术。

116. 患者，女，16 岁。左上颈部肿物 2 年，有消长史，感冒时易增大。触诊囊性感明显，穿刺液为浑浊的淡黄色稍黏稠液体。该患者最可能的诊断为

　　A. 舌下腺囊肿口外型　　　　　B. 甲状舌管囊肿　　　　　　C. 下颌下腺囊肿
　　D. 第二鳃裂囊肿　　　　　　　E. 囊性水瘤

【答案】D

【解析】患者为上颈部囊性肿物，内容物浑浊的淡黄色稍黏稠液体，感冒时易增大，首先诊断为第二鳃裂囊肿，囊性水瘤内容物为清亮的淡黄色液体，其他几个囊肿位置不正确。

（117～119 题共用题干）

患者，男，73 岁。右下牙龈溃疡 5 个月。体检见右下牙龈有一溃疡，3.0cm×2.5cm 大小，溃疡所在区牙略松动，右颈上部触及 1 个 2.0cm×2.0cm 大小淋巴结，质地偏硬、尚可活动，未发现远处转移。临床考虑为牙龈癌。

117. 为了明确诊断，最适宜的检查方法是

　　A. 脱落细胞涂片镜检　　　　　B. 切取活检　　　　　　　　C. 吸取活检
　　D. 切除活检　　　　　　　　　E. 细针穿刺细胞学活检

【答案】B

【解析】表浅或有溃疡的肿瘤可采用切取活检，口腔牙龈癌常见于溃疡型，故一般先做肿物切取活检，明确诊断。

118. 其 TNM 分类是

　　A. $T_0N_1M_0$　　　　　　　　B. $T_2N_1M_0$　　　　　　　　C. $T_3N_2M_0$
　　D. $T_4N_2M_0$　　　　　　　　E. $T_4N_3M_0$

【答案】B

【解析】根据UICCTNM分类，T_2——肿瘤最大直径为>2cm，≤4cm；N_1——同侧单个淋巴结转移直径不超过3cm；M_0——无远处转移；故此题正确答案为B。

119. 对局部还应做的检查是

A. B超　　　　　　　　　B. CT　　　　　　　　　C. MRI
D. X线片　　　　　　　　E. 核素扫描

【答案】D

【解析】牙龈癌可侵犯颌骨，故应首先X线检查，明确是否有颌骨破坏，为手术方案做准备。

120. 患者，女，68岁。颊侧牙龈溃疡半年，经两周抗炎治疗不愈。为明确诊断，应选用的检查为

A. 牙片　　　　　　　　　B. CT　　　　　　　　　C. B超
D. 切取活检　　　　　　　E. 细针吸活检

【答案】D

【解析】对于颊侧牙龈溃疡半年不愈，应高度警惕恶性肿瘤，明确诊断首先要采取切取活检的诊断方法。明确病理首选切取活检。

121. 不易发生淋巴管瘤的部位是

A. 颈部　　　　　　　　　B. 唇部　　　　　　　　C. 颊部
D. 舌部　　　　　　　　　E. 腭部

【答案】E

【解析】淋巴管瘤好发部位为颌下区、上颈部等，而腭部不是好发部位。

(122～126题共用题干)

患者，男，60岁。因左下黏膜溃疡伴疼痛3个月来院求治。查体见患者下颌牙列缺失，位于前磨牙区黏膜溃疡，约2cm×4cm大小，边界清楚，溃疡中间凹陷，呈火山口样，基底浸润，左颈部扪及淋巴结未肿大。

122. 该病例最可能的诊断为

A. 阿弗他溃疡　　　　　　B. 腺周口疮　　　　　　C. 牙龈癌
D. 牙龈瘤　　　　　　　　E. 创伤性溃疡

【答案】C

123. 有利于确诊的诊断依据为

A. CT　　　　　　　　　　B. MRI　　　　　　　　C. 病理切片
D. ^{99m}Tc核素扫描　　　E. 冰冻切片

【答案】C

124. 如需要进一步检查颌骨是否破坏，最简单的辅助检查是

A. 手术探查　　　　　　　B. MRI　　　　　　　　C. 超声
D. CT　　　　　　　　　　E. 曲面断层片

【答案】E

125. 如果活检确诊为牙龈鳞状细胞癌，各项相关生化检查报告正常，最佳的治疗方法

A. 化疗＋手术治疗　　　　B. 化疗　　　　　　　　C. 放疗
D. 基因治疗　　　　　　　E. 免疫治疗

【答案】A

126. 如果患者已经接受手术治疗，手术后患者最应该注意的是

A. 定期复查，预防复发　　B. 注意口腔卫生　　　　C. 注意心理健康
D. 安装合适的义齿　　　　E. 注意饮食清淡

【答案】A

【解析】临床诊断非常重要，患者黏膜溃疡，约2cm×4cm大小，边界清楚，溃疡中间凹陷，呈火山口样，基底浸润，左颈部扪及淋巴结未肿大，考虑牙龈癌。想要明确性质，切取活检；治疗采取综合序列治疗，术前诱导化疗＋手术；术后定期复查，专科检查＋CT，预防复发。

127. 以下不属于口腔颌面部肿瘤的影像学检查是

A. CT　　　　　　　　　　B. FNA　　　　　　　　C. X线
D. MRI　　　　　　　　　E. CT

【答案】B

162

【解析】FNA是指细针吸取活检,为穿刺的一种检查方法,对于有波动感或含有液体的肿瘤,可用该方法进行检查。其不属于影像学检查。

128. 对于口腔恶性肿瘤手术而言,"无瘤"操作是非常重要的,以下对"无瘤"操作叙述错误的是
   A. 切除肿瘤时不宜分块挖出　　　　　　B. 肿瘤表面若有溃疡,可采用电灼处理
   C. 可采用电刀　　　　　　　　　　　　D. 缝合前应用大量低渗盐水及5%氮芥冲洗湿敷
   E. 创口缝合时不必更换手套或器械
【答案】E
【解析】"无瘤"操作中在创口缝合时必定要更换手套或器械,防止术中肿瘤细胞种植性转移。

129. 以下口腔癌中最易发生颈部淋巴结转移的是
   A. 上颌窦癌　　　　　　　B. 腭癌　　　　　　　C. 牙龈癌
   D. 舌癌　　　　　　　　　E. 颊癌
【答案】D
【解析】舌体具有丰富的淋巴管和血液循环,加以舌的机械活动频繁,是最容易发生颈部淋巴结转移的口腔颌面部鳞癌。其次是口底癌。

130. 患者,男,21岁,7岁开始左面颊部肿胀畸形,表面皮肤可见咖啡色斑,检查见左、右面部不对称,左面颊可扪及多发性结节,质软,皮肤松弛下垂面部,胸部与背部可见大片棕褐色色素斑,最可能的诊断是
   A. 淋巴管瘤　　　　　　　B. 血管瘤　　　　　　　C. 神经鞘瘤
   D. 神经纤维瘤　　　　　　E. 脂肪瘤
【答案】D
【解析】神经纤维瘤的典型表现为年轻人多发,皮肤呈大小不一的棕色斑,扪诊皮肤内可有多发性瘤结节,若皮肤上棕色斑或咖啡色斑大于1.5cm,有5~6个以上可诊断为神经纤维瘤病。故此题正确答案为D。

(131~132题共用题干)
患者,男,3岁,右颈上部无痛性肿块半年,体检见右颈上部胸锁乳突肌前及表面有一肿块,4cm×3cm,质地软,有波动感,边界不甚清,表面肤色正常。

131. 最有可能的诊断为
   A. 血管瘤　　　　　　　　B. 囊性水瘤　　　　　　C. 甲状舌管囊肿
   D. 口外型舌下腺囊肿　　　E. 海绵型淋巴管瘤
【答案】B

132. 穿刺的液体最可能的性状为
   A. 血性液体　　　　　　　B. 呈棕色　　　　　　　C. 乳白色
   D. 淡黄色、清亮　　　　　E. 淡黄色、微浑、含胆固醇结晶
【答案】D
【解析】右颈上部无痛性肿块,质地软,有波动感,考虑囊性水瘤(大囊型淋巴管畸形);穿刺液为淡黄色清亮液体,透光试验阳性。

(133~136题共用题干)
患者,女,35岁,主诉左下颌区无痛性肿胀1年就诊,无疼痛及麻木感,临床查见左下颌角明显膨隆,皮肤色、温均正常,无波动感,口内左磨牙区前庭沟丰满,舌侧膨隆明显,触有乒乓球样感,黏膜无破溃。

133. 最有可能的诊断是
   A. 角化囊性瘤　　　　　　B. 成釉细胞瘤　　　　　C. 颌骨中心性癌
   D. 颌骨骨髓炎　　　　　　E. 骨肉瘤
【答案】A

134. 角化囊性瘤最好发的部位是
   A. 上颌结节　　　　　　　B. 上颌骨体　　　　　　C. 下颌正中部
   D. 下颌第三磨牙区及升支　E. 下颌颏孔区
【答案】D

135. 对于该患者下一步要做的最有意义的检查是
   A. 做CT检查　　　　　　　B. 普通X线片检查　　　　C. 取活检
   D. B超检查　　　　　　　 E. 穿刺检查
【答案】B

136. 按照你的诊断，应选择的最佳治疗方案为
A. 可行下颌骨刮治术　　　　　　　　　　　　B. 下颌骨区段切除
C. 下颌骨区段切除植钛板，二期植骨　　　　　　D. 下颌骨区段切除 + 同期植骨
E. 半侧下颌骨切除术
【答案】D
【解析】结合病史，该颌骨占位性病变考虑角化囊性瘤，此时最好做曲面体层（X线）检查，看颌骨破坏情况；最佳治疗方案为截断性切除颌骨 + 同期植骨。

（137～139题共用题干）

患者，男性，54岁。右舌侧缘溃疡5个月不愈，全身一般情况良好，门诊活检诊断为"舌鳞状细胞癌（Ⅱ～Ⅲ级）"，经专家门诊详细检查后诊断为"右舌侧缘鳞状细胞癌（$T_3N_{2a}M_0$）"。

137. T_3的含义是指肿瘤浸润的最大直径
A. 1cm　　　　　　　　　　　B. 1～2cm　　　　　　　　　　C. 等于2cm
D. 2～4cm　　　　　　　　　　E. 大于4cm
【答案】E

138. N_{2a}的意思是指
A. 同侧单个淋巴结转移，直径 >3cm，但 <6cm　　B. 同侧单个淋巴结转移，直径 <3cm
C. 同侧单个淋巴结转移，直径 >6cm　　　　　　D. 多个同侧淋巴结转移，直径 <6cm
E. 双侧或对侧淋巴结转移，直径 <6cm
【答案】A

139. 患者应选择的最佳治疗方案为
A. 已无手术指征，鳞癌对放疗不敏感，尽快化疗　　B. 已无手术指征，化疗 + 放疗
C. 已无手术指征，鳞癌对化疗不敏感，尽快放疗　　D. 鳞癌对放、化疗均不敏感，尽快手术治疗
E. 术前化疗 + 手术治疗 + 术后放、化疗
【答案】E
【解析】根据TNM分类，T_3为肿瘤最大直径大于4cm；N_{2a}指同侧单个淋巴结转移，直径 >3cm，但 <6cm；因患者M_0为无远处转移，故以综合序列治疗方案：术前予诱导化疗，手术后追加放疗或化疗。

140. 属于口咽癌的是
A. 下颌第一磨牙正对颊黏膜癌　　B. 舌根鳞状细胞癌　　C. 上颌第二磨牙牙龈癌
D. 舌腹黏膜鳞状细胞癌　　　　　　E. 硬腭黏膜鳞状细胞癌
【答案】B
【解析】口咽包括舌根、会厌谷、口腔侧壁（含扁桃体、腭咽弓、腭舌弓）、口腔后壁以及软腭和腭垂，此区的癌瘤属口咽癌范畴。口咽癌主要为鳞癌，口咽部是恶性淋巴瘤的好发部位，在口咽癌中以原发于扁桃体和舌根者为常见。由口咽癌发生的范畴可以确定。故本题选B。

141. 属于良性肿瘤的是
A. 非霍奇金淋巴瘤　　　　B. 多发性骨髓瘤　　　　C. 牙源性角化囊性瘤
D. 霍奇金淋巴瘤　　　　　E. 黏膜黑色素瘤
【答案】C
【解析】恶性淋巴瘤为恶性肿瘤，起源于淋巴系统，在病理上分为霍奇金淋巴瘤和非霍奇金淋巴瘤，故本题A、D错误。多发性骨髓瘤是一种恶性浆细胞病，其中瘤细胞起源于骨髓中的浆细胞，故B错误。黑色素瘤为好发于皮肤，可由交界痣恶变而来，故E错误。牙源性肿瘤绝大多数为良性，恶性甚少，牙源性角化囊性瘤是一种良性单囊或多囊发生于颌骨内的牙源性肿瘤，故选C。

142. 最可能含有静脉石的是
A. 血管瘤　　　　　　　　B. 静脉畸形　　　　　　　　C. 微静脉畸形
D. 动静脉畸形　　　　　　E. 混合型脉管畸形
【答案】B
【解析】静脉畸形也叫海绵状血管瘤，是由衬有内皮细胞的无数血窦组成，并可钙化为静脉石。血管瘤多见于婴儿出生时或出生后不久，增生期表现为毛细血管扩张，四周围以晕状白色区域，迅速变为红斑，高低不平，似草莓状，一般一年后进入静止消退，排除A；微静脉畸形，即常见的葡萄酒色斑，常发生于颜面部，沿三叉神经分布，呈鲜红或紫红，排除C；动静脉畸形好发部位为颞浅动脉，呈念珠状，皮温略高，患者自觉搏动，扪诊有震颤感，听诊有吹风样杂音，排除D；混合型脉管畸形为存在一种类型以上的脉管畸形的统称，不

一定含有静脉石，排除 E。

143. 属于发育性囊肿的是
A. 甲状舌管囊肿
B. 舌下腺囊肿
C. 唾液腺囊肿
D. 皮脂腺囊肿
E. 根端囊肿

【答案】A

【解析】甲状舌管囊肿是胚胎发育过程中甲状舌管不消失，上皮残存而形成的，故正确答案为 A；舌下腺囊肿或唾液腺囊肿主要是由于导管堵塞使得唾液滞留而产生的囊肿，故其为潴留性囊肿；皮脂腺囊肿是由于皮脂腺排泄管阻塞而引起的囊肿，亦为潴留性囊肿；根端囊肿是炎症牙源性囊肿，可由于根尖周肉芽肿进展而来。本题中只有甲状舌管囊肿属发育性囊肿，故选 A。

144. 由成釉器星网状层变性发展而来的颌骨囊肿是
A. 始基囊肿
B. 含牙囊肿
C. 根尖周囊肿
D. 球上颌囊肿
E. 牙源性角化囊肿

【答案】A

【解析】始基囊肿发生于成釉器发育早期，成釉器受刺激后其星网层发生变性并有液体渗出蓄积形成囊肿。含牙囊肿是由于在牙冠形成后，牙冠面和缩余釉上皮之间有液体渗出而形成。根尖周囊肿主要是由根尖周肉芽肿发展而来。球上颌囊肿属于非牙源性囊肿。牙源性角化囊肿来源于原始的牙胚或残余牙板。

145. 属瘤样病变的是
A. 神经鞘膜瘤
B. 颈动脉体瘤
C. 神经纤维瘤
D. 牙龈瘤
E. 纤维瘤

【答案】D

【解析】牙龈瘤是慢性刺激和炎症引起的病理性组织增生，而非真性肿瘤，牙龈瘤只是一个形态学及部位命名的诊断学名词。故此题正确答案为 D。

146. 属于潴留性囊肿的是
A. 皮脂腺囊肿
B. 皮样囊肿
C. 鳃裂囊肿
D. 表皮样囊肿
E. 甲状舌管囊肿

【答案】A

【解析】皮脂腺囊肿主要是由于皮脂腺排泄管阻塞，是分泌物滞留于管内，其上皮被逐渐增多的内容物膨胀而形成，属于潴留性囊肿。故选 A。鳃裂囊肿是胚胎发育时期鳃裂组织残留后形成的；甲状舌管囊为甲状舌管未完全退化消失，上皮残留而形成；皮样囊肿和表皮样囊肿来源于胚胎发育时期遗留的上皮细胞或损伤或手术使上皮细胞植入而形成。

147. 口底囊肿囊腔内充满白色豆腐渣样物质，镜下见角化复层鳞状上皮衬里，囊壁内含有皮肤附属器。最可能的病理诊断是
A. 表皮样囊肿
B. 皮样囊肿
C. 畸胎样囊肿
D. 口底囊肿
E. 蛤蟆肿

【答案】B

【解析】皮样囊肿的典型病例特征是囊壁中含有皮肤附属器。

148. 最常见的颌骨上皮性牙源性肿瘤为
A. 成釉细胞瘤
B. 多形性腺瘤
C. 血管瘤
D. 角化囊性瘤
E. 淋巴管瘤

【答案】A

【解析】成釉细胞瘤组织学来源是牙板上皮，属临界瘤，也是最常见的颌骨上皮性牙源性肿瘤，最好发于下颌骨。

149. 具有局部浸润性生长的肿瘤为
A. 海绵状血管瘤
B. 囊性水瘤
C. 牙龈瘤
D. 成釉细胞瘤
E. 蔓状血管瘤

【答案】D

【解析】具有局部浸润性生长的肿瘤主要是指恶性肿瘤，但也有肿瘤生物学行为介于良性和恶性之间，具有恶性倾向可转变为恶性肿瘤，称为"临界瘤"，如成釉细胞瘤、多形性腺瘤，故选 A、B、C、E 中均属于瘤样病变或良性肿瘤，无浸润性生长的行为。

150. 男，35岁。右面下部膨隆2年余，X线片示右下颌体部呈肥皂泡沫状囊性阴影最有可能的诊断是
 A. 颌骨成釉细胞瘤   B. 颌骨角化囊性瘤   C. 颌骨巨细胞瘤
 D. 颌骨中心性癌   E. 颌骨中心性血管瘤
【答案】C
【解析】"肥皂泡沫状囊性阴影"恰是颌骨巨细胞瘤的特征性表现。因此应选C。

151. 男孩，9岁。颈侧肿块2个月，破溃1周。检查：见瘘口位于颈前侧方甲状软骨水平，最可能的诊断是
 A. 甲状舌管瘘   B. 皮样囊肿伴瘘管形成   C. 第一鳃裂瘘
 D. 第二鳃裂瘘   E. 第三鳃裂瘘
【答案】A
【解析】甲状舌管囊肿1～10岁儿童好发，发生于颈部中线，以舌骨上下部最为多见。囊肿生长缓慢，呈圆形；若囊肿感染破溃，或误诊为脓肿行切开引流，可形成甲状舌管瘘。根据病史及检查最可能的诊断是甲状舌管瘘。

152. 男，28岁。右侧下颌骨膨隆半年，偶有胀痛。检查：右侧下颌骨体部膨隆，可触及囊性感。曲面体层片示右下颌尖牙至下颌支前缘多房透射性病变，病变膨隆明显，前磨牙和磨牙牙根锯齿状吸收，边缘可见切迹。最可能的诊断是
 A. 根尖周囊肿   B. 含牙囊肿   C. 始基囊肿
 D. 牙源性角化囊性瘤   E. 成釉细胞瘤
【答案】E
【解析】本患者结合病史，以及重要的影像学检查：囊内的牙根锯齿状吸收，边缘可见半月形切迹。符合成釉细胞瘤的诊断。

153. 男，28岁。诊断为下颌成釉细胞瘤，其穿刺液可能为
 A. 黄褐色液体   B. 血性液体不凝固   C. 黄色清亮液体
 D. 蛋清样液体   E. 乳白色豆渣样物
【答案】A
【解析】成釉细胞瘤穿刺液可见黄褐色液体；神经鞘瘤穿刺液为血性不凝固液体；黄色清亮液体见于甲状舌管囊肿的穿刺物；舌下腺囊肿的穿刺检查可见蛋清样液体；乳白色豆渣样物多见于皮样囊肿或表皮样囊肿。故选A。

154. 男，16岁。颏下舌骨前3cm×3cm肿块，界限清，呈圆球形，与周围组织无粘连，可活动，质地柔韧似面团样感觉，触痛，自颏下扪压肿物不缩小，吞咽时肿物不上下移动。最可能的诊断是
 A. 甲状舌管囊肿   B. 海绵状血管瘤   C. 舌异位甲状腺
 D. 皮样囊肿   E. 脂肪瘤
【答案】D
【解析】皮样囊肿典型特点为扪诊"面团样感觉"；甲状舌管囊肿特点为可随吞咽肿物会上下移动，与题意不符，故A错误。海绵状血管瘤可以被压缩，而题中扪压肿物不缩小，故排除B。
 舌异位甲状腺呈典型的"含橄榄"语音，表面呈蓝紫色，C错误。脂肪瘤基部受压时，可见分叶形态，皮肤可出现"橘皮"状，与本题中面团样感觉不符，故E排除。
 皮样囊肿好发于口底、颏下，本题的其余表现也同该病相符合，故选D。

155. 女孩，3岁。左面部肿大，畸形，随年龄而增长。检查：左鼻及唇颊增大、下垂，面部及躯干皮肤有多处咖啡色斑。最可能的临床诊断是
 A. 嗜酸性粒细胞增生性淋巴肉芽肿   B. 大囊性淋巴管瘤
 C. 神经纤维瘤病   D. 放线菌病
 E. 海绵状血管瘤
【答案】C
【解析】据题意患儿面部广泛肿胀甚至下垂、软，有多处咖啡色斑，这些都是神经纤维瘤病的主要特征性表现，因此C正确；面部肿大、畸形最常见于海绵状血管瘤、囊性淋巴管瘤、神经纤维瘤病，其次是嗜酸性粒细胞增生性淋巴肉芽肿、放线菌病。前三者表现为面部肿胀，弥漫无边界，质软，后两者肿胀较硬，而题干提示质软，因此A、B、D、E错误，本题应选C。

156. 男，65岁。因扁桃体癌欲进行放疗，放疗前应
 A. 对仍能保留的龋坏磨牙治疗后进行金属全冠修复 B. 对无法治愈的病牙予以拔除并进行活动义齿修复
 C. 对仍能保留的龋坏牙治疗后进行金属全冠修复 D. 牙周洁治，取出口腔内已有的金属义齿

E. 对所有龋齿、牙周炎等病牙均予以拔除

【答案】D

【解析】放疗前应常规进行牙周洁治，注意口腔卫生。为避免金属造成二次辐射还应取出口腔内已有的金属义齿，故D正确；放疗前对口腔内病灶牙进行处理，对仍可保留的龋坏、牙周炎等病牙应先予以治疗，而无法治愈的病牙应予以拔除。不能进行金属义齿修复，以免对黏膜造成损害，所以A、C、E错误。

157. 男，30岁。左腮腺后下极腺淋巴瘤2cm×3cm大小，进行区域切除术，术中发现腮腺下极有数个淋巴结，对这些淋巴结的处理应是

A. 无须特殊处理　　　　　　　B. 保留，但术后需放疗　　　　　C. 保留与瘤体粘连的淋巴结

D. 与肿瘤发生有关，应摘除　　E. 术中冷冻切片决定是否切除

【答案】D

【解析】腺淋巴瘤唯一的治疗方法是手术切除。此患者在手术中发现腮腺下极有数个淋巴结需要摘除，防止肿瘤复发。

158. 男，30岁。左下颌骨体部中枢性血管瘤出血，急诊入院。该患者最佳的治疗方案为

A. 即刻手术切除病变下颌骨　　B. 硬化剂注射止血　　　　　　C. 栓塞后手术治疗

D. 局部压迫止血　　　　　　　E. 严密观察

【答案】C

【解析】中枢性血管瘤，栓塞血管止血后，切除病变部位，故正确答案为C，A错误；硬化剂用于静脉畸形的止血，对血管瘤发生的大出血效果不明显，所以B不选；局部压迫止血只能暂时缓解，不能解决根源，所以D不选；由于患者正在出血，观察会导致失血不止，所以E不选。

159. 男，60岁。右颊黏膜溃疡2个月，溃疡大小约5cm，活检为鳞癌Ⅰ级。右侧下颌下可触及2个肿大淋巴结，粘连。该患者的颈部淋巴结处理应是

A. 右侧根治性颈清扫术＋左侧功能性颈清扫术　　B. 右侧肩胛舌骨上颈清扫术

C. 右侧根治性颈清扫术　　　　　　　　　　　　D. 双侧根治性颈清扫术

E. 双侧功能性颈清扫术

【答案】C

【解析】颊黏膜癌的颈淋巴结转移率比较高，颈淋巴结肿大者需要进行治疗性颈淋巴结清扫术，所以C正确；淋巴结清扫不彻底容易复发，所以B不选；由于活检为鳞癌Ⅰ级，恶性度不高，且为右侧颊部黏膜发病，不需要进行双侧的颈淋巴结清扫术，所以A、D、E不选。故本题选C。

160. 女，50岁。左腮腺鸡蛋大小肿块5年。肿块生长缓慢，无明显不适，但近2个月来肿块生长变快，并伴轻度疼痛，无发热。检查：肿块位于下极，6cm×5cm大小，呈结节状，质地偏硬，局部囊性变，活动度差，面神经颊支轻微瘫痪，腮腺导管口不红肿，分泌清亮。该肿块首先应考虑为

A. 良性肿瘤伴感染　　　　　　B. 良性肿瘤恶性变　　　　　　C. 恶性肿瘤伴感染

D. 肿瘤囊性变　　　　　　　　E. 肿瘤坏死

【答案】B

【解析】5年内患者腮腺区肿物生长缓慢，无不适，符合良性肿瘤特征，但2个月来肿块生长变快，伴轻度疼痛，查体活动度差且面神经颊支轻微瘫痪，应为恶性肿瘤特点，说明良性肿瘤恶性变，B正确；良性肿瘤伴感染不波及面神经而出现面瘫症状，所以A不选；恶性肿瘤一开始就有周围组织浸润症状，所以C不选；肿瘤囊性变和坏死也不会出现神经侵犯症状，所以D、E不选。

161. 某患者一侧下颌骨磨牙区、下颌角及升支部渐进性膨大，按之有乒乓球感。X线检查示透明囊性阴影，呈多房性，房室大小极不一致，阴影边缘呈切迹状。最可能的诊断是

A. 牙源性角化囊肿　　　　　　B. 成釉细胞瘤　　　　　　　　C. 牙源性黏液瘤

D. 牙源性钙化囊肿　　　　　　E. 牙源性纤维瘤

【答案】B

【解析】成釉细胞瘤的典型表现为：早期呈蜂房状，以后形成多房性囊肿样阴影，单房比较少。成釉细胞瘤因为多房性及有一定程度的局部浸润性故周围囊壁边缘常不整齐、呈半月形切迹。在囊内的牙根尖有不规则吸收现象。因此选B。

162. 男，77岁。左侧舌尖麻木2个月，左口底曾有鱼骨刺伤史。检查发现同侧口底有一索条状肿块，1.5cm×1cm大小，边界不清。X线片未见导管阳性结石，该患者的诊断可能是

A. 下颌下腺导管阴性结石　　　B. 口底结核　　　　　　　　　C. 口底瘢痕增生

D. 舌下腺恶性肿瘤　　　　　　E. 舌下腺良性肿瘤

【答案】D

【解析】此患者口底检查有一索条状肿块，边界不清，未见导管阳性结石，左侧舌尖麻木 2 个月表明有舌神经侵犯，考虑恶性肿瘤，D 正确；阴性结石、结核、瘢痕增生、良性肿瘤，不会出现神经侵犯，排除 A、B、C、E，故此题选 D。

163. 男，26 岁。右下颌区肿块 4 个月余，触诊质地偏软，抗感染治疗无好转，穿刺为黏稠的液体，口内无异常。诊断是

A. 右下颌下腺囊肿　　　　　B. 右下颌下腺多形性腺瘤　　　　　C. 右下颌下淋巴管瘤
D. 右舌下腺囊肿口外型　　　E. 右下颌下淋巴结炎

【答案】D

【解析】舌下腺囊肿诊断要点：①好发于儿童及青少年；②囊肿位于口底一侧黏膜下，呈淡蓝色肿物，囊壁薄，质地柔软；③较大舌下腺囊肿可穿入下颌舌骨肌进入颌下区，也可波及对侧口底；④囊肿可因创伤而破溃，流出黏稠蛋清样液体，囊肿暂时消失，数日后创口愈合囊肿长大如前；⑤囊肿继发感染时，可出现口底部肿胀疼痛，影响进食；舌下腺囊肿可抽出黏稠液体。与此患者的表现相符，故选 D。

164. 男，76 岁。右舌侧缘癌，其颈淋巴结转移的常见部位为

A. 对侧下颌下淋巴结　　　　　　　　B. 左侧颈深上淋巴结
C. 左侧颈深中淋巴结　　　　　　　　D. 右侧下颌下淋巴结或颈深淋巴结
E. 右侧下颌下淋巴结或颈浅淋巴结

【答案】D

【解析】舌癌的颈淋巴转移率为 35%，主要转换部位是颈深上区，约 26.1%。颊癌颈淋巴转移率为 52.9%，主要转移到下颌下区淋巴占 41.2%。口底癌的颈淋巴转移率 42.8%，向下颌下区转移。下龈癌颈转移率为 75%，下颌下区及颈深上区基本相当（均为 T_4）。综上，应选 D。

（165～167 题共用题干）

男，57 岁，2 个月前因右侧部溃疡伴疼痛就诊，口服维生素和漱口液含漱无效。检查：右舌腹与舌缘交界处可见一约 1cm×1.5cm 溃疡面，表面有坏死组织，边缘突起呈火山口状，边界不清，触痛明显，溃疡正对右下 1 边缘锐利残根，右侧下颌下可触及约 2cm×1cm 大小淋巴结，活动度差，无压痛。

165. 最可能的诊断是

A. 右舌缘黏膜创伤性溃疡　　　B. 右舌根黏膜创伤性溃疡　　　C. 右舌缘黏膜鳞状细胞癌
D. 右舌根黏膜鳞状细胞癌　　　E. 右舌体黏膜鳞状细胞癌

【答案】C

【解析】舌癌是最常见的口腔癌，多发于舌缘，其次舌尖，最后舌背，常为溃疡型或浸润型，一般恶化程度较高，浸润性较强。结合题目溃疡形态，本题选 C。

166. 下颌下肿大淋巴结应考虑为

A. 正常淋巴结　　　　　　　B. 急性淋巴结炎　　　　　　　C. 淋巴结转移癌
D. 结核性淋巴炎　　　　　　E. 反应性淋巴结增生

【答案】C

【解析】根据病史，考虑舌缘恶性肿瘤，且淋巴结肿大，活动度差，考虑鳞癌淋巴结转移。

167. 下一步进行的诊疗措施是

A. 查血常规，无手术禁忌后，行病变局灶切除活检术
B. 查血常规，行病变切取活检术，磨除右下 1 的锐利边缘
C. 查血常规及肿瘤标志物、胸部 X 线片及 B 超
D. 查血常规，X 线牙片，B 超，肿瘤标志物筛查
E. 立即切除溃疡不做特殊处理，待其自愈

【答案】B

【解析】根据病史，考虑舌缘恶性肿瘤，但最终病理必须活检。

（168～171 题共用备选答案）

A. 舌下腺囊肿　　　　　　　B. 表皮样囊肿　　　　　　　C. 皮脂腺囊肿
D. 角化囊性瘤　　　　　　　E. 含牙囊肿

168. 在缩余釉上皮与牙冠面之间出现液体渗出而形成的囊肿是

169. 穿刺抽出后的囊液呈蛋清样黏稠拉丝状的是

170. 囊肿壁与皮肤紧密粘连，中央有一小色素点的是

171. 可表现为多发的是

【答案】E、A、C、D

【解析】含牙囊肿是由于缩余釉上皮与牙冠面之间出现液体渗出而形成的囊肿，囊壁位于牙颈部，故168题选E。舌下腺囊肿主要是由于导管堵塞使得唾液滞留而产生的囊肿，舌下腺分泌的唾液为蛋清样，故169题选A。皮脂腺囊肿囊壁与皮肤紧密粘连，且囊肿的中央有一"小色素点"，为皮脂腺的开口，故170题选C。角化囊性瘤的囊壁中常有小的囊腔出现，可表现为多发囊肿，故171题选D。

（172～175题共用备选答案）

A. 刮治术　　　　　　　　B. 纯截骨术　　　　　　　　C. 截骨+植骨
D. 颌骨矩形切除术　　　　E. 截骨+钛板植入

172. 较大黏液瘤主要采用

173. 含牙囊肿主要采用

174. 较大型角化囊性瘤主要采用

175. 较小型成釉细胞瘤主要采用

【答案】C、A、A、D

【解析】黏液瘤虽属于良性肿瘤，局部具有侵袭性，术后易复发，临床上按低度恶性肿瘤处理，较大的肿瘤需要部分切除颌骨并进行植骨术，所以172题选C。

含牙囊肿和角化囊性瘤主要的治疗方法是囊肿刮治术，所以173题和174题选A。

成釉细胞瘤属于临界瘤，具有局部侵袭性，对于病变范围不大，下颌骨下缘和升支有一定厚度正常骨质者可进行颌骨矩形切除术，保留了下颌骨的连续性，较好地保存患者的咀嚼功能和外形，所以175题选D。

（176～178题共用备选答案）

A. 牙冠或牙根形成之后　　B. 埋伏牙　　　　　　　　　C. 根尖周肉芽肿
D. 牙板残余　　　　　　　E. 成釉器

发育的早期与下列囊肿发生有关的是

176. 角化囊性瘤

177. 始基囊肿

178. 含牙囊肿

【答案】D、E、A

【解析】组织学上，角化囊性瘤来源于原始的牙胚或牙板残余，所以176题选D；始基囊肿为成釉器星网状层变性形成，所以177题选E；含牙囊肿又称为滤泡囊肿，是缩余釉上皮与牙冠之间蓄积液体而形成的，因此其发生于牙冠或牙根形成之后，临床上常见囊肿内含一个牙冠，所以178题选A。

179. 不宜行组织活检术的恶性肿瘤是

A. 舌癌　　　　　　　　　B. 唇癌　　　　　　　　　　C. 恶性淋巴瘤
D. 恶性黑色素瘤　　　　　E. 肉瘤

【答案】D

【解析】恶性黑色素瘤易发生转移，活检刺激易使肿瘤发生转移。故若临床上高度怀疑是恶性黑色素瘤者可在手术完整切除后冷冻活组织检查明确诊断，不宜行组织活检术。恶性淋巴瘤、舌癌、唇癌、肉瘤均可进行活检以明确诊断。

180. 由成釉器星形网状层变性发展而来的颌骨囊肿是

A. 始基囊肿　　　　　　　B. 含牙囊肿　　　　　　　　C. 根尖周囊肿
D. 球上颌囊肿　　　　　　E. 牙源性角化囊性瘤

【答案】A

【解析】始基囊肿为成釉器的星形网状层发生变性，液体渗出，蓄积其中而形成的囊肿。牙源性角化囊肿来源于牙胚或牙板残余，根尖周囊肿为牙源性炎症性颌骨囊肿，为根尖肉芽肿或根尖脓肿发展而来。球上颌囊肿为面裂囊肿，好发部位为上颌侧切牙和尖牙之间。

181. 牙源性角化囊肿X线表现，错误的是

A. 呈单房或多房圆形低密度影　　B. 病变沿颌骨长轴扩展　　C. 骨质膨胀明显、房差悬殊
D. 可含牙　　　　　　　　　　　E. 邻牙被推移位或脱落

【答案】C

【解析】牙源性角化囊性瘤在X线片上可表现为单房型或多房型（单房多见）、沿颌骨长轴生长、邻牙被推移位或脱落。成釉细胞瘤最典型的表现是呈多房型、房差悬殊、边缘呈切迹状、受累牙根呈锯齿状吸收。

182. 最常见的口腔癌是
A. 舌癌				B. 牙龈癌				C. 颊癌
D. 唇癌				E. 口底癌
【答案】A
【解析】在我国口腔颌面部恶性肿瘤以鳞状细胞癌最为常见，常见的好发部位是舌，故我国最常见的口腔癌是舌癌。

183. 多形性腺瘤易复发的原因是
A. 因为发生在腮腺			B. 包膜不完整，其内常有瘤细胞侵入			C. 该肿瘤好转移
D. 无包膜				E. 有恶变可能
【答案】B
【解析】多形性腺瘤易复发的原因是包膜不完整，或在包膜中有瘤细胞以及术中包膜易残留。无包膜及易发生转移是恶性肿瘤的特点。

184. 女，22岁。上颈部包块冬枣大小，触质软，似有囊性感。穿刺病变时可穿刺出不凝固血性液体，则其最有可能的诊断是
A. 血管淋巴管瘤			B. 神经鞘瘤			C. 淋巴管瘤
D. 淋巴血管瘤			E. 血管内皮瘤
【答案】B
【解析】囊肿穿刺液为不凝固的液体只有神经鞘瘤，答案直接选择B。血管淋巴管瘤为黄红色小疱，淋巴管瘤为淡黄色穿刺液。

185. 淋巴管瘤好发部位不包括
A. 腭部				B. 舌部				C. 颊部
D. 唇部				E. 颈部
【答案】A
【解析】淋巴管瘤好发部位为颌下区、上颈部等，而腭部不是好发部位。故正确答案为A。淋巴管瘤是脉管畸形，为发育畸形，常见于儿童及青少年，好发于舌、唇、颊及颈部。因此B、C、D、E均是淋巴管瘤好发部位。

186. 口腔癌是世界上10种最常见的癌症之一，在我国最常见的3种依次是
A. 颊癌、牙龈癌、腭癌			B. 牙龈癌、颊癌、腭癌			C. 舌癌、牙龈癌、颊癌
D. 舌癌、颊癌、牙龈癌			E. 舌癌、牙龈癌、口底癌
【答案】D
【解析】流行病学调查显示，我国口腔颌面部恶性肿瘤好发部位依次是：舌、颊、牙龈、腭、上颌窦，故本题选D。

187. 口腔癌早期发生颈淋巴转移及转移率最高的是
A. 口唇癌				B. 牙龈癌				C. 颊癌
D. 舌癌				E. 上颌窦癌
【答案】D
【解析】口腔癌早期发生颈淋巴转移及转移率最高的是舌癌。故本题答案是D。

188. 鳃裂囊肿多发生于
A. 第一鳃裂				B. 第二鳃裂				C. 第三鳃裂
D. 第四鳃裂				E. 第一、第二鳃裂
【答案】B
【解析】鳃裂囊肿又称颈淋巴上皮囊肿，可以来自第一、第二或第三、第四鳃裂，而95%鳃裂囊肿来源于第二鳃裂。

189. 听诊有吹风样杂音的病变是
A. 毛细血管性血管瘤			B. 海绵状血管瘤			C. 淋巴管瘤
D. 蔓状血管瘤			E. 淋巴血管瘤
【答案】D
【解析】听诊有吹风样杂音的病变是蔓状血管瘤（动静脉畸形），患者自觉有波动感，扪诊有震颤感，听诊有吹风样杂音。

190. 女，25岁。右颌下区无痛性肿块发现10余年。肿块生长缓慢，压缩感（+），体位移动试验（+），触诊质软。该患者最可能的诊断是

A. 淋巴管瘤　　　　　　　　B. 舌下腺囊肿口外型　　　　　　C. 下颌下腺囊肿
D. 海绵状血管瘤　　　　　　E. 皮样囊肿

【答案】D

【解析】根据病史，患者肿块有压缩感（+），体位移动试验（+），触诊质软。该患者最可能的诊断是海绵状血管瘤（静脉畸形）。故本题答案是D。易误选B。

（191～193题共用备选答案）

A. 不规则透光阴影，骨质破坏明显，呈火山口样
B. 单房性透光阴影，有一牙于透光边缘，其冠向阴影内，根部位于阴影外
C. 单房性透光阴影，局部有残根
D. 多房性透光阴影，沿下颌长轴呈轴向生长
E. 多房性透光阴影，房差大，牙根呈锯齿状吸收

191. 含牙囊肿的X线片表现是
192. 根尖囊肿的X线片表现是
193. 成釉细胞瘤的X线片表现是

【答案】B、C、E

【解析】含牙囊肿的X线片表现是颌骨中边缘光滑的类圆形透射影，内含不同发育阶段的未萌出牙的牙冠，牙冠一般朝向囊腔，囊壁常包绕此牙的颈部。根尖囊肿的X线片表现是以病源牙根为中心形成的单个类圆形骨质破坏低密度区，边缘清晰锐利的骨白线。成釉细胞瘤的X线片表现以多房型最多见，房差大，下颌体和下颌角；受侵犯的颌骨有不同程度的膨胀，多向唇颊侧；牙根可因肿瘤侵袭成锯齿状或截断状吸收。

（194～197题共用备选答案）

A. 过度吸烟与饮酒　　　　　B. 残根、残冠和不良修复体　　　　C. EB病毒
D. 多种维生素缺乏　　　　　E. 癌基因被激活或抗癌基因被抑制

关于肿瘤的致病因素

194. 属于遗传性因素的是
195. 属于物理因素的是
196. 属于化学因素的是
197. 属于生物因素的是

【答案】E、B、A、C

【解析】多种维生素缺乏属于营养因素。

【破题思路】

外在因素	特点
物理因素	热、损伤、紫外线、X线及其他放射性物质，以及长期慢性刺激等因素
化学因素	煤焦油、吸烟及酒精等均可致癌
生物因素	某些恶性肿瘤可由病毒引起 如：Burkitt淋巴瘤与EB病毒有关
营养因素	维生素、微量元素均与癌瘤的发生、发展有一定关系

内在因素	影响
神经精神因素	肿瘤发生发展的有利因素
内分泌因素	内分泌功能紊乱可引起某些肿瘤
机体免疫状态	无论在早期或晚期患者免疫都有下降
遗传因素	癌症患者可有家族史
基因突变	人类染色体中存在着癌基因

（198～200题共用备选答案）

A. 骨肉瘤　　　　　　　　　B. 鳞状细胞癌　　　　　　　　　C. 恶性淋巴瘤
D. 基底细胞癌　　　　　　　E. 鼻咽癌

198. 对放疗高度敏感的肿瘤为
199. 对放疗不敏感的肿瘤为
200. 对放、化疗均高度敏感的肿瘤为

【答案】E、A、C

【解析】

放射线敏感	恶性淋巴瘤、淋巴上皮癌、浆细胞肉瘤、尤文（Ewing）肉瘤、未分化癌等
放射线中度敏感	鳞状细胞癌及基底细胞癌
放射线不敏感	腺癌、恶性黑色素瘤、骨肉瘤、纤维肉瘤、肌肉瘤（胚胎性横纹肌肉瘤除外）、脂肪肉瘤等

（201～204题共用备选答案）
A. 下颌骨体有大小不等的多房阴影
B. 下颌骨内有单房透明阴影，四周有白色骨质线
C. 颌骨内虫蚀状骨质破坏区，四周骨质可有破坏
D. 下颌角见骨质疏松脱钙，并有骨质增生
E. 下颌骨体有骨质破坏，并有死骨形成

201. 成釉细胞瘤X线表现
202. 颌骨囊肿X线表现
203. 颌骨中央性癌X线表现
204. 中央性颌骨骨髓炎X线表现

【答案】A、B、C、E

【解析】成釉细胞瘤X线表现：下颌多见，多见于下颌体和下颌角。X线表现可分为四型。①多房型：分房大小相差悬殊，房呈圆形或椭圆形密度减低影，分隔清晰锐利；骨质膨胀，以向颊舌侧为甚。肿瘤可含牙或不含牙，邻牙可被肿瘤推压而移位，也可被侵蚀呈锯齿状或截断状；肿瘤部分边缘增生硬化；肿瘤可向牙根之间的牙槽骨生长或突入其间。②蜂窝型：呈基本相同的小分隔，间隔粗糙。③单房型：呈单房状密度减低影像。④局部恶性征型：颌骨膨胀不明显，牙槽侧密质骨消失。

颌骨囊肿X线表现界限清楚的低密度影，四周有白色骨质线。

下唇麻木常是中央性颌骨癌的首要症状，此时应及时行X线片检查。颌骨内虫蚀状骨质破坏区，四周骨质可有破坏。临床、X线不能完全鉴别时，应于手术时冰冻活检，以排除中央性癌。

中央性颌骨骨髓炎可以有大块死骨形成，与周围骨质分界清楚或伴有病理性骨折。

（205～209题共用备选答案）
A. 牙源性颌骨囊肿   B. 发育性囊肿   C. 阻塞性囊肿
D. 牙源性肿瘤   E. 孤立性囊肿

205. 血外渗性囊肿属于
206. 皮脂腺囊肿属于
207. 根尖囊肿属于
208. 成釉细胞瘤属于
209. 第二鳃裂囊肿属于

【答案】E、C、A、D、B

【解析】血外渗性囊肿属于孤立性囊肿。

皮脂腺囊肿中医称"粉瘤"。属于潴留性囊肿，因皮脂腺排泄管阻塞，皮脂腺囊状上皮被逐渐增多的内容物膨胀而形成。囊内为白色凝乳状皮脂腺分泌物。

牙源性炎症性颌骨囊肿：根端囊肿。牙源性发育性囊肿：始基囊肿、含牙囊肿。

成釉细胞瘤为颌骨中心性上皮肿瘤，在牙源性肿瘤中较为常见。

第二鳃裂囊肿为鳃弓组织残留所致，属于发育性囊肿。

（210～214题共用备选答案）
A. 红褐色血样液体，经久不凝
B. 微混浊的黄色黏稠性液体
C. 淡黄色清亮液体，含淋巴细胞
D. 黄色或棕色清亮液体，含胆固醇结晶
E. 乳白色豆渣样分泌物

210. 鳃裂囊肿穿刺液多为
211. 囊性水瘤穿刺液多为
212. 神经鞘瘤穿刺液多为

213. 甲状舌管囊肿穿刺液可为
214. 皮样囊肿穿刺物为
【答案】D、C、A、B、E
【解析】鳃裂囊肿穿刺液位黄色或棕色清亮液体，含或不含胆固醇晶体；囊性水瘤也叫大囊性淋巴管畸形；神经鞘瘤穿刺液多为褐色血样液体；甲状舌管囊肿穿刺液可为透明、微混浊的黄色稀薄或黏稠液体；皮样囊肿穿刺物为乳白色豆渣样分泌物。

（215～218题共用备选答案）
A. 颏下淋巴结　　　　　　　　B. 颌下淋巴结　　　　　　　　C. 颈二腹肌淋巴结
D. 颈肩胛舌肌淋巴结　　　　　E. 颈深上淋巴结
215. 舌尖淋巴管大部分引流至
216. 舌体边缘的淋巴管部分引流至颌下淋巴结，另一部分至
217. 舌中央淋巴管最后多汇入
218. 舌后1/3的淋巴管汇入两侧
【答案】A、E、E、E
【解析】舌尖淋巴管大部分引流至颏下淋巴结，舌中央淋巴管最后多汇入颈深上淋巴结，舌后1/3的淋巴管汇入两侧颈深上淋巴结，舌体边缘的淋巴管部分引流至颌下淋巴结，另一部分至颈深上淋巴结。

219. 关于黏液表皮样癌特点的描述，错误的是
A. 约2/3的黏液表皮样癌发生在腮腺　　　　B. 有的无包膜而向周围组织浸润
C. 低分化型常见颈淋巴结转移　　　　　　　D. 血行转移多见，且多转移至肝脏
E. 高分化型生长慢、转移率低、预后较佳
【答案】D
【解析】黏液表皮样癌低分化者淋巴转移率高，且可出现血行转移，远处转移一般转移至肺，正确答案应是D。黏液表皮样癌在大唾液腺多见于腮腺，小唾液腺多见于腭腺。高分化黏液表皮样癌临床上与多形性腺瘤相似，生长缓慢，淋巴结转移率低，预后佳。低分化黏液表皮样癌生长迅速，与正常组织界限不清，活动度差，不少病例见颈淋巴结转移。

220. 关于腮腺多形性腺瘤手术方式的选择，错误的是
A. 单纯肿瘤摘除术　　　　　　　　　　　　B. 将肿瘤连同周围腮腺组织一并切除术
C. 肿瘤在浅叶时，将肿瘤和腮腺浅叶一并切除　D. 肿瘤在深叶时，将肿瘤连同全腮腺均切除
E. 各种术式均要保留面神经
【答案】A
【解析】腮腺多形性腺瘤为临界性肿瘤，包膜不完整，如行单纯摘除术易造成术后复发，故不应施行单纯肿瘤摘除术；故本题答案为A。多形性腺瘤虽为临界瘤但除非恶变侵袭神经否则均应保留面神经。故肿瘤在浅叶，则手术为腮腺肿瘤及浅叶摘除术+面神经解剖术；故肿瘤在深叶，则手术为腮腺肿瘤及全腮腺摘除术+面神经解剖术。

221. 牙源性角化囊性瘤X线表现，错误的是
A. 呈单房或多房圆形低密度影　　B. 病变沿颌骨长轴扩展　　C. 骨质膨胀明显、房差悬殊
D. 可含牙　　　　　　　　　　　　E. 邻牙被推移位或脱落
【答案】C
【解析】牙源性角化囊性瘤在X线片上可表现为单房型或多房型、沿颌骨长轴生长、邻牙被推移位或脱落。骨质膨胀明显、房差悬殊是成釉细胞瘤的典型特征。

222. 牙源性角化囊性瘤易复发，下列因素中与复发无关的是
A. 囊壁薄　　　　　　　　　B. 可能存在多发病灶　　　　　　C. 同一病灶内有多个囊腔
D. 可能存在子囊　　　　　　E. 囊内有角化物
【答案】E
【解析】牙源性角化囊性瘤较易复发的原因有囊壁薄，可能存在多个病灶，多囊，囊壁上有子囊等，故手术不易刮除彻底，而导致易复发，囊肿中有无角化物与是否复发无关。

223. 关于甲状舌管囊肿，说法不正确的是
A. 肿块随吞咽上下移动　　　　　　　　　　B. 发生于颈前正中线上任何部位
C. 甲状舌管囊肿一般不会发生癌变　　　　　D. 手术治疗应包括切除部分舌骨中份
E. 可与异位甲状腺同时存在

【答案】C

【解析】甲状舌管囊肿可发生于颈前正中线上任何部位，舌骨上下，典型特点为肿物随吞咽上下移动，有时与异位甲状腺同时存在，或破溃后形成甲状舌管瘘时长期不治愈，可发生癌变，手术治疗时应切除囊肿及部分舌骨中份组织。

224. 通常不会发生恶变的囊肿是
A. 鳃裂囊肿　　　　　　　　　B. 囊性水瘤　　　　　　　　　C. 皮脂腺囊肿
D. 甲状舌管瘘　　　　　　　　E. 角化囊性瘤

【答案】B

【解析】大囊型淋巴管畸形又称囊性水瘤，一般不会发生恶变。其余均可能发生恶变。

225. 以下关于囊肿型淋巴管瘤的叙述错误的是
A. 表面皮肤色泽正常　　　　　　　　B. 扪之柔软，有波动感
C. 体位移动试验阳性　　　　　　　　D. 有时需做穿刺检查以明确诊断
E. 可与毛细管型淋巴管瘤同时存在

【答案】C

【解析】囊肿型淋巴管瘤好发部位为颈部锁骨上区、下颌下区及上颈部。一般为多房性囊腔，彼此间隔，内有透明、淡黄色水样液体。病损大小不一，表面皮肤色泽正常，呈充盈状态，扪诊柔软，有波动感。与深层血管瘤不同的是体位移动试验阴性，但有时透光试验为阳性。

（226～229题共用题干）

男，颏下无痛性缓慢生长圆球状肿物3年，大小5cm×6cm×4cm，表面光滑，境界清，质地似面团样，可活动，无触痛，肿物不随吞咽而活动，口底黏膜下未见异常。

226. 肿物内容物最可能的是
A. 乳白色稠粥状物质　　　　　　　　B. 淡黄色透明蛋清样黏稠液体
C. 黄色透明稀薄水样液体　　　　　　D. 乳白色豆渣样角化物质，肉眼可见含有毛发
E. 草黄色含胆固醇晶体的清亮液体，黄色透明稀薄水样液体

【答案】D

【解析】依据题意"面团样"考虑为皮样囊肿，而皮样囊肿的内容物性状是乳白色豆渣样角化物质，含有皮肤附件，肉眼可见毛发。内容物是乳白色稠粥状物质见于皮脂腺囊肿。淡黄色透明蛋清样黏稠液体多见于舌下腺囊肿。黄色透明稀薄水样液体多见于甲状舌管囊肿。草黄色含胆固醇晶体的清亮液体、黄色透明稀薄水样液体常发生在鳃裂囊肿。故选D。

227. 该患者在行手术治疗时，应取的体位是
A. 坐位头后仰　　　　　　B. 平仰位　　　　　　C. 平卧垫肩后仰位
D. 侧卧位　　　　　　　　E. 平卧塑肩头转向一侧

【答案】C

【解析】手术体位的安置要符合手术操作的需要，应尽量暴露操作区域，方便手术的进行。该患者的肿物位于颏下，故需要暴露患者的正面，因此D和E不正确，为了使患者放松，应该采取卧位，故排除A。C比B增加了垫肩及头后仰，使操作区域可以呈拱形暴露，更有利于对术区的操作。故选C。

228. 选用的手术切口是
A. 口底黏膜避开导管口平行下颌体弧形切口　　　B. 颏下皮肤距下颌骨下缘2cm与其平行的弧形切口
C. 颏下皮肤的梭形切口　　　　　　　　　　　　D. 两侧下颌缘下2cm，颏下正中至舌骨"T"形切口
E. 口底黏膜及颏下皮肤的弧形切口

【答案】B

【解析】该患者口底黏膜无异常，考虑该囊肿位于下颌舌骨肌或颏舌骨肌以下，在做手术切口时，应选择在口外颏下部皮肤上做切口，A、E都是口内切口，故排除。而C的切口过小，D的切口太大，只有B符合题意，故选B。

229. 术后为消灭无效腔，防止形成血肿选用的包扎是
A. 四头带　　　　　　　B. 交叉十字绷带　　　　　　C. 颈部绷带
D. 颅颌弹性绷带　　　　E. 颈腋"8"字绷带

【答案】B

【解析】A和B都可用于颌面和上颈部术后的包扎，而交叉十字绷带更适合进行加压包扎，故选B。颈部绷带法主要用于颈部手术后的包扎。D颅颌弹性绷带主要用于颌骨骨折或颞下颌关节脱位的包扎固定。E颈腋

"8"字绷带法主要用于颈淋巴清扫术后锁骨上创口的包扎。

(230～233题共用题干)

男，43岁。右下颌体部膨胀5年，生长缓慢。查体：下颌骨畸形，现张口受限，右下磨牙松动脱落，肿物表面见齿痕，颊侧膨隆。X线片示：右下颌角部阴影约4cm×5cm大小，可见多房性透光区，边缘呈半月切迹，左下前磨牙牙根呈锯齿状吸收，下颌骨下缘受累。

230. 最可能的诊断是
A. 角化囊性瘤　　　　　　　　B. 根尖周囊肿　　　　　　　　C. 成釉细胞瘤
D. 含牙囊肿　　　　　　　　　E. 骨化纤维瘤

231. 不属于其特征的是
A. 穿刺抽出褐色液体　　　　　B. X线片肿瘤内可见钙化影
C. 肿瘤部位骨皮质膨隆　　　　D. X线片示多房病变且房室大小悬殊
E. X线片示牙根呈锯齿状吸收

232. 关于其组织来源不正确的是
A. 成釉器　　　　　　　　　　B. 牙板残余上皮　　　　　　　C. 牙周膜内上皮
D. 口腔黏膜基底细胞　　　　　E. 根尖周囊肿衬里上皮

233. 其治疗方案应为
A. 肿瘤刮除术　　　　　　　　B. 下颌骨方块切除术　　　　　C. 半侧下颌骨切除
D. 下颌骨部分切除＋同期植骨　E. 下颌骨全切除

【答案】C、B、E、D

【解析】成釉细胞瘤典型X线表现为牙根呈锯齿状吸收。成釉细胞瘤极少发生钙化。且除了根尖周囊肿衬里上皮以外，都可能是成釉细胞瘤的组织来源。下颌骨成釉细胞瘤的手术治疗方案，为扩大切除＋修复重建。故该病手术方法：下颌骨部分切除＋同期植骨应该是最佳选项。

(234～237题共用题干)

女，25岁。右唇颊部的肿块10年，肿块时大时小。检查：右唇颊部可见一直径4cm的肿物，表面皮肤正常，右侧口角和唇部黏膜呈蓝色，边界不清，扪之柔软，可被压缩，体位动试验阳性。

234. 其最有可能的临床诊断为
A. 增殖期血管瘤　　　　　　　B. 消退期血管瘤　　　　　　　C. 静脉畸形
D. 动静脉畸形　　　　　　　　E. 大囊性淋巴管畸形

235. 为进一步明确诊断，还应行
A. 穿刺检查　　　　　　　　　B. B型超声检查　　　　　　　C. X线片检查
D. 切取活组织检查　　　　　　E. 磁共振成像检查

236. 辅助检查若抽出血性液体，主要应采用
A. 激光治疗　　　　　　　　　B. 放射治疗　　　　　　　　　C. 低温治疗
D. 激素治疗　　　　　　　　　E. 硬化剂注射治疗

237. 治疗所用的药物是
A. 泼尼松　　　　　　　　　　B. 地塞米松　　　　　　　　　C. 鱼肝油酸钠
D. 心得安　　　　　　　　　　E. 普萘洛尔

【答案】C、A、E、C

【解析】234题：位于唇颊部，时大时小，能被压缩、界限不清、表面呈蓝紫色、体位移动试验阳性者，应首先考虑静脉畸形的可能。

235题：除体位移动试验外，穿刺检查对明确血管瘤和脉管畸形的诊断有重要意义。而确定部位、大小、范围及其吻合支的情况，可以采用超声、动脉造影、瘤腔造影或磁共振血管成像（MRI或MRA）来协助诊断。故选A。

236题：穿刺抽出血性液体进一步证实为静脉畸形，静脉畸形以硬化剂注射治疗为主要治疗手段。

237题：硬化剂注射治疗的药物有5%鱼肝油酸钠、平阳霉素、无水乙醇。增殖期血管瘤过去首选口服大剂量泼尼松进行治疗。现在口服普萘洛尔（心得安）已成为治疗增殖期血管瘤的一线药物。

(238～240题共用备选答案)
A. 黏稠的略带黄色的蛋清样液体　　　　　　　B. 黄色或棕色的、清亮的、含或不含胆固醇的液体
C. 透明、微混浊的黄色稀薄或黏稠性液体　　　D. 透明、淡黄色水样清亮液体
E. 褐色不凝的血样液体

238. 神经鞘瘤穿刺液的特点为
239. 舌下腺囊肿穿刺液的特点为
240. 甲状舌管囊肿穿刺液的特点为

【答案】E、A、C

【解析】神经鞘瘤愈大越易发生黏液性变,质软如囊肿,穿刺可抽出褐色血样液体但不凝结。黏稠的略带黄色的蛋清样液体是舌下腺囊肿的穿刺液特点。甲状舌管囊肿穿刺液的特点为C。B为鳃裂囊肿的穿刺物特点;而D为囊性水瘤的特点。

241. 男,12岁。自幼喉结上有蚕豆大的肿块,近来有增大、肿痛,后肿物破溃,伤口肉芽肿状,一直流白色液体。最可能的诊断是

A. 淋巴结化脓性感染　　　B. 甲状腺峡部腺癌　　　C. 甲状舌管囊肿感染
D. 鳃裂囊肿感染　　　　　E. 舌下腺肿瘤

【答案】C

【解析】颈部肿块临床上十分常见,需熟悉其鉴别诊断。从仅有的资料看,其特点有:幼时发生颈前部肿物,位于舌骨体以下,长期无症状,近来增大、有肿痛,说明发生了继发感染,经皮肤破出、不愈合、流白色液体,应是先天性的甲状舌管囊肿,因其与舌根盲孔相通,唾液流入发生化脓性感染,前面仅为皮肤,极易烂穿,内容物似唾液样流出成为瘘管,经久不愈。

242. 男,39岁。因上腭无痛性肿块6个月入院。专科检查:硬腭后侧可见一肿块,表面呈红斑,局部可见溃疡,质地较软,活检结果可见弥漫性大细胞,考虑非霍奇金淋巴瘤。结合该患者病史及临床检查,以下关于该疾病的发生特点,说法正确的是

A. 与免疫功能紊乱、长期抗原刺激等因素无关

B. 与EB病毒感染无关

C. 起源于淋巴系统的良性肿瘤

D. 可发生于任何淋巴组织,以B淋巴细胞来源最常见

E. 主要好发于儿童

【答案】D

【解析】结合患者病史、临床检查及活检结果,考虑非霍奇金淋巴瘤,该疾病起源于淋巴系统的恶性肿瘤,多与免疫功能紊乱、长期抗原刺激、病毒感染如EB病毒等因素有关,以B淋巴细胞来源最常见。

第八单元　唾液腺疾病

1. 急性化脓性腮腺炎的主要病因是
   A. 腮腺导管结石　　　　　　B. 严重的全身疾病，如脓毒血症、急性传染病、腹部大手术等
   C. 腮腺外伤　　　　　　　　D. 口腔溃疡
   E. 牙槽脓肿
   【答案】B
   【解析】急性化脓性腮腺炎多由于高热失水性疾病导致唾液分泌减少，细菌经导管口逆行进入腺体所致。故又称手术后腮腺炎。

2. 急性化脓性腮腺炎多发于哪个年龄段
   A. 婴幼儿　　　　　　B. 儿童　　　　　　C. 青年人
   D. 成年人　　　　　　E. 老年人
   【答案】E
   【解析】急性化脓性腮腺炎多发生在长期住院的患者或免疫力低下的老年人。

3. 急性化脓性腮腺炎的切开引流指征不包括
   A. 局部有跳痛及压痛　　　B. 局部有明显的凹陷性水肿　　　C. 腮腺导管口有脓液排出
   D. 穿刺可抽出脓液　　　　E. 腮腺区红肿发热
   【答案】E
   【解析】切开引流指征：
   ① 局部有明显的凹陷性水肿。
   ② 局部有跳痛并有局限性压痛点，穿刺抽出脓液。
   ③ 腮腺导管口有脓液排出，全身感染中毒症状明显。
   单纯红肿发热不符合切开引流指征，故选E。

4. 儿童复发性腮腺炎最常见的发病年龄是
   A. 7岁左右　　　　　　B. 5岁左右　　　　　　C. 3岁左右
   D. 2岁左右　　　　　　E. 1岁左右
   【答案】B
   【解析】儿童复发性腮腺炎发病年龄自婴幼儿到15岁，以5岁左右最常见。

5. 成人慢性复发性腮腺炎的主要病因是
   A. 急性化脓性腮腺炎转化而来　　　　　　B. 腮腺导管结石
   C. 儿童复发性腮腺炎延期治愈而来　　　　D. 腮腺区外伤继发感染而来
   E. 化脓性中耳炎波及而来
   【答案】C
   【解析】成人慢性复发性腮腺炎多由儿童复发性腮腺炎迁延未愈而来，故本题正确答案为C。选项B腮腺导管结石可引起慢性阻塞性腮腺炎。

6. 关于复发性腮腺炎的叙述，错误的是
   A. 腮腺反复肿胀
   B. 腮腺造影示主导管葱皮样改变，末梢导管呈点、球状扩张
   C. 随年龄增长，发病间歇期延长
   D. 可有自身免疫异常
   E. 严重时可手术切除腮腺
   【答案】B
   【解析】复发性腮腺炎腮腺造影的表现应为末梢导管呈点、球状扩张，排空迟缓，主导管及腺内导管无明显异常。葱皮样改变为舍格伦综合征的造影改变。

7. 慢性阻塞性腮腺炎最常见的病因是
   A. 导管较长导致的唾液滞留　　B. 导管口黏膜损伤致导管口狭窄　　C. 导管异物
   D. 导管结石　　　　　　　　　E. 增龄性改变，导致唾液淤滞

【答案】B

【解析】慢性阻塞性腮腺炎病因是导管口狭窄，异物（结石阻塞）导管亦可引起，但腮腺为纯浆液性腺体，分泌物稀薄，故不易发生涎石。因此常见原因为导管口黏膜损伤致导管口狭窄。

8. 慢性阻塞性腮腺炎挤压腮腺时导管口分泌情况是
   A. 未见明显分泌物　　　　　　　B. 为黄稠脓性分泌物　　　　　　C. 分泌物清亮
   D. 为雪花样分泌物　　　　　　　E. 脓血性分泌物

【答案】D

【解析】慢性阻塞性腮腺炎导管口轻微红肿，挤压腮腺可从导管口流出浑浊的雪花样唾液。

9. 慢性阻塞性腮腺炎腮腺造影的 X 线表现特点是
   A. 腮腺腺体有破坏而出现碘油池　　B. 导管系统无明显变化　　　　　C. 分支导管呈抱球状表现
   D. 主导管扩张不整呈腊肠样变　　　E. 末梢导管呈点状、球状扩张

【答案】D

【解析】慢性复发性腮腺炎和慢性阻塞性腮腺炎造影的 X 线表现区分是前者主要表现为末梢导管的点球状扩张及排空迟缓，而后者主要表现为主导管的扩张不整呈腊肠样变。

10. 涎石病好发于
    A. 下颌下腺　　　　　　　　　　B. 舌下腺　　　　　　　　　　　C. 腮腺
    D. 小涎腺　　　　　　　　　　　E. 唇腺

【答案】A

【解析】下颌下腺解剖特点如下。①下颌下腺为混合性腺体，分泌的唾液富含黏蛋白，较腮腺分泌液黏滞，钙的含量也高出 2 倍，钙盐容易沉积。②下颌下腺导管自下向上走行，腺体分泌液逆重力方向流动，导管长，在口底后部有一弯曲部，导管全程较曲折，这些解剖结构均使唾液易于淤滞，导致涎石形成。

11. 关于下颌下腺炎的叙述哪项是错误的
    A. 多为涎石造成唾液排出受阻继发感染所致　　B. 反复发作者下颌下腺可呈硬结性肿块
    C. 双手触诊应从导管前部向后进行　　　　　　D. 少数涎石 X 线片可能不显影
    E. 腺内涎石需做下颌下腺摘除术

【答案】C

【解析】应该从后向前行双手合诊，其目的是避免将前部结石推向深部。故选 C。

12. 涎石病的临床特点
    A. 以 20～40 岁中青年多见　　　B. 病程长短不一　　　　　　　　C. 进食时腺体肿胀并伴有疼痛
    D. 导管口溢脓　　　　　　　　　E. 以上特点均对

【答案】E

【解析】涎石病临床特点：可发生于任何年龄，20～40 岁多见，进食时腺体肿大伴疼痛，导管口黏膜红肿有脓性液体流出，触诊可触及硬块并有压痛，涎石阻塞可引起腺体继发感染。

13. 涎石病多发生于颌下腺的原因不包括
    A. 下颌下腺分泌量小　　　　　　　　　　　　B. 颌下腺分泌的唾液较腮腺分泌液黏滞
    C. 分泌液钙的含量高，钙盐容易沉积　　　　　D. 颌下腺导管自下向上走行，腺体分泌逆重力方向流动
    E. 导管长，全程较曲折

【答案】A

【解析】下颌下腺为三大唾液腺中分泌量最多的，约占 60%～65%。故 A 不准确也不符合题意，本题答案为 A。下颌下腺解剖特点如下。①下颌下腺为混合性腺体，分泌的唾液富含黏蛋白，较腮腺分泌液黏滞，钙的含量也高出 2 倍，钙盐容易沉积。②下颌下腺导管自下向上走行，腺体分泌液逆重力方向流动，导管长，在口底后部有一弯曲部，导管全程较曲折，这些解剖结构均使唾液易于淤滞，导致涎石形成。故本题答案为 A。

14. 如怀疑有下颌下腺导管结石，以下哪种 X 线片检查为首选
    A. 下颌下腺造影　　　　　　　　　　　　B. 下颌体腔片
    C. 下颌曲面断层片　　　　　　　　　　　D. 下颌下腺侧位片加下颌横断沿片
    E. 下颌骨侧位片加下颌横断沿片

【答案】D

【解析】如怀疑有下颌下腺导管结石，选择下颌下腺侧位片加下颌横断沿片。前者适用于下颌下腺导管后部及腺体内的结石，后者适用于下颌下腺导管较前部的结石。

15. 怀疑下颌下腺导管较前部的涎石，应该首选以下哪种检查方法
   A. CT
   B. B超
   C. 下颌横断殆片
   D. 下颌全景片
   E. 下颌下腺侧位片

【答案】C

【解析】阳性涎石用X线平片即可检出。下颌下腺导管前部的结石应采用下颌横断殆片，若不显影再考虑行造影检查，故本题正确答案为C。下颌下腺侧位片适用于下颌下腺导管后部及腺体内的涎石。阴性涎石需用涎腺造影术检查。

16. 俗称的"蛤蟆肿"是指
   A. 黏液腺囊肿
   B. 舌下腺囊肿
   C. 皮样囊肿
   D. 表皮样囊肿
   E. 甲状舌管囊肿

【答案】B

【解析】很形象，舌下腺囊肿的患者局部肿大舌抬高，像蛤蟆。

17. 易被误诊为下颌下腺囊肿的是
   A. 黏液囊肿
   B. 舌下腺囊肿单纯型
   C. 舌下腺囊肿口外型
   D. 舌下腺囊肿哑铃型
   E. 口底皮样囊肿

【答案】C

【解析】舌下腺囊肿口外型表现为颌下区肿物与下颌下腺所在解剖部位接近，因此舌下腺囊肿口外型应易被误诊为下颌下腺囊肿；选项A黏液囊肿好发部位为下唇和舌尖腹侧；选项B舌下腺囊肿单纯型表现为口底肿胀，舌体太高似重舌；选项D舌下腺囊肿哑铃型，口内舌下区和口外颌下区均有肿物。选项E口底皮样囊肿亦是向口外膨隆。

18. 目前，舌下腺囊肿的处理常用
   A. 袋形缝合
   B. 尽可能摘除囊肿
   C. 完整摘除囊肿
   D. 摘除舌下腺
   E. 引流囊液

【答案】D

【解析】根治舌下腺囊肿的方法是切除舌下腺腺体，残留部分囊壁不致造成复发；如机体状况较差的老年人和小孩可用袋形缝合，待机体状态好转再行舌下腺摘除术。

19. 关于唾液腺肿瘤以下哪种说法是正确的
   A. 腮腺肿瘤80%发生于腮腺深叶
   B. 颌下腺良性肿瘤全是混合瘤
   C. 舌下腺肿瘤良性多见
   D. 小涎腺肿瘤大部分发生于腭部
   E. 涎腺肿瘤大多数发生在小涎腺

【答案】D

【解析】小唾液腺发生肿瘤时好发部位为腭部，故D正确；腮腺肿瘤80%发生于腮腺浅叶，故A错误；颌下腺良性肿瘤除混合瘤外还可发生腺淋巴瘤等，故B错误；舌下腺肿瘤中恶性肿瘤比例高达90%，故C错误，涎腺肿瘤大多数发生腮腺，故E错误。

20. 以下关于腮腺良性肿瘤的诊断与治疗哪项是错误的
   A. 可采用"细针吸取活检"做穿刺细胞学检查
   B. 术前行活组织检查以明确诊断
   C. 术中可行冰冻活组织检查以明确肿瘤性质
   D. 术中应保证面神经不受损伤
   E. 禁忌做简单的、顺包膜剥离的剜出术

【答案】B

【解析】腮腺和下颌下腺肿瘤禁忌做活检。

21. 多形性腺瘤的好发部位依次是
   A. 腭腺、腮腺、舌下腺、颌下腺
   B. 腮腺、腭腺、颌下腺、舌下腺
   C. 腮腺、颌下腺、唇腺、腭腺
   D. 颌下腺、腭腺、腮腺、唇腺
   E. 腮腺、舌下腺、颌下腺、腭腺

【答案】B

【解析】多形性腺瘤最常见于腮腺，其次为下颌下腺，舌下腺极少见，发生于小唾液腺者，以腭部最为常见。

22. 治疗腮腺浅叶混合瘤应采用
   A. 肿瘤剜出术
   B. 保留面神经、腮腺浅叶摘除术
   C. 腮腺全切术
   D. 放射治疗
   E. 化学治疗

【答案】B

【解析】混合瘤即为多形性腺瘤，属于良性肿瘤（临界瘤），各种术式均应保留面神经，若其恶变侵袭至面神经才考虑牺牲面神经；位于浅叶的肿瘤一般期摘除浅叶，故 B 正确。位于腮腺浅叶的良性肿瘤，做肿瘤及腮腺浅叶切除、面神经解剖术。

23. 关于腮腺多形性腺瘤手术的叙述中，错误的是
 A. 单纯肿瘤摘除术 　　　　　　　　　　　B. 将肿瘤连同周围腮腺组织一并切除术
 C. 肿瘤在浅叶时，将肿瘤和腮腺浅叶一并切除术　　D. 肿瘤在深叶时，将肿瘤连同全腮腺切除术
 E. 各种术式均要保留面神经
【答案】A
【解析】手术应从包膜外正常组织进行，同时切除部分或整个腺体，保留面神经。

24. 关于腮腺浅叶肿瘤手术切除，不正确的是
 A. 术前美蓝导管注入　　　B. 可行区域切除术　　　C. 需行面神经解剖术
 D. 可行浅叶切除术　　　　E. 需行腮腺全叶切除术
【答案】E
【解析】位于腮腺浅叶的良性肿瘤，做肿瘤及腮腺浅叶切除、面神经解剖术。

25. 以下关于涎腺肿瘤的叙述哪项是错误的
 A. 巨大混合瘤不妨碍面神经功能，但混合瘤可以恶变
 B. 腺淋巴瘤多见于老年男性，好发于腮腺后下极，有些病例有消长史
 C. 黏液表皮样癌好发于小涎腺，其预后主要取决于分化程度和局部手术的彻底性
 D. 腺样囊性癌侵袭性强，血行转移率高，常出现疼痛和面神经麻痹
 E. 腮腺恶性肿瘤术中如见面神经穿过瘤体时，应考虑牺牲面神经
【答案】C
【解析】黏液表皮样癌发生于腮腺者居多，其次是腭部和下颌下腺，也可发生于其他小唾液腺，特别是磨牙后腺。

26. 单纯涎石摘除术适用于
 A. 涎石发生在导管内　　　　　　　　　　B. 涎石发生在导管与腺体交界处
 C. 涎石发生在腺体内　　　　　　　　　　D. 涎石发生在导管内，腺体尚未纤维化者
 E. 涎石发生在导管内，腺体已纤维化者
【答案】D
【解析】单纯涎石摘除术适用于能扪及相当于下颌第二磨牙以前部位的涎石且无下颌下腺反复感染史，腺体尚未纤维化者。

27. 黏液囊肿的内容物的性质为
 A. 白色凝乳状物质　　　B. 黄白色角化物质　　　C. 无色透明黏稠液体
 D. 豆腐渣样物质　　　　E. 淡黄色含胆固醇结晶液体
【答案】C
【解析】

黏液囊肿	蛋清样透明黏稠液体
皮脂腺囊肿	白色凝乳状
皮样表皮样囊肿	乳白色豆腐渣样
甲状舌管囊肿	黄色稀薄液体
鳃裂囊肿	黄色清亮
牙源性角化囊性瘤	黄白色的角蛋白样（皮脂样）物质
囊性水瘤	淡黄色水样液体
成釉细胞瘤	褐色液体
神经鞘瘤	褐色血样液体，不凝结
舌下腺囊肿	蛋清样

28. 腮腺区包块通常不做术前病理检查，而采取手术时做冰冻检查的主要原因是
 A. 有面神经不易取标本　　　　　　　　　B. 患者免受两次手术痛苦
 C. 增加刀口感染机会　　　　　　　　　　D. 重复切口影响美观

E. 增加解剖面神经的困难，并且不符合肿瘤治疗原则
【答案】E
【解析】肿瘤治疗原则：手术和病理检查争取一期完成。

29. 以下哪种迹象可能与多形性腺瘤恶变无关
A. 肿瘤为多发　　　　　　B. 肿瘤在近期生长加速　　　　　　C. 肿瘤出现疼痛
D. 瘤体不活动　　　　　　E. 出现面瘫症状
【答案】A
【解析】B、C、D、E均为肿瘤恶变的迹象。

30. 腮腺手术中寻找面神经颊支的标志是
A. 腮腺前缘　　　　　　B. 腮腺导管　　　　　　C. 腮腺上前缘
D. 耳屏前　　　　　　E. 腮腺上缘
【答案】B
【解析】通过138例腮腺切除手术，观察、测量腮腺导管与面神经上、下颊支的距离与走向。结果：面神经上颊支位于腮腺导管上0.2～1cm范围内，下颊支位于导管下0.2～1.5cm内。结论：面神经上、下颊支与腮腺导管的关系恒定，以导管为标志，寻找解剖面神经较为安全、方便、可靠。故本题答案为B。

31. 关于急性化脓性腮腺炎病因的说法不包括
A. 主要致病菌是链球菌　　　　　　B. 常见于腹部大手术后
C. 常见于高热或禁食的患者　　　　　　D. 常见于体质虚弱、长期卧床的患者
E. 常见于急性传染病或脓毒血症的患者
【答案】A
【解析】化脓性疾病主要致病菌是金黄色葡萄球菌，故A选项说法错误。该病多见于严重的全身性疾病，如胃肠道大手术等原因造成大量体液丧失、脓毒血症、长期高热、禁食、脱水等。也可见于体质虚弱、长期卧床的患者。这些原因造成全身及腮腺局部抵抗力极度低下，口腔内致病菌逆行感染至腮腺而发病。

32. 哪一解剖结构将腮腺分为深叶和浅叶
A. 面横动脉　　　　　　B. 腮腺导管　　　　　　C. 面神经
D. 面后静脉　　　　　　E. 颈外动脉
【答案】C
【解析】临床上腮腺深叶和浅叶的划分是以面神经主干进入腮腺的位置来划分的，故本题正确答案为C。

33. 患者，女，54岁。口眼干燥多年，双侧腮腺弥漫性肿大，Schirmer试验<5mm。不宜采用的治疗方法是
A. 0.5%甲基纤维素滴眼　　　　　　B. 经常用液体湿润口腔　　　　　　C. 积极防治龋病
D. 中医药治疗　　　　　　E. 切除腮腺，解除自身抗原
【答案】E
【解析】舍格伦综合征是一种自身免疫性疾病，其特征表现为外分泌腺的进行性破坏，导致黏膜及结膜干燥，并伴有自身免疫性病征。治疗方案主要为对症治疗，即使用眼药水、人工唾液等缓解症状。应注意口腔卫生，减少逆行性感染的机会。伴发急性炎症时可用抗生素治疗。中药治疗亦可缓解症状，阻止病变进展。对于类肿瘤型舍格伦综合征，可采用手术治疗，切除受累腺体，以防止恶性变。综上，一般情况下切除腮腺没有必要，选E。

34. 急性化脓性腮腺炎的主要致病菌是
A. 链球菌　　　　　　B. 大肠埃希菌　　　　　　C. 肺炎双球菌
D. 金黄色葡萄球菌　　　　　　E. 白念珠菌
【答案】D
【解析】急性化脓性腮腺炎主要的致病菌为金黄色葡萄球菌，故选D；链球菌、大肠埃希菌、肺炎双球菌也均属于化脓性感染（非特异性感染）的致病菌，但不是主要致病菌。

（35～37题共用备选答案）
A. 儿童复发性腮腺炎　　　　　　B. 舍格伦综合征　　　　　　C. 阻塞性腮腺炎
D. 结核　　　　　　E. 腺淋巴瘤
符合下列腮腺造影表现的病变是
35. 主导管扩张，边缘不整齐呈羽毛状，末梢导管弥漫，散在的点状扩张
36. 主导管扩张呈腊肠状，分支导管扩张

37. 主导管形态正常，分支导管数目较少，末梢导管点状扩张，8年后复查末梢导管点状扩张完全消失

【答案】B、C、A

【解析】

疾病	表现（造影）
舍格伦综合征	末梢导管点球状扩张+主导管羽毛状、葱皮样
慢性阻塞性腮腺炎	导管扩张、腊肠样
慢性复发性腮腺炎	末梢导管呈点状、球状扩张，排空迟缓
结核	腮腺区长久不愈的瘘管
腺淋巴瘤	热结节、腮腺后下极多发

38. 纤维化慢性下颌下腺炎的治疗方法是

A. 硬化剂治疗　　　　　B. 导管结扎术　　　　　C. 药物治疗
D. 摘除涎石　　　　　　E. 下颌下腺摘除

【答案】E

【解析】下颌下腺涎石病反复发作，使得下颌下腺继发慢性纤维硬化性下颌下腺炎，出现腺体萎缩。失去功能时，此时应考虑摘除下颌下腺。故选E。静脉畸形、淋巴管畸形、关节囊扩张伴有关节盘附着松弛均可采用选项A硬化剂治疗；选项B导管结扎术一般适用于腺瘘；选项D下7以前的结石且腺体未出现纤维化者可摘除涎石。

39. 急性化脓性腮腺炎的主要感染途径是经

A. 腮腺导管逆行感染　　B. 口内破损黏膜　　　　C. 牙源性途径
D. 血源性途径　　　　　E. 淋巴途径

【答案】A

【解析】急性化脓性腮腺炎多由于高热失水性疾病导致唾液分泌减少，细菌经导管口逆行进入腺体所致，故又称手术后腮腺炎，故A正确，其他感染途径不会发生。

40. 12岁男孩，双腮腺反复肿胀3年，每年肿胀4~5次，每次持续1周，无口干、眼干症状，腮腺造影有点球状扩张，合适的处理为

A. 理疗　　　　　　　　　B. 多饮水、按摩腺体，保持口腔卫生，必要时抗感染治疗
C. 应行双腮腺手术切除　　D. 腮腺内注入甲紫致腺体萎缩
E. 主导管结扎治疗

【答案】B

【解析】根据题意可诊断为儿童复发性腮腺炎。该病有自愈性，治疗应以增强抵抗力，防止继发感染，减少发作为治疗原则。嘱患者多饮水，每天按摩腺体帮助排空唾液，用淡盐水漱口，保持口腔卫生；咀嚼口香糖，刺激唾液分泌；若有急性表现，可用抗生素；腮腺造影对其也有一定治疗作用；频繁复发者可肌注胸腺肽，调节免疫力。由其治疗方法可知，B为正确选项。

41. 患者，女，35岁。左下颌下腺炎长期反复发作，双合诊左口底区可触及一硬结，为明确是否有结石，最正确的检查是

A. 拍牙片　　　　　　　B. B超检查　　　　　　　C. CT检查
D. MRI检查　　　　　　E. 拍下颌咬合片

【答案】E

【解析】据题意可初步诊断为下颌下腺结石。下颌下腺结石确诊应做X线摄片检查，首选投照下颌横断𬌗片（前部结石）及下颌下腺侧位片（后部结石），故本题应选E。若不显影则考虑为阴性结石，可行造影检查，结石部位可表现为充盈缺损。

（42~44题共用备选答案）

A. 急性化脓性腮腺炎　　B. 慢性阻塞性腮腺炎　　C. 流行性腮腺炎
D. 舍格伦综合征　　　　E. 腮腺放线菌病

42. 以上为自身免疫性疾病的是
43. 又被称为"手术后腮腺炎"的是
44. 又被称为"腮腺管炎"的是

【答案】D、A、B

【解析】

急性化脓性腮腺炎	手术后腮腺炎
慢性阻塞性腮腺炎	腮腺管炎
舍格伦综合征	自身免疫性疾病、干燥综合征
流行性腮腺炎	病毒感染、接触史、淀粉酶升高
腮腺放线菌病	硫黄颗粒

45. 青春期后有自愈趋势的腮腺疾病是
A. 急性化脓性腮腺炎 B. 慢性阻塞性腮腺炎 C. 慢性复发性腮腺炎
D. 流行性腮腺炎 E. 腮腺良性肥大
【答案】C
【解析】慢性复发性腮腺炎儿童多发,多与腮腺发育不全、免疫功能低下等因素相关,青春期后随着免疫系统发育的完善,发作频率越来越低,有自愈趋势,故本题正确答案为C。

46. 关于舍格伦综合征临床特点的叙述不正确的是
A. 它是一种自身免疫性疾病 B. 它是一种主要破坏外分泌腺的慢性炎症性疾病
C. 女性发病率明显高于男性 D. 它大多发生于单侧腮腺
E. 唇腺活检有助于明确诊断
【答案】D
【解析】唾液腺肿大以腮腺为最常见,也可伴下颌下腺、舌下腺及小唾液腺肿大。多为双侧,也可单侧发生。故本题答案是D。

47. 怀疑下颌下腺导管前部阳性结石,首选检查方法是
A. 下颌骨侧位片 B. 下颌前部殆片 C. 下颌横断殆片
D. 下颌骨后前位片 E. 曲面体层片
【答案】C
【解析】怀疑下颌下腺导管前部阳性结石,首选检查方法是下颌横断殆片。下颌横断殆片可明确看到下颌下腺导管内前部的结石,此外还可以诊断:①下颌骨体部颊、舌侧密质骨有无膨胀、增生及破坏;②异物及阻生牙定位;③下颌骨骨折时颊舌向移位情况。故本题答案是C。选项A下颌骨侧位片用于观察下颌骨体部、升支及髁突的病变;选项B下颌前部殆片用于观察下颌颏部有无骨折及炎症、肿瘤等病变引起的骨质变化;选项D下颌骨后前位片常用于双侧对比观察升支骨质改变;选项E曲面体层片用于观察上下颌骨肿瘤、外伤、炎症、畸形等病变。

48. 治疗急性化脓性腮腺炎的有效抗生素为
A. 青霉素 B. 林可霉素 C. 红霉素
D. 氯霉素 E. 诺氟沙星
【答案】A
【解析】急性化脓性腮腺炎主要致病菌为金黄色葡萄球菌,青霉素或头孢菌素等抗革兰阳性球菌有效,故本题正确答案为A;选项B林可霉素可用于慢性呼吸道疾病和耐青霉素的金色葡萄球菌治疗;选项C红霉素应用于链球菌引起的扁桃体炎、猩红热等的感染;选项D氯霉素于治疗由伤寒杆菌、志贺菌属、大肠埃希菌等引起的感染;选项E属于喹诺酮类抗菌药,是治疗肠炎痢疾的常用药。

49. 最容易发生囊肿的唾液腺是
A. 舌下腺 B. 腮腺 C. 下颌下腺
D. 涎腺 E. 唇腺
【答案】A

50. 唾液腺良性肿瘤造影的特征性表现是
A. 导管粗细不均,呈腊肠状 B. 导管移位,呈抱球状 C. 造影剂外溢,呈点状或片状
D. 导管变细 E. 腺泡充盈缺损
【答案】B
【解析】唾液腺良性肿瘤造影的特征性表现是导管移位,呈抱球状。是由于导管系统受压移位所致。故本题答案是B。易误选E。

51. 涎石病最好发于
A. 腭腺 B. 唇腺 C. 舌下腺

D. 下颌下腺　　　　　　　　E. 腮腺

【答案】D

【解析】涎石病最好发于下颌下腺。涎石病85%发生于下颌下腺。涎石多发于下颌下腺，与下列因素有关。

①下颌下腺为混合性腺体，分泌的唾液富含黏蛋白，较腮腺分泌液黏滞，钙的含量也高出2倍，钙盐容易沉积。

②下颌下腺导管自下向上走行，腺体分泌液逆重力方向流动，导管长，在口底后部有一弯曲部，导管全程较曲折，这些解剖结构均使唾液易于淤滞，导致涎石形成。故本题答案是D。易误选E。

52. 涎腺黏液囊肿好发于

A. 上唇和舌下腺　　　　B. 下唇和舌下腺　　　　C. 上唇和下颌下腺

D. 下唇和下颌下腺　　　E. 舌下腺和下颌下腺

【答案】B

【解析】涎腺黏液囊肿好发于下唇和舌下腺。黏液囊肿一般是由黏膜下腺体受伤或导管系统阻塞所致。故本题答案是B。易误选E。

53. 涎腺炎最主要的感染途径是

A. 血源性　　　　　　B. 淋巴源性　　　　　　C. 邻近组织炎症波及

D. 损伤　　　　　　　E. 逆行性

【答案】E

【解析】涎腺发生感染主要见于颌下腺和腮腺，一般由于细菌逆行进入所致，腮腺常见机体失水，唾液分泌减少或导管口损伤等原因导致唾液排出不通畅而导致细菌进入腺体导致感染，故本题正确答案E。

54. 涎腺造影的禁忌证是

A. 涎腺急性炎症期间　　B. 患有出血性疾患　　　C. 使用抗凝血药物

D. 开口受限　　　　　　E. 腺体外肿物

【答案】A

【解析】三种情况下禁忌涎腺造影：急性炎症期、阳性结石和碘过敏者。故本题正确答案是A。

55. 涎腺造影检查的禁忌证为

A. 急性化脓性腮腺炎　　B. 外伤性涎瘘　　　　　C. 阴性涎石症

D. 腮腺恶性肿瘤　　　　E. 腮腺慢性反复肿胀

【答案】A

【解析】三种情况下禁忌涎腺造影：急性炎症期、阳性结石和碘过敏者。涎腺慢性炎症、涎瘘、舍格伦综合征、唾液腺良、恶性肿瘤均可应用造影。故本题正确答案为A。

56. 男，43岁。近几年来左侧腮腺数次肿痛，每年发作1~2次，抗感染治疗可控制；平常口内有时有咸味液体流出。检查腮腺导管口有少量分泌物，尚清。该患者不宜实行的治疗是

A. 导管冲洗　　　　　　B. 急性发作时全身抗感染治疗　　C. 维生素C含服

D. 按摩腮腺腺体帮助排唾　　E. 腮腺切除术

【答案】E

【解析】慢性阻塞性腮腺炎不宜手术切除腮腺。故本题答案是E。

57. 男，10岁。近5年来左侧腮腺反复肿胀，间隔1~2个月发作一次。有助于明确诊断的检查是

A. CT检查　　　　　　B. B超检查　　　　　　C. 涎腺造影

D. 放射性核素扫描　　　E. 唇腺活检

【答案】C

【解析】据题意考虑为慢性复发性腮腺炎，故可通过造影进行诊断，典型的表现为末梢导管点球状扩张。故本题答案是C。

58. 男，7岁。2年来双侧腮腺反复肿胀，抗感染治疗可缓解，宜进行的检查是

A. CT　　　　　　　　B. B超　　　　　　　　C. 腮腺造影

D. 细针吸活检　　　　　E. 切取活检

【答案】C

【解析】据题意考虑为慢性复发性腮腺炎，故可通过造影进行诊断，典型的表现为末梢导管点球状扩张。故本题答案是C。

(59~61题共用题干)

男，48岁。左耳下无痛性包块3年半。检查：扪及4cm×3cm大小，界清，质中，无压痛，可活动，导管

口无红肿，分泌液清亮。

59. 根据临床表现，不应考虑的诊断方法是
   A. 穿刺细胞学检查 B. 腮腺造影 C. 术中冰冻活检
   D. CT 检查 E. 切开病检

60. 该患者经锝核素扫描，肿块有核浓集，应考虑的诊断是腮腺
   A. 多形性腺瘤 B. 腺淋巴瘤 C. 淋巴结炎
   D. 神经鞘瘤 E. 囊肿

61. 根据你的临床诊断，其最合理的治疗方法应是
   A. 放疗 B. 化疗 C. 肿瘤切除术
   D. 肿瘤及全腮腺切除术 E. 肿瘤及腮腺浅叶切除术

【答案】E、B、E

【解析】腮腺区肿瘤禁忌活检，因其这样易造成肿瘤被膜破裂致肿瘤种植。可采用细针吸取活检（6号针头），亦可进行造影、CT和术中冰冻活检，故59题正确答案为E。锝核素扫描，肿块有核浓集即为热结节现象，此现象出现在腺淋巴瘤，故60题正确答案为B。腺淋巴瘤好发部位为腮腺后下极，且组织发生与淋巴结有关，治疗原则除切除肿瘤外还应切除肿瘤周围的淋巴结，故61题正确答案为E。

62. 男，25岁。双侧腮腺区肿痛不适3年，时大时小。腮腺造影片显示主导管扩张、变形似腊肠状，末梢导管不规则扩张，可能的诊断是
   A. 腮腺结核 B. 腮腺恶性肿瘤 C. 腮腺良性肥大
   D. 慢性阻塞性腮腺炎 E. 舍格伦综合征

【答案】D

【解析】腮腺造影片显示主导管扩张、变形似腊肠状，末梢导管不规则扩张，可能的诊断是慢性阻塞性腮腺炎。故本题答案是D。易误选B。

63. 患者，42岁。右耳垂下肿物6年，生长缓慢，无痛。检查肿物以耳垂为中心，界限清楚，活动，呈椭圆形，表面呈结节状，硬度中等。最可能的临床诊断是右侧腮腺
   A. 混合瘤 B. 腺淋巴瘤 C. 脉管畸形
   D. 黏液表皮样癌 E. 淋巴结炎

【答案】A

【解析】混合瘤又称多形性腺瘤，为无痛性肿块，生长缓慢，常无自觉症状，肿瘤呈球状或椭圆形，表面结节状，质中等硬度，周界清楚，为最常见的唾液腺良性肿瘤，因此A正确。腺淋巴瘤又称Warthin瘤，多见于中老年男性，有吸烟史。肿瘤本身有消长史，肿瘤呈圆形或卵圆形，表面光滑，很少有结节，质地较软，有弹性感，因此B错误。脉管畸形可分为血管畸形和淋巴管畸形，不同的毛管畸形可有不同临床表现，如静脉畸形可出现体位移动实验阳性、动静脉畸形可出现吹风样杂音等，因此C不符合题意错误。根据患者的临床表现，不可能是恶性肿瘤，也不是炎症，因此D、E错误。应选A。

64. 以下哪个结构在下颌下腺摘除术时不会被涉及
   A. 颌外动脉 B. 面前静脉 C. 面神经下颌缘支
   D. 舌神经 E. 舌咽神经

【答案】E

65. 腮腺良性肥大的改变属于
   A. 炎症性 B. 非炎症性 C. 病毒性感染
   D. 特异性感染 E. 家族性

【答案】B

66. 患者，男性，27岁，左颌下区肿物两个月余，触诊为极柔软的囊性肿物，5cm×3cm大小，透光试验阴性，无压痛，应进行的辅助检查是
   A. 末梢血象化验 B. 左颌下区手术探查及活体组织检查 C. 肿物的B型超声波
   D. 左颌下腺造影，必要时行CT E. 肿物穿刺，必要时行穿刺物涂片

【答案】E

【解析】透光试验阴性说明不是颌下区囊性水瘤可排除，对于囊性肿物首先考虑穿刺，根据内容物的性状做出诊断。故本题正确答案E。

67. 患者，女性，在行左腮腺浅叶切除加面神经解剖术后3个月开始出现进食时左耳垂下皮肤潮红、出汗，最有可能的原因是

A. 腮腺术后发生涎瘘　　　　　　　　　　B. 系手术中损伤耳大神经所致
C. 该区域副交感神经与交感神经发生错位愈合　D. 该区域副交感神经与面神经发生错位愈合
E. 该区域交感神经与面神经发生错位愈合
【答案】C
【解析】腮腺浅叶切除及肿瘤切除术后部分患者进食时耳前下区皮肤发生潮红、出汗，此现象称为"味觉性出汗综合征"或"Frey综合征"，这是由于术中切断的耳颞神经和原支配腮腺分泌的副交感神经分泌神经支再生时与皮肤汗腺和浅表血管的交感神经支错位联结所致。

68. 患者，男性，65岁左侧口底发生花生米大小肿物2个月，与周围组织粘连，伴有同侧舌尖麻木、疼痛，触肿物质硬，条索状，1.5cm×1cm大小，动度差，X线片未见导管阳性结石，最符合该患者的诊断是
   A. 左侧慢性下颌下腺炎　　B. 左下颌下腺恶性肿瘤　　C. 左下颌下腺良性肿瘤
   D. 左舌下腺恶性肿瘤　　　E. 左舌下腺良性肿瘤
【答案】D
【解析】发生一侧口底的肿物且出现了神经症状（舌尖麻木）、与周围组织粘连，考虑为恶性肿物，舌下腺肿物90%以上为恶性肿物，故本题正确答案D。

69. 患者，男性，65岁，左侧口底有花生米大小肿物2个月，与周围组织粘连，伴有同侧舌尖麻木、疼痛，切取组织活检为实性型腺样囊性癌，最符合该患者的治疗是
   A. 摘除左舌下腺及肿物
   B. 舌下腺及肿物局部扩大切除术
   C. 舌下腺及肿物局部加邻近部分舌体组织扩大切除术
   D. 舌下腺及肿物局部加邻近部分舌体组织扩大切除术加邻近下颌骨区段切除术
   E. 舌下腺及肿物局部加邻近部分舌体组织扩大切除术加邻近下颌骨区段切除术加根治性颈清扫术
【答案】D
【解析】腺样囊性癌以其沿神经血管扩散，浸润性极强，甚至是跳跃性的，与周围组织无界限，较早期的血行转移等极端恶性度而决定了手术的广泛性。

70. 患者，女性，40岁，双侧腮腺肿大10余年，有轻度胀感，腮腺为弥漫性肿胀，质软，导管分泌物清亮，量少，腮腺造影导管分支系统无异常，腺体略增大，该患者最有可能的诊断是
   A. 慢性复发性腮腺炎　　B. 舍格伦综合征　　C. 流行性腮腺炎
   D. 腮腺良性肥大　　　　E. 腮腺沃辛瘤
【答案】D

71. 某患者因腮腺肿瘤将于明日行腮腺浅叶切除术加面神经解剖术，近日术前家属签字时，谈话中以下哪项是不必要的
   A. 术后可能出现面瘫　　B. 耳垂麻木　　C. 涎瘘
   D. Frey综合征　　　　　E. 可能出现同侧下颌骨麻木
【答案】E
【解析】腮腺区手术主要涉及神经为面神经，而同侧下颌骨麻木是因为损伤下牙槽神经所致，腮腺区的手术涉及不到下牙槽神经，故本题正确答案为E。腮腺浅叶切除术若手术中损伤面神经，术后将出现面瘫、耳垂麻木等其他受损症状。手术损伤腮腺深叶或导管，也会引起涎瘘。Frey综合征主要是指由于切端的耳颞神经和支配汗腺和皮下血管的交感神经末梢发生错位连接愈合，从而当咀嚼和味觉刺激时，引起面部潮红和出汗。因此A、B、C、D均有可能发生。

（72～75题共用题干）
某患者左侧腮腺区反复肿胀3年，平时有胀感，口内时有咸味。

72. 检查患侧腮腺导管口时，较符合慢性阻塞性腮腺炎的体征是
   A. 清亮唾液　　　　B. 无唾液分泌　　　C. 导管口无红肿
   D. 棕色唾液　　　　E. "雪花样"唾液

73. 较符合慢性阻塞性腮腺炎的病史是
   A. 无自觉症状　　　B. 肿胀消长与进食有关　　C. 腮腺区有枣样大肿物
   D. 耳前放射痛　　　E. 患者面颊麻木

74. 较符合慢性阻塞性腮腺炎的X线造影表现的是
   A. 主导管不整型扩张　　B. 末梢导管扩张　　C. 腺内分支导管变细
   D. 腺内有占位性病变　　E. 主导管中断，造影剂外溢

75. 行导管内灌注药物保守治疗时忌用
A. 碘化钾
B. 抗菌药物
C. 甲紫
D. 碘化油
E. 煤酚皂液

【答案】E、B、A、E

【解析】慢性阻塞性腮腺炎主要表现为患者腮腺区反复肿大，半数患者腺体肿大常与进食有关，挤压腮腺导管口有浑浊液体流出，呈雪花样或蛋清样，腮腺造影表现为主导管扩张不整，呈腊肠样，行保守治疗时可向导管内灌注抑菌或抗菌药物，如碘化钾、碘化油、甲紫。煤酚皂液即来苏水，煤酚皂溶液用于手和皮肤消毒；器械、用具消毒。

(76～77题共用题干)

女性，60岁，双侧腮腺反复肿大10余年，有脂肪肝、糖尿病病史；一侧腮腺造影显示腺实质内可见一腺泡充盈缺损，边缘光整，分支导管受压移位；部分末梢导管呈球状扩张，主导管不均匀扩张。

76. 初步可以除外以下哪种情况发生
A. 成人复发性腮腺炎
B. 涎腺良性肥大
C. 涎腺良性肿瘤
D. 高度恶性肿瘤
E. 舍格伦综合征

77. 欲明确诊断，下一步首先需要进行的检查是
A. 追问病史，进行口腔及眼部症状、体征的检查
B. CT检查
C. B超检查
D. MRI检查
E. 核素显像

【答案】D、D

【解析】高度恶性肿瘤涎腺造影片表现为不规则腺泡充盈缺损，造影剂外溢，导管破坏中断。

(78～79题共用题干)

男，46岁，左侧口底进食肿痛1周，检查：左颌下腺压痛，未及明显肿大，挤压腺体可见脓性分泌物；左口底可触及一0.8cm×1cm质地坚硬的结节，临床考虑为颌下腺导管结石。

78. 为明确诊断，最佳片位是
A. 下颌前部横断殆片
B. 下颌骨后前位
C. 下颌骨侧位
D. 曲面体层
E. 下颌骨侧位体层摄影

79. 目前最佳治疗方法是
A. 口服消炎药
B. 全身抗感染
C. 手术摘除颌下腺
D. 手术摘除结石避免导管再次阻塞
E. 切除阻塞导管

【答案】A、D

【解析】下颌前部横断殆片主要适用于颌下腺导管阳性结石的检查。阴性导管结石X线片不显影，若确诊为结石需进行造影检查，确定涎石位置，但存在风险，影剂易将结石向腺体内推进。典型的涎石病症状，临床可见进食时肿胀，颌下腺体压痛但未有变硬及肿大症状，导管可有脓性分泌物，是结石引起的炎症。目前主要治疗方案为摘除结石（下7以前的导管结石且腺体存在功能、未出现纤维化），解除阻塞症状，促进炎症恢复，可以保留颌下腺功能。若结石位于腺体内或腺体已经无功能，则采用腺体摘除术。

80. 儿童复发性腮腺炎需特别注意鉴别的疾病是
A. 急性化脓性腮腺炎
B. 流行性腮腺炎
C. 慢性阻塞性腮腺炎
D. 慢性淋巴结炎
E. 舍格伦综合征

【答案】B

【解析】儿童复发性腮腺炎需与流行性腮腺炎相鉴别，流行性腮腺炎常双侧同时发生，伴发热，肿胀更明显，腮腺导管口分泌正常，罹患后多终身免疫，无反复肿胀史。成人复发性腮腺炎需和舍格伦综合征相鉴别。故本题选B。

81. 涎瘘最常发生的部位是
A. 腮腺
B. 下颌下腺
C. 舌下腺
D. 腭腺
E. 唇腺

【答案】A

【解析】涎瘘是指唾液不经导管系统排入口腔而流向面颊皮肤表面。腮腺位置最表浅故为涎瘘好发部位，外伤、手术损伤为相应原因，故本题正确答案为A。

82. 多形性腺瘤最常发生于
A. 腮腺 B. 下颌下腺 C. 舌下腺
D. 腭腺 E. 唇腺
【答案】A
【解析】多形性腺瘤又名混合瘤，最常见于腮腺，其次是下颌下腺，舌下腺极少见。发生在小涎腺者，以腭部最为常见，任何年龄都可发生，单以30～50岁多见，女性多于男性。肿瘤生长缓慢，多无自觉症状，肿瘤界限清楚，质地中等，扪诊呈结节状，一般可活动。故选A。

83. 以下关于下颌下腺涎石多见的原因，哪项是错误的
A. 下颌下腺导管弯曲而长，涎液流动缓慢 B. 导管口大，位于口底
C. 下颌下腺分泌的涎液含黏液量较腮腺为低 D. 下颌下腺涎液浓而黏稠
E. 下颌下腺涎液较腮腺涎液更偏碱性
【答案】C
【解析】下颌下腺为混合性腺体，涎液比其他唾液腺液浓而黏稠；下颌下腺导管自下而上弯曲走行，导管长，涎液逆重力而上流动缓慢；同时比其他唾液腺液钙含量高且更偏碱性，钙盐容易沉积，导管口大容易发生逆向的灌注。故正确答案C。

84. 女，43岁。因左舌下腺囊肿（口外型）于门诊行左舌下腺及囊肿摘除术，术后第2天左颌下区发生肿胀，且进食时明显。最可能的原因是
A. 因左舌下腺囊肿口外型口外部分未处理所致 B. 因下颌下腺导管结石所致
C. 因前日术中误结扎左下颌下腺导管所致 D. 左下颌下淋巴结反应性肿胀
E. 因急性左下颌下腺炎症所致
【答案】C
【解析】患者术后出现肿胀，在进食时加剧，则提示该症状主要是由于左下颌下腺导管阻塞引起，使下颌下腺分泌唾液不畅，考虑术中误结扎左下颌下腺导管。故选C。

85. 女，55岁。右腮腺区肿块，缓慢生长，有时较硬，有时较软。检查肿块边界不很清楚，表面皮肤较对侧粗糙。该患者在询问病史时，必须问到的是
A. 肿块是否疼痛 B. 服药是否有效 C. 皮肤是否瘙痒
D. 与进食是否有关 E. 与感冒是否有关
【答案】A
【解析】患者腮腺区的肿物，生长缓慢，软硬不定，是良性肿物特点；而肿块边界不清，表面皮肤改变是恶性肿物特点。如果要确定肿物是良性还是恶性，还需要确定肿物是否对周围组织有侵袭性，所以需要问肿块是否疼痛，侵犯周围神经症状，所以A正确；而其他服药、皮肤感觉、进食、感冒等与确定肿块良恶性无关，故此题选A。

86. 女，50岁。因左腮腺肿物行左腮腺浅叶及肿物切除术加面神经解剖术，术后3天发现左眼不能闭合，皱眉力弱，额纹存在，眼睑以下无明显面瘫表现。该患者术中可能损伤了
A. 面神经主干 B. 面神经额支 C. 面神经颞支
D. 面神经颧支 E. 面神经上、下颊支
【答案】D
【解析】据题意可知患者出现了面瘫，左眼不能闭合，皱眉力弱，额纹存在，眼睑以下无明显面瘫表现。说明受损部位为面神经颧支支配。因此应选D。面神经主干受损则可出现额纹消失、眼睑闭合不全、鼻唇沟表浅不能鼓起、口角上提障碍等，故A不正确；选项C面神经颞支受损可出现额纹消失；选项E面神经上、下颊支受损可出现鼻唇沟表浅，故E不正确。

(87～91题共用题干)
男，36岁。进食时出现右下颌下区肿胀疼痛，进食后1h左右肿胀消退2年。检查见下颌下腺导管口红肿，轻压腺体导管口溢脓。

87. 首选检查方法是
A. 下颌横断殆片 B. 下颌前部殆片 C. 曲面体层片
D. 下颌骨后前位片 E. 下颌下腺造影
【答案】A

88. 若需进行触诊检查，则应该
A. 从导管后部向前单手触诊 B. 从导管前部向后单手触诊 C. 从导管前部向后双手触诊

188

D. 从导管后部向前双手触诊　　　E. 禁忌触诊检查
【答案】D

89. 可能的诊断是
A. 化脓性舌下腺炎　　　B. 下颌下间隙感染　　　C. 下颌下腺涎石并发下颌下腺炎
D. 舌下腺涎石　　　E. 急性舌下腺炎及下颌下腺炎
【答案】C

90. 应与本病鉴别的疾病中，不包括
A. 舌下腺肿瘤　　　B. 下颌下腺肿瘤　　　C. 下颌下淋巴结炎
D. 下颌下间隙感染　　　E. 化脓性舌下腺炎
【答案】E

91. 假如确诊为涎石位于下颌下腺导管与腺体交界处，治疗多采用
A. 下颌下腺导管取石术　　　B. 下颌下腺导管结扎术　　　C. 保守治疗
D. 抗生素治疗　　　E. 下颌下腺切除术
【答案】E
【解析】根据题意，患者应被诊断为右下颌下腺导管结石伴下颌下腺炎，前者作为病因，其确诊方法首选下颌横断殆片，故87题正确答案A。观察下颌下腺导管分泌情况应该采用双手合诊检查，为避免将导管结石推向深部，双合诊的方法应该是由后向前，故88题正确答案D。化脓性舌下腺炎在临床几乎没有见过，故90题正确答案E。位于腺门部位的下颌下腺导管结石取出困难，若合并有下颌下腺炎，腺体功能一定程度受损，治疗方法一般是摘除下颌下腺，同时取出结石。故91题正确答案E。

92. 唾液腺造影检查的禁忌证为
A. 急性化脓性腮腺炎　　　B. 外伤性涎瘘　　　C. 阴性涎石病
D. 舍格伦综合征　　　E. 腮腺慢性反复肿胀
【答案】A
【解析】唾液腺造影检查禁忌证为急性炎症、碘过敏和阳性结石。故本题正确答案为A。唾液腺造影技术用于检查唾液腺的慢性炎症、肿瘤、舍格伦综合征、涎瘘以及唾液腺周围组织病变是否累及腺体与导管，并决定病变位置和性质。

93. 腮腺导管的体表投影在
A. 耳垂至鼻翼与口角中点连线前 1/3 段　　　B. 耳垂至鼻翼与口角中点连线中 1/3 段
C. 耳垂至鼻翼与口角中点连线后 1/3 段　　　D. 耳垂至鼻翼连线的中 1/3 段
E. 耳屏至鼻翼连线的后 1/3 段
【答案】B
【解析】理解腮腺导管在体表投影为耳垂至鼻翼与口角中点连线中 1/3 段。

94. 以下关于慢性复发性腮腺炎的叙述错误的是
A. 成人及儿童均可发生，但转归有显著不同　　　B. 复发性腮腺炎具有自愈倾向
C. 压迫腺体可从导管口流出脓液或胶冻状液体　　　D. 随着年龄的增加，发作次数增加，间歇期变短
E. 具有家族遗传倾向
【答案】D
【解析】成人及儿童均可发生慢性复发性腮腺炎，但转归有显著不同，随着年龄的增加，发作次数逐渐减少，间歇期变长。

(95～98题共用题干)
女，55岁。右耳垂下无痛性肿块逐渐缓慢长大6年。触诊肿块界限清楚，活动，约4cm×5cm大小，表面呈结节状，中等硬度，与皮肤无粘连。

95. 该病最可能的诊断是
A. 皮脂腺囊肿　　　B. 耳下淋巴结转移癌　　　C. 腮腺多形性腺瘤
D. 腮腺沃辛瘤　　　E. 慢性淋巴结炎
【答案】C

96. 如果肿块近期生长加速，并出现疼痛、瘤体固定等征象，则应考虑诊断为
A. 皮脂腺囊肿恶变　　　B. 恶性多形性腺瘤　　　C. 多形性腺瘤恶变
D. 转移癌　　　E. 沃辛瘤恶变
【答案】C

97. 对诊断帮助最小的影像学检查是
A. CT 检查
B. MRI 检查
C. B 超检查
D. 腮腺造影检查
E. 腮腺平片
【答案】E

98. 最不宜采用的治疗方法是
A. 保留面神经顺包膜将肿瘤剜除
B. 如果肿瘤位于腮腺浅叶，则保留面神经将浅叶及肿瘤一并切除
C. 如果肿瘤位于腮腺深叶，则保留面神经将肿瘤及全腺叶一并切除
D. 保留面神经在正常腺组织内将肿瘤一并切除
E. 无论肿瘤位于浅叶或深叶均切除全腺叶及肿瘤，保留面神经
【答案】A

【解析】根据题意该患者符合腮腺多形性腺瘤的诊断，多形性腺瘤一般无任何不适症状，故95题正确答案C。96题中告知肿瘤近期生长加速，并出现疼痛、瘤体固定，这些皆为恶性肿瘤特征，表明多形性腺瘤已经发生恶变，故96题正确答案C。腮腺为软组织，腮腺平片对腮腺肿瘤、炎症均无任何诊断价值，故97题正确答案E。腮腺多形性腺瘤是临界瘤，故不可顺包膜将肿瘤剜除，以避免能造成肿瘤的局部种植和（或）转移，但只要未发生恶变就应保留面神经，故98题正确答案A。

（99～100题共用备选答案）
A. 慢性阻塞性腮腺炎
B. 慢性复发性腮腺炎
C. 流行性腮腺炎
D. 舍格伦综合征
E. 腮腺放线菌病

99. 常见于儿童，一次感染后不会再患，最可能的是
100. 常见于儿童，表现为腮腺区反复肿胀，随年龄增长发作频率降低，最可能的是
【答案】C、B

【解析】流行性腮腺炎为病毒感染，一般一次感染后可终身免疫，故第99题选择C。慢性阻塞性腮腺炎和慢性复发性腮腺炎均可表现为腮腺区反复肿胀，但前者多发生于中年人，且肿胀多与进食相关；而慢性复发性腮腺炎多见于儿童，随着患儿年龄的增加，两次发作的间歇时间延长，持续时间缩短。故应排除A而选择B。选项C和D一般不会出现腮腺区反复肿胀，且发病年龄也有助于鉴别，故可作为排除项。

第九单元 颞下颌关节疾病

1. 颞下颌关节紊乱病的患病率最高的年龄组是
A. 10～19岁　　　　　　　　B. 20～30岁　　　　　　　　C. 31～40岁
D. 41～50岁　　　　　　　　E. 51～60岁
【答案】B
【解析】颞下颌关节紊乱病简称TMD，好发于20～30岁的青、中年，女性多见。

2. 颞下颌关节紊乱的主要致病因素是
A. 偏侧咀嚼习惯　　　　　　　　　　　　　　B. 夜磨牙与紧咬牙
C. 关节内微小创伤和精神心理因素　　　　　　D. 免疫学因素
E. 双侧关节不对称与关节囊薄弱等解剖因素
【答案】C
【解析】颞下颌关节紊乱的致病因素有：①精神因素；②创伤因素；③咬合因素；④全身及其他因素，例如类风湿性关节炎；⑤一些医源性因素，例如鼻咽癌的放射治疗等。最主要的致病因素是创伤和精神因素。

3. 翼外肌痉挛的主要症状是
A. 疼痛和张口受限　　　　　　B. 弹响和开口过大呈半脱位　　　C. 疼痛可有扳机点
D. 开口初期有弹响　　　　　　E. 开闭、前伸、侧方运动的任何阶段有多声破碎音；开口型歪曲
【答案】A
【解析】翼外肌痉挛主要表现是疼痛和开口受限，引起疼痛和开口受限的机制是翼外肌痉挛。检查时开口中度受限，开口度2～2.5cm，被动开口度大于自然开口度，开口时下颌偏向患侧。翼外肌相应面部（下关穴处和上颌结节后上方）有压痛，但无红肿，关节区无压痛。

【破题思路】

选项信息	对应疾病
疼痛和张口受限	翼外肌痉挛、咀嚼肌痉挛、肌筋膜痛、关节炎、不可复性关节盘前移位
弹响和开口过大呈半脱位	翼外肌亢进、关节囊扩张伴关节盘附着松弛
疼痛可有扳机点	肌筋膜痛
开口初期有弹响	可复性关节盘前移位
开闭、前伸、侧方运动的任何阶段有多声破碎音；开口型歪曲	关节盘穿孔破裂

4. 关节盘穿孔破裂时的弹响杂音
A. 开口初期、闭口末期清脆单声弹响　　　　B. 多声破碎杂音
C. 无弹响　　　　　　　　　　　　　　　　D. 连续摩擦音
E. 开口末期、闭口初期清脆单声弹响
【答案】B
【解析】关节盘穿孔破裂时可有多声破碎杂音。

【破题思路】

选项信息	对应疾病
开口初期、闭口末期清脆单声弹响	可复性关节盘前移位
多声破碎杂音	关节盘穿孔破裂
连续摩擦音	骨关节病
开口末期、闭口初期清脆单声弹响	翼外肌亢进、关节囊扩张伴关节盘附着松弛

5. 可复性关节盘前移位的主要症状是
   A. 疼痛和张口受限
   B. 弹响和开口过大呈半脱位
   C. 疼痛可有扳机点
   D. 开口初期有弹响
   E. 开闭、前伸、侧方运动的任何阶段有多声破碎音；开口型歪曲

【答案】D

【解析】可复性关节盘前移位主要症状包括开口型异常呈闪电状；开口初、闭口末弹响。选项A翼外肌痉挛常见表现疼痛和开口受限；选项C肌筋膜痛综合征常见扳机点；选项E关节囊穿孔破裂可见破碎音；选项D可复性关节盘前移位主要为开口初弹响。

6. 可复性关节盘前移位时弹响杂音的特点
   A. 开口初期或开口初、闭口末清脆单声弹响
   B. 开口末、闭口初清脆单声弹响
   C. 多声破碎音
   D. 连续摩擦音
   E. 一般无弹响

【答案】A

【解析】由于关节盘向前移位，在做开口运动时髁突横嵴撞击关节盘后带的后缘并迅速向下继而向前运动，同时关节盘向后反跳，从而恢复正常的髁突-关节盘的结构关系，在此极为短暂的过程中，发生开口初期清脆单声弹响。随着病情加重，初期弹响可发展为中期或末期。故本题答案为A。

7. 不可复性关节盘前移位的症状类似翼外肌痉挛，不同点是
   A. 开口初期有弹响
   B. 不可复性关节盘前移位测被动张口度时开口度不能增大
   C. 不可复性关节盘前移位开口型偏向健侧
   D. 不可复性关节盘前移位无张口受限
   E. 不可复性关节盘前移位无疼痛

【答案】B

【解析】翼外肌痉挛主要表现是疼痛和开口受限，引起疼痛和开口受限的机制是翼外肌痉挛。不可复性关节盘前移位同样出现疼痛和开口受限，但是开口受限的机制是髁突被限制在关节盘后方无法前移。故不可复性关节盘前移位测被动张口度时开口度不能增大。

【破题思路】

选项信息：不可复性关节盘前移位	答案分析
开口初期有弹响	无弹响，有弹响史
测被动张口度时开口度不能增大	正确
开口型偏向健侧	开口型偏患侧
无张口受限	出现张口受限
无疼痛	关节区疼痛

8. 关于不可复性关节盘前移位临床特征的描述，错误的是
   A. 关节弹响史继而可出现关节绞痛
   B. 弹响消失而张口受限
   C. 开口时下颌偏向健侧
   D. 被动检查张口时开口度不能增大
   E. 开口时髁突运动受限

【答案】C

【解析】不可复性盘前移位大多数患者有关节弹响的病史。由于持续使关节盘韧带拉长，后附着弹性丧失，关节盘变形、前移且不能自动复位，限制了髁突的活动，出现开口受限以及明显的关节疼痛，部分患者伴有头痛。患侧开口受限，故开口时下颌偏向患侧，答案为C。

【破题思路】患者出现开口受限时开口型偏患侧。

9. 下列症状中，哪个是颞下颌关节双侧急性前脱位的特有症状
   A. 双侧耳屏前区疼痛
   B. 双侧耳屏前触诊有凹陷
   C. 流涎
   D. 言语不清
   E. 咀嚼及吞咽困难

【答案】B

【解析】发生关节前脱位时，髁状突脱位于关节结节前上方，患者呈开口状，不能闭合，耳屏前空虚。双侧关节脱位则前牙明显开𬌗，后牙通常无接触，下颌前伸，两颊变平。

【破题思路】耳屏前凹陷是颞下颌关节双侧急性前脱位的特有症状。

10. 单侧颞下颌关节强直患者可出现
A. 颏点偏向健侧　　　　　B. 颏点偏向患侧　　　　　C. 患侧面部狭长
D. 健侧面部丰满　　　　　E. 下前牙反𬌗

【答案】B

【解析】单侧颞下颌关节强直患者面下部发育障碍畸形表现为面容两侧不对称，颏部偏向患侧。患侧下颌体、下颌支短小，相应面部反而丰满；健侧下颌由于生长发育正常，相应面部反而扁平、狭长。故本题选B。

【破题思路】

单侧颞下颌关节强直	面部外形
患侧下颌骨	短
健侧下颌骨	长
患侧面部	丰满
健侧面部	狭长
颏点	偏患侧

11. 通常所说的颞下颌"关节强直"指的不是
A. 真性关节强直　　　　　B. 关节内强直　　　　　C. 关节内纤维性粘连
D. 关节内骨性粘连　　　　E. 颌间挛缩

【答案】E

【解析】通常所说的颞下颌"关节强直"为一侧或两侧关节内发生病变，最后造成关节内纤维性粘连或关节内骨性粘连，称为颞下颌关节内强直，简称关节强直，也称为真性关节强直。而颌间挛缩属于关节外强直、假性关节强直，主要由外伤和感染导致局部肌肉挛缩而出现开口受限，故正确答案E。

【破题思路】

	常见病因	关节结构	面型	强直类型
颞下颌关节内强直	感染、外伤	髁突动度消失，关节结构改变	患侧下颌骨发育障碍	真性
颞下颌关节外强直	面部瘢痕、放疗	无改变	畸形较轻（成年后无影响）	假性

12. 关于颞下颌关节紊乱的发生、发展，哪一种说法是错误的
A. 功能紊乱阶段是三阶段之一　　　　　B. 结构紊乱阶段是三阶段之一
C. 器质性破坏阶段是三阶段之一　　　　D. 病程长，反复发作
E. 虽有自限性，但有的病例最终可能发生关节强直

【答案】E

【解析】颞下颌关节紊乱分为功能紊乱、结构紊乱和器质性破坏三个阶段。该病有自限性，一般不发生关节强直，预后良好。故本题答案为E。

【破题思路】颞下颌关节紊乱病一般不会发展为关节强直是常见考点。

13. 关于颞下颌关节紊乱病的防治原则，错误的是
A. 根据病情，分别选用可逆性、不可逆性保守治疗和手术治疗

B. 遵循合乎逻辑的治疗程序
C. 应对患者进行医疗知识教育
D. 治疗局部关节症状，同时改善全身状况
E. 采取对症治疗，消除关节病同时采取综合治疗

【答案】A

【解析】以保守治疗为主，采取对症治疗和消除或减弱致病因素相结合的综合治疗。治疗局部关节症状，同时改善全身状况和患者的精神状态。应对患者进行医疗知识教育，改变不良习惯，学会自我保护。遵循一个合理的、合乎逻辑的治疗程序。治疗程序应先选用可逆保守治疗，然后用不可逆性保守治疗，最后选用关节镜外科和各种手术治疗。故选A。

【破题思路】治疗顺序应牢记：①保守可逆，②保守不可逆，③非保守治疗。

保守可逆	热敷、理疗、非甾体类消炎镇痛药、垫板
保守不可逆	正畸、调𬌗
非保守治疗	手术

14. 颞下颌关节脱位最常见的类型是
A. 单侧侧方脱位 B. 双侧侧方脱位 C. 急性前脱位
D. 复发性脱位 E. 陈旧性脱位

【答案】C

【解析】急性前脱位是临床最常见的颞下颌关节脱位，如打哈欠、唱歌、咬大块食物、呕吐等皆可发生，可为单侧亦可为双侧，故本题答案为C。选项D，复发性脱位是指颞下颌前脱位的复发。选项E，陈旧性脱位少见，是指脱位后未及时复位者，一般指脱位3周以上。

15. 双侧颞下颌关节强直最好一次手术，如需分两次手术，相隔时间不宜超过
A. 3天 B. 1周 C. 2周
D. 1个月 E. 3个月

【答案】C

【解析】双侧颞下颌关节强直最好一次手术，以便术后能及时行开口练习，如需分两次手术，相隔时间不宜超过2周，以免第一次手术处发生瘢痕挛缩。故本题答案为C。

16. 颞下颌关节内强直的病因中哪一项是错误的
A. 化脓性中耳炎 B. 颞下颌关节紊乱 C. 颏部对冲性损伤
D. 外伤直接损伤颞下颌关节 E. 血源性化脓性关节炎和类风湿性关节炎

【答案】B

【解析】关节内强直多数发生在15岁之前的儿童。常见原因为化脓性中耳炎和关节损伤，尤其是颏部对冲性损伤较为常见。此外类风湿性关节炎亦可导致颞下颌关节强直。颞下颌关节紊乱具有自限性，一般不会发展到关节强直，故本题答案为B。

17. 治疗颞下颌关节强直引起的开口困难可选用
A. 局部封闭 B. 开口练习 C. 理疗
D. 关节镜手术 E. 开放手术

【答案】E

【解析】颞下颌关节强直分为真性关节强直、假性关节强直和混合性强直。颞下颌关节强直需手术治疗。A、B、C、D对颞下颌关节紊乱病治疗有效而对关节强直无效，故选E。

18. 属于颞下颌关节紊乱病不可逆性保守治疗的是
A. 药物治疗 B. 物理治疗 C. 封闭治疗
D. 咬合导板治疗 E. 正畸治疗

【答案】E

【解析】颞下颌关节紊乱病的治疗原则：①以保守治疗为主，采用对症治疗和消除诱发因素结合的综合治疗；②治疗关节局部症状应改进全身状况和患者的精神状态；③应对患者进行医学知识教育；④遵循一个合理、合乎逻辑的治疗程序；⑤治疗程序应先保守治疗，如服药、理疗、封闭和咬合导板治疗等，然后用不可逆性保守治疗，如调𬌗、正畸治疗等，最后采取关节外科和各种手术治疗，故选E。

第九单元　颞下颌关节疾病

19. 颞下颌关节急性前脱位的治疗最常用的是
   A. 全麻下复位　　　　　　B. 切开复位　　　　　　C. 颌间复位
   D. 口外法手法复位　　　　E. 口内法手法复位
   【答案】E
   【解析】颞下颌关节急性前脱位的治疗最常用口内法手法复位，方向为下后上。

20. 颞下颌关节脱位。口内法复位的用力方向是
   A. 向下、后、上　　　　　B. 向前、上、后　　　　C. 向下、后
   D. 向上、后　　　　　　　E. 向下、前
   【答案】C
   【解析】颞下颌关节前脱位后，髁突位于关节结节前方。复位方向应先向下用力解除关节结节的阻挡，再向后向上复位，根据题用力的方向应为下后。因肌肉牵拉，不须向上用力，故用力的方向为下后。

21. 关于颞下颌关节复发性脱位的病因，哪一项说法是错误的
   A. 急性前脱位治疗不当　　B. 长期翼外肌痉挛　　　C. 老年人
   D. 慢性长期消耗性疾病　　E. 韧带及关节囊松弛
   【答案】B
   【解析】长期翼外肌痉挛的表现为疼痛和开口受限，不会引起关节脱位，故选B。A、C、D、E都可导致复发性脱位。

22. 关于关节强直的分类，哪一项是正确的
   A. 关节内强直、真性强直和混合性强直
   B. 真性强直、颌间挛缩和混合性强直
   C. 颌间挛缩、关节外强直和混合性强直
   D. 颌间挛缩、关节外强直和关节内强直
   E. 真性强直、关节外强直和颌间挛缩
   【答案】B
   【解析】关节强直分为关节内强直（真性强直）、关节外强直（颌间挛缩）、混合性强直。

【破题思路】

	常见病因	关节结构	面型	强直类型
颞下颌关节内强直	感染、外伤	髁突动度消失关节结构改变	患侧下颌骨发育障碍	真性
颞下颌关节外强直	面部瘢痕、放疗	无改变	畸形较轻（成年后无影响）	假性
颞下颌关节混合性强直	关节内和关节外强直同时存在	—	—	—

23. 关节内强直与关节外强直最有诊断意义的鉴别点是
   A. 开口困难　　　　　　　B. 髁状突活动减弱或消失　　　　C. 𬌗关系变化
   D. 口腔和面部畸形　　　　E. X线片下关节正常解剖形态的变化或消失
   【答案】E
   【解析】关节内强直的患者X线表现为骨密质有不规则破坏或髁状突和关节窝融合成很大的致密团块或者呈骨球状或T型融合。关节外强直的X线表现为关节骨性结构及关节间隙无重要异常征象。

24. 由器质性病变导致的长期开口困难称为
   A. 癔症性牙关紧闭　　　　B. 咀嚼肌群痉挛　　　　C. 颞下颌关节强直
   D. 破伤风后牙关紧闭　　　E. 关节盘移位
   【答案】C
   【解析】颞下颌关节强直的定义即为由器质性病变导致的长期开口困难，故本题正确答案为C。选项A是由心理因素造成的，选项B是咀嚼肌紊乱疾病类，选项D是破伤风的临床表现，选项E是关节结构紊乱疾病类。答案选C。

25. 为防止复发，关节内强直的患者术后开口练习的时间为
   A. 术后5～7天　　　　　　B. 术后7～10天　　　　　　C. 术后10～12天
   D. 术后12～15天　　　　　E. 术后15天以后
   【答案】B
   【解析】颞下颌关节手术建议早期开口训练，一般在拆线后就开始，所以选择术后7～10天。

26. 患者，男，30岁。右颞下颌关节无痛性弹响3个月。检查：开口度50mm，两侧关节开口末弹响，关节区无压痛。首选的治疗方法是
   A. 泼尼松龙翼内肌封闭
   B. 1%利多卡因咬肌封闭
   C. 2%普鲁卡因关节腔封闭
   D. 1%利多卡因翼外肌封闭
   E. 2%鱼肝油酸钠关节囊封闭

【答案】D

【解析】翼外肌功能亢进表现有开口末和闭口初关节弹响，开口过大，甚至有50～60mm，患者不感觉关节区疼痛，也无压痛，符合此题目患者症状，根据题意可诊断为翼外肌功能亢进。治疗需要调整翼外肌功能，可用0.5%或1%普鲁卡因或利多卡因5mL做翼外肌封闭，所以D正确。A、B、C、E注射部位不正确，所以不选，故此题选D。

27. 颞下颌关节紊乱病的特殊检查中不包括
   A. 双侧许勒位（张口位）
   B. 双侧许勒位（闭口位）
   C. 关节上腔造影
   D. 关节内镜检查
   E. 关节内穿刺活检

【答案】E

【解析】颞下颌关节紊乱病的特殊检查中不包括关节内穿刺活检。穿刺活检多用于明确肿瘤诊断。

28. 关于颞下颌关节紊乱病的发展阶段的说法，错误的是
   A. 颞下颌关节强直阶段
   B. 功能紊乱阶段
   C. 结构紊乱阶段
   D. 器质性破坏阶段
   E. 反复发作，有自限性

【答案】A

【解析】TMD有自限性，一般不发生关节强直。故本题答案是A（该项的叙述是错误的），而B、C、D、E的叙述正确。

29. 关于颞下颌关节紊乱病特点的叙述错误的是
   A. 病期较长
   B. 关节内微小创伤是主要致病因素
   C. 经常反复发作
   D. 有自限性
   E. 长期不愈，可能发生关节强直

【答案】E

【解析】颞下颌关节紊乱病有自限性，一般不会发生关节强直。故本题答案是E（该项的叙述是错误的）。

30. 髁突、关节盘相对移位时，其弹响性质是
   A. 开口初或闭口末单声弹响
   B. 开口末或闭口初单声弹响
   C. 连续摩擦音
   D. 多声破碎音
   E. 爆裂音

【答案】A

【解析】髁突、关节盘相对移位时，其弹响性质是开口初或闭口末单声弹响。原因是可复性关节盘前移位。故本题答案是A。

31. 颞下颌关节侧斜位片上，关节间隙的宽度为
   A. 上间隙最宽，前间隙及后间隙等宽
   B. 上间隙、前间隙及后间隙宽度相等
   C. 上间隙最宽，后间隙次之，前间隙最窄
   D. 上间隙最宽，前间隙次之，后间隙最窄
   E. 后间隙最宽，上间隙次之，前间隙最窄

【答案】C

【解析】颞下颌关节侧斜位显示关节凹、关节结节、髁状突及关节间隙，常用于检查髁状突骨折、脱位、先天畸形、肿瘤以及颞下颌关节疾病等，此片关节间隙变化能反映出关节盘的病变以及关节盘与髁状突的关系。正常情况下，关节间隙宽约2mm，上间隙较宽，后间隙次之，前间隙狭窄。

32. 颞下颌关节的功能区是
   A. 关节结节前斜面和髁突前斜面
   B. 关节结节后斜面和髁突后斜面
   C. 关节结节后斜面和髁突前斜面
   D. 关节结节前斜面和髁突后斜面
   E. 关节窝底和髁突顶

【答案】C

【解析】颞下颌关节的功能区是关节结节后斜面和髁突前斜面。即髁突和关节结节相对的斜面。故本题答案是C。易误选D。

33. 颞下颌关节混合性强直是指
   A. 关节内同时存在骨性与纤维性强直
   B. 双侧同时发生关节强直
   C. 双侧同时发生关节强直，一侧为骨性，另一侧为纤维性

D. 关节内外同时存在强直
E. 双侧先后发生关节强直
【答案】D
【解析】颞下颌关节混合性强直是指关节内外同时存在强直。故本题答案是D。

34. 有关颞下颌关节急性前脱位的描述错误的是
A. 尤其是张口状态下受外力打击最易引起
B. 突然大张口也是病因之一
C. 手法复位后患者最大开口度应限制在1.5cm
D. 口腔或咽喉治疗时可引起
E. 可继发颞下颌关节紊乱病
【答案】C
【解析】颞下颌关节急性前脱位复位后应限制开口度不超过1cm。故本题答案是C。

35. 女，23岁。半年前曾发生右颞下颌关节弹响，继而发生关节交锁，2周前弹响突然消失，伴开口受限及右关节区疼痛。目前对其进行的治疗措施中不包括
A. 关节冲洗术　　　　B. 关节镜关节松解术　　　　C. 开放性关节复位术
D. 复位𬌗垫　　　　　E. 枢轴𬌗垫
【答案】C
【解析】半年前曾发生右颞下颌关节弹响，继而发生关节交锁，2周前弹响突然消失，伴开口受限及右关节区疼痛，可诊断为不可复性关节盘前移位。目前对其进行的治疗措施中不包括开放性关节复位术。最后才应该选择手术治疗。治疗顺序应牢记，故本题答案是C（该项"不包括"）。

36. 女，27岁。左颞下颌关节弹响半年。弹响发生于开口初和闭口末期，左侧髁突后区及乙状切迹中点压痛。关节许勒位见左髁突向后移位。该患者的诊断是
A. 左可复性盘前移位　　　　B. 左不可复性盘前移位　　　　C. 左翼外肌痉挛
D. 左关节盘后区损伤　　　　E. 左翼外肌亢进
【答案】A
【解析】依据弹响特点推测为可复性盘前移位，X线表现关节髁突后移（髁突在关节盘后方）可得出结论。故本题答案是A。

【破题思路】

题干分析	—
弹响发生于开口初和闭口末期	常见于可复性关节盘前移位
左侧髁突后区及乙状切迹中点压痛	关节盘前移位可出现关节区压痛
关节许勒位见左髁突向后移位	关节盘前移、髁突后移

37. 女，85岁。因高龄和长期慢性消耗性疾病致双侧颞下颌关节复发性脱位，患者对脱位有恐惧感，不敢张口，影响进食。最佳治疗方法是
A. 关节囊紧缩术　　　　B. 硬化剂注射　　　　C. 关节结节增高术
D. 关节结节凿平术　　　E. 关节镜外科
【答案】B
【解析】颞下颌关节复发性脱位治疗的方法包括：
① 颌间固定。
② 关节囊内注射硬化剂，使关节囊产生纤维化。
③ 关节囊缩紧术。
④ 翼外肌分离术和关节盘摘除术。
⑤ 关节结节加高术或者削低关节结节等。
应该首先选择创伤小的治疗。故本题答案是B。

(38～40题共用备选答案)
A. 功能紊乱期　　　　B. 结构紊乱期　　　　C. 器质病变期
D. 形态异常期　　　　E. 咬合异常期

38. X线检查可见关节结构形态异常，造影显示关节上、下腔连通属于
39. X线检查可见关节间隙比例不协调，关节上腔造影可发现关节盘前移位、关节囊松弛等表现属于
40. X线检查关节无异常表现的属于

【答案】C、B、A

【解析】已经出现形态学上的变化，造影显示关节上、下腔连通出现疾病——关节盘穿孔，说明发生了器质性病变。
关节盘前移位、关节囊松弛等表现属于结构紊乱期。
并没发生影像学改变证明处于功能紊乱期。

41. 单侧髁突颈部骨折，伤侧髁突的移位方向为
A. 向前内　　　　　　　　B. 向前外　　　　　　　　C. 向前上
D. 向前下　　　　　　　　E. 向后下

【答案】A

【解析】髁突颈部骨折后，翼外肌牵拉髁突向前内，故髁突的移位方向为向前内。故本题答案是A。易误选E。

【破题思路】牢记咀嚼肌附着点和牵拉的方向。

42. 颞下颌关节内强直的常见病因是
A. 类风湿性关节炎和颞下颌关节紊乱病　　　B. 坏疽性口炎和鼻咽部肿瘤放疗
C. 喙突肥大和化脓性关节炎　　　　　　　　D. 腮腺炎和咬肌间隙感染
E. 化脓性中耳炎和外伤

【答案】E

【解析】颞下颌关节内强直的常见病因是化脓性中耳炎和外伤。故本题答案是E。易误选C。

43. 幼儿期发生的颞下颌关节强直患者，若睡眠中出现呼吸不畅或打鼾，可能发生了
A. 面不对称畸形　　　　　　B. 小颌畸形　　　　　　　　C. 下颌后缩畸形
D. 阻塞性睡眠呼吸暂停综合征　　E. 混合性颞下颌关节强直

【答案】D

【解析】阻塞性睡眠呼吸暂停综合征症状有：①打鼾；②白天嗜睡；③睡眠中发生呼吸暂停；④夜尿增多；⑤头痛；⑥性格变化和其他系统并发症。幼儿期发生的颞下颌关节强直患者可出现小下颌畸形，影响呼吸道，若睡眠中出现呼吸不畅或打鼾，可能发生了阻塞性睡眠呼吸暂停综合征。故本题答案是D。

44. 预防颞下颌关节紊乱病的措施中，错误的是
A. 保持乐观情绪　　　　　　B. 注意关节保护　　　　　　C. 纠正不良咀嚼习惯
D. 多食质硬食物　　　　　　E. 避免长时间大张口

【答案】D

【解析】多食质硬食物是导致颞下颌关节紊乱病的重要原因。故本题答案是D。

45. 男，29岁。左颞下颌关节咀嚼痛一年余。关节区压痛明显，关节运动时出现摩擦音，张口绞锁。X线检查：左髁突结构破坏。曾行理疗、封闭及调整咬合治疗，但效果不佳。正确的处理方法是
A. 心理治疗　　　　　　　　B. 自我治疗　　　　　　　　C. 药物治疗
D. 外科介入治疗　　　　　　E. 暂观察

【答案】D

【解析】张口绞锁，左髁突结构破坏，说明疾病进入器质性破坏阶段，合理的处理方式依然为先保守治疗后手术治疗。题干明确指出已进行理疗、封闭及调整咬合治疗，但效果不佳。故此时正确的处理方法是外科介入治疗。颞下颌关节紊乱病的治疗以保守治疗为主，包括理疗、药物、𬌗垫治疗等，当保守治疗无效时再进行外科有创治疗。故本题答案是D。

46. 女，26岁。右颞下颌关节周围肌肉疼痛1周，张口受限，关节无弹响。检查张口度15mm，开口型偏右。右侧颧弓下方明显压痛。X线检查未见异常。该病例的诊断是
A. 右翼外肌功能亢进　　　　B. 右翼外肌痉挛　　　　　　C. 右关节盘后区损伤
D. 右关节盘可复性前移位　　E. 右髁突骨质破坏

【答案】B

【解析】右颞下颌关节周围肌肉疼痛1周，张口受限，关节无弹响。检查张口度15mm，开口型偏右。右

侧颧弓下方明显压痛。X线检查未见异常。该病例的诊断是右翼外肌痉挛，本题正确答案B。选项A右翼外肌功能亢进造成的是过度开口；选项C右关节盘后区损伤会造成疼痛开口受限，但开口不偏斜；选项D可复性盘移位可以有关节弹响；选项E髁突骨质破坏一般有骨摩擦音，开口不偏斜。

关节周围肌肉疼痛	翼外肌痉挛、咀嚼肌痉挛可见
张口度15mm	中度张口受限
颧弓下方明显压痛	翼外肌

47. 严重𬌗面磨损引起颞颌关节紊乱病的主要原因是
   A. 颌间垂直距离过短，引起关节损伤
   B. 边缘嵴和发育沟缺损，导致𬌗面外形不完整
   C. 不均匀磨损遗留高陡牙尖，造成咬合创伤
   D. 牙本质过敏，造成𬌗力不足，损害关节
   E. 长期的咀嚼使颌力应力集中，损害关节

【答案】A

【解析】患颞下颌关节紊乱病的临床检查常发现有明显的咬合关系紊乱，例如：咬合干扰、牙尖早接触、严重的锁𬌗、深覆𬌗、多数后牙缺失，咬合面过度磨耗致垂直距离过低等。故A正确。

48. 患者发生了单侧颞下颌关节的真性强直，其面部不对称表现的一般规律应是
   A. 健侧下颌骨较长，面部外观丰满
   B. 健侧下颌骨较长，但患侧面部外观丰满
   C. 颏点偏向患侧，健侧外观丰满
   D. 颏点偏向健侧，健侧外观丰满
   E. 患侧面部丰满，下颌骨较长

【答案】B

【解析】强直侧（患侧）颌骨短小牙弓窄，脸胖。

49. 患儿，男，7岁。渐进性开口受限2年。检查：右面部丰满，开口度10mm，开口型右偏，右髁突无滑动。最可能的诊断是
   A. 右喙突肥大
   B. 左关节外强直
   C. 右关节内强直
   D. 左髁突良性肥大
   E. 右关节盘不可复性前移位

【答案】C

【解析】根据题意渐进性开口受限、右面部丰满，开口受限，开口型右偏，右髁突无滑动，可诊断是右关节内强直。

50. 患者，女，20岁。近半年来出现右侧颞下颌关节弹响（开口末，闭口初），开口度5.0cm，关节造影见关节囊扩张，最可能的诊断是
   A. 翼外肌功能亢进
   B. 关节囊扩张及关节盘附着松弛
   C. 髁突，关节盘相对移位
   D. 关节盘破裂
   E. 髁突吸收破坏

【答案】B

【解析】出现弹响、开口过大、造影见关节囊扩张，可诊断为关节囊扩张及关节盘附着松弛，故正确答案为B。

【破题思路】

翼外肌功能亢进	开口过大，开口末闭口初弹响
关节囊扩张及关节盘附着松弛	类似翼外肌功能亢进，X线可见关节囊扩张
关节盘破裂	破碎音
髁突吸收破坏	摩擦音
髁突，关节盘相对移位	可复性：开口初弹响 不可复性：开口受限，无被动开口度

51. 哪一种说法不符合颞下颌关节紊乱病的主要症状
   A. 开闭运动出现关节交锁
   B. 开口型开口度异常
   C. 关节区以及周围肌群随关节运动疼痛
   D. 症状严重的会出现关节区和周围肌群的自发痛
   E. 下颌运动常出现弹响摩擦音和破碎音

【答案】D

【解析】TMD的主要症状有下颌运动异常疼痛弹响和杂音，但是一般无自发痛出现。

52. 以下关于颞下颌关节紊乱病的叙述哪一项是错误的
   A. 好发于青壮年，是一组疾病的总称
   B. 关节内微小创伤和精神心理因素是本病的两个主要病因
   C. 本病具有自限性，一般不会发生到关节强直
   D. 三个主要临床症状是：下颌运动异常、自发痛和关节弹响杂音
   E. 以保守治疗为主
   【答案】D
   【解析】TMD 很少出现自发痛。

53. 在颞下颌关节紊乱病中，疼痛有"扳机点"的为
   A. 翼外肌功能亢进   B. 翼外肌痉挛   C. 不可复性关节盘前移位
   D. 骨关节病   E. 肌筋膜痛
   【答案】E
   【解析】肌筋膜痛的疼痛性质为局限性持久性钝痛，并有压痛点，压痛点敏感时称之为"扳机点"。

54. 关于咀嚼肌紊乱疾病类颞下颌关节紊乱，不正确的是哪一项
   A. 是关节外疾患   B. 关节运动时无弹响、破碎音和摩擦音
   C. 关节结构和组织正常   D. 以开口度和开口型异常以及受累肌疼痛为主要临床表现
   E. X 线检查无骨质改变
   【答案】B
   【解析】咀嚼肌紊乱疾病类包括翼外肌亢进、翼外肌痉挛、咀嚼肌群痉挛、肌筋膜痛，其中翼外肌功能亢进患者可在开口末期闭口初期单声清脆弹响，故 B 选项说法不正确，本题正确答案为 B。其余说法均正确。

55. 诊断真性颞下颌关节强直的主要依据是
   A. 张口受限   B. 关节动度减低或消失
   C. X 线证实关节内呈致密骨性团块影   D. 关节邻近区域炎症史
   E. 小下颌畸形
   【答案】C
   【解析】真假关节强直的主要鉴别依据是 X 线中的关节内部致密骨性团块影像，而其他都是表现。

56. 诊断假性颞下颌关节强直的主要依据是
   A. 张口受限   B. 关节动度减低或消失   C. 颌间有瘢痕条索或骨性粘连
   D. 下颌发育畸形   E. 咬合错乱
   【答案】C
   【解析】假性关节强直主要为由于外伤等导致颌面部出现瘢痕或放疗导致局部肌肉纤维化而导致张口受限或不能开口，故本题正确答案为 C。

57. 一患者张口、咀嚼食物时，右侧关节区深部疼痛，口内上颌结节后上方有压痛；张口中度受限，被动张口度可大于自然开口度；张口型偏向右侧，最可能的诊断是
   A. 右侧翼外肌亢进   B. 右侧颞下颌关节紊乱病的炎性疾病类
   C. 右侧不可复性关节盘前移位   D. 右侧翼外肌痉挛
   E. 左侧翼外肌亢进
   【答案】D
   【解析】此患者最重要的体征是张口中度受限，被动开口度可增大，初步可以诊断为翼外肌痉挛，开口型偏向右侧基本可以判定为右侧翼外肌痉挛。

【破题思路】

右侧翼外肌功能亢进	右侧开口过大，张口型偏向健侧
右侧颞下颌关节紊乱病的炎性疾病类	运动痛、压痛，后牙不能闭合，压痛点在关节局部或外侧
右侧不可复性关节盘前移位	疼痛、开口受限、无被动开口度，开口偏向患侧
右侧翼外肌痉挛	翼外肌疼痛、中度张口受限，开口偏右
左侧翼外肌亢进	左侧开口过大，张口型偏向右侧

58. 一患者以左侧颞下颌关节开口末、闭口初期弹响就诊，关节检查发现张口度达 5.5cm，开口型偏向右侧，X 线检查开口位时髁突超过关节结节，关节造影检查未见关节囊、关节盘的改变，你认为此患者最有可能的诊断是

A. 右侧翼外肌亢进 B. 左侧可复性关节盘前移位
C. 左侧关节囊扩张伴关节盘附着松弛 D. 左侧翼外肌亢进
E. 右侧可复性关节盘前移位

【答案】D

【解析】开口过大加上弹响一般可见两个疾病，即翼外肌亢进和关节囊扩张伴关节盘附着松弛，前者造影见不到囊的改变，后者造影可见囊扩张，根据题意造影未见关节囊、关节盘的改变，故本题正确答案为 D。

【破题思路】

右侧翼外肌亢进	右侧开口过大，开口末、闭口初期弹响，张口型偏向左侧
左侧可复性关节盘前移位	开口初弹响
左侧关节囊扩张伴关节盘附着松弛	左侧开口过大，开口末、闭口初期弹响，X 线检查可见关节囊扩张
左侧翼外肌亢进	左侧开口过大，张口型偏向右侧，开口末、闭口初期弹响
右侧可复性关节盘前移位	开口初弹响

59. 右侧颞下颌关节开口初发出单音清脆弹响，开口型先偏向右侧，弹响发生后又回到中线，关节检查发现关节区无压痛，张口度为 3.5cm，X 线见关节后间隙变窄，前间隙变宽，那么此患者的诊断应该是

A. 右侧可复性关节盘前移位 B. 右侧滑膜炎 C. 右侧翼外肌痉挛
D. 左侧翼外肌功能亢进 E. 右侧关节盘穿孔

【答案】A

【解析】开口初期弹响，关节区压痛，开口度基本正常，开口型先偏向右侧后恢复正常，X 线见关节后间隙变窄、前间隙变宽提示右侧可复性关节盘前移位。

【破题思路】

右侧可复性关节盘前移位	开口初弹响
右侧滑膜炎	运动痛、压痛，后牙不能闭合，压痛点在关节局部
右侧翼外肌痉挛	翼外肌疼痛、中度张口受限，开口偏右
左侧翼外肌亢进	左侧开口过大，张口型偏向右侧，开口末、闭口初期弹响
右侧关节盘穿孔	破碎音，开口型歪曲，关节疼痛

60. 患者颞下颌关节先有弹响症状，近日弹响消失，发生疼痛，开口轻度受限，关节造影，开口可见造影存留前束内，可能的诊断是

A. 可复性关节盘前移位 B. 不可复性关节盘前移位 C. 翼外肌痉挛
D. 关节膜滑炎 E. 关节盘穿孔

【答案】B

【解析】不可复性关节盘前移位有弹响史，疼痛和开口受限。

【破题思路】

可复性关节盘前移位	开口初弹响
不可复性关节盘前移位	疼痛、开口受限、无被动开口度，开口偏向患侧
翼外肌痉挛	翼外肌疼痛、中度张口受限，开口偏患侧
关节滑膜炎	运动痛、压痛，后牙不能闭合，压痛点在关节局部
关节盘穿孔	破碎音，开口型歪曲，关节疼痛

61. 患者以颞下颌关节开口末、闭口初单音弹响就诊，X线显示髁突在开口位时超过关节结节，你认为该患者是
    A. 翼外肌痉挛   B. 翼外肌功能亢进   C. 颞肌痉挛
    D. 咬肌痉挛   E. 关节盘移位
【答案】B
【解析】开口过大，开口末、闭口初单音弹响，以及X线的表现提示翼外肌功能亢进。

【破题思路】

翼外肌痉挛	翼外肌疼痛、中度张口受限，开口偏患侧
翼外肌亢进	患侧开口过大，开口末、闭口初期弹响，张口型偏向健侧
颞肌痉挛	严重开口受限，头痛
咬肌痉挛	严重开口受限，压痛
可复性关节盘前移位	开口初弹响
不可复性关节盘前移位	疼痛、开口受限、无被动开口度，开口偏向患侧

62. 某患者开口困难，有走马疳病史，X线显示颞下颌关节正常，可能的诊断是
    A. 颞下颌关节强直   B. 咀嚼肌痉挛   C. 破伤风牙关紧闭
    D. 癔症性牙关紧闭   E. 颌间瘢痕挛缩
【答案】E
【解析】X线提示关节正常排除关节内强直，结合患者走马疳病史考虑为关节外强直。

63. 患者髁突滑出关节窝外，超越了关节运动正常限度，且不能自行复位者称为
    A. 颞下颌关节紊乱   B. 翼外肌功能亢进   C. 颞下颌关节脱位
    D. 关节盘移位   E. 髁突骨折
【答案】C

64. 下列哪一项不适于做颞下颌关节造影
    A. 颞下颌关节脱位   B. 颞下颌关节有骨质改变及明显的间隙改变
    C. 开闭口过程中有连续摩擦音   D. 发现有关节弹响、绞锁及明显的运动受限
    E. 关节内占位性病变
【答案】A
【解析】颞下颌关节脱位时，髁突位于关节结节之前上方而无法自行复原，关节窝内空虚，只需X线片即可明确发现并诊断脱位。其他四种情况，都可以通过颞下颌关节造影来进一步观察分析关节内的具体病变情况。故选A。

65. 开口初期或开口初、闭口末弹响是哪种关节病的
    A. 关节器质性改变   B. 可复性关节盘前移位   C. 不可复性关节盘前移位
    D. 关节盘后区损伤   E. 翼外肌痉挛
【答案】B
【解析】开口初期或开口初、闭口末弹响是可复性关节盘前移位的主要症状。其机制是在闭口关节盘前移位，在开口运动的初期，髁突撞击关节盘后带的后缘，关节盘向后反跳，从而恢复正常的髁突-关节盘的结构关系，形成开口初的弹响。有的患者可有往返弹响，即开口初和闭口末的弹响。故选B。

66. 颞下颌关节前脱位时，髁突的位置在关节结节的
    A. 前上方   B. 前下方   C. 前方
    D. 后方   E. 下方
【答案】A
【解析】在发生颞下颌关节前脱位时，髁突被向前拉过关节结节，同时闭口肌群反射性挛缩，使髁突位于关节结节之前上方而无法自行复原。故选A。

(67～70题共用题干)

女，30岁，开口受限一年。既往有关节弹响史。临床检查见开口度一指半，开口型左偏。

67. 首先应进行下列哪项检查
   A. 许勒位及下颌开口后前位   B. 许勒位及经咽侧位   C. 许勒位及升支侧位
   D. 曲面体层及颌开口后前位   E. 曲面体层及经咽侧位
【答案】B
【解析】许勒位片可同时显示关节间隙、关节结节和关节凹的影像，是颞下颌关节紊乱病最常用的X线检查法。咽侧位也可较清楚显示髁突骨质的结构变化，曲面体层主要显示双侧颞下颌关节髁突的影像，可以较清晰地显示骨质的病变。为了全面了解颞下颌关节的情况，需要联合使用许勒位及经咽侧位，其余选项的结果不够全面，故选B。

68. 下列表现中，哪一项不是颞下颌关节紊乱病的表现
   A. 关节间隙改变   B. 髁突运动度改变   C. 两侧关节形态不对称
   D. 髁突骨质硬化   E. 关节结构为T形致密团块代替
【答案】E
【解析】颞下颌关节紊乱病是一类疾病的总称，一般有颞下颌关节区及相应软组织的疼痛，下颌运动异常伴关节弹响或杂音，多数为功能紊乱性疾病，也可有器质性破坏。故A、B、C和D都可归为颞下颌关节紊乱。而E的情况属于关节强直，故选E。

69. 平片及体层摄影检查发现颞下颌关节前间隙增宽，髁突骨质未见异常，应进一步进行下列哪项检查
   A. 许勒位开口位   B. 颞下颌关节侧位体层   C. 颞下颌关节正位体层
   D. 颞下颌关节CT检查   E. 颞下颌关节造影
【答案】E
【解析】颞下颌关节前间隙增宽，髁突骨质未见异常，提示该患者是关节结构的紊乱，而可复性关节盘移位和不可复性关节盘前移位，在X线片均会显示关节前间隙的增宽，通过关节造影可以进一步鉴别诊断。故选E。

70. 左侧颞下颌关节造影侧位体层闭口位，关节盘后带位于髁突横嵴前方，开口位见髁突前方的关节盘变形，似一肿块压迫造影剂的影像，应诊断为
   A. 不可复性关节盘前移位   B. 关节肿瘤   C. 关节盘附着松弛
   D. 关节盘内移位   E. 可复性关节盘前移位
【答案】A
【解析】不可复性关节盘前移影像学表现为闭口位关节盘后带的后缘位于髁突横嵴的前方；张口位时盘-髁突关系不能恢复正常，仍处于前移位。与题干中叙述的情况相吻合，故考虑是不可复性关节盘前移位，选A。

(71～74题共用题干)
男，14岁，进行性开口困难7年，面部明显不对称。临床检查已完全不能张口。5岁时曾发生颏部对冲性损伤。

71. 该病最可能的诊断是
   A. 咀嚼肌痉挛   B. 颞下颌关节强直   C. 破伤风后遗症
   D. 癔症性开口困难   E. 颞下颌关节紊乱病
【答案】B

72. 面部不对称可具体表现为
   A. 健侧面部丰满   B. 患侧面部狭长   C. 前牙反𬌗
   D. 颏点偏向患侧   E. 颏点偏向健侧
【答案】D

73. 如果病变发生在两侧，则可表现为
   A. 小下颌畸形   B. 下颌前突畸形   C. 咬合关系正常
   D. 下牙弓宽大   E. 上颌发育不足
【答案】A

74. 治疗方法宜采用
   A. 外科手术   B. 局部理疗   C. 张口训练
   D. 针灸治疗   E. 药物治疗
【答案】A

【解析】既往有颏部对冲伤史，发生严重张口困难，伴发面部畸形者，颞下颌关节强直的可能性最大，71题正确答案B。

72～73题主要考核颞下颌关节强直导致的面部畸形以及咬合关系紊乱的表现。单侧颞下颌关节强直，面

部发生严重的不对称畸形，主要表现为：患侧面部丰满，颏点偏向患侧；双侧病变则表现为严重的小下颌畸形，故 72 题和 73 题正确答案分别为 D、A。

根据题干可知，该患者属于骨性或真性强直。手术治疗是唯一有效的治疗方法，故 74 题答案 A。

75. 颞下颌关节紊乱病的诊断，不能采取

   A. 病史询问　　　　　　　　B. 临床检查　　　　　　　　C. 许勒位及经咽侧位 X 线片
   D. 颞下颌关节区手术探查　　E. 关节造影片

【答案】D

【解析】颞下颌关节紊乱病多数为功能紊乱性质，有些病例病期较长并经常反复发作。但颞下颌关节紊乱病有自限性且预后良好，以保守治疗为主，因而不需行诊断性手术探查。

76. 颞下颌关节检查不包括

   A. 关节动度检查　　　　　　B. 咀嚼肌检查　　　　　　　C. 下颌运动检查
   D. 咬合关系检查　　　　　　E. 分泌功能检查

【答案】E

【解析】分泌功能检查属于唾液腺检查范围，故本题正确答案 E。颞下颌关节检查应包括髁状突动度检查、下颌运动（开口度、开口型），两侧咀嚼肌收缩是否一致等，故 A、B、C 说法正确。选项 D 咬合异常是颞下颌关节紊乱病的病因之一，颞下颌关节检查应包括咬合关系检查。

77. 颞下颌关节内强直最常见的原因是

   A. 颞下颌关节紊乱病　　　　B. 关节损伤　　　　　　　　C. 类风湿关节炎
   D. 面部烧伤　　　　　　　　E. 颞下窝肿瘤放射治疗后

【答案】B

【解析】颞下颌关节紊乱病不会引起关节强直。关节损伤和类风湿关节炎均可引起关节内强直，但关节损伤更常见。面部烧伤和颞下窝肿瘤放射治疗是发生关节外强直的病因。

78. 颞下颌关节急性脱位，如不及时复位，形成陈旧性脱位的时间是

   A. 5 周　　　　　　　　　　B. 4 周　　　　　　　　　　C. 3 周
   D. 2 周　　　　　　　　　　E. 1 周

【答案】C

【解析】颞下颌关节急性脱位，如不及时复位，形成陈旧性脱位的时间是 3 周。故本题答案是 C。

79. 急性颞下颌关节前脱位的治疗原则是

   A. 复位限制下颌运动 2～3 周　　　　　　B. 复位限制下颌运动 1～2 周
   C. 复位不需限制下颌运动　　　　　　　　D. 注射硬化剂限制下颌运动 2～3 周
   E. 手术复位限制下颌运动 1～2 周

【答案】A

【解析】急性颞下颌关节前脱位后，治疗原则为复位加制动。及时复位，复位后一般限制下颌运动 2～3 周。

（80～84 题共用备选答案）

   A. 主要症状是开口初有弹响，以后可发展为开口末期弹响
   B. 有弹响病史，进而弹响消失，开口受限，开口时下颌偏向患侧
   C. 开口末、闭口初单声清脆音弹响，开口度过大呈半脱位，开口型偏患侧
   D. 开闭口出现多声破碎音，开口型歪曲，关节区压痛
   E. 开口运动中有连续摩擦音或捻发音或似揉玻璃纸音

80. 骨关节病

81. 不可复性关节盘前移位

82. 关节盘穿孔破裂

83. 可复性关节盘前移位

84. 关节囊扩张伴关节盘附着松弛

【答案】E、B、D、A、C

（85～88 题共用备选答案）

   A. 开口初、闭口末清脆单声弹响　　　　　B. 开口末、闭口初清脆单声弹响
   C. 连续摩擦音　　　　　　　　　　　　　D. 多声破碎音
   E. 一般无弹响

85. 翼外肌功能亢进时可表现为颞颌关节
86. 翼外肌痉挛时可表现为颞颌关节
87. 可复性关节盘前移位表现为颞颌关节
88. 关节盘穿孔、破裂，关节运动时可闻及

【答案】B、E、A、D
【解析】以上九题共用解析。

选项信息	对应疾病
开口初期、闭口末期清脆单声弹响	可复性关节盘前移位
多声破碎杂音	关节盘穿孔破裂
连续摩擦音	骨关节病
开口末期、闭口初期清脆单声弹响	翼外肌亢进、关节囊扩张伴关节盘附着松弛

(89～92题共用备选答案)
A. 翼外肌功能亢进主要表现　　B. 翼外肌痉挛主要表现　　C. 咀嚼肌群痉挛主要表现
D. 肌筋膜痛主要表现　　E. 滑膜炎主要表现

89. 疼痛和张口受限。无弹响
90. 局限性持久性钝痛，有明确部位，压迫压痛点可引起远处部位的牵涉痛
91. 开口末，闭口初弹响和开口过大呈半脱位
92. 开口严重受限，无开口痛和咀嚼痛，无弹响和杂音

【答案】B、D、A、C
【解析】

选项信息	对应疾病
疼痛和张口受限	翼外肌痉挛、咀嚼肌痉挛、肌筋膜痛、关节炎、不可复性关节盘前移位
弹响和开口过大呈半脱位	翼外肌亢进、关节囊扩张伴关节盘附着松弛
疼痛可有扳机点	肌筋膜痛
开口初期有弹响	可复性关节盘前移位
开闭、前伸、侧方运动的任何阶段有多声破碎音；开口型歪曲	关节盘穿孔破裂

(93～96题共用题干)

女，16岁。患儿4岁摔伤面部，后进行性张口困难。检查：张口度约4mm，面容两侧不对称，颏部偏向左侧。左侧面部丰满，右侧下颌相应面部扁平、狭长。

93. 此患者最有可能的诊断是
A. 左侧颞下颌关节关节内强直　　　　　　B. 左侧颞下颌关节关节外强直
C. 右侧颞下颌关节关节内强直　　　　　　D. 右侧颞下颌关节关节外强直
E. 混合性强直
【答案】A

94. 若诊断为关节强直，最可能的原因是
A. 儿童期颏部外伤，致左侧髁突骨折　　　B. 儿童期额部外伤，致右侧髁突骨折
C. 儿童期额部外伤，致双侧颞下颌关节对冲伤　　D. 儿童期，左侧化脓性中耳炎
E. 儿童期，右侧化脓性中耳炎
【答案】A

95. 若X线发现，病变骨性粘连累及乙状切迹和冠突，最适宜的手术方法是
A. 高位颞下颌关节成形术　　　　　　　　B. 低位颞下颌关节成形术
C. 颌间瘢痕切除＋游离皮片移植　　　　　D. 颌间瘢痕切除＋游离皮瓣移植
E. 颞下颌关节成形术＋颌间瘢痕切除
【答案】B

96. 此患者手术后，为防止复发需行开口练习，开口练习的时间至少应坚持
A. 7～10周以上　　　　　　B. 2～3周以上　　　　　　C. 1个月以上
D. 3个月以上　　　　　　　E. 6个月以上
【答案】E

【解析】颞下颌关节强直可分为两类：由于一侧或两侧关节内发生病变，最后造成关节内的纤维粘连或骨性粘连，称为关节内强直，也称真性关节强直；第二类病变是在关节外上下颌间皮肤、黏膜或深层组织，称为颌间挛缩或关节外强直，也称假性关节强直。

患儿有面部外伤史，且出现面部不对称故考虑为颞下颌关节关节内强直。

颞下颌关节内强直治疗方法为手术——颞下颌关节成形术是的常用方法。若骨粘连范围小且局限于髁突下颌切迹尚存在时，可采用高位颞下颌关节成形术（截骨部位在下颌切迹以上），若骨粘连范围较大，累及下颌切迹和冠突，可采用低位颞下颌关节成形术（截骨部位低于下颌切迹）。选项C和D为颞下颌关节外强直的治疗方法。

关节强直患者长期处于闭口状态，肌萎缩甚至纤维化，需要经过被动开口练习，以促进关节形成，对防止复发有一定意义；一般术后7～10天即可开始练习，并坚持半年以上。

97.女，32岁。因右颞下颌关节区疼痛2年就诊。患者2年前开始出现右颞下颌关节区疼痛，张口受限，最初伴有开口初期关节弹响，半年前出现连续摩擦音，关节区疼痛加重。此患者最可能的诊断是

A. 颞下颌关节前脱位　　　　B. 颞下颌关节肿瘤　　　　C. 可复性关节盘前移位
D. 翼外肌功能亢进　　　　　E. 骨关节病

【答案】E

【解析】患者有颞下颌关节疼痛、弹响史，下颌运动异常等，符合颞下颌关节紊乱病。根据病史及临床检查，患者先有弹响史、伴张口受限，现出现摩擦音，提示疾病已进展为骨关节病。

第十单元 颌面部神经疾病

1. 治疗三叉神经痛的首选药物是
A. 氯硝西泮
B. 地塞米松
C. 苯妥英钠
D. 维生素 B_1
E. 卡马西平

【答案】E
【解析】首选药物为卡马西平,又名酰胺咪嗪或痛痉宁。
常用治疗三叉神经痛的药物有:

药物名称	考点
卡马西平	首选药物
奥卡西平	又名确乐多,药理作用和卡马西平类似,但易于耐受
苯妥英钠	常用于复发或不能耐受卡马西平的病例
氯硝西泮	以上药物无效时可用
巴氯芬	可在前两种药物都无效的情况下使用
山莨菪碱	类似阿托品
七叶莲	中药,具有祛风止痛、活血消肿之功效。常用于风湿痹痛、头痛、牙痛、脘腹疼痛、痛经、产后腹痛、跌打肿痛、骨折、疮肿

2. 患者原发性三叉神经痛,经封闭治疗疗效不佳,现给予注射疗法,常用的乙醇浓度是
A. 90%
B. 75%
C. 80%
D. 85%
E. 95%

【答案】E
【解析】常用无水乙醇或95%乙醇准确地注射于罹患部位的周围神经干或三叉神经半月节。

3. 三叉神经痛的患者的疼痛部位在左上腭区和左眶下区,如果采取手术治疗,应撕脱三叉神经的
A. 第Ⅰ支
B. 第Ⅱ支
C. 第Ⅲ支
D. 第Ⅰ、Ⅱ支
E. 第Ⅱ、Ⅲ支

【答案】B
【解析】左上腭区为腭前神经分布区,左眶下区为面段睑支分布区,均分属第Ⅱ支。

【破题思路】考试常需要通过扳机点或疼痛的部位来大致判断病变的神经,应牢记上颌神经和下颌神经支配的区域及走形。

疼痛部位	对应神经
左上腭区	左侧腭前神经
左眶下区	左侧眶下神经

4. 关于原发性三叉神经痛初期的临床表现中,以下哪项说法是错误的
A. 以三叉神经第Ⅰ、Ⅱ支单独受累最常见
B. 周期性发作
C. 患者常不敢洗脸、刷牙等
D. 有痛性抽搐
E. 疼痛常为电击、针刺、刀割样

【答案】A
【解析】A选项中三叉神经第Ⅰ、Ⅱ支单独受累描述错误,三叉神经痛应以第Ⅱ、Ⅲ支常见。选项B、C、D、E为三叉神经的经典症状。

5. 关于原发性三叉神经痛的治疗方法,适合于疼痛长达数年且反复多次复发的患者的是
A. 酒精注射疗法
B. 三叉神经撕脱术
C. 理疗
D. 封闭疗法
E. 半月神经节射频温控热凝术

【答案】B

【解析】三叉神经痛患者的治疗应遵循循序渐进的原则。此患者患病时间数年，且反复发作，一般治疗已不能缓解症状。

【破题思路】

酒精注射疗法	无水或95%乙醇使局部纤维变性，目前不常用
三叉神经撕脱术	近期效果稳定，复发率高
理疗	常用维生素 B_1、维生素 B_{12} 和利多卡因离子导入
封闭疗法	1%～2%利多卡因，也可加入维生素 B_{12}
半月神经节射频温控热凝术	止痛效果好，并发症少，复发率较高，可重复治疗

6. 关于贝尔面瘫的描述，哪项是正确的
   A. 属于核上性面瘫　　　　　　　　B. 多为面神经的急性化脓性炎症引起
   C. 大多数患者预后较差　　　　　　D. 常发病缓慢
   E. 可由面部受凉引起

【答案】E

【解析】贝尔面瘫属于周围性面瘫，又称核下瘫，选项A错误。多由面神经的急性非化脓性炎症引起，选项B错误。大多数患者预后良好，常突然发病。贝尔面瘫可由面部受凉、病毒感染（Ⅰ型单纯疱疹病毒、EB病毒等）等引起，故本题正确答案E。

7. 关于贝尔征的定义，哪项是正确的
   A. 面瘫患者患侧表情肌瘫痪，口眼歪斜　　B. 面瘫患者用力闭眼时，患侧眼睑不能闭合
   C. 面瘫患者前额皱纹消失，不能蹙眉　　　D. 面瘫患者患侧口角下垂，健侧向上歪斜
   E. 面瘫患者合并发生痛性抽搐

【答案】B

【解析】贝尔征是贝尔面瘫患者一种特殊的表现，用力闭眼时，患侧眼睑不能闭合，眼球转向外上方。A、C、D为贝尔面瘫的症状，E为三叉神经的临床表现。

8. 贝尔面瘫急性期的治疗方法不包括
   A. 治疗原则以改善局部血液循环为主　　B. 给予维生素 B_1 肌注
   C. 应用糖皮质激素联合抗病毒药物治疗　　D. 急性期时间较短时，可不予治疗
   E. 不宜用强刺激疗法

【答案】D

【解析】急性期为发病后1～2周，应以控制组织水肿、改善局部血液循环为主，忌强刺激疗法，故答案A、B、C、E正确。答案D有误，急性期应积极治疗。

9. 贝尔面瘫2～4个月不全恢复者，后期可因瘫痪的面肌挛缩常表现为
   A. 鼻唇沟加深，睑裂缩小，口角向患侧牵引　　B. 鼻唇沟变浅，口角向健侧歪斜，睑裂变大
   C. 睑裂缩小，口角歪斜　　　　　　　　　　　D. 鼻唇沟变深，口角歪斜
   E. 口角歪向患侧，睑裂变小

【答案】A

【解析】面瘫患者因表情肌放松会出现患侧口角下垂的表现，进入后遗症期后瘫痪侧肌肉因挛缩表现为患侧鼻唇沟加深，睑裂缩小，口角反向患侧牵引，使健侧面肌出现假性瘫痪现象，此时切不可将健侧误认为患侧。

贝尔面瘫患侧表现：

贝尔面瘫	表情肌	鼻唇沟	口角	眼睑
急性期	放松	变浅	下垂	闭合不全
慢性期	挛缩	加深	上提	睑裂缩小

10. 以下关于三叉神经痛的叙述，哪项是错误的
    A. 三叉神经痛分为原发性和继发性两种
    B. 疼痛可自发，也可由刺激"扳机点"引起

C. 原发性三叉神经痛患者无论病程长短，神经系统检查极少有阳性体征
D. 角膜反射的改变常提示为器质性三叉神经痛
E. 目前治疗三叉神经痛的首选药物是苯妥英钠

【答案】E

【解析】药物治疗是原发性三叉神经痛首选治疗，无效时再考虑其他方法。目前治疗三叉神经痛的首选药物是卡马西平。故本题答案为E。其他选项均正确。

11. 关于原发性三叉神经痛，下列哪项是错误的
    A. 多为单侧发病   B. 可有"扳机点"存在
    C. 疼痛呈阵发性、刀割样剧痛   D. 神经系统检查往往有阳性体征
    E. 疼痛分布于三叉神经分布区域内

【答案】D

【解析】三叉神经痛主要表现是在三叉神经某分支区域内，骤然发生闪电式的极为剧烈的疼痛，如电击、针刺、刀割或撕裂样剧痛。疼痛可自发也可由扳机点刺激引起。一般持续数秒、数十秒或1～2min后骤然停止，呈周期性发作。患者无论病程长短，原发性三叉神经痛神经系统检查无阳性体征，继发性三叉神经痛可因病变部位的不同，伴有面部皮肤感觉减退，角膜反射减退，听力降低等神经系统阳性体征。故本题答案为D。

【破题思路】原发性只有三叉神经痛，继发性有神经系统阳性体征。

12. 有关治疗三叉神经痛的药物封闭疗法，错误的是
    A. 适用于疼痛重的患者   B. 适用于口服药物无效者
    C. 是短期治疗方法   D. 封闭药物的浓度要高于阻滞麻醉
    E. 注射时应注意无菌操作

【答案】D

【解析】三叉神经痛封闭治疗适用于疼痛重、药物治疗无效的初发患者的短期治疗。常用1%～2%的普鲁卡因行疼痛神经支的阻滞麻醉，也可加入维生素B_{12}，同时操作过程中也要符合无菌操作的原则。因此封闭疗法的药物的浓度等于阻滞麻醉，故正确答案D。

13. 面瘫的贝尔征是指
    A. 用力紧闭眼睑，则眼球转向外上方   B. 患侧口角下垂，健侧向上歪斜
    C. 不能鼓腮、吹气   D. 睑裂过大，闭合不全
    E. 下结膜囊内常有泪液积滞

【答案】A

【解析】用力紧闭眼睑，则眼球转向外上方被称为面瘫的贝尔征。

14. 鉴别中枢性面瘫和周围性面瘫的主要依据是
    A. 患侧口角下垂，健侧向上歪斜   B. 口周肌肉瘫痪
    C. 额纹消失，不能蹙眉   D. 不能鼓腮
    E. 眼睑不能闭合

【答案】C

【解析】中枢性（核上性）面神经麻痹表现为病变对侧睑裂以下表情肌瘫痪。周围性（核性或核下性）面神经麻痹表现为病变同侧所有表情肌瘫痪。因此，前额皱纹消失与不能蹙眉是周围性面瘫的重要临床表现，也是与中枢性面瘫鉴别的主要依据。

记忆要点：有额纹中枢瘫，无额纹周围瘫。

15. 中枢性面瘫的表现是
    A. 一侧面瘫+味觉丧失   B. 睑裂以下表情肌瘫痪
    C. 单纯一侧完全表情肌瘫痪   D. 一侧面瘫+味觉丧失+涎腺分泌障碍+听觉改变
    E. 一侧面瘫+味觉丧失+涎腺分泌障碍+听觉改变+泪腺分泌障碍

【答案】B

【解析】中枢性面瘫的表现是病变对侧睑裂以下表情肌瘫痪，常伴有与面瘫同侧的肢体瘫痪，无味觉和唾液分泌障碍。

记忆要点：有额纹中枢瘫，无额纹周围瘫。

【破题思路】

病变部位	症状
茎乳孔以外	面瘫
鼓索与镫骨肌神经节之间	面瘫+味觉丧失+唾液腺分泌障碍
镫骨肌神经节与膝状神经节之间	面瘫+味觉丧失+唾液腺分泌障碍+听觉改变
膝状神经节	面瘫+味觉丧失+唾液腺、泪腺分泌障碍+听觉改变

16. 关于贝尔征，以下哪项是错误的
  A. 上、下眼睑不能闭合　　B. 用力紧闭患侧眼睑时，眼球转向外上方　　C. 不能鼓腮、吹气
  D. 易患结膜炎　　E. 眼轮匝肌瘫痪
  【答案】C
  【解析】不能鼓腮、吹气是贝尔面瘫的临床表现之一，但不是贝尔征的表现，贝尔征的表述主要集中在眼部。用力紧闭眼睑，则眼球转向外上方被称为面瘫的贝尔征。故本题正确答案C。

17. 对三叉神经痛"扳机点"的检查方法不包括
  A. 拂诊　　B. 压诊　　C. 叩诊
  D. 揉诊　　E. 触诊
  【答案】C
  【解析】三叉神经痛"扳机点"的检查方法有：拂诊、触诊、压诊、揉诊。选项C叩诊错误。

18. 三叉神经功能检查项目中不包括
  A. 三叉神经分布区皮肤与黏膜的触、温、痛觉　　B. 角膜反射
  C. 腭反射　　D. 施墨（Schirmer）试验
  E. 咀嚼肌运动功能检查
  【答案】D
  【解析】三叉神经功能检查包括感觉功能、角膜反射、腭反射、运动功能。施墨（Schirmer）试验即泪液检查，目的在于观察膝状神经节是否受损。故本题答案为D。

19. 关于面神经麻痹的叙述，哪项是错误的
  A. 分为原发性和继发性两种
  B. 贝尔麻痹指临床上不能肯定病因的、不伴有其他症状或体征的单纯型周围面神经麻痹
  C. 面神经损害如发生在茎乳孔外，一般不发生味觉、泪液、唾液等方面的变化
  D. 贝尔面瘫急性期不宜应用强的刺激疗法
  E. 预后主要取决于病情严重程度和治疗是否及时
  【答案】A
  【解析】面神经麻痹根据损害部位不同分为中枢性面神经麻痹和周围性面神经麻痹，故A选项说法错误，本题正确答案为A。贝尔麻痹系指临床上不能肯定病因的不伴有其他体征或症状的单纯性周围面神经麻痹，选项B说法正确。面瘫的症状取决于损害的部位，如发生在茎乳孔外，一般都不发生味觉、泪液、听觉等方面的变化，仅表现为面瘫，选项C说法正确。急性期不宜应用强烈针刺、电针等治疗，以免导致继发性面肌痉挛，选项D说法正确。影响预后的因素主要取决于病损的严重程度，以及治疗是否及时和得当，选项E说法正确。

20. 三叉神经痛患者在疼痛发作时上颌的痛性抽搐不包括
  A. 痛区潮红　　B. 眼结膜充血　　C. 出汗流涎
  D. 流泪　　E. 患侧鼻腔黏液减少
  【答案】E
  【解析】三叉神经痛是在三叉神经某分支区域内，骤然发生闪电式的极为剧烈的疼痛。痛性抽搐表现为痛区潮红，结膜充血，或流泪、出汗、流涎以及患侧鼻腔黏液增多等症状。本题正确答案为E。

21. 确定面瘫患者是否有膝状神经节受损，应做
  A. 定分支检查　　B. 听觉检查　　C. 味觉检查
  D. 泪液检查　　E. 唾液检查
  【答案】D

【解析】膝状神经节分出岩大神经支配泪腺，故确定是否有膝状神经节受损应做泪液检查。

22. 典型的三叉神经痛疼痛的性质是
A. 持续性隐痛　　　　　　　B. 阵发性剧痛　　　　　　　C. 间歇性隐痛
D. 持续性剧痛　　　　　　　E. 持续性刀割样疼痛
【答案】B
【解析】三叉神经痛的特点：阵发性疼痛，疼痛如电击、针刺、刀割或撕裂样剧痛。故选B。

23. 患者，男，44岁。夜间睡眠时受凉，晨起时发现左半侧口角歪斜，眼睑不能闭合，半侧不能皱眉，额纹消失。其可能的诊断为
A. 三叉神经痛　　　　　　　B. 舌咽神经痛　　　　　　　C. 贝尔麻痹
D. 茎突过长综合征　　　　　E. 蝶腭神经痛
【答案】C
【解析】贝尔麻痹是临床上不能肯定病因的、不伴有其他临床症状或体征的单纯性周围面神经麻痹。病因尚不明确，一般认为面部受凉是其主要原因。表现为起病急骤，且少自觉症状，常在晨起盥洗时突然不能喝水与含漱。面瘫的典型症状为：患侧口角下垂，健侧向上倾斜；上下唇因口轮匝肌瘫痪而不能紧密闭合，故发生饮水漏水，不能鼓腮、吹气等功能障碍。上下眼睑不能闭合，额纹消失与不能蹙眉是贝尔面瘫的重要临床表现，也是与中枢性面瘫鉴别的重要依据。因此本题选C。

24. 关于三叉神经痛的治疗方法中，哪种复发率较高，但可重复应用
A. 药物治疗　　　　　　　　B. 封闭疗法　　　　　　　　C. 无水乙醇注射疗法
D. 三叉神经撕脱术　　　　　E. 半月神经节射频控温热凝术
【答案】E
【解析】药物治疗为原发性三叉神经痛首选治疗，无效时再考虑其他方法。封闭疗法封闭神经干或穴位。无水乙醇注射疗法促使局部纤维变性从而阻断神经的传导。三叉神经撕脱术主要适应于下牙槽神经痛和眶下神经痛。半月神经节射频控温热凝术是目前治疗三叉神经痛的方法中较好的，其止痛效果好，复发率较高，可重复治疗，故选E。

三叉神经痛治疗方法	考点
酒精注射疗法	无水或95%乙醇使局部纤维变性，目前不常用
三叉神经撕脱术	近期效果稳定，复发率高
理疗	常用维生素B_1、维生素B_{12}和利多卡因离子导入
封闭疗法	1%～2%利多卡因，也可加入维生素B_{12}
半月神经节射频温控热凝术	止痛效果好，并发症少，复发率高，可重复治疗

25. 对于贝尔面瘫急性期的患者不恰当的治疗是
A. 给予阿司匹林　　　　　　B. 大剂量激素　　　　　　　C. 强电刺激，促进肌运动
D. 维生素B_{12}、维生素B_1　　E. 保护患眼，给予眼药水
【答案】C
【解析】急性期应以控制组织水肿、改善局部血液循环为主，忌强刺激疗法，贝尔面瘫急性期强电刺激，导致继发性面肌痉挛。答案选C。

26. "扳机点"的特点不包括
A. 三叉神经分支区固定而局限的小块皮肤或黏膜　　B. 对该点稍加触碰，立即引起疼痛
C. 疼痛从该点开始，可扩散到其他分支　　　　　　D. 该点可能为1个或2个以上
E. 患者该点周围卫生状况不良
【答案】C
【解析】三叉神经痛时疼痛首先从"扳机点"开始，迅速扩散至整个神经分支区域，但不会扩散到其他分支，故本题正确答案C。其他选项说法均正确。

27. 贝尔麻痹与中枢性面神经麻痹的鉴别要点是
A. 患侧口角下垂，健侧向上歪斜　　　　　　　　　B. 患侧鼻唇沟消失
C. 患侧眼睑闭合不全　　　　　　　　　　　　　　D. 患侧前额皱纹消失，不能蹙眉
E. 不能鼓腮，吹气功能障碍
【答案】D

【解析】贝尔麻痹属于周围性面神经麻痹，其与中枢性面神经麻痹鉴别点额纹是否消失、是否能蹙眉，故本题正确答案为D。其余选项中枢性和周围性面神经麻痹均可出现。

28. 贝尔面瘫患者急性期最恰当的治疗方法是
  A. 大剂量激素+阿司匹林+神经营养药   B. 立即行面神经管减压术
  C. 尽快给予强电流刺激，促进肌运动   D. 大剂量激素+肌兴奋剂
  E. 阿司匹林+神经营养药
【答案】A
【解析】贝尔面瘫患者急性期最恰当的治疗方法是大剂量激素+阿司匹林+神经营养药。主要目的是控制炎症水肿，改善局部血液循环，减少神经受压。故本题答案是A。

29. 三叉神经痛患者疼痛部位在一侧眶下及上唇区者，其诊断为三叉神经
  A. 第Ⅰ支痛   B. 第Ⅱ支痛
  C. 第Ⅲ支痛   D. 第Ⅰ、Ⅱ支痛
  E. 第Ⅰ、Ⅲ支痛
【答案】B
【解析】眶下及上唇区为上颌神经支配区域，故应诊断为三叉神经第Ⅱ支痛，即上颌支痛。故本题答案是B。易误选D。

30. 最能有效证明贝尔面瘫患者是否有膝状神经节损伤的检查方法是
  A. 听觉检查   B. Schirmer试验
  C. 味觉检查   D. 神经电图检查
  E. 肌电图检查
【答案】B
【解析】最能有效证明贝尔面瘫患者是否有膝状神经节损伤的检查方法是Schirmer试验，即泪液检查，检查是否有泪腺分泌障碍。故本题答案是B。易误选D。

31. 男，48岁。突发左眼睑闭合不全，口角右偏，考虑为面瘫，需鉴别属贝尔面瘫还是中枢性面瘫。两者主要的鉴别点在于
  A. 患侧口角下垂，健侧向上歪斜   B. 患侧眼睑闭合不全
  C. 不能鼓气，鼓气时漏气   D. 患侧鼻唇沟消失
  E. 患侧额纹消失，不能皱眉
【答案】E
【解析】贝尔麻痹与中枢性面神经麻痹均出现面瘫，但此两种疾病鉴别点是贝尔麻痹是面神经核下瘫，面神经五个分支功能障碍，而中枢性面神经麻痹是面神经核上瘫，患侧额纹不消失、能皱眉，其余面神经四个分支均有麻痹。面神经核损伤分为核上瘫和核下瘫。面神经核上部细胞接受两侧皮质脑干束的纤维，支配同侧眼裂以上表情肌，而神经核下支配同侧眼裂以下表情肌。因此病变发生在面神经核以上的上位神经元引起眼裂以下表情肌瘫痪。面神经病变在中耳或腮腺部位时为核下瘫，其临床表现为损伤侧面部全部表情肌瘫痪。贝尔麻痹属非中枢性即周围性面神经麻痹，系茎乳突孔内的面神经急性非化脓性炎症所致的面瘫。

32. 男，56岁。近1个月来左侧舌根、软腭及咽部阵发性剧烈疼痛，并向外耳道放射。吞咽、说话均可引起疼痛，甚至夜间有痛醒现象，临床检查以上部位未见明显肿胀，黏膜色泽正常，无溃疡，服用卡马西平有效。最有可能的原因是
  A. 非典型性口炎   B. 三叉神经痛   C. 蝶腭神经痛
  D. 舌咽神经痛   E. 鼻咽癌
【答案】D
【解析】舌咽神经痛出现咽部痛，夜间痛，由吞咽、说话引起。最有可能的原因是舌咽神经痛。其余选项均有典型临床表现。故本题答案是D。

33. 女，41岁。拟诊左三叉神经第Ⅱ支痛。若采用诊断性封闭法查找扳机点，在选择的注射麻醉药的部位中，不包括
  A. 眶下孔   B. 切牙孔   C. 腭大孔
  D. 上颌结节后上   E. 卵圆孔
【答案】E
【解析】出卵圆孔的是三叉神经第Ⅲ支（下颌神经）出颅的部位。故本题答案是E（该项"不包括"）。
选项分析：

212

选项内容	对应神经	隶属神经
眶下孔	眶下神经	上颌神经
切牙孔	鼻腭神经	上颌神经
腭大孔	腭前神经	上颌神经
上颌结节后上	上牙槽后神经	上颌神经
卵圆孔	下颌神经	下颌神经

34. 男，40岁。右侧贝尔面瘫。其"贝尔征"是指患侧
A. 额纹消失　　　　　　B. 鼻唇沟变浅　　　　　　C. 口角下垂
D. 用力闭目时，眼球转向外上方　　E. 面肌抽搐
【答案】D
【解析】"贝尔征"是指患侧用力闭目时，眼球转向外上方。故本题答案是D。

35. 患者，男性，46岁，近3周来感右侧舌根、软腭及扁桃体区域阵发性剧烈疼痛，每次发作持续数秒至1～2min，吞咽、咳嗽、咀嚼均可诱发疼痛，常因夜间疼痛发作而清醒，临床检查以上部位未见明显肿胀，黏膜颜色正常，局部无溃疡，涂布表面麻醉剂于疼痛部位可暂时阻止疼痛发作，服用卡马西平有效，最有可能的原因是
A. 三叉神经痛　　　　　　B. 舌咽神经痛　　　　　　C. 鼻咽癌
D. 茎突过长综合征　　　　E. 蝶腭神经痛
【答案】B
【解析】病例描述符合舌咽神经痛临床表现，且夜间睡眠时发作可区别三叉神经痛。舌咽神经痛出现咽部痛，夜间痛，由吞咽、说话引起。最有可能的原因是舌咽神经痛。其余选项均有典型临床表现。故本题答案是B。

36. 男，57岁。拟诊为右三叉神经痛。对鉴别原发、继发三叉神经痛最有意义的检查结果是
A. 角膜反射的变化　　　　B. 痛觉障碍　　　　　　　C. 温觉障碍
D. 触觉障碍　　　　　　　E. 咀嚼肌力减弱
【答案】A
【解析】三叉神经功能检查包括感觉功能、角膜反射、腭反射、运动功能。感觉功能检查包括：触觉、痛觉、温度觉检查；三叉神经运动功能障碍表现为咀嚼肌麻痹。最有意义的检查结果是角膜反射。

37. 关于三叉神经痛的疼痛特点，描述不正确的是
A. 剧烈的、短暂的深部疼痛　　B. 疼痛具有间歇期　　　C. 阵发性疼痛
D. 常伴有颜面部抽搐等症状　　E. 刺激扳机区可诱发疼痛
【答案】A
【解析】三叉神经痛主要表现是在三叉神经某分支区域内，骤然发生电击样的极为剧烈的疼痛，故A描述不正确，本题正确答案A。疼痛可自发，也可由轻微的刺激"扳机点"所引起，E正确。疼痛如电击、针刺、刀割或撕裂样剧痛。发作时常常伴有颜面表情肌的痉挛性抽搐，口角被牵向患侧，D正确。每次发作时间一般持续数秒、数十秒或1～2min后又骤然停止，具有间歇期，B正确。病程可呈周期性发作，每次发作期可持续数周或数月，C正确。故本题选A。

38. 关于三叉神经痛的治疗，描述正确的是
A. 药物治疗应该相对积极，一次性控制疼痛，避免波折
B. 药物治疗3个月以后如果稳定，可以停药
C. 如果效果不佳，增加止痛剂后2周逐渐减量
D. 疼痛完全消失达4周，可适当减小药量
E. 早期积极手术治疗
【答案】D
【解析】对三叉神经痛选择治疗方法时，应本着循序渐进的原则，一般应先从药物治疗或封闭、理疗等开始，如无效时再依次选择半月神经节温控热凝、注射疗法、神经撕脱等。只有当这些方法均无效时才考虑做颅内手术。用药方法是从小剂量开始，并逐渐增加至理想剂量，达到既能控制疼痛又不引起不良反应，如不能止痛，以后每日增加剂量，直到能控制疼痛为止，但不能超过最大剂量，找出其最小有效量作为维持剂量服用。故选D。

39. 关于贝尔面瘫治疗的描述，正确的是
A. 发病1周内可予以激素冲击疗法，并配以神经营养药
B. 早期开展针灸，有利于神经功能恢复

C. 早期开始电针治疗，有利于神经功能恢复
D. 面肌功能训练应在发病后3个月开始
E. 半年后如面神经功能未恢复，可做静态悬吊手术

【答案】A

40. 女，45岁。晨起发现右侧口角歪斜，初步诊断为贝尔面瘫，正确的治疗方法是
A. 大剂量使用抗生素及神经营养药
B. 早期配合针灸治疗，有利于恢复
C. 发病3个月后仍未恢复，可行静态悬吊手术
D. 尽早予以激素冲击疗法，配合使用神经营养药
E. 早期面肌功能训练

【答案】D

【解析】该患者初步诊断为贝尔面瘫，属于急性期。贝尔面瘫的治疗可分急性期、恢复期、后遗症期三个阶段。

分期	时间	治疗
急性期	起病1~2周内	应用糖皮质激素联合抗病毒药物治疗效果最佳，为促进神经髓鞘修复，给予维生素B₁、维生素B₁₂。不宜应用强烈针刺、电针等治疗，以免导致继发性面肌痉挛
恢复期	第2周末至1~2年	可给予维生素B₁、维生素B₁₂，还可给烟酸、地巴唑、面部电刺激、电按摩等。大多数病例在起病后1个月至3个月内可完全恢复。1~2年内仍有自行恢复的可能
后遗症期	2年后面瘫仍不能恢复者	按永久性面神经麻痹处理

41. 周围性面神经麻痹多见于
A. 20~40岁男性　　B. 20~40岁女性　　C. 50~60岁男性
D. 50~60岁女性　　E. 70岁以上老年人

【答案】A

42. 男，52岁。右侧严重的三叉神经第Ⅱ、Ⅲ支痛伴痛性抽搐。所谓痛性抽搐，是指伴疼痛而发生的
A. 面部潮红　　B. 眼结膜充血　　C. 表情肌不自主痉挛
D. 咬唇、伸舌　　E. 用力揉搓面部

【答案】C

【解析】由于疼痛刺激引起面部肌肉反射性痉挛性收缩者称"痛性抽搐"，见于三叉神经痛。当疼痛发作时常伴有患侧面肌反复发作性抽搐、口角牵向患侧、痛区面部潮红、结膜充血、流泪等症状，故选C。

43. 女，65岁。上前牙区屡发针刺样短暂疼痛3周，定位不清，临床考虑三叉神经痛，为提高治疗的针对性，寻找扳机点部位。不属于三叉神经上颌支常见扳机点部位的是
A. 上颌结节　　B. 鼻翼　　C. 眶下区
D. 耳屏　　E. 上唇

【答案】D

【解析】触发点多发生在上下唇、鼻翼、鼻唇沟、牙龈、颊部、口角、胡须、舌、眉等处。亦有少数"触发点"在下颌部或三叉神经分布区域以外，如乳突部、颈部。所以A、B、C、E都是可能的扳机点部位，D不是，故此题选D。

常见扳机点部位

分支（Ⅱ、Ⅲ支多见）	扳机点
第Ⅰ支：眼支	眶上孔、上眼睑、眉、前额及颞部等部位
第Ⅱ支：上颌支	眶下孔、下眼睑、鼻唇沟、鼻翼、上唇、鼻孔下方或口角区、上颌结节或腭大孔等部位
第Ⅲ支：下颌支	颏孔、下唇、口角区、耳屏部、颊黏膜、颊脂垫尖、舌颌沟等处，并观察在开闭口及舌运动时有无疼痛的发作

(44~45题共用备选答案)
A. 左眼闭合无力、右眼闭合无力、露齿时口角向左歪
B. 左眼闭合无力、右眼闭合无力、露齿时口角无歪斜

C. 左眼闭合正常、右眼闭合无力、露齿时口角无歪斜
D. 左眼闭合正常、右眼闭合无力、露齿时口角向左歪
E. 左眼闭合正常、右眼闭合正常、露齿时口角明显向左歪

44. 吉兰-巴雷综合征应具有的体征是
【答案】B

45. 右侧特发性面神经麻痹应具有的体征是
【答案】B

【解析】吉兰-巴雷综合征是常见的脊神经和周围神经的脱髓鞘疾病。又称急性特发性多神经炎，或对称性多神经根炎。临床上表现为进行性上升性对称性麻痹、四肢软瘫，以及不同程度的感觉障碍，所以出现双侧面瘫，出现双眼闭合无力，露齿口角无歪斜，所以44题选B。

(46～47题共用题干)
女，37岁。右侧面部发作性电击样疼痛3个月，临床拟诊三叉神经痛。

46. 三叉神经功能检查不包括
A. 感觉功能　　　　　B. 味觉功能　　　　　C. 角膜反射
D. 腭反射　　　　　　E. 运动功能
【答案】B

【解析】三叉神经痛需要进行感觉功能检查；角膜反射、腭反射；运动功能主要是检查咀嚼肌的功能。与味觉功能相关神经与三叉神经无关，故本题选B。

47. 若对其采用肠线埋藏治疗，该疗法属于
A. 药物治疗　　　　　B. 封闭疗法　　　　　C. 理疗
D. 组织疗法　　　　　E. 手术治疗
【答案】D

【解析】肠线埋藏治疗是取溶性羊肠线，包埋于局部组织内，通过溶解释放生物因子而起止痛作用，属于组织疗法，故本题选D。

(48～49题共用备选答案)
A. 单侧中枢性面神经麻痹　　　B. 单侧周围性面神经麻痹　　　C. 双侧中枢性面神经麻痹
D. 双侧周围性面神经麻痹　　　E. 一侧周围性面神经麻痹，对侧偏瘫

48. 吉兰-巴雷综合征常见的脑神经损害的表现为
【答案】D

49. 贝尔麻痹常见的脑神经损害的表现为
【答案】D

【解析】吉兰-巴雷综合征是指一种急性起病，以神经根、外周神经损害为主，伴有脑脊液中蛋白-细胞分离为特征的综合征，其临床特点为感染性疾病后1～3周，突然出现剧烈的神经根疼痛，急性进行性对称性肢体软瘫，主观感觉障碍，腱反射减弱或消失。贝尔麻痹属非中枢性即周围性面神经麻痹，系茎乳突孔内的面神经急性非化脓性炎症所致的面瘫。

50. 贝尔麻痹的可能病因不包括
A. 病毒感染　　　　　B. 化脓性感染　　　　　C. 风湿性疾病
D. 遗传疾病　　　　　E. 面部、耳部遭受风寒侵袭
【答案】B

【解析】贝尔麻痹是面神经急性非化脓性炎症，故病因不包括化脓性感染，本题正确答案B。

51. 典型的三叉神经痛不包括
A. 痛性抽搐　　　　　B. 可触及扳机点　　　　　C. 阵发性反复发作
D. 夜间发作多见　　　E. 周期性反复发作
【答案】D

【解析】典型的三叉神经痛不包括夜间发作多见。舌咽神经痛可在夜间发作。故本题答案是D。

52. 面瘫伴舌前2/3味觉改变，唾液分泌功能障碍，提示面神经损伤部位在
A. 核性损害　　　　　B. 茎乳孔外　　　　　C. 膝状神经节
D. 鼓索与镫骨肌神经之间　　　E. 镫骨肌与膝状神经节之间
【答案】D

【解析】面瘫伴舌前2/3味觉改变＋唾液分泌功能障碍，提示面神经损伤部位在鼓索与镫骨肌神经之间。

茎乳孔外损伤表现为面瘫；膝状神经节损伤表现为面瘫伴舌前2/3味觉改变＋唾液腺、泪腺分泌功能障碍＋听觉改变；核性损害表现为面瘫＋轻度感觉与分泌功能障碍；鼓索与镫骨肌神经之间损伤表现为面瘫伴舌前2/3味觉改变＋唾液分泌功能障碍；镫骨肌与膝状神经节之间损伤表现为面瘫伴舌前2/3味觉改变＋唾液分泌功能障碍＋听觉改变。故本题答案是D。

53. 三叉神经痛患者在疼痛发作时伴有的植物性神经症状不包括
    A. 面部潮红　　　　　　　　　B. 眼结膜充血　　　　　　　　C. 痛性抽搐
    D. 流泪　　　　　　　　　　　E. 流涎
    【答案】C
    【解析】三叉神经痛患者在疼痛发作时伴有的植物性神经症状不包括痛性抽搐。痛性抽搐为颜面部表情肌的痉挛性抽搐，是运动神经症状，不是植物性神经症状。故本题答案是C。

54. 原发性三叉神经痛的临床表现，错误的是
    A. 骤然发作的闪电式剧痛　　　　　　　B. 疼痛可自发或刺激"扳机点"引起
    C. 周期性发作　　　　　　　　　　　　D. 一般有其他脑神经损害症状
    E. 常有疑牙痛而拔牙史
    【答案】D
    【解析】三叉神经痛分为原发性和继发性两种：原发性三叉神经痛无神经系统体征；继发性三叉神经痛除有疼痛症状外，尚有神经系统体征，故本题正确答案D。

55. 男，46岁。近1年来反复出现左鼻旁、左颊部、左侧下唇短暂剧烈电灼样疼痛，最近发作次数增多，疼痛难以忍受。起初服用卡马西平有效，但最近服药效果较差。根据患者的病情应选择的最佳治疗方案为
    A. 加大卡马西平剂量　　　　　　　　　B. 2% 普鲁卡因三叉神经病变支封闭
    C. 95% 乙醇三叉神经病变支封闭　　　　D. 行三叉神经病变支神经撕脱术
    E. 行三叉神经病变支射频电凝术
    【答案】B
    【解析】

酒精注射疗法	无水或95%乙醇使局部纤维变性，目前不常用
三叉神经撕脱术	近期效果稳定，复发率高
理疗	常用维生素B_1、维生素B_{12}和利多卡因离子导入
封闭疗法	1%～2%利多卡因，也可加入维生素B_{12}
半月神经节射频温控热凝术	止痛效果好，并发症少，复发率高，可重复治疗

56. 三叉神经第三支属于
    A. 运动神经　　　　　　　　　B. 交感神经　　　　　　　　C. 感觉神经
    D. 混合神经　　　　　　　　　E. 副交感神经
    【答案】D
    【解析】三叉神经的三条神经干分别称为眼神经、上颌神经和下颌神经，前两支为感觉神经，后者（第三支）为混合神经，含大的感觉根和小的运动根。

（57～59题共用题干）
男，46岁。近1年来反复出现左鼻旁、左颊部、左侧下唇短暂剧烈电灼样疼痛，最近发作次数增多，疼痛难以忍受。起初服用卡马西平有效，但最近服药效果较差。

57. 最可能的诊断是三叉神经
    A. 第Ⅰ支痛　　　　　　　　　B. 第Ⅱ支痛　　　　　　　　C. 第Ⅲ支痛
    D. 第Ⅰ、Ⅱ支痛　　　　　　　E. 第Ⅱ、Ⅲ支痛

58. 疼痛发作时，患者常用手搓面部，面部皮肤可出现
    A. 皮肤潮红　　　　　　　　　B. 皮肤光亮　　　　　　　　C. 皮肤粗糙、色素沉着
    D. 皮肤破溃　　　　　　　　　E. 皮肤色素斑增多

59. 如行神经撕脱术，则应行
    A. 眶下神经撕脱术　　　　　　B. 上颌神经撕脱术　　　　　C. 下颌神经撕脱术
    D. 舌神经加颊神经撕脱术　　　E. 眶下神经加下牙槽神经撕脱术
    【答案】E、C、E

第十一单元　先天性唇裂和腭裂

1. 唇腭裂的发病机制是
   A. 感染和损伤
   B. 遗传因素与营养缺乏
   C. 药物与烟酒因素
   D. 遗传因素与环境因素
   E. 内分泌影响与物理损伤

   【答案】D

   【解析】唇腭裂的发病机制尚不明确，但认为与妊娠期食物中营养缺乏、内分泌异常、病毒感染及遗传因素有关。大类上分为遗传因素与环境因素。

2. 在预防唇腭裂发生的措施中，哪项是错误的
   A. 妊娠期可不忌烟，但要忌酒
   B. 妊娠期保持愉快心情，避免精神刺激和情绪波动
   C. 尽量少接触放射线和微波
   D. 避免不全人工流产
   E. 禁用可能致畸的药物

   【答案】A

   【解析】要预防腭裂的发生，需要采取一些预防保健措施。孕妇在怀孕期间应避免偏食，保证维生素B、维生素C、维生素D及钙、铁、磷的充分摄入，保持心境平和，避免精神紧张，不服用抗肿瘤药物、抗惊厥药、组胺药、某些治疗孕吐的药和某些安眠药，不吸烟不酗酒，避免接触放射线、微波等。

3. 唇裂患者上唇的解剖形态是
   A. 上唇下1/3部微向上翘
   B. 红唇中部稍厚且正中部呈珠状而向前下突出
   C. 上下唇宽度比例和谐
   D. 鼻小柱及鼻尖居中，鼻孔对称等大
   E. 以上都不是

   【答案】E

   【解析】以上均是正常上唇的解剖形态。

4. 下列唇裂整复术术前准备中哪项是不需要的
   A. 术前必须进行全面体检
   B. 术前3天开始练习用汤匙或滴管喂饲流质或母乳
   C. 术前1天做局部皮肤准备
   D. 术前3天开始预防性服用抗生素
   E. 术前30min注射阿托品

   【答案】D

   【解析】术前1天开始预防性服用抗生素。

   唇裂整复术术前准备：

时间	操作
术前3天	入院观察 改汤匙或滴管喂养
术前1天	备皮，抗生素
术前4～6h	禁食
术前30min	肌注阿托品

5. 关于腭裂引起的畸形和功能障碍，错误的是
   A. 可单独发生，也可与唇裂伴发
   B. 主要是软组织畸形，其次是骨组织畸形
   C. 对患者吸吮、进食及语言等功能的影响严重
   D. 常因颌骨发育不良导致面中份凹陷和咬合错乱
   E. 不仅影响患者生活、学习和工作，还易造成心理障碍

   【答案】B

   【解析】腭裂引起的畸形和功能障碍主要是骨组织畸形引起的，选项B错误。其他选项均正确。

6. 单侧唇裂采用三角瓣法修复的优点是
   A. 裂隙两侧前庭沟不需做松弛切口
   B. 鼻底封闭好
   C. 切除组织少
   D. 不切断患侧人中嵴下部
   E. 能恢复患侧唇应有的高度

   【答案】E

【解析】下三角瓣法修复的优点：定点明确，初学者易掌握，能恢复患侧上唇应有的高度。

单侧唇裂修复方法：

手术术式	优点	缺点
下三角瓣法	定点明确，初学者易掌握，能恢复患侧上唇应有的高度	切除正常组织多、唇横向组织较紧而具有张力、有损人中下 1/3 形态、不完全唇裂唇高过长
旋转推进法	切除组织少、鼻底封闭好、矫正鼻小柱歪斜、线瘢痕与人中嵴相似、唇弓形态好	灵活性较大，初学者不易掌握，但修复后患侧唇高常嫌不足，特别是完全性唇裂

7. 单侧唇裂采用旋转推进法修复的缺点是
A. 切除组织过多 B. 鼻底封闭较差 C. 鼻小柱不易矫正
D. 患侧唇高嫌不足 E. 患侧术后瘢痕多显
【答案】D
【解析】旋转推进法修复的缺点：灵活性较大，初学者不易掌握，但修复后患侧唇高常嫌不足，特别是完全性唇裂。

8. 根据流行病学调查和实验研究结果分析，唇腭裂的致病因素作用于妊娠
A. 第 1 周 B. 前 3 个月 C. 中 3 个月
D. 后 3 个月 E. 全程
【答案】B
【解析】根据流行病学调查和实验研究结果分析，唇腭裂的致病因素作用于妊娠前 3 个月。故本题答案是 B。易误选 E。

9. 一岁半患儿行腭裂整复术时，所采用的麻醉为
A. 局麻 B. 氯胺酮分离麻醉 C. 丁卡因表面麻醉
D. 气管插管全麻 E. 针刺麻醉
【答案】D
【解析】腭裂整复术均采用全身麻醉，以气管内插管为妥，保证呼吸道通畅和氧气吸入。可经空气插管（多见）也可经鼻插管。

10. 在腭裂修复过程中，造成软腭张力最大的肌肉是
A. 咽上缩肌 B. 舌腭肌 C. 咽腭肌
D. 腭帆张肌 E. 腭帆提肌
【答案】D
【解析】根据解剖选择。

11. 为缩小咽腔，增进腭咽闭合，目前最常用的手术方法为
A. 传统兰氏术 B. Millard 岛状瓣术 C. 咽后壁组织瓣转移术
D. 腭帆提肌重建术 E. 单瓣后推术
【答案】C
【解析】咽后壁组织瓣转移术适用于软腭过短或软腭肌层发育不良者，软腭与咽后壁距长，软腭活动度差，咽侧壁移动度好的腭咽闭合不全者。现已成为最常用的咽成形术之一，故正确答案 C。选项 B Millard 岛状瓣术用于封闭腭裂后推修复术时因剪断腭腱膜和鼻侧黏膜后在软硬腭交界处形成的菱形创面，防止该部位创面愈合后瘢痕挛缩致软腭继续缩短，影响长度，该术式 1~2 岁婴幼儿不适用。选项 D 腭帆提肌重建术恢复腭帆提肌正常位置；选项 E 单瓣后推术适用于软腭裂；B、D、E 均属于腭成形术的术式。

12. 以下与推迟唇裂患儿手术时间相关的因素中，哪项是错误的
A. 血红蛋白过低 B. 发育欠佳 C. 先天性心脏病
D. 胸腺肥大者 E. 伴有附耳畸形
【答案】E
【解析】唇裂禁忌证：
① 发育不足，年龄、体重未能符合要求。
② 血红蛋白 <80g/L，凝血时间异常。
③ 严重先天性心脏病，胸腺过大以及血液系统的疾病。
④ 面部有湿疹、疖或疱疹及其他皮肤病等。

⑤腹泻、上呼吸道感染或发热等。

附耳畸形不影响手术，故选 E。

13. 腭裂手术时在腭部黏骨膜下注射含肾上腺素的麻醉药或生理盐水的主要目的是
    A. 减少疼痛　　　　　　　　B. 减少出血，便于剥离　　　　C. 减少肿胀
    D. 防止血管损伤　　　　　　E. 增强麻醉效果

【答案】B

【解析】肾上腺素缩血管，可以减少术区出血。

14. 常与双侧唇裂同时发生，裂隙在前颌骨部分，各向两侧斜裂，直达牙槽突，鼻中隔、前颌突和前唇部分孤立于中央，该诊断为
    A. 单侧完全性腭裂　　　　　B. 双侧不完全性腭裂　　　　　C. Ⅱ度腭裂
    D. 双侧完全性腭裂　　　　　E. 不完全性腭裂

【答案】D

【解析】双侧完全性腭裂：裂隙在前颌骨部分，各向两侧斜裂，直达牙槽突；鼻中隔、前腭突及前唇部分孤立于中央，故本题正确答案 D。

关于腭裂分类汇总如下。

国际分类标准

软腭裂	仅软腭裂开，有时只限于腭垂
不完全性腭裂	亦称部分腭裂。软腭完全裂开伴有部分硬腭裂
单侧完全性腭裂	裂隙自腭垂至切牙孔完全裂开，并斜向外侧直抵牙槽突，与牙槽裂相连，健侧裂隙缘与鼻中隔相连；常伴发同侧唇裂
双侧完全性腭裂	常与双侧唇裂同时发生，裂隙在前颌骨部分，各向两侧斜裂，直达牙槽突；鼻中隔、前腭突及前唇部分孤立于中央

国内分类标准

Ⅰ度	限于腭垂裂	
Ⅱ度	部分腭裂，裂开未到切牙孔	浅Ⅱ度裂：仅限于软腭 深Ⅱ度裂：包括一部分硬腭裂开
Ⅲ度	全腭裂开，由腭垂到切牙区，包括牙槽突裂，常与唇裂伴发	

15. 关于腭裂整复手术的基本原则，以下哪项是错误的
    A. 最大程度延长两侧松弛切口　　　　B. 延长软腭长度
    C. 封闭裂隙　　　　　　　　　　　　D. 尽可能地将移位的组织结构复位
    E. 保留与腭部的营养和运动有关的血管、神经和肌的附着点

【答案】A

【解析】原则之一：尽量减小手术创伤，避免术后瘢痕对上颌骨生长发育的影响。

16. 一般情况下，以下哪项不属于腭裂术后并发症
    A. 咽喉部水肿　　　　　　　B. 组织瓣坏死　　　　　　　　C. 窒息
    D. 穿孔　　　　　　　　　　E. 出血

【答案】B

【解析】B 常为手术不当造成。

17. 腭裂术后发生创口穿孔（腭瘘）的最主要原因是
    A. 饮食　　　　　　　　　　B. 张力过大　　　　　　　　　C. 出血
    D. 感染　　　　　　　　　　E. 患儿哭闹

【答案】B

18. 婴儿唇裂术后饮食方法为
    A. 小汤匙喂饲流食　　　　　B. 吮吸母乳　　　　　　　　　C. 普通奶瓶喂流食
    D. 半流食　　　　　　　　　E. 术后 24h 禁食

【答案】A

【解析】婴儿唇裂术全麻患儿清醒后 4h，可给予少量流食和母乳；应用滴管或小汤匙喂饲。故本题答案为 A。

唇裂术后护理要点：

体位	屈膝侧卧，头偏一侧，以免误吸
清醒后4h	流质饮食
术后第2天	上唇弓
伤口处理	不加敷料、以3%硼酸酒精清洁创口
全身用药	术后适量抗生素预防感染
术后5～7天	拆线
15天	成年患者术后半月内继续进软食，避免过度活动
12岁	不理想者，12岁后进行二期整复手术

19. 进行双侧唇裂整复术最适合的年龄为
A. 出生后即刻　　　　　　B. 1～2个月　　　　　　C. 3～6个月
D. 6～12个月　　　　　　E. 1～2岁
【答案】D
【解析】双侧唇裂整复术复杂，术中出血较多，手术时间较长，一般宜6～12个月时施行手术。早期进行手术，可尽早地恢复上唇的正常功能和外形，并可使瘢痕组织减至最低程度。故本题答案为D。

唇腭裂治疗记忆要点：

手术时机	术式
3～6个月	单侧唇裂
6～12个月	双侧唇裂
12～18个月	腭裂
5～6岁	腭裂（主张晚期手术）

20. 全麻患儿清醒后
A. 可立即给予少量流质　　　B. 4h后给予少量流质　　　C. 8h后给予少量流质
D. 12h后给予少量流质　　　E. 手术后当天禁饮食
【答案】B
【解析】全麻患儿清醒后4h后给予少量流质。故本题答案是B。

（21～23题共用备选答案）
A. 唇隐裂　　　　　　　　B. Ⅱ度腭裂　　　　　　　C. 完全性腭裂
D. 完全性唇裂　　　　　　E. Ⅲ度腭裂

21. 患侧出现浅沟状凹陷和唇峰分离畸形为
【答案】A

22. 患侧整个上唇及鼻底完全裂开为
【答案】D

23. 患侧自软腭至同侧牙槽突裂开为
【答案】C
【解析】① 单侧唇裂：
单侧不完全性唇裂（裂隙未裂至鼻底）。
单侧完全性唇裂（整个上唇至鼻底完全裂开）。
② 双侧唇裂：
双侧不完全性唇裂（双侧裂隙均未裂至鼻底）。
双侧完全性唇裂（双侧上唇至鼻底完全裂开）。
双侧混合型唇裂（一侧完全裂，另一侧不完全裂）。
特殊情况：隐性唇裂，即皮肤和黏膜无裂开，但其下方的肌层未能联合，致患侧出现浅沟状凹陷及唇峰分离等畸形。

Ⅰ度限于腭垂裂。
Ⅱ度部分腭裂，裂开未到切牙孔。

浅Ⅱ度裂：仅限于软腭。
深Ⅱ度裂：包括一部分硬腭裂开。
Ⅲ度全腭裂开，由腭垂到切牙区，包括牙槽突裂，常与唇裂伴发。
软腭裂：仅软腭裂开，有时只限于腭垂。
不完全性腭裂：亦称部分腭裂。软腭完全裂开伴有部分硬腭裂。
单侧完全性腭裂：裂隙自腭垂至切牙孔完全裂开，并斜向外侧直抵牙槽突，与牙槽裂相连，健侧裂隙缘与鼻中隔相连；常伴发同侧唇裂。
双侧完全性腭裂：常与双侧唇裂同时发生，裂隙在前颌骨部分，各向两侧斜裂，直达牙槽突；鼻中隔、前颌突及前唇部分孤立于中央。

24. 不符合隐性唇裂表现的是
    A. 唇峰分离   B. 黏膜亦出现裂隙   C. 皮肤完好无裂开
    D. 裂侧皮肤浅沟状凹陷   E. 皮肤下方的肌层未能联合
【答案】B
【解析】隐性唇裂是指黏膜和皮肤完整，肌层断裂。选项B中黏膜亦出现裂隙显然能在表面看到，已经不属于隐性唇裂的范围了。

25. 幼儿，11个月。上唇裂开求治。检查：整个上唇至鼻底完全裂开，前唇特别短小。拟手术治疗，最佳手术方法是
    A. 前唇原长整复术   B. 前唇加长整复术   C. 下三角瓣法唇裂整复术
    D. 旋转推进法唇裂整复术 E. 以上方法均很合适
【答案】B

【破题思路】唇短用加长，唇长用原长。

26. 腭裂发生于
    A. 胚胎第3周   B. 胚胎第6周   C. 胚胎第7周
    D. 胚胎第8周   E. 胚胎第9周以后
【答案】E
【解析】腭裂为胚胎第9周以后，侧腭突和鼻中隔未融合或部分融合的结果。

27. 针对唇腭裂可能的病因怀孕后何时开始预防为宜
    A. 12周以前   B. 14周以前   C. 16周以前
    D. 18周以前   E. 20周以前
【答案】A

28. 患者，女，10岁，左侧先天性完全性唇腭裂致上颌发育不全，其临床检查除唇腭裂外，其他表现中错误的是
    A. 碟形脸   B. 上颌后缩   C. 面中1/3凹陷
    D. 远中咬合关系   E. 颏部突度基本正常
【答案】D
【解析】先天性完全性唇腭裂常伴随上颌发育不全，表现为上颌发育不足，出现上颌后缩，面中1/3凹陷或碟形脸，故A、B、C均正确。但下颌骨发育不受影响，表现出正常的颏部突度，故E正确。由于上颌骨发育不足，下颌骨正常，因此磨牙表现为近中关系，并非远中关系，故选D。

29. 患者，女，6个月。出生后即发现双侧上唇裂开。诊断为"先天性双侧唇裂，混合型"，其临床表现应该是双侧唇裂
    A. 合并双侧腭裂   B. 合并单侧腭裂   C. 合并其他面裂
    D. 合并双侧牙槽突裂   E. 一侧完全，一侧不完全唇裂
【答案】E
【解析】先天性唇裂一般可分为单侧唇裂、双侧唇裂及正中裂。单侧唇裂又可分为完全型与不完全型；双侧唇裂又分为完全型、不完全型与混合型；混合型指的是一侧完全，另一侧不完全唇裂，所以E正确，故此题选E。

唇裂分类如下。

国际上常用的分类法

单侧唇裂	单侧不完全性唇裂（裂隙未裂至鼻底）
	单侧完全性唇裂（整个上唇至鼻底完全裂开）
双侧唇裂	双侧不完全性唇裂（双侧裂隙均未裂至鼻底）
	双侧完全性唇裂（双侧上唇至鼻底完全裂开）
	双侧混合型唇裂（一侧完全裂，另一侧不完全裂）

国内常用的分类法

单侧唇裂	Ⅰ度唇裂：仅限于红唇部分的裂开
	Ⅱ度唇裂：上唇部分裂开，但鼻底尚完整
	Ⅲ度唇裂：整个上唇至鼻底完全裂开
双侧唇裂	按单侧唇裂分类的方法对两侧分别进行分类，如双侧Ⅲ度唇裂，双侧Ⅱ度唇裂，左侧Ⅲ度右侧Ⅱ度混合唇裂等

30. 单侧唇裂形成的胚胎基础为
  A. 一侧上颌突和球状突未联合　　B. 两侧内侧鼻突未融合　　C. 上颌突和下颌突未融合
  D. 上颌突与外侧鼻突未融合　　　E. 内侧鼻突与外侧鼻突未融合
  【答案】A

【破题思路】

临床表现	胚胎基础
单侧唇裂	上颌突与球状突
双侧唇裂	两侧上颌突未能与球状突联合
下唇正中裂	两侧下颌突
上唇正中裂	两侧球状突
面横裂	上颌突与下颌突
面斜裂	上颌突与侧鼻突
腭裂	侧腭突与中腭突和对侧侧腭突

（31～32题共用备选答案）
  A. 1～2个月　　　　　　　B. 3～6个月　　　　　　　C. 6～12个月
  D. 1岁以后　　　　　　　E. 2岁以后
31. 单侧唇裂整复术的最佳时间
32. 双侧唇裂整复术的最佳时间
【答案】B、C

【破题思路】唇裂单侧3～6，双侧6～12，牢记。

33. 行唇裂整复术应考虑的问题中，不包括患者的
  A. 手术失血量　　　　　　B. 全身健康状况　　　　　　C. 手术损伤情况
  D. 是否伴发腭裂　　　　　E. 年龄
【答案】D
【解析】唇裂整复术术前要求做充分的准备，制订周密的治疗方案。唇裂整复术有最合适的年龄范围，一般单侧最适合为3～6个月，双侧为6～12个月适宜。同时要考虑患儿的全身状况能否耐受手术，此外，手术损伤情况和手术失血量也是手术需要考虑的范围。腭裂的存在并不影响唇裂整复术。故不需要考虑是否伴发腭裂，故选D。

34. 少见的腭裂类型不包括
  A. 腭隐裂　　　　　　　　B. 腭垂裂　　　　　　　　C. 硬腭裂孔
  D. 腭垂缺失　　　　　　　E. 混合型双侧腭裂

【答案】B

【解析】腭裂的四个特殊类型：腭隐裂、硬腭裂孔、腭垂缺失和混合型双侧腭裂，临床上均较少见。腭垂裂临床上较多见，故选B。

35. 在可能导致唇腭裂畸形的药物中，不包括
A. 强心药物 B. 抗肿瘤药物 C. 抗惊厥药物
D. 抗组胺药物 E. 安眠药物

【答案】A

【解析】唇腭裂发病因素很多，多数药物进入母体后都能通过胎盘进入胚胎，有些药物可能导致畸形的发生，如环磷酰胺、甲氨蝶呤、苯妥英钠、抗组胺药、美克洛嗪（敏克静）、沙利度胺（反应停）等均可致胎儿畸形。

36. Ⅰ度腭裂是
A. 腭垂裂 B. 软腭裂开 C. 硬腭裂开
D. 软硬腭裂开 E. 包括牙槽突的全腭裂开

【答案】A

37. 患儿，女，4岁，先天性左侧完全性腭裂，行腭裂修复术后为了达到满意的语音效果，术后应
A. 长期佩戴腭护板 B. 局部理疗 C. 调整饮食习惯
D. 进行语音训练 E. 大剂量应用抗生素

【答案】D

【解析】腭裂术获得良好腭咽闭合功能者行语音训练，一般在4周岁以上术后一个月开始。

(38～39题共用题干)

男，9个月。先天性左侧完全性唇腭裂。

38. 因唇裂形成畸形的因素中不包括
A. 口轮匝肌的分离 B. 异常的吸吮和表情习惯 C. 口轮匝肌的异常走行与附着
D. 正常解剖标志的移位和消失 E. 健患侧上唇生长发育的差异

【答案】B

【解析】唇裂上唇解剖形态应基本掌握，结合唇正常解剖生理形态方便理解。主要因为唇一侧连续性中断，两侧口轮匝肌不再围绕口周形成环状，因此引起正常解剖标志的移位和消失及健、患侧上唇生长发育的差异。故本题应选B。

39. 根据唇腭裂序列治疗的原则，行腭成形术的年龄应在
A. 3～6个月 B. 12～18个月 C. 2～3岁
D. 4～5岁 E. 6～7岁

【答案】B

【解析】腭裂整复最适合的年龄一直存在争议，主张早期手术，在12～18个月手术为宜；主张晚期手术认为在学龄前，即5～6岁为宜。故本题应选B。

40. 对于唇腭裂患者，除手术治疗以外最易忽视的治疗是
A. 心理治疗 B. 缺牙修复 C. 语音训练
D. 牙正畸治疗 E. 颌骨畸形矫正

【答案】A

【解析】由于自身外观、语言上存在的缺陷，在进入学龄期后受到周围小伙伴的嘲笑，会让孩子形成自卑感，从而引起心理严重障碍。而这项也是常常被忽视的。故本题应选A。

41. 唇腭裂的发生与遗传因素有关，属于
A. 常染色体显性遗传 B. 常染色体隐性遗传 C. 性染色体隐性遗传
D. 多基因遗传 E. 单基因遗传

【答案】D

【解析】唇腭裂属于多基因遗传。故本题答案是D。

42. 腭裂治疗的原则是
A. 采取综合序列治疗 B. 尽早关闭腭裂隙 C. 学龄前关闭腭裂隙
D. 尽早进行语音训练 E. 正畸科尽早开始治疗

【答案】A

【解析】腭裂的治疗原则是综合序列治疗。故本题答案是A。易误选B。

43. 可影响胚胎发育，成为唇腭裂发生的可能诱因中母亲罹患的病毒感染是
    A. 水痘　　　　　　　　　B. 风疹　　　　　　　　　C. 麻疹
    D. 流行性腮腺炎　　　　　E. 流行性乙型脑炎
    【答案】B
    【解析】可影响胚胎发育，成为唇腭裂发生的可能诱因中母亲罹患的病毒感染是风疹。故本题答案是B。易误选E。

44. 女，2岁。先天性不完全性腭裂，半年前行腭裂修复术，术后在软硬腭交界处出现腭瘘。按照唇腭裂序列治疗的基本程序，修复腭瘘的时间应
    A. 及时　　　　　　　　　B. 在2年后　　　　　　　C. 在1年后
    D. 在学龄前　　　　　　　E. 在成年后
    【答案】A
    【解析】按照唇腭裂序列治疗的基本程序，腭瘘不论大小都不应急于立即再次手术缝合，因局部供血不良，常会再次裂开，因此建议6～12个月再进行二期手术，根据题意患儿半年前行腭裂修复术，故本题答案是A。

45. 唇隐裂是指
    A. 皮肤完整，黏膜和肌层裂开　　　　　　B. 裂隙仅限于唇红部
    C. 皮肤及肌层完整，仅黏膜裂开　　　　　D. 唇部基本完整，仅存在小点状凹陷畸形
    E. 唇部皮肤黏膜完整，但肌层未联合
    【答案】E
    【解析】唇隐裂是指唇部皮肤黏膜完整，但肌层未联合，其下方的肌肉未能联合，导致裂侧出现浅沟状凹陷以及唇峰分离等畸形。故本题答案是E。

46. 一患者行牙槽嵴裂植骨的指征除外
    A. 腭裂的严重程度　　　　B. 唇裂的严重程度　　　　C. 年龄
    D. 牙槽嵴裂隙的宽度　　　E. 患侧尖牙牙根的发育情况
    【答案】B
    【解析】多数唇腭裂治疗中心认为牙槽突裂植骨术应延迟到混合牙列期在尖牙萌出以前（9～11岁）较为恰当。此时期尖牙牙根已形成1/2～2/3，同时颌骨发育基本完成，避免手术不利影响。故本题应选B。

47. 男，3个月。出生后即发现上唇左侧浅凹陷，哭闹时明显，但皮肤和黏膜完整。可能的诊断是
    A. Ⅰ度唇裂　　　　　　　B. Ⅱ度唇裂　　　　　　　C. Ⅲ度唇裂
    D. 唇隐裂　　　　　　　　E. 混合性唇裂
    【答案】D
    【解析】上唇左侧浅凹陷，但皮肤和黏膜完整，是唇隐裂。故本题答案是D。易误选B。

48. 腭裂手术后创口缝线拆除的时间为
    A. 术后7～10天　　　　　B. 术后11～12天　　　　　C. 术后2周
    D. 术后3周　　　　　　　E. 术后25天
    【答案】C
    【解析】腭裂术后8～10天可抽除两侧松弛切口内碘仿纱条，腭部创口缝线于术后2周拆除。如线头感染，可提前拆除。

49. 腭裂患儿是在胚胎发育的第几周开始诱发畸形
    A. 第4周　　　　　　　　B. 第5周　　　　　　　　C. 第6周
    D. 第8周　　　　　　　　E. 第12周
    【答案】D
    【解析】胚胎第8周时，左、右上颌突的内面生出一对板状突起，称为继发腭突，两侧的继发腭突在中线融合形成腭的大部，与原发腭突相结合处为切牙孔。

50. 患儿，男，6个月。因先天性单侧完全性唇裂行直线法修复术。术后拆线时间为
    A. 术后5～7天　　　　　B. 术后3天　　　　　　　C. 术后7～9天
    D. 术后10天　　　　　　E. 术后14天
    【答案】A
    【解析】唇裂正常愈合的伤口，可在术后5～7天拆线，如使用唇弓至少应在10天后去除。

51. 腭裂成形术后发生穿孔时何时进行二期手术为好
    A. 发现后即刻修补　　　　B. 术后半个月　　　　　　C. 术后1个月

D. 术后3个月   E. 术后6~12个月

【答案】E

【解析】因腭裂术后穿孔后需经过6~12个月后局部才能完全建立正常的血液循环，在此前行二期修复术可因血液循环不良导致手术再次失败。

52. 唇腭裂序列治疗最先实施的是
A. 唇裂修复术   B. 腭裂修复术   C. 正畸治疗
D. 牙槽突裂修复术   E. 语音矫治

【答案】C

【解析】唇腭裂序列治疗组采用术前正畸治疗，可减少裂隙的宽度，以获得更好的手术效果。

53. 以下何种情况行腭裂语音治疗无效
A. 腭咽闭合功能改善   B. 舌系带正常   C. 听力障碍改善
D. 智力障碍者   E. 年龄5岁，能合作

【答案】D

54. 患儿2岁，因先天性腭裂拟在麻醉下行腭裂修复术，最适合采用的麻醉方法是
A. 开放性吸入麻醉   B. 气管内插入麻醉   C. 氯胺酮分离麻醉
D. 局部麻醉+局部麻醉   E. 中药麻醉

【答案】B

【解析】先天性腭裂手术一般都采取经口或经鼻腔插管做全身麻醉，这样可保证上呼吸道的通畅，手术更安全。

55. 患儿，男性，9个月，因先天性双侧完全性唇裂行前唇原长法修复术，术后拆线的时间是
A. 术后3天   B. 术后5~7天   C. 术后12天
D. 术后10天   E. 术后7~9天

【答案】B

【解析】唇裂正常愈合的伤口，可在术后5~7天拆线，如使用唇弓至少应在10天后去除。

56. 患儿，8个月，右上红唇白唇裂开，鼻底正常，左侧红唇至鼻底完全裂开，该患者诊断分类为
A. 不完全性双侧唇裂   B. 完全性双侧唇裂   C. 混合性双侧唇裂
D. 单纯性唇裂   E. Ⅱ度唇裂

【答案】C

【解析】患儿右上唇不完全裂，左上唇完全裂开，临床上应诊断为混合性双侧唇裂。

57. 患儿，女，11个月，系先天性左侧完全性唇裂，拟行唇裂修复术，其麻醉方法最好采用
A. 双侧眶下神经阻滞麻醉   B. 左侧眶下神经阻滞麻醉
C. 气管内插管全身麻醉   D. 氯胺酮分离麻醉+双侧眶下神经阻滞麻醉
E. 上唇局部浸润麻醉

【答案】C

【解析】婴幼儿唇裂手术应采取气管内插管全身麻醉；成年人和较大的儿童可采用双侧眶下阻滞麻醉。

58. 患儿，男，1岁，先天性双侧完全性唇裂、双侧完全性腭裂，现拟行唇裂修复术，目前常用的方法是
A. 前唇加长法修复术   B. 前唇原长法修复术   C. 下唇阿贝氏瓣修复术
D. 双侧鼻唇沟瓣修复术   E. 上唇直线缝合法

【答案】B

【解析】婴幼儿双侧唇裂的修复多采取前唇原长修复术，又叫直线法，本法术后短期内上唇嫌短，但随着唇功能的恢复和年龄的增长，上唇的长度可逐渐趋于正常并且远期效果好。

59. 以下哪种情况暂不宜施行腭裂修复术
A. 腭咽闭合不全   B. 扁桃体肿大   C. 胸腺肥大
D. 听力障碍   E. 视力障碍

【答案】B

【解析】过去认为腭裂患儿当胸腺肥大时，应激反应能力低下，易发生心搏骤停而导致死亡的风险，因此不宜进行手术。现在认为，胸腺肥大患儿，术前应用地塞米松可弥补胸腺肥大的问题，一般不停或不推迟手术，扁桃体肿大者影响术后呼吸，应先与耳鼻喉科会诊。答案应为B。

(60~61题共用题干)

患儿，男，4岁，生后即被发现腭部裂开，检查见腭垂、软腭及部分硬腭裂开，牙槽嵴完整。

60. 该患儿的诊断是
A. 先天性单侧完全性腭裂 B. 先天性不完全性腭裂 C. 先天性软腭裂
D. 先天性单侧不完全性腭裂 E. 先天性完全性腭裂

61. 腭裂修复术时，需行缩小咽腔的手术，下列哪项属于缩小咽腔的手术
A. 兰氏法 B. 改良兰氏法 C. 三瓣法
D. 腭咽肌瓣成形术 E. 四瓣法

【答案】B、D

(62～64题共用题干)
患儿，男，2岁，左侧完全性腭裂拟行腭裂修复术。

62. 所采用的麻醉方法最合适的是
A. 局麻 B. 针刺麻醉 C. 氯胺酮分离麻醉
D. 静脉麻醉 E. 气管内插管麻醉

63. 腭裂术中凿断翼钩的目的
A. 松弛腭帆张肌的张力 B. 松弛腭帆提肌的张力 C. 松弛咽上缩肌的张力
D. 松弛腭舌肌的张力 E. 松弛腭咽肌的张力

64. 腭裂术后如果出现瘘口，最常见的部位在
A. 腭垂根部 B. 硬腭前部 C. 牙槽嵴部
D. 软硬腭交界处 E. 软腭中部

【答案】E、A、D

【解析】先天性腭裂手术一般采用气管内插管全身麻醉，腭裂手术为减少缝合张力，常凿断翼钩以松弛腭帆张肌的张力，术中若腭裂两侧黏骨膜瓣松弛不够，常可导致术后出现腭部瘘孔，最常见于硬软腭交界处。一般腭裂术后1个月应及时进行语音训练以利于术后语音更好地恢复。

65. 口腔颌面部最常见的先天畸形是
A. 唇裂 B. 腭裂 C. 下颌发育不足
D. 面横裂 E. 面斜裂

【答案】A

【解析】先天性口腔颌面部发育畸形属颜面裂畸形，其中又以唇裂、腭裂常见。唇裂是口腔颌面部最常见的先天性畸形，常与腭裂伴发，故选A。

66. 患儿，女，3个月。出生时发现唇部裂开。检查：右下唇从红唇向上大部分裂开，但未裂至鼻底，正确的诊断为
A. 完全性唇裂 B. Ⅲ度唇裂 C. Ⅱ度唇裂
D. Ⅰ度唇裂 E. 隐性唇裂

【答案】C

【解析】Ⅰ度唇裂，仅限于红唇部分的裂开；Ⅱ度唇裂，上唇部分裂开，但鼻底尚完整；Ⅲ度唇裂整个上唇至鼻底完全裂开。题干中右下唇从红唇向上大部分裂开，但未裂至鼻底，诊断为Ⅱ度唇裂，故选C。

67. 患儿，男，2岁。因"发音不清"前来就诊，在进行临床检查与鉴别诊断时，应考虑的疾病中不包括
A. 先天性腭裂致腭咽闭合不全 B. 颌骨发育异常导致发音不清 C. 舌系带过短，卷舌音不清
D. 先天性腭咽闭合不全 E. 智力低下导致讲话不清

【答案】B

【解析】颌骨发育异常不会导致发音不清，故本题正确答案B；发音时需要腭咽闭合，即软腭向后上运动，抬高至硬腭水平或以上向后向上在第一颈椎水平及上与咽后壁接近并接触形成腭咽闭合，将鼻腔与口腔分开，如果腭咽闭合不全，将会使气流从口腔流向鼻腔，导致发音不清，故A、D不符合题意；舌系带过短，导致舌头无法伸出和上抬，卷舌音无法发出或发出不清导致发音不清，故C不符合题意。智力低下导致接受能力障碍或学习能力障碍，引起发音不准致发音不清，故E不符合题意。

68. 女孩，9个月。右侧上唇Ⅲ度唇裂，其临床表现应该是
A. 裂隙只限于红唇部 B. 裂隙由红唇至部分白唇，未至鼻底
C. 整个上唇至鼻底完全裂开 D. 皮肤和黏膜完好，下方肌层未联合
E. 裂隙只限于白唇，红唇完好

【答案】C

【解析】Ⅲ度唇裂是上唇全部裂开，鼻底裂开，本题正确答案C。选项A裂隙只限于红唇部是Ⅰ度唇裂（裂

隙仅限于唇红）；选项 B 裂隙由红唇至部分白唇，未至鼻底是Ⅱ度（裂隙超过唇红未到鼻底）；选项 D 皮肤和黏膜完好，下方肌层未联合是隐裂；选项 E 裂隙只限于白唇，红唇完好的少见，但不是Ⅲ度唇裂，因鼻底没有裂开。

（69～71题共用备选答案）
A. 上唇部分裂开，但鼻底完整
B. 鼻翼外侧腭下移，鼻翼扁平，牙槽突裂，但腭部完整
C. 鼻中隔，前颌骨，前唇部分与两侧分离，孤立于中央
D. 唇部无裂开，腭垂至切牙孔裂开
E. 软腭完全裂开伴有部分硬腭裂开

69. 单侧完全性腭裂表现为
【答案】D
70. 单侧完全性唇裂表现为
【答案】B
71. 双侧完全性唇裂可有
【答案】C
【解析】单侧完全性腭裂的裂隙自腭垂至切牙孔完全裂开，并斜向外侧直抵牙槽突，与牙槽裂相连；健侧裂隙缘与鼻中隔相连。故 69 题选 D。单侧完全性唇裂表现为整个上唇至鼻底完全裂开，双侧完全性唇裂表现为双侧上唇至鼻底完全裂开，故 70 题选 B，71 题选 C。A 选项为单侧Ⅱ度唇裂的表现。E 选项为不完全性腭裂的表现。

72. 唇腭裂给患者造成的影响中，下列哪项可除外
A. 颌面部畸形 B. 听力障碍 C. 语音障碍
D. 心理障碍 E. 视力障碍
【答案】E
【解析】腭裂造成的肌性损害以及由于不能形成腭咽闭合，易发生咽鼓管和中耳的感染，有听力障碍。腭裂不会导致视力障碍，故正确答案是 E。

73. 唇裂手术时机选择应考虑的问题中不包括
A. 裂隙大小 B. 营养发育 C. 健康状况
D. 手术损伤 E. 失血量
【答案】A
【解析】唇裂整复术术前要求做充分的准备，制订周密的治疗方案。唇裂整复术有最合适的年龄范围，一般单侧最适合为 3～6 个月，双侧为 6～12 个月宜。同时要考虑患儿的全身状况能否耐受手术，此外，手术损伤情况和手术失血量也是手术需要考虑的范围。故本题答案是 A。

74. 男，30 岁。左上唇挫裂伤后形成楔状缺损，范围约为上唇的 1/5。以下处理原则中不正确的是
A. 清创 B. 直接拉拢缝合 C. 下唇组织瓣转移修复
D. 应用抗生素 E. 注射破伤风抗毒素
【答案】C

（75～76题共用题干）
男，新生儿。诊断为单侧完全性唇裂合并单侧完全性腭裂，同时伴有鼻部畸形。
75. 正畸治疗应开始于
A. 新生儿无牙期 B. 乳恒牙交替期 C. 恒牙期
D. 腭裂整复术后 E. 唇裂整复术后
76. 进行语音治疗的时机是
A. 1 岁 B. 2 岁 C. 3 岁
D. 患儿能与医师配合时 E. 患儿上小学后
【答案】A、D

第十二单元　口腔颌面部影像学诊断

1. 𬌗翼片的优点是能清晰显示
   A. 牙槽嵴顶　　　　　　　　B. 下颌管位置　　　　　　　　C. 根折部位
   D. 根尖病变类型　　　　　　E. 上颌窦分隔
   【答案】A
   【解析】𬌗翼片可以显示上、下颌多个牙的牙冠部影像，还可较清晰地显示牙槽嵴顶，用于观察牙槽嵴顶有无骨质破坏。

2. 上颌骨骨折首选的主要 X 线投照位置是
   A. 颅底位（颏顶位）　　　　B. 华特位（鼻颏位）　　　　　C. 柯氏位（鼻额位）
   D. 上颌正中 65°咬合片　　　E. 曲面体层
   【答案】B
   【解析】华特位（鼻颏位）用于上颌骨肿瘤、炎症及颌面部外伤。

3. 腭部较高患者牙根尖片分角线投照，X 线中心线应该
   A. 水平角度不变，增加垂直角度
   B. 水平角度不变，减少垂直角度
   C. 垂直角度不变，水平角度向近中倾斜
   D. 垂直角度不变，水平角度向远中倾斜
   E. 水平角度、垂直角度均不变
   【答案】B
   【解析】腭部较高，分角线法角度变小，但牙齿的水平高度没变，所以水平角度不变，减少垂直角度。

4. 如怀疑有颌下腺导管结石，以下哪种 X 线片检查为首选
   A. 颌下腺造影　　　　　　　B. 下颌体腔片
   C. 下颌曲面断层片　　　　　D. 颌下腺侧位片加下颌横断𬌗片
   E. 下颌骨侧位片加下颌横断𬌗片
   【答案】D
   【解析】颌下腺导管结石首选颌下腺侧位片（导管后部和腺体内）加下颌横断𬌗片（导管较前部的涎石）。

5. 与成人相比较，儿童根尖片分角线投照时的 X 线中心线应该
   A. 水平角度不变，增加垂直角度 5°～10°
   B. 水平角度不变，减少垂直角度 5°～10°
   C. 垂直角度不变，水平角度向近中倾斜 5°～10°
   D. 垂直角度不变，水平角度向远中倾斜 5°～10°
   E. 水平角度和垂直角度均不变
   【答案】A
   【解析】儿童牙弓发育尚未完成，腭部低平，X 线中心线应该增加垂直角度 5°～10°。

6. 能够真实地反映牙槽嵴顶骨吸收程度，适用于早期牙周炎的影像学检查方法是
   A. 根尖片　　　　　　　　　B. 𬌗翼片　　　　　　　　　　C. 曲面体层片
   D. 𬌗片　　　　　　　　　　E. 根尖片数字减影技术
   【答案】B
   【解析】𬌗翼片可以显示上、下颌多个牙的牙冠部影像，还可较清晰地显示牙槽嵴顶，用于观察牙槽嵴顶有无骨质破坏。

7. 要观察儿童第三磨牙牙胚情况时最好采用
   A. 下颌横断𬌗片　　　　　　B. 口内根尖片　　　　　　　　C. 上下颌第三磨牙口外投照片
   D. 𬌗翼片　　　　　　　　　E. 下颌前部𬌗片
   【答案】C

8. 不适合用作牙周病影像学检查方法的是
   A. 根尖片　　　　　　　　　B. 𬌗翼片　　　　　　　　　　C. 下颌骨侧位片
   D. 曲面体层片　　　　　　　E. 根尖片数字减影技术
   【答案】C

【解析】下颌骨侧位片用于检查下颌骨体部、升支及髁突的病变。

9. 关于涎腺造影，下列描述不正确的为
A. 一般只适用于腮腺及颌下腺
B. 适用于涎腺急、慢性炎症
C. 应做碘过敏试验，碘过敏试验阳性者禁忌
D. 造影剂选用60%泛影葡胺
E. 造影剂选用40%碘化油

【答案】B

【解析】涎腺急性炎症期间为涎腺造影的禁忌证。

10. 右侧上颌第二磨牙根尖片显示，在X线片右下角一圆钝三角形高密度影，有可能是以下哪一种正常颌骨解剖结构
A. 上颌窦
B. 翼钩
C. 颧骨
D. 下颌骨喙突
E. 下颌骨外斜线

【答案】D

11. 能够真实地反映牙根根尖病变程度，最佳的影像学检查方法是
A. 根尖片
B. 殆翼片
C. 曲面体层片
D. 殆片
E. 根尖片数字减影技术

【答案】A

【解析】临床常用，根尖片看得最清楚，变形率最小。

12. 以下哪种征象不属于慢性根尖周脓肿影像表现
A. 牙冠可见大面积密度减低影，与髓腔影重叠
B. 根尖周骨质密度减低，无明确边界
C. 根尖周骨质密度减低，边界清楚
D. 根尖周骨密度减低影周围骨质增生硬化
E. 根尖周骨密度减低影范围较小，边缘不光滑

【答案】C

【解析】脓肿边界不清，囊肿和肉芽肿边界清楚。

13. 男，30岁。右面部肿痛20余天。检查：体温38.5℃，CT检查示右翼内肌、咬肌水肿，未见肿物征象；曲面体层片示右上、下颌智齿阻生。如欲进一步明确诊断，应选择
A. B超
B. 拍摄华特位
C. 拍摄下颌横断殆片
D. 穿刺及细胞学检查
E. 拍摄下颌支切线位

【答案】E

【解析】怀疑边缘性骨髓炎，拍摄下颌支切线位。

14. 颌骨内有一单房囊状透亮影，内含牙体一枚，囊内可见钙化灶，可以排除以下哪种疾病
A. 牙源性腺样瘤
B. 牙源性钙化上皮瘤
C. 含牙囊肿
D. 牙源性钙化囊性瘤
E. 牙源性纤维瘤

【答案】C

【解析】含牙囊肿无钙化，其余均有钙化可能。

15. 关于颞下颌关节强直，描述不正确的是
A. X线表现为关节骨性结构有不同程度破坏，形态不规则，关节间隙模糊不清而且密度增高
B. X线表现为关节骨性结构完全消失，由致密骨团块代替
C. 请患者做开、闭口侧方运动，髁状突完全无活动
D. 请患者做开、闭口侧方运动，髁状突可有轻微动度
E. 双侧关节强直者可致小颌畸形

【答案】E

【解析】儿童时期，双侧关节强直会影响下颌骨发育，可致小颌畸形；成人及青春发育期后，双侧关节强直者无小颌畸形。

16. 以下描述与牙源性边缘性颌骨骨髓炎不相符的一项是
A. 起源于下颌第三磨牙冠周炎
B. X线平片检查可选择下颌升支侧位片或曲面体层片，可见弥漫性骨破坏和局限性骨密度增高
C. 下颌升支切线位片可见骨密质外骨膜成骨
D. 可以选择CT检查
E. 可以选择下颌体横断殆片

【答案】E

17. 以下描述与颌骨原发性骨内鳞状细胞癌不相符的一项是
   A. 好发于下颌骨磨牙区　　　　　　　　B. 可以出现下唇麻木、疼痛，牙齿酸痛
   C. 影像学表现为颌骨溶骨性骨破坏，边缘虫蚀状　D. 溶骨型骨破坏周围骨质轻微增生硬化
   E. 可引起病理性骨折
   【答案】D
   【解析】颌骨原发性骨内鳞状细胞癌病变周围骨质无增生硬化。

18. 颌骨内一多房囊状透亮影，可以排除以下哪种疾病
   A. 根尖周囊肿　　　　　B. 含牙囊肿　　　　　C. 牙源性钙化囊性瘤
   D. 牙源性角化囊性瘤　　E. 颌骨中心性血管瘤
   【答案】A
   【解析】根尖周囊肿仅见单房型，其余几项均可有多房型。

19. 女，35 岁。右上后牙进食不适。拍牙片未见异常。其牙片表现中不正确的描述是
   A. 牙骨质与牙本质明显区别　　B. 年轻人牙髓腔宽大　　C. 髓腔为低密度影像
   D. 密度最高的组织是牙釉质　　E. 牙槽突高度应达到牙颈部
   【答案】A
   【解析】右上后牙进食不适。拍牙片未见异常。其牙片表现中不正确的是牙骨质与牙本质明显区别。故本题答案是 A。易误选 C。

20. 在涎腺造影中造影剂外溢呈片状，可见于下列哪种疾病
   A. 慢性复发性腮腺炎　　B. 慢性阻塞性涎腺炎　　C. 涎腺良性肿瘤
   D. 涎腺良性肥大　　　　E. 涎腺恶性肿瘤
   【答案】E

21. 涎腺造影显示，主导管边缘呈"羽毛状"，可见于下列哪种疾病
   A. 涎腺良性肿瘤　　　　B. 舍格伦综合征　　　　C. 涎瘘
   D. 慢性阻塞性涎腺炎　　E. 慢性阻塞性腮腺炎
   【答案】B
   【解析】舍格伦综合征主导管变粗呈腊肠状，有的边缘不整齐，呈羽毛状，也可花边样、葱皮状。

22. 超声检查在口腔颌面部适用于
   A. 确定有无占位性病变　　　　　　B. 确定囊性或实性肿物
   C. 为评价肿瘤性质提供信息　　　　D. 确定深部肿物与邻近重要血管的关系
   E. 以上均适用
   【答案】E
   【解析】超声检查在口腔颌面部主要用于唾液腺、下颌下和颈部肿块的检查，以明确是否有占位性病变，是囊性还是实性。

23. 磁共振成像检查在口腔颌面外科检查中的适应证不包括
   A. 口腔颌面部深区肿块的检查　　　B. 腮腺肿瘤怀疑累及面神经时
   C. 活检困难的口咽及舌根部肿瘤　　D. 恶性肿瘤患者化疗、放疗的疗效观察
   E. 头颈部软组织肿瘤 CT 影像显示清楚者
   【答案】E
   【解析】头颈部软组织肿瘤 MRI 看得更清楚。

24. 成年人进行全口牙齿检查时，一般需用牙片数目为
   A. 14 张　　　　B. 8 张　　　　C. 10 张
   D. 6 张　　　　E. 9 张
   【答案】A

25. 许勒位片可显示颞下颌关节
   A. 顶部影像　　　　B. 后前位影像　　　　C. 内侧 1/3 影像
   D. 中部 1/3 影像　　E. 外侧 1/3 影像
   【答案】E
   【解析】许勒位片仅可较清晰显示关节外侧 1/3 的病变，但不能显示关节内侧骨质病变。所以 E 正确，排除 A、B、C、D，故选 E。

第十二单元 口腔颌面部影像学诊断

26. 牙源性囊肿的典型 X 线表现是
    A. 单囊或多囊，分房大小不一   B. 沿颌骨长轴生长，肿胀不明显
    C. 骨质膨胀，以颊、舌侧明显   D. 牙根锯齿状吸收
    E. 圆形或卵圆形低密度区，周围常见皮质骨白线
    【答案】E
    【解析】牙源性囊肿的典型 X 线表现是圆形或卵圆形低密度区，周围常见皮质骨白线。故本题答案是E。易误选C。

27. 采用根尖片分角线投照技术显示被检查牙齿邻面影像重叠的原因是
    A. 投照垂直角度过大   B. 投照垂直角度过小
    C. X 线与被检查牙齿的邻面不平行   D. X 线与被检查牙齿的邻面不垂直
    E. X 线中心线位置不正确
    【答案】C

28. 关于根尖片所示正常影像，不正确的
    A. 牙骨质与牙本质有明显区别   B. 年轻人牙髓腔宽大   C. 髓腔为低密度影像
    D. 密度最高的组织是釉质   E. 牙槽突高度应达到牙颈部
    【答案】A
    【解析】牙骨质被覆于牙根表面牙本质上，很薄，其矿物质含量与牙本质相似，在 X 线片上影像与牙本质不易区分，所以 A 的描述错误。年轻人牙髓腔较为宽大。老年人随着年龄增长，继发牙本质形成，其牙髓腔逐渐变窄，根管逐渐变细，所以不选 B。牙髓腔位于牙齿的中央，内含牙髓软组织，X 线片上显示为密度低的影像，所以不选 C。釉质被覆在牙冠的牙本质表面，属人体中钙化程度最高的组织，X 线片上影像密度最高，所以不选 D。牙槽骨的正常高度应达到牙颈部，否则为骨质吸收，所以不选 E。故本题选 A。

29. 患者，男，31 岁。左颊部无痛性肿块 30 余年，体检见左颊肿块，质软，边界不清，表面皮肤呈淡蓝色，临床诊断为海绵状血管瘤。为确定其大小和范围，最佳的辅助检查方法是
    A. X 线平片   B. 上颌全景片   C. B 超
    D. CT   E. MRI
    【答案】E
    【解析】X 线片对于软组织显影不如 CT 检查效果明显；CT 分辨率高，低辐射剂量，后处理软件灵活；MRI 可以更清晰、直接地显示出所欲检查部位的组织影响，且对人体无放射性损害。故选 E。

30. 下颌横断殆片
    A. 是口内片的一种，可用于检查下颌骨体部骨质有无膨隆
    B. 是口外片的一种，可用于检查颏孔位置
    C. 是根尖片的一种，可用于检查腮腺导管阳性结石
    D. 也称分角线投照技术，可用于检查邻面龋
    E. 也称平行投照技术，可用于检查牙槽嵴顶高度
    【答案】A
    【解析】下颌横断殆片为口内片的一种，可显示下颌体和牙弓横断面的影像，常用于检查下颌骨体部骨质有无颊、舌侧膨隆；也可辅助诊断下颌骨体骨折移位及异物、阻生齿定位等；如欲观察颌下腺导管结石，则需以投照软组织条件曝光。故本题应选 A。

31. 投照上前牙时，应使
    A. 听鼻线与地面平行   B. 前牙的唇侧面与地面垂直   C. 听口线与地面平行
    D. 听眶线与地面平行   E. 咬合平面与地面平行
    【答案】B

32. 颞下颌关节侧斜位 X 线片上，关节间隙的宽度为
    A. 上间隙最宽，前间隙及后间隙等宽   B. 上间隙、前间隙及后间隙宽度相等
    C. 上间隙最宽，后间隙次之，前间隙最窄   D. 上间隙最宽，前间隙次之，后间隙最窄
    E. 后间隙最宽，上间隙次之，前间隙最窄
    【答案】C

33. 下列 X 线透过度最弱的是
    A. 釉质   B. 牙本质   C. 牙骨质
    D. 牙髓   E. 牙槽骨

【答案】A

34. X线片上正常牙槽嵴高度为
A. 牙颈下0.5mm
B. 牙颈下1mm
C. 牙颈下2mm
D. 牙颈下3mm
E. 牙颈下4mm
【答案】B
【解析】X线片上正常牙槽嵴高度为牙颈下1mm。该题是基本知识试题，考查考生对牙正常X线影像的认识与理解。

35. X线片上拔牙窝的影像完全消失至出现正常骨结构的时间是在牙拔除后约
A. 6～8周
B. 3～6个月
C. 7～10个月
D. 11～12个月
E. 1年以上
【答案】B
【解析】X线片上拔牙窝的影像完全消失至出现正常骨结构的时间是在牙拔除后约3～6个月。故本题答案是B。数据要牢记。

36. 根尖周肉芽肿的典型X线表现是
A. 根尖周密度减低区，边界清楚
B. 根尖周密度减低区，边界模糊
C. 根尖周密度减低区，边界清楚，无密质骨白线
D. 根尖周密度减低区，边界清楚，有密质骨白线
E. 根尖周锐利的密度减低区，密度不均匀
【答案】C
【解析】根尖周肉芽肿的典型X线表现是根尖周密度减低区，边界清楚，无密质骨白线。常规记忆。故本题答案是C。易误选D。

37. 青年男性，颊侧牙龈溃疡三个月，经两周抗炎治疗不愈。为明确诊断，应选用的检查为
A. 牙片
B. CT
C. B超
D. 切取活检
E. 细针吸活检
【答案】D
【解析】此题是基本知识概念试题，测试考生对口腔颌面部肿瘤诊断方法掌握程度。此题约有74%考生答对，正确答案是切取活检。有16.5%考生答E，即细针吸活检。对于颊侧牙龈溃疡三个月不愈，应高度警惕恶性肿瘤，明确诊断首先要采取切取活检的诊断方法。细针吸活检适用于表面皮肤或黏膜完整的肿块，包括炎性肿块或肿瘤性肿块。照牙片只能了解牙槽骨或颌骨有无骨质破坏。CT了解病变侵犯周围软组织及骨质破坏的范围，但不能对溃疡性质做出明确的诊断。

38. 正常颞下颌关节平片的表现不包括
A. 两侧不对称
B. 关节间隙2mm以上
C. 上间隙最宽
D. 后间隙较宽
E. 前间隙最窄
【答案】A
【解析】正常关节左右对称。故本题答案是A。易误选D。

(39～41题共用备选答案)
A. 牙釉质
B. 牙骨质
C. 牙槽骨
D. 牙周膜
E. 骨硬板

39. X线片上显示为包绕牙根的，连续不断的高密度线条状影像
40. X线片上显示为包绕牙根的，连续不断的低密度线条状影像
41. 在牙体X线片上影像密度最高的是
【答案】E、D、A
【解析】骨硬板即固有牙槽骨，为牙槽窝的内壁，围绕牙根，X线片上显示为包绕牙根的，连续不断的高密度线条状影像。牙周膜X线片上显示为包绕牙根的，连续不断的低密度线条状影像，厚度为0.15～0.38mm，宽度均匀。釉质为人体钙化程度最高者，在牙体X线片上影像密度也最高。

42. 患者，女，62岁。下前牙残根。因眼科疾病请求会诊以除外病灶。口腔科医师应做
A. 下前牙X线片
B. 全口牙齿检查
C. 下颌牙齿检查
D. 智齿冠周炎检查
E. 牙齿松动度检查
【答案】A
【解析】下前牙残根可能引起根尖周疾病，不排除与眼科疾病相关的可能。下前牙X线片是最便捷、最经济、最可靠的放射线检查方法，有助于发现可能的炎性病灶。

43. 殆翼片的优点是能清晰显示
   A. 牙槽嵴顶　　　　　　　B. 下颌管位置　　　　　　　C. 根折部位
   D. 根尖病变类型　　　　　E. 上颌窦分隔
【答案】A
【解析】此种 X 线片的特点是在胶片中央设计了垂直的翼片，这样使得放射线与牙齿和牙槽嵴顶垂直关系得以保证，因此能清晰显示牙槽嵴顶和上下牙的牙冠，但因为前庭的沟限制，对于根尖显示不佳，故排除后四项。

（44～46题共用题干）
患者，男，因车祸颌面部外伤 10h 后急诊。检查：患者右面部肿胀明显，眶周眼睑及结膜下瘀斑，压痛，张口受限，张口度半指，咬合关系正常。

44. 常规行 X 线检查时，最好拍摄
   A. 头颅正位片　　　　　　B. 头颅侧位片　　　　　　C. 鼻颏位和颧弓位
   D. 下颌曲面体层片　　　　E. 颅底片
【答案】C

45. 可能的诊断是
   A. 面部软组织挫伤　　　　B. 下颌髁状突骨折　　　　C. 颧骨及颧弓骨折
   D. 上颌骨骨折　　　　　　E. 下颌骨体部骨折
【答案】C

46. 有效的治疗措施是
   A. 局部冷敷　　　　　　　B. 抗感染治疗　　　　　　C. 颌间牵引固定
   D. 颅颌固定　　　　　　　E. 手术复位
【答案】E
【解析】眶周眼睑及结膜下瘀斑、压痛、张口受限的体征都提示很可能存在颧骨、颧弓骨折，而咬合关系正常可以基本排除明显的颌骨骨折。所以要拍摄鼻颏位和颧弓位片明确是否存在颧骨、颧弓骨折。其他几种方法不利于显示颧骨、颧弓。最有效的治疗措施是手术复位，若存在颧骨骨折，最好还要进行坚固内固定。颌间牵引固定和颅颌固定都是针对颌骨骨折的。

47. 疑有上颌骨骨折时，最常用的 X 线投影方式是
   A. 上颌前部殆片　　　　　B. 华氏位片　　　　　　　C. 许勒位片
   D. 颅底位片　　　　　　　E. X 线投影测量正位片
【答案】B
【解析】本题考点为上颌骨骨折诊断 X 线投影方法。华氏位（顶颏位）主要用来观察鼻窦、眼眶、颧骨和颧弓，亦可观察上颌骨，故上颌骨骨折时了解骨折部位、上颌窦情况以及颧骨和颧弓有无伴发骨折，华氏位是最佳选择。其余上颌前部殆片、许勒位、颅底位片等均不能对上颌骨骨折作出最好的诊断。上颌前部殆片可显示上颌前部全貌，包括切牙孔、鼻中隔、上颌窦、鼻泪管、上前牙及腭中缝等结构。常用于观察上颌前部骨质变化及乳、恒牙的情况。许勒位片显示颞下颌关节外侧 1/3 侧斜位影像，同时显示关节窝、关节结节、髁状突及关节间隙。颅底位片常用来检查颅底、上颌后部及颞下窝病变。X 线投影测量正位片常用于研究分析正常及错殆畸形患者的牙、颌、面形态结构。

48. 拍摄下颌骨开口后前位片，下列操作不正确的是
   A. 患者面向胶片　　　　　　　B. 头部正中矢状面对准暗盒中线，并与暗盒垂直
   C. 听眦线与暗盒垂直　　　　　D. 患者尽量张大口
   E. X 线中心线向足侧倾斜 25°，通过鼻根射入暗盒中心
【答案】E
【解析】X 线中心线向头侧倾斜 25°，通过鼻根射入暗盒中心。

49. 关于殆翼片用途的描述，以下不正确的一项是
   A. 主要用于前磨牙和磨牙的检查　　B. 常用于检查邻面龋　　　　C. 确定是否有牙槽嵴顶的破坏
   D. 成人根尖周病变的检查　　　　　E. 儿童乳牙牙根吸收情况
【答案】D
【解析】殆翼片主要显示上下牙的牙冠部，成人根尖周情况无法显示。

50. 以下描述不符合骨肉瘤表现的是
   A. 溶骨性骨破坏，边缘虫蚀状
   B. 骨膜反应呈"袖口征"

C. 早期症状为病变区间歇性疼痛，进而转变为持续性疼痛
D. 病变中心可见"斑片状""日光样"高密度影
E. 软组织肿物

【答案】D

【解析】"日光样"高密度影存在于病变边缘区。

51. 某 51 岁女性，左上颌牙槽部肿大 3 月余，无压痛及其他不适，临床检查触及左上颌结节区骨质明显膨隆，质地硬，无压痛，不活动，左上颌牙无松动，牙龈色泽正常；曲面体层片显示左上颌结节区可见一骨质结构破坏区，范围约 3.0cm×3.5cm，边界清楚，病变密度均匀，稍高于邻近正常骨质，呈"磨砂玻璃"样，结合以上表现，考虑为以下哪种疾病

    A. 骨纤维异常增殖症   B. 骨化性纤维瘤   C. 成骨型骨肉瘤
    D. 良性成牙骨质细胞瘤   E. 骨瘤

【答案】B

【解析】"磨砂玻璃"样改变可见于"骨纤维异常增殖症"和"骨化性纤维瘤"，"骨纤维异常增殖症"与正常骨质无明确边界，颌骨膨胀性生长明显；"骨化性纤维瘤"与正常骨质边界清楚。

(52～53 题共用题干)

某 38 岁女性，因"两侧颞下颌关节反复疼痛数年，并伴随关节弹响、关节交锁"初次就诊，经临床检查，考虑为颞下颌关节紊乱病。

52. 为了解关节间隙及关节骨性情况，常规选择
    A. 髁状突经咽侧位片   B. 曲面体层摄影   C. 许勒位
    D. 矫正许勒位   E. 颞下颌关节侧位体层摄影

【答案】C

53. 为进一步了解关节盘和关节内软组织情况，可以选择以下哪种检查方法
    A. 下颌开口后前位   B. 普通关节造影   C. 数字减影关节造影
    D. CT   E. MRI

【答案】E

【解析】在许勒位片显示髁状突可疑有骨质改变而又不能确定或 X 线显影不满意时使用髁状突经咽侧位。曲面体层摄影对关节间隙显示差，适用于对比观察两侧髁状突的形态、大小、骨质情况。许勒位可以显示颞下颌关节间隙和骨性情况，为颞下颌关节紊乱病的常规片位。矫正许勒位在临床特殊需要或科研时应用。在怀疑关节有骨性改变，或以上片位发现骨质改变，需进一步检查时可使用颞下颌关节侧位体层摄影。下颌开口后前位显示髁状突内外径向骨质改变，不能显示关节软组织情况。普通关节造影对于关节盘移位、关节盘穿孔、关节囊扩张、关节囊附着松弛等软组织疾病具有重要诊断价值。数字减影造影通常在临床或普通关节造影怀疑有关节盘穿孔而又不能确诊时使用。CT 在怀疑关节骨性病变，特别是怀疑关节肿瘤或关节深部组织肿瘤时使用。MRI 是关节软组织病变非常好的检查方法，在发达国家已经将 MRI 广泛应用于关节软组织病变的检查中。在我国由于其费用昂贵，仍不能普及。

(54～55 题共用题干)

女，51 岁，3 年前无意中发现左耳下肿块逐渐增大，检查：左耳后肿物 2cm×2cm，界限清楚，结节状，质地中等硬度，活动，无压痛，表面皮肤无异常。

54. 首选的影像学检查方法是
    A. 普通腮腺造影   B. 数字减影腮腺造影   C. B 超
    D. CT   E. MRI

【答案】C

55. 经初步影像学检查，考虑为腮腺恶性肿瘤，进一步的影像学检查方法为
    A. 普通腮腺造影   B. 数字减影腮腺造影   C. B 超
    D. CT   E. MRI

【答案】E

【解析】与其他几种检查比较，B 超为无创、无损伤性检查方法，操作简便，经济，在确定涎腺肿物存在与否方面敏感性高，并且可以提供肿瘤性质的信息，为涎腺肿瘤的首选影像学检查方法。B 超对于解剖结构显示差，定位性差。CT 及 MRI 可以清楚地显示肿瘤及其周围重要解剖结构，能为制订合理的手术方案和手术方式提供依据。

(56～57题共用题干)

女，18岁，溜冰时摔倒，颏部着地。检查：颏部软组织肿胀，双侧髁状突动度未触及，关节区压痛，左侧明显。曲面体层片显示：下颌骨颏部、两侧髁状突颈部隐约可见低密度线影，低密度线影两端骨质未见移位。

56. 以下正确的诊断为
A. 可以排除下颌骨骨折 B. 不除外下颌骨颏部骨折
C. 不除外两侧髁状突骨折 D. 不除外下颌骨颏部、两侧髁状突骨折
E. 不除外下颌骨颏部、左侧髁状突骨折
【答案】D

57. 进一步的影像学检查
A. 不需要 B. 应加照两侧颞下颌关节侧斜位 C. 应加照下颌骨后前位
D. 应加照下颌骨开口后前位 E. 加照下颌骨开口后前位，下颌骨前部横断殆片
【答案】E

【解析】曲面体层片对于髁状突颈部骨折内弯移位情况无法显示，因颈椎重叠，颏部骨折往往显示不清楚，颊舌向移位情况根本无法显示。根据临床及影像表现，不能排除下颌骨颏部、两侧髁状突骨折。下颌骨开口后前位可以显示髁状突内外径向的变化，下颌骨前部横断殆片可以清楚地显示下颌骨颏部轴位像，弥补曲面体层片的不足。

58. 曲面体层片和根尖片均能显示的解剖结构是
A. 上颌窦 B. 下颌孔 C. 软腭
D. 颈椎 E. 髁突
【答案】A

【解析】根尖片用于检查牙、牙周及根尖周病变，上颌根尖片所显示的结构有切牙孔、腭中缝、鼻中隔、上颌窦底、颧骨等。曲面体层片可以在一张胶片上显示双侧鼻腔、上颌骨、颧骨、翼腭窝、下颌骨、颞下颌关节等。上颌骨主要被上颌窦占据。故本题选A。

59. 许勒位片显示为低密度的解剖结构是
A. 髁突 B. 关节窝 C. 关节结节
D. 颞骨岩部 E. 关节间隙
【答案】E

【解析】颞下颌关节经颅侧斜位片（许勒位片）可显示关节外1/3的影响。在经颅侧斜位片上，关节间隙为位于关节窝与髁突之间的低密度影像，主要为关节盘所占据。髁突多为椭圆形密度高的影像，表面有连续不断、整齐、致密的线条包绕。故本题选E。

60. 致密性骨炎的X线表现是
A. 患牙牙根呈球状增生 B. 患牙根尖区骨小梁增多，骨髓腔变窄
C. 根尖区圆形透射影，边界清晰 D. 下颌管下方不规则密度增高影
E. 患牙牙周膜间隙增宽
【答案】B

【解析】致密性骨炎X线表现为患牙根尖区的骨小梁增多、增粗，骨质密度增高，骨髓腔变窄甚至消失，与正常组织无明显分界。根尖无增粗、膨大。故选B。

61. 下颌下腺导管阴性结石的检查方法是
A. 下颌前部殆片 B. 下颌横断殆片 C. 下颌骨侧斜位片
D. 下颌下腺造影 E. B超
【答案】D

【解析】唾液腺结石病以下颌下腺最多见，阳性结石用X线即可查出。下颌下腺导管前段结石者，可用下颌横断殆片检查；导管后段或腺体内，用下颌下腺侧位片检查。阴性结石在造影片上显示圆形或卵圆形充盈缺损，其远心端导管扩张。故选D。

62. 根尖片投照的分角技术是指
A. X线与被检查牙齿的长轴垂直
B. X线与胶片垂直
C. X线与被检查牙齿的长轴及胶片之间的分角线垂直
D. X线与被检查牙齿的长轴和胶片之间的分角线平行
E. X线与咬合平面平行

【答案】C

【解析】口腔颌面部X线分角技术拍摄牙片,即X线中心线要垂直穿长轴和胶片所成角的角平分线,要求拍摄者有丰富的临床工作经验和不断地总结体会。故选C。

63. 舍格伦综合征的影像学表现是
   A. 扩张呈腊肠状
   B. 腺体形态正常,体积明显增大
   C. 导管系统表现为排列扭曲、紊乱和粗细不均
   D. 导管系统完整,造影剂自腺体部外漏
   E. 主导管边缘不整齐,呈羽毛状,大量末梢导管点状扩张

【答案】E

【解析】扩张呈腊肠状以及导管系统表现为排列扭曲、紊乱和粗细不均的现象主要见于慢性阻塞性腮腺炎的腺体造影检查中,A和C不符合题意。腺体形态正常,体积明显增大是涎石病的主要表现,排除B。导管系统完整,造影剂自腺体部外漏,说明有腺体的破损,与题意不符,D不正确。舍格伦综合征的影像学表现为主导管扩张不整,边缘毛糙,呈羽毛状或葱皮样改变,大量末梢导管点状扩张。故选E。

64. 男孩,13岁。正畸治疗前拍曲面体层片发现右下颌第二磨牙远中圆形低密度影,周缘有骨白线,其中可见小三角形致密影。该影像为
   A. 根尖周囊肿
   B. 含牙囊肿
   C. 牙源性角化囊性瘤
   D. 成釉细胞瘤
   E. 第三磨牙牙囊

【答案】E

【解析】13岁时第二磨牙釉质发育完成,牙根还未发育,曲面体层片见右下颌第二磨牙远中圆形低密度影,周缘有骨白线,其中可见小三角形致密影,因此选E。

65. 女,30岁。右下颌后牙肿痛1周伴开口受限。检查开口度25mm,右下颌智齿阻生,周围软组织肿胀。此时X线检查的目的是了解
   A. 有无骨膜反应性增生
   B. 有无软组织阻力
   C. 有无边缘性骨髓炎
   D. 阻生牙的牙根形态
   E. 有无瘘管形成

【答案】D

【解析】X线检查对阻生牙的诊断和治疗非常重要,通过X线检查,可以确定阻生智齿的位置、方向、形态、牙根数目及形态、与邻牙的关系、与下牙槽神经管的距离和磨牙后间隙的大小等。该患者X线检查的目的是阻生牙的牙根形态。故选D。

(66~68题共用题干)

男,36岁。左下智齿冠周组织反复肿痛3年余,加重1周,伴张口受限,检查:双侧面部不对称,左侧咬肌区弥漫性肿胀,局部压痛明显,开口度仅一指,左侧上颌智齿完全萌出。同侧颈上部可触及多个肿大、压痛的淋巴结。

66. 为明确诊断,首选的影像学检查是
   A. B超
   B. 曲面体层片
   C. 三维螺旋CT
   D. 增强CT
   E. MRI

【答案】B

【解析】牙源性边缘性颌骨骨髓炎主要起源于第三磨牙智齿冠周炎,一类以骨质破坏为主,一类以骨质增生硬化为主。边缘性颌骨骨髓炎慢性期X线见骨质疏松脱钙及骨质增生硬化,或有小死骨块,与周围骨质无明显分开。颌骨骨髓炎影像学检查首选X线,本题选B。

67. 影像学检查在左下颌角咬肌附着最不可能出现
   A. 骨皮质增厚
   B. 明显骨膜反应
   C. 骨质从中央向外周呈"蚕食样"破坏
   D. 骨髓腔内局限性破坏
   E. 骨皮质表现凹坑样改变

【答案】C

【解析】边缘性颌骨骨髓炎影像学表现下颌升支切线位可见骨膜成骨,也可有骨膜溶解破坏,绝大多数病变表现为骨质破坏较局限,骨质从中央向外周呈"蚕食样"破坏为颌骨放射性骨坏死的表现,故选C。

68. 牙发育时,X线片上最先出现的是
   A. 牙骨质
   B. 牙本质
   C. 牙釉质
   D. 低密度牙髓影
   E. 圆形密度低的牙囊影

【答案】E

【解析】牙发育时,X线片上最先出现的是圆形密度低的牙囊影。故本题答案是E。易误选C。

第十二单元 口腔颌面部影像学诊断

69. X线片上密度最高的组织是
A. 釉质　　　　　　　　　B. 牙本质　　　　　　　　　C. 牙骨质
D. 牙髓　　　　　　　　　E. 牙槽骨
【答案】A
【解析】此题为基本概念题，考查考生对牙正常X线影像的掌握。在5个备选答案中釉质密度最高，所以应选择A。

70. 下列哪种病变在X线片上看不到根尖周骨质改变
A. 急性浆液性根尖周炎　　B. 慢性根尖周脓肿　　　　　C. 根尖周囊肿
D. 根尖周肉芽肿　　　　　E. 致密性骨炎
【答案】A
【解析】此题是基本知识试题，考查考生对根尖周病变影像学改变的认识与理解。根尖周炎早期X线检查不能显示根尖周骨质改变，故正确答案为A。

(71～73题共用备选答案)
A. 儿童复发性腮腺炎　　　B. 舍格伦综合征　　　　　　C. 阻塞性腮腺炎
D. 结核　　　　　　　　　E. 腺淋巴瘤
符合下列腮腺造影表现的病变是
71. 主导管扩张，边缘不整齐呈羽毛状，末梢导管弥漫，散在的点状扩张
72. 主导管扩张呈腊肠状，分支导管扩张
73. 主导管形态正常，分支导管数目较少，末梢导管点状扩张，8年后复查末梢导管点状扩张完全消失
【答案】B、C、A
【解析】舍格伦综合征唾液腺造影主要表现为腮腺造影示末梢导管点球状扩张，也可表现为仅主导管及叶间导管显影末梢。
阻塞性腮腺炎腮腺造影显示主导管、叶间、小叶间导管部分狭窄、部分扩张，呈腊肠样改变。
儿童复发性腮腺炎腮腺造影显示末梢导管呈点状、球状扩张，排空迟缓，主导管及腺内导管无明显异常。

74. X线片上三类慢性根尖周炎的区别主要是X线
A. 透射区的大小　　　　　B. 阻射区的大小　　　　　　C. 透射区的形状
D. 透射区致密度　　　　　E. 透射区边界情况
【答案】E
【解析】X线片上三类慢性根尖周炎的区别主要是X线透射区边界情况。根尖脓肿无明确的边界；根尖肉芽肿有明确的边界；根尖囊肿边界明确，且可见皮质骨白线。三者都可见骨密度减低区。故本题答案是E。易误选C。

75. 必须用X线片检查诊断的疾病是
A. 咬合面龋　　　　　　　B. 急性牙髓炎　　　　　　　C. 慢性牙髓炎
D. 急性根尖周炎　　　　　E. 慢性根尖周炎
【答案】E
【解析】必须用X线片检查诊断的疾病是慢性根尖周炎。故本题答案是E。

76. 根尖片上牙周膜的正确影像为
A. 包绕牙根的连续不断的低密度线条状影像　　B. 颗粒状影像
C. 放射状排列的网状结构　　　　　　　　　　D. 三角形或圆形的低密度影像
E. "H"形影像
【答案】A
【解析】根尖片上牙周膜的正确影像为包绕牙根的连续不断的低密度线条状影像。故本题答案是A。易误选E。

77. 上颌根尖处可显示的下颌骨解剖结构是
A. 髁突　　　　　　　　　B. 喙突　　　　　　　　　　C. 外斜线
D. 下颌切迹　　　　　　　E. 下颌小舌
【答案】B
【解析】上颌后磨牙牙片上可以看到下颌骨喙突。故本题答案是B。易误选E。

78. 下颌横断殆片的用途不包括
A. 下颌体颊舌侧骨质变化　　B. 异物及阻生牙定位　　　　C. 下颌骨骨折颊舌侧移位情况
D. 下颌下腺导管结石　　　　E. 下颌牙邻面龋

【答案】E

【解析】邻面龋应在咬合片上看而不是横断位片。故本题答案是E。易误选C。

79.下列病变中，X线检查无诊断价值的是

A. 中龋　　　　　　　　B. 牙周炎　　　　　　　　C. 牙髓炎
D. 牙内吸收　　　　　　E. 牙骨质增生

【答案】C

【解析】单纯牙髓炎只有临床症状体征，X线没有改变，X线检查无诊断价值。故本题答案是C。易误选E。

(80～83题共用备选答案)

A. 鼻颏位片　　　　　　B. 颏顶位片　　　　　　　C. 许勒位片
D. 铁氏位片　　　　　　E. 矫正许勒位片

80.主要用来观察鼻窦情况，特别是上颌窦影像

81.主要用于颧骨、颧弓病变的检查

82.临床常用于颅底、上颌后部颞下窝病变的检查

83.常用来观察关节病变的影像检查

【答案】A、D、B、C

84.疑有上颌骨骨折时，最常用的X线检查方法是

A. 上颌前部颌片　　　　B. 华特位片　　　　　　　C. 许勒位片
D. 颅底位片　　　　　　E. 曲面体层片

【答案】B

【解析】此题是基本知识题，考查考生对上颌骨骨折诊断X线检查方法的掌握。华特位片主要用来观察鼻窦、眼眶、颧骨和颧弓，亦可观察上颌骨，故上颌骨骨折时了解骨折部位、上颌窦情况以及颧骨和颧弓有无伴发骨折，华特位是最佳选择，其余上颌前部颌片、许勒位片、经咽侧位片、曲面体层片等都不能对上颌骨骨折做出最好的诊断。

口腔修复学

第一单元　口腔检查与修复前准备

1. 义齿修复前，对口腔软组织的处理措施中不包括
   A. 松软牙槽修整　　　　B. 义齿性口炎治疗　　　　C. 黏膜扁平苔藓治疗
   D. 咀嚼肌功能训练　　　E. 唇系带修整

【答案】D

【解析】修复前口腔软组织处理包括：治疗口腔黏膜疾病、唇颊舌系带的修整、瘢痕组织的修整、对松动软组织的修整。

【破题思路】

口腔的一般处理	① 处理急性症状 ② 保证良好的口腔卫生 ③ 拆除不良修复体 ④ 治疗和控制龋病及牙周病
余留牙的保留与拔除	对于牙槽骨吸收达到根2/3以上，牙松动达Ⅲ度者应拔除
口腔软组织处理	① 治疗口腔黏膜疾患 ② 唇、舌系带的修整 ③ 瘢痕组织的修整 ④ 对松动软组织的修整
牙槽骨的处理	消除过大的骨隆突　　骨性隆突修整术 前庭沟加深术　　　　牙槽嵴重建术
修复前的正畸治疗（MTM）	残根缺损达龈下或出现根侧壁穿孔 缺损伴有上前牙间隙时，先将间隙关闭后再修复

2. 恢复𬌗面正常形态的主要意义在于
   A. 美观　　　　　　　　B. 发音　　　　　　　　C. 提高咀嚼功能
   D. 保证食物的正常溢出道　　E. 维持龈组织的正常张力

【答案】C

【解析】恢复𬌗面正常形态有利于对咀嚼功能的恢复，有利于发音功能的正常，保持面部美观等。保证食物的正常溢出道和维持龈组织的正常张力是恢复轴面生理学突度的意义。恢复𬌗面正常形态的主要意义在于提高咀嚼功能。

【破题思路】恢复𬌗面形态的意义
① 维持牙颈部龈组织的张力和正常接触关系：牙颈1/3突度起到扩展牙龈、维持正常龈隙的作用。
② 保证食物正常排溢及食物流对于牙龈的生理刺激作用。
突度过大时，缺少食物刺激使牙龈萎缩。
突度过小时，食物直接冲压在龈沟，引起过强刺激和牙龈附着的破坏，创伤性牙龈炎。
③ 利于修复体的自洁。

3. 牙槽骨修整的最佳时间为拔牙后
   A. 即刻修整　　　　　　B. 1个月　　　　　　　C. 6个月
   D. 3个月　　　　　　　E. 5个月

【答案】B

【解析】牙槽骨修整的最佳时间为拔牙后的1个月，选范围2～3个月。过早修整，去除牙槽骨量较难控制，往往造成去除牙槽骨量过大，牙槽骨吸收量增大等，选B。而答案C、D、E均时间太长，影响患者及时进行义齿修复。

4.颞下颌关节区检查的内容不包括
   A.下颌侧方运动　　　　　　B.外耳道前壁检查　　　　　　C.颞下颌关节活动度的检查
   D.开口度及开口型　　　　　E.𬌗关系检查
   【答案】E
   【解析】颞下颌关节检查内容包括：颞下颌关节活动度检查、关节弹响的检查、外耳道前壁检查、开口度及开口型、下颌侧方运动。颞下颌关节检查属于口外检查项目，𬌗关系检查属口内检查项目。

【破题思路】颞下颌关节区：

项目	内容
咀嚼肌的扪诊	最常用的咀嚼肌，颞肌扪诊
开口度及开口型	开口度是指患者大张口时，上下中切牙切缘之间的距离 正常人的开口度为3.7～4.5cm 正常开口型侧面观下颌向下后方，正面观直向下
下颌侧方运动	下颌最大侧方运动范围约为12mm，前伸最大距离8～10mm
口腔内的检查	
口腔一般情况	牙周检查　　　　　　　　牙列检查
𬌗关系检查 ① 正中颌位的检查 ② 息止颌位的检查 ③ 𬌗干扰检查	缺牙区情况　　　　　　无牙颌口腔专项检查 　　　　　　　　　　　四级：高，刃，小平，凹

5.下列哪项不是𬌗关系检查的内容
   A.上下颌牙列中线是否一致　　B.上下第一磨牙是否为中性𬌗关系　　C.息止颌位的检查
   D.牙列检查　　　　　　　　　E.𬌗干扰检查
   【答案】D
   【解析】𬌗关系检查包括：
   ① 正中颌位的检查。上下第一磨牙是否为中性关系，上下牙列中线是否一致，前牙覆𬌗覆盖是否在正常范围内，左右侧𬌗平面是否匀称上下牙列是否有广泛的𬌗接触关系。
   ② 息止颌位的检查。比较息止颌位与正中颌位，下牙列中线是否有变化，颌间隙的大小有无异常。
   ③ 𬌗干扰检查。
   ④ 牙列检查是口腔内检查的一部分，不包括在𬌗关系检查内。

6.上颌侧切牙牙冠缺损，在初诊时无须问诊的内容为
   A.就诊主要原因　　　　　　B.是否影响进食　　　　　　C.缺损原因
   D.已接受过的治疗　　　　　E.有无不适症状
   【答案】B
   【解析】上颌前牙冠折需要了解的内容包括：
   ① 主诉。患者就诊的主要原因和迫切要求解决的主要问题。
   ② 现病史。一般包括主诉，疾病开始发病的时间、原因、发展进程和曾经接受过的检查和治疗。
   ③ 既往史。系统病史和口腔专科病史。
   ④ 家族史。

【破题思路】此题属于理解型题目，题眼是"问诊"。

7.关于修复前外科处理的内容下列哪项是错误的
   A.重度伸长牙的处理　　　　B.骨性隆突修整术　　　　　C.前庭沟加深术
   D.牙槽嵴重建术　　　　　　E.牙槽嵴修整术
   【答案】A

【解析】修复前外科处理内容唇舌系带的矫正术，瘢痕或松动软组织的切除修整术，牙槽嵴修整术，骨性隆突修整术，前庭沟加深术，牙槽嵴重建术。而重度伸长牙的处理是咬合调整与选磨中的一项。

8. 修复开始前需要进行的口腔检查除外
   A. 口腔外部检查　　　　　　B. 口腔内的检查　　　　　　C. X线检查
   D. 制取模型检查　　　　　　E. 细菌培养
   【答案】E
   【解析】口腔修复前需要做的临床一般检查包括口内及口外检查，X线检查，模型检查，咀嚼功能检查几个方面。

9. 修复前口腔的一般处理不包括
   A. 拆除不良修复体　　　　　B. 处理急症　　　　　　　　C. 治疗和控制龋病和牙周病
   D. 拔除松动牙（吸收达到2/3）　E. 保持良好的口腔卫生
   【答案】D
   【解析】口腔的一般处理：处理急性症状、保证良好的口腔卫生、拆除不良修复体、治疗和控制龋病及牙周病，不包含拔出松动牙，拔牙属于特殊处理。余牙留处理。

10. 当牙列缺失患者张口至正常开口度时，舌前部边缘的正常位置是
    A. 牙槽嵴顶内部　　　　　　B. 牙槽嵴顶以外　　　　　　C. 牙槽嵴顶
    D. 口腔底后部　　　　　　　E. 口腔底前部
    【答案】C

11. 患者，男，29岁。左上颌中切牙冠2/5缺损，已露髓，相应的检查和治疗过程不包括
    A. 前牙区牙片　　　　　　　B. 患牙根管治疗　　　　　　C. 根充后观察1～2周
    D. 患牙桩核冠修复　　　　　E. 盖髓后直接树脂充填
    【答案】E
    【解析】该牙牙冠2/5缺损，已达牙本质，且已露髓，炎症进展快且固位不佳，加之病因不明，不能进行盖髓后树脂修复，应先拍前牙区牙片，诊断病变情况，进行根管治疗后观察临床无症状后行桩核冠修复。

12. 患者上颌前牙因外伤折断就医。查：右上颌中切牙横向折断，断面位于牙槽嵴根面上方，唇侧龈下2mm，根稳固，X线片显示根管治疗完善。余正常。在修复前还需做的适当处理是
    A. 洁治　　　　　　　　　　B. 刮治　　　　　　　　　　C. 龈切除
    D. 拍咬合片　　　　　　　　E. 牙槽骨修整
    【答案】C
    【解析】断面位于牙槽嵴根面上方，唇侧龈下2mm，根稳固，X线片显示根管治疗完善。患牙牙根条件尚可，要修复需形成牙本质肩领，不侵犯生物学宽度，故可采取龈切术，其他选项都不符合题目。

【破题思路】牙本质肩领高度≥1.5mm，厚度≥1mm。

13. 某男，25岁，右上5邻𬌗嵌体修复后三个月后，出现夜间阵发性自发性疼痛，冷热刺激痛明显，最可能的原因是
    A. 急性根尖炎　　　　　　　B. 牙周病　　　　　　　　　C. 牙龈炎
    D. 嵌体咬合过高　　　　　　E. 急性牙髓炎
    【答案】E
    【解析】夜间痛，阵发性疼痛，冷热刺激痛均为急性牙髓炎症状，故E正确。急性根尖炎一般咬合痛剧烈；牙周病的病程长，伴有牙龈出血、牙石、牙周袋，X线可见附着丧失牙槽骨吸收，严重者出现牙齿松动溢脓；牙龈炎一般表现为牙龈出血，牙龈红肿，无附着丧失和骨吸收；嵌体咬合过高，有咬合高点，咬合时在固定位置咬合疼痛。A、B、C、D均不会出现夜间痛、冷热刺激痛的症状。

14. 患者，男性，45岁，8重度伸长，无对颌牙，上颌对应位置牙龈红肿，可见咬合印记。合理的处理方式是
    A. 8截冠后，上颌活动义齿修复8　　　　　　B. 8𬌗面调磨
    C. 8全冠修复　　　　　　　　　　　　　　　D. 8根管治疗后截冠
    E. 拔除8
    【答案】E
    【解析】8重度伸长，无对颌牙，而且对应位置有红肿和印记，故可拔除8，已无保留价值。A、B、C、D均不是最佳处理方式。

(15～19题共用备选答案)
A. 1周　　　　　　　　B. 1个月　　　　　　　　C. 3个月
D. 3～4个月　　　　　E. 5～6个月
15. 固定修复的最佳时机是拔牙后
16. 前牙外伤牙折伴牙周膜撕裂伤，根管治疗后至开始桩冠修复至少需
17. 活动修复应在拔牙后多久进行
18. 上颌种植修复的最佳时间是拔牙后
19. 下颌种植修复需拔牙后多久进行
【答案】C、A、C、E、D

20. 下列疾病对口腔功能影响大的是
A. 牙体缺损　　　　　B. 牙列缺失　　　　　C. 上颌牙列缺失
D. 下颌牙列缺失　　　E. 颞下颌关节紊乱
【答案】B
【解析】牙列缺失会严重影响牙齿原有的咀嚼、美观、辅助发音、生理刺激等功能，也会对患者身心带来很大影响。

【破题思路】牙列缺失的病因及影响。

病因	龋病和牙周病（主要） 老年人生理退行性改变 不良修复体 全身疾患 外伤
影响	前牙：发音、面容改变 后牙：咀嚼功能 对牙槽嵴、口腔黏膜、颞下颌关节、咀嚼肌及神经系统的有害改变

21. 使用水胶体弹性印模材料取印模后，强调要及时灌注，其目的是
A. 有利于模型材料的注入　　　B. 避免印模的体积收缩　　　C. 有利于脱模
D. 可使模型表面光洁　　　　　E. 减少模型的膨胀
【答案】B
【解析】目前临床上最常用的是藻酸盐印模材料，它的优点是操作简便，有弹性，由倒凹取出时不变形，但其缺点是失水收缩，吸水膨胀，体积不太稳定，在印模从口中取出后，应及时灌注模型。

22. 对于先天无牙患者，在了解病史时应进一步询问患者
A. 营养饮食情况　　　B. 全身健康条件　　　C. 是否曾患慢性消耗性疾病
D. 家族史　　　　　　E. 是否曾患过感染性疾病
【答案】D
【解析】先天无牙为遗传性疾病，遗传方式。故询问病史时应进一步了解家族史。

23. 下列不会影响面部外形的对称性的是
A. 偏侧咀嚼　　　　　B. 牙列缺失　　　　　C. 后牙早失
D. 牙列缺损　　　　　E. 单个牙牙体缺损
【答案】E
【解析】单个牙牙体缺失会造成口腔咀嚼功能的影响，但不能造成颌面部外形的影响。偏侧咀嚼、牙列缺失、后牙早失、牙列缺损都会影响面部外形对称。

【破题思路】颌面部检查

项目	内容
面部比例	各部分比例是否协调对称、有无颌畸形、面下1/3的高度是否协调
口唇	口唇的突度及外形，笑线高低，上下前牙位置与口唇的关系

24. 义齿重衬前要检查的内容不包括
A. 人工牙的材质
B. 正中关系是否正确
C. 非正中关系是否正确
D. 有无𬌗干扰
E. 有无压痛和黏膜溃疡
【答案】A
【解析】义齿重衬前要检查的内容包括咬合关系以及𬌗干扰、有无压痛和黏膜溃疡。但是不包括人工牙的材质。

> 【破题思路】义齿支持组织的修整：因旧义齿基托不密合，患者的牙槽嵴黏膜组织有损伤或黏膜萎缩，可采取以下的方法使支持组织得到休息和功能性锻炼。
> ① 旧义齿基托组织面用暂时性软衬材料或组织调整材料进行重衬，基托伸展不足的可适当扩大伸展范围，使变形、损伤的支持组织恢复正常的形态。旧义齿基托边缘过度伸展或组织面压迫的部位应进行磨改和缓冲。
> ② 在取印模前 48～72h 开始停戴旧义齿，使取印模时黏膜组织能恢复正常的形态和厚度。
> ③ 在取印模前的一段时间内，每天用手指或牙刷有规律地按摩承托区黏膜，使黏膜受到功能性刺激。对于旧义齿承托区黏膜存在红肿、溃疡，无法通过旧义齿调改和重衬等方法使之恢复者，也可以让患者停戴旧义齿 1 周左右，以使黏膜恢复正常。

25. 患牙 X 线片示根充完好，根尖有阴影；同时患牙有瘘管，那么进行桩冠修复的时机一般是
A. 根充后 3～5 天
B. 根充后 1 周
C. 根充后 2 周
D. 瘘管愈合，无临床症状后
E. 根尖阴影消失后
【答案】D
【解析】根充完好，根尖有阴影，同时患牙有瘘管，进行桩冠修复的时机应该是瘘管愈合，无临床症状后。

26. 关于口腔检查的顺序，以下错误的是
A. 先整体后局部
B. 先内后外
C. 先一般后特殊
D. 先上后下
E. 先左后右
【答案】B
【解析】口腔检查的顺序先整体后局部、先一般后特殊、先外后内、先上后下、先左后右。

27. 修复前的准备包括
A. 余留牙的保留与拔出（松动牙、残根、根分叉病变）
B. 口腔软组织处理（系带、瘢痕和松软软组织）
C. 牙槽骨的处理（骨尖、骨隆突）
D. 修复前的正畸治疗
E. 以上全是
【答案】E

28. X 线牙片的检查可确定
A. 牙根及牙周支持组织的健康情况
B. 全口牙列牙槽骨支持组织的情况
C. 颞下颌关节的情况
D. 髁突关节凹的情况
E. 下颌骨的情况
【答案】A
【解析】X 线牙片一般都为根尖片，范围较小，一般仅能拍摄到 2～3 颗牙。B、C、D、E 均不能仅通过牙片来确定检查情况。

> 【破题思路】影像学检查：
> X 线检查是诊断口腔颌面部疾病的一种重要的常规检查方法。
>
> | 影像学检查 | 检查内容 |
> | --- | --- |
> | 常规 X 线根尖片 | 牙根及牙周支持组织；牙根的数目、形态及长度；有无根折、根管充填；牙邻面、牙颈部、牙根的隐匿龋 |
> | 曲面体层 X 线片 | 是否有残根存留，有无第三磨牙埋伏阻生 |

续表

影像学检查	检查内容
颞下颌关节X线侧位片	了解关节凹、髁突的外形以及髁突与关节凹的位置关系
头颅定位片	分析颅、面、颌、牙的形态、位置及其相互间的变化关系
锥形束CT（CBCT）	用于种植修复、颞下颌关节病、牙体牙髓病、颌面外科 具有高分辨率、空间定位准确、辐射剂量小、投照时间短等优点

第二单元 牙体缺损

1. 男，50岁，左下1为桩冠修复。戴用1年发生桩冠折断，最可能的原因是根桩
 A. 长度不够 B. 过细 C. 松动
 D. 与根管壁不密合 E. 锥度过小
【答案】B
【解析】戴用1年发生桩冠折断，最可能的原因是根桩过细。下前牙根管细窄，一般容易预备不足导致桩过细。

2. 男，40岁。左下第一恒磨牙全冠固位三天后出现疼痛，其可能的原因是，除了
 A. 牙体预备时的热刺激 B. 消毒剂刺激 C. 粘固剂刺激
 D. 继发龋 E. 咬合早接触
【答案】D
【解析】全冠固位三天后，短时间疼痛，选项D是错误的，继发龋引起疼痛需要长时间。

【破题思路】修复体使用之后出现过敏性疼痛——一段时间后出现的疼痛。
（1）继发性龋 多由于牙体预备时龋坏组织未去净或未做预防性扩展。
（2）牙龈退缩 修复时牙龈有炎症、水肿或粘固后牙龈萎缩等，均造成牙本质暴露，引起激发性疼痛。
（3）粘固剂脱落或溶解 修复体不密合、松动，粘固剂或粘固操作不良，粘固剂溶解、脱落、失去封闭作用，导致修复体松动对牙本质机械刺激或继发龋形成。

3. 与金瓷冠相比，以下哪项不属于全瓷冠的缺点
 A. 为满足其强度要求和防止折裂，全瓷冠预备时邻面、舌面磨出量比全瓷冠相对较多
 B. 与金属边缘相比其边缘强度略强
 C. 可能引起对颌牙的磨损
 D. 透光性好的全瓷材料受基牙的底色影响
 E. 高强度的全瓷材料的基底核瓷与饰瓷之间的结合能力有限
【答案】B
【解析】与金瓷冠相比，全瓷边缘与金属边缘相比其边缘强度略差。

4. 与正常牙冠轴面突度的生理意义无关的是
 A. 维持牙颈部龈组织的张力 B. 维持牙弓形态，分散𬌗力 C. 保证食物正常排溢
 D. 保证食物流对牙龈的生理刺激 E. 有利于提高自洁作用
【答案】B

【破题思路】邻面的作用为维持牙弓形态，分散𬌗力。

5. 预备嵌体洞缘斜面的目的中不包括
 A. 增加嵌体的边缘密合性 B. 增强嵌体的耐摩擦性 C. 减少微渗漏
 D. 预防釉质折断 E. 增加嵌体与边缘的封闭作用
【答案】B
【解析】预备嵌体洞缘斜面的目的中不包括增强嵌体的耐摩擦性。嵌体洞斜面的作用：增加边缘密合性，减少微漏，消除无支持的牙釉质边缘，防止釉质折裂。嵌体的耐摩擦性与材料的选择有关。

【破题思路】金属嵌体的牙体预备基本要求
无倒凹：𬌗面外展2°~5°
有斜面：位置 釉质内预备出45°斜面，宽度0.5~1mm
 目的 去除洞缘无基釉，预防釉质折断
增加嵌体的洞缘密合性与封闭作用，防止粘固剂被唾液溶解，减少微渗漏的发生。但洞缘斜面不能过大。斜面一般起于釉质层的1/2处

6. 与人造冠完全就位标志无关的是
A. 咬合基本良好　　　　B. 无翘动　　　　C. 牙龈缘密合
D. 有一定的固位力　　　E. 接触点松紧度适当
【答案】E
【解析】接触点的松紧度属于影响冠就位的因素，故与人造冠完全就位标志无关的是E。

【破题思路】冠就位的标志：
① 冠的龈边缘到达设计的位置，冠边缘密合用探针检查，无明显缝隙。
② 制备良好的人造冠就位后，咬合应基本合适，或稍加修整即合适。
③ 人造冠在患牙上就位后稳定无翘动现象。

7. 牙体修复预备过程中适当的预防性扩展的主要目的是
A. 自洁和防止继发龋　　B. 提供良好的固位形和抗力形　　C. 去除龋坏牙体组织
D. 增进修复体的美学效果　　E. 促进牙周组织的健康
【答案】A
【解析】牙体修复预备过程中适当的预防性扩展的主要目的是自洁和防止继发龋。预防性扩展的主要目的是消除深窝沟，将边缘线放在自洁区，从而利于自洁和防止继发龋。

8. 牙体缺损的定义是
A. 牙体组织龋损　　　　B. 接触点丧失　　　　C. 牙体硬组织破损
D. 牙体组织磨耗　　　　E. 牙冠隐裂
【答案】C
【解析】牙体缺损的定义是牙体硬组织破损。牙体缺损是牙体硬组织的破损，龋、磨耗、隐裂都是牙体缺损之一。

9. 下列何种修复方法不属于牙体缺损的修复
A. 嵌体　　　　　　　　B. 金属全冠　　　　C. 套筒冠
D. 甲冠　　　　　　　　E. 部分冠
【答案】C
【解析】根据修复体的制造工艺、修复体所用的材料类型、修复体的结构特点，可将牙体缺损修复分为下列类型：嵌体、3/4冠、7/8冠、全冠、桩核冠、贴面。全冠包括金属全冠、塑料全冠（甲冠）、全瓷冠、烤瓷熔附金属全冠。

【破题思路】嵌体：嵌入牙冠内的修复体。部分冠：覆盖部分牙冠表面的修复体。3/4冠：没有覆盖前牙唇面或后牙颊面的部分冠修复体。全冠：覆盖全部牙冠表面的修复体。金属树脂混合全冠：在金属基底上覆盖树脂牙面的混合全冠。桩核冠：是在残冠或残根上利用插入根管内的桩固位，形成金属桩核或树脂核，然后再制作全冠的修复体 CAD/CAM 冠。

10. 可作3/4冠修复的情况是
A. 切缘有较小的缺损　　B. 邻面有较大的缺损　　C. 舌面有广泛龋
D. 扭转前牙　　　　　　E. 死髓牙
【答案】A
【解析】从3/4冠修复的禁忌证判断：3/4冠的轴沟即邻面沟，对固位有重要意义，凡舌面严重缺损及邻面无法预备出具有足够抗力形和固位形，牙髓病根尖病未彻底治愈者不能做3/4冠修复。另外扭转前牙行3/4冠修复美观效果差，所以B、C、D、E均属于上述3/4冠禁忌证，只有答案A不包括在内。

【破题思路】部分冠的适应证：
① 有牙体缺损需修复但又非嵌体适应证时。
② 患牙有某一面是完整的（多为唇颊面），且保留该面不影响修复体的固位与抗力。
③ 牙冠各部位的径较大，尤其唇舌径大且龋坏率低者。
④ 当部分冠作为固定桥的固位体时，只用于间隙较小的三单位桥。

⑤某些倾斜基牙固定桥修复的固位体。
部分冠的禁忌证：不符合以上情况者为禁忌证。

11. 一患者上中切牙因冠折1/4（未露髓），行金属烤瓷冠修复，但粘固已一个多月，自诉遇冷热刺激后疼痛明显，其原因最可能是
A. 创伤性咬合 B. 根尖周炎 C. 牙髓炎
D. 牙周炎 E. 牙本质过敏
【答案】C
【解析】患者上中切牙因冠折1/4（未露髓），行金属烤瓷冠修复。这一修复过程中，由于牙体预备时的损伤粘固时，消毒药物的刺激、戴冠时的机械刺激，以及粘固剂中的游离酸刺激，会引起患牙牙本质过敏症，出现短时疼痛，但此种疼痛数日内可自行消失，所以，不能选答案E。若粘固已一个多月，自诉遇冷热刺激的疼痛明显，说明牙髓受激惹严重，或已发展为牙髓炎，应选C。

【破题思路】修复体粘固后过敏性疼痛原因——短期内出现的疼痛。
① 若患牙为活髓，经过牙体切割后，暴露的牙本质遇冷、热刺激会出现牙本质过敏现象。
② 若牙体预备时损伤大，术后未采取保护措施，牙髓常常充血处于激惹状态。
③ 粘固时，消毒药物刺激、戴冠时的机械刺激、冷刺激加上粘固剂中的游离酸刺激，会引起患牙短时疼痛。待粘固剂充分结固后，疼痛一般可自行消失。由于粘固剂为热、电的不良导体，在口内对患牙起到保护作用，遇冷热不再出现疼痛。
④ 若粘固后牙长时间持续疼痛，说明牙髓受激惹严重，或可发展为牙髓炎。

12. 活髓牙修复体粘固后患牙长时间自发性持续疼痛，最可能
A. 已发展为牙髓炎 B. 存在牙龈炎或牙周炎 C. 已发展为根尖周炎
D. 牙本质过敏 E. 已有继发龋，但未发展为牙髓炎
【答案】A
【解析】当患牙为活髓牙进行修复，修复体在粘固时，由于消毒药物的刺激、戴冠过程中的机械刺激、冷刺激及粘固剂中游离酸刺激，可能会引起被修复的牙的暂时性疼痛，一般粘固后或数小时后疼痛可自行消失。若粘固后牙齿长时间持续疼痛，说明牙髓受激惹严重，造成牙髓炎的发生，由此应选A。B的典型症状是牙龈出血牙齿松动；C牙齿多为叩痛明显；D牙齿多为遇冷热刺激疼，无持续性疼痛；E继发龋无自发性疼痛。

【破题思路】自发性疼痛原因：
① 其常见原因为牙髓炎、金属微电流刺激和根尖炎或牙周炎。
② 牙体切割过多，粘固前未戴暂时冠做牙髓安抚治疗，牙髓受刺激由充血发展为牙髓炎。
③ 修复体戴用一段时间后出现的自发性疼痛，多见于继发龋引起的牙髓炎。
④ 由于修复前根管治疗不完善，根尖周炎未完全控制。
⑤ 根管侧壁钻穿未完全消除炎症。
⑥ 咬合创伤引起的牙周炎。

13. 以下不属于全瓷冠的适应证的是
A. 前牙切角、切缘缺损 B. 死髓牙
C. 扭转牙 D. 金属过敏
E. 牙体缺损较大，全瓷修复体局部厚度大于2mm
【答案】E
【解析】牙体缺损较大，全瓷修复体局部厚度大于2mm时应尽量避免直接单独使用，需要桩核或其他方法恢复后方可进行。

14. 基牙形态正常，固位力最大的固位体是
A. 嵌体 B. 全冠 C. 根内固位体
D. 部分冠 E. 桩核冠
【答案】B

【解析】所有固位体中，全冠的固位力最大。

【破题思路】所有固位体中，嵌体的固位力最小。修复体的主要固位力有自摩擦力、粘结力、约束力。

15. 基牙牙冠与固定义齿功能直接有关的是
A. 支持力 B. 连接强度 C. 固位力
D. 稳定性 E. 舒适度
【答案】C
【解析】基牙牙冠与固定义齿功能直接有关的是固位力。支持力取决于牙根；连接强度取决于连接体；固位力取决于牙冠临床冠高度、横截面直径、预备体的聚合度和辅助固位形。

16. 关于铸造3/4冠牙体预备的说法中，不正确的是
A. 消除邻面倒凹 B. 切缘预备使修复体在前伸𬌗时无干扰
C. 邻沟的主要作用是防止修复体舌向脱位 D. 𬌗沟预备是为了防止修复体𬌗向脱位
E. 切沟预备可增强固位作用
【答案】D
【解析】𬌗面沟的预备是为了形成边缘的增力环，抵抗舌向脱位。

17. 金属烤瓷冠唇面龈边缘肩台宽度一般为
A. 0.5mm B. 1.0mm C. 1.8mm
D. 1.5mm E. 2.0mm
【答案】B
【解析】肩台宽度过窄，美观和强度均差；肩台宽度过宽，牙体预备量过大，甚至可能影响预备体抗力。为了获得良好的美观和足够的强度，金属烤瓷冠唇面龈边缘一般为1mm肩台。

【破题思路】烤瓷熔附金属全冠颈缘预备要求：
① 舌侧或邻面颈部如以金属为冠边缘者，颈缘可预备成羽状、凹槽形或直角斜面形。
② 唇颊侧或全冠边缘为烤瓷者，应将牙体颈部预备成直角或深凹面，以保证颈缘瓷的强度和美观。采用龈下边缘者，肩台位于龈缘下0.5mm。
③ 唇颊侧肩台宽度一般为1.0mm。若预备不足，要么颈部瓷层太薄，出现金属色或透明度降低，冠边缘的强度下降；要么为了保证强度而增加边缘突度，致使颈部外形与牙颈部不一致，冠颈部形成肿胀外观。若预备过多，可能会引起牙髓损害，因为颈部髓腔壁厚度一般为1.7～3.0mm。舌侧金属边缘处肩台宽度0.5mm。

18. 全冠龈上边缘的缺点是
A. 容易造成菌斑附着 B. 边缘不易密合 C. 易产生继发龋
D. 在前牙区不美观 E. 易形成肩台
【答案】D
【解析】龈上边缘位于牙龈缘以上，牙体预备容易，不易损伤牙龈，容易保证修复体边缘的密合性，因此不易附着菌斑，不易发生继发龋。但是前牙的金属烤瓷冠的唇侧如果选择龈上边缘容易暴露基底冠金属，影响美观。与题意相符的只有选项D。修复体边缘的位置可分为龈上边缘、平龈边缘和龈下边缘三类。

【破题思路】龈上、龈下边缘优缺点：

	优点
龈上边缘	① 边缘的牙体预备时不易损伤牙龈 ② 印模制取方便，不用排龈 ③ 有利于牙周健康 ④ 容易检查边缘的密合度等 缺点：前牙区不美观

250

龈下边缘	优点： ① 美观 ② 固位好 缺点： ① 备牙时易损伤牙龈 ② 取印模需要排龈 ③ 不易检查边缘的密合度 ④ 容易造成牙龈的炎症和牙龈退缩

19. 树脂类粘固剂的优点不包括
A. 难溶于唾液　　　　　　　B. 粘接力强　　　　　　　C. 牙髓刺激小
D. 可与牙本质粘接　　　　　E. 可与金属粘接
【答案】C
【解析】树脂粘固剂粘接强度比传统粘固剂高，不溶于水，用于全冠粘固时冠边缘残留的粘固剂不易清除，容易刺激牙龈和牙髓，龈下冠边缘者不宜使用。

【破题思路】各种粘固剂的优缺点：
① 磷酸锌粘固剂：粘固粉对牙髓刺激较大，是电、热的不良导体，对牙体和金属材料的粘接力较低。
② 聚羧酸粘固剂：对牙髓刺激作用小，粘接力较高。
③ 树脂类粘固剂：其粘接力强，不溶于水，封闭性好，但应注意冠边缘残余粘固剂刺激龈组织的问题。

20. 以下关于粘接力的说法哪项是错误的
A. 与技术操作有关　　　　　B. 与粘固剂稠度成正比　　　C. 与粘固剂厚度成反比
D. 与粘接面积成正比　　　　E. 与粘固剂性能有关
【答案】B
【解析】粘接力与粘接面积成正比，与粘固剂的厚度成反比，粘接面适当粗糙可增强粘接力，粘接面应清洁干燥没有水分、油质、唾液等异物。操作因素粘固剂的稠度应适当。粘接力还与粘固剂的理化性能有关。因此选B。

【破题思路】影响粘接力大小的因素（熟记关系）：
① 粘接力与粘接面积成正比，在同样情况下，粘接面积大，粘接力就强。
② 粘接力与粘固剂的厚度成反比。粘固剂越厚，收缩性越大，则抗折断力弱，粘接力小。粘固剂薄，抗折断力则强，粘接力就大。因此，应要求粘接面尽量密合。
③ 粘固剂的稠度应适当，过稀过稠都影响粘接力。
④ 修复体或制备牙的粘接面上有水分、氧化物、油质唾液等异物，都会影响粘接力。

21. 对于牙冠形态正常的基牙，固位力最大的固位形式是
A. 邻𬌗嵌体　　　　　　　　B. 邻切嵌体　　　　　　　C. 核桩冠
D. 部分冠　　　　　　　　　E. 全冠
【答案】E
【解析】固位力最大的为全冠。固位力最小的为嵌体。

22. 以下对烤瓷Ni-Cr合金描述正确的是
A. 属高熔合金，熔点约为1060℃　　　　　B. 属低熔合金，熔点约为870℃
C. 属高熔合金，熔点约为1320℃　　　　　D. 属中熔合金，熔点约为1060℃
E. 属中熔合金，熔点约为1320℃
【答案】C
【解析】此题考核镍铬合金的理化性质，属于记忆类知识点，镍铬合金属于高熔合金。

【破题思路】铸造金属合金按照熔化温度分为三类：高熔铸造合金（1100℃以上）、中熔铸造合金（500～1100℃）、低熔铸造合金（300～500℃）。钴铬合金和镍铬合金具有熔点高、高硬度和良好的抗腐蚀能力。

23. 暂时冠的作用不是
A. 避免牙髓再度受刺激　　B. 保持患牙的牙位　　C. 避免𬌗面磨损
D. 保持近远中间隙　　E. 为戴冠提供便利
【答案】C
【解析】牙体制备完成后，𬌗面与对𬌗有一定距离，因此暂时冠不能避免𬌗面磨损，但可以防止对颌牙伸长而减小或丧失𬌗面修复间隙。

【破题思路】暂时冠的作用：①保护牙髓。②保护牙周组织，保持自洁。③维持修复间隙。④恢复功能。⑤诊断作用。

24. 𬌗面嵌体洞形轴壁向𬌗方外展的角度应为
A. 0°～1°　　B. 2°～5°　　C. 6°～9°
D. 10°～13°　　E. 14°～17°
【答案】B
【解析】所有牙体预备外展或内聚角度都是2°～5°。

25. 牙体缺损修复中增强修复体抗力型的措施不包括
A. 避免应力集中　　B. 增大牙尖斜度　　C. 选用密度高的材料
D. 金瓷衔接区远离咬合接触点　　E. 充足的修复空间
【答案】B
【解析】牙尖斜度过大会使修复体受力过大，故此题增强修复体抗力型的措施不包括B。

【破题思路】修复应合乎抗力形与固位形的要求

抗力形	患牙抗力：避免薄壁弱尖，降低高尖陡坡，修整尖锐的边缘嵴及轴面角
	采用辅助增强措施，如采用钉、桩加固后充填，或做成桩核结构
	修复体抗力：①优质材料；②修复空间足够；③金瓷结合避开咬合接触区
固位形	环抱、面、洞、沟等几何形状

26. 钉洞固位形一般不设在
A. 死髓牙的𬌗面　　B. 后牙牙尖处　　C. 后牙牙尖之间的沟窝处
D. 前牙舌面的切嵴与近远中边缘嵴的交界处　　E. 前牙舌面窝近舌隆突处
【答案】B
【解析】钉洞位置在患牙面接近釉本质界的牙本质内，这个部位远离牙髓，也不易造成牙釉质折裂，前牙一般置于舌面窝的深处和舌面切缘嵴与近远中边缘嵴交界处，所以D、E正确。后牙一般置于牙尖之间的窝沟处，所以C正确，B错误。而死髓牙不考虑牙髓保护的问题，所以可以置于𬌗面。

【破题思路】高嵌体的固位主要靠钉洞固位。在𬌗面作牙体预备时，如𬌗面与对颌牙有接触关系，应沿面外形均匀降低患牙面，预备出至少1.0mm的间隙。如𬌗面已是低𬌗，磨除常采用4个钉洞固位，如有局部缺损，也用小箱状固位形。钉洞分散于近远中窝及颊舌沟内，深度超过釉牙本质界，一般深为2mm，直径为1mm。

27. 金属-烤瓷结合中，最重要的结合力是
A. 机械结合　　B. 范德华力　　C. 倒凹固位
D. 化学结合　　E. 压力结合
【答案】D
【解析】金-瓷结合中最重要最关键的就是化学结合。

【破题思路】金-瓷结合机制

化学结合：52.5%，最主要、最关键

机械结合：22%，提供机械锁结，增加表面积及瓷粉对烤瓷合金的湿润性

压缩结合：25.5%，又称对应压力结合，烤瓷合金热膨胀系数必须略大于瓷的热膨胀系数，烤瓷合金熔点必须远大于瓷的熔点（170～270℃）

范德华力：3%，可能是引发金瓷化学结合的启动因素

28. 制备嵌体窝洞时，与修复体边缘封闭直接有关的是
   A. 洞斜面　　　　　　　　B. 边缘嵴　　　　　　　　C. 轴面角
   D. 洞的线角　　　　　　　E. 洞的深度

【答案】A

【解析】嵌体洞形预备应预备洞缘斜面，多数情况下应该在洞缘处预备45°洞缘短斜面。一是去除无足够支持的釉质边缘防止折裂，由嵌体合金形成相应的斜面边缘覆盖预备出的洞缘斜面，合金的强度较高，边缘虽薄而不会折裂。二是边缘选择性地避开接触1mm。三是防止粘固剂被唾液溶解，减少微渗漏发生。

29. 与粘接力大小无关的因素是
   A. 粘接材料的种类　　　　B. 粘接面积的大小　　　　C. 窝洞底平，点线面清楚
   D. 被粘固面的清洁度　　　E. 粘固剂的调和比例

【答案】C

【解析】粘固剂和被黏物表面之间通过界面互相吸引并产生连续作用的力，称为粘接力。与粘接力大小有关的因素包括粘接材料的种类、粘接面积的大小、被粘固面的清洁度、粘固剂的调和比例，A、B、D、E正确。C选项窝洞底平，点线面清楚是与固位力有关的因素。故此题与粘接力大小无关的是C。

30. 以下哪项不是影响全冠就位的原因
   A. 预备体有倒凹　　　　　B. 蜡型变形　　　　　　　C. 铸造收缩
   D. 全冠过短　　　　　　　E. 邻接过紧

【答案】D

【解析】阻碍冠就位的因素：倒凹，过锐的点角或线角，模型损伤，铸造缺陷，邻接过紧，牙龈阻挡，印模模型变形，熔模蠕变变形，铸造收缩，人造冠边缘过长等。但是全冠的长短不是影响其就位的原因。

【破题思路】冠就位的标志和影响冠就位的因素需要区别记忆。

31. 为增加粘接力，粘接之前预备体表面需作处理，除了
   A. 涂分离剂　　　　　　　B. 干燥　　　　　　　　　C. 酸蚀
   D. 清洁　　　　　　　　　E. 去油污

【答案】A

【解析】增加粘接力方法：粘接面保持清洁干燥，没有水分、油质、唾液等异物，因此需酸蚀、清洁、干燥、去油污等，A选项涂分离剂是使修复体与预备的牙体之间分离而不粘接。

32. 桩冠修复时，一般要求根尖部保留多少长度的根充材料
   A. 不用保留　　　　　　　B. >3mm　　　　　　　　C. >4mm
   D. >5mm　　　　　　　　 E. >7mm

【答案】D

【解析】桩的长度对桩核冠的修复十分重要，但注意桩长的同时也不能忽略根尖封闭区。为此，必须保留一定长度的根充材料隔绝口腔与根尖周，需至少5mm或3～5mm的根充材料，以保证根尖封闭。

【破题思路】桩核冠的固位形与抗力形要求：
（1）桩的长度　为确保牙髓治疗效果和预防根折，一般要求根尖部保留4mm的充填材料，桩的长度为根长的2/3～3/4。对于根比较短的情况，应保证让桩的长度大于等于临床冠的长度，并且保证桩处于牙槽骨内的长度大于根在牙槽骨内的总长度的1/2。
（2）桩的直径　理想的桩直径应为根径的1/4～1/3。

（3）桩的形态　理想的桩外形：①应是与牙根外形一致的一个近似圆锥体；②从根管口到根尖逐渐缩小呈锥形；③各部横径都不超过根径的1/3，与根部外形一致；④与根管壁密合。

33. 金属全冠修复体龈边缘预备形式是
A. 刃状　　　　　　　　　　B. 凹面　　　　　　　　　　C. 90°肩台
D. 90°肩台 + 斜面　　　　　E. 以上均可
【答案】B
【解析】铸造金属全冠牙体预备边缘形式最常见的为带浅凹形肩台。刃状肩台冠边缘强度弱，外形一致差。90°肩台为全瓷冠边缘形式，90°肩台 + 斜面与牙体预备较难，牙体切割多。

【破题思路】各种边缘设计的优缺点

材料	肩台	应用	优点	缺点
金属	刃状	舌倾的下颌磨牙	保存牙体组织多	边缘位置难确定
	斜面	部分冠颊舌面、嵌体	防止产生无基釉	限于金属材料
	凹形（无角肩台）	金属全冠、部分冠、烤瓷舌侧	边缘清晰，厚度合适，容易控制掌握	可能形成无基釉边缘
瓷	深凹	烤瓷唇侧、全瓷	边缘清晰，强度较好	可能形成无基釉边缘
	直角	烤瓷唇侧、全瓷	边缘强度好	磨牙多
	直角 + 斜面	后牙烤瓷颊侧	有足够的厚度，并可消除无基釉	磨牙多且向根端延伸

34. 为增加金合金瓷金结合力，除了
A. 喷砂　　　　　　　　　　B. 预氧化　　　　　　　　　C. 超声清洗
D. 除气　　　　　　　　　　E. 电解蚀刻
【答案】E
【解析】喷砂增大了金瓷结合的机械结合力；预氧化提供了金瓷结合的化学结合力；超声清洗去除了金属表面的污染，除气减少了基质内含有的气泡，增大了金瓷结合界面的润湿性，从而增大了与瓷的结合。而电解蚀刻不能增加金瓷结合。

35. 以下哪种情况适宜做全瓷覆盖
A. 深覆𬌗，覆盖小　　　　　B. 覆𬌗覆盖正常　　　　　　C. 𬌗力较大的前牙
D. 固定桥的固位体　　　　　E. 浅覆𬌗，覆盖小
【答案】B
【解析】A、C、D、E适合部分瓷覆盖，设计时需要避开咬合功能区。全瓷覆盖适合咬合关系正常的情况。

【破题思路】全瓷覆盖：
① 为瓷层全部覆盖金属基底表面。
② 瓷的收缩率大，为保证全冠颈缘的密合性，全冠舌侧颈缘全用金属。
③ 适用于咬合关系正常的前牙。

覆盖面的设计	全瓷覆盖：全冠舌侧颈缘全用金属，适用于咬合关系正常的前牙 部分瓷覆盖：𬌗面及舌面暴露出金属 适合于咬合紧、覆盖小、𬌗力大的前牙或作为固定桥的固位体 避开咬合功能区，金瓷90°对接或深凹槽预备型供瓷附着

36. 需用修复方法治疗牙体缺损，不包括
A. 纵行牙折且折断部分均松动　　　　　B. 牙冠缺损的基牙
C. 斜行横行牙折　　　　　　　　　　　D. 牙冠短或存在薄壁弱尖，且𬌗力大或有夜磨牙症者
E. 有保留价值的残根

【答案】A

【解析】牙体缺损修复的适应证：后牙存在咬合邻接不良、牙冠短小、位置异常、牙冠折断不松动、后牙牙冠严重缺损、抗力形固位形较差者、殆力大或有夜磨牙症者、有保留价值的残根。

37. 女，25岁。全冠戴入后不久出现龈组织红肿、疼痛，最不可能的原因是
A. 垂直性食物嵌塞　　　　　B. 水平性食物嵌塞　　　　　C. 修复体龈边缘过长
D. 创伤殆　　　　　　　　　E. 修复体轴面突度恢复不正确

【答案】D

【解析】食物嵌塞、边缘过长刺激、轴面突度恢复错误都会导致牙龈红肿，只有创伤殆在短期内不会引起牙龈异常，导致短期内的咬合痛。

38. 全冠试戴时出现翘动，原因不包括
A. 全冠组织面有金属瘤　　　B. 邻接过紧　　　　　　　　C. 预备体轴壁聚合度大
D. 未完全就位　　　　　　　E. 石膏代型磨损

【答案】C

【解析】全冠试戴出现翘动，可能的原因多数是无法就位。A选项金属瘤会形成支点导致翘动；B选项邻接过紧会影响冠就位导致翘动；D选项未完全就位也能导致翘动；E选项石膏代型磨损，但牙体未进行任何修整，修复体戴入时会发生就位困难，与预备的牙体不匹配，也会出现翘动。聚合角度大会引起全固冠固位不良，不会引起翘动。

【破题思路】影响修复体就位的因素：
① 修复体组织面有金属小瘤或残留的包埋材等杂质，可用车针加以清除。
② 预备体上有倒凹。前牙全冠较易出现倒凹的部位是预备体唇面切1/3与中1/3交界处。原因是在牙体预备时未按唇面的弧面分两个平面磨除，或此处磨除量不足。轻度的可少量修改全冠组织面或预备体表面的相应部位。
③ 牙体预备体上出现支点。常见于预备体切端过薄，在印模、代型、包埋时出现误差。轻度的可稍稍修改预备体的边缘。
④ 软组织障碍。牙龈过长或全冠边缘过宽有悬突，牙龈阻碍修复体的边缘就位。
⑤ 修复体与邻牙的接触区过紧，造成修复体颊舌向翘动，可调改邻面接触区。
⑥ 印模或模型变形，需重取印模，修复体返工、重新制作。
⑦ 铸造收缩变形，轻微者使用试戴剂检查确定就位障碍点后磨改，重者返工、重新制作。

39. 金瓷冠的金属基底冠由瓷覆盖的部位的厚度一般为
A. 0.5mm　　　　　　　　　B. 0.6mm　　　　　　　　　C. 0.7mm
D. 0.8mm　　　　　　　　　E. 1.0mm

【答案】A

【解析】金瓷冠的金属基底冠金属厚度在0.3～0.5mm。

【破题思路】金属底冠的厚度0.3～0.5mm，遮色瓷层的厚度0.1～0.2mm和牙体部瓷层0.7～1.0mm的厚度。

40. 牙体缺损修复过程中，可能导致牙髓损害的因素不包括
A. 牙体制备　　　　　　　　B. 灌模型　　　　　　　　　C. 戴临时冠
D. 预备体消毒　　　　　　　E. 取印模

【答案】B

【解析】A项牙体预备过程中切割产热，没有用水冷却快速切割，易刺激牙髓。B项没有在口内基牙上操作，因此不会对基牙牙髓产生刺激。C项戴临时冠时的机械刺激，粘固剂选择不当致使其中的游离酸刺激。D项消毒药物的刺激。E项牙体预备，牙本质暴露，取印模时冷水刺激牙髓。

41. 牙体缺损修复时，牙体预备的要求哪项不正确
A. 去除病变组织　　　　　　B. 开辟修复体所占空间　　　C. 提供良好的固位形和抗力形
D. 磨改过小牙或错位患牙　　E. 无须做预防性扩展

【答案】E

【解析】牙体预备必须达到的要求：去除病变组织；磨除轴面倒凹；为保证修复体的强度预备必要的间隙；具有良好的抗力形与固位形；磨改过小牙或错位患牙；防止继发龋。

> 【破题思路】在进行牙体预备时应达到下述要求：
> ① 去除病变组织，阻止病变发展。
> ② 开辟修复体所占空间，保证修复体美观并具有一定的强度、厚度。
> ③ 牙体预备成一定的形态，提供良好的固位形和抗力形。
> ④ 磨改过长牙或错位患牙，以建立和谐的咬合关系和外观。
> ⑤ 磨改异常的对颌牙及邻牙，预防紊乱、邻接不良和人造冠戴入困难。
> ⑥ 牙体预备的预防性扩展有利于自洁和防止继发龋。邻面应扩展到自洁区。

42. 嵌体洞壁必须有牙本质支持，其目的是
 A. 增加固位力　　　　　B. 防龋　　　　　　　C. 增加摩擦力
 D. 增加抗力　　　　　　E. 增加覆盖面积
【答案】D
【解析】嵌体洞壁有牙本质支持目的是增加抗力，防止牙体折裂。必须去除无牙本质支持的悬空釉质，使修复体建筑在健康的牙体组织上。

> 【破题思路】抗力形：完成修复后，要求修复体和患牙均能抵抗力而不致破坏或折裂。
> 增加患牙抗力的措施有以下方面：
> ① 避免牙体预备后形成薄壁弱尖。
> ② 牙体预备时去除易折断的薄壁，降低高尖陡坡，修整尖锐的边缘嵴及轴面角。
> ③ 牙体缺损大者，采用辅助增强措施，如采用钉、桩加固后充填，或做成桩核结构。

43. 冠桩修复时，桩的直径应为
 A. 根径的 1/5　　　　　B. 根径的 1/3　　　　　C. 根径的 1/2
 D. 根径的 2/3　　　　　E. 根径的 3/4
【答案】B
【解析】此题为记忆性知识点，桩的直径应为根径的 1/3。

44. 患者，女，22 岁。右下 6 龋损，已完成治疗，准备做金属烤瓷冠，患者的牙弓弧度和邻牙突度均正常，在恢复轴面突度时，正确的是
 A. 颊侧中 1/3　　　　　B. 颊侧颈 1/3　　　　　C. 颊侧𬌗 1/3
 D. 舌侧颈 1/3　　　　　E. 舌侧𬌗 1/3
【答案】B
【解析】牙龈保护学说认为修复体外形在颈 1/3 应有保护性凸出，从𬌗面排溢出的食物顺着牙冠轴面突度滑过，恰好擦过牙龈的表面，对牙龈起着生理性的按摩作用。若牙冠外形平坦，食物将直接冲击牙龈，产生创伤，并进入龈沟而诱发炎症。

> 【破题思路】正确地恢复形态与功能。
> 轴面形态：正常牙冠的轴面有一定的突度，它具有重要的生理意义。
> ① 维持牙颈部龈组织的张力和正常接触关系：牙 1/3 突度起到扩展牙龈、维持正常龈隙的作用。
> ② 保证食物正常排溢及食物流对于牙龈的生理刺激作用。
> 突度过大时，缺少食物刺激使牙龈萎缩。
> 突度过小时，食物直接冲压在龈沟，引起过强刺激和牙龈附着的破坏，创伤性牙龈炎。
> ③ 利于修复体的自洁。

45. 以下不属于全瓷冠的修复注意事项
 A. 严格控制全瓷冠修复的注意事项
 B. 保证瓷层足够的厚度
 C. 牙体预备时，防止出现尖锐棱角
 D. 正确选择全瓷材料，确保修复后的色彩效果

E. 玻璃陶瓷全瓷冠宜先调𬌗，后粘接

【答案】E

【解析】玻璃陶瓷全瓷冠因其挠曲强度低，先粘接，后调𬌗。

46. 患者，女，25岁。右上6近中颊大面积银汞充填，根充完善，最佳的修复设计是
    A. 全瓷嵌体　　　　　　B. 3/4冠　　　　　　C. 塑料全冠
    D. 金属烤瓷冠　　　　　E. 金合金全冠

【答案】D

【解析】该患者的患牙为根管治疗后的牙体，大面积银汞充填物说明剩余牙体组织少，抗力不足，金属烤瓷冠为最佳选择。

47. 藻酸盐类印模材料的凝固原理是
    A. 离子交换变化　　　　B. 物理变化　　　　　C. 化学变化
    D. 室温变化　　　　　　E. 聚合变化

【答案】C

【解析】粉剂型藻酸盐印模材料与水混合及糊剂型与半水硫酸钙混合后的凝固反应是置换与交联。以藻酸钠为例，当藻酸钠与硫酸钙互相作用时，藻酸钠中的钠离子与硫酸钙中的钙离子互相置换，生成硫酸钠和藻酸钙。

48. 口腔修复应用材料的良好性能中错误的描述是
    A. 溶解性能　　　　　　B. 机械性能　　　　　C. 物理性能
    D. 化学性能　　　　　　E. 生物性能

【答案】A

【解析】某些口腔材料在口腔中会吸附唾液或其他生理性液体，同时还会有部分材料被溶解。过量的吸水和溶解都会使其性能降低直至其功能丧失，故选A。因为修复材料要承受咀嚼，因此必须保证良好的机械和物理性能，故不选B、C。而且口腔材料位于人口腔中，要求其具有良好的化学稳定性及良好的生物性能，故亦不选D、E。

49. 金属烤瓷冠的制作，错误的说法是
    A. 全冠舌侧颈缘全用金属　　　　　B. 金瓷结合处应避开咬合功能区
    C. 金瓷结合处呈斜面搭接　　　　　D. 瓷覆盖区底层冠厚度至少0.3mm
    E. 瓷覆盖区瓷层空间不超过2mm

【答案】C

【解析】金瓷结合处是端对端对接，即金属基底在金瓷交界处的外形呈直角，但内角是圆钝的。金-瓷结合，采用金瓷90°对接或深凹槽预备型供瓷附着。

【破题思路】金瓷结合部的设计：金瓷结合部的位置，要避免直接承受𬌗力，以防发生瓷裂；也要避开直接暴露于唇颊侧，以免影响美观。金瓷结合部设计内容包括：金瓷衔接处的位置；金瓷结合线的外形；金瓷衔接处的瓷层厚度及外形。金瓷衔接处的外形，主要考虑保证瓷层有足够厚度，避免锐角引起应力集中，有利于金属肩台承受瓷层传导力。

50. 金属𬌗面牙适用于
    A. 缺牙间隙的近远中距正常及多个后牙连续缺失
    B. 缺牙区牙槽嵴骨吸收严重者
    C. 因邻牙向缺隙倾斜移位，使缺隙牙𬌗龈距近远中距减小者
    D. 对颌牙为牙周病Ⅱ度松动
    E. 外科手术后有颌骨及软组织缺损者

【答案】C

【解析】A缺牙间隙的近远中距正常及多个后牙连续缺失，选择正常修复体的形式即可；B缺牙区牙槽嵴骨吸收严重者，因会加速吸收，不适合用金属𬌗面；D对颌牙条件较差时，不宜用力量较大的修复体作为对颌；E需要修复颌骨和软组织缺损的情况，一般不采用金属𬌗面的牙。当放置桥体的间隙减小时，为了保证强度，应用金属桥体。

【破题思路】试题题干中如果出现咬合紧、𬌗龈距离小、深覆𬌗深覆盖、𬌗力大、需要修复体强度大等情况时，多数考虑金属𬌗面的修复体。

51. 某患者，右上 6 远中舌侧大面积缺损，已进行根管治疗以后，现要求修复，检查发现右上 6 无叩痛，无松动，咬合距离正常，临床牙冠高度尚可，可以采用以下几种方法除了
    A. 铸造金属全冠　　　　　　　B. 塑料全冠　　　　　　　　C. 金属烤瓷全冠
    D. 嵌体冠　　　　　　　　　　E. 嵌体
【答案】B
【解析】该患者治疗后采用的修复方法，不包括塑料全冠，塑料全冠属于暂时修复体。

52. 以下不属于比色的注意事项
    A. 尖牙饱和度高，选择色调时可以参考尖牙
    B. 尽量分区比色
    C. 比色板稍湿润
    D. 医师疲劳先注视蓝色
    E. 牙齿的颜色不易确定时，可选择低明度、略高饱和度的颜色进行参考
【答案】E
【解析】牙齿的颜色不易确定时，可选择略高明度、略低饱和度的颜色进行参考。

53. 一患者，右上 6 大面积银汞充填。检查 MOD 大面积银汞充填体，牙冠剩余牙体组织少，仅残留颊舌侧壁，无松动，无叩痛，已行完全根管治疗。设计行桩核冠修复，牙体预备首先要
    A. 全部磨除牙冠　　　　B. 先按照全冠预备体的要求进行磨除　　C. 先制备固位沟
    D. 先制备箱状洞形　　　E. 先去除颊舌侧壁
【答案】B
【解析】残留的颊舌壁可以增加固位，所以不能先去除，排除 A、E。已进行根管治疗，无自觉症状，说明牙根无炎症，做初始全冠牙体预备，不论还保留多少牙体组织，都应按全冠预备要求与方法进行牙体预备，但此时不必做出龈沟内边缘，也不要修整。因此首先进行按全冠预备要求进行牙体的预备，后制备必要的固位沟等进行桩核冠修复，可以避免异种电流的刺激，因此 B 正确，C 错误。箱状洞形是高嵌体的预备关键所在。

54. 患者，32 岁。右下 6 检查因龋坏已做根管治疗，叩诊（－），无松动，X 线片显示根充良好。该牙如要桩冠修复，牙体预备时哪项是错误的
    A. 去除病变组织，尽可能保存牙体组织
    B. 颈缘不需做肩台预备
    C. 如果近远中根管方向一致，可预备成平行根管
    D. 在不引起根管侧穿的情况下，尽可能争取较长的冠桩长度
    E. 如果髓腔完整，将髓腔预备成一定洞形
【答案】B
【解析】颈缘需要做肩台预备。

【破题思路】桩核冠的牙体预备	
牙体预备	根面预备：去净充填物及龋坏，全冠进行牙体预备，牙本质肩领高度大于 1.5mm
	根管预备：拍 X 线片，徐进徐退的手法，随时校正钻入方向，避免形成倒凹

55. 患者，男，25 岁。左上 1 冠折 2/3，根管治疗情况良好，咬合紧。最适宜的修复方法是
    A. 桩核＋塑料全冠　　　　　　　　　　　　B. 桩核＋金属全冠
    C. 桩核＋部分瓷覆盖金属烤瓷全冠　　　　　D. 全瓷覆盖金属烤瓷全冠
    E. 成品钢丝弯制的桩冠
【答案】C
【解析】当牙齿咬合过紧时，可设计髓腔固位的嵌体，或桩冠修复。该牙为前牙，若用塑料全冠修复易变色、老化。若用金属全冠则露金属色均影响美观，因此 A、B 不正确。因为咬合过紧，只能做部分瓷覆盖而不能全瓷覆盖，防止应力集中而导致崩瓷，因此 D 不正确。成品钢丝弯制的桩冠承受力小，易根折，E 不正确。因此答案为 C。

【破题思路】部分瓷覆盖：
① PFM 全冠金属基底的唇颊面用瓷层覆盖，而𬌗面及舌面暴露出金属。

② 适合于咬合紧、覆盖小、𬌗力大的前牙或作为固定桥的固位体。
③ 金瓷衔接处应避开咬合功能区。
④ 应考虑到金瓷结合强度的需要,采用金瓷90°对接或深凹槽预备型供瓷附着。

56. 患者,右下5活髓,金属烤瓷全冠修复,水门汀粘固后第二天出现自发痛夜间加剧。最可能的原因为
A. 创伤　　　　　　　　B. 急性牙髓炎　　　　　　C. 根尖周炎
D. 牙髓充血　　　　　　E. 牙周炎
【答案】B
【解析】修复体粘固后出现自发性疼痛,其常见原因为牙髓炎、根尖炎或牙周炎。粘固后出现的自发性痛多是由于牙体切割过多,粘固前未戴暂时冠,未做牙髓安抚治疗,牙髓受刺激牙髓充血发展为牙髓炎。该患者活髓,自发性夜间痛为牙髓炎的诊断标准。

57. 患者,女,27岁。右上1冠折2/3,已做完善根管治疗,咬合关系正常。以下哪种修复方案较恰当
A. 金属桩核烤瓷冠　　　　B. 金属舌面桩冠　　　　　C. 成品桩桩冠
D. 不锈钢丝弯制桩桩冠　　E. 金属桩塑料冠
【答案】A
【解析】桩冠适应证:牙冠大部分缺损而无法充填治疗或全冠修复固位不良者;牙冠缺损至龈下,牙周健康,牙根有足够长度,龈切后能暴露出缺损面者;前牙畸形错位而难以矫正者;牙髓变色或牙冠短小,不易做全冠修复者,作为固定桥固位体的残根残冠,故排除B、C、D。塑料牙易变色,腐蚀老化,影响美观,且不耐磨,排除E。

58. 患者,女,30岁。主诉牙不美观数十年。检查发现为重度四环素牙,多数牙呈黄褐色且伴有牙冠发育不全。不考虑经济情况,最好的治疗方案是
A. 烤瓷全冠修复　　　　B. 漂白后全瓷冠修复　　　　C. 牙漂白
D. 漂白后贴面修复　　　E. 全瓷冠修复
【答案】B
【解析】四环素牙患者一般牙体外形正常,仅是牙冠颜色异常,而且是牙本质牙釉质全层染色,用漂白法不能从根本上解决颜色异常问题。轻者可用光固化复合树脂贴面瓷贴面修复。对于重症患者,应用遮色剂效果不理想者,特别是𬌗力大,牙排列成对刃反𬌗深覆𬌗者,以金属烤瓷冠、金属-塑料全冠、全瓷冠修复较为适当。在不考虑经济情况下多用全瓷冠。

59. 患者,男,22岁,昨日与人打斗造成冠折,残根位于龈下2mm,余留牙正常。最佳修复设计为
A. 残根根管治疗后,将牙根牵引至合适位置后再行桩核冠修复
B. 残根拔除后,固定桥修复
C. 残根根管治疗,桩核冠修复
D. 残根根管治疗后,行根上托牙修复
E. 残根拔除后行隐形义齿修复
【答案】A
【解析】冠延长术的目的有两种,其一是将短小的牙冠延长,改善冠的长宽比例,增加美感。其二是冠根折裂后,折裂线超过龈缘以下2mm冠延长,恢复正常的牙周组织生物学宽度,促进牙周组织的健康。因此A为最佳的修复方式。

60. 患者,男,19岁。因外伤造成右上颌中切牙切1/3折裂露髓,已行完善根管治疗1周,无症状,X线片无异常。目前应首选哪种修复方式
A. 烤瓷桩核冠　　　　　B. 金属全冠　　　　　　　C. 充填修复
D. 烤瓷全冠　　　　　　E. 嵌体修复
【答案】D
【解析】右上颌中切牙切1/3折裂,缺损范围较小,不必做桩核冠,其他修复方式均不是最佳选择。

61. 患者,男,54岁。因龋坏缺损,轴壁断位于龈上,咬合面与对颌牙无接触,𬌗龈距小,X线显示已行完善的根管治疗。最佳的修复方式为
A. 铸造全冠　　　　　　B. 树脂充填　　　　　　　C. 烤瓷全冠
D. 高嵌体　　　　　　　E. 银汞充填
【答案】D

【解析】高嵌体的适应证：后牙的多面嵌体；洞形𬌗面部分缺损宽度较大时；𬌗面有较大范围缺损，有牙尖需恢复但有完整的颊舌壁可保留。因此在铸造全冠、烤瓷全冠、高嵌体中最佳修复方式为高嵌体。

【破题思路】高嵌体适用于𬌗面广泛缺损或𬌗面严重磨损而需作咬合重建者，也用于保护薄弱的牙尖。高嵌体的固位主要靠钉洞固位。

62. 患者，男，65岁。右上1牙体缺损已行完善根管治疗，选择烤瓷全冠修复，唇侧边缘位置的最佳选择是
A. 龈上　　　　　　　　B. 平齐龈缘　　　　　　　　C. 龈沟底
D. 龈下2mm　　　　　　E. 龈下0.5mm
【答案】E
【解析】患牙为前牙，为不影响美观，一般将龈边缘置龈下，牙周生物学宽度为2.04mm，冠边缘置于龈下不能超过1/2生物学宽度。

【破题思路】考虑修复体边缘位置尽可能设计龈上边缘，龈下边缘常是牙周病的致病因素，应尽量少设计。以下可设计龈下边缘：①龋坏、楔缺到龈下；②邻接区到达龈嵴处；③修复体需增加固位；④要求不露修复体金属边缘；⑤牙根过敏。

设计龈下边缘时，要注意修复体边缘的密合、抛光，防止形成悬突，而且冠边缘不要到达龈沟底，一般要求龈边缘距龈沟底至少0.5mm。

63. 患者，男，因外伤致前牙折断，口腔检查示断端位于龈下3mm，如进行桩冠修复，除行根管治疗外还应做
A. 植入种植体　　　　　B. 龈修整术　　　　　　　　C. 牙周洁治术
D. 牙周塞治术　　　　　E. 正畸牵引残根至合适位置
【答案】E
【解析】冠根折裂后，折裂线超过龈缘以下3mm者，将冠延长，恢复正常的牙周组织生物学宽度，促进牙周组织的健康。前牙的冠根折分唇侧和舌侧两类。上颌前牙唇侧冠延长后，全冠修复时应考虑患牙的龈线高度与邻牙是否协调，设计恢复牙龈缘线正常的位置和形态。若牙龈缘线明显高于邻牙，可运用牙龈瓷恢复缺失的牙龈外形。有正畸条件者，可用牵引方法，将牙根牵引，牙槽骨牙龈等牙周组织随之生长，当牙龈形态接近邻牙时，再行修复。

64. 男，30岁。两年前全冠修复左下后牙，一直使用良好，近一周感该牙痛，昨日始出现夜间疼痛。查：36铸造全冠修复，远中颈缘探诊空虚，探痛明显，余未见异常。引起夜间痛的主要原因是
A. 冠边缘粘固剂溶解　　B. 牙龈萎缩至颈部暴露　　　C. 咬合创伤
D. 继发龋引起牙髓炎　　E. 水平食物嵌塞引起龈乳头炎
【答案】D
【解析】牙髓炎的特点是自发痛、夜间痛、冷热刺激痛。临床检查见深大龋洞、探痛，可能是由于继发龋引起的牙髓炎；咬合创伤一般不会有自发痛，多是咬合痛；冠边缘粘固剂溶解可能是继发龋的原因，而不是夜间痛的原因；牙龈萎缩至颈部暴露可能是因其牙本质敏感，不会有夜间痛；水平食物嵌塞引起的龈乳突炎应看到明显的龈乳头红肿，且有触痛、自发痛。

【破题思路】

病症	急性牙髓炎	牙龈乳头炎	牙本质过敏
临床表现	自发痛、冷热刺激痛、夜间痛、不定位疼痛，可见深龋或隐裂	自发痛、可以定位，牙龈肿尤其是在龈乳头位置。刺激因素接触	冷热酸疼敏感

65. 患者，女，28岁。因龋齿致牙冠大部分缺损，影响美观。要求固定义齿修复。查，左上1残根，叩（-），X线检查，左上1已行根管治疗，根充完全。在备牙时，桩冠颈缘设计不正确的做法是
A. 如为金属烤瓷冠，唇缘牙体预备形式可为深凹槽肩台
B. 如为全瓷冠，应作90°肩台
C. 唇侧肩台宽度不少于1.0mm

D. 舌面肩台宽度不少于0.5mm
E. 各轴面肩台不必连续

【答案】E

【解析】如为金属烤瓷冠，唇缘牙体预备形式可成直角或深凹面肩台，肩台宽度一般为1.0mm，预备不足，会使颈部瓷层太薄，出现金属色或透明度降低，冠边缘的强度下降，预备过多，可能会引起牙髓损害，牙颈部髓腔壁厚度一般为1.7～3.0mm，舌侧肩台宽通常为0.5～0.8mm；全瓷冠，应作90°肩台，其肩台宽度为1.0mm。金属烤瓷修复体边缘不能够和其下方的预备基牙牙面平缓衔接，很容易引起牙周疾病和发生继发龋齿。平滑衔接是必需的，因此，基牙预备完成后需要对肩台边缘进行最后磨光。

66. 患者，男，50岁。金属全冠粘固后1个月，咀嚼时出现咬合痛，最有可能的原因是

A. 急性牙髓炎　　　　　　B. 创伤性尖周炎　　　　　　C. 牙龈萎缩引起颈部过敏
D. 慢性牙髓炎　　　　　　E. 继发龋

【答案】B

【解析】患者在戴金属全冠粘固后1个月，咀嚼时出现咬合痛。应检查牙松动度确定是否为创伤性牙周炎或根尖周炎。急性牙髓炎、慢性牙髓炎通常引起自发性疼痛。而牙龈萎缩引起颈部过敏，继发龋通常在固定桥使用一段时间后出现遇冷热刺激疼痛。

67. 患者，男，40岁。6死髓牙，经根管治疗后以PFM全冠修复，经牙体制备取模后，在全冠初戴之前，尚需作何种处理

A. 不需作任何处理　　　　B. 用塑料全冠作暂时保护性修复　　　　C. 用金属全冠作保护性修复
D. 制作活动义齿保持间隙　　E. 制作间隙保持器

【答案】B

【解析】死髓牙经根管治疗后以PFM全冠修复，经牙体制备取模后，在全冠初戴之前，应该用塑料全冠作暂时保护性修复，因为死髓牙体组织易发生折断，尤其是经过牙体预备后，预备体体积明显减小，牙折的可能性更大，所以要用塑料全冠保护性修复，故B正确，A错误。金属全冠用于永久修复，因此C错误。制作活动义齿保持间隙和制作间隙保持器属于儿童间隙管理内容，因此D、E错误。

68. 患者，女，46岁。右下颌第一磨牙金属全冠修复一年余，昨日脱落，于我院就诊。检查发现金属全冠殆面存在左右孔洞，冠内基牙继发龋，无松动。分析修复体脱落的原因最可能的是

A. 金属选择不当　　　　　B. 咀嚼过硬食物　　　　　　C. 粘固剂使用不当
D. 基牙预备间隙不足　　　E. 咬合关系不正常

【答案】D

【解析】修复体松动脱落的主要原因是修复体固位不足，如轴壁聚合角过大，修复体不密合，冠桩过短，固位形不良；创伤殆，殆力过大，殆力集中，侧向力过大；粘固失败，如粘固时，材料选用不当，粘固剂失效等。修复体脱落多因牙体预备不足所造成。调殆磨改过多，由于牙体预备不足或伸长戴牙时殆面磨得薄，易出现穿孔或折断。

69. 患者，40岁。因上前牙折断，进行完善的根管治疗后进行桩冠修复，根管预备完毕，完成蜡型，至最后粘固前，患者的根管应处于封闭消毒状态，根管内通常放何种棉球，以牙胶暂封

A. 95%乙醇　　　　　　　B. 生理盐水　　　　　　　　C. 干棉球
D. 75%乙醇　　　　　　　E. 55%乙醇

【答案】D

【解析】基底桩蜡型完成后，应将根管壁仔细冲洗消毒除湿吹干，封入75%乙醇小棉球，以牙胶暂封，因此D正确。其他4个选项都不能作为根管暂封的药物，因此A、B、C、E错误。

70. 患者，男，30岁。右上1冠折2/3，已进行根管治疗，无松动，患牙咬合紧，适宜的桩冠修复是

A. 成品桩桩冠　　　　　　B. 弯制冠桩桩冠　　　　　　C. 多桩桩冠
D. 金属舌面板冠　　　　　E. 1.2mm不锈钢丝弯制桩冠

【答案】D

【解析】根据制造方法，桩可分为铸造桩和预成桩，不适用钢丝弯制桩，因此排除B、E。患者为列冠折，不适用多桩桩冠，因此C错误。由于患牙咬合紧，可使用金属舌面板冠，因此D是最优的答案，而答案A不如答案D好。

【破题思路】试题题干中如果出现咬合紧、殆龈距离小、深覆殆深覆盖、殆力大、需要修复体强度大等情况时，多数考虑金属殆面的修复体。

71. 患者，女，50岁。1周前因外伤折断前牙，已经根管治疗。检查：右上1冠折，断面在龈上，无叩痛，无松动，牙片示根充完整，无根折。该牙进行桩冠修复的时间是根管治疗后

   A. 1天　　　　　　　　　　B. 3天　　　　　　　　　　C. 1周
   D. 10天　　　　　　　　　 E. 2周

【答案】C

【解析】根管治疗后做桩冠修复的时机，一般在经过成功的根管治疗后1周，确定无临床症状时，才可以做桩冠修复。如果有瘘管，需要瘘管完全闭合后，而且无根尖周症状时才开始做桩冠修复。根尖周病变较大者需做较长时间的观察。外伤在根管治疗后1周可进行桩冠修复。

72. 患者，女，40岁。左上中切牙有瘘管，经根管治疗后，修复治疗的时间是

   A. 4天后　　　　　　　　　B. 7天后　　　　　　　　　C. 14天后
   D. 无主观症状后　　　　　 E. 待瘘管自行闭合后

【答案】E

【解析】根管治疗后做桩冠修复的时机，一般在经过成功的根管治疗后1~2周，确定无临床症状时，才可以做桩冠修复。如果有瘘管，需要瘘管完全闭合后，而且无根尖周症状时才做桩冠修复。根尖周病变较大者需做较长时间的观察。此患者左上中切牙有瘘管，所以需要等瘘管完全封闭后再进行桩冠修复。

73. 患者，女，30岁。左上颌第一前磨牙远中大面积缺损，银汞充填物部分脱落，X线片显示根充完善。最佳修复设计方案是

   A. 塑料全冠　　　　　　　 B. 贵金属全冠　　　　　　　C. 桩核+PFM
   D. 树脂MOD嵌体　　　　　 E. 贵金属MOD嵌体

【答案】C

【解析】此患者左上颌第一前磨牙做过完善的根充治疗，所以为了增加固位力和抗力需要桩核修复，所以C正确。嵌体的固位力要差于全冠，而且此患者近中殆远中汞充填物部分脱落，所以不推荐使用嵌体，排除D、E。全冠固位力好可以有效保护死髓牙防止劈裂，但死髓牙牙根抗力不足，容易根部折断，所以需要进行桩核修复。

74. 下列关于嵌体洞斜面的描述中，错误的是

   A. 增加密合度　　　　　　　B. 去除洞缘无基釉　　　　　C. 防止粘固剂被唾液溶解
   D. 位于牙釉质内　　　　　　E. 位于牙本质内

【答案】E

【解析】嵌体的洞缘斜面位于牙釉质内。

【破题思路】洞缘斜面预备的目的：
① 去除洞缘无基釉，预防釉质折断。
② 增加嵌体的洞缘密合性与封闭作用，防止粘接剂被唾液溶解，减少微漏的发生。但洞缘斜面不能过大，否则会降低轴壁深度，影响固位力。斜面一般起于釉质层的1/2处。

75. 铸造金属全冠牙体预备提供的殆面间隙一般为

   A. 0.5~0.8mm　　　　　　　B. 0.8~1.5mm　　　　　　　C. 1.5~2.0mm
   D. 2.0~2.5mm　　　　　　　E. 2.5~3mm

【答案】B

【解析】铸造金属全冠殆面间隙一般是0.8~1.5mm。

【破题思路】铸造全冠的牙体预备

殆面预备：1.0mm，一般为0.8~1.5mm

颊舌面预备：消除倒凹，将轴面最大周径降到全冠的边缘处

邻面预备：邻面方向与戴入道一致，2°~5°为宜

轴面预备：自洁

颈部肩台预：以轴壁无倒凹为前提，非贵金属0.5~0.8mm宽，贵金属0.35~0.5mm宽，凹形或带斜面的肩台形精修

76. 3/4 冠邻沟预备的主要目的是
A. 增加 3/4 冠的强度
B. 增加 3/4 冠的厚度
C. 防止 3/4 冠舌向脱位
D. 保证与邻牙接触紧密
E. 有利于冠就位

【答案】C

【解析】3/4 冠两个邻面沟预备的目的之一是形成两个轴沟的内舌侧壁,这两个壁的作用相当于全冠预备体的唇侧壁,即未来 3/4 冠抵抗舌向脱落的轴壁。

77. 高嵌体固位主要靠
A. 环抱固位
B. 钉洞固位
C. 鸠尾固位
D. 倒凹固位
E. 沟固位

【答案】B

【解析】高嵌体固位主要靠钉洞固位。

78. 桩在根管内的长度要求是
A. 根长的 1/3
B. 根长的 1/2
C. 根长的 2/3 ~ 3/4
D. 根长的 3/4 ~ 4/5
E. 根长全部

【答案】C

【解析】牙槽骨外的根是缺少支持的,建𬌗后根受力时此处易形成危险截面,所以强调桩进入有骨支持到根内达一定长度是十分有意义的。因此桩的长度应达到根长的 2/3 ~ 3/4。

79. 以下关于全冠牙体预备的说法中,错误的是
A. 要去除腐质
B. 要消除轴壁倒凹
C. 要去除无基釉
D. 要具有良好固位形
E. 牙磨小些修复体好做

【答案】E

【解析】牙体预备必须达到的要求:去除病变组织,磨除轴面倒凹,具有良好的抗力形和固位形,需具备抗力形。故必须去除无牙本质支持的悬空釉质,使修复体建筑在健康的牙体组织上。进行预防性扩展,预备良好的固位形,如𬌗面钉洞沟等。这些对牙体组织的磨切是必要的,目的是保证修复体的成功,但应选择对牙体组织磨切少的设计,避免不必要的磨切。

【破题思路】为了使修复体达到良好效果,必须按设计要求对患牙作必要的预备,磨除一定的牙体组织,但不得随意磨除。

80. 有关后牙 3/4 冠的牙体预备,下列叙述正确的是
A. 轴沟可预备在邻面舌侧 1/3 与中 1/3 交界处
B. 牙尖正常时,冠的𬌗边缘一定要覆盖颊舌尖
C. 可在舌侧𬌗缘嵴外形成小斜面或小肩台
D. 必要时可在邻面增加邻沟数目,或在𬌗面增加钉洞固位形
E. 𬌗沟预备是为防止修复体𬌗向脱位

【答案】D

【解析】邻沟应预备在邻面颊 1/3 与中 1/3 的交界处,而不是舌 1/3 与中 1/3 交界处,故 A 错误。牙尖正常时,冠的边缘可不覆盖颊舌尖,故 B 错误。3/4 冠是在颊侧缘嵴处形成小斜面或小肩台,故 C 错误。沟预备是为了防止修复体舌向脱位而不是𬌗向脱位,故 E 错误。必要时可在邻面增加邻沟数目或在𬌗面增加钉洞固位形。

【破题思路】后牙 3/4 冠邻沟预备:
① 后牙牙冠邻面一般较短,为增加邻沟长度,可将邻沟预备在邻面颊侧 1/3 与中 1/3 交界处,邻沟方向应与轴壁平行。
② 沟深与宽度均为 1mm,各壁应平直。
③ 如邻面有缺损,可预备成箱形。
④ 必要时邻面还可增加邻沟数目或𬌗面增加钉洞固位形。

81. 铸造金属舌面板最适合于下列各项,除了
A. 咬合紧
B. 冠的唇舌径小
C. 根管呈喇叭口状
D. 深覆𬌗
E. 冠的唇舌径大

【答案】E

【解析】铸造金属舌面板的优点：①金属材料强度大，耐磨耗，抗折强度大，所以该材料的修复体可制作得较薄；②由于铸造金属舌面板较薄，所以牙体预备中，可少量磨除铸造金属舌面板，适合于咬合紧深覆𬌗、𬌗力大时的修复，以及牙体组织不能磨除过多的牙齿，如牙齿唇舌径小和根管呈喇叭口状，所以答案A、B、C、D均不能选。答案E冠的唇舌径大，说明修复时牙体组织可相对磨除多一些，修复体舌侧可选用金属材料或瓷等非金属材料。

82. 牙体缺损患牙预备体的抗力形是指
   A. 牙冠能抵抗𬌗力不坏　　　B. 牙周膜能抵抗𬌗力　　　C. 牙槽骨能抵抗𬌗力
   D. 修复体能抵抗𬌗力不坏　　E. 修复体能抵抗脱位

【答案】A

【解析】抗力形是指牙冠和修复体受𬌗力不折裂不被破坏。此题预备体是指的牙体的牙冠。

83. 𬌗面嵌体洞形的洞深应为
   A. 大于2mm　　　　　　　B. 2mm　　　　　　　　　C. 1.75mm
   D. 1.5mm　　　　　　　　E. 1.25mm

【答案】A

【解析】洞的深度是嵌体固位的决定因素，洞深者固位力强，但抗力相对较差。一般深度应大于2mm。

84. 固位形窝洞的制备要求之一为
   A. 洞形应做成浅而敞开　　　B. 尽量多做倒凹形固位　　　C. 单面洞应用鸠尾固位
   D. 底平壁直的盒状洞形　　　E. 点线角清晰锐利

【答案】D

【解析】洞形应有一定深度，A错误；修复的牙体预备不能形成倒凹，B错误；单面洞不需要鸠尾固位，邻𬌗面洞需要鸠尾固位，C错误；点线角应该圆钝，E错误。

85. 瓷嵌体与金属嵌体相比，最大的优点是
   A. 物理性能稳定　　　　　　B. 制作工艺简单　　　　　　C. 机械性能较好，耐磨
   D. 色泽协调美观　　　　　　E. 边缘性较短

【答案】D

【解析】瓷嵌体最大优点是美观。

86. 在恢复牙体缺损患牙𬌗面形态时，必须根据患牙的具体情况而定，除了
   A. 患牙所能承受的𬌗力　　　B. 患牙的固位形和抗力形　　C. 患牙在牙列中的位置
   D. 患牙缺损的程度　　　　　E. 对颌牙的𬌗面形态

【答案】C

【解析】恢复牙体缺损患牙𬌗面形态时需要考虑承受的𬌗力、患牙固位形抗力形、缺损程度，以及对颌牙的𬌗面形态（形成良好的尖窝结构和咬合关系），患牙在牙列中的位置与恢复𬌗面形态无关。

【破题思路】咬合面与咬合关系：正确地恢复𬌗面形态和咬合关系是有效地恢复咀嚼功能的基本条件之一。全冠修复时应严格遵照良好咬合的标准进行，其标准如下：
① 𬌗面形态的恢复应与患牙的固位形、抗力形以及与邻牙和对颌牙的𬌗面形态相协调。
② 𬌗力方向应接近于牙齿的长轴。
③ 𬌗力的大小应与牙周支持组织相适应。
④ 具有稳定而协调的咬合关系，不能有早接触和𬌗干扰。

87. 以下哪条对全冠龈边缘位置设计无影响
   A. 固位力大小　　　　　　　B. 美观因素　　　　　　　　C. 牙龈的保护
   D. 边缘密合　　　　　　　　E. 牙体预备操作的难易

【答案】D

【解析】边缘密合是修复体制作必须满足的要求，不作为设计全冠边缘位置的参考。此题选D。固位力大小、美观、保护牙龈都是设计边缘参考的内容。此题容易错选E。牙体预备操作的难易程度可作为设计边缘位置的参考。

88. 以下哪项是牙体缺损最常见的非龋源性病因
   A. 龋坏　　　　　　　　　　B. 牙外伤　　　　　　　　　C. 磨损

D. 磨耗　　　　　　　　　　E. 楔状缺损

【答案】B

【解析】牙体缺损最常见病因龋病。

89. 下列哪项不是牙体缺损的病因
A. 牙外伤　　　　　　　B. 牙隐裂　　　　　　　C. 牙发育畸形
D. 酸蚀症　　　　　　　E. 磨损

【答案】B

【解析】牙体缺损的病因涉及修复治疗的设计和修复体的选择与制作，最常见的原因是龋病，其次是外伤、磨损、楔状缺损、酸蚀和发育畸形等。没有牙隐裂。

90. 下列哪项不是常见的造成牙体缺损的牙发育畸形的病因
A. 恒牙先天缺失　　　　B. 牙本质发育不全　　　C. 四环素牙
D. 釉质发育不全　　　　E. 氟牙症

【答案】A

【解析】恒牙先天缺失不是牙体缺损的牙发育畸形的病因。

91. 藻酸盐属于何种印模材料
A. 弹性可逆性　　　　　B. 弹性不可逆　　　　　C. 非弹性可逆性
D. 非弹性不可逆性　　　E. 合成橡胶类

【答案】B

【解析】藻酸盐属于弹性不可逆印模材料。

92. 下列印模材料中强度最差的是
A. 聚醚橡胶　　　　　　B. 藻酸盐印模材　　　　C. 硅橡胶
D. 印模膏　　　　　　　E. 琼脂印模材

【答案】E

【解析】琼脂属于弹性可逆性的印模材料，强度最差。

93. 患者，男，22岁，昨日与人打斗造成11冠折，残根位于龈下2mm，余留牙正常。最佳修复设计为
A. 残根根管治疗后，将牙根牵引至合适位置后再行桩核冠修复
B. 残根拔除后，固定桥修复
C. 残根根管治疗，桩核冠修复
D. 残根根管治疗后，行根上托牙修复
E. 残根拔除后行隐形义齿修复

【答案】A

【解析】11冠折，残根位于龈下2mm，首先应进行根管治疗，又因为该患者牙齿断端位于龈下较深位置，如行外科手术法进行牙冠延长，则美学效果较差且远期效果不理想。理想的方法是正畸牵引残根至合适位置行桩核冠修复。排除B、C、D、E。

94. 男，30岁，左上1冠折2/3，已完成根管治疗。牙根稳固，X线片检查未见异常，拟做烤瓷桩冠修复，桩核类型的最佳选择是
A. 成品桩加树脂核　　　　B. 不锈钢丝简单桩加树脂核　　　C. 螺纹钉加银汞合金核
D. 铸造金属桩核　　　　　E. 螺纹钉加玻璃离子核

【答案】D

【解析】若选择烤瓷冠修复，不考虑铸造桩核对美观的影响，则还是应该选择铸造桩核，因其强度大、固位良好。

95. 琼脂属于何种印模材料
A. 弹性可逆性　　　　　B. 弹性不可逆　　　　　C. 非弹性可逆性
D. 非弹性不可逆性　　　E. 疏水性

【答案】A

【解析】琼脂属于弹性可逆性的印模材料。

96. 琼脂印模材料由溶胶变为凝胶的温度是
A. 80℃　　　　　　　　B. 60～70℃　　　　　　C. 36～40℃
D. 52～55℃　　　　　　E. 0℃

【答案】C

【解析】琼脂凝胶温度不能大于45℃，不能小于37℃，此题溶胶变为凝胶的温度最接近的是C。

97. 藻酸盐印模材料中藻酸钾的作用是
A. 增稠剂　　　　　　　B. 填料　　　　　　　C. 弹性基质
D. 稀释剂　　　　　　　E. 缓凝剂

【答案】C

【解析】藻酸盐印模材料中藻酸钾解离后的藻酸盐分子能被多价阳离子交联，使藻酸盐溶胶转变为凝胶，起弹性基质作用，故选C。惰性填料主要有滑石粉、硅藻土、碳酸钙等。缓凝剂主要有无水碳酸钠磷酸三钠及草酸盐。增稠剂主要是硼砂，故其他选项有误。

【破题思路】惰性填料主要有滑石粉、硅藻土、碳酸钙等。均匀分散的惰性填料能够充实材料体积，提高材料硬度以及压缩强度。填料的粒度对于印模材料的精度也有很大影响，粒度越小，则取制的印模精确度越高。

藻酸盐印模材料成分比较

藻酸盐印模材料成分	缓凝剂	增稠剂	反应指示剂
特点	主要有无水碳酸钠、磷酸三钠及草酸盐。藻酸盐溶胶与硫酸钙的反应速度极快，无法满足临床操作的要求。缓凝剂能优先与胶结剂的Ca^{2+}反应，延缓了藻酸盐溶胶与胶结剂的反应，从而使印模材料具有一定的工作时间	主要是硼砂，其作用是增加溶胶的稠度，提高材料韧性，调节材料流动性，并且有一定加速凝固的作用	常用的反应指示剂是10%酚酞乙醇溶液，用于指示糊剂型藻酸盐印模材料凝固反应进程。凝固前藻酸盐溶胶因呈碱性而显示为红色，凝固后，碱性降低趋向于中性，则颜色会逐渐转变为无色，指示反应完成

98. 关于藻酸盐印模材料尺寸稳定性的描述错误的是
A. 凝固初期存在持续的渗润作用继而出现凝溢，使印模出现裂隙
B. 除受渗润和凝溢作用外，还伴随收缩现象
C. 要求尽快灌模
D. 印模收缩时间较长，可浸于水中，以便恢复
E. 若需保存，应暂放在保湿装置中

【答案】D

【解析】藻酸盐印模材料凝固后的尺寸稳定性较差。印模置于空气中30min就会导致印模准确性下降而需要重新取模。即使放置于空气中30min以上的印模再浸入水中，也不能确定何时印模能吸收恰当的水分而恢复至原来刚取模时的尺寸，故D错误。因为凝固后的藻酸盐印模含有大量的水分，水分减少时印模的体积发生收缩，甚至出现干裂，这种现象称为凝溢。反之，藻酸盐印模接触水后会进一步吸收水分，导致体积膨胀，此现象称为渗润。凝溢和渗润都会改变印模的尺寸。通常藻酸盐印模在凝固初期因吸收口腔水分或冲洗的水分而存在渗润现象，在空气中放置一段时间后会出现凝溢现象。为了获得最好的精确性，应尽快灌制石膏模型，故其他选项描述正确。

99. 藻酸盐印模材料的凝固时间一般为
A. 1～2min　　　　　　B. 3～5min　　　　　　C. 6～7min
D. 8～9min　　　　　　E. 10min

【答案】B

【解析】藻酸钾印模材料的凝固时间一般为3～5min。

100. 临床上可用印模膏制作
A. 个别托盘　　　　　　B. 成品托盘　　　　　　C. 暂基托
D. 恒基托　　　　　　　E. 终印模

【答案】A

【解析】临床上可用印模膏制作个别托盘，另外印模膏主要应用于边缘塑性全口义齿印模以及紧固橡皮障固位装置。

【破题思路】印模膏是一种加热软化，冷却变硬的非弹性可逆印模材料，印模膏的软化温度略高于口腔温度，软化后具有适当的流动性和可塑性。印模膏的软化温度略高于口腔温度，软化后具有适当的流动性和可塑性。根据其软化温度，印模膏分为高熔融和低熔融印模膏两大类。印模膏本身的热导性能差，如直接放置在火焰上加热会造成其表面与内部受热不均匀，此成分容易挥发甚至燃烧。常用的方法是将印模膏放入略高于口腔温度下的热水中均匀软化。但需要注意的是，浸泡于热水的时间不应太长，以避免材料中可溶性成分析出，影响材料的物理性能。

101. 浸泡并软化印模膏的水温为
A. 20℃ B. 室温 C. 50℃
D. 70℃ E. 90℃
【答案】D
【解析】印模膏本身的热导性能差，如直接放置在火焰上加热会造成其表面与内部受热不均匀，此成分容易挥发甚至燃烧。常用的方法是将印模膏放入略高于口腔温度下的热水中均匀软化。但需要注意的是，浸泡于热水的时间不应太长，以避免材料中可溶性成分析出，影响材料的物理性能，故浸泡并软化印模膏的水温以70℃为宜，D正确，其他选项有误。

102. 目前临床应用的金属烤瓷修复体中，烤瓷材料的热膨胀系数与金属的热膨胀系数的关系是
A. 稍小于 B. 远远小于 C. 稍大于
D. 等于 E. 二者无关系
【答案】A
【解析】临床应用的金属烤瓷修复体中，烤瓷材料的热膨胀系数均稍小于金属的热膨胀系数。

103. 临床上在灌注石膏模型后多久可利用模型制作修复体
A. 2h B. 4h C. 12h
D. 24h E. 48h
【答案】D
【解析】制作修复体时，石膏模型最好在石膏凝固24h后应用，这样才能保证模型的稳定性。

104. 如果调拌石膏时石膏水粉比例过大，会导致
A. 凝固时间长，凝固膨胀大，模型强度高 B. 凝固时间长，凝固膨胀小，模型强度低
C. 凝固时间短，凝固膨胀大，模型强度低 D. 凝固时间短，凝固膨胀小，模型强度高
E. 凝固时间短，凝固膨胀小，模型强度低
【答案】B
【解析】调拌石膏时，水量过多，凝固时间延长，抗压强度和表面硬度下降，如果调拌石膏时石膏水粉比例过大，会导致凝固时间长，凝固膨胀小，模型强度低。

【破题思路】影响石膏凝固速度的因素包括：
（1）石膏粉的质量　石膏粉含生石膏多，凝固速度快；含硬石膏（无水石膏）多，凝固缓慢甚至不凝。石膏粉在存放运输过程中受潮吸水，造成部分石膏粉发生凝固而变性，也影响凝固的速度，一般会延长凝固时间。因此，石膏材料应该储存于密闭容器中。
（2）水/粉比　水量过多，凝固时间延长，抗压强度和表面硬度下降；水量过少，结晶核聚集生长发生早，则凝固时间缩短，膨胀率增大，且气泡多，表面粗糙硬度下降。
（3）调拌时间和速度　调拌时间越长，速度越快，形成的结晶中心越多，凝固速度加快，但膨胀率增大，强度下降。
（4）添加剂　添加缓凝剂（如硼砂等）可延长凝固时间；添加促凝剂（如硫酸钾等）能够缩短凝固时间。

105. 制作金属烤瓷修复体时，若烤瓷的热膨胀系数大于金属的热膨胀系数，在烧结冷却过程中，可产生下述哪种不良后果
A. 瓷层剥脱 B. 瓷层龟裂破碎 C. 瓷层出现气泡
D. 瓷层颜色变灰暗 E. 金属变形
【答案】B
【解析】当烤瓷的热膨胀系数略小于基底金属时，两者界面能形成压缩应力结合。如果基底金属与烤瓷的热

膨胀系数差异太大,在瓷烧结冷却过程中烤瓷很容易产生龟裂和剥脱。当烤瓷热膨胀系数大于金属的热膨胀系数时,在烧结冷却过程中,金属收缩小于烤瓷,烤瓷受到金属基底的制约而产生拉应力,由于烤瓷拉伸强度很低,因此烤瓷在拉应力作用下容易产生裂纹,如果烤瓷的热膨胀系数明显小于金属,在烧结冷却过程中,金属收缩远大于烤瓷,烤瓷受到较大的压力,烤瓷可能被压碎。

> 【破题思路】理想的情况是两者的热膨胀系数完全相同,但是这种情况很难达到。所以通常采用烤瓷的热膨胀系数稍小于金属的热膨胀系数的策略,这时界面处的烤瓷形成轻度的压缩应力,而瓷的压缩强度远高于拉伸强度,瓷不会被压碎。

106. 牙体缺损修复治疗的原则除外
A. 保证修复体与预备牙之间具有较好的摩擦力　　B. 修复体应保证组织健康
C. 正确地恢复面形态与咬合关系　　D. 尽可能保存与保护牙体牙髓组织
E. 修复体合乎抗力形与固位形的要求
【答案】A
【解析】牙体缺损修复治疗设计时要遵循生物、机械与美观三大原则,具体操作时要综合分析与考虑,使其统一协调。B选项是生物原则；C选项符合美观原则；D选项符合生物原则；E选项符合机械原则；而A选项不符合这三项原则,此题选A。

> 【破题思路】修复体设计与组织健康、材料选择、边缘的设计:
> (1) 保护牙髓组织健康　影响因素有窝洞深度、切割量、产热量、切割效率等。
> (2) 保护牙周膜健康　轴向𬌗力、邻接点的位置及松紧度要适宜。
> (3) 保护牙龈组织的健康　修复体边缘的位置、边缘外形。

107. 铸造嵌体比银汞充填的优点在于
A. 固位好　　B. 边缘线短　　C. 制作简单
D. 机械性能好　　E. 牙体切割量少
【答案】D
【解析】银汞合金可以直接充填,铸造嵌体要牙体制备,印模制取,还要制作嵌体,最后才能粘固,两者相比较银汞合金充填更方便。金属嵌体的优点是机械性能优良。制作方面,银汞合金要比嵌体简单得多。

108. 合金嵌体窝洞制备时,需形成洞缘斜面,其目的是
A. 增加固位力,防止脱位　　B. 增加覆盖面积,增强𬌗力
C. 增加抗力,防止游离牙釉柱折断　　D. 增加密合度,增强𬌗力
E. 防止侧向脱位
【答案】C
【解析】合金嵌体窝洞制备时,需形成洞缘斜面,其目的是防止无支持的牙釉柱折断,也保护薄弱的洞壁和脆弱牙尖,增加嵌体的边缘密合性,使粘固剂不易被唾液所溶解,防止微渗漏。

109. 以下说法错误的是
A. 制作合金嵌体,牙体预备洞形的特征是洞壁预备成2°～5°的外展,洞缘形成斜面
B. 高嵌体主要依靠箱形固位
C. 桩冠的冠桩的长度要求达根长的2/3～3/4
D. 铸造冠桩的最粗横径要求占根管口横径的不超过1/3
E. 桩冠修复要求桩的长度大于临床冠的长度,并且要保证桩在牙槽骨内长度大于根在牙槽骨内总长度的一半
【答案】B
【解析】主要依靠箱状洞形固位的修复体是双面嵌体,钉洞固位形是深入牙体内的一种较好的固位形式,牙体磨除少,固位力强,常与其他固位形合用。

> 【破题思路】钉洞固位形要求:
> (1) 深度　钉固位力的大小主要取决于钉洞的深度。作为辅助固位钉的钉洞,深度应穿过釉牙本质界到达牙本质内,一般为2mm,根据需要,死髓牙的钉洞可适当加深。
> (2) 直径　辅助固位钉的直径一般为1mm左右。

(3) 位置分布 钉洞一般置于避开髓角或易损伤牙髓的部位。前牙置于舌面窝近舌隆突处及舌面切嵴与近远中边缘嵴交界处，数目一般为1～3个。后牙置于牙尖间的窝沟处，一般设计2～4个钉洞。
(4) 钉洞的方向 钉洞应相互平行，并与修复体的就位道一致。

110. 牙体缺损修复后具有稳定而协调的关系的叙述，不正确的是
A. 正中时，𬌗面有广泛的接触　　　　　　B. 正中前伸和侧方无早接触
C. 前伸时，上下前牙呈组牙接触，后牙无接触　　D. 侧方时，上下颌牙呈组牙接触，非工作侧不接触
E. 侧方时，上下颌牙呈组牙接触，非工作侧有接触
【答案】E
【解析】正中时达到广泛的尖窝接触关系，所以A正确；达到正中，前伸和侧方没有早接触，所以B正确；前伸时，上下前牙有接触，后牙无接触，是前伸平衡，故C正确；侧方时，上下颌牙呈组牙接触，非工作侧不接触，故D正确，E错误。

【破题思路】协调的关系内容。侧方时，上下颌牙呈组牙接触，非工作侧有接触，使个别牙受力过大，造成创伤，容易引起颞下颌关节的功能紊乱。

111. 在牙体缺损的修复治疗中关于对牙龈组织的保健，错误的说法是
A. 修复体要高度磨光　　　　　　B. 人造冠龈边缘与患牙十分密合
C. 正确恢复牙冠外形高点　　　　D. 修复体龈边缘必须位于龈嵴顶以下
E. 修复体轴面形态有助于对龈组织给予功能性刺激
【答案】D
【解析】修复体要高度磨光，可减少全冠对牙龈组织的刺激，是正确的，故不选A。人造冠龈边缘与患牙十分密合，边缘无悬突，无台阶，对牙龈组织有保健作用，故不选B。正确恢复牙冠外形高点，保证食物流对牙龈的生理刺激，故不选C。修复体龈边缘必须位于龈嵴顶以下，龈下边缘容易造成牙龈的炎症和牙龈退缩，对牙龈组织产生损伤，故D是错误的。修复体轴面形态有助于对龈组织给予功能性刺激，同C，故不选E。

【破题思路】修复体龈边缘越接近龈沟底，越容易引起牙龈炎症，通常修复体的边缘尽可能放在龈上。

112. 牙冠修复体的邻面与邻牙紧密接触不是为了
A. 防止食物嵌塞　　　　B. 维持牙位牙弓形态的稳定　　　C. 与邻牙相互支持分散𬌗力
D. 保持每个牙各区的生理运动　　E. 防止对颌牙伸长
【答案】E
【解析】牙冠修复体的邻面与邻牙紧密接触的目的是防止食物嵌塞、维持牙位牙弓形态的稳定、保持每个牙各区的生理运动、与邻牙相互支持分散𬌗力。不能防止对颌牙伸长。

113. 在确定固定修复体边缘位时，不必考虑的因素是
A. 美观要求　　　　　　B. 固位要求　　　　　　C. 年龄
D. 牙冠外形　　　　　　E. 性别
【答案】E
【解析】美观、固位、牙冠外形、年龄等都要作为固定修复体龈缘位置确定的考虑因素。

【破题思路】修复体边缘的位置只有在前牙，因美观需要、龋损已达龈下或牙冠较短需增加固位等情况下，才考虑将冠缘放至龈下。全冠修复体采用龈上边缘的最主要优点：对牙周刺激小。与密合性无关，龈上边缘同样可能产生继发龋，附着菌斑。

114. 可以增强修复体与制备体固位力的固位形不包括
A. 沟　　　　　　　　B. 箱状　　　　　　　　C. 鸠尾
D. 针道形　　　　　　E. 倒凹形
【答案】E
【解析】可以增强修复体与制备体固位力的固位形有沟固位形、针道固位形、箱状固位形以及鸠尾固位形，故不包括倒凹形。

115. 下列关于固位钉的设计说法错误的是
   A. 脆弱牙尖可通过横向固位钉与修复体连成整体
   B. 固位钉尽可能多以增强固位
   C. 钉道的位置应选在牙体最坚实的部位
   D. 前牙选直径小的较长的固位钉
   E. 后牙选直径大的较短的固位钉
   【答案】B
   【解析】在一定的限度内，增加钉的数目会增加固位作用，但钉数目增加的同时会使牙本质发生裂纹的可能性增加、钉间牙本质量减少和修复体的强度降低，故原则上用尽可能少的固位钉获得最佳固位。

116. 冠内固位形不包括
   A. 鸠尾形　　　　　　　　B. 沟形　　　　　　　　C. 针形
   D. 箱状形　　　　　　　　E. 片切形
   【答案】E
   【解析】常见冠内固位形鸠尾形、沟形、针形、箱状形，不包括片切形。

117. 边缘线最长的冠类修复体是
   A. 嵌体　　　　　　　　　B. 甲冠　　　　　　　　C. 高嵌体
   D. 金属全冠　　　　　　　E. 烤瓷全冠
   【答案】C
   【解析】冠类修复体包括嵌体、甲冠、高嵌体、金属全冠、烤瓷全冠，相比之下高嵌体边缘线最长。

118. 做嵌体牙体预备时，错误的做法是
   A. 去尽病变腐质　　　　　B. 轴面最大周径线降至龈缘　　　　C. 提供良好的固位形和抗力形
   D. 适当磨改异常的对颌牙　　E. 预防性扩展
   【答案】B
   【解析】嵌体是冠内固位体，一种嵌入牙体内部、用以恢复牙体缺损患牙的形态和功能的修复体，与轴面预备无关。

119. 属于双面嵌体的是
   A. 殆面嵌体　　　　　　　B. 邻殆嵌体　　　　　　　C. 颈部嵌体
   D. 邻殆邻嵌体　　　　　　E. 高嵌体
   【答案】B
   【解析】本题考查嵌体的分类，按照嵌体覆盖牙面的不同可以分为单面、双面、多面嵌体。A、C是单面嵌体；D是多面嵌体；E由MOD嵌体演变而来，也归为多面嵌体。

【破题思路】嵌体根据覆盖牙面的不同，可分为单面嵌体、双面嵌体（近中殆嵌体MO、远中殆嵌体DO、颊殆嵌体BO、舌殆嵌体LO，其中MO和DO统称为邻殆嵌体）、多面嵌体，而高嵌体是多面嵌体MOD嵌体的衍生。

120. 下列不属于双面嵌体的是
   A. 远中面嵌体　　　　　　B. 颊殆嵌体　　　　　　　C. 近中殆远中嵌体
   D. 舌面嵌体　　　　　　　E. 近中面嵌体
   【答案】C
   【解析】嵌体根据覆盖牙面的不同，分为单面嵌体、双面嵌体和多面嵌体。双面嵌体具体可分为近中殆嵌体、远中殆嵌体、颊合嵌体、舌殆嵌体。近中殆远中嵌体属于多面嵌体。

121. 合金嵌体与窝洞不密合主要会发生
   A. 边缘继发龋　　　　　　B. 抗力型下降　　　　　　C. 粘接力下降
   D. 牙釉柱折断　　　　　　E. 嵌体脱位
   【答案】A
   【解析】合金嵌体与窝洞不密合可导致菌斑附着滋生，主要诱发边缘继发龋。

122. 铸造3/4冠与铸造全冠相比，其优点是
   A. 牙冠的边缘显露金属　　B. 固位力强　　　　　　　C. 边缘线长
   D. 必须作邻轴沟　　　　　E. 磨除的牙体组织较少

【答案】E

【解析】铸造3/4冠与全冠相比，部分冠有以下优点：①比金属全冠美观；②磨牙少，更符合保存修复原则；③与牙龈接触的龈边缘短，对牙龈刺激小。

【破题思路】全冠与3/4冠的最本质区别就是牙体预备时磨除牙体组织不一。铸造金属全冠具有材料强度大、制作精密、固位力强、牙体磨切相对较少等优点。

123. 患者，女性，24岁，左上侧切牙折断，X片显示已做完善根管治疗，叩（-），松（-），断面在龈缘上约2mm，此时应做哪种修复

  A. 金属全冠   B. 暂时冠   C. 3/4冠

  D. 瓷全冠   E. 烤瓷桩核冠

【答案】E

【解析】本题题点是22牙折，断面龈上2mm，根管治疗后，首选铸造桩核冠。因缺损在前牙，所以桩核上部分可选烤瓷冠或全瓷冠，排除A、B、C。

124. 患者，男性，35岁，11冠折1/2，已做完善根管治疗，深覆𬌗，以下哪种修复方案较恰当

  A. 成品桩桩冠   B. 不锈钢丝弯制桩桩冠   C. 金属桩核烤瓷冠

  D. 金属舌面烤瓷桩冠   E. 金属桩塑料冠

【答案】D

【解析】11冠折1/2，根管治疗后，缺损面积较大，所以选择桩冠烤瓷/全瓷修复，铸造桩首选，固位力最大。排除A、B。深覆𬌗，所以可以做成金属舌面烤瓷。排除C、E。本题考点是深覆𬌗前牙冠折的修复方式。

125. 塑料全冠最突出的特点是

  A. 美观   B. 耐磨耗   C. 吸水性小

  D. 用于严重缺损牙   E. 制作简单

【答案】E

【解析】塑料全冠最突出的特点是制作简单。

【破题思路】塑料全冠是用塑料制成的全冠修复体。它具有颜色自然美观、制作容易、价廉等优点，曾一度被广泛应用于前牙的缺损修复，但由于塑料全冠存在耐磨性差、硬度低、易老化及变色等缺点，目前已被金属烤瓷冠替代，但更多的是应用于暂时性修复。临床操作基本与金属烤瓷冠相同。

126. 瓷全冠的优点不包括下列哪一项

  A. 色泽稳定自然   B. 导热低   C. 生物相容性好

  D. 不导电   E. 脆性小，强度高

【答案】E

【解析】瓷全冠是以陶瓷材料制成的覆盖整个牙冠表面的修复体，色泽稳定自然，导热低，生物相容性好，不导电。但其脆性大，强度较低。

127. 在金属烤瓷材料和金属烤瓷合金的结合作用中，起关键作用的是

  A. 机械结合   B. 物理结合   C. 压力结合

  D. 化学结合   E. A和C

【答案】D

【解析】锡、铟等微量元素在烧灼中发生扩散，集中于金属烤瓷合金与金属烤瓷的界面，这些金属氧化物与烤瓷中的一些氧化物可产生原子间的结合。这种化学结合起着关键的作用。

【破题思路】化学结合是指金属烤瓷合金表面氧化层与金属烤瓷材料中的氧化物和非晶质玻璃界面发生的化学反应，通过金属键、离子键、共价键等化学键所形成的结合。金属烤瓷合金表面氧化形成良好的结合是很重要的。一般认为金属烤瓷材料与金属烤瓷合金之间的结合存在四种形式：机械结合；物理结合；压力结合；化学结合。

128. 在以下关于全冠咬合面的描述中不准确的是

  A. 必须恢复原有的𬌗面大小与形态   B. 应与邻牙𬌗面形态相协调

C. 应与对颌牙𬌗面形态相协调　　　　D. 𬌗面力方向接近牙齿长轴
E. 无早接触
【答案】A
【解析】全冠轴面、𬌗外形、牙尖斜度、磨耗度等应与整个牙列协调，但不能恢复成原有的大小。全冠修复后前伸𬌗、侧方𬌗无干扰，应修平过大牙尖斜面，以减小侧向力，故选A。

【破题思路】全冠修复不必完全恢复𬌗面形态，有时需要降低牙尖高度和斜度。全冠的种类有：①金属全冠，铸造全冠和锤造全冠；②非金属全冠，塑料全冠和烤瓷全冠；③金属与非金属联合全冠。

129. 设计修复体龈缘的位置时不必考虑
A. 患牙的形态　　　　B. 修复体的固位　　　　C. 患牙的牙周状况
D. 患者的口腔卫生状况　　E. 咬合力的大小
【答案】E
【解析】修复体龈缘的位置与咬合力的大小无关，因此设计时不需要考虑，而其他选项均须考虑。

【破题思路】修复体龈缘的位置应根据患牙的形态、固位、美观要求和患者的年龄、牙位、牙周状况及口腔卫生状况等多种因素来决定。龈缘位置有龈上、平龈、龈下，和对颌牙没有关系。

130. 龈上边缘的主要优点是
A. 牙周刺激小　　　　B. 美观　　　　C. 边缘密合
D. 不易菌斑附着　　　E. 易清洁
【答案】A
【解析】龈上边缘的对牙周刺激小，但是不美观。

131. 对牙髓刺激性小的粘固剂是
A. 聚羧酸锌水门汀　　B. 热凝塑料　　　　C. 磷酸锌粘固剂
D. 自凝塑料　　　　　E. 环氧树脂粘固剂
【答案】A
【解析】聚羧酸锌水门汀对牙髓刺激小，可用于近髓的牙体，但聚羧酸锌水门汀抗压强度较低，避免用于受力较大的修复体的粘接。玻璃离子水门汀强度高并可释放氟离子，有防止继发龋产生的作用，是目前常用的粘接水门汀。

【破题思路】磷酸锌水门汀、聚羧酸锌水门汀和玻璃离子水门汀对牙体组织和修复体的粘接主要通过机械嵌合，玻璃离子水门汀还可以与牙体组织中的钙离子有一定的螯合作用。三种粘接水门汀均可溶于唾液，修复体边缘暴露的水门汀会逐渐被溶解，产生边缘微漏。磷酸锌水门汀在聚合前酸度较高，要避免对牙髓的刺激。

132. 下列哪项措施不利于增加粘接力
A. 粘固剂厚度减小　　B. 粘接表面光滑　　　C. 粘接面尽量密合
D. 粘接面积越大越好　E. 粘固剂黏度合适
【答案】B
【解析】粘接面应适当粗糙，可增强粘接力。两粘接面不但要密切吻合，而且表面应当有适当的粗糙度，以加强嵌合扣锁作用。

【破题思路】粘接之前预备体表面须做：清洁、干燥、去油污、酸蚀等操作，以增加修复体粘接力。

133. 固定修复粘固剂膜的最适厚度一般应是
A. <30μm　　　　　B. 35~40μm　　　　C. 45~50μm
D. 55~60μm　　　　E. 65~70μm
【答案】A
【解析】一般玻璃离子体、磷酸锌和聚羧酸盐的被膜厚度可小于25μm。

134. 人造冠完全到位的标志不包括
   A. 咬合基本良好　　　B. 无翘动　　　C. 边缘密合
   D. 边缘达到设计位置　　　E. 接触点松紧度适当
   【答案】E
   【解析】冠就位的标志：冠的龈边缘到达设计的位置，有肩台预备的颈缘应与冠边缘密合，人造冠在患牙上就位后不出现翘动现象。

135. 造成铸造全冠就位困难的原因不包括
   A. 石膏代型磨损　　　B. 蜡型蠕变变形　　　C. 间隙涂料涂得过厚
   D. 牙颈部肩台不整齐　　　E. 铸造冠缘过长
   【答案】C
   【解析】A 为石膏代型磨损，由于在此石膏代型上完成的蜡型制成的全冠比要求的缩小了，不能与预备体吻合，造成就位困难，故不选。B 为蜡型蠕变变形，使制成的全冠形态与预备体不相吻合，造成就位困难，故不选。C 为间隙涂料涂得过厚，使完成的全冠扩大，与预备体之间的间隙增加，不会造成就位困难，故应选。D 为牙颈部肩台不整齐，容易出现干扰全冠就位的高点，故不选。E 为铸造冠缘过长，形成飞边，使就位困难，故不选。

136. 试戴铸造全冠时，冠完全就位后，出现哪种状况可不必重做
   A. 边缘过短，未到达固位要求
   B. 冠与牙体组织间的缝隙，用探针可探入
   C. 冠的邻面与邻牙完全无接触
   D. 非正中𬌗有轻度早接触
   E. 冠与对颌牙无咬合接触
   【答案】D
   【解析】边缘过短，未到达固位要求，固位不好，容易脱落，需要重做，故不选A。冠与牙体组织间的缝隙，用探针可探入，全冠与牙体组织不密合，由于粘固剂的溶解性，易产生继发龋，需重做，故不选B。冠的邻面与邻牙完全无接触，容易出现食物嵌塞，邻牙可发生龋坏，甚至发生牙齿的倾斜，故需重做，不选C。非正中有轻度早接触，可通过调𬌗来解决问题，不必重做，故选D。冠与对颌牙无咬合接触，修复之后无功能，未能达到目的，需重做，故不选E。

137. 良好的全冠轴面形态有利于保护
   A. 基牙的牙周膜
   B. 基牙的牙龈
   C. 基牙的牙槽骨
   D. 基牙不破折
   E. 全冠不破折
   【答案】B
   【解析】全冠的轴面形态良好有利于恢复全冠外形高点，形成正常的食物排溢通道，食物对牙龈有适当的刺激，同时又不会对牙龈造成损伤。

【破题思路】恢复轴面正常形态主要是恢复牙的生理功能。正常牙冠轴面突度可以维持牙颈部龈组织的张力，保证食物正常排溢道及食物流对牙龈的生理刺激作用。

138. 对烤瓷合金的性能要求，不正确的是
   A. 弹性模最低
   B. 机械强度好
   C. 铸造性能好
   D. 收缩变形小
   E. 湿润性好
   【答案】A
   【解析】考虑金属的弹性模量的时候，应该结合牙本质和所选瓷的弹性模量，三者应尽量接近，使应力在牙本质上均匀地分布。故 A 所说的是错误的，机械强度好、铸造性能好、收缩变形小、湿润性好都是在选择金属时需要考虑的要点，所以 B、C、D、E 都是正确的，故不选。

【破题思路】烤瓷合金的性能要求。PFM 修复体制作时，先制作金属基底冠，然后在上面熔附陶瓷，烧结时陶瓷为熔融状态，所以必须要求金属的熔点高于瓷粉的熔点，才能保证烧结过程中金属基底冠的稳定。

139. 以下关于金瓷冠基底冠的描述错误的是
A. 金瓷衔接处为刃状
B. 支持瓷层
C. 与预备体密合度好
D. 金瓷衔接处避开咬合区
E. 唇面为瓷层留出 0.85～1.2mm 的间隙

【答案】A

【解析】金瓷的交界处应该是清晰光滑连续的。金属和瓷是端对端对接，即金属基底在金瓷交界处的外形呈直角，但是内角是圆钝的。金瓷结合部的设计避开咬合接触区，90°或深凹槽对接。

【破题思路】金瓷结合区域不能形成刃状，否则烧结的陶瓷没有足够的厚度，容易导致崩瓷。

140. 以下关于金瓷冠中合金与瓷粉要求的描述，哪项是错误的
A. 良好的生物相容性
B. 有良好的强度
C. 两者的化学成分应各含有一种以上的元素
D. 合金熔点大于瓷粉
E. 瓷粉的热膨胀系数略大于合金

【答案】E

【解析】当烤瓷合金的热膨胀系数小于瓷时，瓷层内将形成不利的拉应力，容易发生瓷裂或剥脱，应是合金的，热膨胀系数略大于瓷。

141. 下列不属于瓷全冠适应证的是
A. 前牙切角切缘缺损
B. 前牙牙髓坏死而变色
C. 错位牙不宜进行正畸治疗
D. 牙冠充填治疗后需美观修复者
E. 发育未完成的青少年活髓牙

【答案】E

【解析】瓷全冠要求牙体预备较多，而发育的青少年活髓牙髓腔大、髓角高，因此行全冠修复易发生穿髓。

【破题思路】瓷全冠的适应证包括前牙切角切缘缺损、前牙牙髓坏死而变色、错位牙不宜进行正畸治疗、牙冠充填治疗后需美观修复者。

142. PFM 瓷粉和合金的要求，以下哪项是错误的
A. 烤瓷合金的熔点大于烤瓷粉的熔点
B. 烤瓷粉颜色应具有可匹配性
C. 金属基底的厚度应大于 1mm
D. 瓷粉的热膨胀系数应略小于烤瓷合金者
E. 合金与瓷粉应具有良好生物相容性

【答案】C

【解析】非贵金属烤瓷全冠的金属基底冠厚度一般应为 0.3～0.5mm。

【破题思路】PFM 修复体制作时，先制作金属基底冠，然后在上面熔附陶瓷，烧结时陶瓷为熔融状态，所以必须要求金属的熔点高于瓷粉的熔点，才能保证烧结过程中金属基底冠的稳定。

143. 在全冠修复时，不可能对牙龈造成危害的因素是
A. 牙体预备
B. 取印模
C. 轴面突度
D. 食物嵌塞
E. 对颌牙充填式牙尖

【答案】B

【解析】在全冠修复时，牙体预备、轴面突度、食物嵌塞、对颌牙充填式牙尖均可能对牙龈造成危害。

【破题思路】全冠修复过程中对牙髓造成损害的原因包括温度刺激、化学刺激等。其中牙体预备、制取印模可导致对牙髓冷热温度刺激，消毒用的消毒剂可对牙髓造成化学刺激。而戴暂时冠可隔绝各种刺激，对牙髓有保护作用。

144. 以下说法错误的是
A. 瓷粉和合金的化学结合是最重要的结合力
B. 烤瓷在强度方面的优点在于压缩强度大
C. PFM 冠的主要作用是弥补合金美观的不足

D. 种植体作为基牙与天然基牙相同点是与基牙动度相同（抵抗侧向殆力相同）

E. 固定义齿桥体龈面设计主要考虑保持清洁卫生

【答案】D

【解析】以种植体作为基牙与天然基牙连接应考虑：两端的修复材料相同。

145. 某女，45岁，右上4残根，牙周组织支持条件好，已做过根管治疗，最好的修复方法是

A. 高嵌体修复
B. 铸造桩冠做核，烤瓷熔附金属全冠修复
C. 拔除残根，可摘义齿修复
D. 拔除残根，固定桥修复
E. 以上方法均可

【答案】B

【解析】牙周支持条件好，已行根管治疗，所以首选桩核冠，排除A、C、D。女，45岁，所以首选烤瓷冠。

146. 对暂时修复体的粘固剂的要求不包括

A. 不刺激牙髓
B. 去除暂时修复体方便
C. 能将暂时冠粘固在基牙上不脱落
D. 无毒害
E. 牢固粘固于基牙

【答案】E

【解析】暂时粘固剂应该容易从基牙上去除，否则会影响最终修复体的准确就位和最终粘固效果。

【破题思路】对暂时修复体的粘固剂的要求包括不刺激牙髓、去除暂时修复体方便、能将暂时冠粘固在基牙上不脱落、无毒害。

147. 普通铸造金属全冠颈部肩台的宽度通常为

A. 0.3～0.4mm
B. 0.5～0.8mm
C. 0.9～1.0mm
D. 1.1～1.2mm
E. 1.3～1.5mm

【答案】B

【解析】铸造全冠颈部肩台通常为0.5～0.8mm宽，呈凹形或带斜面的肩台形。

【破题思路】铸造全冠预备时：预备分两阶段进行，即先从颊舌面外形最高点到龈缘处消除倒凹，使轴壁与就位道平行，并保证冠边缘处应有的修复间隙。然后再从外形高点处到殆缘，顺着这部分牙冠外形预备出修复体足够的间隙，保持牙冠的正常外形，并注意咬合运动所需要的间隙。轴壁正常聚合度一般为2°～5°。颈部肩台预备：铸造金属全冠的颈部预备关系到冠的固位、美观、牙周、牙体组织的健康及修复的长期效果，因此铸造全冠颈部牙体预备应严格而细致。患牙颈部预备是以轴壁无倒凹为前提，然后再预备出肩台。铸造全冠颈部肩台通常为0.5～0.8mm宽，呈凹形或带斜面的肩台形。

148. 通常前牙金属烤瓷冠唇面龈边缘的最佳选择是

A. 龈上凹形边缘
B. 龈下肩台边缘
C. 龈上肩台边缘
D. 龈下凹形边缘
E. 平龈边缘

【答案】B

【解析】龈下边缘位于龈沟内，为牙龈所遮盖，优点是美观、固位好。即使设计龈下边缘，修复体的龈边缘也要尽可能离开龈沟底的结合上皮，减少对牙龈的有害刺激。一般要求龈边缘距龈沟底至少0.5mm。

149. 后牙修复体颊舌面突度过小会引起

A. 牙髓炎
B. 食物嵌塞
C. 根尖炎
D. 牙龈炎
E. 牙槽脓肿

【答案】D

【解析】后牙修复体颊舌面突度过小，食物经过该处时将给牙龈过大的压力，易导致牙龈炎。

【破题思路】修复体正确的轴面突度不仅能防止食物撞击龈组织，起到保护作用，而且能通过对龈组织的适度按摩，起到促进龈组织血液循环的作用。突度过大，龈组织缺少食物的按摩，产生牙龈萎缩。

150. 后牙修复体颊舌面突度过大会引起

A. 牙髓炎
B. 食物滞留
C. 根尖炎

D. 牙龈受创伤　　　　　　　　　E. 牙槽脓肿

【答案】B

【解析】正常恢复轴面的外形高点，可以在咀嚼过程中为牙龈提供保护，食物对牙龈产生适当的按摩作用，有利于牙龈的健康，轴面外形过突，则食物在咀嚼过程中不能为牙龈提供按摩作用，牙颈部容易聚集牙菌斑。

151. 以下是冠修复后出现食物嵌塞的主要原因，无关的是

A. 邻接不良　　　　　　B. 对颌牙有充填式牙尖　　　　C. 咬合形态不良

D. 咬合平面与邻牙不一致　　E. 冠边缘位于龈上

【答案】E

【解析】食物嵌塞是食物嵌入或滞留在牙齿或修复体的邻接面的现象，原因包括无接触点或接触不良，修复体轴面外形不良，𬌗面形态不良，食物排溢不畅，𬌗平面与邻牙不一致形成斜向邻面的倾斜面以及修复体有悬突或对颌牙有充填式牙尖等。E 只在前牙区影响美观。

【破题思路】冠修复后出现食物嵌塞的主要原因有邻接不良、对颌牙有充填式牙尖、咬合形态不良、咬合平面与邻牙不一致。

152. 金属烤瓷冠的适应证是

A. 青少年恒牙　　　　　　　　　B. 冠部短小的磨牙

C. 轻度腭向错位的上前牙　　　　D. 重度深覆𬌗

E. 乳牙

【答案】C

【解析】金属烤瓷全冠的适应证：

① 牙齿变色不宜用其他方法修复或患者要求修复，如前牙氟斑牙、变色牙、四环素染色牙、锥形牙、釉质发育不全等，后牙全冠患者要求也可修复。

② 龋洞或牙体缺损较大，充填后无法持久保持者。

③ 前牙龋其他方法修复不理想。

④ 前牙错位、扭转而不宜或不能做正畸治疗者。

⑤ 烤瓷桥固位体的基牙。

153. 金属烤瓷全冠舌侧颈缘如以金属为冠边缘者，可预备成以下形状。除了

A. 羽状　　　　　　　　　B. 凹槽形　　　　　　　　　C. 较宽的肩台

D. 直角斜面形　　　　　　E. 与金属全冠边缘相同

【答案】C

【解析】从修复治疗原则判断：全冠修复对患牙预备时，应尽可能保存、保护牙体和牙髓组织健康，争取保留足够的牙体组织，减少患牙破坏，获得修复体远期疗效。答案 C 预备成较宽的肩台显然违反了上述原则。从金属全冠边缘要求判断，刃状、凹槽或带斜面的肩台形边缘形式适合修复材料强度大的金属修复体。

154. 金属烤瓷全冠舌侧颈缘如以金属为冠边缘者，预备体颈缘不宜预备成

A. 羽状　　　　　　　　　B. 凹槽形　　　　　　　　　C. 较宽的肩台

D. 直角斜面形　　　　　　E. 浅凹状

【答案】C

【解析】从金属全冠边缘要求判断，刃状、羽状、凹状或带斜面的肩台形边缘形式适合修复材料强度大的金属修复体。符合该题干要求的正确答案是 C。

155. 铸造全冠最常用的颈缘形态为

A. 直角肩台型　　　　　　B. 斜面型　　　　　　　　　C. 刃状型

D. 凹面型　　　　　　　　E. 凹斜面

【答案】D

【解析】铸造全冠牙体预备边缘形式最常见的浅凹形肩台即凹面形。

【破题思路】直角肩台型适用于烤瓷或者全瓷边缘；斜面型只能用于强度高、边缘性好的金属边缘，但不能独立使用；刃状型边缘用于倾斜牙和年轻恒牙，如上磨牙远中邻面；凹面型适用于铸造金属全冠，部分冠和烤瓷熔附金属冠的舌侧边缘。

156. 金属的熔点高于瓷烧结温度是为了
A. 有利于金瓷的化学结合
B. 有利于瓷粉的冷却
C. 防止瓷粉烧结后崩裂
D. 防止金属基底变形
E. 使瓷烧结后产生压应力

【答案】D

【解析】烤瓷合金的熔解温度必须显著高于烧结于其上的瓷层材料至少170～280℃，以保证在堆瓷烧结、上釉过程中金属基底不熔解、蠕变、挠曲。

【破题思路】合金的熔点必须高于瓷粉的熔点170～270℃，以保证在金属基底上熔瓷时不发生金属基底熔融或变形。

157. 以下关于桩冠的说法错误的是
A. 是一种较常用的根内固位体
B. 固位力取决于摩擦力和粘接力
C. 可作固定桥的固位体
D. 修复前必须行完善的根充
E. 桩冠修复后可以减少根尖组织病变的发生

【答案】E

【解析】桩冠适应证要求为：患牙经过完善的根管治疗；根尖周无炎症；无骨吸收，或吸收不超过根长的1/3。

【破题思路】桩冠的固位。桩冠的固位力主要依靠桩与根管壁间的摩擦力与粘固剂的粘接力。桩的长度对于固位力有重要意义：保证根尖不少于5mm的根尖封闭；让桩的长度大于等于临床冠的长度；保证桩处于牙槽骨内的长度大于根在牙槽骨内总长度的1/2；桩的直径不超过根径的1/3是安全的；桩的形态要与根的形态相一致近似圆锥形并且与根管壁密合。

158. 符合桩冠的适应证是
A. 根管壁侧穿
B. 已作根管治疗，瘘管口未闭
C. 作固定义齿基牙的残冠残根
D. 前牙斜折达根中1/3者
E. 根管弯曲细小

【答案】C

【解析】作固定义齿基牙的残冠残根为桩冠的适应证，而其他选项为桩冠的非适应证。

159. 以下关于桩冠固位的说法，哪项是错误的
A. 粘接力是桩的固位因素之一
B. 桩与根管壁要密合
C. 桩越长则固位越好
D. 桩直径与固位无关
E. 桩形态影响固位

【答案】D

【解析】桩冠的固位力主要依靠桩与根管壁间的摩擦力与粘固剂的粘接力。桩的长度对于固位力有重要意义：保证根尖不少于5mm的根尖封闭；桩的长度大于等于临床冠的长度；保证桩处于牙槽骨内的长度大于根在牙槽骨内总长度的1/2，所以C排除；桩的直径不超过根径的1/3，所以选D；桩的形态要与根的形态相一致近似圆锥形并且与根管壁密合，故A、B和E排除。

【破题思路】桩核冠的固位与桩的长度、直径、形态、材料、适合性、粘固等有关。理想的桩外形应是与牙根外形一致的一个近似圆锥体，与根部外形一致，而且与根管壁密合。

160. 根管预备时，容易出现的错误中不包括
A. 根管口预备成喇叭口状
B. 根管长度预备不足
C. 伤及邻牙牙根
D. 根管壁有倒凹
E. 根管壁侧穿

【答案】C

【解析】A为根管口预备成喇叭口状，当根管弯曲较大时容易出现这种情况，故不选。B为根管长度预备不足，当对根管长度测量不正确，或者对桩长度要求不了解时，可出现这种情况，故不选。C为伤及邻牙牙根，由于操作只在根管内进行，距离邻牙牙根有一定距离，一般不会伤及，所以应该选。D为根管壁有倒凹，预备时

手法不当可出现，故不选。E 为根管壁侧穿，在根管弯曲比较大的根管容易出现。

【破题思路】根管预备的目的：清除根管内病变的牙髓组织及其分解产物、细菌及各种毒素；除去根管壁表层感染的牙本质，制备成一个在根管口直径最大、牙本质骨质界处直径最小的平滑的、锥形的根管；冲洗洁净，除去根管内残余的物质及碎屑。预备后应保持自然根尖孔的位置和形态。

161. 桩冠的固位力主要靠
A. 根管的长度和形态　　　　　　　　B. 桩的直径粗细
C. 粘固剂的粘接力　　　　　　　　　D. 冠桩与根管壁的摩擦力
E. 残留牙冠的高度
【答案】D
【解析】桩冠的固位力主要靠冠桩与根管壁的摩擦力。

【破题思路】增强桩冠固位的方法有：尽可能利用牙冠长度和根管的长度，根管预备成椭圆形，减小根管壁的锥度，防止形成喇叭口状，根管口预备成一个小肩台，增加冠的稳定性；用铸造桩增加冠桩与根管壁的密合度，增加摩擦力，减小粘固剂的厚度。

162. 与普通桩冠相比，桩核冠的优点为
A. 固位力强　　　　　　　　　　　　B. 做固定桥固位体时易形成共同就位道
C. 制作方便　　　　　　　　　　　　D. 可用于咬合紧时
E. 强度好
【答案】B
【解析】桩冠是利用金属冠桩插入根管内以获得固位的一种冠修复。桩和冠是一体的。桩核冠则是先要做一个桩核，之后再做冠，是由两部分组成的复合体。临床上现在基本上不再做桩冠，以桩核冠为主，其具有固位好、美观且做固定桥固位体时易形成共同就位道（此为最大优点）等优点。

【破题思路】桩核冠的优点为：如人造冠需要重做，可以换冠而不用换桩核；牙的轻度错位也可用改变核的方向的办法使冠恢复到正常位置；桩核与冠是分别完成的，可将不能做全冠大面积牙体缺损的以全冠形式进行修复。

163. 哪种叙述不能有效增强桩冠的固位
A. 增加冠桩与根管壁的密合度　　　　B. 增加粘固剂厚度
C. 减小根管壁锥度　　　　　　　　　D. 尽可能利用牙冠长度和根管长度
E. 防止形成喇叭口状
【答案】B
【解析】影响桩冠固位力的因素为冠桩的长度、直径及形态。粘结剂的厚度与固位力成反比。

【破题思路】增强桩冠固位的方法有：尽可能利用牙冠长度和根管的长度，根管预备成椭圆形，减小根管壁的锥度，防止形成喇叭口状，根管口预备成一个小肩台，增加冠的稳定性；用铸造桩增加冠桩与根管壁的密合度，增加摩擦力，减小粘固剂的厚度。

164. 下列关于桩核冠的固位形与抗力形的说法错误的是
A. 保证根尖不少于 5mm 的根尖封闭　　B. 保证桩的长度大于等于临床冠的长度
C. 桩的直径一般不超过根径的 1/2　　　D. 桩在牙槽骨内的长度大于根在牙槽骨内总长度的 1/2
E. 最终修复体边缘最好覆盖所有缺损和旧修复体
【答案】C
【解析】由于根管内所有操作都在口腔环境中进行，为了预防根尖病变的发生，必须保证不少于 5mm 的根尖封闭以隔离口腔与根尖周环境，桩的直径一般不超过根径的 1/4～1/3。因此 C 选项错误。其他选项均符合桩核冠的固位形与抗力形的要求。

165. 以下哪种情况不宜行金属烤瓷全冠修复
A. 牙体缺损较大而无法充填治疗者　　B. 氟斑牙

C. 前牙错位扭转 D. 青少年恒牙

E. 变色牙

【答案】D

【解析】尚未发育完全的年轻恒牙不宜做金属烤瓷全冠。

166. 一个良好的嵌体蜡型不应该

A. 完全覆盖缺损部位　　B. 与洞形密合　　C. 咬合关系正确

D. 恢复邻接关系　　E. 在蜡型的最薄处放置铸道

【答案】E

【解析】一个良好的嵌体蜡型铸道应安放在蜡型较厚的地方，如𬌗面单面嵌体铸道安放在牙尖上，双面嵌体则安放在蜡型的两个面的转角处。

【破题思路】蜡型是成功修复的重要基础，做好后应该检查边缘运动有无𬌗干扰，摘下代型修整蜡型的邻面边缘，做到光滑密合，邻面接触点要适当加蜡以防研磨抛光的损失。

167. 以下哪种情况不适宜做桩冠修复

A. 牙冠短小的变色牙　　B. 牙冠大部分缺损无法充填治疗

C. 牙冠缺损至龈下2mm，牙周健康　　D. 牙槽骨以下的斜形根折，牙根松动

E. 牙冠缺损4/5，牙周健康

【答案】D

【解析】桩冠禁忌证：

① 18岁以下的青少年。

② 有明显的尖周感染和临床症状者。

③ 严重的根尖吸收者，牙槽骨吸收1/3以上者，根弯曲且细小无法取得冠桩足够长度和直径者。

④ 根管壁有侧穿且伴有牙根吸收骨吸收和根管内感染者。

⑤ 牙槽骨以下的斜形根折，伴断折牙牙根松动者。

⑥ 根管壁过薄，无法取得足够抗力形者。

⑦ 牙根长度不足，无法取得足够固位形抗力形者。

168. 上颌磨牙桩冠修复时最可能利用的根管是

A. 腭侧根管　　B. 近中舌侧根管　　C. 近中颊侧根管

D. 近中颊侧根管+远中颊侧根管　　E. 远中颊侧根管

【答案】A

【解析】在上颌磨牙的根管中，腭侧根管最长最粗，形态较规则，易于获得桩核冠所需要的固位形与抗力形，并且易于获得共同的就位道。

【破题思路】上颌磨牙一般来说有三根，分别是近中颊根、远中颊根和舌侧一腭根，腭根扁而宽，较粗壮，近远中径宽，颊舌径窄，为三个牙根中最大者。所以最可利用腭根。

169. 下列哪项不属于铸造金属全冠的适应证

A. 固定义齿的固位体　　B. 后牙邻接关系不良

C. 后牙牙体严重缺损，无足够固位形与抗力形　　D. 后牙牙本质过敏严重伴牙体缺损

E. 后牙牙冠短小

【答案】C

【解析】后牙牙体严重缺损可考虑冠修复，但固位形和抗力形不够时，应行桩核冠修复，否则金属全冠可能由于同位形不够而松动脱落或抗力形不够使牙体进一步缺损。

170. 下列何种情况不属于烤瓷熔附金属全冠的禁忌证

A. 青少年未发育完成的恒牙　　B. 未经治疗的牙髓腔宽大的患牙

C. 深覆𬌗咬合紧无足够备牙空间的患牙　　D. 四环素牙

E. 患者不配合治疗

【答案】D

【解析】烤瓷熔附金属全冠的禁忌证：若其他相对磨牙少的修复方法可以满足患者美观强度等方面的要求

时不建议使用金瓷冠修复；对前牙美观要求极高者，避免采用可能出现颈部灰线的金瓷冠类型；对金属过敏者禁忌使用；尚未发育完全的年轻恒牙禁忌使用；牙髓腔宽大髓角高耸等容易发生意外露髓的牙齿避免使用，必要时先做根管治疗后再行修复；牙体过小无法提供足够固位形和抗力形者禁忌直接使用金瓷冠修复；患者严重深覆𬌗咬合紧，在没有矫正情况下又无法获得足够修复空间的不建议使用；有夜磨牙症患者不建议使用。

171. 铸造嵌体片切面的龈缘应伸展到
A. 自洁区　　　　　　　B. 龈外展隙　　　　　　C. 龈缘以上
D. 龈沟以内　　　　　　E. 与龈沟平齐
【答案】A
【解析】邻面箱状洞形的颊舌轴壁和龈壁应离开邻面接触点，位于自洁区。两颊舌轴壁可外展6°，龈壁应底平，与髓壁垂直，近远中宽度至少为1mm。

172. 对于牙冠长冠根比例大的老年患者，设计错误的是
A. 冠边缘设计在龈上　　B. 适当增加轴面突度　　C. 增加与邻牙的接触面积
D. 适当减小𬌗面面积　　E. 适当减小轴面突度
【答案】E
【解析】老年患者牙冠长冠根比例大者，除了应将冠边缘设计在龈缘以上之外，还要适当增加全冠轴面突度，减小𬌗面面积并增加与邻牙的接触面积。

> 【破题思路】对于牙冠长冠根比例大的老年患者，应注意几点：冠边缘设计在龈上、适当增加、轴面突度、增加与邻牙的接触面积、适当减小𬌗面面积。

173. 前牙金属烤瓷冠舌面边缘的最佳选择是
A. 龈下凹形边缘　　　　B. 龈下肩台边缘　　　　C. 龈上肩台边缘
D. 龈上凹形边缘　　　　E. 平龈边缘
【答案】D
【解析】舌面边缘无须考虑美观，而龈上边缘利于牙周健康；同时舌面边缘为金属边缘，应作凹形边缘，故预备龈上的凹形边缘最合适。

174. 关于桩冠，不准确的提法是
A. 可用铸造金属桩　　　B. 桩冠符合美观要求　　C. 桩冠的固位力主要为粘接力
D. 可用钢丝桩制作简单桩冠　E. 桩冠是用桩来固位的
【答案】C
【解析】桩冠的固位力取决于冠桩与根管壁间的摩擦力和粘固剂产生的粘接力。

175. 下列关于部分冠的说法错误的是
A. 部分冠比全冠更符合保存修复原则　　　B. 后牙4/5冠覆盖舌面近中邻面远中邻面和𬌗面
C. 前牙3/4冠覆盖舌面及近远中邻面　　　D. 部分冠的试戴与粘固的过程与要求同嵌体
E. 部分冠不可作为固定桥的固位体
【答案】E
【解析】部分冠可作为牙位正常且间隙较小的固定桥的固位体。

176. 上颌磨牙进行全冠修复时，为避免食物嵌塞应有哪种观念
A. 静态　　　　　　　　B. 生物材料学　　　　　C. 生物力学
D. 动态学　　　　　　　E. 形态学
【答案】D
【解析】患牙原有水平性垂直性食物嵌塞者，在全冠的外形设计上应考虑到食物流向的控制。

177. 下列关于烤瓷熔附金属全冠的说法正确的是
A. 制作工艺较简单　　　B. 美观最好的修复方式　　C. 牙体切割量较少
D. 不需要专门的设备和材料　E. 兼具金属的强度和瓷的美观
【答案】E
【解析】烤瓷熔附金属全冠兼具金属的强度和瓷的美观，其颜色外观质感逼真，色泽稳定，表面光滑，耐磨性强，不易变形，抗折力强，具有一定的耐腐蚀性，因此E选项正确。烤瓷熔附金属全冠也存在一些困难与问题，如制作工艺较复杂，技术难度高，需要高质量的专门设备和材料；牙体切割量多；瓷层脆性较大，易发生瓷崩等。因此其他选项说法均错误。

第二单元 牙体缺损

178. 全冠牙体预备𬌗面磨除目的是
A. 为了取戴方便
B. 有很好的咬合关系
C. 为了更好地恢复面解剖形态
D. 为了制作方便
E. 为全冠制造留出空间
【答案】E
【解析】全冠牙体预备𬌗面磨除目的是为全冠制造留出空间。

179. 在一般条件下，冠桩固位力最大的是
A. 螺纹桩
B. 槽柱形桩
C. 铸造冠桩
D. 光滑柱形桩
E. 梯形桩
【答案】A
【解析】桩的表面形态可分为光滑柱形、槽柱形、锥形、螺纹形等。螺纹形的桩可以旋转嵌入根管内壁产生主动固位，在几种形态的桩中固位最好。但由于在桩的旋入中可以在根管壁产生应力，增加了根折的风险，在根管壁较薄弱时应避免使用。

180. 下列有关嵌体说法不正确的是
A. 在模型上制作完成
B. 强度及耐久性能好
C. 𬌗面形态均应与对颌牙协调
D. 可高度抛光
E. 预备牙体洞形时，应制备倒凹以加强固位
【答案】E
【解析】要求所有轴壁不能有任何倒凹，否则不能戴入。嵌体洞形的相对轴壁要求尽量平行或微𬌗面外展6°，既保证嵌体的固位又方便就位。

181. 关于金属嵌体，下列哪项是正确的
A. 高嵌体必须用于低𬌗牙
B. 三面嵌体可以用于常规固位体
C. 嵌体洞斜面可相对降低洞的深度
D. 嵌体洞斜面应预备成45°
E. 嵌体洞形各轴壁之间不得小于90°
【答案】D
【解析】所有洞缘均应制备45°的洞缘斜面，去除洞缘的薄弱牙体组织，防止边缘牙体折裂；增加边缘的密合度，防止继发龋的产生。

【破题思路】嵌体的适应证为剩余牙体部分能为嵌体提供足够的支持、固位与抗力。所以嵌体在牙体有较大体积的健康牙体组织下应用。如牙体预备后，剩余部分的牙体可以耐受功能状态下的各向𬌗力不折裂，并能为嵌体提供足够的固位形，则为嵌体修复的适应证。

182. 常作为临时修复体的是
A. 嵌体
B. 甲冠
C. 3/4冠
D. 金属全冠
E. 烤瓷全冠
【答案】B
【解析】临时修复体一般为非金属全冠的树脂全冠，以塑料全冠（甲冠）最为常见。

183. 关于牙体缺损的修复原则，下列说法错误的是
A. 去净腐质和感染牙本质
B. 大量去除牙体组织
C. 预备固位形
D. 采用适当的修复材料
E. 预备抗力形
【答案】B
【解析】修复的过程中必须考虑牙体及其支持组织的生物学特性，严格遵循保存治疗原则。

【破题思路】牙体缺损的修复治疗原则：
① 正确地恢复形态与功能。
② 患牙预备时尽可能保存、保护牙体组织。
③ 修复体应保证组织健康。
④ 修复体应合乎抗力形固位形要求。

184. 片切面型嵌体牙体预备，在片切面上做小箱状固位的部位是
A. 𬌗1/3
B. 颊1/3
C. 龈1/3

D. 中 1/3　　　　　　　E. 舌 1/3

【答案】D

【解析】片切面型嵌体牙体预备，在片切面上做小箱状固位的部位是中 1/3。

185. 下列何种情况不适宜制作金属烤瓷冠
A. 青少年恒牙　　　　B. 四环素牙　　　　C. 牙体缺损大，无法充填治疗
D. 前牙错位　　　　　E. 釉质发育不全

【答案】A

【解析】青少年恒牙的根尖孔尚未发育完全，应先制作暂时冠，待根尖封闭后再行固定修复。

【破题思路】金属烤瓷全冠的禁忌证包括：恒牙尚未发育完全的青少年、未经治疗的缺损较大的恒牙；无法取得足够抗力型固位型的患牙；深覆𬌗咬合紧无法预备足够间隙的患牙；患者身心无法接受全冠修复的。

186. 桩核冠修复中，对所修复残冠的处理不正确的是
A. 去除薄壁　　　　　B. 去除腐质　　　　C. 沿龈乳头顶连线切断
D. 去除无基釉　　　　E. 尽可能保留残冠硬组织

【答案】C

【解析】患牙的强度主要取决于剩余的牙体组织的量，尽量保存剩余牙体硬组织是桩核冠修复的基本原则。根据所选择的最终全冠修复体的要求对剩余牙体组织进行预备，然后去除龋坏薄壁等，其余的则为要求保存的部分。这部分剩余牙体与核一起形成全冠预备体。要求最终全冠修复体的边缘要包过剩余牙体组织断面的 1.5mm。牙本质肩领可以提高牙齿完整性，增强患牙的抗折强度，防止冠根折裂。残冠按照全冠修复预备。

187. 伴有根尖炎后的患牙根管治疗完成后，一般多长时间可行桩冠修复
A. 1 周后　　　　　　B. 1 天后　　　　　C. 3 天后
D. 可即刻修复　　　　E. 任何时间

【答案】A

【解析】由于根管治疗过程中对根尖周的局部刺激，多伴有根尖周炎症，因此桩冠修复应在根管治疗 1 周后进行为好。

【破题思路】桩核冠修复的时机为牙髓炎、根尖周、根管治疗后 1 周。瘘管应在愈合后修复、根尖周广泛病变应在病变明显缩小后修复。

188. 关于后牙 3/4 冠的牙体预备，正确的是
A. 邻面轴沟预备可在邻面颊侧 1/3 与中 1/3 交界处　　　　B. 𬌗面沟预备是为了防止修复体𬌗向脱位
C. 正常𬌗关系时，冠的边缘要覆盖颊舌尖　　　　　　　　D. 邻轴沟与牙长轴方向一致
E. 舌面预备可不去除倒凹

【答案】A

【解析】𬌗面应预备出 0.5～1.0mm 的间隙，并在颊侧𬌗缘嵴处形成小斜面或小肩台，冠𬌗边缘终止舌𬌗缘嵴稍下以保护牙尖。牙尖正常时，冠的𬌗边缘也可不覆盖颊舌尖。𬌗沟与邻沟相连续。沿中央沟磨除宽深约 1.5mm×1.5mm 的沟，再以柱形车针修出底平壁直的外形，并与两邻面轴沟相连，沟缘锐边修圆钝。邻沟预备在邻面颊侧 1/3 与中 1/3 交界处，邻沟方向应与轴壁平行。沟深与宽度均为 >1mm，各壁应平直。如邻面有缺损，可预备成箱形。必要时邻面还可增加邻沟数目或𬌗面增加钉洞固位形。综上所述选择 A。

【破题思路】3/4 冠轴沟的方向应与就位道方向一致，在前牙应与唇面切 2/3 平行，在后牙与牙体长轴平行。轴沟应在邻面磨除，尽量靠颊侧，覆盖尽可能多的牙面，以获得最大固位力。轴沟的舌侧壁与邻面呈直角，以抵抗部分冠向舌侧脱位。其唇颊壁应稍向外扩展，制备竖斜面，去除薄弱牙体组织。轴沟的深度在龈端为 1mm，在𬌗面或切端稍深。

189. 桩冠根管预备时在根尖保留 5mm 的充填物是为了
A. 提高桩冠的固位效果　　　B. 防止桩冠旋转　　　　C. 保证良好的根尖封闭
D. 防止桩冠下沉　　　　　　E. 利于桩冠就位

【答案】C

【解析】由于根管内所有操作都在口腔环境中进行，为了预防根尖病变的发生，必须保证根尖不少于4mm的根尖封闭以隔离口腔与根尖周环境。另外，侧支根管多发生在根尖区，保留根管的充填材料，有助于预防根尖感染，而且从力学角度讲，根尖区直径小，抗力形差，易发生根折。

【破题思路】桩冠修复时为确保牙髓治疗效果和预防根折，一般要求根尖部保留充填材料3～5mm，侧支根管多发生在根尖区，然而根管治疗不能保证充满侧支根管，为此，保证根尖3～5mm的根尖封闭，以预防根管治疗后根尖病变的发生。

190. 患者，男性，47岁。右上5为残根，位于龈上1～1.5mm，叩（－），无松动。患者要求仅修复右上5，选用桩核冠修复。则最宜选用的桩核为
A. 纤维桩核 B. 预成桩核 C. 银粉玻璃离子桩核
D. 银汞桩核 E. 金属铸造桩核

【答案】E

【解析】桩冠的固位力主要取决于冠桩与根管壁之间的摩擦力和粘固剂产生的粘接力。理想的冠桩外形应是与牙根外形一致的一个近似圆锥体，各部横径都不超过根径的1/3，而且与根管壁密合，所以只有个别铸造桩核可达到桩与根管壁密合。排除A、B、C、D。本题题点是桩核的种类及固位力。

【破题思路】

种类	优点	缺点
金属铸造桩	机械性能高，强度高，不易折断，特别是金属桩核一体的具有明显的优越性	一是其弹性模量远远高于牙本质，应力主要集中在根颈和根末端，易导致根折。二是干扰磁共振影像
预成桩	操作简单、方便；便宜	固位力差，美观不好
陶瓷桩	硬度高，弹性模量与金属接近，容易根折，多用于前牙；美观；不干扰磁共振	
纤维桩	纤维桩弹性模量与牙本质接近，不易根折；美观；不干扰磁共振	固位力小于金属桩

191. 钉洞固位形一般设在
A. 牙的𬌗面 B. 前牙牙尖处
C. 后牙牙尖之间的沟窝处 D. 后牙舌面的切嵴与近远中边缘嵴的交界处
E. 后牙舌面窝近舌隆突处

【答案】C

【解析】钉洞固位形应穿过釉牙本质界到达牙本质，深度2mm，死髓牙可以加深。所以要避开髓角或易损伤牙髓的部位。前牙应位于舌面窝近舌隆突处及舌面切嵴与近远中边缘嵴的交界处。后牙应置于牙尖之间的沟窝处。后牙牙尖处有髓角，不可以放置钉洞。

【破题思路】钉洞固位形设计部位：前牙应位于舌面窝近舌隆突处及舌面切嵴与近远中边缘嵴的交界处。后牙应置于牙尖之间的沟窝处。后牙牙尖处有髓角，不可以放置钉洞。

192. 符合桩冠的适应证的是
A. 根管壁侧穿 B. 已做根管治疗，瘘管口未闭
C. 可做固定义齿基牙的残冠残根 D. 前牙斜折达根中1/3者
E. 根管弯曲细小

【答案】C

【解析】符合桩冠的适应证的是可做固定义齿基牙的残冠残根。根管壁侧穿者要先进行修补，之后条件允许方可修复；有慢性根尖炎者，根管治疗后要观察3个月复查，病变愈合或有好转趋势方可修复；前牙斜折达根中1/3者已经不能保留；根管弯曲细小，不宜行桩冠修复，容易造成器械折断、根管侧穿。

193. 后牙3/4冠的牙体预备，不正确的是
A. 𬌗面预备出0.8mm的间隙 B. 冠边缘终止于牙槽嵴上方

C. 殆面沟深 1.5mm D. 邻沟在邻面舌侧 1/3 与中 1/3 交界处
E. 邻面有缺损可预备成箱形
【答案】D
【解析】邻沟应该在邻面颊侧 1/3 与中 1/3 交界处。

> 【破题思路】牙邻沟预备：
> ① 后牙牙冠邻面一般较短，为增加邻沟长度，可将邻沟预备在邻面颊侧 1/3 与中 1/3 交界处，邻沟方向应与轴壁平行。
> ② 沟深与宽度均应大于 1mm，各壁应平直。
> ③ 如邻面有缺损，可预备成箱形。
> ④ 必要时邻面还可增加邻沟数目，或殆面增加钉洞固位形。

194. 为后牙铸造金属全冠做牙体预备时，错误的做法是
A. 邻面聚合角以 2°～5°为宜 B. 各轴面角的线角磨圆钝
C. 殆面磨除一般为 0.8～1.5mm D. 上颌牙舌尖斜面不必多磨
E. 颈部预备凹形肩台
【答案】D
【解析】铸造金属全冠做牙体预备时，一定要预备功能尖斜面，即上颌牙舌尖舌斜面以及下颌牙牙尖颊斜面，功能尖斜面的磨除要比非功能尖斜面多，与牙体长轴成 45°。

> 【破题思路】上颌牙舌尖斜面应该磨除适当的厚度，即殆面磨除量一般为 0.8～1.5mm。铸造金属全冠注意事项：
> ① 龋变牙的致龋因素未得到有效控制者。
> ② 对金属过敏的患者。
> ③ 要求不暴露金属的患者。
> ④ 牙体无足够固位形、抗力形者。

195. 增强桩冠固位错误的方法是
A. 尽量保存残留牙冠组织 B. 增大根管壁的锥度 C. 颈部做肩台预备
D. 使用铸造冠桩 E. 避免创伤殆
【答案】B
【解析】增大根管壁的锥度会降低桩冠固位。

> 【破题思路】增强桩冠固位的方法有：尽量保存残留牙冠组织、减小根管壁的锥度、颈部做肩台预备、使用铸造冠桩、避免创伤殆。

196. 不符合牙体缺损修复体固位原理的是
A. 修复体组织面与预备体表面接触越紧密固位越好
B. 邻沟可增大修复体与预备体的刚性约束力
C. 轴面聚合度越小固位力越大
D. 修复体粘接面越光滑粘接力越强
E. 粘固剂越厚粘接力越小
【答案】D
【解析】牙体缺损修复体的固位主要依靠修复体与预备体接触产生的摩擦固位力、固位型的约束力和粘接固位力。紧密接触产生的摩擦力大；辅助固位型可增加约束固位力；轴面聚合角度越小，摩擦力和约束力均增大；粘固剂过厚时，粘接力减小，摩擦力也减小；摩擦力与接触面的粗糙程度有关，修复体粘接面越光滑，摩擦力越小，而且粘接面与粘固剂的机械结合也越差，从而导致固位力降低。

> 【破题思路】牙体缺损修复体固位原理：牙体缺损修复体的固位主要依靠修复体与预备体接触产生的摩擦固位力、固位型的约束力和粘接固位力。

197. 患者，男，12岁，6远中𬌗面缺损3mm。口腔检查后决定对此牙进行修复，是为了
A. 防止6后倾或后移　　　　　B. 减少6的龋发病率　　　　　C. 美观
D. 恢复咀嚼功能　　　　　　E. 满足患者要求
【答案】D
【解析】口腔检查后决定对此牙进行修复主要目的在于恢复牙冠形态、恢复咀嚼功能，建立正常咬合关系。

【破题思路】后牙缺损选择修复的目的：主要是恢复牙冠形态、恢复咀嚼功能，建立正常咬合关系。

198. 患者，男性，45岁，左上4的远中边缘嵴缺损与左上5之间食物嵌塞。最佳的修复方式为
A. 铸造全冠　　　　　　　　B. 树脂充填　　　　　　　　C. 烤瓷全冠
D. 远中𬌗嵌体　　　　　　　E. 银汞充填
【答案】D
【解析】烤瓷全冠可以更好地恢复邻面接触关系，恢复正确的邻面接触点的部位、大小、松紧等。合金嵌体具有更好的机械性能，能抵抗各种外力而不出现变形、折裂等。瓷嵌体和树脂嵌体具有较好的美学性能，可以高度抛光，减少菌斑的附着。因此，嵌体可以代替充填体，以满足对修复要求更高的牙体缺损的患牙。

【破题思路】嵌体修复优点：修复后能很好恢复牙齿外观。与传统充填式修复相比，完整性好，不易崩裂，尤其是修复牙齿和牙齿间邻接面外形达到很好效果，同时嵌体修复相比于之前传统修复，金属嵌体材料收缩性小，不容易出现微渗漏，导热、导冷少，更能让患者接受。

199. 患者，17活髓牙，𬌗龈距离短，MOD银汞合金充填，远中食物嵌塞，最佳的治疗设计是
A. 嵌体修复　　　　　　　　B. 直接全冠修复　　　　　　C. 去髓后桩冠修复
D. 直接3/4冠修复　　　　　　E. 金属冠修复
【答案】A
【解析】由于嵌体在口外制作，嵌体可以更好地恢复咬合接触关系、邻面接触关系以及正确的邻面接触点的部位、大小、松紧等。嵌体具有更好的机械性能，能抵抗各种外力而不出现变形、折裂等。

【破题思路】嵌体修复与传统充填式修复相比，合金嵌体具有更好的机械性能，能抵抗各种外力而不出现变形、折裂等。瓷嵌体和树脂嵌体具有较好的美学性能，可以高度抛光，减少菌斑的附着。

200. 患者，男，54岁，6因龋坏缺损，轴壁断位于𬌗龈上，咬合面与对颌牙无接触，𬌗龈距小，X线显示已行完善的根管治疗，最佳的修复方式为
A. 铸造全冠　　　　　　　　B. 树脂充填　　　　　　　　C. 烤瓷全冠
D. 高嵌体　　　　　　　　　E. 银汞充填
【答案】D
【解析】高嵌体一般由MOD嵌体演变而来，覆盖整个𬌗面，可以减少咬合时牙体内部有害的拉应力的产生，保护剩余的牙体。高嵌体还可以恢复或改变患牙的咬合关系。

【破题思路】高嵌体修复适应证：后牙𬌗面过度磨损者；后牙牙冠大面积缺损，已做完善牙髓或根管治疗者；后牙颊尖或舌尖折裂者；后牙𬌗面隐裂者；因牙体缺损的邻接关系不良或食物嵌塞严重，需恢复邻接关系者；后牙釉质发育不全，影响功能者。

201. 患者，女，69岁，左上7牙体缺损已行完善根管治疗，咬合紧，拟行高嵌体修复。以下关于高嵌体的说法，不正确的是
A. 只能用于后牙　　　　　　B. 主要靠钉洞固位　　　　　C. 可用作咬合重建
D. 磨牙常用4个钉洞固位　　 E. 𬌗面应预备出至少0.5～1.0mm
【答案】E
【解析】高嵌体一般由MOD嵌体演变而来，覆盖整个𬌗面，可以减少咬合时牙体内部有害的拉应力的产生，保护剩余的牙体。高嵌体还可以恢复或改变患牙的咬合关系，𬌗面预备量1mm，支持尖1.5mm，非支持尖1mm。

【破题思路】嵌体修复乳牙窝洞的优点：能很好地恢复患牙的解剖形态，能恢复理想的牙间接触点；可修复范围大，修复体不易折裂，继发龋少。缺点：牙体预备时要去除的牙体组织较多；金属嵌体颜色与牙体组织不协调；修复体与牙体的磨耗度不一；金属嵌体尚需技工和技工室的配合和配备。

202. 女，40岁。右上颌第一磨牙𬌗面纵向隐裂且累及牙髓，临床牙冠较短，咬合紧，根管治疗已完成。该病例的最适修复体设计是

A. 锤造全冠　　　　　　B. 铸造全冠　　　　　　C. 邻面嵌体
D. 瓷全冠　　　　　　　E. 嵌体

【答案】B

【解析】此患者是磨牙纵向隐裂累及牙髓，所以需要制作全冠保护此牙，以免隐裂造成牙体折断，所以C、E排除。锤造全冠现被铸造全冠取代，所以A不选。此患者牙冠较短，咬合紧，所以咬合压力大，瓷全冠不能耐受很大的咬合压力，所以D不选。而铸造全冠既可以保护隐裂磨牙，又可以耐受较大的咬合压力。

【破题思路】铸造全冠特点：形态恢复准确，精确度高，制得的修复体边缘密合，经过粘接后，不容易有细菌等异物侵入。相对烤瓷熔附金属冠，预备量少，适合牙冠短，咬合紧的情况。

203. 患者下颌第二磨牙邻面银汞充填，剩余颊舌壁硬组织充足，但牙冠高度仅约4mm。若全冠修复，以下增加固位的措施哪项是错误的

A. 龈下边缘　　　　　　B. 适当增加龈边缘宽度　　　　C. 设计嵌体冠
D. 增加钉洞或箱型辅助固位形　　E. 采用倒凹固位

【答案】E

【解析】当预备牙临床冠短、牙体小等固位力较小时可使用龈下边缘，增加轴面高度、增加钉洞或箱型辅助固位形增加固位面积。修复体不能采用倒凹固位。

【破题思路】全冠修复增加固位的措施。铸造全冠的颈部肩台预备0.5～0.8mm宽，呈凹形或带斜面的肩台形或刃状（非贵金属）。边缘应连续一致，无粗糙面和锐边。

204. 某患者，上前牙残根，进行完善的根管治疗后要进行桩冠修复，在根管预备完毕完成蜡型至最后粘固前，患者的根管应

A. 放95%乙醇棉球，以氧化锌粘固剂暂封　　B. 放生理盐水棉球，以氧化锌粘固剂暂封
C. 放FC棉球，以氧化锌粘固剂暂封　　　　D. 放干棉球，以氧化锌粘固剂暂封
E. 放75%乙醇棉球，以氧化锌粘固剂暂封

【答案】E

【解析】进行桩冠修复，在根管预备完成，完成蜡型至最后粘固前，患者的根管应放75%乙醇棉球＋氧化锌粘固剂暂封。75%乙醇用于髓腔消毒，而干棉球、95%乙醇、生理盐水起不到髓腔消毒的作用，排除A、B、D；FC棉球用于感染根管的消毒，排除C。

【破题思路】髓腔消毒的用药：75%乙醇、樟脑酚、麝香草酚等。

205. 某男，27岁，右上2锥形牙，与邻牙间有1mm间隙，可选择的修复方法不包括

A. 树脂贴面　　　　　　B. 全瓷冠　　　　　　C. 3/4冠
D. 瓷贴面　　　　　　　E. 金属烤瓷冠

【答案】C

【解析】如果采用3/4冠恢复牙间间隙，将会因为金属的暴露而不能解决美观问题。所以，不宜采用，故选C。而其他方法均可恢复右上侧切牙接近正常的形态。

【破题思路】切牙修复方法主要有树脂贴面、金属烤瓷冠、全瓷冠、瓷贴面。

206. 患者，男性，45岁，右上6拟行烤瓷全冠修复，为防止颊舌向脱位而增加的辅助固位沟应放在牙冠的

A. 颊面　　　　　　　　B. 舌面　　　　　　　　C. 邻面

D. 邻颊线角　　　　　　　　E. 邻舌线角

【答案】C

【解析】为防止颊舌向脱位而增加的辅助固位沟应放在牙冠的邻面。

> 【破题思路】考查沟固位形在烤瓷全冠修复上的应用。沟固位形可以增加修复体与预备体的接触面积，从而增加摩擦力和粘接力，但更重要的原理是增加了预备体对修复体的约束力，减少了修复体移位的自由度。

207. 某男，45岁，半月前行固定义齿修复，近两天刷牙出血，无其他症状。查：右下6缺失，右下57为基牙，右下7牙龈红肿，冠边缘位于龈缘下可探及少量冠粘接材料，易出血，邻接可，余未见异常，最可能出血的原因是

　　A. 接触点松　　　　　　　B. 管外形不好　　　　　　　C. 患者未认真刷牙
　　D. 冠边缘粘接材料刺激　　E. 有牙合杵臼式牙尖

【答案】D

【解析】半月前行固定义齿修复，冠边缘位于龈缘下可探及少量冠粘接材料，易出血，故最可能出血的原因是冠边缘粘接材料刺激。

208. 某男，30岁，左下6𬌗面隐裂累及牙髓，已完成根管治疗，冠短，咬合紧，请设计最适宜的修复体

　　A. 高嵌体　　　　　　　　B. 3/4冠　　　　　　　　　C. 邻面嵌体
　　D. 铸造全冠　　　　　　　E. 锤造全冠

【答案】D

【解析】该患者牙冠短且咬合紧，由于隐裂行根管治疗，需要全冠修复体防止牙体进一步折裂，后牙无须太多考虑美观问题，故选用铸造全冠修复体。

> 【破题思路】铸造金属全冠的适应证有：
> ① 后牙牙体严重缺损，固位形、抗力形较差者。
> ② 后牙存在低𬌗、邻接不良、牙冠短小、错位牙改形、牙冠折断或半切除术后需要以修复体恢复正常的解剖外形、咬合、邻接及排列关系者。
> ③ 固定义齿的固位体。
> ④ 活动义齿的基牙缺损需要保护，改形者。
> ⑤ 龋坏率高或牙本质过敏严重伴牙体缺损，或汞合金充填后与对颌牙、邻牙存在异种金属微电流刺激作用引起症状者。

209. 患者，男，32岁，左下牙食物嵌塞，经检查发现左下颌第一磨牙远中颊面银汞充填，X线片显示已行根管治疗。应做哪种牙体修复

　　A. 桩冠　　　　　　　　　B. 金属全冠　　　　　　　　C. 暂时冠
　　D. 重新银汞充填　　　　　E. 塑料冠

【答案】B

【解析】铸造金属全冠的外形及厚度可根据牙体缺损大小、咬合和邻接情况加以调整，并可根据需要灵活地增加固位沟、钉洞等辅助固位型，以获得良好的固位。因此，铸造金属全冠在后牙修复中非常适用。

210. 某患者，6̲ 大面积银汞充填，要求修复治疗。检查：MOD大面积银汞充填体，牙冠剩余硬组织少，仅残留颊舌薄壁，无松动无叩痛，已行完善根管治疗。最佳的治疗方案是

　　A. 嵌体　　　　　　　　　B. 高嵌体　　　　　　　　　C. 桩核加全冠
　　D. 烤瓷全冠　　　　　　　E. 铸造金属全冠

【答案】C

【解析】6̲ 大面积银汞充填，牙冠剩余硬组织少，仅残留颊舌薄壁，这种情况下嵌体、高嵌体显然是不合适的。全冠修复在牙体预备后牙冠剩余硬组织更加薄弱，必须先行桩核，然后才可以全冠恢复牙冠形态。

211. 某患者，右上中切牙牙冠3/4缺损，无叩痛无松动，牙龈无红肿，X线示该牙已经过完善的根管治疗，根尖无阴影。最适合的治疗方案是

　　A. 全冠　　　　　　　　　B. 3/4冠　　　　　　　　　C. 开面冠
　　D. 桩核＋全冠　　　　　　E. 嵌体

【答案】D

【解析】由于患牙牙体大部缺失，剩余牙体不足以支持固位，因此无法直接行冠修复。患者已经过完善的根管治疗，无临床症状，为满足固位与美观的要求，采用烤瓷桩核冠修复。

【破题思路】桩冠适应证：牙冠大部缺损无法充填治疗或做全冠修复固位不良者；牙冠缺损至龈下，牙周健康，牙根有足够的长度，经龈切除术后能暴露出缺损面者；前牙横行冠折，断面在牙槽嵴以上者，或斜折到牙槽嵴以下，行牙槽突切除术，残根尚有足够的长度和牙槽骨支持者；前牙错位牙、扭转牙没有条件做正畸治疗者；牙冠短小的变色牙、畸形牙不能做全冠修复者。

212. 某患者，右下第一磨牙行铸造全冠修复后不久，殆面穿孔，应做以下哪项处理
A. 不予处理　　　　　　　　B. 银汞充填　　　　　　　　C. 玻璃离子充填
D. 调对颌牙　　　　　　　　E. 拆除重做
【答案】E
【解析】修复体穿孔或破裂等多由于厚度不足、殆力大或调过多所致。如不加以及时处理，就会造成继发龋，甚至发展成为牙髓炎。因此应及早发现，进行认真的检查和分析。修复体穿孔与破裂者，一般均应将修复体取下，根据具体原因可重新制备预备体。修复体穿孔多因牙体预备不足所致。

213. 患者，男性，32岁，6有一铸造全冠，探查冠边缘悬突，邻接不良，周围龈缘红肿。如何进行治疗
A. 拆除重做　　　　　　　　B. 药物治疗　　　　　　　　C. 牙周治疗
D. 边缘抛光　　　　　　　　E. 局部处理
【答案】A
【解析】邻接不良会造成食物嵌塞，一般需拆除重做。

214. 消除修复体引起的食物嵌塞最好的办法是
A. 粘固后视情况消除食物嵌塞的原因　　　　　　B. 牙体预备时消除食物嵌塞的原因
C. 只要把邻接点恢复好　　　　　　　　　　　　D. 试戴时消除食物嵌塞的原因
E. 加大外展隙，利于食物排溢
【答案】D
【解析】食物嵌塞多由于修复体与邻牙的邻接触关系修复不当所造成，包括邻接触区过松、邻接触区的位置和形态不正确等。邻接关系不当所造成的食物嵌塞，一般都要拆除修复体重新修复。

215. 某患者，40岁，右下1缺失，余牙及口颌情况正常，欲以双端金属烤瓷全冠桥修复，其下前牙基牙切端应预备出的间隙至少为
A. 1.5mm　　　　　　　　　B. 2.0mm　　　　　　　　　C. 2.5mm
D. 3.0mm　　　　　　　　　E. 3.5mm
【答案】A
【解析】烤瓷全冠前牙切缘应预备有1.5～2.0mm的间隙，所以本题问的是至少，所以选择A。

【破题思路】烤瓷冠修复前牙牙体预备要求

切缘	1.5～2.0mm间隙，切缘预备成与牙体长轴呈45°小斜面
唇面	均匀磨除1.2～1.5mm
邻面	去除倒凹，预备出金瓷的修复间隙 上前牙为1.8～2.0mm，下前牙1.6～2.0mm，无倒凹，聚合度2°～5°
舌侧	均匀预备0.8～1.5mm
肩台	修复体的边缘一般放在龈下0.5～0.8mm，边缘应考虑到说话能见的范围、龈缘厚度、颜色牙的部位选择：肩台型、斜面型、浅凹型、浅凹-斜面型等

216. 右上后牙于5天前结束金属烤瓷冠治疗，患者对冷热刺激敏感，最可能的原因是
A. 戴冠时机械刺激　　　　　B. 邻面接触紧密　　　　　　C. 游离磷酸的刺激
D. 龋坏组织未去净　　　　　E. 有咬合高点
【答案】C
【解析】持续地对冷热刺激敏感，这个症状会因不适当的刺激造成，因此只有A、C有此可能，而A戴冠时的机械刺激一般戴冠后较快消失，不会5天后仍存在，故只有C是最可能的原因。其他的选项，B、E出现

的症状不同。D产生的继发龋是修复一段时间可能出现的症状。

【破题思路】考查金属烤瓷冠治疗并发症及处理。

217. 修复体未能恢复倾斜牙和异位牙的正常外形会引发
A. 修复体脱落　　　　　B. 基牙松动　　　　　　C. 龈缘炎
D. 咬合痛　　　　　　　E. 修复体松动
【答案】C
【解析】倾斜牙、异位牙修复体未能恢复正常排列和外形可产生牙龈炎。

【破题思路】修复体粘固后也可出现龈缘炎的原因可能是：
①修复体轴面外形不良，如短冠修复体轴面突度不足，食物冲击牙龈；轴面突度过大，食物向龈方滑动时无法与龈组织接触，使龈组织失去生理按摩作用，也可造成局部龈缘炎。
②冠边缘过长，边缘抛光不良，修复体边缘有悬突或台阶。
③试冠、戴冠时对牙龈损伤。
④嵌塞食物压迫。
⑤倾斜牙、异位牙修复体未能恢复正常排列和外形。

218. 金属全冠戴用2天后，咀嚼时修复牙出现咬合痛，检查无明显叩痛，其原因是
A. 有咬合高点　　　　　B. 牙髓炎　　　　　　　C. 根尖周炎
D. 接触点略紧　　　　　E. 接触点过松
【答案】A
【解析】咬合时有早接触，会使该牙承受较大的咬合力，形成𬌗创伤，因此会有咬合痛、叩痛。咬合痛是症状，即患者自己的感觉，叩痛是体征，即医师检查得到的结果，其实咬合痛和叩痛说的是一回事。

【破题思路】短期咬合痛是咬合早接触造成，长期咬合痛一般是根尖周炎、根管侧穿、外伤性或病理性根折。

219. 同一牙位中，哪一部位饱和度最大
A. 牙颈部　　　　　　　B. 切端　　　　　　　　C. 中1/3
D. 中1/3与切1/3交界处　E. 切1/3处
【答案】A
【解析】牙颈部饱和度最大。

【破题思路】嵌体是一种嵌入牙体内部，用以恢复牙体缺损的形态和功能的修复体成冠内固位体。

220. 男性，11岁，外伤1|冠折，断面位于龈上2mm，X线示该牙经过完善的根管治疗，根尖孔已闭合，叩（－），松（－），此时做何种处理
A. 暂时桩冠修复　　　　B. 拔除残根，种植义齿修复　　C. 塑料全冠修复
D. 直接烤瓷桩核冠修复　E. 都不对
【答案】D
【解析】患者年龄较小，但根尖发育完善，可直接永久修复。

【破题思路】永久性修复与暂时性修复：塑料全冠耐磨性差，只能做暂时性修复，而金属烤瓷全冠、烤瓷全冠、金属全冠、嵌体均是永久性修复。

221. 全冠戴用几天后出现咬合痛，如何处理
A. 保守观察　　　　　　B. 进行根管治疗　　　　C. 药物治疗
D. 拔除患牙　　　　　　E. 调磨早接触和干扰点
【答案】E
【解析】修复体粘固后不久即出现咬合痛，并有明显叩痛，一般多由早接触创伤性𬌗所引起，只要经过仔

细调𬌗，症状就会很快消失。

222. 患者行双端固定桥修复后基牙出现持续性疼痛，伴夜间自发性疼痛，应做的处理是
A. 口服止痛药　　　　　　　B. 口服消炎药　　　　　　　C. 拆除固定桥，行根管治疗
D. 局部上碘酚　　　　　　　E. 不做任何处理，观察
【答案】C
【解析】基牙出现持续性疼痛，伴夜间自发痛，说明基牙出现了牙髓炎的症状，最佳的处理就是及时拆除固定桥，然后行根管治疗。

223. 患者，男性，58岁，16隐裂有牙髓症状，牙冠短，咬合紧，根管治疗后，适宜的修复是
A. 铸造全冠　　　　　　　　B. 7/8冠　　　　　　　　　C. 烤瓷全冠
D. 高嵌体　　　　　　　　　E. 锤造全冠
【答案】A
【解析】牙隐裂的处理：牙正常，调𬌗观察；牙冠短、咬合紧，为了保持更多的𬌗龈高度、增加固位力，选择铸造全冠修复。B 7/8冠不适合隐裂牙，𬌗面的隐裂纹仍然暴露，无法解决隐裂牙食物残渣菌斑的堆积问题；C 烤瓷全冠，本题牙冠短小，咬合紧，很难预备出烤瓷的空间；D 高嵌体不适合隐裂及根管治疗后的牙齿；E 锤造全冠，密合性太差制作方式已淘汰，所以不选。

224. 某男，22岁，牙冠缺损达1/3，咬合关系正常，牙髓未暴露，最佳修复设计是
A. 嵌体修复　　　　　　　　B. 根管治疗后烤瓷桩冠修复　　C. 烤瓷熔附金属全冠修复
D. 金属塑料联合全冠修复　　E. 3/4冠修复
【答案】C
【解析】本题题点是22岁，缺损冠达1/3，活髓牙。A 嵌体修复，牙冠缺损1/3，缺损面积较大，剩余的牙体组织不能耐受功能状态下的力而折断，同时由于嵌体与冠修复相比较，边缘线比较长，发生龋坏的概率更大，所以排除；B 治疗原则牙髓能保就保，牙体能留就留；D 金属塑料全冠，不能作为永久修复体所以不考虑。E 得有一个面完整的才能用，排除E。

225. 患者，男性，19岁，因外伤造成右上颌中切牙切1/3折裂露髓，已行完善根管治疗1周，无症状，X线片无异常。目前应首选哪种修复方式
A. 烤瓷桩核冠　　　　　　　B. 金属全冠　　　　　　　　C. 充填修复
D. 烤瓷全冠　　　　　　　　E. 嵌体修复
【答案】D
【解析】本题的题点：19岁，外伤、缺损切1/3，露髓后根管治疗，因缺损不多，所以全冠修复即可，不用桩核冠。因前牙一般不选择金属材料，影响美观，所以排除B。根管治疗后牙齿脆性增大，不建议直接做嵌体和充填治疗，而是全冠修复，防止应力集中折裂，排除C、E。

226. 患者，男性，65岁，|2牙体缺损已行完善根管治疗，选择烤瓷全冠修复，唇侧边缘位置的最佳选择是
A. 龈上　　　　　　　　　　B. 平齐龈缘　　　　　　　　C. 龈沟底
D. 龈下2mm　　　　　　　　E. 龈下0.5mm
【答案】E
【解析】前牙PFM全冠唇面颈部肩台的外形要求：一般龈下0.5mm。

【破题思路】烤瓷冠唇侧边缘位置分为：龈上（1mm）、龈下（0.5mm）、平龈。
下列情况设计龈下边缘：
① 龋坏、楔状缺损达到龈下。
② 临界区到达龈嵴处。
③ 修复体需要增加固位力。
④ 要求不显露修复体金属边缘。
⑤ 牙根过敏不能用其他保守方法消除；及时设计龈下边缘也应该尽可能离开龈沟底的结合上皮，减少对牙龈的刺激。
修复体边缘选择应从三方面考虑：
① 边缘形态是否容易预备。
② 边缘形态是否能清晰地反映在印模和代型上，并能准确地做出相应的反应。
③ 边缘应有一定的厚度，以保证取出蜡型时不扭曲。

227. 患者，女性，28岁，11为一残冠，根面位于龈上，X线显示已行完善的根管治疗，如何处理残冠
　　A. 平龈缘去除　　　　　　　　　　　　　B. 颊舌斜面
　　C. 拔除残冠　　　　　　　　　　　　　　D. 保留残冠所有的牙体组织
　　E. 尽量保留冠部健康的牙体组织
【答案】E
【解析】本题的题点是桩冠预备面的要求：去除薄壁弱尖、无机釉，尽量保留健康的牙体组织，选E。而非保留所有的牙体组织，排除D。切忌多磨、平龈磨，及拔除能够保留的牙根。排除A、B、C。

【破题思路】桩核冠冠部余留牙体预备要求：
① 按照全冠的要求预备。
② 去除原有的充填物及龋坏组织。
③ 磨除薄壁弱尖的牙体组织。

228. 患者，未能恢复倾斜牙做根管治疗。检查：右下6残根，叩诊（−），无松动。X线片显示根充完善。该牙如要桩冠修复，牙体预备时哪项是错误的
　　A. 在不引起根管侧穿及影响根尖封闭的前提下，尽可能争取较长的冠桩长度
　　B. 如髓腔完整，将髓室预备成一定洞形
　　C. 去除病变组织，尽可能保存牙体组织
　　D. 颈缘不需做肩台预备
　　E. 如近远中根管方向一致，可预备成平行根管
【答案】D
【解析】为了固位、美观，保证修复体边缘强度、牙周组织健康、冠边缘的封闭，所以要预备肩台（D）。桩冠预备时应尽可能在保留健康的牙体组织的基础上（C），在不引起根管侧穿及影响根尖封闭的前提下，尽可能预备加大桩冠的长度，增强固位（A）；也可将髓腔预备成一定洞形，加强固位（B）；本题考点是桩冠预备时根管预备的原则。

【破题思路】桩核冠冠部余留牙体预备要求：
① 按照全冠的要求预备。
② 去除原有的充填物及龋坏组织，去净所有放入旧充填及龋坏组织，暴露牙体组织。
③ 磨除薄壁弱尖的牙体组织，将无支持的薄壁弱尖去除，将预留的根面修磨平整确定最终边缘线。

229. 以下关于比色透明度描述正确的是
　　A. 透明度属于孟塞尔系统　　　B. 最高的透明度是不透明体　　　C. 最低的透明度是透明体
　　D. 明度与透明度成正比　　　　E. 明度与透明度成反比
【答案】E
【解析】孟塞尔系统包括，明度、色调和饱和度，所以A错，最高的透明度是透明体，最低的透明度是不透明体，B、C错，明度与透明度成反比。

230. 同一牙位中，哪一部位饱和度最小
　　A. 牙颈部　　　　　　　　B. 切端　　　　　　　　　　C. 中1/3
　　D. 中1/3与切1/3交界处　　E. 颈1/3处
【答案】B
【解析】切端饱和度最小。

231. 某男，38岁，右下6远中舌大面积缺损，检查发现右下6无叩痛无松动，咬合关系正常，临床冠高度正常，以下哪种修复方法不能用
　　A. 塑料全冠　　　　　　　　B. 嵌体　　　　　　　　　　C. 高嵌体
　　D. 烤瓷冠　　　　　　　　　E. 铸造冠
【答案】A
【解析】针对后牙大面积缺损的修复方式：全冠、嵌体、高嵌体等。A塑料全冠临床多作为暂时冠，起保护活髓，维持和稳定的作用，可暂时恢复功能，由于材料性能欠佳，不作为永久修复。B、C、D、E都可以做永久性修复。本题考点为临时修复和永久性修复的适应证。

A3 型题

（1～4题共用题干）

患者，男性，45岁，诉牙齿缺损，进食时牙齿酸痛，有夜磨牙史。检查：咬合时面下1/3距离短，息止颌间隙大，全口牙齿重度磨损，殆龈距短，6| 舌侧及咬合面探诊（+），冷热（++）。

1. 选择正确的治疗设计
   A. 酌情对患牙进行根管治疗
   B. 切龈，增加临床牙冠的长度
   C. 后牙直接行铸造全冠的牙体预备
   D. 前牙直接行烤瓷全冠的牙体预备
   E. 后牙行高嵌体的牙体预备

【答案】A

【解析】由题干6| 舌侧及咬合面探诊（+），冷热（++），6| 已经出现了牙髓炎症状，故应先进行根管治疗。而B没有起到任何治疗。C、D、E不能直接做牙冠，因为牙髓症状没有治疗。

【破题思路】重度磨耗，殆龈距离短的牙齿制作牙冠的注意事项：
① 采用牙体损伤小的金属牙冠。
② 做成龈下边缘，增加牙冠的相对长度增强固位。
③ 如患牙预备过程牙本质牙髓反应严重可根管治疗后进行。
④ 还可以做全口咬合重建。

2. 患者疼痛消失后应采取
   A. 立刻进行烤瓷全冠修复
   B. 调整咬合
   C. 先观察3个月
   D. 先戴用1～3个月的暂时性修复体
   E. 充填缺损

【答案】D

【解析】由于患者全口牙齿重度磨损，为了改善咀嚼功能，应选择咬合重建，最终咬合重建之前要进行1～3个月暂时修复，循序渐进地适应新的咬合高度。

【破题思路】咬合重建的内容：对于重度磨耗患者恢复原有的咬合高度和垂直向距离。但是要在永久性恢复咬合高度之前做过渡性的修复体，让颞颌关节逐渐适应现有的咬合高度。
咬合重建方法：
① 牙体预备。
② 颌位关系记录及转移。
③ 暂时性修复，至少需要戴用1～3个月。
④ 修复体制作。

3. 修复体的咬合面尽量采用
   A. 烤瓷修复
   B. 树脂修复
   C. 全瓷修复
   D. 金属修复
   E. 银汞修复

【答案】D

【解析】全口牙齿重度磨损，殆龈距短，金属殆面牙体预备去除牙体组织较少，耐磨性强。而其余选项需要磨除的牙体组织多，并且材质不耐磨。本题的考点是重度磨耗选用修复材料。

4. 如果6| 近中邻接缺损，已行根管治疗，如何选择修复体
   A. 烤瓷全冠
   B. 铸造全冠
   C. 桩核冠
   D. 铸造核冠
   E. 高嵌体

【答案】B

【解析】铸造金属全冠适应证：后牙存在低殆，邻接不良，牙冠短小，位置异常，后牙牙体严重缺损，固位形，抗力形较差者。故应选铸造全冠，排除A、C、D、E。本题考点是铸造全冠的适应证。

（5～7题共用题干）

某女，44岁，右上前牙有一残根求治。查：右上2残根不松，叩（-），残端位于龈上2mm，根管口可见根充材料，余牙未见异常。

5. 除上述检查外，最需要做的检查是
A. 血常规 B. X线片检查 C. 探针
D. 冷热诊 E. 取模型研究

【答案】B

【解析】首先应进行X线片检查确认根管治疗是否完善。排除A、C、D、E，选项C探针检查殆面和邻面龋坏及深度，探查牙本质是否过敏症状等。选项D是检查牙髓活力是否正常。选项E是用于种植及修复前的数据搜集、测量用的。本题考点：检查根充是否完善首选X线牙片。

【破题思路】

X线片	确定牙根及牙周支持组织的状况，包括有无根折、根充情况，检查邻面、牙颈部、牙根部隐蔽点龋坏
探诊	检查殆面和邻面龋坏及深度、质地，探查牙本质是否过敏症状等
冷热诊	检查牙髓活力情况
模型研究	弥补口内检查点不足，便于仔细观察牙的位置、形态、牙体组织磨耗缺损印迹及咬合关系等，必要时可将模型上殆架研究，制定治疗计划
血常规	看是否有感染或其他疾病

6. 如果右上2能够保留，以下可实施的修复方法最好的是
A. 直接烤瓷冠修复 B. 桩核冠修复 C. 甲冠修复
D. 成品桩＋树脂修复 E. 观察不做处理

【答案】B

【解析】右上2残根，龈上2mm，根充，根据信息首选治疗方案桩核冠修复。排除A、C、E。此题信息需要永久性修复，排除D。

7. 若患者要求修复治疗，应推荐生物相容性最好的修复材料是
A. 树脂 B. 钴铬合金 C. 镍铬合金
D. 钛合金 E. 金合金

【答案】E

(8～10题共用题干)

患者，男性，36岁，3个月前因外伤上前牙脱落，今要求烤瓷修复。口腔检查：12缺失，间隙正常，牙槽嵴无明显吸收。11牙冠1/2缺损，已露髓，探稍敏感，叩诊阴性，无松动。22牙冠良好，叩诊阴性，无松动。GI：0～2。OHI-S：0～3。余牙未见异常。

8. 下列哪项不是修复前需进行的必要的检查和治疗工作
A. 前牙区根尖片 B. 11根管治疗 C. 22根管治疗
D. 牙周洁治 E. 取研究模型

【答案】C

【解析】本题题点：12缺失，11残冠露髓，首先通过X线片排除11根折的可能，随后进行11根管治疗，全口牙周洁治保持口腔卫生，取研究模型用来观察、测量问题所在。只有C根管治疗是没有必要的，对于一个题干没有提到的牙位应正常预备。

9. 最适合的治疗方案是
A. 覆盖义齿 B. 全瓷固定桥 C. 桩核与双端固定桥
D. 根内固位体固定桥 E. 嵌体固位体固定桥

【答案】C

【解析】本题题点：12缺失，11大面积缺损，牙冠大部分缺损而无法直接全冠修复者为桩核冠适应证。排除A、B、D、E。本题的考点是桩核冠修复适应证及双端固定桥的优点。

【破题思路】

固定局部义齿分类	作用
双端固定桥	能承受的殆力最大、患者感觉舒适，预后最佳，所以被广泛应用

固定局部义齿分类	作用
半固定桥	用于牙间隔缺失作复合桥时中间基牙的远中部分，若采用双端固定桥，难以取得共同就位道，可将两牙分别设计，一端设计活动连接体
单端固定桥	一般不能单独使用，对于间隙小慎用，或用于复合固定桥的个别间隙小的区域
复合固定桥	将两种及两种以上的简单固定桥组合在一起

10. 下列哪项对桩核中桩的描述是正确的

    A. 桩可增强根管封闭　　　　　　　　　B. 桩末端距根尖孔 1mm
    C. 桩末端距根尖孔 5mm　　　　　　　　D. 桩直径一般为根横径的 1/2
    E. 桩的固位力主要取决于粘接力

【答案】C

【解析】一般根尖部保留 3～5mm 的充填材料。本题考点：桩冠修复根尖预留的充填材料量。考点延伸：为确保牙髓治疗效果和预防根折，一般要求根尖部保留 3～5mm 的充填材料，理想的桩直径应为根径的 1/3，最好不要超过 1/2。

【破题思路】	确保牙髓治疗效果和预防根折
桩的长度	一般要求根尖部保留 3～5mm 的充填材料 一般桩的长度为根长的 2/3～3/4 对于根比较短的情况，应保证让桩的长度大于等于临床冠的长度 桩处于牙槽骨内的长度大于根在牙槽骨内的总长度的 1/2
桩的直径	理想的桩直径应为根径的 1/3

(11～14题共用题干)

某男，22岁，左上前牙外伤后近中切角缺失，缺损小，无牙髓症状，X线显示牙周膜牙槽骨无异常，现拟定全冠修复。

11. 经全冠预备后，最理想的印模材料是

    A. 琼脂　　　　　　　　　B. 藻酸盐　　　　　　　　C. 红膏
    D. 硅橡胶　　　　　　　　E. 石膏

【答案】D

【解析】硅橡胶具有良好的流动性、弹性和可塑性。良好的形状稳定性和机械强度，并且能保持一定的时间，体积收缩小，印模精确度高。其余较差。

12. 最合适的模型材料是

    A. 生石膏　　　　　　　　B. 熟石膏　　　　　　　　C. 硬石膏
    D. 无水石膏　　　　　　　E. 超硬石膏

【答案】E

【解析】超硬石膏强度、硬度大。作为冠桥修复的代型材料，精度要求高。

13. 用来粘接甲冠的材料是

    A. 玻璃离子水门汀　　　　B. 聚羧酸锌水门汀　　　　C. 氧化锌丁香油水门汀
    D. 氢氧化钙水门汀　　　　E. 流动性树脂

【答案】C

【解析】暂时粘接水门汀一般为氧化锌丁香油水门汀，它具有良好的安抚、镇痛、封闭作用。玻璃离子水门汀、聚羧酸锌水门汀用于永久充填及垫底；流动树脂用于纤维桩、全冠的粘接；氢氧化钙水门汀用于直接盖髓术，促进修复性牙本质形成。本题的题点扩展：修复及粘接材料的用途。

14. 金属烤瓷全冠制作完成后，最理想的粘接材料是

    A. 磷酸锌水门汀　　　　　B. 玻璃离子水门汀　　　　C. 氧化锌丁香油水门汀
    D. 聚羧酸锌水门汀　　　　E. 流动性树脂粘固剂

【答案】D

【解析】应考虑到是活髓牙预备,所以粘固剂是活髓烤瓷冠成功的关键因素。最好使用聚羧酸锌水溶性水门汀,因其有良好的粘接性能,尤对牙本质及金属粘接力较强,含有氟磷酸钠成分,调拌后没有游离酸存在,并可帮助继发性牙本质生成。临时粘固剂选择氧化锌丁香油;永久粘接死髓牙考虑玻璃离子、聚羧酸锌、流动树脂均可以的。本题是想考活髓牙预备后永久粘固剂的选择。

(15～17题共用题干)

男,45岁,上颌后牙食物嵌塞,要求行冠修复。查: |6 MOD大面积银汞合金充填,死髓牙,牙根稳固,叩(-),近中与|5接触较差。

15.该病例的最佳修复设计方案是
A. 行金属全冠修复   B. 行PFM全冠修复
C. 根管治疗后嵌体修复   D. 根管治疗后铸造桩核+全冠修复
E. 根管治疗后银汞合金充填+全冠修复

【答案】D

【解析】本题题点:上后牙死髓牙、大面积银汞充填、邻接食物嵌塞,考虑根管治疗+桩核冠修复。排除不进行根管治疗的单纯冠修复A、B。排除无桩核的冠修复,排除C、E。本题考点是桩核冠修复的适应证。

16.在临床上,造成食物嵌塞现象的常见原因是
A. 对牙有充填式牙尖   B. 殆面解剖外形不良   C. 殆面与邻牙不一致
D. 牙间龈乳突萎缩   E. 以上均是

【答案】E

17.若采用预制桩核,与铸造桩核比较,其最大优点是
A. 固位好   B. 抗力好   C. 操作简便
D. 强度合适   E. 生物相容性佳

【答案】C

【解析】预成桩与铸造桩相比较:固位差、抗力差、强度差、生物相容性差,但操作简单。

(18～21题共用题干)

男,30岁。两年前右上后牙疼痛,经治疗痊愈,但充填物反复脱落,要求做相对永久的治疗。查:右上6叩(-),稳固,远中邻大面积龋,银汞充填,欠完整。

18.除上述检查外。最需要做的检查是
A. 血常规   B. 取研究模型   C. X线牙片检查
D. X线全景片   E. 牙冠高度

【答案】C

【解析】该题的题点:牙充填治疗,反复脱落,要求永久充填。在做永久充填之前首先通过X线片观察治疗是否彻底及根尖及牙周是否有异常,还要观察充填物周围是否有继发龋发生,选C;全景片是观察整个牙列,如果只是个别牙首选X线片,排除D;血常规是查血象,无相关性,排除A;研究模型是为了方便口外测量、对照、参考、标记用的;牙冠高度需要检查但并非最需要,排除E。

【破题思路】	
X线片检查	确定牙根及牙周支持组织的状况,包括有无根折、根充情况,检查邻面、牙颈部、牙根部隐蔽点龋坏
X线全景片	全面了解颌骨、牙列、牙周情况
模型检查	弥补口内检查点不足,便于仔细观察牙的位置、形态、牙体组织磨耗缺损印迹及咬合关系等,必要时可将模型上殆架研究,制定治疗计划

19.若经检查证实根尖有感染。首先应进行的最佳治疗是
A. 牙髓干尸治疗   B. 塑化治疗   C. 根管治疗
D. 口服抗生素   E. 调降低咬合

【答案】C

【解析】发现根尖感染,首选根管治疗。塑化、干髓在临床上应用很少,排除A、B。口服抗生素对牙齿的抗感染作用不大,不是最佳方案,排除D。根管治疗是解决根尖周的最佳治疗方案,首选C。调殆是有殆创伤牙的应急处理之一。

20. 为长期保存该患牙，最佳修复方法是
A. 全冠 B. 嵌体 C. 成品桩＋银汞充填
D. 成品桩＋树脂充填 E. 铸造桩＋树脂充填
【答案】A
【解析】题点是疼痛治疗痊愈，大面积银汞充填，反复脱落，永久保存首选桩核冠修复而非充填。题干中提到邻面大面积缺损龋，剩余牙体组织少，充填材料容易脱落，所以不推荐直接充填和嵌体，所以排除B、C、D、E。本题的考点是大面积牙体缺损最佳保留方案。

21. 若患者要求做全冠修复，应推荐最佳的修复材料是
A. 树脂 B. 镍铬合金 C. 钴铬合金
D. 镍钛合金 E. 金合金
【答案】E
【解析】金合金是最好的金属，它拥有钛合金的优点，且强度更高，无刺激，而且金与瓷的结合很牢固，与组织的相容性更好，在瓷牙与牙龈接触的地方不会发青。另外，瓷粉能在黄金的表面反映自身的颜色，使烤瓷牙更美观，完全能满足美容修复的要求。所以排除A、B、C、D。

【破题思路】口腔用的合金材料生物性能：
从贵金属合金中释放的元素与合金的元素组成不成正比，而与合金中相的数量、类型、微结构与成分有关。
① 一般认为贵金属合金的生物相容性良好，基本对人体无明显的毒性和刺激性。合金对生物体产生毒性、过敏性和其他的不良生物学反应与释放到口腔中的金属元素密切相关。
② 有些元素如铜、锌、银、钙、镍比一些贵金属元素更易从合金中释放。
③ 含有贵金属元素的合金其元素的释放少于没有或含量少的合金。
④ 在某种情况下，单一金属的毒性可能大于合金化后的元素毒性，比如银是一种细胞毒性很强的元素，但组合后毒性明显降低。
⑤ 口腔中合金元素的不同组合可能会改变合金的腐蚀性能和生物性能。

(22～24题共用题干)

男，28岁，3周前因外伤致上前牙折断，在当地医院做过"根管治疗"，治疗后无不适。口腔检查见：右上切牙牙冠横折，断面位于龈上2mm，根管口暂封，叩(-)，松(-)，牙龈及咬合正常。X线片显示：根尖无暗影，根管治疗完善。

22. 牙外伤伴牙周膜挤压伤者，根管治疗后进行桩冠修复的最短时间为
A. 3天 B. 1周 C. 2周
D. 3周 E. 1个月
【答案】B
【解析】一般完善的根管治疗后，观察1～2周，无临床症状后可以开始修复。而本题题点是外伤后的根管治疗，需1周。而X线片示：根尖无暗影。

【破题思路】本题的考点是选择桩冠修复距根管治疗后的时间。
① 一般完善的根管治疗后，观察1～2周，无临床症状后可以开始修复。
② 原牙牙髓正常或牙髓炎未累及根尖者，观察时间可短，根管治疗一周后无症状，可开始修复。
③ 有瘘管的患牙需在治疗愈合后进行修复。
④ 外伤、根尖周炎的患牙，一般需在根管治疗后观察1周以上，没有临床症状，进行修复。
⑤ 如果根尖病变较广泛者，需在治疗后观察较长时间，待根尖病变明显缩小形成骨硬板后才能修复。

23. 理想的冠桩直径为根径的
A. 1/4 B. 1/3 C. 1/2
D. 2/3 E. 3/4
【答案】B
【解析】数字题，记忆题。理想的冠桩的直径应为根径的1/3。

【破题思路】理想的冠桩的直径应为根径的1/3。冠桩的长度约为根长的2/3～3/4，冠桩在牙槽骨内的深度大于牙根在骨内深度的1/2，根尖预留充填材料3～5mm。

24. 桩核预备时，唇侧肩台应为烤瓷冠留出的空间是
A. 0.5mm B. 1mm C. 1.5mm
D. 2mm E. 2.5mm
【答案】B
【解析】烤瓷冠唇侧肩台预留的空间是1mm。

【破题思路】烤瓷冠唇侧肩台预留的空间是1mm。全瓷冠的肩台为1mm。金属肩台呈刃状或羽状或浅凹型；烤瓷冠肩台形态90°或深凹槽形肩台；全瓷肩台90°肩台。

(25～27题共用题干)
女，20岁，1年前因外伤致上前牙缺损。口腔检查：远中切角缺损，牙冠变色，叩（-），松（-），咬合正常。

25. 不宜选择的修复形式有
A. 光固化树脂修复 B. 全冠 C. 瓷贴面
D. 烤瓷全冠 E. 嵌体
【答案】E
【解析】前牙切角缺损、牙冠变色说明死髓牙，可以通过直接树脂充填恢复缺损及外形，也可以通过舌侧暴露的3/4冠或全冠修复；嵌体不能够解决牙齿变色的问题，排除A、B、C、D。

【破题思路】前牙缺损应选用的修复方法。根据缺损范围由小到大选择顺序：充树脂填-嵌体-部分冠、全冠-桩核冠等。

26. 若采用桩冠修复，应进一步做必要的检查
A. X线片检查了解根周状况 B. 松动度
C. 牙龈状况 D. 牙齿的颜色变化
E. X线片检查了解根管充填的状况
【答案】A
【解析】桩冠修复需要做进一步的检查：拍X片，检查根周情况；如果根充X片检查根充情况；而牙龈状况、牙齿颜色变化则放在后面。松动度是检查牙齿动度的。

27. 最合适该患者修复的类型是
A. 成品桩＋树脂牙冠 B. 成品桩＋树脂核＋树脂牙冠
C. 铸造桩核＋树脂牙冠 D. 成品桩＋树脂核＋烤瓷冠
E. 铸造桩核＋烤瓷冠
【答案】D
【解析】远中切角缺损，相对较小，成品桩加强固位即可，因为牙冠变色，所以桩完成后需要全冠改善外形。又因患者20岁，大于18岁可以永久修复而不是暂时修复，排除A、B、C、E。考点是根据缺损牙位、大小选择合适的桩冠修复方式。

28. 以下与防止龈染色的措施不相关的是
A. 采用全瓷颈缘 B. 牙体预备保证龈缘肩台有合理的厚度和外形
C. 尽量采用贵金属材料 D. 边缘尽量置于龈下
E. 清除冠内氧化物
【答案】D
【解析】龈染色是因为金属材料游离龈缘引起染色，边缘置于龈下易导致龈染色。而其他选项是防止龈染色的。本题考点：龈染色的原因。

【破题思路】

龈染色原因	金属基底的氧化物渗透到龈组织当中或氧化物未清理干净
预防办法	保证龈缘边缘有个合理的厚度与形态
	保证金属基底外形和金属本体的制作质量
	粘固前清除前冠内氧化物
	选用高质量和确保粘接质量
	及时应用控制龈缘炎的药物，保证口腔清理干净
	使用贵金属烤瓷
	使用全瓷颈缘

29. 患者戴用烤瓷牙后，为了防止瓷崩裂，采取的措施有以下几种，其中无关的是
A. 采用树脂粘固剂粘接　　　　B. 精密的内冠制作　　　　C. 合理的金属处理及烤瓷
D. 减轻咬合力　　　　　　　　E. 足够的牙体预备

【答案】A

【解析】A是加强粘接性能的方法。而其他都和崩裂有关。本题考点是防止崩瓷的措施。

【破题思路】

崩瓷的原因	内冠或冠桥支架设计、制作不合理
	金属处理及烤瓷不当：油污污染；预氧化处置不当；反复烧结等
	咬合问题：早接触点；𬌗干扰点
	临床因素：牙体预备磨除过少；厚度不均匀；倒凹未除尽；试戴用力过大
崩瓷的修理方法	将碎裂的瓷片重新粘接到固定修复体上：如碎片完整，并无潜在裂纹，折断处复位能完全吻合
	制作瓷饰片粘接到崩瓷的瓷质上
	使用符合树脂修复崩瓷的瓷质

30. 如果患者的 1|1 折断部位于龈下平牙槽骨，1|1 的龈缘对称，在行桩冠修复前最好采取
A. 正畸牵引术　　　　　　　　　　　　B. 纤维桩加树脂核以增加密合性
C. 牙龈环切术以增加临床牙冠的长度　　D. 铸造桩冠以增加抗折性
E. 去除牙槽骨以增加临床牙冠的长度

【答案】A

【解析】该患者牙齿断端位于龈下较深位置，最理想的方法是正畸牵引残根至合适位置行桩核冠修复。本题考点是平龈牙根保留方法。

【破题思路】因为该患者牙齿断端位于龈下较深位置，如行外科手术法进行牙冠延长术，则美学效果较差且远期效果不理想。理想的方法是正畸牵引残根至合适位置行桩核冠修复。本题考点是平龈牙根保留方法。

（31～34题共用题干）

患者 1| 扭转近90°，且伴有唇侧倾斜，牙髓正常，牙根长大，牙槽骨轻度吸收，牙龈红肿，探易出血。

31. 最佳的治疗方案是
A. 拔除后可摘局部义齿修复　　　　　　B. 拔除后固定桥修复
C. 牙髓失活并根管治疗后桩冠修复　　　D. 牙髓失活并根管治疗后覆盖义齿修复
E. 拔除后种植义齿修复

【答案】C

【解析】对于扭转牙90°最好的治疗方法是：根管治疗＋桩核冠修复。

32. 如果选择桩冠修复，则此牙根充后桩冠开始的最早时间可能是
A. 根充后第 2 天 B. 根充 3 天后
C. 根充 1 周后 D. 根充 2 周后
E. 根充 1 个月后
【答案】C

33. 在以下修复开始前所做的准备工作中，不必要的是
A. 牙周洁治 B. X 线牙片
C. 根管治疗 D. 曲面断层像
E. 与患者讲明治疗方案
【答案】D
【解析】在修复之前准备工作中包括跟患者讲明治疗方案。①患者牙槽骨轻度吸收，牙龈红肿，探诊出血，可见口腔卫生状况欠佳，应采取牙周洁治治疗。②需要了解 |1 牙根及牙周支持组织的健康状况，了解牙根的数目、形态及长度，有无根折，根管充填情况。所以选 X 线片。③ |1 扭转近 90°，且伴有唇侧倾斜，如果没有做过根管治疗的话，需要在修复之前行根管治疗。而只有曲面断层片是没有必要的。

【破题思路】	
X 线片	用来了解牙根及牙周支持组织的健康状况，了解牙根的数目、形态及长度，有无根折，根管充填情况。检查出邻面、牙颈部、牙根部隐蔽部位的龋坏。另外牙片也是法律设计治疗依据的重要凭证
曲面体层片	全面了解颌骨及牙列、牙周情况，对确定牙槽骨内是否有残根残留，有无第三磨牙埋伏牙很有帮助
牙周洁治	指龈上洁治也就是超声波洁牙，用来清除龈缘区的软垢及牙石、部分龈下牙石等
根管治疗	针对感染的牙髓或感染的根，根管治疗尖周疾病的一种彻底的治疗方法

34. 如果选择桩核和金瓷修复，对此牙牙冠的错误处理是
A. 按照金瓷冠牙体预备的要求磨除牙冠硬组织 B. 去除薄壁
C. 去除无基釉 D. 齐龈磨除牙冠
E. 去除倒凹
【答案】D
【解析】桩核冠修复要求：按照要求尽可能少地去磨牙体预备；去除无基釉；去除薄壁弱尖；去除倒凹，但不可以齐龈磨除牙冠。所以选 D。本题的考点是桩冠根面预备的要求。

【破题思路】桩核冠冠部预备的要求：
① 按照全冠的预备要求与方法，但不必做出龈沟内边缘，也不需精修。
② 去除原有充填物及龋坏组织。
③ 磨除薄弱牙体组织。

(35～37题共用题干)
女，45 岁。左上后牙充填体反复脱落。查：|6 远中邻large面积树脂充填体，不松动，叩痛（－）。X 线片示根管治疗完善，牙周情况良好。拟金属烤瓷全冠修复。

35. 正确的牙体预备方法是
A. 尽可能保存牙体组织，维持牙冠原有高度 B. 将最大周径降至中下 1/3
C. 可将髓室制备成箱状固位形 D. 可尽量磨除牙体组织
E. 保护牙髓不受刺激
【答案】A
【解析】全冠修复的牙体预备时尽量保存牙体组织符合修复原则。尽可能保留健康牙体组织，尽可能保留活髓，将牙冠原有的高度按照烤瓷的要求预留修复体空间，为了使全冠顺利就位，边缘密合，最大周径必须降至颈缘。因患牙为无髓牙，不需要保护牙髓。可将髓腔作为箱状固位；达到具有一定固位形和抗力型的恢复解剖形态和生理功能的要求。

36. 如要减小冠修复后所受的殆力，可以采用的方法不包括
   A. 减小颊舌径 B. 加深排溢沟 C. 加大邻间隙
   D. 加大舌侧外展隙 E. 减小牙尖斜度
   【答案】C
   【解析】减小修复体的殆力的方法：降低牙尖的斜度；减小颊舌径；加深食物排溢沟；加大外展隙等，所以答案A、B、D、E都可以。邻间隙不能随意加大，会导致食物嵌塞。

37. 如果 |6 冠修复 7 个月后牙龈萎缩明显，其最可能的原因是
   A. 冠边缘在龈沟内 0.5mm B. 牙尖高度过于低平 C. 轴面突度恢复过小
   D. 冠边缘在龈上 E. 冠边缘与龈缘平齐
   【答案】C
   【解析】无论冠边缘位于龈下 0.5mm、齐龈、龈上，只要边缘密合，都不会刺激牙龈导致牙龈萎缩，殆面形态的恢复会影响患牙的受力和咀嚼功能，但不会导致牙龈萎缩。当全冠轴面突度过小时，咀嚼时食物对龈缘的冲击会造成损伤。

(38～39题共用题干)

患者，女性，28岁。现 5| 发生冠折，颊侧断缘位于龈上 1mm，舌侧断缘位于龈上 3mm。X 线示已行良好根管治疗，无其他异常。

38. 请为该患者选择合适的修复治疗方案
   A. 嵌体 B. 高嵌体 C. 部分冠
   D. 全冠 E. 桩核冠
   【答案】E
   【解析】断根在龈上，根管治疗后，首选桩核冠修复。

39. |4 需行全冠修复，牙髓活力正常。行牙体预备后，需戴用暂时冠的最主要的理由是
   A. 美观 B. 功能 C. 护髓
   D. 治疗程序的需要 E. 防止邻牙倾斜
   【答案】C
   【解析】暂时冠，起保护活髓，维持和稳定的作用。排除 A、B、D、E。

(40～41题共用题干)

某男性，30岁，近 2 周前牙咀嚼疼痛，且牙龈肿胀有脓液流出，两年前该牙曾因龋坏而疼痛，未曾治疗。检查：残冠，近中邻面探及深龋洞，牙变色，叩诊有不适感，唇侧牙龈见一瘘管，有脓液溢出；X 线片显示根尖有阴影。

40. 如用桩冠修复该牙，冠桩的长度和宽度分别为
   A. 长度为根长的 2/3～3/4，宽度应为直径的 1/3 B. 长度为根长的 1/2，宽度应为直径的 1/3
   C. 长度为根长的 1/3，宽度应为直径的 2/3～3/4 D. 长度为根长的 2/3～3/4，宽度应为直径的 1/2
   E. 以上均不是
   【答案】A
   【解析】为确保牙髓治疗效果和预防根折，桩的长度为根长的 2/3～3/4。对于根比较短的情况，应保证让桩的长度大于等于临床冠的长度，并且保证桩处于牙槽骨内的长度大于根在牙槽骨内的总长度的 1/2。理想的桩直径应为根径的 1/3。

41. 以下均是增强桩冠固位的方法。除了
   A. 尽可能利用牙冠长度 B. 尽可能多保留残留牙冠组织
   C. 根管口预备成一个小肩台 D. 用铸造桩增加冠桩与根管壁的密合度
   E. 根管预备成喇叭口状
   【答案】E
   【解析】桩的长度越长，摩擦力与粘接力面积越大，直径越大，与根管内壁的接触面积越大，桩冠的固位力越强。桩可以利用根管口及髓腔来增强固位；而根管预备呈喇叭口状会减小固位力。所以 A、B、C、D 都能增强，唯有 E 不可以。

42. 男性，30岁，6 金属全冠粘固 1 周后脱落，咬合时常有瞬间性疼痛。口腔检查见患者咬合紧，牙冠短，对颌牙殆面有银汞合金充填物，脱落的全冠完整。全冠脱落最不可能的原因是
   A. 牙体预备聚合度过大 B. 修复体不密合 C. 殆力过大
   D. 粘固面积过小 E. 修复体粘接面未清洁干净

【答案】D

【解析】修复体松动的主要原因是固位力不足，验力过大，有验创伤、边缘不密合或牙体预备聚合度过大，修复体粘接面未清洗干净等。而粘接面积小不会造成脱落，因为在粘接过程中，粘固剂会均匀挤压到组织面的各个部分。所以不可能选D。

(43～47题共用题干)

患者，男性，62岁，6｜严重牙体缺损，颊侧及近中壁存在，远中壁位于龈上，舌侧壁位于龈下0.5mm。X线显示已行完善的根管治疗。

43. 选择正确的治疗设计
 A. 直接行铸造全冠的牙体预备　　　　　B. 核成型再做牙体预备
 C. 切龈，桩核成型再做全冠的牙体预备　　D. 直接行烤瓷全冠的牙体预备
 E. 直接行嵌体的牙体预备

【答案】C

【解析】牙齿严重缺损，根管治疗后，首先考虑桩核冠修复，又考虑到舌壁位于龈下，所以需要桩核之前切龈术。所以选择切龈＋桩核＋单冠修复。排除了其他几个不全面的选项。

44. 如果该患者临床冠根比例为3：2，那么冠边缘设计应在
 A. 平齐龈缘　　　　　B. 龈缘以下0.5mm　　　　　C. 龈缘以上
 D. 龈缘以下2mm　　　E. 龈缘以下1mm

【答案】C

【解析】如果患者临床冠根比例3：2，肩台可以放在龈上，减少临床牙冠的长度，同时增强牙根的长度以增强抗力和固位。

45. 如果6｜存在水平性食物嵌塞，在设计时应
 A. 选择合适的修复方式　　　B. 考虑食物流向的控制　　　C. 选择合适的边缘位置
 D. 选择合适的修复材料　　　E. 选择合适的就位方向

【答案】B

【解析】食物嵌入方向分为：
① 垂直型。咀嚼时咬合力量或充填式牙尖作用使食物从垂直方向嵌入两牙邻面，该型食物嵌塞对牙龈组织损害较严重，可引起牙龈炎、牙龈脓肿、牙周炎等。
② 水平型。咀嚼时食物碎块由于舌及颊部运动的力量而自颊侧或舌侧横向压入牙间隙内，多见于牙龈萎缩、牙尖乳头破坏或消失、牙间隙暴露的患者，较易清除，很难根治。

46. 如果向舌侧倾斜，如何选择就位道
 A. 根据患牙的方向确定就位道　　　　B. 根据桩核的方向确定就位道
 C. 根据对颌牙的方向确定就位道　　　D. 根据牙体预备的方向确定就位道
 E. 根据患牙的方向及邻牙的情况确定就位道

【答案】E

【解析】就位道选择根据患牙及邻牙的牙体情况来确定。选择E，排除A、B、C、D。

47. 按照牙体缺损的程度，修复方式的选择顺序应是
 A. 高嵌体—全冠—部分冠—嵌体—桩核冠　　　B. 全冠—桩冠—部分冠—嵌体—高嵌体
 C. 部分冠—全冠—桩冠—嵌体—高嵌体　　　　D. 嵌体—高嵌体—全冠—桩核冠
 E. 高嵌体—全冠—桩冠—部分冠—嵌体

【答案】D

【解析】牙体缺损由小到多可以选用的修复方式：缺损不大，剩余牙体组织多能够承担缺损力量选嵌体，当损伤到牙尖，嵌体无法恢复选用高嵌体，损伤伤及整个面，选用部分冠，当剩余牙体组织少，抗力差，选用全冠，直至最后整个牙体都缺损，只能选桩核冠。

(48～50题共用题干)

患者，女，20岁。一年前因外伤致前牙缺损，有治疗史。口腔检查左上中切牙切缘及近中切角缺损，牙冠变色，叩痛（－），松动（－），咬合正常。X线片显示根管内有充填物。

48. 下列哪种情况可进行桩冠修复
 A. 未经完善根管治疗的患牙　　　B. 牙槽骨吸收超过根长的1/3　　　C. 牙根有足够长度者
 D. 根管弯曲细小　　　　　　　　E. 根管壁有侧穿

【答案】C

【解析】适应证：牙冠大部缺损无法充填治疗或做全冠修复固位不良者；牙冠缺损至龈下，牙周健康，牙根有足够的长度，经龈切除术后能暴露出缺损面者等。禁忌证：18岁以下的青少年；有明显根尖周感染和临床症状；严重根尖吸收，牙槽骨吸收超过根长的1/3；根管弯曲细小；根管壁侧穿，且伴有根骨吸收和根管内感染者；牙槽骨以下的斜行根折，伴断牙牙根松动者等。

49. 一般要求根桩长度应达到
A. 根长的1/3　　　　　　B. 根长的2/3～3/4　　　　　　C. 根长的4/5
D. 与牙冠长度相等　　　　E. 与根长度相等

【答案】B

【解析】根据工作长度确定桩道的长度，根桩应同时满足以下条件：长度为根长的2/3～3/4，直径为牙根直径的1/3，方向同根管方向一致，尽量模拟原根管的形态。

50. X线片显示的情况与桩冠修复无关的是
A. 患牙牙根长度　　　　　B. 患牙牙根直径　　　　　　　C. 患牙牙根弯曲程度
D. 患牙根管治疗情况　　　E. 邻牙的冠根比例

【答案】E

【解析】行桩冠修复前需先拍牙X线片，了解患牙的情况，包括牙根长度、牙根直径、牙根弯曲程度，以及患牙根管治疗情况，确认一切情况符合操作的条件方可进行修复。

【破题思路】X线片用来确定牙根及牙周支持组织的健康状况，了解牙根的数目、形态及长度，有无根折，根管充填情况。检查出邻面、牙颈部、牙根部隐蔽部位的龋坏。另外牙片也是法律设计治疗依据的重要凭证。

（51～52题共用题干）

一患者进行金属烤瓷冠修复，冠就位后发现冠十分密合，经调𬌗无早接触后选择聚羧酸粘固剂粘固，调拌粘固剂时严格按照粉液比例，按就位道方向就位，𬌗面垫一棉卷，让患者紧咬5min，粘固完成后再次检查发现咬合过高。

51. 最可能导致咬合过高的原因是
A. 患者咬合过分用力　　　B. 粘固剂排溢困难　　　　　　C. 粘固剂选择不当
D. 粘固剂调拌不当　　　　E. 棉卷垫置过少

【答案】B

【解析】该患者在粘固全冠前，咬合无早接触，粘固后出现咬合过高，其主要原因是金属烤瓷冠与牙体组织十分密合，使冠粘固过程中，多余的粘固剂不能从冠中排出，因而抬高了冠的高度，造成咬合过高，所以B正确，应选B。其余几个选项也会造成咬合高，但不是最可能的。

52. 在粘固前可采取何种预防措施
A. 将冠组织面均匀磨去一小层　　　　　B. 将牙体组织面均匀磨去一小层
C. 将粘固剂调稀一些　　　　　　　　　D. 在牙体轴壁上预备一纵向小沟
E. 在粘固前将冠调至低𬌗

【答案】D

【解析】由于在冠粘固过程中，多余的粘固剂不能从冠中排出，因而抬高了冠的高度，造成咬合过高，因此，预防此类情况发生的方法是在粘固前将粘固面预备出一纵向小沟，以利多余的粘固剂排溢，故选D。其余均匀磨牙或冠组织面难操作，不予采纳。

【破题思路】粘固前尽量不调全冠的组织面，除非有小瘤子等情况。如果粘固了，很容易高，在这里一个小窍门：牙体轴壁上预备一纵向小沟。

（53～55题共用题干）

男，12岁，因外伤引起⎿1冠部折断，髓室暴露，叩诊疼痛，前牙区咬合关系正常，X线牙片显示根尖未完全形成。

53. 该患者应立即采用的最佳处理方法是
A. 根管充填后，作永久性桩冠修复　　　B. 根管充填后，作暂时性桩冠修复
C. 拔除患牙后，作固定桥修复　　　　　D. 拔除患牙后，作可摘义齿修复

E. 拔除患牙作种植义齿修复

【答案】A

【解析】患者12岁，根尖已形成，选择充填后永久修复。排除拔牙的可能。所以选A。

54. 如果患者需作桩冠修复，在根管充填后，选择桩冠修复的时间是

A. 立即　　　　　　　　　　B. 3天　　　　　　　　　　C. 1周
D. 3周　　　　　　　　　　E. 4周以上

【答案】C

【解析】经过成功的根管治疗后，应观察1周，确定无临床症状时，才可以开始做桩冠修复。原牙髓正常或牙髓炎未累及根尖者，观察时间可短，根管治疗一周后无症状，可开始修复。如患者有瘘管，需等到瘘管完全闭合后，而且无临床根尖周症状时才开始做桩冠修复，而该题题干中未提及有瘘管，故不必采用D、E，而该牙已有叩疼，不能采用A、B，故只选择C。

55. 如果患者作桩核冠修复，选择最佳桩核的类型为

A. 成品不锈钢冠桩，加树脂桩核　　　　　　B. 成品不锈钢冠桩，加银汞桩核
C. 个别铸造冠桩，加树脂桩核　　　　　　　D. 不锈钢丝冠桩，加树脂桩核
E. 个别铸造桩核

【答案】E

【解析】桩冠的固位力主要取决于冠桩与根管壁之间的摩擦力和粘固剂产生的粘接力。理想的冠桩外形应是与牙根外形一致的一个近似圆锥体，各部横径都不超过根径的1/3，而且与根管壁密合，所以只有个别铸造桩核可达到桩与根管壁密合。最佳桩核类型只能从C和E中选择。且由于树脂核与金属核相比，其耐磨损性、抗折裂性能等均不如金属，所以最佳桩核应选个别铸造桩核。

(56～58题共用题干)

男，30岁。前牙咬合疼痛近两周，且牙龈肿胀有脓液流出，两年前该牙曾疼痛，未曾治疗。检查：1│残冠，近中邻面探及深龋洞，牙变色，无松动，叩诊（±），唇侧牙龈见一瘘管，有脓液溢出，X线片显示1│根尖有阴影。

56. 根据上述检查结果，该患者首先需做的治疗是

A. 牙周洁治　　　　　　B. 牙周手术　　　　　　C. 根管治疗
D. 服用抗生素　　　　　E. 调𬌗

【答案】C

【解析】1│深龋、瘘管、变色、叩痛（±），X线片根尖有阴影是根尖周炎的临床表现，应做根管治疗。

57. 最佳的修复类型

A. 树脂桩冠　　　　　　B. 金属桩冠　　　　　　C. 烤瓷桩冠
D. 金属桩核树脂冠　　　E. 烤瓷桩核冠

【答案】E

【解析】近中邻面大面积龋坏，根管治疗后，首选修复方式：桩核冠修复。

58. 正确的修复原则是

A. 去除残留的牙冠组织　　　B. 增加冠桩的直径　　　C. 尽量利用残留的牙冠组织
D. 根管预备成两个斜面　　　E. 根管口预备成肩台型

【答案】C

【解析】烤瓷桩核冠可以尽量保留剩余牙体组织，而且美观效果好，是最佳修复类型。桩核预备时，要尽量保留剩余牙体组织，制备牙本质肩领，只要去除薄弱的牙体组织即可。桩的直径为根径的1/3，根管壁要求至少有1mm厚度，不必过度预备。根管口预备要形成牙本质肩领，不必形成斜面或者肩台。

(59～60题共用题干)

女，54岁。烤瓷冠修复1年，经常刷牙出血，牙龈红肿，无其他不适。检查：右上1烤瓷冠修复体，颊侧牙龈红肿，冠边缘位于龈下3mm，欠密合，Ⅰ度松动。X线片示根充物影像距根尖1mm，根尖周未见异常，牙槽骨高度降低1/2。

59. 对于该烤瓷冠修复体，最应注意检查的是

A. 咬合接触　　　　　　B. 邻接关系　　　　　　C. 边缘密合性
D. 继发龋　　　　　　　E. 崩瓷

【答案】C

【解析】本题题点：颊侧牙龈红肿，刷牙出血，冠边缘在龈下3mm，欠密合。该烤瓷冠修复体最应该检查

的是边缘位于龈下过深而导致的边缘刺激。

60. 对该患者的治疗，首选
A. 调𬌗 B. 牙周上药 C. 牙周洁治
D. 拆除修复体 E. 拔牙

【答案】D

【解析】本题题点：颊侧牙龈红肿，冠边缘在龈下，刷牙出血，牙齿松动。该烤瓷冠修复体最应该检查的是边缘的密合性。其次需要检查邻接不至于食物嵌塞，咬合不能有早接触点，无继发龋发生等。

该题考查牙体缺损修复后的问题与处理。根据临床症状与检查结果，首先可排除咬合问题、继发龋和崩瓷的可能。因无食物嵌塞症状，也可排除邻接关系不良对患牙牙周的影响。最可能的原因应是全冠边缘问题导致的牙周炎，所以应注意检查全冠边缘的密合性。59题正确答案应为C。

对于该病例的治疗，首先应做的不是牙周治疗，而是要去除病因，所以要先拆除修复体。因不存在咬合问题，调𬌗是错误的。患牙的情况不属于拔牙适应证，应经过治疗后予以保存。

B 型题

（1～5题共用备选答案）
A. 自凝树脂 B. 热凝树脂 C. 磷酸锌粘固粉
D. 玻璃离子粘固剂 E. 环氧树脂粘固粉

1. 活髓牙全冠修复应采用的粘固剂是

【答案】D

【解析】活髓牙采用的临时粘固剂为氧化锌水门汀，永久粘固剂为玻璃离子水门汀、聚羧酸锌水门汀等。

2. 调和初期酸性较强的是

【答案】C

【解析】酸性最强的是磷酸锌粘固粉，它常常游离的磷酸会刺激活髓牙。

3. 义齿基托折断修理时最常采用有

【答案】A

【解析】基托折断修理最常用的是自凝树脂。

4. 义齿基托通常采用

【答案】B

【解析】义齿基托通过热凝树脂成型的。

5. 对牙髓刺激性小的粘固剂是

【答案】D

【解析】刺激比较小的粘固剂是玻璃离子粘固剂。

【破题思路】

材料	作用
磷酸锌粘固剂	粘接性很强，pH 3.05，这种酸性对牙髓有刺激
聚羧酸锌粘固粉	粘接力很强，pH 4.8，对牙髓没有刺激，牙体预备大、有牙髓过敏者可以使用
玻璃离子粘固剂	粘接性能与聚羧酸锌一致。有抑菌作用，在唾液中溶解低，可以释放出氟化物。修复体边缘如果有继发龋的患牙应首选玻璃离子
自凝树脂	用于基托折断修理，基托折裂或脱落的修复力，全口义齿重衬，但气味刺鼻
热凝树脂	义齿基托通过热凝树脂用于基托折断修理，口内永久使用的，无气味

（6～8题共用备选答案）
A. 食物嵌塞 B. 牙龈损伤 C. 龈缘苍白
D. 龈缘变黑 E. 不易嚼碎食物

6. 全冠轴面外形恢复不良可产生

【答案】B

7. 全冠边缘过长，粘固后可出现

【答案】C

【解析】边缘过长会压迫黏膜发白。

8. 全冠邻面接触点恢复不良可产生

【答案】A

【解析】邻接恢复不良产生食物嵌塞。

(9～13题共用备选答案)

A. 功能良好的牙齿牙周膜间隙宽度
B. 烤瓷切端预备量
C. 铸造金属全冠肩台宽度
D. 烤瓷熔附金属全冠肩台宽度
E. 嵌体箱状洞形洞斜面宽

9. 0.18～0.25mm

【答案】A

10. 1.0mm

【答案】D

11. 0.5～0.8mm

【答案】C

12. 1.5～2mm

【答案】B

13. 0.5mm

【答案】E

【解析】功能良好的牙齿牙周膜间隙宽度0.18～0.25mm；烤瓷熔附金属全冠肩台宽度1.0mm；铸造金属全冠肩台宽度0.5～0.8mm；烤瓷切端预备量1.5～2mm；嵌体箱状洞形洞斜面宽0.5mm。

(14～20题共用备选答案)

A. 5°　　B. 30°　　C. 45°
D. 90°　　E. 35°

14. 嵌体洞形洞缘斜面的角度为

【答案】C

15. 全瓷冠龈缘肩台的角度为

【答案】D

16. 金瓷冠的基底冠金瓷衔接处的角度为

【答案】D

17. 倾斜牙作固定桥基牙的最大倾斜度不应超过

【答案】B

18. 全冠预备体的轴面聚合度不宜超过

【答案】A

19. 嵌体箱状洞形轴壁向𬌗面外展的角度不应超过

【答案】A

20. 烤瓷全冠龈肩台的角度为

【答案】D

【解析】嵌体洞形洞缘斜面的角度为45°；全瓷冠龈缘肩台的角度为90°；金瓷冠的基底冠全瓷衔接处的角度为90°；倾斜牙作固定桥基牙的最大倾斜度不应超过30°；全冠预备体的轴面聚合度不宜超过5°；嵌体箱状洞形轴壁向𬌗面外展的角度不应超过5°；烤瓷全冠龈肩台的角度为90°。

(21～22题共用备选答案)

A. 外展2°～5°　　B. 外展6°～7°　　C. 聚合2°～5°
D. 聚合6°～7°　　E. 聚合8°

21. 嵌体箱状洞形的所有轴壁应向𬌗方

【答案】A

22. 全冠基牙的各轴面向𬌗方

【答案】C

【解析】嵌体箱状洞形的所有轴壁应向𬌗方外展2°～5°，嵌体是为了消除倒凹，是一种内连接；全冠基牙的各轴面向𬌗方聚合2°～5°，全冠是为了消除倒凹，顺利就位。

(23～24题共用备选答案)
　　A. 平齐龈缘的直角肩台　　　　　B. 龈下 0.5mm 的 90°肩台　　　　　C. 金属颈环设计
　　D. 龈上 1.0mm 的凹型肩台　　　　E. 龈下刃状肩台
23. 磨牙行铸造全冠修复，基牙的边缘形态一般选用
【答案】D
24. 前牙行烤瓷全冠修复，基牙的边缘形态一般选用
【答案】B
【解析】各种不同修复体的肩台的形态。主要是区分铸造全冠、烤瓷全冠等。对于磨牙铸造全冠边缘一般龈上 1mm 凹型肩台；对于前牙烤瓷采用龈下 0.5mm，90°肩台。

(25～26题共用备选答案)
　　A. 0.3mm　　　　　　　　　　　B. 0.4mm　　　　　　　　　　　C. 0.5mm
　　D. 0.9mm　　　　　　　　　　　E. 1.0mm
25. 铸造金属全冠颈部肩台宽度通常为
【答案】C
26. 金属烤瓷全冠唇（颊）侧颈部肩台宽通常为
【答案】E
【解析】铸造金属冠的肩台是浅凹形宽 0.5mm；金属烤瓷全冠肩台为直角或深凹槽，宽度唇颊侧 1.0mm，舌侧金属边缘 0.5mm。

(27～29题共用备选答案)
　　A. 松动脱落　　　　　　　　　　B. 变色　　　　　　　　　　　　C. 穿孔破裂
　　D. 磨损　　　　　　　　　　　　E. 折断
27. 全冠修复体太薄，𬌗力过于集中可能导致
【答案】C
28. 全冠修复与牙体不密合，侧向力过大可导致
【答案】A
29. 𬌗力大，固定桥连接体薄弱可导致
【答案】E

(30～32共用备选答案)
　　A. 1/4　　　　　　　　　　　　　B. 1/3　　　　　　　　　　　　C. 2/3
　　D. 1/5　　　　　　　　　　　　　E. 1/2
30. 桩在牙槽骨内的长应大于根在牙槽骨内的长度的
31. 鸠尾峡的宽度应为前磨牙不超过颊舌尖宽度的
32. 桩的直径一般为根直径的
【答案】E、E、B

(33～35共用备选答案)
　　A. 1 周　　　　　　　　　　　　B. 1 个月　　　　　　　　　　　C. 3 个月
　　D. 2 个月　　　　　　　　　　　E. 6 个月
33. 固定修复的最佳时机是拔牙后
34. 前牙外伤牙折，根管治疗后至开始桩冠修复至少需要
35. 活动义齿修复应在拔牙后多长时间进行
【答案】C、A、C
【解析】数字题，需要记住的记忆题。

【破题思路】固定修复的最佳时机是拔牙后 3 个月。活动义齿也应在拔牙后 3 个月后进行修复治疗。经过成功的根管治疗后，应观察 1～2 周，确定无临床症状时，才可以开始做桩冠修复。原牙髓正常或牙髓炎未累及根尖者，观察时间可短，根管治疗 3 天后无症状，可开始修复。如患者有瘘管，需等到瘘管完全闭合后，而且无临床根尖周症状时才开始做桩冠修复。

(36～38题共用备选答案)
　　A. 冠粘固后，出现食物嵌塞　　　B. 冠粘固后，出现牙龈炎症　　　C. 冠粘固后，出现食物不易嚼碎
　　D. 冠粘固后，出现龈缘变黑　　　E. 冠粘固后，出现龈缘苍白

36. 边缘过长可产生
37. 接触点恢复不良可产生
38. 轴面外形恢复不良可产生

【答案】E、A、B

【解析】①接触点恢复不良可导致食物由邻面嵌塞进入邻间隙；食物滞留可能是由于窝沟过深导致的；食物不易嚼碎一般由于咬合接触不良导致；龈缘变黑是普通金属修复体常出现的现象，是由于牙龈着色导致。

② 边缘过长一般是由于冠边缘过长深入龈沟，压迫牙龈导致龈缘发白。

③ 全冠的轴面形态可以维持牙颈部牙龈组织的张力和正常接触关系。保证食物排溢及食物流对牙龈的生理刺激作用，突度过大时，缺少食物刺激，牙龈萎缩；突度过小时，食物直接充压在龈隙沟内滞留，引起牙龈附着破坏；另外，正常的突度还有利于修复体自洁。

(39～40题共用备选答案)

A. 鸠尾固位形　　　　　　B. 沟固位形　　　　　　C. 针道固位形
D. 箱状固位形　　　　　　E. 片切洞形

39. 邻面缺损范围大而浅的患牙采用嵌体修复时常用的邻面预备形式是
40. 做嵌体修复时应采用的固位形是

【答案】E、D

【解析】邻面缺损范围大而浅的患牙采用嵌体修复时常用的邻面预备形式是片切洞形；做嵌体修复时应采用的固位形是箱状固位。本题考的是嵌体分别在邻面和𬌗面的固位形，对于邻面浅表面积较大采用片状固位，而𬌗面采用箱状固位形。

(41～42题共用备选答案)

A. 刃状　　　　　　　　　B. 凹面　　　　　　　　C. 肩台
D. 凹面＋小斜面　　　　　E. 肩台＋小斜面

41. 铸造全冠边缘密合性最差的预备体边缘形式是
42. 铸造全冠边缘强度最差的预备体边缘形式是标准

【答案】C、A

【解析】本题考查考生对铸造全冠颈部边缘预备形式的了解。铸造金属全冠颈部边缘与患牙预备体的密合程度及其强度是保证修复成功的关键因素。与其他几种全冠的边缘相比，刃状边缘最薄、强度最差。金属全冠边缘密合性与边缘预备形式的关系是，全冠边缘与预备体颈部成平面对接的肩台形式密合性最差。颈部边缘预备成凹面的密合性较好。而最理想的方式是在肩台或凹面的边缘预备小斜面。

第三单元　牙列缺损

一、固定义齿

1. 设计固定义齿时，增加基牙主要目的是
   A. 分担Ⅱ度以上松动基牙的负担　　　B. 分担Ⅲ度以上松动基牙的负担
   C. 减轻弱侧基牙的负荷　　　　　　　D. 对称美观
   E. 尽量分散𬌗力，把基牙负担降到最小限度
   【答案】C
   【解析】固定义齿的基牙支持作用不足时，可以增加基牙的数目，以分散𬌗力，减轻某个基牙的负担。增加的基牙应放在比较弱的桥基牙侧，才能够起到保护弱基牙的作用。

2. 选择固定桥基牙时不必考虑的因素是
   A. 牙周膜　　　　　　　B. 牙槽骨　　　　　　　C. 牙根数目
   D. 对侧牙的情况　　　　E. 基牙位置方向
   【答案】D
   【解析】固定桥以缺牙的邻牙作基牙，应考虑的条件有牙冠外形、牙髓、牙龈及牙周膜、骨吸收程度、位置是否倾斜、咬合关系、剩余牙槽嵴情况等。与对侧牙无关。

3. 固定桥的倾斜基牙取得共同就位道的方法中错误的是
   A. 改变固位体设计　　　B. 正畸后再做固定修复　　　C. 备牙
   D. 制作桩核改形后再修复　　E. 拔除倾斜基牙
   【答案】E
   【解析】固位体之间的共同就位道。
   ① 固定桥一般均有两个或多个固位体与桥体相连接，成为一个整体。如各固位体之间的就位道不一致，固定桥不可能就位。因此，在设计和预备基牙牙体前，必须对各个基牙的近远中和颊舌向方向进行分析，预备基牙时，要求所有基牙的轴壁应相互平行，与固定桥的就位道方向一致，以取得各固定体的共同就位道。
   ② 基牙倾斜明显，无条件先用正畸治疗调整者，可改变固位体的设计，以获得足够固位力前提下少磨牙体组织为原则寻求共同就位道。

【破题思路】固定桥作为一个整体，基牙倾斜不超过30°，否则不易获得共同就位道。对倾斜基可以采用桩核冠修复、套筒冠修复、半固定桥设计，稍微多磨除一部分牙体组织等方法进行修复。

4. 以下哪项不是固定义齿的优点
   A. 固位作用好　　　　　B. 咀嚼效能高　　　　　C. 磨切牙体组织少
   D. 近似真牙　　　　　　E. 异物感小
   【答案】C
   【解析】固定义齿与可摘局部义齿相比，有固位作用好、咀嚼效能高、近似真牙、异物感小等优点，但是其磨牙量较可摘局部义齿多。

【破题思路】

项目	固定义齿	可摘义齿
固位力	强	弱
功能	理想，接近天然牙	差（发音、咀嚼）
感受	良好	异物感，舒适度差
对黏膜的刺激	小	有过敏现象、念珠菌性口炎

续表

项目	固定义齿	可摘义齿
对基牙要求	严格	不严格
切割牙体组织	多	少
制作工艺	复杂，严格	简单
年龄	局限	无限制
适应证	局限	广泛
使用	方便	需要摘戴
修理	不易修理	易修理

5. 属于固定桥冠内固位体的是
A. 金属全冠　　　　　　B. 烤瓷全冠　　　　　　C. 3/4 冠
D. 针型固位高嵌体　　　E. 桩冠

【答案】D

【解析】固位体一般分为三种类型，即冠外固位体、冠内固位体与根内固位体。冠内固位体包括邻𬌗嵌体和高嵌体。冠外固位体包括部分冠与全冠，传统的部分冠包括金属铸造3/4冠及锤造开面冠，全冠固位体包括铸造金属全冠、锤造金属全冠、金属-塑料全冠、金属-烤瓷全冠、全瓷冠。桩冠属于根内固位体。

【破题思路】

分类	举例
冠内固位体	两面嵌体、三面嵌体、多面嵌体及针型固位高嵌体
冠外固位体	部分冠、全冠
根内固位体	桩核冠

6. 固定桥受力时，固位体的受力反应，最确切的说法是
A. 负重反应　　　　　　B. 屈矩反应　　　　　　C. 内压力
D. 屈张力　　　　　　　E. 外张力

【答案】B

【解析】当双端固定桥受压力时，会在压缩区和伸张区形成两种完全相反的压应力和张应力，即产生屈应力和屈应力反应。当压力不足以破坏屈应力平衡之前，两桥基表现为单纯的负重反应。当压力继续增大时，由于固定桥的两端固定于基牙内，不能向上翘起变形，基牙不但有负重反应，还有抵抗或防止两端向上的力矩反应。这种桥基内由屈应力所产生的力矩反应称为屈矩。

7. 固定义齿采用冠外固体位时，与义齿固位最直接相关的组织结构是
A. 基牙临床牙冠　　　　B. 基牙临床牙根　　　　C. 缺牙间隙
D. 缺牙区牙槽嵴　　　　E. 缺失牙对颌牙

【答案】A

【解析】固定义齿临床牙冠形态大小决定了固定义齿的固位力大小。

【破题思路】牙根的数量、形态以及粗细程度决定了基牙的支持能力。

8. 固定桥粘固后不久，患者感到邻牙胀痛不适，主要见于
A. 咬合过高　　　　　　B. 基牙负担过重　　　　C. 桥体龈端接触过紧
D. 接触点过紧　　　　　E. 粘固剂溢出

【答案】D

【解析】咬合过高及基牙负担过重引起创伤性牙周膜炎或出现创伤性牙周炎或根尖周炎，患者表现为咬合痛，故不选A、B。桥体龈端接触过紧、粘固剂溢出常引起龈缘炎、牙槽嵴黏膜炎。接触点过紧，常见于固定桥粘固后不久，患者感到胀痛不适。

【破题思路】

固定桥粘固后	基牙牙周膜胀痛——就位道稍不一致
	邻牙牙周膜胀痛——邻接恢复得过紧

9.牙列缺损后形成殆干扰的最主要原因是
A.缺牙间隙变小　　　　　B.邻牙的倾斜　　　　　C.对颌牙的松动
D.间隙增宽　　　　　　　E.牙列缩短
【答案】B
【解析】牙列缺损后，若长久未修复，个别牙缺失的缺牙间隙两侧邻牙可能会向缺隙侧倾斜移动，缺牙间隙减小，对颌牙伸长，导致局部咬合关系紊乱，功能接触面减小，咀嚼功能降低。若移位进一步发展，将引起殆干扰，甚至造成颞下颌关节的病变。

10.固定义齿修复的最佳时间一般是
A.拔牙后3周　　　　　　B.拔牙后4周　　　　　　C.拔牙后6周
D.拔牙后2个月　　　　　E.拔牙后3个月
【答案】E
【解析】缺牙区的牙槽嵴在拔牙或手术后3个月完全愈合，牙槽嵴的吸收趋于稳定，可以制作固定桥。缺牙区的牙槽嵴的愈合情况与拔牙时间、手术创伤范围、患者的愈合能力有关。不同患者牙槽嵴的吸收程度不同，不同的部位牙槽嵴的吸收程度也不同，对适应证和设计有影响。

11.固定修复选择基牙支持力大小最重要的指标是
A.牙周潜力　　　　　　　B.牙槽骨的密度　　　　　C.牙髓状况
D.牙龈健康状况　　　　　E.牙根数目
【答案】A
【解析】在正常咀嚼运动过程中，咀嚼食物的殆力大约只为牙周组织所能支持的力量的一半，而在牙周组织中尚储存有另一半的支持能力，即牙周潜力。固定桥修复中正是动用了基牙的部分甚至全部牙周潜力，以承担桥体额外负担来补偿缺失牙的功能，故牙周潜力是固定桥修复的生理基础。

12.全冠修复体和固定桥的全冠固位体有何差异
A.恢复解剖外形　　　　　B.恢复生理功能　　　　　C.保护牙体组织
D.边缘密合　　　　　　　E.共同就位道
【答案】E
【解析】全冠修复体是口腔修复科最常见的一种修复体，覆盖整个牙冠表面，可以用来修复缺损牙齿的形态功能和美观。而固定桥的全冠固位体通过连接体与桥体相连接，使固定桥和基牙形成一个功能整体，可分为双端固定桥、单端固定桥、半固定桥和复合固定桥。因固定桥的各固位体与桥体连接成为一个整体，固定桥在桥基牙上就位时只能循一个方向带入，所以各桥基牙要求有共同的就位道。

13.固定桥的固位作用主要是靠
A.粘固剂的粘接力　　　　B.固位体固位形的正确设计　　　　C.材料的质量
D.咬合的平衡　　　　　　E.基牙的稳固
【答案】B
【解析】固位体粘固于预备的基牙上，与基牙连接成一个整体，固位力与基牙冠部形态和结构有关。固位体固位力的大小，取决于桥基牙的条件、固位体的类型及牙体预备和固位体制作的质量。

【破题思路】固定桥的固位依靠摩擦力、粘接力和约束力的协同作用，其中摩擦力是主要固位力。

	密合度	接触面积	角度	辅助固位形	点线角
摩擦力	正比	正比	2°~5°	正比	正比
	面积	厚度		黏稠	异物、水、油
粘接力	正比	反比		适当	受影响

310

14. 下列哪一项不是固定桥挠曲的不良后果
   A. 金属殆面与塑料分离　　B. 桥体与固位体之间出现裂缝　　C. 对颌牙疼痛
   D. 基牙固位体松动　　　　E. 食物嵌塞
   【答案】C
   【解析】挠曲是弯曲折裂的意思，挠曲性是指某材料（如钢板柔性板等）的弯曲性能。固定桥挠曲的不良后果包括金属殆面与塑料分离、桥体与固位体之间出现裂缝、基牙固位体松动、食物嵌塞，与对颌牙无关。

15. 选择固定桥基牙时，下列哪一项不必过多考虑
   A. 基牙的固位能力　　B. 基牙必须是活髓牙　　C. 基牙的松动度
   D. 基牙的共同就位道　　E. 基牙的支持能力
   【答案】B
   【解析】牙髓最好是活髓。

【破题思路】基牙的条件如下。

牙冠	牙冠殆龈高度应适当，形态正常，牙体组织健康
牙根	牙根应长、粗、多
牙髓	最好是健康的活髓牙，如有牙髓病变的牙经完善根管治疗亦可选作基牙
牙周组织	牙根周围牙槽骨吸收最多不超过根长的1/3
基牙位置	位置基本正常，若有倾斜，应<30°

16. 单面嵌体的铸道应安插在
   A. 蜡型的边缘嵴处　　B. 蜡型的中央　　C. 蜡型对称的边缘
   D. 与蜡型整个殆面接触　　E. 蜡型的任何地方
   【答案】B
   【解析】铸道是在铸造时让滚烫的金属流进设计好的模型的一个小的通道。安插铸道，用直径1.2～1.5mm的钢丝或蜡线插入或固定在蜡型适当部位。单面嵌体铸道安置在蜡型中央。双面嵌体安置在边缘嵴处，三面嵌体安置在对称的边缘处。

17. 哪项不是固定义齿的组成部分
   A. 基牙　　B. 桥体　　C. 固位体
   D. 连接体　　E. B+C+D
   【答案】A
   【解析】固定义齿由固位体、桥体和连接体三部分组成。固定桥通过固位体与基牙的粘固形成功能整体，桥体则可恢复缺失牙的形态和功能。

【破题思路】活动义齿组成包括人工牙、基托、固位体和连接体。

18. 悬空式桥体与黏膜的关系是
   A. 与黏膜面状接触　　B. 离开黏膜1mm　　C. 离开黏膜2mm
   D. 离开黏膜3mm　　E. 离开黏膜3mm以上
   【答案】E
   【解析】悬空式桥体的龈面与牙槽嵴顶的黏膜不接触，而是留出3mm以上的间隙，便于食物通过而不聚集，自洁作用良好，又称为卫生桥。

【破题思路】

	特点	适应证
盖嵴式	线性接触，舌侧三角形开放	上前牙槽嵴吸收较多者
改良盖嵴式	由线性接触向舌侧延伸	前牙较多用
鞍式	接触面积大，自洁差	临床少用

特点		适应证
改良鞍式（球形）	舌侧缩窄 美观舒适，近似天然牙，自洁	后牙较多用
船底式	接触面积最小，容易清洁	下颌牙槽嵴，狭窄
悬空式	又称卫生桥 离开黏膜3mm以上	后牙，牙槽嵴吸收明显

19. 影响固定修复粘接力大小的主要因素是，除了
  A. 粘接材料的性质　　　　B. 粘接面积的大小　　　　C. 调拌粘接材料的速度
  D. 粘接材料的调和比例　　E. 被粘接面的表面状况
  【答案】C
  【解析】影响粘接力的因素：粘接面积（B正确）；粘接力与粘固剂的厚度成反比；粘接面适当粗糙可增强粘接力（A正确）；粘接面应保持清洁（E正确）；粘固剂调拌的稠度应适当（D正确）。而调拌粘接材料的速度与其固化时间有关，与粘接力大小无关。

【破题思路】

	面积	厚度	黏稠	异物水、油
粘接力	正比	反比	适当	受影响

20. 铸造3/4冠与铸造全冠比较，其优点是
  A. 牙冠的边缘显露金属　　B. 边缘线长　　　　　　　C. 磨除的牙体组织较少
  D. 必须作邻轴沟　　　　　E. 固位力强
  【答案】C
  【解析】3/4冠属于部分冠，覆盖于部分牙冠表面的固定修复体。与全冠相比，具有美观、磨牙少、就位容易、龈缘刺激小等优点，但其固位力不如全冠好。

21. 当一侧基牙明显倾斜时应当选择
  A. 双端固定桥　　　　　　B. 半固定桥　　　　　　　C. 单端固定桥
  D. 复合固定桥　　　　　　E. 特殊固定桥
  【答案】B
  【解析】半固定桥一般适用于一侧基牙倾斜度大，或者两侧基牙倾斜方向差异较大，设计双端固定桥很难取得共同就位道时。

【破题思路】

双端固定桥	不仅可以承受较大的𬌗力，而且两端基牙所承担的𬌗力也比较均匀，是一种最理想的结构方式
半固定桥	一端为固定连接体，另一端为活动连接体。一般适用于一侧基牙倾斜度大，或者两侧基牙倾斜方向差异较大，设计双端固定桥很难取得共同就位道时
单端固定桥	适用于缺牙间隙小患者的𬌗力不大，基牙牙根粗大，牙周健康且有足够的支持牙冠形态正常，可为固位体提供良好的固位力
复合固定桥	包含上述三种基本类型中的两种或三种 特殊固定桥包括种植固定桥、固定-可摘联合桥、粘接固定桥等

22. 若双端固定桥的一端设计为3/4冠固位体，另一端为全冠固位体，制作固定桥蜡型时，最宜采用下列哪一种方法
  A. 在口内直接制作　　　　　　B. 在模型上制作
  C. 先在模型上制作，后在口内完成　　D. 先在口内制作，后在模型上完成
  E. 在模型上或在口内都可以制作
  【答案】B

【解析】制作固定桥蜡型时，应在模型上制作，而不能在口内直接制作，因为口内制作精度不够，另外，如果是活髓牙，会损伤基牙。

23. 属于特殊结构的固定桥是
A. 单端固定桥 B. 双端固定桥 C. 半固定桥
D. 复合固定桥 E. 粘接固定桥
【答案】E

【破题思路】	
常用固定桥	双端固定桥
	半固定桥
	单端固定桥
	复合固定桥
特殊固定桥	种植固定桥
	固定-可摘联合桥
	粘接固定桥

24. 需要考虑增加固定桥基牙数目的情况是
A. 基牙为单根牙 B. 基牙轻度倾斜 C. 基牙牙周膜增宽
D. 基牙牙槽骨吸收 1/3 E. 无对颌功能的基牙
【答案】D
【解析】基牙条件是牙根粗长，稳固，以多根牙的支持最好，不应存在病理性松动。牙根周围牙槽骨吸收，最多不超过根长 1/3。必要时需增加基牙数目以支持固定桥，牙槽骨吸收 1/3 以上会导致抗力不足，需要增加基牙数目，所以 D 正确。其他条件，如单根牙、倾斜、牙周膜增宽、无对颌牙，对基牙的抗力影响不大。

25. 当双端固定桥两端固位力不相等时首先会引起
A. 一端基牙松动 B. 一端基牙下沉 C. 一端固位体磨耗
D. 一端固位体松动 E. 整个固定桥变形
【答案】D
【解析】固定桥的固位力主要来自基牙固位体的固位。基牙两端的固位体固位力应基本相等，若相差悬殊，固位力较弱的一端固位体易松动，所以 D 正确。其他不稳固的情况与固位力不相等无关，排除 A、B、C、E。

【破题思路】当双端固定桥两端支持力不相等时会引起一端基牙松动。

26. 与减少桥体𬌗力相关的是
A. 颊舌向径 B. 轴面形态 C. 龈面形态
D. 自洁形态 E. 桥体强度
【答案】A
【解析】桥体的设计满足牙𬌗面的形态要参照邻牙及对颌牙的咬合关系及磨损程度来恢复形态，恢复边缘嵴，颊舌沟，外展隙形态，便于食物排溢；牙𬌗面的大小一般要求颊舌径略窄于缺失牙，为缺失牙的 1/2～2/3，可以减小𬌗力；桥体的龈端指桥体与缺牙区牙槽嵴黏膜接触的部分，与自洁有关。所以 A 正确。其他选项与𬌗力无关。

【破题思路】	
𬌗力减小的方法	减小桥体颊舌径
	增加或加宽食物排溢沟
	增大舌侧外展隙
	降低牙尖斜度

27. 固定桥发生挠曲反应主要是由于
   A. 基牙数选择不当   B. 基牙固位力不够   C. 连接体设计不当
   D. 桥体刚性不够   E. 拾力过于集中
   【答案】E
   【解析】固定桥受力会发生弯曲，影响弯曲变形的因素主要是拾力过于集中。

28. 关于上颌牙牙周面积的大小排序，正确的是
   A. 6754321   B. 7645312   C. 6745321
   D. 6734512   E. 7634512
   【答案】D
   【解析】上颌牙牙周面积的大小排序应是6>7>3>4>5>1>2。

【破题思路】下颌牙周膜面积大小顺序6>7>3>5>4>2>1。

29. 与固定义齿桥体龈面自洁性有关的最重要因素是
   A. 牙槽嵴吸收程度   B. 牙槽嵴宽窄度   C. 桥体龈面接触面积
   D. 桥体龈面接触形态   E. 龈面采用的材料
   【答案】D
   【解析】与固定义齿桥体龈面自洁性有关的最重要因素应该是桥体龈面接触形态，分类：盖嵴式、改良盖嵴式、鞍式、改良鞍式、船底式。

30. 采用固定义齿修复的主要根据是
   A. 患者的舒适度   B. 患者的美观性   C. 牙周的储备力
   D. 基牙的咬合力   E. 牙槽嵴吸收程度
   【答案】C
   【解析】修复后的固定义齿，在咀嚼功能中，基牙不仅要负担自身的拾力，还要负担缺牙区即桥体传导的拾力，即要承受固定桥所承受的所有的力。基牙之所以能够满足生理咀嚼功能的要求，是以基牙及其牙周组织作为生理基础的。

31. 缺失牙向近中倾斜30°时，一般不宜做固定桥的原因是
   A. 不易寻求共同就位道 B. 受力时基牙承受非轴向力 C. 不易选择合适的固位体
   D. 备牙时切割牙体组织过多 E. 容易引起基牙龋坏
   【答案】A
   【解析】通常要求基牙的位置基本正常，无过度的牙体扭转或倾斜移位，以便牙体预备时，易于获得基牙间的共同就位道和少磨除牙体组织。倾斜角度大于30°不宜做固定桥，因为很难有共同就位道，强行取得就位道会导致穿髓。

32. 固定义齿不具备的特点是
   A. 拾力传导近似天然牙 B. 坚固稳定   C. 适应证广泛
   D. 感觉舒适   E. 功能好
   【答案】C
   【解析】固定义齿是牙支持式义齿，适应证较窄，需缺牙较少，适应证严格。对基牙要求也很高。适应证广泛不是固定义齿的特点。

33. 某患者，6| 缺失，行双端固定桥修复，固定桥试戴时桥体黏膜发白，最可能的原因是
   A. 就位道不一致   B. 邻面接触点过紧   C. 有早接触
   D. 制作的桥体龈端过长 E. 固位体边缘过长
   【答案】D
   【解析】固定桥粘接前首先进行试戴，仔细检查基牙与邻牙的接触点位置及接触的紧密程度；检查固位体颈缘是否密合；检查固定桥拾面与对颌牙是否有良好的接触，如有咬合高点，可进行必要的调磨；桥体组织面与黏膜的接触情况也应进行仔细检查，牙龈受压可表现为黏膜的明显发白，此时需要进行适当调改。

34. 某患者，男。右上5行双端固定桥修复，固定桥试戴时用力戴入，基牙出现胀痛不适。最可能的原因是
   A. 就位道不一致   B. 有早接触点   C. 基牙牙髓炎
   D. 邻接关系过紧   E. 邻牙根尖病变
   【答案】A

【解析】固定桥试戴时用力戴入，基牙出现胀痛不适，是由于就位道不一致所导致；如邻牙出现胀痛，则由于连接关系过紧；有早接触点，则为咬合痛；基牙牙髓炎，初期可为冷热酸甜刺激性疼痛，逐渐发展为自发痛；邻牙根尖周病，表现为自发痛叩痛或咬合痛。

35. 患者男，55岁，左下5缺失，近远中邻牙均向缺隙倾斜，设计固定义齿时应注意
 A. 基牙的支持力　　　　　　B. 义齿的固位力　　　　　　C. 固定义齿类型
 D. 共同就位道　　　　　　　E. 殆力的大小
【答案】D
【解析】因固定桥的各固位体与桥体连接成为一个整体，固定桥在桥基牙上就位时只能循一个方向戴入，各桥基牙间必须形成共同就位道。一般情况下，牙排列位置正常，顺着各桥基牙的长轴方向做牙体预备，即可获得共同就位道。对有轻度倾斜移位的牙，可适当消除倒凹，或稍微改变就位道方向，即可获得共同就位道。对于严重倾斜移位的牙，为了求得共同就位道，必须磨除过多的牙体组织，这样容易造成牙髓损伤，而且严重倾斜的牙，殆力不易沿着牙体长轴传导，牙周组织易受损伤。

36. 患者，男，29岁。因外伤致 2|3 缺失行固定义齿修复，其修复体属于
 A. 双端固定桥　　　　　　　B. 黏接固定桥　　　　　　　C. 单端固定桥
 D. 复合固定桥　　　　　　　E. 特殊固定桥
【答案】A
【解析】2|3 缺失属于间隔缺失，可设两个双端桥，321|1234。

37. 患者，女，52岁。因龋病而拔除 654|，余留牙情况良好。不适合固定义齿修复的主要理由是
 A. 基牙数目不够　　　　　　B. 基牙固位力不够　　　　　C. 牙周储备力不够
 D. 桥体的强度不够　　　　　E. 连接体的强度不够
【答案】C
【解析】固定桥所承受的殆力，几乎全部由基牙的牙周组织承受，基牙及牙周组织的健康对于固定桥的支持作用非常重要，基牙的支持能力的大小与基牙的牙周潜力有关。承受力量较大的区域，所用基牙数目过多，跨度较大，修复效果不佳，故不适合固定义齿修复。

【破题思路】固定义齿适应证是缺牙少，基牙条件好。

38. 当固位体两端基牙的支持力相差过大时会引起
 A. 一端基牙的松动　　　　　B. 一端基牙的下沉　　　　　C. 一端固位体的磨耗
 D. 一端固位体的破损　　　　E. 整个固定桥的变形
【答案】A
【解析】固定桥的支持力主要来自基牙，若两端基牙的支持力相差悬殊，支持力较弱的一端基牙易松动，应增加基牙数。

【破题思路】当固位体两端基牙的固位力相差过大时会引起端固位体的松动。

39. 与固定义齿固位无关的因素是
 A. 基牙的数目　　　　　　　B. 固位体的种类　　　　　　C. 桥体龈端外形
 D. 上下颌牙的排列　　　　　E. 牙体预备质量
【答案】C
【解析】桥体龈端外形与固定义齿的美观、自洁性和牙槽嵴黏膜的健康有关，而不影响固位力。上下颌牙的排列由于影响固定义齿的受力方向，可能对固位产生影响。

40. 固定桥承受殆力时，桥体会发生弯曲变形，以下正确的是
 A. 桥体的弯曲变形量与桥体宽度的立方成反比　　B. 桥体的弯曲变形量与桥体的长度成正比
 C. 桥体的弯曲变形量与桥体厚度的立方成反比　　D. 桥体的弯曲变形与桥体材料的机械强度无关
 E. 桥体的抗弯强度与桥体的结构形态无关
【答案】C
【解析】固定桥桥体会发生弯曲变形与材料性能、受力有关系，表现为挠曲变形量与桥体长度的立方成正比，与桥体厚度的立方成反比。

41. 关于固定桥稳定性的影响因素的叙述，不恰当的是
A. 固定桥受力时产生的杠杆作用
B. 牙尖斜度程度
C. 固位体固位差，固定桥稳定性也差
D. 固定桥的桥体位于基牙固位体的支点线上时，固定桥的稳定性较好
E. 固定桥的桥体位于基牙固位体的支点线以外时，固定桥的稳定性较差
【答案】C
【解析】固定桥的稳定性与固位有密切的关系，固定桥一旦出现翘动，很容易破坏粘固剂的封闭作用和锁结作用，从而破坏固位体的固位，然而固位体的固位并不是影响固定桥稳定性的因素。

42. 以下哪种情况不适用固定桥修复
A. 老年患者，牙槽骨吸收不超过根长1/3
B. 老年患者，余留牙动度不超过Ⅰ度
C. 拔牙后3个月，拔牙创未完全愈合，牙槽嵴吸收未稳定
D. 缺牙区毗邻牙牙髓病变已行完善的根管治疗
E. 对颌牙伸长导致缺牙间隙龈高度过小，但能够采取措施调磨短对颌伸长牙
【答案】C
【解析】一般情况下，缺牙区的牙槽嵴在拔牙后3个月完全愈合，牙槽嵴的吸收趋于稳定，然而愈合情况与拔牙时间、手术创伤范围、患者愈合能力有关。如果拔牙后3个月拔牙创未完全愈合，牙槽嵴吸收未稳定，则不宜做固定桥修复，需待牙槽嵴吸收稳定后方可做固定桥修复。

43. 固定义齿修复增加基牙时，应遵循的原则是
A. 应选择在支持固位力强的一侧增加基牙
B. 应选择在支持固位力差的一侧增加基牙
C. 应选择在缺失牙的远中侧增加基牙
D. 应选择在缺失牙的近中侧增加基牙
E. 必须在缺失牙两侧同时增加基牙
【答案】B
【解析】在条件较差的一侧增加基牙才能够有效分散𬌗力，使两端基牙承受的𬌗力较为接近。

44. 不宜选作固定义齿基牙的是
A. 中深龋坏牙
B. 扭转错位牙
C. 髓角高尖的年轻恒牙
D. 向缺牙间隙倾斜的牙齿
E. 牙体大面积缺损的患牙
【答案】C
【解析】年轻恒牙进行牙体预备易导致牙髓损伤，不适于选作固定义齿基牙。其他情况均可通过治疗或适当的牙体预备来解决。

45. 关于固定义齿固位体正确的描述是
A. 与全冠固位体相比，部分冠固位体需磨除的基牙牙体组织少，能够提高基牙抗力
B. 嵌体固位体能有效预防基牙继发龋的发生
C. 双端固定桥两端固位体固位力应接近
D. 多基牙的固定义齿宜采用嵌体固位体
E. 死髓基牙均应采用根内固位体设计
【答案】C
【解析】双端固定桥两端基牙如固位力相差太大，固位力较弱的一侧固位体易松动，导致固定桥失败，因此两端固位体固位力应接近。全冠固位体对基牙的保护好，能够提高基牙抗力；嵌体边缘线长，易导致继发龋；多基牙固定义齿应选择固位力好的全冠固位体；死髓基牙如牙体缺损量不大时可采用根内固位体。

46. 关于固定义齿接触式桥体的龈面，正确的描述是
A. 最理想的材料是高度抛光的金属
B. 金瓷结合线应设置于牙槽嵴顶位置
C. 与缺牙区牙槽嵴舌侧的接触面积应尽量减小
D. 与缺牙区牙槽嵴接触面积应尽量增大
E. 与缺牙区牙槽嵴应形成紧压接触
【答案】C
【解析】桥体龈面与缺牙区牙槽嵴舌侧接触面积应尽量减小，利于桥体自洁；桥体龈面最理想的材料是上釉后的烤瓷材料；金瓷结合线应离开牙槽嵴顶1mm以上；与缺牙区牙槽嵴的接触应密合无压力。

47. 增加基牙数目的主要作用是
A. 分散𬌗力
B. 使两端基牙承受的𬌗力相同

C. 可将单端固定桥改为双端固定桥　　　　　　D. 使两端基牙数目相同
E. 增加桥体跨度

【答案】A

【解析】增加基牙数目后，来自桥体的𬌗力得以分散，相对减轻了各个基牙的负担。增加基牙的位置应在支持和固位力弱的一侧，尽量使两端基牙承受的𬌗力较为接近，并最好将单端固定桥改为双端固定桥。

48. 固定义齿修复中，基牙倾斜角度较大时，可采用以下设计获得共同就位道，除了
A. 改良3/4冠固位体　　　　　　B. 桩核冠固位体　　　　　　C. 套筒冠固位体
D. 半固定桥　　　　　　E. 增加基牙

【答案】E

【解析】固定桥基牙倾斜最大限度不能超过30°，倾斜的基牙为获得共同就位道可采用套筒冠设计、半固定桥活动连接体设计、改良冠设计和桩核冠改变桩的方向等方法获得共同就位道。增加基牙可以分散𬌗力，但对于获得倾斜基牙的共同就位道无意义。

49. 关于固定桥的说法，错误的是
A. 稳定固位支持作用好　　　　　　B. 能充分恢复因缺牙而丧失牙的部分咀嚼功能
C. 缺失牙的𬌗力主要通过基牙承担　　　　　　D. 适用范围大
E. 可通过粘接固位

【答案】D

【解析】固定桥对基牙要求高，适用范围较窄。缺失牙的𬌗力和基牙的𬌗力由基牙传递至牙周支持组织。要求基牙牙根有足够的支持力，牙周健康。适用于牙列中少数牙缺失或数个牙间隔缺失，邻牙有足够支持和固位，适应范围不大。

50. 固定桥的基牙牙槽骨吸收不能超过根长的
A. 1/5　　　　　　B. 1/4　　　　　　C. 1/3
D. 1/2　　　　　　E. 2/3

【答案】C

【解析】固定桥牙槽骨吸收超过根长1/3，或松动Ⅰ度，均不宜作基牙。

【破题思路】活动义齿基牙松动度不应超过Ⅱ度，牙槽骨吸收不能超过根长的1/2。

51. 固定修复最适合的年龄在
A. 20～60岁之间　　　　　　B. 20～55岁之间　　　　　　C. 20～40岁之间
D. 30～60岁之间　　　　　　E. 25～60岁之间

【答案】A

【解析】固定修复最适合的年龄在应在20～60岁之间，此时的牙周支持组织支持力较好，宜做固定修复。

52. 下列哪项不是理想的桥基牙应具备的条件
A. 牙冠牙根均应长而粗大，形态结构正常　　　　　　B. 牙周组织正常
C. 失活的死髓牙　　　　　　D. 关系正常
E. 牙位置正常

【答案】C

【解析】失活的死髓牙承担自身的𬌗力分担桥体的额外𬌗力、对抗扭力均较差，不应选作理想的桥基牙。

53. 下颌牙列中牙周膜面积最大的是
A. 第三磨牙　　　　　　B. 第二磨牙　　　　　　C. 第一磨牙
D. 第二前磨牙　　　　　　E. 尖牙

【答案】C

【解析】下颌牙列中牙周膜面积最大的是第一磨牙，然后是第二磨牙。

【破题思路】上颌牙牙周面积的大小排序应是6>7>3>4>5>1>2。
下颌牙牙周面积的大小排序应是6>7>3>5>4>2>1。

54. 固定桥粘固后短时间内会出现咬合疼痛，最可能的原因是
A. 根尖病变　　　　　　B. 牙周炎　　　　　　C. 对颌牙伸长

D. 早接触 　　　　　　　E. 固位体边缘刺激
【答案】D
【解析】固定桥粘固后短时间内出现的咬合疼痛多为早接触点引起的创伤性牙周膜炎引起。修复后咬合疼痛应关注疼痛出现的时间，短期内出现的多为创伤性炎症，经过调𬌗可以解决。修复后较长时间出现的多为根尖炎、根折等，应做进一步检查与治疗。

55. Ante 主张决定基牙数量应
　　A. 以𬌗力比值决定　　　B. 以缺牙数量决定　　　C. 以牙周膜面积决定
　　D. 以缺牙部位决定　　　E. 以年龄决定
【答案】C
【解析】临床上最常使用的方法是用牙周膜面积大小评价基牙的支持力，选择基牙。Ante 主张以牙周膜面积衡量基牙的支持能力。

【破题思路】Nelson 主张以𬌗力比值衡量基牙的支持力。

56. 单端固定桥最大的特点是
　　A. 基牙受扭力易损伤　　B. 制作复杂　　　　　　C. 修复后与邻牙接触不良
　　D. 外观不对称　　　　　E. 容易就位
【答案】A
【解析】单端固定桥由于桥体的一端游离无支持，当桥体承受𬌗力时，最容易产生杠杆作用力而破坏固定桥的稳定性，甚至导致基牙的损伤。

57. 下列哪项不是固定义齿修复后产生食物嵌塞的原因
　　A. 咬合不平衡，前伸𬌗早接触　　　B. 邻面无接触或接触不良
　　C. 𬌗平面与邻牙不一致，形成斜向邻面的斜面　　　D. 对颌牙有充填式牙尖
　　E. 修复体有悬突或龈边缘不密合
【答案】A
【解析】邻接关系不良外形不良、龈外展隙过宽、𬌗面形态不良、无排溢沟、𬌗平面与邻牙不一致、修复体悬突或不密合、对颌有充填式牙尖是固定义齿修复后产生食物嵌塞的原因。而早接触是咬合痛产生的原因。

58. 双端固定桥受力时，基牙产生
　　A. 负重反应　　　　　　B. 屈矩反应
　　C. 同时存在负重反应与屈矩反应　　　D. 内压力
　　E. 外张力
【答案】C
【解析】双端固定桥受力时，基牙不但有负重反应，还有抵抗或防止两端向上的力矩反应。这种由桥基内由屈应力所产生的力矩反应称为屈矩。

59. 固定桥基牙临床冠根比的最低限度为
　　A. 1∶1　　　　　　　　B. 1∶2　　　　　　　　C. 1∶3
　　D. 2∶3　　　　　　　　E. 3∶2
【答案】A
【解析】固定义齿修复的生理学基础是牙周储备力，理想的冠根比例是 1∶2 或 2∶3，最低限度是 1∶1。

60. 对于选作固定义齿基牙的死髓牙必须进行的处理是
　　A. 完善的根管治疗　　　B. 采用桩核冠固位体
　　C. 增加基牙，分散𬌗力　　　D. 减小牙体预备量以增加基牙抗力
　　E. 采用可动连接体以缓冲力
【答案】A
【解析】有牙髓疾病的牙在选作基牙时必须经过完善的根管治疗，治疗牙髓和根尖周疾病之后再进行修复治疗。

61. 应力中断式固定桥临床上又称为
　　A. 单端固定桥　　　　　B. 半固定桥　　　　　　C. 两侧固定桥
　　D. 复合固定桥　　　　　E. 种植固定桥
【答案】B

【解析】简单固定桥有三种基本类型。双端固定桥又称完全固定桥，是最理想的固定桥。单端固定桥又称悬臂固定桥，基牙容易受扭力造成损伤。半固定桥又称应力中断式固定桥，用于较难确定共同就位道的义齿修复。

62. 关于固定桥固位体类型的描述，错误的是
   A. 固位体包括冠外固位体、冠内固位体和根内固位体三种
   B. 全冠固位体对无牙髓活力的基牙具有保护作用
   C. 冠内固位体自洁性好，不易发生继发龋
   D. 冠内固位体固位力最弱，临床上应用较少
   E. 冠内固位体基牙预备时，容易伤及活髓牙的髓角或冠髓
【答案】C
【解析】固位体分为冠内固位体、冠外固位体和根内固位体。常见冠内固位体如嵌体，边缘线长，易产生继发龋。最常见冠外固位体是全冠固位体，也是固位力最好的固位体。根内固位体常见为桩核冠。

63. 固定义齿中恢复缺牙间隙的结构称作
   A. 冠内固位体　　　　B. 冠外固位体　　　　C. 固定连接体
   D. 活动连接体　　　　E. 桥体
【答案】E
【解析】固定义齿由固位体、桥体和连接体组成。用来恢复缺失牙部分的是桥体，放置于基牙上的起固位作用的是固位体，将固位体与桥体连在一起的是连接体。

64. 支持固定义齿主要依靠
   A. 固位体　　　　B. 连接体　　　　C. 基牙
   D. 桥体　　　　E. 龈面
【答案】C
【解析】固定义齿的支持力主要来自基牙的牙根及牙周支持组织。

65. 关于复合固定桥，下列哪一点是错误的
   A. 含有4个或4个以上的牙单位　　　　B. 含有2个以上基牙
   C. 由2种或2种以上基本类型的固定桥组合而成　　　　D. 基牙数目多且分散，不易获得共同就位道
   E. 以上都不是
【答案】E
【解析】复合固定桥用于间隔缺失的固定义齿修复，通常由2种或2种以上基本类型的固定桥组合而成，含有4个或4个以上的牙单位，由于牙齿缺失数量较多，跨度较大，所以基牙数目多且分散，不易获得共同就位道。以上都是复合固定桥的特点。

66. 完全固定桥是指
   A. 单端固定桥　　　　B. 复合固定桥　　　　C. 双端固定桥
   D. 粘接固定桥　　　　E. 固定-可摘联合桥
【答案】C
【解析】简单固定桥有三种基本类型。双端固定桥又称完全固定桥，是最理想的固定桥。单端固定桥又称悬臂固定桥，基牙容易受扭力造成损伤。半固定桥又称应力中断式固定桥，用于较难确定共同就位道的义齿修复。

67. 半固定桥设计中，固定桥设计活动连接体主要是
   A. 一端基牙数目少　　　　B. 一端基牙固位力差　　　　C. 减少一端基牙的𬌗力
   D. 减少一端基牙的扭力　　　　E. 加强两端的连接作用
【答案】D
【解析】半固定桥的两端有不同的连接体，桥体的一端为固定连接体，与固位体固定连接；另一端为活动连接体，多为栓体栓道式结构，通常栓体位于桥体一侧，栓道位于固位体一侧。当半固定桥就位后，位于桥体上的栓体嵌合于同位体上的栓道内，形成有一定动度的活动连接。半固定桥一般适用于一侧基牙倾斜度大，或者两侧基牙倾斜方向差异较大，设计双端固定桥很难取得共同就位道时，用于减少一端基牙的扭力。

68. 固定桥若有中间基牙，此基牙的固位体不应选择
   A. 烤瓷熔附金属全冠修复　　　　B. 嵌体　　　　C. 铸造全冠
   D. 开面冠　　　　E. 3/4冠
【答案】B
【解析】固定桥的固位力来自基牙固位体。固位力大小依次为全冠＞部分冠＞嵌体。中间基牙受力比较大，嵌体是固位力最差的。

69. 需采用复合固定桥的情况是
A. 两侧侧切牙缺失　　　　B. 两中切牙缺失　　　　C. 一侧单个后牙缺失
D. 第一前磨牙和第一磨牙缺失　　E. 全部磨牙游离缺失
【答案】D
【解析】复合固定桥用于间隔缺失的固定义齿修复，通常由2种或2种以上基本类型的固定桥组合而成，含有4个或4个以上的牙单位。

70. 关于单端固定桥的描述正确的是
A. 又称半固定桥
B. 适用于游离端缺失的修复
C. 适用于一侧基牙倾斜度大，或两侧基牙倾斜方向差异较大
D. 两基牙单端固定桥接受垂直载荷时，旋转运动量较单基牙单端固定桥小
E. 当缺失牙的牙周膜面积小于基牙牙周膜面积时，可采用单端固定桥设计
【答案】D
【解析】单端固定桥又称悬臂固定桥，基牙容易受不平衡扭力造成损伤，临床慎重选择单端固定桥修复。为减小基牙受力可增加基牙数量对抗不平衡扭力。半固定桥又称应力中断式固定桥，可用于基牙倾斜方向不一致不易取得共同就位道的义齿修复。E 选项的反例：6缺失，7比6牙周膜面积大，但不能做单端。

71. 关于固定桥特点的描述，错误的是
A. 基牙的数量由缺牙间隙大小决定　　　　B. 殆力主要由基牙承担
C. 基牙牙根必须有足够的支持力　　　　D. 基牙牙冠固位形必须有良好的固位力
E. 可以正确恢复缺失牙殆面的解剖形态
【答案】A
【解析】固定桥基牙的数量由基牙牙周膜面积或殆力比值来决定，不由缺牙间隙大小决定。

72. 关于倾斜基牙固定桥的描述，错误的是
A. 倾斜基牙固定桥难以获得共同就位道
B. 基牙倾斜度较大时，有可能产生向近中的推力，必要时应该增加远中基牙数
C. 倾斜基牙的倾斜度一般应控制在30°以内
D. 轻度倾斜的基牙可通过加大牙体预备量获得共同就位道
E. 严重倾斜的基牙可通过正畸治疗改变固位体设计，根管治疗后改变基牙轴向等方法取得共同就位道
【答案】B
【解析】固定桥基牙倾斜角度应小于30°，过度倾斜的基牙难以获得共同就位道。轻度倾斜的基牙可通过加大牙体预备量获得共同就位道，严重倾斜的基牙可通过正畸治疗改变固位体设计，根管治疗后改变基牙轴向等方法取得共同就位道。基牙倾斜度较大时，若产生向近中的推力，应该增加薄弱侧基牙数量。

73. 对于牙周条件较差的固定义齿基牙，不正确的处理方法是
A. 进行完善的牙周治疗　　　　B. 适当增加基牙
C. 后牙固位体尽量设计龈上边缘　　　　D. 减轻桥体所受殆力
E. 戴用自凝树脂暂时桥观察，待牙周条件改善之后换永久性修复体
【答案】E
【解析】牙周条件较差的固定义齿基牙应该首先进行牙周疾病的治疗。修复体设计时减小殆力，增加基牙数量。为减小冠根比例应设计龈上冠边缘。

74. 下列措施中不能减小固定桥桥体所受殆力的是
A. 减小桥体颊舌径　　　　B. 增加桥体牙尖斜度　　　　C. 加深桥体殆面窝沟
D. 扩大桥体与固位体间的外展隙　　E. 消除桥体早接触及殆干扰
【答案】B
【解析】增大牙尖斜度会增大殆力。

75. 以下关于金属烤瓷固定桥连接体的描述，正确的是
A. 连接体的截面积应不低于3mm²
B. 连接体龈方的邻间隙应留足空间，且连接体下部呈V形
C. 在不影响美观的前提下，可增加连接体的殆龈向厚度
D. 前牙连接体断面形态呈圆长方形，有利于抗力
E. 后牙固定桥的连接体位于中1/3偏龈方

【答案】C

【解析】面积不小于 4mm², 前牙连接体断面形态呈三角形, 后牙连接体断面形态呈圆长方形, 有利于抗力。后牙固定桥的连接体位于中 1/3 偏𬌗方。

76. 为减小基牙负担, 桥体设计时应考虑
A. 降低桥体牙尖斜度
B. 降低桥体𬌗面高度
C. 采用金属与树脂材料
D. 设计成卫生桥
E. 尽量扩大邻间隙

【答案】A

【解析】减小𬌗力的方法：减径减数、降低尖斜度、加外展隙、加排道沟。

77. 固定义齿的固位形式不包括
A. 牙槽嵴的固位
B. 牙根的固位
C. 冠内的固位
D. 冠外的固位
E. 种植基桩的固位

【答案】A

【解析】固位体分为冠内固位体、冠外固位体、根内固位体以及种植桩固位体。

78. 固定义齿修复的缺点为
A. 自洁性很差
B. 口腔异物感小
C. 承受咬合力大
D. 不能自行摘戴义齿
E. 需要切割牙体组织多

【答案】E

【解析】固定义齿修复相对于活动义齿修复的特点表现为自洁和清洁好、异物感小、咀嚼效能高、不能自己摘戴，磨牙量多。

79. 基牙牙根数目与固定义齿功能直接有关的是
A. 连接强度
B. 固位力
C. 支持力
D. 美观性
E. 舒适度

【答案】C

【解析】固定义齿修复中与固位相关的是基牙牙冠，与支持力相关的是基牙牙根。

80. 在同等条件下, 若固定桥桥体的厚度减半, 其挠曲变形量可增加至原来的
A. 2 倍
B. 4 倍
C. 6 倍
D. 8 倍
E. 10 倍

【答案】D

【解析】桥体挠曲变形量与桥体厚度的立方成反比。厚度减半，挠曲变形量增加至原来的 8 倍。

【破题思路】桥体挠曲变形量与桥体长度的立方成正比。

81. 修复体的固位力与下列哪种因素无关
A. 修复体与制备牙的密合度
B. 粘接面的粗糙度
C. 粘固剂的厚度
D. 制备牙轴面聚合度
E. 制备牙的松动度

【答案】E

【解析】修复体的固位依靠摩擦力、粘接力和约束力的协同作用。摩擦力是主要固位力，摩擦力的大小与牙体制备的密合程度、聚合角度有关。粘接力的大小与粘固剂的厚度成反比，与粘接面积成正比。固位力的大小与制备牙的松动度无关。

A2 型题

1. 患者，男，25 岁，3 个月前因外伤一上前牙脱落。口腔检查：1| 缺失，间隙正常，牙槽嵴无明显吸收。|1 牙冠 1/3 缺损，已露髓，探稍敏感，叩诊阴性，无松动。右上前牙龈轻度红肿，易出血，可见菌斑及牙石。余牙未见异常。下列哪项不是修复前进行的必要的检查和治疗工作
A. 前牙区根尖片
B. 牙周洁治
C. |1 根管治疗
D. 2| 根管治疗
E. 取研究模型

【答案】D

【解析】本题考查修复前准备和处理相关知识。①急性症状的处理；②保持口腔良好卫生；③拆除不良修复体；④治疗牙体疾病和牙周病。患者 1| 缺失，间隙正常，|1 牙冠 1/3 缺损，已露髓应先进行牙髓根管治疗，2| 的根管治疗不是必要治疗内容。

2. 上题患者最适合的治疗方案是
   A. 覆盖义齿　　　　　　　B. 全瓷固定桥　　　　　　　C. 桩核与双端固定桥
   D. 根内固位体固定桥　　　E. 嵌体固位体固位桥
   【答案】B
   【解析】由于缺损范围在冠1/3，可以设计全冠固定桥修复。

3. 患者，|6 缺失，设计双端固定桥时，对于固定连接体的要求正确的是
   A. 位于基牙的非接触区　　B. 面积不能小于 4mm²　　　C. 面积不能大于 4mm²
   D. 不必形成正常的唇颊舌外展隙　　E. 应当占据整个邻间隙
   【答案】B
   【解析】固定桥连接体应位于两牙的邻面接触区，形成正常颊舌外展隙。面积不小于 4mm²。

4. 患者，|6 缺失，为判断 |7 是否有条件做基牙设计双端固定桥，最重要的一项检查是
   A. 牙髓电活力测试　　　　B. 牙髓温度测试　　　　　　C. X 线片检查
   D. 叩诊　　　　　　　　　E. 牙周探诊
   【答案】C
   【解析】判断是否有条件做基牙应根据牙周支持能力。X 线片检查可判断牙根情况和牙槽骨的情况，为基牙选择提供参考。

5. 某患者 2|1 缺失。余牙正常。其固定义齿设计应采用
   A. 半固定桥　　　　　　　B. 单端固定桥　　　　　　　C. 双端固定桥
   D. 特殊固定桥　　　　　　E. 复合固定桥
   【答案】E
   【解析】2|1 缺失属于间隔缺失，桥体设计时包含 4 个以上牙单位。由于 2| 殆力较小，可在此端设计单端固定桥，基牙选择 1|23 设计为复合固定桥。

6. 男性，45 岁，87|78 缺失，余留牙无松动和疼痛，错误的选择是
   A. 最好用腭杆或基托将两侧连成一个整体　　B. 常规选择两个基牙，分别做单侧可摘局部义齿修复
   C. 邻缺隙基牙上设计近中殆支托　　　　　　D. 使用 RPI 卡环
   E. 以 65|56 为基牙设计单端固定桥
   【答案】E
   【解析】双侧后牙游离缺失慎重选择单端固定桥修复，需要有严格的适应证。最好设计大联结体双侧连接，若缺失牙数量少，殆力较小也可分别单侧设计，为减轻基牙受力设计近中殆支托，首选 RPI 卡环组修复游离缺失。

7. 女，55 岁。因 76| 缺失。行 7654| 固定义齿修复，一年后基牙有咬合痛松动。其主要原因为
   A. 设计不合理　　　　　　B. 固位力不够　　　　　　　C. 基牙数目少
   D. 末端侧下沉　　　　　　E. 咬合早接触
   【答案】A
   【解析】76| 缺失首选种植修复。行 7654| 固定义齿修复，单端固定桥设计不合理，对基牙造成损伤出现咬合痛。

8. 某女，32 岁，左上 2 缺失，不宜以左上 3 为基牙做单端固定桥的情况是
   A. 缺牙间隙大　　　　　　B. 缺牙隙小　　　　　　　　C. 前牙浅覆殆
   D. 前牙开殆　　　　　　　E. 右上 3 有邻面浅龋
   【答案】A
   【解析】设计单端固定桥时需满足基牙支持力强，缺牙间隙小，咬合力量小的条件。若基牙支持力强但有牙体疾病可在治疗牙体疾病后进行修复。

9. 某男，52 岁，|1 缺失，|2 稳固，1| 冠根比为 1.5 比 1，根短，当设计固定桥时应
   A. 降低桥体咬合面　　　　B. 桥体与 1| 用活动连接　　 C. 增加 2| 为基牙
   D. 设计 1| 为半固定桥一部分　　E. 给 1| 上加冠内固位体
   【答案】C
   【解析】|2、1| 做基牙支持力较差，应增加基牙数量。设计全冠固位体固定连接，减小缺失牙殆力。

10. 某患者 6| 缺失，1 年前行双端固定桥修复。5| 出现咬合不适，X 线片显示根尖暗影，查 5| 叩（±），牙周检查无明显异常。最可能的原因是
    A. 慢性牙髓炎　　　　　　B. 牙本质过敏　　　　　　　C. 慢性牙周炎

D. 慢性根尖周炎　　　　　　E. 基牙负担过大

【答案】D

【解析】6|缺失双端固定桥修复，题目信息未见不合理设计，出现5|叩（±）根尖周症状只能诊断为慢性根尖周炎。

11. 患者，|6 缺失，|5 深龋已穿髓，设计双端固定桥修复。首先最重要的处理是
 A. |57 牙体预备　　　　　B. |5 根管治疗　　　　　C. 取临时冠模型
 D. 取研究模型　　　　　　E. 不需做任何处理

【答案】B

【解析】|6缺失，|5深龋已穿髓设计固定桥时应先治疗|5的牙髓疾病。然后进行修复治疗。

12. 患者，|6 缺失半年余，要求固定修复。决定其能否固定桥修复的因素不包括
 A. 邻牙牙冠大小形态　　　　B. 缺牙区黏膜厚度　　　　C. 咬合关系
 D. 邻牙牙周支持功能　　　　E. 邻牙的位置

【答案】B

【解析】决定能否进行固定修复的因素包括牙齿缺失的时间，缺失数量，邻牙、对颌牙的咬合情况。基牙的牙冠、牙根、牙周支持组织情况。

13. 某男，26 岁，两上颌侧切牙缺失，缺牙间隙略小，两中切牙之间有 2mm 间隙。最佳的修复方案为
 A. 只固定桥修复缺牙　　　　　　　　B. 先正畸关闭两中切牙之间间隙，再修复
 C. 先光敏树脂关闭两中切牙之间间隙，再修复　　D. 可摘局部义齿修复缺牙以及牙间隙
 E. 两中切牙烤瓷冠修复，然后可摘局部义齿修复缺牙

【答案】B

【解析】本题考点为口腔检查与修复前准备。对需要修复治疗的缺失牙周围有间隙存在的，最佳治疗方案为正畸关闭间隙再进行修复治疗。

14. 某女，55 岁，左右上 1 缺失，左右上 2 有Ⅰ度松动，咬合关系好，余牙正常，哪种修复方法好
 A. 局部义齿　　　　　　B. 左上 12 右上 12 固定桥　　　　C. 左上 123 右上 12 固定桥
 D. 左上 123 右上 123 固定桥　　　E. 左上 12 右上 123 固定桥

【答案】D

【解析】题中 2 颗缺失牙，2 颗基牙支持力差需增加基牙，患者年龄 55 岁，对比活动和固定义齿修复优先选择固定义齿修复。故选 D，增加双侧尖牙做基牙，双端固定桥修复。

15. 患者，6 缺失，7 近中倾斜移位，决定 7 是否能用做基牙，其倾斜的最大限度是
 A. 10°　　　　　　　　B. 20°　　　　　　　　C. 30°
 D. 40°　　　　　　　　E. 60°

【答案】C

16. 女，29 岁。|3 缺失，余留牙健康，牙齿排列正常，合理的固定义齿设计方案是
 A. 以 |24 为基牙的双端固定桥　　　　B. 以 |4 为基牙，|2 侧为可动连接体的半固定桥
 C. 以 |124 为基牙的双端固定桥　　　D. 以 |1245 为基牙的双端固定桥
 E. 以 |4 为基牙的单端固定桥

【答案】C

【解析】|3缺失的双端固定桥，需在|2侧增加基牙数量，以|124为基牙的双端固定桥。

17. 男，56 岁。5 缺失，6 松动Ⅰ度，无牙体疾患，无倾斜扭转，X 线显示牙槽骨水平吸收，根分叉区未破坏。牙龈健康。行双端固定桥修复，正确的处理是
 A. 增加 7 作为基牙　　　　　　　B. 严格按照天然牙形态制作桥体
 C. 降低桥体𬌗面，脱离咬合接触　　D. 适当减小桥体颊舌径
 E. 6 杀髓，行根管治疗后设计桩核冠固位体

【答案】D

【解析】5缺失，6松动Ⅰ度，无牙体疾患。基牙条件差，应采用减小修复体𬌗力的设计，减小桥体体积，适当减小桥体颊舌径。无牙体疾患，无倾斜扭转，X线显示牙槽骨水平吸收，根分叉区未破坏所以无须做去髓治疗，可暂时不考虑增加基牙数量。

18. 一年轻女性患者，因为反𬌗及釉质发育不全导致的多数牙龋坏，拔除全口牙，要求全口义齿修复。在询问病史时了解到，因为牙齿问题影响患者婚姻，使患者焦虑不安。在为该患者进行义齿修复设计时，要特别注意什么

A. 前牙要排列美观　　　　　B. 义齿固位要好　　　　　　　C. 要有平衡殆
D. 要考虑心理因素　　　　　E. 要选用无尖牙
【答案】D
【解析】病史中提到的牙齿问题影响患者婚姻，使患者焦虑不安是困扰患者的主要因素。修复设计时应考虑心理因素。

19. 男。32岁。3个月前外伤致 1|23 缺失。要求固定义齿修复。查：缺失区牙槽骨及余留牙正常。该患者的固定义齿属于
    A. 双端固定桥　　　　　　B. 半固定桥　　　　　　　　　C. 单端固定桥
    D. 复合固定桥　　　　　　E. 特殊固定桥
【答案】D
【解析】1|23缺失属于间隔缺失，与复合固定桥修复的适应证吻合，桥体包含4个及以上牙单位。

20. 某女，33岁，右上2缺失，右上1冠缺损达1/2以上，不松，已行根管治疗，要以右上13为基牙行烤瓷桥修复，右上1作为固位体应有的最好准备是
    A. 金-塑联合全冠　　　　　B. 简单桩冠　　　　　　　　　C. 金瓷联合冠
    D. 金属舌背桩冠　　　　　E. 甲冠
【答案】D
【解析】右上2缺失，右上1冠缺损达1/2以上，缺损范围较大需做桩核冠修复，同时右上1作为右上2缺失的修复基牙需提供更多支持力，使用金属舌背桩冠可提供固位力又可减少舌侧牙体预备切割量，在本题中的选项最为合适。

21. 某女，44岁，右下7缺失，右下6正常，右下8已行完善根管治疗树脂充填，牙冠殆龈距离短，为4mm，咬合紧，为行固定桥修复，针对右下8下列可实施的措施有
    A. 增加箱状或钉洞等辅助固位形　B. 适当增加龈边缘的宽度　　C. 设计龈下边缘
    D. 设计嵌体冠　　　　　　E. 以上全对
【答案】E
【解析】本题考查知识点：增加全冠固位力的方法。固定桥修复基牙8牙冠短，咬合紧需要设计增加固位力，可使用箱状或钉洞等辅助固位形、增加龈边缘的宽度、龈下冠边缘设计，以及利用髓腔和全冠固位的嵌体冠修复。

22. 不属于固定桥冠内固位体的是
    A. 两面嵌体　　　　　　　B. 三面嵌体　　　　　　　　　C. 多面嵌体
    D. 针形固位高嵌体　　　　E. 桩冠
【答案】E
【解析】桩冠属于根内固位体。故本题答案是E（该项"不属于"），而A、B、C、D项为"属于"的范围。

【破题思路】

分类	举例
冠内固位体	两面嵌体、三面嵌体、多面嵌体及针型固位高嵌体
冠外固位体	部分冠、全冠
根内固位体	桩核冠

23. 固定桥采用活动连接体的主要作用是
    A. 增加固定桥的连接强度　B. 均匀分布殆力　　　　　　　C. 使基牙为整体运动
    D. 分散和缓冲殆力　　　　E. 另一端基牙不承受殆力
【答案】D
【解析】固定桥采用活动连接体的主要作用是分散和缓冲殆力。有活动连接体的固定桥称半固定桥又叫应力中断式固定桥。

24. 固定义齿的支持主要依靠
    A. 固位体　　　　　　　　B. 桥体　　　　　　　　　　　C. 连接体
    D. 基牙　　　　　　　　　E. 牙槽嵴
【答案】D

【解析】基牙是固定义齿的支持部分，桥体是恢复缺失牙的部分，固位体是固定义齿固位的部分，连接体的作用是连接固位体和桥体。牙槽嵴为活动义齿提供支持。

25. 固定义齿基牙为以下情况时，应当考虑增加基牙数目的是
A. 单根牙　　　　　　　　B. 轻度倾斜　　　　　　　　C. 临床牙冠较短
D. 牙根较短　　　　　　　E. 无对颌功能
【答案】D
【解析】固定义齿应当考虑增加基牙数目的情况是：冠根比不良；根的外形和结构不良；牙有倾斜；牙槽骨高度降低。增加基牙的牙周膜面积要大于原基牙的牙周膜面积，并有良好的冠根比。C 项临床牙冠较短会影响固位力，可以考虑增加固位力的措施，与支持力无关，无须增加基牙。

26. 固位力最大的固定桥固位体是
A. 嵌体　　　　　　　　　B. 全冠　　　　　　　　　　C. 根内固位体
D. 部分冠　　　　　　　　E. 桩核冠
【答案】B
【解析】全冠是固位力最大的固位体。固位力大小：嵌体＜部分冠＜全冠。

27. 后牙区双端固定桥的主要整体运动方式是
A. 近中向运动　　　　　　B. 远中向运动　　　　　　　C. 唇舌向运动
D. 颊舌向运动　　　　　　E. 垂直向运动
【答案】D
【解析】冠类修复体受到的脱位力主要是颊舌向，而桥类除了颊舌向还受到近远中向脱位力的影响，但是由于近远中邻牙的作用，主要的整体运动方式是颊舌向运动。故本题答案是 D。

28. 为取得固定义齿良好的稳固性应选择
A. 冠内固位体　　　　　　B. 冠外固位体　　　　　　　C. 固定连接体
D. 活动连接体　　　　　　E. 坚实的桥体
【答案】C
【解析】为取得固定义齿良好的稳固性应选择固定连接体。固定连接体将桥体和固位体连成一个不活动的整体，可以增加固定义齿的稳固性。

29. 影响固定义齿桥体所受𬌗力大小的是桥体的
A. 颊舌向径　　　　　　　B. 轴面形态　　　　　　　　C. 龈面形态
D. 自洁形态　　　　　　　E. 结构强度
【答案】A
【解析】影响固定义齿桥体所受𬌗力大小的是桥体的颊舌向径。固定义齿桥体所受𬌗力大小与桥体的𬌗面面积有关，面积越大，𬌗力越大。𬌗面决定于桥体的近远中径和颊舌径，由于近远中径主要取决于缺隙的大小，相对固定，所以𬌗力大小的决定因素就是颊舌向径。

30. 与固定义齿桥体的龈面自洁性无关的是龈面
A. 材料强度　　　　　　　B. 接触方式　　　　　　　　C. 接触形态
D. 接触面积　　　　　　　E. 材料光洁度
【答案】A
【解析】与固定义齿桥体的龈面自洁性无关的是龈面材料强度。与桥体龈面自洁有关的因素包括：接触方式，球形和改良盖嵴式自洁能力好，而鞍式和盖嵴式自洁能力差；接触形态，凸形接触的桥体龈面比凹形接触的桥体龈面自洁能力好；横截面积，接触面积越大，自洁能力越差；材料光洁度，材料表面越光洁，自洁能力越好，瓷的桥体与高度抛光的金属桥体自洁能力好，树脂桥体自洁能力差。

31. 粘接固定桥的固位是依靠
A. 摩擦力　　　　　　　　B. 卡环　　　　　　　　　　C. 酸蚀与粘接技术
D. 吸附力　　　　　　　　E. 粘接和卡环
【答案】C
【解析】粘接固定桥属于特殊类型的固定桥。固位是依靠酸蚀与粘接技术。

32. 男，29 岁。因外伤致上前牙缺失。查：1｜牙冠缺失，右上 1 残根，根断面平龈缘，根稍短，欲设计为 21｜12 烤瓷固定义齿修复，其理由是
A. 增加基牙抗力　　　　　B. 增加前牙美观　　　　　　C. 增加义齿支持
D. 增加义齿牢固度　　　　E. 提高义齿切割能力

325

【答案】C

【解析】右上1残根稍短,需要在弱的一侧增加基牙,增加义齿的支持。

> 【破题思路】增加基牙的几种情况:
> ① 基牙牙周膜面积小于缺失牙牙周膜面积。
> ② 冠根比不良。
> ③ 根的外形和结构不良。
> ④ 牙有倾斜。
> ⑤ 牙槽骨高度不足。

33. 男,35岁,右下固定义齿粘固一个月,现咬合时基牙痛。查:右下56缺失,右下47为桥基牙,稳固,右下4叩(+),桥体𬌗面颊舌径与原天然牙等大,咬合接触好,余未见异常。引起基牙疼痛最可能的原因是

　A. 粘固剂的刺激　　　　　B. 继发龋　　　　　　　C. 固定桥设计不合理
　D. 𬌗创伤　　　　　　　　E. 与邻牙接触过紧

【答案】C

【解析】为了减小𬌗力,减轻基牙的负担,要求桥体的𬌗面面积小于原缺失牙的𬌗面面积,可通过适当缩小桥体𬌗面的颊舌径宽度和扩大舌侧外展隙来达到目的。桥体𬌗面颊舌径宽度一般为缺失牙的2/3;基牙条件差,可减至缺失牙宽度的1/2。

34. 男,43岁。两年前右下4-7行固定义齿修复,现自觉义齿松动。查:右下7全冠,右下4,3/4冠已松动,桥体烤瓷固定义齿,义齿松动的主要原因可能是

　A. 桥体过长　　　　　　　B. 𬌗力过大　　　　　　C. 𬌗力不平衡
　D. 固位力不等　　　　　　E. 边缘不密合

【答案】D

【解析】设计固位体时应注意双端固定桥两端固位体的固位力应基本相等,可以均选冠内固位体,也可以均选冠外固位体,但不要一端选冠内固位体,另一端选冠外固位体,同为冠外固位体也不要一端全冠、一端部分冠。固位力差的一侧在反复𬌗力作用下易先松动。

> 【破题思路】基牙两端的固位体固位力应基本相等。
> 若两端固位体的固位力相差悬殊时会发生以下变化:
> 固位力弱的一端松动——基牙与固位体之间出现间隙——粘接材料被唾液溶解——松动端基牙发生继发龋坏,甚至影响牙髓,固位力强的一端受较大𬌗力——牙周组织损害。

35. 男,54岁。左上6缺失,近远中邻牙均向缺隙侧倾斜,设计固定义齿时应注意

　A. 基牙的支持力　　　　　B. 基牙的固位力　　　　C. 固定义齿类型
　D. 𬌗力的大小　　　　　　E. 共同就位道

【答案】E

【解析】近远中邻牙经常容易向缺隙倾斜,这带来两个问题:共同就位道和𬌗力的传导方向不能沿着牙长轴。牙倾斜不能超过30°,否则很难获得共同就位道。

> 【破题思路】基牙倾斜难以取得共同就位道必须经过处理:
> 基牙的位置、方向和咬合(不大于30°)
> ① 轻度倾斜牙。年龄小——最好正畸,或者加大预备量。
> 　　　　　　　年龄大——加大预备量。
> ② 严重倾斜的多根基牙最好正畸。
> 牙髓摘除后桩核冠修复,但是要增加基牙分散𬌗力。
> 活动连接体。

36. 女,30岁。固定义齿粘固后半个月,近两天刷牙时有少量出血。无其他症状,查:右下6缺失,57为桥基牙,冠边缘平齐龈缘,与牙体组织贴合良好。右上45之间牙线可顺利通过,乳突处有少量食物滞留,牙龈红肿。引起牙龈出血的原因是

A. 冠边缘刺激牙龈　　　　　　　B. 接触点松　　　　　　　　　C. 冠外形不好
D. 患者未认真刷牙　　　　　　　E. 对颌有楔入式牙尖

【答案】B

【解析】牙线勉强通过为邻接正常，牙线可以顺利通过，说明接触点松，食物嵌塞刺激牙龈导致牙龈出血。

【破题思路】		
邻接过紧	与邻牙接触过紧可导致牙周膜损伤，引起疼痛	细牙线不能通过
邻接过松	可引起食物嵌塞	细牙线无阻力通过
邻接正常	无不适	细牙线勉强通过

还可以用邻面接触片进行邻接检查：邻接接触的松紧度应在50μm以上和110μm以下，即50μm的检查片可以顺利通过邻面接触区，但110μm检查片不能通过。如50μm的检查片不能通过邻面接触区，则表明邻接过紧；如110μm检查片可以轻松通过邻面接触区则表明邻接过松。

37. 女，47岁。左上34缺失，需固定修复，如果设计左上25为基牙的固定桥义齿时会产生
A. 近中移动　　　　　　　　　　B. 远中移动　　　　　　　　　C. 唇向移动
D. 颊向移动　　　　　　　　　　E. 唇颊向移动

【答案】E

【解析】25的牙周膜面积之和小于34，支持力不足，2-5固定桥经过口角转弯，桥体在基牙连线之外，会因杠杆作用对基牙造成扭力，所以修复体会产生唇颊向移动。

【破题思路】多数人的后牙段基本都在一条直线上，牙弓弧度可以忽略不计。当前牙缺失的时候，有些情况下桥体位于基牙连线之外较远，牙弓弧度对基牙的影响不可忽略不计。比如上颌2-2缺失，上颌两个3做基牙，桥体位于两基牙之外，会因为杠杆对基牙产生倾斜扭力。上颌牙齿的力量是向唇颊侧龈方，因此，上颌桥体会受到向唇颊和龈方的力量，桥体的力量会转移到基牙上，因此上颌前牙缺失基牙除了受到龈方的力量还会受到唇颊侧的力量。

38. 女，52岁。因 76| 缺失，行固定义齿修复 7654| 一年，目前自觉基牙咬合痛。其主要原因为
A. 咬合早接触　　　　　　　　　B. 固位力不够　　　　　　　　C. 基牙数目少
D. 连接体强度不够　　　　　　　E. 适应证选择不当

【答案】E

【解析】适应证选择不当，76|缺失属于游离缺失，不能采用常规固定修复，因为54|的牙周膜面积远小于76|，基牙承受𬌗力过大，会导致牙周膜的损伤导致基牙的咬合痛。

【破题思路】单端固定桥主要适应证：
缺牙间隙小，𬌗力小，基牙稳固为前提下的常见四大单端：
2缺失 3X，2间隙小（最理想单端）。
5缺失 6X，5间隙小。
7缺失 56X，对颌黏膜是支持式义齿。
3缺失 54为基牙（少）。

39. 修复 64| 缺失的固定义齿属于
A. 半固定桥　　　　　　　　　　B. 单端固定桥　　　　　　　　C. 双端固定桥
D. 复合固定桥　　　　　　　　　E. 特殊固定桥

【答案】D

【解析】复合固定桥是由2种或2种以上的简单固定桥组合在一起构成。64|缺失应采用753|做基牙进行固定修复，其中中间基牙为避免产生支点作用应用应力中断式连接体（活动连接体），这样就包含了两种简单固定桥因此属于复合固定桥。

【破题思路】复合固定桥包括：①4个或者4个以上的牙单位。②2个或2个以上基牙。③每个基牙受力反应不一样。④共同就位道难取得。

40. 在设计双端固定桥时，若一端基牙的牙周条件较差，应考虑
    A. 在牙周条件较差的一端用固位力较强的固位体
    B. 在牙周条件较差的一侧多增加一个基牙
    C. 在牙周条件较差的一端适当减少固位体的固位力
    D. 选用机械强度略低的材料制作固定桥
    E. 增加桥体咬合面积

【答案】B

【解析】固定桥修复的原则是基牙的牙周储备力必须或等于大于缺失牙的𬌗力。因此，当基牙的牙周条件较差，即牙周储备力不足时，必须考虑增加基牙的数目。原则上，应在较弱基牙一侧增加基牙，起到保护较弱基牙的目的。选项A固位体只能增加固位力不能增加支持力。选项C与增加支持力无关。选项D机械强度差的固定桥挠曲变形量会增加进而会增加基牙的支持负担。选项E减小桥体𬌗面的牙尖高度，只能在一定程度上减小基牙所受的𬌗力，不能从根本解决固位力不足的问题。

41. 最适宜作桥体龈面的材料是
    A. 金合金   B. 镍铬合金   C. 瓷
    D. 复合树脂   E. 自凝树脂

【答案】C

【解析】为了避免刺激牙槽嵴黏膜，对于固定桥桥体龈面材料的要求是应尽量光洁，不易附着菌斑和软垢。此题选项所列的5种材料中，瓷最光洁，是制作桥体龈面最适合的材料，其次是金属材料（金合金、镍铬合金），树脂的光洁度稍差。

42. 多根牙的牙周膜附着面积最大的部位是
    A. 牙颈部   B. 根颈1/3   C. 根分叉处
    D. 根中1/3   E. 根尖1/3

【答案】B

【解析】牙周膜附着在牙根表面，而不是在牙颈部。单根牙牙周膜面积最大处在牙颈处。而多根牙在根颈1/3部位表面积最大，因此牙周膜面积最大。

43. 磨除基牙牙体组织最少的固定桥是
    A. 金属烤瓷冠固定桥   B. 铸造金属冠固定桥   C. 全瓷冠固定桥
    D. 桩核冠固定桥   E. 粘接固定桥

【答案】E

【解析】选项A、B、C、D均为常规固定桥，以全冠或桩核冠为固位体，为获得修复间隙和固位型，必须进行大量基牙预备。而粘接固定桥的主要靠粘接固位，基牙预备量少，甚至不磨牙。

【破题思路】粘接固定桥的三个常考点：
① 磨除基牙最少的固定桥。
② 主要靠粘接力固位的固定桥。
③ 粘接固定桥在釉质大面积缺损时不宜做。

44. 为使固定桥充分发挥咀嚼功能，首要的是
    A. 恢复良好的桥体   B. 丰满的缺牙区牙槽嵴   C. 活髓基牙
    D. 良好的固位与支持   E. 良好的𬌗面形态标准

【答案】D

【解析】固定桥必须保持固位，不脱落或松动，同时基牙能够承受咀嚼压力。这是固定桥发挥咀嚼功能的基础和必要条件，否则将无法正常使用。桥体和𬌗面形态虽与咀嚼能有关，但不是首要因素。而牙槽嵴丰满度和基牙是否为活髓与咀嚼功能无直接关系。

45. 可导致双端固定桥固位不良的是
    A. 基牙轴面聚合度小   B. 桥体强度不足   C. 两端基牙数目不等
    D. 一端基牙过短   E. 两端固位体的固位力相似

【答案】D

【解析】固定桥的固位主要取决于固位体的固位力大小、桥基牙的条件、固位体的类型及牙体预备和固位体制作的质量。A基牙轴面聚合度越小,固位力越大。B桥体的强度与固位力大小无关。C固定桥两端基牙数目不等不说明两端固位力不均衡。D当一端基牙过短时,会造成此基牙固位力过小,增加基牙可使两侧固位力平衡。E两端固位体固位力相似是固定桥的基本要求,不会导致固位力不足。

46. 双端固定桥的一端基牙受到垂直向外力时,固定桥将会产生旋转移动,其旋转中心位于
   A. 基牙根上1/3和根中1/3交界处　　　　B. 基牙根中1/3和根尖1/3交界处
   C. 基牙根上1/3　　　　　　　　　　　　D. 基牙根尖1/3
   E. 另一侧基牙的根尖1/3与根中1/3的交界处

【答案】E

【解析】固定连接的双端固定桥与基牙形成整体的咀嚼单位,基牙失去各自原有的生理运动,当固定桥受到垂直向不均衡的𬌗力时,固定桥受力端基牙会下沉,另一端基牙受到扭力,形成了以受力端基牙到另一端基牙为半径,以非受力端基牙根尖1/3与根中1/3的交界处为支点的旋转,其旋转的支点在非受力基牙的根尖1/3与根中1/3的交界处。

47. 当余留牙倾斜超过30°时不宜选作固定桥的基牙,主要是因为
   A. 受力后基牙的倾斜度加大　　B. 桥体易弯曲变形　　C. 不能承担𬌗力
   D. 𬌗力不能沿基牙长轴传导　　E. 磨除牙体组织过多

【答案】D

【解析】基牙倾斜度大会存在两个主要问题,一个是难以取得共同就位道,另一个是𬌗力传导方向偏离牙长轴,不利于基牙健康。A受力后基牙的倾斜度加大是不良后果,不是原因。B桥体的弯曲变形只与桥体的强度、长度和𬌗力大小有关。E倾斜牙可做半固定桥并不一定需要大量地磨除牙体。

48. 为减轻桥体所承受的𬌗力而采取的措施中无效的是
   A. 减小桥体颊舌径宽度　　　　　　B. 𬌗面添加副沟、加深颊舌沟
   C. 加厚桥体金属层　　　　　　　　D. 扩大桥体与固位体之间舌外展隙
   E. 降低非功能尖斜度

【答案】C

【解析】A选项减小桥体颊舌径宽度,可减小𬌗面接触面积,从而减小桥体的𬌗力。B、D选项添加副沟、加深舌沟、扩大外隙等有利于食物排溢,可减小桥体受力。E选项降低非功能尖斜度可减小桥体所受𬌗力的侧向力。因此选项A、B、D、E均可有效减小桥体受到的𬌗力。而选项C只能增加桥体的强度,但不能减小桥体受力。

【破题思路】	
𬌗力减小的方法	减小桥体颊舌径
	增加或加宽食物排溢沟
	增大舌侧外展隙
	降低牙尖斜度

49. 减小桥体弯曲变形的措施不包括
   A. 选用机械强度高的桥体材料　　B. 加厚桥体金属层　　C. 延长桥体长度
   D. 桥体结构设计为"工"形　　　　E. 减轻桥体所受𬌗力

【答案】C

【解析】要减小桥体的弯曲变形,需要增加桥体强度和减小桥体受力。选项A、B、D均可增加桥体强度。选项E𬌗力是导致挠曲变形的主要原因,减小𬌗力可减小桥体的弯曲变形。而选项C桥体的挠曲变形和桥体的长度的立方成反比因此延长长度是增加弯曲变形量。

【破题思路】固定桥与挠曲变形有关的因素:
(1) 材料的机械强度　金属桥体强度较高。
(2) 桥体金属层的厚度与长度　在相同条件下,与桥体长度的立方成正比。桥体挠曲变形量与桥体厚度的立方成反比。缺牙区近远中间隙大时,应当加厚桥体金属层,抵抗桥体挠曲。

(3) 桥体的结构形态 对挠曲变形的影响较大。其中工形抗挠曲变形量最强，工＞口＞O。
(4) 殆力的大小 导致挠曲的主要原因是殆力。

50. 正常咀嚼运动中，咀嚼食物的殆力约为牙周组织所能支持力量的
A. 1/5　　　　　　　　　B. 1/3　　　　　　　　　C. 1/2
D. 2/3　　　　　　　　　E. 3/4
【答案】C
【解析】牙周组织的支持能力大于日常咀嚼食物的殆力，多出的支持能力称为牙周储备力，或称牙周潜力，是固定桥修复的生理基础。正常的牙齿，咀嚼食物的殆力约为牙周组织所能支持的力量的一半。

51. 固定桥的固位受上下颌牙排列关系影响最大的是
A. 下前牙固定桥　　　　　B. 上前牙固定桥　　　　　C. 上后牙固定桥
D. 下后牙固定桥　　　　　E. 前后牙复合桥
【答案】B
【解析】上颌牙列承受着较大的唇、颊向的非轴向力，有可能使上颌牙，特别是单根的上前牙向唇侧移位而失去牙间紧密的邻面接触关系，这对固定桥的固位是不利的。前牙固定桥弧度大，桥体前突，桥体的受力点偏离固位体支点。桥体与固位支点线的偏离程度和桥体的受力，对固定桥的固位和基牙的受力有很大的影响。上前牙固定桥受到的唇向侧向作用力较大，桥体受力点偏离固位体支点的特点更加明显，牙弓的突度和覆殆、覆盖关系等的影响更大。

52. 关于固定桥接触式桥体龈端的设计，正确的是
A. 桥体唇颊侧龈端与黏膜接触，颈缘线与邻牙一致　　B. 尽量增大与黏膜接触面积
C. 保持与黏膜之间一定的间隙，利于清洁　　　　　　D. 与黏膜紧密接触，保持一定压力
E. 唇颊侧龈端尽量减少接触面积
【答案】A
【解析】B 桥体与黏膜的接触面积越大就越难以自洁，不利于黏膜的健康。C 接触式桥体其桥体龈端均与黏膜接触。D 正确的桥体与黏膜接触关系是桥体龈端与黏膜密合，但不要压迫。E 唇颊面与邻牙形态协调，保证美观，舌、腭侧龈端减小接触面积，以利于清洁特别是前牙。因此，只有 A 符合固定桥接触式桥体龈端设计要求。

53. 固定桥的设计是否合理，其中最重要的是
A. 缺失牙数目的多少　　　　　　　B. 固位体固位形式与种类选择得当
C. 基牙牙周组织健康　　　　　　　D. 是否符合机械力学原则
E. 基牙的负重不超过其牙周组织的储备
【答案】E
【解析】固定桥的设计要保证有良好的固位和稳定，恢复生理功能，但最重要的是要有良好的生理基础，这是固定桥修复的前提条件。也就是说固定桥基牙的负荷不能超过其牙周组织的生理储备。否则会导致基牙及支持组织的损害和修复失败。

54. 男，48 岁。右下 45 缺失，右下 6 近中倾斜约 20°，余留牙健康。以右下 63 为基牙固定义齿修复时，应考虑
A. 采用复合固定桥　　　　　B. 设计活动连接体　　　　　C. 设计单端固定桥
D. 增加基牙数目　　　　　　E. 加强固位力
【答案】B
【解析】本病例为单个缺隙，不能设计复合固定桥。由于右下 6 近中倾斜度较大，固定桥修复的难点是难以取得右下 63 的共同就位道。正确的方法是固定桥的一端设计活动连接体来解决共同就位道的问题，制作半固定桥。

【破题思路】半固定桥适用：于基牙倾斜度大，难于求得共同就位道的病例。

55. 男，47 岁。右上后牙固定义齿修复半年后松动。查：6| 缺失，余牙正常，75| 全冠固定桥，5| 固位体松动。拆除固定桥后发现，5| 预备体聚合度过大，轴面浅龋。重新修复时应
A. 增加 4| 做基牙　　　　　　　　B. 增加 8| 做基牙
C. 5| 牙髓失活、根管治疗后改桩核冠固位体　　D. 5| 重新预备，增加基牙，增加固位力
E. 改 6| 单端固定桥

【答案】C

56. 男，50岁。上前牙固定义齿4个月后修复体与邻牙间出现间隙。查：1|1 缺失，2|2 烤瓷固定桥修复，32|23 之间间隙0.5mm，2|2 叩（+）；不松动。余留牙正常，出现间隙。最可能的原因是
A. 基牙折断　　　　　　　B. 基牙负荷过大　　　　　　C. 基牙牙周炎
D. 修复体制作问题　　　　E. 固位体固位力不够

【答案】B

【解析】上颌牙列承受着较大的唇、颊向的非轴向力，有可能使上颌牙，特别是单根的上颌前牙向唇侧移位而失去牙间紧密的邻面接触关系。该病例 1|1 缺失，2|2 牙周膜面积小于缺失牙，基牙支持能力差，2|2 固定桥修复使得基牙负荷过大，结果导致基牙及修复体唇向移位，与邻牙出现间隙。

57. 男，43岁。|456 缺失，3年前行 |7-3 全冠固位体固定义齿修复，现 |3 基牙松动。导致基牙松动最可能的原因是
A. 𬌗力过大　　　　　　　B. 𬌗力不平衡　　　　　　　C. 固位力不等
D. 固位体选择不当　　　　E. 设计不合理

【答案】E

【解析】|456 缺失，|7-3 为基牙进行固定桥修复时，基牙牙周膜面积小于缺失牙，不能做固定义齿，因此为设计不合理。

58. 男，52岁。|245 缺失，余留牙健康，排列位置及咬合关系正常。设计以 |136 为基牙，复合固定桥修复。固定桥 |3 在远中采用活动连接体的目的不包括
A. 避免过多切割牙体组织　　B. 便于固定桥就位　　　　　C. 减小中间基牙扭力
D. 更有利于美观　　　　　　E. 避免铸件变形

【答案】D

【解析】牙列间隔缺失时中间基牙的支点作用，会使一端受力下沉时，在另一端产生𬌗脱位力，这种现象在咬块食物时更明显。因此需要在中间基牙上设计应力中断连接体。该病例设计 |136 复合固定桥修复，基牙多，前后牙长轴方向不一致，如果全部采用固定连接体，难以取得共同就位道，需要磨除大量牙体组织，由于固定桥长，跨度大，制作蜡型、包埋和铸造时容易发生变形，而且复合长桥的中间基牙受到的扭力较大。因此，|3 远中采用栓道式活动连接体，使长桥分段制作，分段就位。解决了共同就位道和变形的问题，采用活动连接也可减小 |3 受到的扭力，这样的设计与美观效果无关。

59. 螺纹形冠桩的缺点是
A. 易导致根管壁侧穿　　　B. 不能粘接　　　　　　　　C. 易造成根折
D. 固位力小　　　　　　　E. 根尖封闭差

【答案】C

【解析】螺纹桩是旋转自攻固位，对根管壁会产生应力，并且螺纹桩多数为金属桩，普通金属的弹性模量较高容易造成根折。

60. 在蜡型的铸道针上做储金球的主要目的是
A. 有利于熔金的流动　　　B. 起助流针的作用　　　　　C. 使熔金容易流入铸模腔内
D. 保持铸金温度　　　　　E. 补偿铸金冷却后体积的收缩

【答案】E

【解析】在距离蜡型约2mm的铸道上可加一扁圆形蜡球，在铸造中，当铸件收缩时补偿铸件体积的收缩，称为储金球。储金球的大小应与蜡型的体积相当。储金球应位于铸圈的热力中心处。

61. 设计单端固定桥的条件是
A. 缺隙小、𬌗力小、基牙小条件差　　　B. 缺隙小、𬌗力小、基牙大条件好
C. 缺隙大、𬌗力大、基牙大条件好　　　D. 缺隙大、𬌗力大、基牙大条件好
E. 以上都不是

【答案】B

【解析】单端固定桥粘固在一端基牙上。这种设计，增大了扭力矩，基牙极易倾斜、扭转而引起牙周组织创伤，故不单独使用，只有在缺隙小，𬌗力小，基牙稳固时候使用。

62. 固定桥牙体制备，轴面聚合度的大小与什么关系最密切
A. 密合度　　　　　　　　B. 固位力　　　　　　　　　C. 就位道
D. 粘接力　　　　　　　　E. 抗力

【答案】B

【解析】牙体轴面聚合角度与固位力成反比，因此聚合角度不能太大，否则会影响固位，因此要求牙体预备聚合角度一般为2°~5°。

【破题思路】摩擦力是主要固位力。
① 接触面要密合，越密合越好。
② 接触面积越大，摩擦力也越大。
③ 轴面应近于平行，不宜超过5°，以2°~5°为宜。
④ 点、线角要清楚（不是尖锐）以增大摩擦力。
⑤ 设计各种固位形，如箱状、鸠尾、针道、沟固位形。

63. 下列关于半固定桥的说法中错误的是
A. 倾斜基牙为获得共同就位道　　B. 保护缺隙一侧支持力较弱的基牙
C. 含中间基牙的多单位固定桥　　D. 可动连接体的栓道位于固位体上
E. 可动连接体一般用栓道式附着体
【答案】C
【解析】半固定桥的桥体一端的固位体为固定连接，另一端的固位体为活动连接。活动连接体在桥体的部分制成栓体，将嵌合于基牙固位体上的栓道内。半固定桥两端基牙所承受的应力不均匀，当桥体正中受到垂直向𬌗力时，固定连接端的基牙所受的𬌗力大于活动连接端基牙，因为𬌗力通过活动连接体的传导，使应力得以分散和缓冲，因此能保护弱侧基牙。半固定桥一般适用于基牙倾斜度大，若用双端固定桥修复，难于获得共同就位道的病例。A、B、D、E均为半固定桥的特点。而选项C含有中间基牙的固定桥不属于半固定桥，属于复合固定桥。

64. 固定桥需获得共同就位道，取决于
A. 固位体类型的设计　　B. 连接体的设计
C. 两侧基牙制备后无倒凹　　D. 两侧基牙制备后各轴面平行
E. 固定桥设计成先一侧就位
【答案】D
【解析】在制备基牙时，要求基牙的每个轴壁彼此平行，而且所有基牙的轴壁相互平行，与固定桥的就位道一致，以取得固定桥各固位体之间共同的就位道。

65. 对于固定桥破损后的处理，正确的是
A. 检查咬合，是否存在𬌗干扰等咬合不平衡
B. 对于树脂变色磨损等，可以在口内用光固化树脂直接修补
C. 对于瓷少量缺损而未暴露金属基底冠者，可在口内用专用树脂修补
D. 对于瓷裂和崩瓷者，必要时可拆除后重新制作
E. 以上都正确
【答案】E

【破题思路】固定桥出现的问题和解决方法。

固定桥松动	基牙负荷过大	桥基牙受力过大，超过所能承受的负荷，应减少压力
	固位体固位力不够	固位体的固位力不够，咀嚼运动中垂直或侧向力作用下，引起固定桥的翘动，使粘固剂破裂，导致固定桥松动，甚至脱落。应重新设计
	牙体固位形差	轴面向内聚过大，甚至将基牙制备成锥形，一般都需拆除、重新制备
	固位体与基牙不密合	需拆除、重新制作
固定桥破损	继发龋	需拆除、充填后重新制作
	瓷层或树脂层牙面破损	连接体折断
	面破损	需重新制作
固位体、桥体牙面变色	树脂牙面的厚度不够	金属基底表面遮色剂效果不理想
	色素着色	可在口内通过更换桥体牙面，或用光固化复合树脂修补外，其他原因引起的固定桥破损，都应拆除后，重新制作或改变修复设计方案

66. 牙列缺损会引起的不良影响是
A. 咀嚼功能减退
B. 发音功能障碍
C. 美观差
D. 颞下颌关节紊乱病
E. 以上均是

【答案】E

【破题思路】牙列缺损的影响。
牙列中有一颗牙缺失，会导致三维动力平衡被破坏，邻牙的倾斜、对颌牙的伸长、牙周组织的破坏、𬌗紊乱、𬌗干扰都有可能。
① 咀嚼功能减退。
② 发音功能障碍。
③ 美观的影响。
④ 对牙周组织的影响。
⑤ 颞下颌关节病变。

67. 患者，女，37岁。固定义齿修复，取印模时最好采用
A. 藻酸盐印模材料
B. 硅橡胶印模材料
C. 琼脂印模材料
D. 印模膏
E. 印模石膏

【答案】B

【解析】藻酸盐印模材料、琼脂印模材料，精确度没有硅橡胶印模高。目前临床上固定义齿修复常用硅橡胶印模材料。

【破题思路】

印模材料		特点
藻酸盐	弹性、不可逆	临床最常用，清晰度和稳定性较差，吸水膨胀，失水收缩
琼脂	弹性、可逆	凝胶转变成溶胶的温度为60～70℃，主要用于复制模型
硅橡胶	弹性、不可逆	缩合型：疏水，聚合时有副产物乙醇生成 加成型：疏水（增加亲水性），聚合后释放氢气
聚醚橡胶	弹性、不可逆	聚合后硬度高，适用于种植义齿、套筒冠、精密附着体的转移印模

68. 固定桥修复时桥基牙的数目应根据
A. 固位体类型
B. 负重在生理限度以内
C. 缺失牙部位
D. 修复体材料
E. 制作工艺复杂程度

【答案】B

【解析】固定桥修复时桥基牙的数目主要考虑负重是否在生理限度内。
（1）以牙周膜面积决定基牙的数量　Ante曾提出基牙牙周膜面积的总和应等于或大于缺失牙牙周膜面积的总和，即基牙的数量应根据基牙与缺失牙牙周膜面积大小来衡量。
（2）以𬌗力的比值决定基牙的数量　Nelson根据各牙的力、牙冠及牙根形态，以及牙周组织等，以上、下第一磨牙𬌗力比值100为基准，制定出各牙𬌗力的相关比值。Nelson提出：桥基牙𬌗力比值总和的2倍，应等于或大于固定桥各基牙及缺失牙𬌗力比值的总和。

69. 女，47岁。36缺失，35、37为健康活髓牙。35、36、37金属烤瓷固位桥粘固后4天复诊，主诉咬合时疼痛。此时首先考虑
A. 基牙根尖状况
B. 基牙牙槽骨状况
C. 基牙牙龈状况
D. 修复体咬合接触
E. 固位体边缘密合度

【答案】D

【解析】粘固4天，时间较短，短期出现咬合疼痛，主要考虑咬合早接触，故选D。根尖、牙槽骨或者因边缘密合程度导致的相关问题都需要较长时间，牙龈状况未见明确说明（如红肿或出血等情况，故不优先考虑）。

【破题思路】基牙疼痛

咬合早接触	早接触，会使基牙受力过大，产生咬合痛，一般经调改去除早接触点，疼痛可消失
牙周膜轻度损伤（用力戴入导致）	邻牙牙周膜损伤——邻接过紧 基牙的牙周膜损伤——共同就位道略有偏差
牙髓炎	由于牙体制备量大，马上出现牙髓炎，需拆除固定桥，待牙髓病治疗后再重作修复
继发性龋	使用一段时间后，基牙出现牙髓炎，需拆除固定桥，待牙髓病治疗后再重作修复
电位差刺激	此时需消除电位差，消除疼痛
基牙受力过大	固定桥设计不合理，此时必须摘除固定桥，重作牙列缺损的修复设计

70. 患者，女，25岁，21|1 缺失，间隙正常，要求固定修复，则最佳设计为
A. 3|2 做基牙的双端固定桥
B. 3|23 做基牙的双端固定桥
C. 3| 做基牙单端修复右上1、2，|2 做基牙单端修复左上1
D. 3| 做基牙单端修复右上1、2，|23 做基牙单端修复左上1
E. 43|23 做基牙的双端固定桥

【答案】B

【解析】如题目所示唯有B选用基牙，基牙的牙周膜面积≥缺失牙，而且的支持力和固位力均适度，所以应选双端固定桥。

【破题思路】1. 固定桥的各自特点
(1) 双端固定桥
① 固定桥所承受的𬌗力，通过两端基牙传递至基牙牙周组织。
② 双端固定桥的桥基牙能承受较大𬌗力，且两端基牙所分担的𬌗力也比较均匀。
③ 双端固定桥将基牙连接为一个整体，由单个基牙的生理性运动转变成固定桥基牙的整体性生理运动。此运动方式同样符合牙周组织健康要求。
(2) 半固定桥
① 半固定桥两端基牙所承受的应力不均匀。当桥体正中受到垂直向𬌗力时，固定连接端的基牙所受的力大于活动连接端基牙。因为𬌗力通过活动连接体的传导，使应力得以分散和缓冲，而固定连接端基牙则承担较大𬌗力，容易使固定连接端基牙受到创伤。
② 半固定桥一般适用于基牙倾斜度大，若采用双端固定桥修复，难于求得共同就位道的病例。
(3) 单端固定桥
① 单端固定桥受力后，桥体处形成力臂，基牙根部形成旋转中心，产生杠杆作用，使基牙产生倾斜、扭转，从而引起牙周组织的创伤性损害或固位体松脱。
② 临床上应严格选择病例，如缺牙间隙小，承受𬌗力不大，而基牙又有足够的支持力和固位力，桥体设计合理，仍可采用。
(4) 复合固定桥
① 复合固定桥一般包括四个或四个以上的牙单位，常包括前牙和后牙，形成程度不同弧形的固定桥，整个固定桥中含有两个以上基牙。
② 当承受外力时，各个基牙的受力反应不一致，可以相互支持或相互制约，使固定桥取得固位和支持。
③ 反之，也可能影响到固定桥的固位而引起固位体和基牙之间松动。
④ 复合固定桥包括的基牙数目多而且分散，要获得共同就位道比较困难。

2. 基牙数的确定
(1) 以牙周膜面积决定基牙的数量 Ante曾提出基牙牙周膜面积的总和应等于或大于缺失牙牙周膜面积的总和，即基牙的数量应根据基牙与缺失牙牙周膜面积大小来衡量。假如缺失牙的牙周膜面积大于基牙牙周膜面积的总和，将给基牙带来创伤，最终导致固定桥修复的失败。
(2) 以𬌗力的比值决定基牙的数量 Nelson根据各牙的𬌗力、牙冠及牙根形态，以及牙周组织等，以上、下第一磨牙𬌗力比值100为基准，制定出各牙𬌗力的相关比值。Nelson提出：桥基牙𬌗力比值总和的2倍，应等于或大于固定桥各基牙及缺失牙𬌗力比值的总和。

选择固定桥修复牙列缺损时，不能单纯地用数字计算来确定基牙的数目，但可将牙周膜面积和𬌗力比值作为决定基牙的数量的参考，结合口腔内的实际情况，全面分析考虑，作出判断。

71. 下颌牙列中牙周膜面积的排列顺序从大到小是

A. 67543　　　　　　　　B. 76543　　　　　　　　C. 67354
D. 76534　　　　　　　　E. 67534

【答案】C

【解析】下颌牙周膜面积大小排序为 6>7>3>5>4>2>1。

A3 型题

（1～3题共用题干）

患者，男，45岁。在某诊所做左下后牙固定修复体3年，近来义齿松动，口臭，左下后牙自发性疼痛，夜间明显。查：6̄ 缺失，5̄7̄ 为桥基牙，金属全冠固位体颈缘下方可探及龋，未见破损

1. 口腔检查的重点是

A. 口腔卫生状况　　　　B. 牙周组织状况　　　　C. 牙槽嵴
D. 𬌗关系　　　　　　　E. 原修复体及基牙

【答案】E

【解析】此患者主要症状是在固定修复后发生义齿松动，后牙自发性疼痛，桥基牙缺失，金属全冠固位体颈缘下方可探及龋，这些症状都是原不良修复体所致，所以需要对原修复体及基牙进行重点的检查，对修复体的边缘封闭、固位力进行判断，以及基牙状况进行评估，以便进行进一步的修复。

2. 引起疼痛最可能的原因是

A. 咬合不平衡　　　　　B. 固位体松动　　　　　C. 继发龋引起牙髓炎
D. 牙周炎　　　　　　　E. 邻接关系不良

【答案】C

【解析】此患者在固定修复后发生义齿松动，后牙自发性疼痛，夜间加重，此为急性牙髓炎症状，检查发现金属全冠固位体颈缘下方可探及龋，可怀疑是修复后由于松动导致边缘渗漏，细菌入侵引起继发龋，导致急性牙髓炎。

【破题思路】固定修复后自发性疼痛原因：
① 短时间内：牙髓炎、牙体切割过多，粘固前未戴暂时冠，牙髓安抚治疗——牙髓炎。
② 一段时间后牙髓炎（常见原因）。
③ 根尖周炎。
④ 食物嵌塞导致的龈乳头炎。
⑤ 根管侧壁穿未完全消除的炎症。

3. 对该患者的首要治疗是

A. 拆除固定桥后，针对情况进一步治疗　　　　B. 牙周洁治
C. X 线检查基牙有无继发龋　　　　　　　　　D. 服镇痛药观察
E. 在固位体𬌗面开窗观察

【答案】A

【解析】此患者的口腔症状是由于不良修复体引起，所以治疗的第一步是去除不良修复体，然后根据症状，牙髓炎的需要开髓根管充填等进一步治疗，所以A正确。牙周洁治针对牙龈炎和慢性牙周炎，不是引起此患者疼痛的原因，所以排除B。X线片检查基牙有无继发龋是检查，不是治疗，所以排除C。服止痛药观察，没有去除导致疼痛的根本原因牙髓炎，所以排除D，在固位体面开窗观察无法解决继发龋的问题。

（4～6题共用题干）

某男，27岁，要求固定修复6。检查：6缺失，缺隙较大，7不松，叩（-）；5松Ⅰ度，叩（-）；余牙无异常。

4. 此时临床上最常用，最有效的辅助检查是

A. 𬌗力检测　　　　　　　　　　B. 咀嚼效率测定
C. 肌电图检查　　　　　　　　　D. X 线片
E. 制取研究模

【答案】D

【解析】X线片主要是观察5松动的原因和牙槽骨吸收情况，并予以治疗，如5牙槽骨吸收过多超过1/3则无法作为基牙。

5. 若设计双端固定桥修复6，此时应重点考虑

A. 5选用固位力较弱的固位体　　B. 增选4和5联合做基牙　　C. 增加桥体的机械强度

D. 增加桥体的牙尖高度　　E. 增加桥体的颊舌径

【答案】B

【解析】因为固定桥要求基牙健康稳固，而5Ⅰ度松动，支持力已不足，无法单独作为基牙，因此在制作固定桥首要考虑的是增加弱侧基牙的支持力，而增加支持力最好的方法就是增加基牙。

> 【破题思路】增加基牙的几种情况：
> ① 基牙牙周膜面积小于缺失牙牙周膜面积。
> ② 冠根比不良。
> ③ 根的外形和结构不良。
> ④ 牙有倾斜。
> ⑤ 牙槽骨高度降低。

6. 基牙预备完成后制取下颌工作模时，操作者应站在患者的

A. 左前方　　B. 左后方　　C. 右前方

D. 右后方　　E. 任意位置

【答案】C

（7～9题共用题干）

男，34岁。牙外伤后3个月，要求固定义齿修复。检查右下42缺失，右下3残根稳固，行根管治疗两个半月，轻度叩痛。X线检查右下3根管充填2/3，未见明显根尖阴影。

7. 右下3残根的处理是

A. 直接开始修复　　B. 重新根管治疗　　C. 药物治疗

D. 继续观察　　E. 拔除

【答案】B

【解析】修复治疗中应尽量保留牙体，因此3残根应保留，因其根充未到位有隐患，因此应保留残根并解决隐患重新进行根管治疗。

8. 确定制作固定义齿，最佳的基牙选择为

A. 右下51　　B. 右下53　　C. 下颌1|13

D. 右下531　　E. 右下653

【答案】D

【解析】根据Ante法则，基牙牙周膜面应大于缺失牙牙周面积，因此基牙最少应选择右下35。在固定桥的制作中因单端固定桥易对基牙造成扭力因此尽量避免设计，因此还应增加基牙右下1。

9. 若3作为固定桥的基牙，对它的正确处理如下。除了

A. 纤维桩核　　B. 铸造桩核　　C. 树脂桩核

D. 成品螺纹钉　　E. 粘固剂充填

【答案】E

【解析】右下3缺损面积较大，因此无法直接充填，必须通过桩核恢复基本牙体形态后再修复。

（10～14题共用题干）

某女，32岁，左下67单端固定桥（右下8未萌）戴用3年余，近一时期自觉基牙松动，冷热疼痛不适，查：左下6松动Ⅰ度，固位体𬌗面穿孔，深龋洞，冠边缘不密合，牙龈充血，红肿，余未见异常。

10. 基牙松动的原因可能是

A. 患者使用不当　　B. 设计不当，基牙受力过大　　C. 固位体强度差

D. 牙周病　　E. 继发龋

【答案】B

【解析】单端固定桥易对基牙产生扭力，因此一般不单独使用。只有在基牙稳固，缺隙小，𬌗力小时使用。左下7缺失不能用6单独作为基牙，只有在56基牙稳固，对颌为黏膜支持式可摘局部义齿时可使用单端固定桥，

以56作为基牙。

11. 左下6牙龈发炎的原因是
   A. 基牙受力过大　　　　　　B. 口腔卫生差　　　　　　C. 牙冠边缘延伸过长
   D. 牙冠边缘与基牙不密合　　E. 以上都对
   【答案】D
   【解析】题干中患者边缘不密合，不密合容易导致食物嵌塞和菌斑的形成进而形成龈炎。

【破题思路】牙龈炎

粘固剂未去净	去净牙间隙内多余粘固剂
菌斑附着	固位体边缘不贴合或全冠固位体、桥体颊舌侧轴面外形恢复不正确，应重新制作
龈组织受压	固位体边缘或桥体龈端过长，应磨除
接触点不正确	接触点位置恢复不正确或接触点松，引起食物嵌塞，引起龈炎，应重做

12. 上述情况应如何处置
   A. 牙周上药　　　　　　B. 服用消炎药　　　　　　C. 洁治
   D. 拆除不良修复体　　　E. 观察
   【答案】D

13. 上述固定桥设计改成下面哪个最好
   A. 不修复　　　　　　　　B. 可摘义齿修复　　　　　　C. 左下456为基牙固定修复
   D. 左下56为基牙固定修复　E. 左下3456为基牙固定修复
   【答案】B

14. 如果采取固定修复方式，如何减轻基牙负担
   A. 增加桥体金属层厚度　　B. 固位体边缘高度抛光　　　C. 减小桥体颊舌径及长度
   D. 固位体与基牙密合　　　E. 以上都对
   【答案】C
   【解析】A增加桥体金属层的厚度会减小桥体的挠曲变形量，并不能减轻基牙的负担（桥体的弯曲变形量与厚度的立方成反比，与长度的立方成正比，与宽度成反比）。B固位体边缘高度抛光利于牙龈的健康，无法减轻基牙的负担。C减小桥体颊舌径，可减小𬌗面接触面积，进而减小咬合力，可减小基牙的负担。

（15～20题共用题干）

某男，26岁，半年前因外伤一上前牙脱落，现要求烤瓷修复。口腔检查：右上1缺失，间隙正常，牙槽嵴无明显吸收。左上1牙冠1/2缺损，现探稍敏感，叩诊阴性，无松动，冷热刺激痛明显，有自发性夜间性疼痛。右上2牙冠良好，叩诊阴性，无松动。上下前牙牙龈轻度红肿，易出血，可见菌斑及牙石。余牙未见异常。

15. 下列在修复前必需的检查和治疗是
   A. 左上1根管治疗　　　　　　B. 右上2根管治疗
   C. 拔除左上1　　　　　　　　D. 左下6冠修复，7可摘义齿修复
   E. 取模型研究
   【答案】A
   【解析】修复治疗的牙齿必须是健康的基牙，因此应先解决牙体疾病。

16. 以上患者的治疗最好设计是
   A. 隐形义齿　　　　　　B. 桩冠与隐形义齿　　　　　　C. 覆盖义齿
   D. 桩核和双端固定桥　　E. 以上都对
   【答案】D
   【解析】患者最好的修复方式种植或左上1和右上2为基牙的固定义齿修复。

17. 下列对桩描述正确的是
   A. 桩的长度距根尖3～5mm，粗度为根粗的1/3
   B. 桩的长度距根尖5～8mm，粗度为根粗的1/3
   C. 桩的长度距根尖3～5mm，粗度为根粗的1/2
   D. 桩的长度距根尖0.5mm，粗度为根粗的1/3

E. 桩的长度距根尖 3~5mm，粗度为根粗的 2/3

【答案】A

【破题思路】对桩的要求：
① 桩的长度：根尖部保留 3~5mm 的充填材料，最少 5mm。
② 桩的长度为根长的 2/3~3/4。
③ 保证根桩≥临床冠的长度。
④ 桩骨内的长度≥根骨内的总长度的 1/2。
⑤ 桩的直径：根径的 1/4~1/3，1/3 最好。

18. 下列对桩核冠牙体预备的正确的描述是
A. 齐龈抹平
B. 磨至龈下 3mm 磨平
C. 磨至龈下 0.5mm 磨平
D. 按金瓷冠预备体的要求进行右上 1 的残冠磨除
E. 可不预备

【答案】D
【解析】牙体预备的基本原则要尽量保存牙体组织，因此 A、B、C 错误。并且要有足够的固位形和抗力形，因此要按金瓷冠预备体的要求进行右上 1 牙体预备。

19. 桩核冠优越性相比桩冠不包括
A. 易取得共同就位道
B. 固位体边缘更密合
C. 固定桥破损后易修改
D. 成本低
E. 基牙受力分布好

【答案】D
【解析】桩核冠因桩和冠分别制作，因此可以改变基牙的就位道方向。并且因为冠是单独制作，边缘处可形成良好的肩台密合性，并且易修改，一般出现问题只需拆除冠即可。但是桩核分别制作较为复杂并且成本较桩冠高。

20. 在烤瓷桥修复体粘接一周后患者出现上前牙冷热疼痛，最可能的原因是
A. 继发龋
B. 牙体切割过多已近髓
C. 牙周创伤
D. 设计不良
E. 粘固剂刺激

【答案】B

【破题思路】基牙过敏性疼痛的常见原因，修复体粘固后过敏性疼痛原因。
短期：① 备牙时，保护不够或预备量过大。
② 粘接时，粘固剂刺激或温度刺激。
长期：① 继发性龋，未做预防性扩展。
② 牙龈退缩。
③ 粘固剂脱落或溶解。

(21~23 题共用题干)
一患者，左下 6 缺失 3 个月，左下 5 残冠，已做根管充填。

21. 如果左下 7 近中倾斜，采用固定桥修复的难点是
A. 获得共同就位道
B. 基牙支持
C. 恢复咬合关系
D. 桥体设计
E. 固定桥的强度

【答案】A
【解析】除半固定桥外，固定桥属于一个整体，各个基牙需要在同一个方向带入，左下 7 倾斜会和左下 5 没有共同就位道。

22. 如果左下 78 均近中倾斜并接触良好，采用固定桥修复时，左下 7 的固位体最好设计成
A. 铸造金属全冠
B. 金属烤瓷全冠
C. 嵌体
D. 高嵌体
E. 保留远中邻面的改良 3/4 冠

【答案】E
【解析】78 均近中倾斜并接触良好，如果全冠修复会比正常预备更多的牙体组织，并且因 8 倾斜易造成食物嵌塞。因此最好的办法是不破坏邻接防止食物嵌塞，并尽量多地保存牙体组织。故做改良 3/4 冠是最好的选择。

23. 如果左上6殆向伸长，应采取的措施是
A. 增加左下4做基牙　　　　B. 设计半固定桥　　　　C. 减小桥体颊舌径
D. 减小桥体厚度　　　　　　E. 调磨左上6
【答案】E
【解析】|6殆向伸长，将造成上颌殆曲线形状异常，最终造成修复左下6失败。所以此时修复采取的最佳措施应是调磨|6，使其长度恢复正常，即恢复上颌正常的殆曲线。

(24～25题共用题干)

男，25岁。|2缺失，间隙小，|3牙根长大，近中切角少量缺损，与对颌牙的覆殆、覆盖关系正常，患者要求固定修复。

24. 对该患者最好的修复设计是
A. |13双端固定桥　　　　　B. |3单端固定桥　　　　C. |1单端固定桥
D. 可摘局部义齿　　　　　　E. 种植义齿
【答案】B
【解析】|13双端固定桥在正常情况下是最好的选择。但题干当中说明间隙小，基牙稳固而且覆盖、覆殆正常，这些条件十分符合单端固定桥，本着少磨除牙体组织的原则，|3单端固定桥是最好的选择。

25. 以下修复前诊治处理中错误的是
A. |3 X线根尖片检查　　　B. |3牙周洁治　　　　　　C. |3去髓、根管治疗
D. |3牙髓活力检查　　　　E. 向患者交代治疗计划
【答案】C
【解析】最好的基牙是活髓牙，因此在进行修复时要尽量保护牙髓。|3缺损少，髓腔小，没有必要提前根管治疗。

(26～27题共用题干)

男，50岁。右下5缺失，固定义齿修复后，自觉胀痛不适，伴口臭。查右下4-6固定桥完整，无松动，无叩痛。右下7近中邻面有浅龋洞，与右下6远中面呈楔状缝隙，探诊无明显酸痛，牙髓活力测正常，无叩痛，无松动。右下7近中龈乳头红肿，有触痛，可见食物嵌塞。

26. 该患者自觉胀痛的主要原因是
A. 右下7深龋　　　　　　　B. 右下7牙髓炎　　　　　C. 右下67龈乳头炎
D. 右下7急性根尖周炎　　　E. 右下67牙周炎
【答案】C
【解析】由临床所见"右下7近中龈乳头红肿，有触痛，可见食物嵌塞"以及临床症状"自觉胀痛"，可以判定右下67龈乳头炎，邻接不良导致的食物嵌塞常导致龈乳头炎。

27. 最有效的治疗措施是
A. 右下67牙周治疗　　　　B. 右下7嵌体修复　　　　C. 右下7牙龈炎治疗
D. 右下7根管治疗后冠修复　E. 树脂充填右下67间楔状缝隙
【答案】E
【解析】有效的应急处理措施是右下67牙周治疗，局部清洁，上药可使症状缓解，但是根本的治疗手段应当是充填右下7龋坏，恢复接触关系，防止食物嵌塞。

(28～30题共用题干)

男，43岁。|6缺失，|5远中邻殆面及颊侧颈部银汞合金充填物，X线片示根管治疗完善。|7锤造冠修复体，殆面穿孔，边缘不密合。余留牙未见异常。

28. 该病例在修复治疗前首先应做的是
A. |5重新充填　　　　　　B. |5截冠　　　　　　　　C. |7拆冠
D. |7 X线片　　　　　　　E. 取研究模型
【答案】D
【解析】本题考核牙列缺损的修复前检查。对于任何病例，在开始修复治疗前均首先要进行必要的检查，明确诊断，确定修复治疗方案。缺损情况复杂的病例，研究模型有助于修复设计。但对于该病例，首先应拍摄X线片，了解|7的牙髓治疗情况和牙周健康状况。

29. 若患者要求固定义齿修复，|5的最佳处理方法是
A. 金属全冠　　　　　　　　B. 桩核冠　　　　　　　　C. 合金嵌体
D. 树脂嵌体　　　　　　　　E. 树脂充填

【答案】B

【解析】本题考核牙体缺损修复适应证的选择。由于的缺损范围过大，单纯充填或嵌体修复后容易脱落且预备体抗力差，容易折断，单纯全冠修复后也可能发生冠折。因此最佳选择是进行桩核冠修复。

30. 如 7| X线片示根管充填完善，根尖周正常，缺失的 |6 最佳修复方法是
 A. 可摘局部义齿　　　　　　　B. 种植修复　　　　　　　　C. |7 单端固定桥
 D. |5 单端固定桥　　　　　　　E. |5-7 双端固定桥

【答案】E

【解析】本题考核牙列缺损修复适应证的选择。该病例的修复治疗可以有三种选择，即固定桥、种植、可摘局部义齿。与前两种相比，可摘义齿的修复效果最差，但费用最低。而固定桥和种植虽然均可选择，但在本病例中由于缺隙前后邻牙均需要修复，因此从修复的复杂程度、综合效果考虑，固定桥应为最佳选择。

(31～32题共用题干)

男，45岁。右下6缺失，固定义齿修复2个月多时常有咬合接触时瞬间疼痛，无自发痛，无冷热敏感。检查：右下7～54固定桥、右下54烤瓷冠、右下7金属全冠固位体，边缘密合，不松动，叩痛（－），X线右下4片示根管治疗完善，右下57牙周和根尖周均未见异常。右上76𬌗面银汞合金充填体完整，叩痛（－）。

31. 疼痛的原因最可能为
 A. 急性牙髓炎　　　　　　　　B. 急性根尖周炎　　　　　　C. 咬合创伤
 D. 微电流刺激　　　　　　　　E. 牙本质敏感

【答案】D

【解析】该题考核固定义齿修复后疼痛的诊断与处理。根据疼痛的特点，首先可排除急性牙髓炎、急性根尖周炎和牙本质敏感。该病例为咬合接触瞬间痛，而不是用力咬紧时痛，临床检查无叩痛，也未见咬合高点，因此可排除咬合创伤。该病例固定桥修复体的对颌牙有银汞合金充填体，咬合接触时异种金属接触会产生微电流，可能刺激牙髓引起疼痛。该病例咬合接触瞬间痛的特点符合微电流刺激痛的特点。

32. 最佳治疗方案为
 A. 右下57牙髓治疗　　　　　　　　B. 更换材料，重新固定桥修复
 C. 调𬌗　　　　　　　　　　　　　D. 右上67改为树脂充填
 E. 脱敏治疗

【答案】D

【解析】根据上题的诊断，其治疗方法应可排除选项A、C、E。B和D选项两种方法比较，右上76改为树脂充填即可避免异种金属接触的微电流刺激，此方法最为简单有效，是最佳选择。

(33～35题共用题干)

男，34岁。牙外伤后3个月，要求固定义齿修复。检查 42| 缺失，3| 残冠，不松动，叩痛（+）。X线片示 3| 根尖1/3无根充物影像，未见根尖阴影。

33. 如果 2| 缺隙宽度窄，前牙覆𬌗覆盖正常，固定桥基牙的最佳选择是
 A. 51|　　　　　　　　　　　　B. 53|
 C. 31|1　　　　　　　　　　　　D. 531|
 E. 653|

34. 如果 2| 缺隙宽度窄，前牙覆𬌗覆盖正常，固定桥的形式应为
 A. 双端固定桥　　　　　　　　　　B. 单端固定桥
 C. 半固定桥　　　　　　　　　　　D. 复合固定桥
 E. 特殊固定桥

35. 如果X线片示 3| 根中1/3有横向折裂线，正确的修复方案是
 A. 拔除 3| ，51|1 固定桥　　　　　　B. 拔除 3| ，65～1| 固定桥
 C. 拔除 3| ，432| 可摘局部义齿　　　D. 3| 桩核冠 42| 可摘局部义齿
 E. 3| 桩核冠，42| 种植义齿

【答案】B、D、C

【解析】因为 2| 缺隙狭窄，咬合正常，此处桥体受力小，3| 牙根粗壮，题干表明牙齿无松动，支持力强，固定桥的前部可以 3| 为基牙采取单端形式，后牙部分则必须采取双端固定方式，避免基牙扭力。整个修复体为双端桥与单端桥组合成的复合固定桥，基牙应选53|，其他基牙分布方式均不正确。

3| 根中折断，难以保留，必须拔除，选项D、E可排除。因缺隙长，且在牙弓弧度大的部位，固定修复只能考虑种植，A、B选项固定桥设计将导致基牙负担过重，扭力大，不宜采用。

(36～38题共用备选答案)
A. 基牙牙冠形态 B. 基牙牙根形态 C. 桥体𬌗面形态
D. 桥体龈面形态 E. 固位体轴面形态

36. 对固定义齿基牙牙周健康有影响的是
【答案】E
37. 对固定义齿咀嚼功能有影响的是
【答案】C
38. 对固定义齿固位有影响的是
【答案】A
【解析】A 基牙牙冠形态佳，则其提供的固位力大；B 选项牙根形态佳，则其提供的支持力大；C 桥体𬌗面形态恢复与咀嚼效能有关；D 桥体龈面形态恢复得好，则自洁作用佳，不易积存食物，有利于保持良好的口腔卫生状况；E 固位体轴面形态恢复佳，则咀嚼时食物流溢顺畅，且对牙龈有良好的按摩作用，有利于保持良好的牙周状况。轴面突度过大或者过小都会导致龈炎。

(39～43题共用备选答案)
A. 被称为完全固定桥
B. 一端的固位体为固定连接，另一端的固位体为活动连接的固定桥
C. 仅一端有固位体，桥体与固位体之间为固定连接的固定桥
D. 以各种骨内种植体作为固定桥的支持和固位端制成的固定桥
E. 可以自行摘戴的固定桥

39. 双端固定桥
【答案】A
40. 种植体固定桥
【答案】D
41. 固定-可摘联合桥
【答案】E
42. 单端固定桥
【答案】C
43. 半固定桥
【答案】B

(44～47题共用备选答案)
A. 0.3mm B. 0.5mm C. 1.0mm
D. 1.5mm E. 2.0mm

44. 贵金属金瓷冠基底冠厚度不低于
【答案】A
45. 金瓷冠唇面肩台的厚度为
【答案】C
46. 3/4 冠邻轴沟的深度为
【答案】C
47. 洞固位形的深度应大于
【答案】E

(48～52题共用备选答案)
A. 1 周 B. 3～4 个月 C. 5～6 个月
D. 3 个月 E. 2 个月

48. 固定修复的最佳时机是拔牙后
49. 前牙创伤牙折伴牙周膜撕裂伤，根管治疗后到桩冠修复时需时
50. 上颌种植修复时最佳时间是拔牙后
51. 进行可摘义齿修复至少应在拔牙后
52. 下颌种植修复的最佳时间是在拔牙后
【答案】D、A、C、D、B

(53～54题共用备选答案)
A. 双端固定桥　　　　　　B. 种植体固定桥　　　　　　C. 应力中断式固定桥
D. 复合固定桥　　　　　　E. 粘接固定桥

53. 有中间基牙的多单位固定桥，其称为
【答案】D

54. 缺隙两端各有一基牙，且两侧均为不动连接体的固定桥称为
【答案】A

(55～59题共用备选答案)
A. 1/4　　　　　　　　　B. 1/3　　　　　　　　　C. 1/2
D. 2/3　　　　　　　　　E. 3/4

55. 需要拔除的牙，牙槽骨需要吸收超过
【答案】D

56. 磨牙支托长度是磨牙近远中长度的
【答案】A

57. 桩的直径是根径的
【答案】B

58. 桩的长度最少是根长的
【答案】D

59. 固定义齿修复基牙牙槽骨吸收不能超过
【答案】B

(60～63题共用备选答案)
A. 鞍式桥体　　　　　　　B. 改良鞍式桥体　　　　　　C. 盖嵴式桥体
D. 船底式桥体　　　　　　E. 悬空式桥体

60. 卫生桥的桥体形式是
61. 临床上最常采用的桥体形式是
62. 与牙槽嵴黏膜接触面积最大的是
63. 美观效果最差的桥体形式是
【答案】E、B、A、E

【解析】本题考查考生对固定桥桥体龈面设计的掌握。桥体龈端与牙槽嵴黏膜的接触关系可以分为两类，一类是桥体龈端与黏膜接触（接触式桥体），另一类是非接触式，即悬空式桥体。悬空式桥体为避免食物积聚，需与牙槽嵴黏膜间保留3mm以上的间隙，美观效果差，只适用于牙槽嵴过度低平的后牙固定桥修复，又称为卫生桥。在接触式桥体中，鞍式桥体骑跨在牙槽嵴顶上，与黏膜接触面积最大，不利于自洁。改良鞍式桥体是为了克服鞍式桥体不易自洁的缺点，在不影响美观的前提下，减小龈端与黏膜接触面积，加大舌外展隙，是美观、舒适、自洁作用均好的一种理想的桥体类型，临床上最常采用。

【破题思路】

	特点	适应证
盖嵴式	线性接触，舌侧三角形开放	上前牙牙槽嵴吸收较多者
改良盖嵴式	由线性接触向舌侧延伸	前牙
鞍式	接触面积大，自洁差	临床少用
改良鞍式（球形）	舌侧缩窄 美观舒适，近似天然牙，自洁	后牙
船底式	接触面积最小，容易清洁	下颌牙槽嵴，狭窄
悬空式	又称卫生桥 离开黏膜3mm以上	后牙，牙槽嵴吸收明显

(64～66题共用备选答案)
A. 3/4冠　　　　　　　　B. 金属烤瓷全冠　　　　　　C. 铸造开面冠

D. 塑料全冠　　　　　　　　　　E. 铸造金属全冠
64. 前牙固定桥固位体应选择
65. 后牙临时固定桥固位体可选择
66. 后牙固定桥咬合较紧，第二磨牙固位体可选择

【答案】B、D、E

【解析】固定桥固位体的选择：
① 金属烤瓷全冠适应于要求美观有永久修复的患牙，前牙对美观的要求比较高，适于选择金属烤瓷全冠。
② 塑料全冠主要用于前牙修复，它是以牙冠色的塑料恢复牙冠的形态功能和美观为主的全冠修复体。但其强度较差，故经常作为暂时冠，所以后牙临时固定桥固位体可选择塑料全冠。
③ 铸造全冠的特点是与其他冠修复体相比，它与牙体的接触面积大，与牙体组织密合，固位力强，自身强度大，对牙的保护作用好。可用于各种牙体缺损的修复，也是固定桥的主要固位体。

二、可摘局部义齿

1. 塑料义齿磨光时，不正确的操作是
   A. 打磨从粗到细　　　　　　　　B. 从磨光面到组织面
   C. 不要破坏基托外形　　　　　　D. 随时变换打磨部位
   E. 间断打磨以免产热过多

【答案】B

【解析】组织面是义齿与牙槽嵴黏膜接触的部分，为了保证密合性增加固位，不需要进行磨光，否则会因为磨光不密合导致固位力下降。

【破题思路】义齿磨光的原则：
① 由粗到细，先平后光。
② 靠近支架部位的塑料粗磨，用力要轻，不能损伤金属支架。
③ 粗磨完成后，用砂布或砂纸将整个磨光面轻轻打磨一遍。
④ 组织面不能打磨；抛光过程中要不断加打磨糊剂，使布轮保持湿润，避免产热过多而焦化；不断变换义齿位置和部位，用力均匀。

2. 对大连接体的要求，以下哪项不正确
   A. 扁平形或板条形　　　　　　　B. 不压迫骨性突起
   C. 边缘圆钝　　　　　　　　　　D. 不妨碍唇颊舌活动
   E. 尽量增加宽度，可保证足够强度

【答案】E

【解析】大连接体的制作要求：
① 强度好、质地坚韧、不变形、不断裂、能够传递和分散𬌗力。
② 与相应的解剖结构一致，不妨碍唇颊舌软组织的运动。
③ 根据放置位置、受力情况和组织情况，可采用不同的体积外形和厚度，边缘应圆钝。
④ 不应进入软组织倒凹，以免影响义齿就位和压伤软组织。
⑤ 应尽量小巧以减小义齿异物感和对发音的影响。

【破题思路】常用的大连接体的类型：腭杆、腭板、舌杆、舌板、唇颊杆。

3. 延伸卡环除固位外，还具有
   A. 夹板固定作用　　　　　　　　B. 防止食物嵌塞作用
   C. 保护孤立牙作用　　　　　　　D. 减轻𬌗力作用
   E. 美观

【答案】A

【解析】延伸卡环又称长臂卡环，是将卡环固位臂延伸到近缺隙第二个牙齿的倒凹区，主要用于近缺隙基牙松动或外形无可用倒凹者，以获得固位和夹板固定作用，因此答案为A。

343

【破题思路】各类圆环形卡环的特点和适应证。

名称	适用
三臂卡环	应用最为广泛，卡环的固位、支持和稳定作用均好
圈形卡环	用于远中孤立的近中颊倾或舌倾的磨牙
回力卡环	有应力中断作用。用于后牙游离端缺失，基牙为前磨牙或尖牙，牙冠较短或锥形，多用于上颌牙
反回力卡环	有应力中断作用。用于后牙游离端缺失，基牙为前磨牙或尖牙，牙冠较短或锥形，多用于下颌牙
对半卡环	多用于前后都有缺失牙的孤立双尖牙、磨牙上
延伸卡环	邻近缺隙的基牙松动，外形差，但不够拔除条件
倒钩卡环	（Ⅱ型观测线）固位作用好，但稳定作用差
连续卡环	多用于牙周夹板，放置在两个以上的余留牙上
联合卡环	基牙牙冠短而稳固，或相邻两牙之间有间隙者，联合卡环可以防止食物嵌塞

4. 隙卡沟底不能预备楔形，且不能破坏相邻牙的接触点的目的是
A. 少磨牙 B. 有利于隙卡弯制 C. 防止食物嵌塞
D. 方便义齿摘戴 E. 避免对基牙产生楔力
【答案】E
【解析】隙卡沟底要与卡环臂的圆形一致而不是楔形，以免使相邻两牙遭受侧向楔力而移位，颊舌外展隙的转角处应圆钝，以利卡环的弯制。应尽量利用天然牙间隙以少磨牙体组织，必要时可磨对颌牙牙尖以便获得足够的间隙。

5. 可摘局部义齿修复时，进行基牙调整的原因是
A. 基牙牙冠大 B. 基牙𬌗面磨耗 C. 基牙倾斜
D. 增加倒凹 E. 放置𬌗支托
【答案】C
【解析】临床上来看，真正的稳定对抗作用并不常见，因为只有少数牙齿具有良好的天然外形。上颌磨牙常向颊侧倾斜，下颌磨牙常向舌侧倾斜，应尽可能地设计磨改牙齿外形达到稳定对抗功能。

【破题思路】可摘局部义齿基牙与预留牙的调磨：

调磨伸长或下垂的牙、尖锐的牙尖，使之恢复正常的𬌗平面和𬌗曲线
修整基牙的轴面外形，调改基牙的倒凹深度、倒凹坡度或磨改轴面过大的倒凹
适当调改基牙的邻颊线角或邻舌线角
前牙缺失伴深覆𬌗者，没有足够防止基托的间隙，调改下前牙切缘，以留出足够的间隙放置基托，一般塑料基托的厚度2mm，金属基托0.5mm

6. 杆形卡环的特点是
A. 固位作用好，稳定作用也好 B. 固位作用差，稳定作用好 C. 固位作用好，稳定作用差
D. 固位作用差，稳定作用也差 E. 不确定
【答案】C
【解析】杆形卡环由龈方向𬌗方戴入，推型固位作用较好，但是由于没有坚硬的卡环臂位于非倒凹区，因此稳定作用较差。

7. 延伸卡环适用于
A. 孤立牙 B. 远中孤立的磨牙 C. 相邻两牙间有间隙者
D. 倾斜基牙 E. 松动或牙冠外形差的基牙
【答案】E
【解析】延伸卡环又称长臂卡环，是将卡环固位臂延伸到近缺隙基牙相邻牙的倒凹区，主要用于近缺隙基牙松动或外形无可用倒凹者，以获得固位和夹板固位作用。圆形卡环用于远中孤立的磨牙上，上颌磨牙向近中

颊侧倾斜，下颌磨牙向近中舌侧倾斜者。对半卡环用于前后有缺隙孤立的双尖牙或磨牙上。联合卡环用于相邻两牙有间隙者，或两基牙牙冠短而稳固者。

【破题思路】具有牙周夹板作用的卡环有延伸卡环、连续卡环、悬锁卡环。

8. 弯制钢丝卡臂进入基牙倒凹的深度为
A. <0.25mm
B. 0.25～0.5mm
C. 0.75mm
D. 0.75～1.0mm
E. >1.0mm
【答案】C
【解析】铸造支架材料中，钴铬合金最硬，用于0.25mm深的倒凹；钢丝弯制的卡环最有弹性，用于0.75mm深的倒凹；金合金在前二者之间，进入0.5mm深的倒凹。

9. Kennedy 第一类缺失的后腭杆应
A. 与黏膜密合
B. 离开黏膜 0.5～1mm
C. 离开黏膜 1.5～2mm
D. 离开黏膜 2～2.5mm
E. 离开黏膜 3～4mm
【答案】B
【解析】Kennedy 第一类缺失为缺隙在双侧基牙的远中，即双侧远中游离缺失。常设计混合支持式义齿易产生下沉。在杆和黏膜之间可留有一定间隙，以免义齿下沉时，压迫黏膜而造成创伤和疼痛。应离开黏膜 0.5～1mm。

10. 回力卡环与小连接体相连接的部位是
A. 近中𬌗支托处
B. 远中𬌗支托处
C. 舌支托处
D. 舌侧卡臂尖处
E. 颊侧卡臂尖处
【答案】D
【解析】回力卡环固位臂尖端位于基牙的唇（颊）面倒凹区，绕过基牙的远中面与支托相连接，再转向舌面的非倒凹区，在基牙近中舌侧通过连接体与腭（舌）杆相连，常用于后牙游离缺失端缺失侧的基牙。基牙多为前磨牙或尖牙，牙冠较短或呈锥形牙。

11. 对活动义齿描述不正确的是
A. 设计合理的基托伸展范围
B. 上颌后牙游离端后缘伸展到翼上颌切迹
C. 边缘伸入组织倒凹区
D. 上颌后缘远中颊侧盖过上颌结节
E. 下颌后缘覆盖磨牙后垫 1/2～2/3
【答案】C
【解析】在满足义齿固位和稳定，不影响唇颊舌软组织活动的前提下，尽量减小基托范围，使患者感到舒适美观；上颌后牙游离端义齿基托一般盖过上颌结节，伸展至翼上颌切迹中部，基托后缘中部则应止于硬软腭交界处稍后的软腭处；下颌义齿的后缘应覆盖磨牙后垫 1/2～2/3，所以 A、B、D、E 均正确。基托边缘一般不进入组织倒凹区，以免影响义齿就位或在就位过程中损伤倒凹以上的软组织。

【破题思路】全口义齿基托的范围：

上颌	边缘伸展至唇颊沟，并在系带部位形成切迹，颊侧基托边缘应伸展到颊间隙
	后缘应止于硬软腭交界的软腭上，增加封闭；两侧达到翼上颌切迹
下颌	边缘伸展至唇颊沟内，舌侧边缘应伸展至口底，唇颊系带位置形成切迹
	基托后缘应盖过磨牙后垫的 1/2 或全部

12. 可摘局部义齿戴入口内后，调𬌗好的咬合标志是
A. 患者自述无高点
B. 人工牙上显示的蓝点多
C. 人工牙𬌗面无蓝点出现
D. 天然牙与人工牙𬌗面均有较多的染色蓝点
E. 患者自述咬合高
【答案】D
【解析】可摘局部义齿戴入口内后，天然牙与人工牙𬌗面均有较多的蓝点是调𬌗好的咬合标志，且蓝点分布均匀。

【破题思路】可摘局部义齿咬合调整必须在完全就位后。

13. 调整咬合的目的如下，除了
  A. 清除创伤，增加牙齿承受的咀嚼力
  B. 使损伤的牙周组织得以恢复
  C. 尽量将侧向力转为垂直向力
  D. 使𬌗力重新分配
  E. 使牙周支持力平衡
【答案】C
【解析】造成咬合创伤者以早接触最为常见，而且以侧向力对牙周组织的损伤最大；调整咬合时应将咬合力垂直向下传导，但不是尽量将侧向力转为垂直向力。

14. 功能性印模主要适用于
  A. 黏膜支持式义齿
  B. 混合支持式义齿
  C. 牙支持式义齿
  D. 前磨牙缺失的义齿
  E. 少数前牙缺失的义齿
【答案】B
【解析】功能性印模是在一定压力状态下取得的印模，也称选择性压力印模。适用于基牙和黏膜混合支持式义齿，特别是牙列缺失类型为Kennedy第一类和第二类的义齿修复，这种义齿在功能状态时，鞍基远端下沉的程度较基牙端多，这种不同程度的鞍基下沉也使基牙受到向远中牵拉的扭力。因此需要选择功能性印模以补偿鞍基下沉。

【破题思路】全口义齿制作功能性印模。

15. 与𬌗支托作用无关的是
  A. 防止义齿𬌗向脱位
  B. 防止食物嵌塞
  C. 防止义齿下沉
  D. 恢复𬌗接触
  E. 加强义齿稳定
【答案】A
【解析】𬌗支托可以支持并传递𬌗力，使义齿受力时不会向龈向下沉。𬌗支托可稳定义齿，阻止义齿游离端翘起或摆动。𬌗支托可防止食物嵌塞和恢复𬌗关系，若余留牙之间有间隙，则放置𬌗支托可防止食物嵌塞。

【破题思路】可摘义齿的固位是指修复体不向𬌗方或就位道的反方向脱位，支持指的是修复体不向龈方移动，稳定指的是义齿在行使功能状态下无翘起、下沉、摆动、旋转的状态。

16. Kennedy第三类牙列缺损，支点线和牙弓的关系是
  A. 支点线横切牙弓
  B. 支点线纵切牙弓
  C. 支点线斜切牙弓
  D. 支点线构成三角形
  E. 支点线构成多边形
【答案】B
【解析】支点线与牙弓的关系即支托连线和牙弓的关系，Kennedy第三类牙列缺损，牙弓一侧后牙缺失，且缺隙两端均有天然牙。因为没有末端游离缺失，故在近缺隙侧可设立支托，支点线纵切牙弓。

【破题思路】支点线的类型包括斜线式、横线式、纵线式、平面式。

17. 多用于远中孤立的磨牙上，上颌磨牙向近中颊侧倾斜，下颌磨牙向近中舌侧倾斜者的卡环是
  A. 回力卡环
  B. 延伸卡环
  C. 三臂卡环
  D. 圈形卡环
  E. 对半卡环
【答案】D
【解析】圈形卡环多用于最后孤立的磨牙上，牙向近中舌侧（多为下颌）或近中颊侧（多为上颌）倾斜；回力卡环常用于后牙游离端缺失，基牙为前磨牙或尖牙，牙冠较短或呈锥形；延伸卡环用于基牙松动或基牙外形无倒凹无法获得足够固位力者；三臂卡环多用于位置较为正常的健康基牙；对半卡环主要用于前后有缺隙孤立的前磨牙或者磨牙。

【破题思路】圈形卡环，上颌卡臂尖在近颊，下颌卡臂尖在近舌。

18. 具有支持作用的单臂卡环是
  A. 钢丝卡臂
  B. 铸造卡臂
  C. 隙卡
  D. Ⅰ杆
  E. 对半卡环

【答案】C

【解析】单臂卡环只有一个弹性卡环臂，位于基牙颊侧，其舌侧则用高基托起对抗臂的作用，可铸造或弯制而成，多利用连接体作跨越龈外展隙的间隙卡环，由于隙卡沟可以阻止义齿受力后向龈方下沉，因此具有支持作用。

19. 可摘局部义齿初戴困难的原因哪项不正确
    A. 义齿基托进入组织倒凹
    B. 卡环过紧
    C. 卡环进入基牙倒凹区
    D. 金属附件进入倒凹区
    E. 基牙牙冠过大

【答案】E

【解析】义齿就位困难的原因有：①卡环过紧；②𬌗支托移位；③基托人工牙进入软硬组织倒凹区；④义齿变形。故A、B、C、D均可造成可摘局部义齿初戴困难。

【破题思路】可摘局部义齿固位不良的原因：

卡环弹跳：卡环臂末端未进入基牙倒凹区，而是抵住邻牙

义齿翘动摆动：卡环体与基牙不密合或间接固位体设计不当，𬌗支托卡环在牙面上形成支点

基托与黏膜不密合，边缘封闭不好

基牙牙冠短小呈锥形致固位型差

人工牙排列的位置不当

基托边缘伸展过长

20. 当间隙过小时，为达到审美要求，可选择以下方式除了
    A. 适当磨除基牙近缺隙侧邻面
    B. 将桥体与邻牙重叠
    C. 桥体的𬌗面形态
    D. 将桥体适当扭转
    E. 改变颊嵴的位置

【答案】C

【解析】为了为达到审美要求，若第二前磨牙缺隙小于同名牙，可将颊面颊嵴向远中移动。若前牙缺牙间隙小于同名牙，有时可将桥体适当扭转或与邻牙重叠，使桥体牙的形态大小接近同名牙。若前牙缺牙间隙大于同名牙，可通过扩大唇面近远中邻间隙，利用视觉误差以达到改善美观的目的。桥体的𬌗面形态直接关系到固位体的咀嚼功能，与美观无关。

21. 沟固位形的深度一般为
    A. 0.5mm
    B. 1.0mm
    C. 1.5mm
    D. 2.0mm
    E. 3.0mm

【答案】B

【解析】沟固位形的固位力量的大小，首先取决于沟的深度，一般为1mm，过深则易损伤牙髓；长度越长固位效果越好，但应置于修复体边缘内侧0.5mm。

22. 回力卡环有应力中断作用，主要是由于
    A. 支托与基托不直接相连
    B. 力通过基牙长轴传导
    C. 连接体位于卡臂尖端
    D. 支托在基牙上的位置正确
    E. 颊臂弹性好

【答案】A

【解析】回力卡环的颊侧固位臂位于倒凹区，绕过基牙的远中放置𬌗支托，转向基牙舌侧形成对抗臂后，通过连接体与基托相连，由于远中支托不与基托或连接杆直接相连，𬌗力则通过人工牙和基托首先传至基托下组织上，可减轻基牙承受的𬌗力，起到应力中断的作用。

【破题思路】具有应力中断的卡环或结构包括：回力卡环、反回力卡环、活动连接体。

23. 近中基牙向缺隙侧倾斜所画出的观测线
    A. 近中倒凹大
    B. 远中倒凹大
    C. 颊侧倒凹大
    D. 舌侧倒凹大
    E. 颊舌近远中倒凹都大

【答案】B

【解析】基牙向缺隙侧倾斜画出Ⅱ型观测线，Ⅱ型观测线为近缺隙倒凹大，因此基牙的远中倒凹大。

【破题思路】 观测线的种类		
Ⅰ型观测线	基牙近缺隙侧倒凹小，远缺隙侧倒凹大	适用于圆环型卡环，固位、稳定都好
Ⅱ型观测线	基牙近缺隙侧倒凹大，远缺隙侧倒凹小	适用于杆形卡环，固位好，稳定差
Ⅲ型观测线	基牙近远缺隙侧倒凹均大，并且靠近𬌗平面	适用于锻丝卡环，固位、稳定不及Ⅰ型

24. 卡环的卡抱作用所产生的摩擦力与哪个因素无关
　　A. 卡环形态长短粗细　　B. 卡环材料的特性　　C. 就位力的大小和方向
　　D. 卡环进入基牙倒凹深度　　E. 基牙倒凹坡度
【答案】C
【解析】卡环的卡抱作用所产生的摩擦力影响因素：①脱位力的大小和方向；②基牙倒凹的深度和坡度，倒凹深度坡度越大，固位力越大，故D、E正确；③卡环的弹性，一般而言，卡环臂越长，则弹性越大，固位力下降；卡环臂的横截面呈圆形者比半圆形者弹性大，固位力弱，在相同的位移下，卡环臂越粗可达到的正压力越大，固位力越大，A正确；④卡环材料的刚度和弹性限度，刚度越大，弹性限度越大固位力越大。

25. 以下关于局部义齿基托的表述中正确的是
　　A. 磨牙后垫处应作缓冲　　B. 黏膜支持式义齿的基托可适当缩小
　　C. 塑料基托的温度传导作用好于金属基托　　D. 前牙缺失的义齿均须有唇侧基托
　　E. 基托与天然牙轴面非倒凹区接触，可起卡环对抗臂作用
【答案】E
【解析】下颌义齿的后缘应覆盖磨牙后垫的前1/2～2/3，属于边缘封闭区，应密合而非缓冲，故A错误；黏膜支持式指义齿所承受的𬌗力主要由黏膜及其下的牙槽骨负担，故黏膜支持式义齿的基托不可缩小，应适当增大，故B错误；金属基托的温度传导作用好于塑料基托，故C错误；对于牙槽嵴丰满的前牙区可不放基托，前牙区牙槽骨缺损，唇裂术后致上唇塌陷者可适当加厚上颌唇侧基托，以利美观。故D错误。基托与天然牙轴面非倒凹区接触，可起卡环对抗臂作用正确。

【破题思路】 全口义齿需要进行缓冲的区域有：上颌结节、颧突、切牙乳突，上颌硬区，下颌隆突、下颌舌骨嵴。

26. 预备𬌗支托凹的方法中错误的是
　　A. 在缺隙侧基牙𬌗面的近远中边缘嵴处预备　　B. 支托凹呈圆三角形或匙形
　　C. 尽量利用上下牙咬合状态的天然间隙　　D. 支托凹预备在基牙的牙本质上
　　E. 必要时可调磨对颌牙
【答案】D
【解析】𬌗支托凹一般预备在缺隙两侧基牙𬌗面的近远中边缘嵴处。铸造𬌗支托的支托凹呈圆三角形或匙形，故A、B正确；支托凹的位置尽量利用上下牙咬合状态的天然间隙，或在不妨碍咬合接触处。如上下颌牙齿咬合过紧，或对颌牙伸长，或牙齿𬌗面磨损而牙本质过敏时，必要时也可考虑调磨对颌牙，但不应磨除过多牙体组织。

27. 黏膜支持式义齿的设计要点是
　　A. 减轻基牙𬌗力　　B. 减小支持组织承受的𬌗力　　C. 减小基托伸展范围
　　D. 增加牙尖高度　　E. 使用耐磨性好的瓷牙
【答案】B
【解析】黏膜支持式义齿仅由基托和人工牙及无𬌗支托的卡环组成。𬌗力通过基托直接传递到黏膜和牙槽骨上。由于黏膜组织支持力较差，因此应尽量减少支持组织的受力。适用于多数牙缺失余留牙条件差，或咬合关系差的病例。

28. 对下颌双侧游离缺失的可摘局部义齿基托的要求不正确的是
　　A. 有良好的封闭　　B. 边缘圆钝，不刺激黏膜　　C. 颊舌侧边缘伸展至黏膜皱襞处
　　D. 不妨碍颊舌的功能运动　　E. 后缘盖过磨牙后垫
【答案】E
【解析】基托应具有良好的封闭，边缘圆钝，不刺激黏膜，颊舌侧边缘伸展至黏膜皱襞处，不妨碍颊舌的功能运动。下颌基托后缘应覆盖磨牙后垫的前1/2～2/3。不应盖过磨牙后垫，下颌全口义齿后缘应盖过磨牙后

垫 1/2 或全部。

29. 牙列缺损在哪种情况下应采用殆堤记录上下颌关系
    A. 缺牙数目较多　　　　B. 对颌牙殆面严重磨耗　　　　C. 前牙缺失
    D. 个别后牙缺失　　　　E. 末端游离缺失
    【答案】E
    【解析】单侧或双侧游离端缺失，每侧缺失 2 个牙以上，或者上下牙列所缺失的牙无对颌牙相对者，但仍有余留牙维持上下颌的垂直距离时，可以在模型上制作暂基托和殆堤。

【破题思路】可摘局部义齿确定颌位关系的方法

方法	适应证
利用预留牙确定上下颌关系	适用于缺牙不多，预留牙的上下颌关系正常者
利用蜡殆确定上下颌关系	口内仍有保持上下颌垂直关系的后牙，但在模型上却难以准确确定殆关系者，可以采用蜡殆记录确定
利用蜡堤记录上下颌关系	单侧或双侧游离端缺失，每侧缺失 2 个牙以上，或者上下牙列所缺失的牙无对殆牙相对者，可在模型上制作暂基托和殆堤，放入患者口内做正中咬合

30. 杆形卡环不具备的优点是
    A. 弹性好　　　　B. 固位作用好　　　　C. 对基牙损伤小
    D. 不易存积食物　　　　E. 基牙可保持生理运动
    【答案】D
    【解析】卡环分为杆形卡环和圆环形卡环。杆形卡环弹性好，推型固位作用好，与基牙接触面积小，美观且患龋率低，对基牙损伤小，但稳定作用不如圆环形卡环，所以 A、B、C、E 是杆形卡环的优点，杆形卡环由于龈向就位，又不能完全紧贴牙面，所以与基牙倒凹区有缝隙，易积存食物。

31. 杆形卡环适用于
    A. 较健康的基牙　　　　B. 近中倒凹大的基牙　　　　C. 远中倒凹大的基牙
    D. 颊舌侧倒凹大的基牙　　　　E. 近义齿游离端基牙
    【答案】E
    【解析】杆形卡环固位作用是由下向上呈推型固位，尤其适合后牙游离端缺失的末端基牙。故本题选 E。

32. 以下表述错误的是
    A. 联合卡环有防止食物嵌塞的作用
    B. 延伸卡环的卡臂在邻近缺隙的基牙上，位于倒凹区，起固位作用
    C. RPI 卡环可减少基牙扭力
    D. 孤立磨牙上的圈形卡环的卡臂尖向近中
    E. 对半卡环有两个殆支托
    【答案】B
    【解析】联合卡环适用于基牙牙冠短而稳固或相邻两牙之间有间隙的；延伸卡环用于基牙松动或基牙外形圆凸无倒凹无法获得足够固位力者，卡臂尖进入到近缺隙基牙邻牙的倒凹区；圈形卡环适用于远中孤立的伴有近中颊向或近中舌向倾斜的磨牙，卡臂尖位于近中；RPI 卡环由近中殆支托、远中邻面板和 I 杆组成，近中殆支托可以减少对基牙的扭力；对半卡环主要用于前后有缺隙孤立的前磨牙或者磨牙。

33. 一般情况下可摘局部义齿的固位力主要是
    A. 卡环与基牙间的卡抱力　　　　B. 吸附力　　　　C. 间接固位体的平衡力
    D. 大气压力　　　　E. 义齿本身的重力
    【答案】A
    【解析】可摘局部义齿的固位力主要是有摩擦力、吸附力、大气压力、表面张力组成，其中摩擦力是最主要的固位力。

【破题思路】摩擦力的主要影响因素是卡环的弹性卡抱力，基牙导平面与义齿导平面板、小连接体、基托之间的摩擦力。

34. Kennedy第一类缺损常设计混合支持式义齿，为减少游离鞍基下沉对基牙或牙槽骨造成损害，下列措施中错误的是
A. 基牙条件好而牙槽嵴条件差时，选用远中𬌗支托
B. 采取非压力印模
C. 基牙条件差而牙槽嵴条件好时，选用近中𬌗支托
D. 尽量扩大基托面积
E. 人工牙减径减数

【答案】B

【解析】混合支持式，为减小下沉幅度，需要取微压力印模。

35. 关于可摘局部义齿印模托盘的选择，不正确的是
A. 大小和形状与牙弓的大小和形状一致
B. 托盘与牙弓内外侧应有3～4mm间隙
C. 翼缘应与黏膜皱襞平齐
D. 不妨碍唇颊舌的活动
E. 上颌托盘的远中边缘应盖过上颌结节和颤动线

【答案】C

【解析】可摘局部义齿印模托盘大小和形状应与牙弓的大小和形状一致；托盘要略大于牙弓，其内面与牙弓外侧约有3～4mm间隙以容纳印模材料，托盘的翼缘不能过长，不宜超过黏膜皱襞，一般应止于距黏膜皱襞2mm处，而不是与黏膜皱襞平齐。不能妨碍唇颊舌及口底软组织的功能活动；上颌托盘的远中边缘应盖过上颌结节和颤动线；下颌托盘应盖过磨牙后垫区。故A、B、D、E均正确。

36. 调节倒凹法其就位道是
A. 两侧基牙长轴延长线的平分线为就位道
B. 通过模型倾斜把倒凹集中在一方，与𬌗力方向一致的就位道
C. 通过模型倾斜把倒凹集中在一方，与𬌗力方向不一致的就位道
D. 就位道与基牙长轴一致
E. 就位道与𬌗力方向一致

【答案】C

【解析】义齿确定就位道的方式有平均倒凹法和调节倒凹法，调凹法是使倒凹适当地集中在某些基牙或基牙的某个侧面上。义齿采用斜向就位，可利用制锁作用，增强义齿固位，并可缩小前牙缺牙区与邻牙间隙以利美观，其就位道与𬌗力方向不一致。

37. 支架式义齿的网状小连接体与缺牙区牙槽嵴的关系是
A. 紧密压迫牙龈，在模型上要将牙槽嵴刮除1.0mm
B. 紧密压迫牙龈，在模型上要将牙槽嵴刮除0.5mm
C. 轻轻接触
D. 离开0.5～1.0mm
E. 离开1.5～2.0mm

【答案】D

【解析】小连接体的作用是把金属支架上的各部件与大连接相连接，它需要离开牙龈少许，距离牙槽嵴黏膜0.5～1.0mm并且放在非倒凹区，否则影响义齿就位。

38. 在塑料基托中，为增加基托抗折性能，金属网状物应放置在
A. 基托最薄处
B. 基托最厚处
C. 基托应力集中区
D. 基托最窄处
E. 牙槽嵴处

【答案】C

【解析】金属网加强塑料基托，兼备金属塑料基托的优点，常与缺牙区低间隙的网状加强联合应用，对基托易发生折裂的应力集中区和几何薄弱区进行加强。

39. 患者，男，58岁。上颌牙列缺失四年，下颌牙列无缺损，曾两次做以塑料为基托的上颌全口义齿修复，均使用不到一年即断裂，要求第三次修复。以下哪种为制作基托的最佳材料
A. 甲基丙烯酸甲酯
B. 金属丝增强基托
C. 铜基合金
D. 铬镍不锈钢
E. 硬质钴铬合金

【答案】E

【解析】曾两次做以塑料为基托的上颌全口义齿修复，均使用不到一年即断裂，要求第三次修复。说明该患者口腔内咬合力比较大，应选用硬度高的材料作为制作基托用。

【破题思路】若采用金属加强网，应放置在应力集中区。

40. 联合卡环适用于
A. 单个前牙缺失 B. 双侧后牙缺失 C. 前后牙缺失
D. 单侧牙弓缺失 E. 单侧个别牙缺失

【答案】D

【解析】联合卡环由位于相邻两基牙上的两个卡环通过共同的卡环体相连而成两个卡环通过共同的卡环体连接而成。卡环体位于相邻两基牙的殆外展隙，并与伸向殆面的殆支托相连接。适用于单侧缺牙，基牙牙冠短而稳固，或相邻两牙之间有间隙者，联合卡环还可用于防止食物嵌塞。

41. 义齿基托的功能不包括
A. 连接义齿各部件成一整体 B. 承担传递分散殆力 C. 修复缺损的软硬组织
D. 直接有效的固位作用 E. 间接固位作用

【答案】D

【解析】义齿基托的功能：
① 连接功能。排列人工牙，连接义齿各部件成一整体。
② 修复缺损。修复牙槽骨颌骨和软组织的缺损。
③ 传递殆力。承担传递与分散人工牙的咬合力。
④ 固位及稳定作用。借助基托与黏膜间的吸附力，基托与基牙及相关牙之间的摩擦力约束反力，以增强义齿的固位及稳定，同时具有防止义齿旋转和翘动的间接固位作用。基托有间接固位作用，而没有直接固位作用。

42. 对牙槽嵴损害最小的人工牙是
A. 解剖式瓷牙 B. 非解剖式塑料牙 C. 解剖式塑料牙
D. 半解剖式瓷牙 E. 非解剖式瓷牙

【答案】B

【解析】非解剖式塑料牙，其殆面无牙尖或牙尖斜面。正中殆时，上下颌牙齿殆面不发生尖窝锁扣关系，咀嚼运动时，侧向力小，对牙槽骨的损害小。适用于义齿固位差，对颌天然牙已显著磨损或为人工牙者。

43. 杆形卡环的固位臂进入基牙倒凹的方向是
A. 从近中方向 B. 从远中方向 C. 从牙龈方向
D. 从殆面方向 E. 从侧面方向

【答案】C

【解析】杆形卡环是从缺牙区唇侧义齿基托中伸出，沿牙龈缘下方3mm的位置平行向前延伸至基牙根端下方适当位置，然后以直角转向殆方，其卡环臂越过基牙牙龈，臂端进入基牙颊侧龈1/3区的倒凹区，进入倒凹深度0.25mm，尖端2mm与牙面接触。

44. 一患者多数下后牙缺失，口底到龈缘的距离为6mm，大连接体应用
A. 舌杆 B. 舌杆加前牙连续卡环 C. 舌板
D. 与黏膜平行接触的舌杆 E. 位于倒凹区上缘的舌杆

【答案】C

【解析】舌板适用于：
① 前牙松动需要夹板固定者。
② 舌系带附着过高，口底深度小于7mm，不能容纳舌杆者。
③ 舌侧倒凹过大不宜用舌杆的。
患者口底到龈缘的距离为6mm，符合舌板的适应证。

【破题思路】舌杆的制作要求及与黏膜的接触关系

位置	位于下颌舌侧龈缘与舌系带、黏膜皱襞之间，距牙龈缘3～4mm
形态	舌杆纵剖面呈半梨形，边缘薄而圆滑，上缘厚度是1mm，下缘2～3mm
数据	宽度3～4mm

下颌牙槽骨舌侧形态	舌杆与黏膜的接触形式
垂直型	舌杆与黏膜平行接触
倒凹型	舌杆在倒凹区之上或在倒凹区留出空隙
斜坡型	舌杆与黏膜离开0.3～0.4mm

45.卡臂尖位于基牙倒凹区,可以
　A.防止义齿龈向脱位　　　　B.防止义齿𬌗向脱位　　　　C.防止义齿前向脱位
　D.防止义齿后向脱位　　　　E.防止义齿侧向脱位
【答案】B
【解析】卡臂尖位于基牙的倒凹区,是卡环产生固位作用的主要部分,即防止义齿𬌗向脱位;支托及卡环体可以防止义齿龈向脱位,起支持作用;卡环部起始部分及卡环体防止义齿侧向脱位,起稳定作用。

46.哪项不是可摘局部义齿的组成成分
　A.固位体　　　　　　　　　B.基牙　　　　　　　　　　C.人工牙
　D.基托　　　　　　　　　　E.连接体
【答案】B
【解析】可摘局部义齿一般由人工牙、基托、固位体和连接体组成。基牙不属于其组成部分。

47.一般情况下余留牙的拔除牙槽骨吸收应达到
　A.牙根1/4　　　　　　　　B.牙根1/3　　　　　　　　C.牙根1/2
　D.牙根2/3　　　　　　　　E.牙根4/5
【答案】D
【解析】松动牙的保留与拔除应视具体情况而定,有些松动牙是由不良修复体或𬌗创伤所致,病因去除后可逐渐恢复稳定。一般来说,对于牙槽骨吸收达到根2/3以上,牙松动达Ⅲ度者予以拔除。

48.可摘局部义齿人工后牙减径的目的是
　A.减轻𬌗力　　　　　　　　B.获得咬合平衡　　　　　　C.提高咀嚼效率
　D.利于发音　　　　　　　　E.增强固位
【答案】A
【解析】后牙减径导致咬合面变小,咬合面的大小与咀嚼效能有关,也与基牙承担的𬌗力大小有关。为了减小𬌗力,减轻基牙的负担,保持基牙健康,要求桥体的𬌗面面积小于原缺失牙的𬌗面面积,可通过适当缩小桥体𬌗面颊舌径宽度和扩大舌侧外展隙来达到此目的。

49.RPD三种支持形式中,哪一描述是错误的
　A.主要由天然牙来承担𬌗力的称牙支持式
　B.牙支持式多用于缺牙数目不多而基牙健康者
　C.黏膜支持式义齿多用三臂卡增加固位,减轻黏膜负担
　D.混合支持式义齿尤其适用于游离缺失的牙列缺损
　E.混合支持式义齿是由天然牙和黏膜牙槽嵴共同承担𬌗力
【答案】C
【解析】RPD按义齿对所承受𬌗力的支持方式可分为三类。①牙支持式义齿,义齿所承受的𬌗力主要由天然牙承担。适用于缺牙少基牙稳固的病例。A、B正确。②黏膜支持式义齿,指义齿所承受的𬌗力主要由黏膜及其下牙槽骨负担。常用于缺牙多、余留牙条件差,或咬合关系差的病例。基牙条件差不可使用三臂卡。③混合支持式义齿,义齿承受的𬌗力由天然牙和黏膜牙槽嵴共同负担。适用于各类牙列缺损,尤其是游离端缺牙病例。D、E正确。本题选C,黏膜支持式,因余留牙松动或因咬合过紧而不设置𬌗支托。三臂卡环由颊舌两臂及𬌗支托组成。

【破题思路】可摘局部义齿按支持形式的分类和应用

名称	适应证
牙支持式	义齿受力由天然牙承担,缺隙两端均有余留牙,两端基牙均可设置𬌗支托
黏膜支持式	义齿所承受的力主要有黏膜及其下牙槽骨负担,不设置𬌗支托,用于缺牙多、余留基牙条件差,或咬合关系差的病例
混合支持式	义齿所承受的力由天然牙和黏膜共同承担,基牙上设置𬌗支托,基托适当伸展,其修复效果介于上两者之间

50.女,25岁。左上2为过小畸形牙,烤瓷全冠修复。牙体制备后,制取印模时选用印模材料是
　A.藻酸盐　　　　　　　　　B.藻酸钠　　　　　　　　　C.印模膏

D. 硅橡胶　　　　　　　　　　　　　E. 琼脂

【答案】D

【解析】全冠修复制取印模时选用印膜材料，目前临床常用硅橡胶，其精度高，印模准确。

51. 基牙在牙弓上的位置，哪种情况最有利于义齿的固位
    A. 基牙位于牙弓的两侧　　　　　　B. 基牙位于牙弓的一侧
    C. 基牙位于牙弓的前面　　　　　　D. 基牙位于牙弓的后面
    E. 支点线成平面

【答案】E

【解析】当义齿有多个固位体或多个缺失牙间隙时，在行使功能中的脱位力不同，表现出相互牵制的作用，因而产生摩擦力。当基牙越分散，则侧向力越大，脱位方向的力则越小。支点线成平面，说明基牙越分散，故有利于义齿的固位。

52. 以下不符合黏膜支持式可摘局部义齿设计要求的是
    A. 尽量扩大鞍基伸展范围　　　　　B. 采用耐磨的瓷牙
    C. 减小人工牙牙尖斜度　　　　　　D. 加深食物排溢沟
    E. 尽量减轻牙槽嵴负担

【答案】B

【解析】黏膜支持式可摘局部义齿受力主要由基托下黏膜承担，受力大会产生疼痛，因此要尽可能地减轻义齿和黏膜的受力。主要方式有扩大基托面积、采取功能性印模、人工牙减数减径、加深食物排溢沟。使用瓷牙会导致义齿本身重量增加，基托下黏膜受压严重，此措施不正确。

53. 可摘局部义齿人工后牙颊舌径宽度小于天然牙的目的是
    A. 提高咀嚼效率　　　　　B. 获得平衡𬌗　　　　　C. 防止咬颊
    D. 减小支持组织负荷　　　E. 增强固位

【答案】D

【解析】颊舌径的大小决定了桥体𬌗面的面积，减径不能减轻集中载荷的𬌗力，但能减少分布载荷的𬌗力，从而减少基牙的负荷，但要增加咀嚼次数，延长总咀嚼时间，此外减径后，由于覆盖减小，容易出现咬颊咬舌。

【破题思路】后牙减径导致咬合面变小，咬合面的大小与咀嚼效能有关，也与基牙承担的𬌗力大小有关。为了减小𬌗力，减轻基牙的负担，保持基牙健康，要求桥体的𬌗面面积小于原缺失牙的𬌗面面积，可通过适当缩小桥体𬌗面颊舌径宽度和扩大舌侧外展隙来达到此目的。

54. 修复 Kennedy 第一类、第二类缺损的主要难点是
    A. 防止义齿对基牙损伤　　　　　　B. 防止义齿对牙槽嵴损伤
    C. 防止义齿沿支点线旋转　　　　　D. 防止义齿𬌗向移位
    E. 防止义齿龈向移位

【答案】C

55. 灌石膏模型前，在孤立牙处插入小竹签的目的是
    A. 便于灌模　　　　　　　　　　　B. 方便脱模
    C. 加强石膏牙强度　　　　　　　　D. 避免孤立牙产生气泡
    E. 有利于上下颌模型准确对颌

【答案】C

【解析】对于孤立的牙在灌注石膏后脱模时容易发生折断现象，因此在灌注时插入小竹签可以增加强度，防止折断。

56. RPI 卡环采用近中𬌗支托的主要目的是
    A. 防止基托下沉　　　　　　　　　B. 减少牙槽嵴受力
    C. 减少基牙所受扭力　　　　　　　D. 增强义齿稳定
    E. 防止食物嵌塞

【答案】C

【解析】RPI 卡环的组成包括近中𬌗支托、远中邻面板、Ⅰ型杆卡。近中𬌗支托的可以对抗颊侧Ⅰ杆、减少基牙所受的扭力、增加基托下黏膜受力但是较为均匀。

【破题思路】RPI 组成及优点	
组成	近中殆支托、远中邻面板、颊侧 I 杆 近缺隙基牙受力减少，接近牙长轴
优点	美观，患龋率低 邻面板防止食物嵌塞、转向舌侧轴面角对抗卡环臂 近中殆支托小连接体防止远中脱位 基托下组织受力较垂直，均匀，但承担殆力较大

57. 关于殆支托的描述，错误的是
A. 厚度为 1.0～1.5mm   B. 宽度为前磨牙颊舌径的 1/2   C. 宽度为磨牙颊舌径的 1/3
D. 宽度为前磨牙近远中径的 1/2   E. 长度为磨牙近远中径的 1/4

【答案】D
【解析】铸造金属支托呈圆三角形或匙形，其长度约为磨牙的 1/4 或前磨牙的 1/3 近远中径，宽度应为磨牙的 1/3 或前磨牙的 1/2 颊舌径，厚度为 1～1.5mm。

58. 舌杆的厚度一般为
A. 0.5mm   B. 1mm   C. 2～3mm
D. 3.5～4mm   E. >4mm

【答案】C
【解析】舌杆位于下颌舌侧龈缘与舌系带、黏膜皱襞之间，一般厚 2～3mm，宽 3～4mm，边缘较薄而圆钝，前部应较厚，后部薄而宽，以利于舒适。

59. 以下情况会加大基牙的负担，除了
A. 缺牙数目多缺牙间隙长   B. 基托下黏膜松软移动度大
C. 卡环与基牙牙冠表面接触面大，卡环刚性大   D. 牙槽嵴丰满
E. 义齿欠稳定，咬合不平衡

【答案】D
【解析】牙槽嵴丰满对义齿有支持作用，不会对基牙造成额外负担。只有 D 符合题意。

【破题思路】可摘局部义齿减小基牙负担的方法有：人工牙减数减径，增大基托面积，制取功能性印模，平衡咬合。

60. 铸造殆支托凹制备时，其宽度应为前磨牙殆面颊舌径的
A. 1/2   B. 1/3   C. 1/4
D. 3/4   E. 2/3

【答案】A
【解析】殆支托长度为 1/4 磨牙或 1/3 前磨牙的近远中径，宽度为 1/3 磨牙或 1/2 前磨牙的颊舌径，厚度为 1～1.5mm。

61. 在可摘局部义齿就位方式的选择中，使缺隙两端基牙位于缺隙侧的倒凹相近，应采用的方法是
A. 均凹法   B. 调凹法   C. 填凹法
D. 减凹法   E. 增凹法

【答案】A
【解析】可摘局部义齿就位道的选择的一般规律是个别前牙或后牙缺失，或单间隙连续缺失牙时采用调凹式就位道以利固位，而缺牙多且间隙多时采用均凹式，使缺隙两端基牙位于缺隙侧的倒凹相近便于义齿摘戴。

【破题思路】各类缺损常用的就位道的选择方法
前牙缺失，牙槽嵴丰满，唇侧有较大的倒凹时，应将模型向后倾斜，以减少牙槽嵴唇侧倒凹。若唇侧组织倒凹小，不影响义齿就位。模型的倾斜取决于基牙及预留牙倒凹区的大小
后牙缺失，缺隙前后都有基牙，应根据基牙健康程度来决定模型前后倾斜。主要看后牙的健康情况，若前后两基牙倒凹不大，则可采用平均倒凹法

续表

后牙游离端缺失，无论双侧单侧，均可将模型向后倾斜，增加基牙的远中倒凹，利用Ⅱ型卡环或T型卡环固位，以减轻基牙负担，防止基托翘动，义齿就位由前向后

前后牙均有缺失，模型向后倾斜，为前牙倒凹减小，天然牙与人工牙的间隙减小，义齿就位由前向后。前牙倒凹小，模型平放，就位道方向与𬌗力方向一致

牙列有一侧缺牙，另一侧预留牙舌侧倒凹过大，则将模型向有牙侧倾斜，以减少过大的舌侧倒凹，义齿则从缺牙侧向有牙侧倾斜

62.对可摘局部义齿固位体的描述不正确的是
A.有固位作用
B.对基牙不产生矫治力
C.摘戴义齿时对基牙有侧方加压作用
D.不损伤口内的软硬组织
E.固位体的颊舌臂有交互对抗作用
【答案】C
【解析】理想的可摘局部义齿固位体应具备的条件：有良好的固位作用；材料具有良好的强度和硬度；被动作用，对基牙不产生矫治性移位作用；遵循美观原则；不损伤口内的软硬组织；其形态结构和表面特性不易积存食物；应尽量避免在口内使用不同种类的金属，以免产生流电作用。A、B、D、E均符合以上所说，故不选。义齿固位体的固位臂和对抗臂之间应该形成一种稳定对抗的关系，在摘戴义齿时，固位臂的卡臂尖会对基牙产生水平侧向力，但是可由对抗臂来抵消，故基牙受到的𬌗力应为零。

【破题思路】固位体的功能：固位、稳定、支持。

63.可摘局部义齿间接固位体的主要作用不包括
A.防止义齿𬌗向脱位（翘起）
B.对抗侧向力，防止义齿摆动
C.平衡作用，防止义齿下沉
D.支持作用，减轻义齿下沉
E.分散𬌗力，减轻负荷
【答案】C
【解析】辅助直接固位体，防止义齿翘起、摆动、旋转、下沉的固位体，称为间接固位体。它的辅助固位作用主要是防止游离端义齿𬌗向脱位，故A的说法是正确的；对抗侧向力，防止义齿摆动，故B的说法是正确的；起平衡作用，以防止义齿沿支点线旋转，故C的说法是错误的；分散𬌗力，减轻基牙及支持组织的负荷，故E的说法是正确的。

64.年轻患者，上前牙缺失，下前牙咬于腭黏膜时，哪种设计为好
A.磨除下前牙切端使有空隙
B.在义齿上前牙区基托附平面导板，择期再行修复
C.在义齿的上磨牙区作𬌗垫
D.拔除下前牙后，上下前牙义齿修复
E.在义齿上前牙区加斜面导板
【答案】B
【解析】由于患者年轻，可以在义齿上前牙区基托附平面导板，先矫正前牙深覆𬌗，择期再行修复，不可磨除下前牙切端或拔出下前牙，故本题选B，排除A、D；𬌗制作𬌗垫太高后牙区不适合，故C错误；斜面导板适用于上颌正常下颌后缩的远中错𬌗，该患者是深覆𬌗，而不是深覆盖。

65.患者，女，56岁。876|678缺失，余留牙无松动和疼痛。下列叙述不正确的是
A.一般选择3～4个基牙，双侧相连
B.可少排一个人工牙，适当减少人工牙的颊舌径
C.尽量减少游离端基托范围
D.在前牙区设置间接固位体
E.邻缺隙基牙上可设计RPA卡环
【答案】C
【解析】患者下颌为Kennedy第一类牙列缺损，义齿设计要点：一般选择3～4个基牙，双侧相连，近缺隙基牙上可设计RPA、RPI卡环（基牙条件差者），在前牙区设置间接固位体，人工牙排列，可少排一个人工牙，适当减少人工牙的颊舌径，减轻基托下组织负担，尽量伸展游离端基托范围，增加与基托下组织密合度。

66.在减小牙槽嵴𬌗力负担的措施中，不可取的是
A.采用塑料牙
B.减小人工牙颊舌径
C.适当降低咬合接触
D.减少人工牙数目
E.扩大基托面积

【答案】C

【解析】减小𬌗力可以采用塑料牙，减小人工牙颊舌径，减少人工牙数目，扩大基托面积。但是不能降低咬合接触，这样会形成咬合关系不稳定，失去修复意义。

67. 在排列可摘局部义齿人工后牙的要求中，错误的是
A. 尽可能减小覆盖
B. 前磨牙的排列兼顾美观
C. 尽量排列在牙槽嵴顶上
D. 与对颌牙排成尖窝相对的咬合关系
E. 上下颌双侧后牙缺失，𬌗平面平分颌间距离

【答案】A

【解析】可摘局部义齿人工后牙排列尽量排成正常的覆𬌗覆盖，覆盖如果减小可能造成咬颊或咬舌。

68. 可摘局部义齿中主要起固位作用的部分为
A. 连接体
B. 卡环体
C. 卡环臂
D. 𬌗支托
E. 间接固位体

【答案】C

【解析】可摘局部义齿的结构包括固位体、连接体、基托和人工牙。其中固位体可以是卡环、套筒冠、附着体。卡环尤其以卡环臂的尖端位于倒凹区，起主要固位作用。

69. Kennedy 分类第一类正确的说法是
A. 没有亚类
B. 义齿鞍基在一侧基牙远中
C. 远中一侧为游离端，另一侧为非游离端
D. 在基牙前份的鞍基不超过中线
E. 双侧远中为游离端

【答案】E

【解析】Kennedy 分类第一类牙弓两侧后部牙缺失，远中为游离端，无天然牙存在。有亚类分型。

70. Kennedy 第一类牙列缺损设计中，不能减小牙槽嵴𬌗力负担的措施是
A. 排列瓷牙
B. 减小人工牙颊舌径
C. 扩大基托面积
D. 减少人工牙数目，通常可少排第一前磨牙
E. 加深𬌗面沟窝形态

【答案】A

【解析】Kennedy 第一类牙列缺损设计中可以减少牙槽嵴𬌗力负担的措施是人工牙减数减径，加深𬌗面排溢沟，增大舌外展隙，减少义齿本身受力，扩大义齿基托，增加基托的密合性可以减少牙槽嵴受力，并使之受力均匀。

71. 关于铸造卡环的描述，错误的是
A. 卡环臂呈内扁外圆的半圆形
B. 卡环臂尖有固位支持稳定作用
C. 卡环臂起𬌗部分宽厚，越向尖端越窄薄
D. 卡环体位于基牙非倒凹区
E. 卡环尖位于基牙倒凹区

【答案】B

【解析】铸造卡环的形态为内扁外圆的半圆形，卡环臂起𬌗部分宽厚，越向尖端越窄薄，卡环臂的起始部分较为坚硬，位于基牙的非倒凹区，具有稳定作用，卡环臂的尖端部分有弹性位于基牙的倒凹区，具有固位作用，卡环体具有稳定和支持作用。

72. 调凹式就位道是指
A. 两侧基牙长轴延长线的角平分线为就位道
B. 通过模型的倾斜把倒凹集中在一侧，与𬌗力方向相一致的就位道，义齿垂直向就位
C. 通过模型的倾斜把倒凹集中在一侧，与𬌗力方向不一致的就位道，义齿斜向就位
D. 义齿就位道与基牙长轴相一致
E. 义齿就位道与𬌗力方向相一致

【答案】C

73. 对模型观测线正确的提法是
A. 观测线即是卡环线
B. 观测线是牙冠解剖外形最突点的连线
C. 观测线不随模型的倾斜而改变
D. 同一牙上可划出不同的观测线
E. 每个牙只能划出一种观测线

【答案】D

【解析】观测线是按照共同就位道所画出来的区分软硬组织倒凹区和非倒凹区的一条分界线。它会随着模型

的倾斜（就位道）的改变而改变，可以画出无数条，但只有牙长轴垂直于观测仪水平面时，观测线又是外形高点线。观测线决定了卡环的放置位置，但并不是直接放在观测线上，因此不是卡环线，卡环线指的是支点线。

74. 充填塑料时，应注意下列各项，除了
   A. 用量要合适　　　　　　　B. 塑料调和后，静置桌上　　　C. 用具手和桌面应清洁
   D. 修整好牙冠与基托的分界线　E. 在压盒器上加压时，逐渐加大力量
   【答案】B
   【解析】充填塑料时，应注意用量要合适。用具手和桌面应清洁。修整好牙冠与基托的分界线。在压盒器上加压时，逐渐加大力量。调和后要加盖放置。

75. 可摘局部义齿上颌后堤区后缘应在
   A. 前颤动线以前　　　　　　B. 后颤动线以前　　　　　　　C. 腭小凹之前
   D. 前后颤动线以前　　　　　E. 软硬腭交界处稍后的软腭上
   【答案】E
   【解析】后堤区是上颌的边缘封闭区。后缘应处于软硬腭交界处稍后的软腭上，此区有大量的疏松结缔组织，可以与义齿边缘紧密贴合。

76. 患者，男，45岁。右上第一磨牙缺失，右上第二磨牙向缺隙侧轻度倾斜，右上第二前磨牙远中面无倒凹，拟行活动义齿修复，为取得就位道，最佳的办法是
   A. 拔除倾斜牙　　　　　　　　　　B. 正畸治疗
   C. 少量调磨右上第二磨牙近中倒凹　D. 设计RPI卡环
   E. 组合式义齿修复
   【答案】C
   【解析】题干中右上第二磨牙向缺隙侧轻度倾斜，右上第二前磨牙远中面无倒凹，只要少量调磨右上第二磨牙近中倒凹取得共同就位道。拔除倾斜牙影响义齿修复，且损伤大；正畸治疗也非适应证；非游离端缺失，不需要设计RPI卡环；组合式义齿修复也不可能。

【破题思路】就位道的设计原则
便于患者摘戴
有利于义齿的固位
选择就位道不应导致义齿与邻牙间出现过大的间隙，以免影响美观
必要时应根据所设计就位道，对基牙外形进行修整

77. 患者，男，35岁。上前牙外伤脱落1天，因工作需要，要求做即刻修复。检查：上唇肿胀右上1缺失，伤口内血凝块充盈。未见其他异常。目前应首选修复方式是
   A. 牙再植　　　　　　　　　B. 种植义齿　　　　　　　　C. 固定义齿
   D. 覆盖义齿　　　　　　　　E. 可摘局部义齿
   【答案】E
   【解析】题干中提到患者上前牙外伤脱落1天，已经不符合做牙再植，先做可摘局部义齿恢复美观，等3个月后再考虑永久修复。

【破题思路】可摘局部义齿的适应证
各种牙列缺损，尤其是游离端缺失者
牙列缺失伴有牙槽骨、颌骨或软组织损伤者
拔牙创愈合过程中制作过渡性义齿者或青少年缺牙需要维持缺牙间隙者
牙周病需活动夹板固定松动牙者
殆面严重磨耗或多个牙缺失等原因造成咬合垂直距离过低，需恢复垂直距离者
拔牙后需要制作即刻义齿

78. 患者，男，46岁。|456缺失，余留牙健康。可摘局部义齿的支点线应设计成

A. 斜线式	B. 直线式	C. 横线式
D. 纵线式	E. 平面式	

【答案】E

【解析】因为是单侧缺失，末端没有游离缺失，但由于缺牙数目较多简单设计为纵线式会导致义齿发生旋转，因此临床通常设计为跨颌把卡环固位体设计到对侧，所以为平面式。

【破题思路】可摘局部义齿按照支点线进行分类	
第一类　斜线式	支点线斜割牙弓
第二类　横线式	支点线横割牙弓
第三类　纵线式	支点线位于牙弓的一侧而成前后方向者
第四类　平面式	支点线构成多边形

79. 半解剖式人工牙的牙尖斜度一般为

A. 0°	B. 10°	C. 15°
D. 20°	E. 30°	

【答案】D

80. 支托具有以下作用，除了

A. 支持作用	B. 作间接固位体	C. 防止食物嵌塞
D. 固位作用	E. 恢复咬合接触	

【答案】D

81. 患者，女，45岁。可摘局部义齿初戴1周，主诉恶心，特别在行使功能时尤为厉害。查：76|567 远中游离可摘局部义齿后腭杆位于颤动线处。义齿各部与组织贴合良好。正中𬌗非正中𬌗均无早接触。引起恶心的原因是

A. 后腭杆位置偏后	B. 初戴不适应	C. 腭杆不光滑
D. 基托过大	E. 两侧基托过厚	

【答案】A

【解析】后腭杆位于腭隆突之后，颤动线之前，两端微弯向第一第二磨牙之间，过后会触及软腭导致恶心，对敏感者其位置可适当向前调整。

82. 患者，女，30岁，右下义齿戴后7天，咀嚼时易脱落。查：6|缺失，可摘局部义齿修复，75|三臂卡环，舌侧铸造卡环臂，颊侧为弯制卡环臂，基牙牙冠较短，颊舌侧基托较厚，固位倒凹尚可，义齿固位差。对该患者的有效处理方法是

A. 调节固位卡环臂进入倒凹区的深度　　B. 改变就位道，与基牙产生制锁作用
C. 磨薄基托抛光面　　D. 减小牙尖斜度
E. 增加卡环

【答案】E

【解析】颊侧为弯制卡环臂，其弹性较好，固位力稍差，基牙牙冠较短，固位力不足，应增加直接固位体，直接固位体主要是卡环，能防止义齿𬌗向脱位，亦能防止义齿下沉，增加了固位力。

【破题思路】可摘局部义齿固位不良的原因及处理	
卡环弹跳：卡环臂末端未进入基牙倒凹区，而是抵住邻牙	磨改卡环
义齿翘动摆动：卡环体与基牙不密合或间接固位体设计不当，𬌗支托卡环在牙面上形成支点	修改卡环与𬌗支托、需要重新制作卡环
基托与黏膜不密合，边缘封闭不好	基托重衬处理
基牙牙冠短小呈锥形致固位型差	增加基牙、改变卡环类型或基牙改形
人工牙排列的位置不当	调磨
基托边缘伸展过长	磨短

83. 戴义齿2周，主诉义齿翘动明显，且疼痛。查 765|567 游离端可摘局部义齿，4|4 分别设计三臂卡环，马蹄形塑基托，与黏膜贴合良好，远中牙槽嵴黏膜上可见黏膜红肿。造成义齿翘动疼痛的原因是

A. 人工牙排在牙槽嵴顶腭侧　　B. 人工牙牙尖斜度过大　　C. 未设计间接固位体
D. 卡环缺乏环抱作用　　E. 基托面积小

【答案】C

【解析】双端基牙连续缺失，并且每侧缺失3颗，4|4 分别设计三臂卡环，会导致义齿不稳定，容易发生翘动，因此需要设计间接固位体进行防治。故本题选C。人工牙的排列、牙尖斜度都会导致义齿的不稳定，但是从题干上面得不到这样的信息，而基托面积过小会导致疼痛，但应该是广泛的疼痛。卡环的卡抱作用缺乏会直接导致义齿的固位不良，患者主诉为义齿不稳定。

【破题思路】可摘局部义齿修复产生软组织疼痛的原因有：基托边缘过长、过锐，基托组织面有小瘤，牙槽嵴部位有骨尖、骨嵴，形成组织倒凹，覆盖黏膜较薄等。

84. 患者，女，35岁。戴右下活动义齿1周，感觉义齿松动而复诊，经医师调改卡环后固位好，使用1天后，感黏膜疼痛再次复诊。查：活动义齿，固位力大，颊侧基托覆盖处黏膜充血，有压痕，咬合时可见颊舌向摆动。造成软组织疼痛的原因是

A. 咬合不平衡　　B. 颊侧卡环过紧　　C. 基托组织面有小结节
D. 基托面积小，压力集中　　E. 基托不贴合，使义齿不稳定

【答案】B

【解析】本病例主要是由于卡环过紧形成支点，导致义齿基托不贴合，而产生的软组织疼痛。

85. 男，70岁。戴下颌活动义齿半年，昨日咬物时折断。查：76542|24567 黏膜支托式可摘局部义齿，3| 处舌侧基托纵折，两断端约1.5mm厚，咬合接触良好。造成基托折断的原因是

A. 基托过薄　　B. 咬过硬食物　　C. 习惯单侧咀嚼
D. 取戴义齿方法不正确　　E. 牙槽嵴吸收，现基托与组织不密合

【答案】A

【解析】本患者预留牙仅有 31|13，设计黏膜支持式义齿，咬合接触良好，但是 3| 处舌侧基托纵折可能的主要原因就是基托过薄，因为可摘局部义齿塑料基托的厚度一般2mm。

【破题思路】基托的作用及要求

基托的作用	连接作用、传递和分散𬌗力、修复缺损、固位与稳定
基托的伸展范围	上颌后牙游离端义齿基托后缘应伸展到翼上颌切迹，远中颊侧应盖过上颌结节，后缘中部应到硬软腭交界处稍后的软腭上，下颌基托后缘应覆盖磨牙后垫的2/3～1/2，基托边缘不宜伸展到组织倒凹区
基托厚度	塑料基托一般厚约2mm，铸造基托厚约0.5mm

86. 下面关于舌杆的描述，不正确的是

A. 位于下颌舌侧龈缘与舌系带、黏膜皱襞之间
B. 下颌舌侧牙槽骨形态呈斜坡形者舌杆应离开黏膜 0.2mm
C. 下颌舌侧牙槽骨形态呈凹形者舌杆在倒凹之上
D. 下颌舌侧牙槽骨形态呈垂直形者舌杆与黏膜平行接触
E. 舌杆应距龈缘 3～4mm

【答案】B

【解析】斜坡形牙槽嵴形态，舌杆应离开黏膜 0.3～0.5mm。

87. 患者，765|56 缺失，基牙条件良好，防止义齿前后翘动最有力的措施是

A. 扩大基托面积　　B. 设计舌支托　　C. 设计间接固位体
D. 减少牙尖斜度　　E. 设计平衡卡环

【答案】C

【解析】间接固位体是用以辅助直接固位体的固位部件，起到增强义齿的稳定，防止义齿发生翘起、摆动、旋转及下沉的作用。该患者为 Kennedy 第一类缺失，利用间接固位体可增加平衡距增加平衡力。

【破题思路】可摘局部义齿稳定的设计方法
设置间接固位体：通常在缺牙区相对的旋转轴的另一侧设计𬌗支托等间接固位体
设计导平面和导平面板
设计跨颌义齿
制取功能性印模
恰当地选排人工牙

88.患者，男，22岁。21|12缺失，唇侧牙槽嵴丰满，余无异常，在设计可摘局部义齿时，模型应做的倾斜方向是
　　A.向前　　　　　　　　B.向后　　　　　　　　C.向左
　　D.向右　　　　　　　　E.不做倾斜
【答案】B
【解析】该患者唇侧牙槽嵴丰满、唇侧倒凹大，设计可摘局部义齿时，唇侧可以不放基托，因此需要减小倒凹，模型向后倾斜可以减小唇侧倒凹，因此义齿向后就位。

89.黏膜支持式可摘局部义齿和牙支持可摘局部义齿的主要区别是
　　A.卡环的多少　　　　　B.有无间接固位体　　　　C.有无𬌗支托
　　D.缺牙的多少　　　　　E.基托面积的大小
【答案】C
【解析】牙支持式义齿指缺隙两端均有余留天然牙，两端基牙上均设置𬌗支托，义齿所承受的𬌗力主要由天然牙承担。黏膜支持式指义齿所承受的𬌗力主要由黏膜及其下的牙槽嵴负担，虽然缺隙的一端或两端有余留天然牙存在，但因余留松动或因咬合过紧而不设置𬌗支托。

90.间接固位体不具备的作用是
　　A.防止义齿侧向移位　　B.防止义齿翘动　　　　　C.防止食物嵌塞
　　D.分散𬌗力　　　　　　E.保护基牙
【答案】C
【解析】间接固位体的作用：①防止游离端依次向𬌗向脱位，减少因义齿转动而造成对基牙的损害；②对抗侧向力，防止义齿旋转和摆动；③分散𬌗力，减轻基牙及基托下组织承受的𬌗力。

【破题思路】可摘局部义齿固位体的分类	
直接固位体	主要是卡环，利用卡环的弹性固位作用，可防止义齿𬌗向脱位
间接固位体	防止义齿翘起、下沉、摆动、旋转的固位体。辅助固位增强义齿稳定的作用

91.下列哪项不是义齿就位困难的原因
　　A.基托进入倒凹区　　　B.组织面不光滑　　　　　C.卡环过紧
　　D.支托位置不当　　　　E.义齿变形
【答案】B

92.为了减小支持组织负荷，在选择人工后牙时下面正确的做法是
　　A.增加颊舌径，增加排溢沟　B.减小颊舌径，增加排溢沟　C.增加轴面突度
　　D.减小轴面突度　　　　　　E.增加人工牙的数量
【答案】B
【解析】选择人工牙时，可通过减少人工牙的数量，减小人工牙的颊舌径，增加食物排溢沟等措施，达到减轻基牙及支持组织的负荷的目的。故答案选B。增加和减少轴面突度不会改变支持组织的负荷，只会改变义齿对牙周的影响；增加人工牙的数量增加支持组织的负担。

【破题思路】黏膜支持式可摘局部义齿受力主要由基托下黏膜承担，受力大会产生疼痛，因此要尽可能地减轻义齿和黏膜的受力。主要方式有扩大基托面积、采取功能性印模、人工牙减数减径、加深食物排溢沟。

第三单元 牙列缺损

93. 下颌游离端局部义齿基托后缘应覆盖于
A. 末端人工牙远中
B. 磨牙后垫前方
C. 磨牙后垫前缘
D. 磨牙后垫的前 1/2～2/3
E. 磨牙后垫后缘
【答案】D
【解析】下颌游离端局部义齿的基托后缘应充分伸展，到达磨牙后垫的前 1/2～2/3。

94. 可摘局部义齿人工牙的功能是
A. 连接作用
B. 修复作用
C. 支持作用
D. 固位作用
E. 稳定作用
【答案】B
【解析】人工牙的主要作用是修复功能。修复咀嚼功能、发音功能、美观功能。

95. 为消除可摘局部义齿的不稳定，错误的是
A. 可摘局部义齿不稳定的消除法有三种：平衡法、对抗法、消除支点法
B. 在义齿支点线游离端侧施以平衡力
C. 增加或使用对抗性、平衡的设施
D. 消除可摘局部义齿部件与口腔组织间形成的支点
E. 在义齿支点或支点线的非游离端侧施以平衡力
【答案】B
【解析】在支点线对侧放置间接固位体，施医平衡力，而非游离侧。

96. 下列哪种情况属于Ⅰ型导线
A. 基牙向缺隙方向倾斜时画出的观测线
B. 基牙向缺隙相反方向倾斜时画出的观测线
C. 基牙向舌侧倾斜时画出的观测线
D. 基牙向颊侧倾斜时画出的观测线
E. 基牙各轴面外形高点的连线
【答案】B
【解析】Ⅰ型导线是基牙向缺隙相反方向倾斜画出的观测线；Ⅱ型导线是基牙向缺隙方向倾斜时画出的观测线；Ⅲ型导线是基牙向舌侧或者颊侧倾斜时画出的观测线。

97. 下面关于舌杆的描述，不正确的是
A. 位于下颌舌侧龈缘与舌系带黏膜皱襞之间
B. 下颌舌侧牙槽骨形态呈斜坡形者舌杆应离开黏膜 0.5～1mm
C. 下颌舌侧牙槽骨形态呈凹形者舌杆在倒凹之上
D. 下颌舌侧牙槽骨形态呈垂直形者舌杆与黏膜平行接触
E. 舌杆应距龈缘 3～4mm
【答案】B
【解析】根据下颌舌侧牙槽骨形态，舌杆一般有三种形态。垂直形者舌杆与黏膜平行接触；倒凹形者舌杆在倒凹之上或在倒凹区留出空隙；斜坡形者舌杆与黏膜距离 0.3～0.5mm。

98. 可摘局部义齿上，起辅助固位和增强稳定作用的部分称
A. 基托
B. 间隙卡环
C. 间接固位体
D. 支托
E. 连接体
【答案】C
【解析】起辅助固位和增强稳定作用的部分称间接固位体。

【破题思路】义齿不稳定的表现为翘起、摆动、旋转、下沉。解决义齿不稳定的主要措施有设置间接固位体，取功能性印模，扩大基托等。可摘局部义齿的组成包括基托、人工牙、固位体、连接体。

99. 下列哪项不属于塑料基托的优点
A. 色泽美观
B. 操作简易，经济
C. 不易折断，基托薄小，感觉舒适
D. 制作设备简单
E. 便于义齿修补和加添
【答案】C
【解析】塑料基托的优点为色泽美观，制作设备简单，操作简易，经济，便于义齿修补和加添。缺点为坚韧度及抗折力差，刚度差，传力作用亦较差，材料易老化，温度传导作用差，不易自洁等。

【破题思路】塑料基托的厚度一般为2mm，金属基托的厚度一般为0.5mm。

100. 下列关于铸造卡环的叙述，正确的是
A. 铸造卡环较适合于Ⅲ型观测线
B. 铸造卡环固位臂一般需要0.75mm的水平倒凹
C. 铸造卡环臂一般设计为Ⅰ杆
D. 铸造卡环较锻丝卡环弹性韧性好，不易折断
E. 铸造卡环与基牙的接触面积较锻丝卡环大
【答案】E
【解析】铸造卡环一般适用于Ⅰ、Ⅱ型观测线，锻丝卡环适用于Ⅲ型观测线；铸造卡环进入倒凹的深度一般不超过0.5mm；铸造卡环臂一般为圆形卡环臂；锻丝卡环的韧性更好，不易折断；铸造卡环为半圆形与基牙接触面积大，锻丝卡环为圆形与基牙成线状接触。

101. 下列关于卡环材料描述不正确的是
A. 一般都为金属材料制成
B. 应选用弹性极限高的材料
C. 应使用化学性能稳定不易腐蚀的材料
D. 应选择强度较高不易折断的材料
E. 刚性越大越好
【答案】E
【解析】卡环一般为金属材料；弹性限度高的材料进入基牙的倒凹深度大，固位效果好；使用化学性能稳定不易腐蚀的材料；选择强度高不易折断的材料。在相同位移条件下，正压力越大，固位力越大，过大的固位力对基牙健康不利，并易引起摘戴困难。

102. 用于远中孤立并向近中舌侧或颊侧倾斜磨牙上的卡环是
A. 环形卡环
B. 对半卡环
C. 回力卡环
D. 联合卡环
E. Ⅰ型卡环
【答案】A
【解析】环形卡环亦称圈形卡环，多用于远中孤立的磨牙上，适用于向近中舌侧或近中颊侧倾斜的基牙，卡环游离臂端设在颊或舌面主要倒凹区，经过基牙远中延伸至舌面或颊面非倒凹区。一般有近远中两个𬌗支托，远中𬌗支托意义是防止基牙继续向近中倾斜。

103. 关于联合卡环下列描述不正确的是
A. 需用铸造法制作
B. 卡环体位于相邻两基牙的𬌗外展隙
C. 可减小基牙扭力降低基牙负担
D. 可防止邻间隙的食物嵌塞
E. 适用于基牙牙冠短而稳固的基牙
【答案】C
【解析】联合卡环由位于相邻两基牙的两个卡环通过共同的卡环体相连而成。此卡环需用铸造法制作，卡环体位于相邻两基牙的𬌗外展隙，并与伸向𬌗面的支托相连接，适用于基牙牙冠短而稳固相邻两牙之间有间隙或有食物嵌塞等情况者。

104. 有应力中断作用，可减小游离缺失末端基牙扭力的卡环是
A. 隙卡
B. 回力卡环
C. 圈形卡环
D. 对半卡环
E. 三臂卡环
【答案】B
【解析】回力卡环常用于后牙游离端缺失，基牙为前磨牙或尖牙，牙冠较短或呈锥形。卡环臂尖位于基牙唇（颊）面的倒凹区，绕过基牙的远中面与支托相连接，再转向基牙舌面的非倒凹区，在基牙近中舌侧通过连接体与基托或连接杆相连。因其𬌗支托不与基托直接相连故具有应力中断作用。

105. 下列不属于悬锁卡环组成部分的是
A. 铸造唇杆
B. 固位指
C. 铰链
D. 𬌗支托
E. 舌杆
【答案】D
【解析】悬锁卡环包括铸造唇杆、固位指、铰链等结构，一般认为悬锁卡环不应使用𬌗支托，以免增加基牙负荷。

106. 设计隙卡制备牙体时，不能预备成楔形，也不能破坏两相邻牙的接触点，这样做的原因是
A. 提供足够的隙卡空间，方便制作
B. 防止基牙间食物嵌塞
C. 减少牙体磨出量
D. 防止基牙龋坏

E. 避免形成楔力，使基牙移位

【答案】E

【解析】在进行隙卡沟的预备时隙卡沟的底面要预备成 U 型，不可预备成 V 字形，防止形成楔力，使基牙移位。

107. 下列哪项不是可摘局部义齿修复前口腔检查必需的

A. 缺牙的部位 B. 剩余牙槽嵴的情况 C. 旧义齿
D. 口腔黏膜及唾液 E. 曲面断层 X 线片

【答案】E

【解析】可摘局部义齿修复前必须做的口腔检查有缺牙部位的检查，剩余牙槽嵴的检查，旧义齿的检查，口腔黏膜和唾液的检查。曲面断层 X 线检查主要看牙列的情况，属于特殊检查不是必要检查。

【破题思路】修复前的口腔检查

临床一般检查		特殊检查
口腔外部	口腔内部	
颌面部检查、颞下颌关节区的检查、咀嚼肌的检查	口腔一般情况、牙周检查、牙列检查、𬌗关系检查、缺牙区检查、无牙颌专项检查、原有修复体的检查	影像学检查、模型检查、咀嚼功能检查

108. 上颌双侧前磨牙及磨牙缺失对于单侧上颌结节有骨性倒凹者，最佳的处理是

A. 不进行任何处理 B. 手术去除骨性倒凹
C. 在基托组织面缓冲 D. 减小基托面积，不覆盖上颌结节
E. 增大基托面积，覆盖上颌结节

【答案】C

【解析】如果两侧上颌结节均较突出时，可以只选择结节较大的一侧做外科修整，另一侧可在基托组织面进行适当的缓冲以减少倒凹，或是改变义齿就位方向，使义齿容易就位，并且不产生疼痛。

【破题思路】全口义齿修复前的外科处理包括：去除尖锐的骨尖、骨突和骨嵴；修整上颌结节；修整下颌隆突；唇颊沟加深；唇颊系带成形；修复增生的黏膜组织；松软牙槽嵴的处理。

109. 上颌双侧前磨牙及磨牙缺失对于双侧上颌结节均有骨性倒凹者，最佳的处理是

A. 不进行任何处理 B. 手术去除单侧骨性倒凹
C. 手术去除双侧骨性倒凹 D. 在基托组织面缓冲
E. 减少基托面积，不覆盖上颌结节

【答案】B

【解析】如果两侧上颌结节均较突出时，可以只选择结节较大的一侧做外科修整，另一侧可在基托组织面进行适当的缓冲以减少倒凹，或是改变义齿就位方向，使义齿容易就位，并且不产生疼痛。

110. 根据观测线设计可摘局部义齿有利于义齿的

A. 固位 B. 稳定 C. 支持
D. 坚固 E. 耐用

【答案】A

【解析】据观测线可以确定基牙的倒凹位置，即指导了卡环臂夫放置位置，利于义齿的固位。

111. 患者，男性，35 岁，下颌 875|578 缺失，余留牙无明显松动，口底深度大于 8mm，无较大的骨突，缺牙区牙槽嵴吸收，牙槽嵴呈垂直型，不正确的说法是

A. 可设计舌杆 B. 下颌为 Kennedy 第一类牙列缺损
C. 可设计连续舌杆 D. 舌杆与黏膜应平行接触
E. 应设计舌板

【答案】E

【解析】口底深度大于 8mm，无较大的骨突，缺牙区牙槽嵴吸收，牙槽嵴呈垂直型提示我们选择舌杆，舌杆与黏膜应平行接触。余留牙无明显松动，不必设计连续舌杆。双侧游离缺失属 Kennedy 第一类缺损。

【破题思路】舌杆与黏膜的关系：

垂直型：平行接触

倒凹型：倒凹之上或倒凹区充分缓冲

斜坡型：与黏膜距离 0.3～0.4mm

---

112. 目前临床使用最多的印模材料是
A. 藻酸盐印模材料　　　　　B. 硅橡胶　　　　　　　　C. 印模膏
D. 印模石膏　　　　　　　　E. 琼脂

【答案】A

【解析】目前临床使用最多的印模材料是藻酸盐印模材料。

【破题思路】印模材料的分类

名称	凝固后有无弹性	是否可以重复利用
藻酸盐	有	不可逆
琼脂	有	可逆
硅橡胶	有	不可逆
印模膏	无	可逆

113. 下列哪种材料是最理想的印模材料
A. 藻酸钾　　　　　　　　　B. 藻酸钠　　　　　　　　C. 硅橡胶
D. 印模膏　　　　　　　　　E. 印模石膏

【答案】C

【解析】硅橡胶类印模材料有良好的流动性、尺寸稳定性，是目前最理想的印模材料。

114. 复制琼脂印模时，琼脂的温度应在
A. 27℃左右　　　　　　　　B. 37℃左右　　　　　　　C. 47℃左右
D. 57℃左右　　　　　　　　E. 7℃左右

【答案】D

【解析】将工作模型适当磨小放到水中无气泡产生后，备用。将琼脂复模材料切碎，水浴加入至完全融化后，逐渐冷却到57℃左右便可以进行复制印模。

115. 选择可摘局部义齿托盘标准，错误的是
A. 与牙弓形态尽量协调一致　　　　　　　　B. 上颌盖过上颌结节和颤动线
C. 与牙弓内外侧应有3～4mm间隙　　　　　D. 翼缘不超过黏膜皱襞
E. 如与口内弓条件相差太远，应制作个别托盘

【答案】D

【解析】托盘标准是与牙弓形态尽量协调一致，上颌盖过上颌结节和颤动线，下颌应盖过磨牙后垫，与牙弓内外侧应有3～4mm间隙，翼缘离开黏膜皱襞2mm。如与口内弓条件相差太远，应制作个别托盘。

116. 取印模时，被动肌功能修整方法是
A. 轻拉唇颊部，在上颌向前向下，下颌向前向上　　　B. 轻拉唇颊部，在上颌向后向下，下颌向后向上
C. 轻拉唇颊部，在上颌向前向上，下颌向前向下　　　D. 轻拉唇颊部，在上颌向后向上，下颌向后向下
E. 嘱患者轻轻活动唇颊部，并做吞咽伸舌等动作

【答案】A

【解析】被动肌功能整塑的方法是轻拉唇颊部以及口角，在上颌牵拉唇部向前向下，牵拉口角向前下内，牵拉下颌唇部向前向上，牵拉口角向前上内。

【破题思路】肌功能整塑分为主动整塑和被动整塑。主动整塑是让患者做向前噘的动作，让黏膜达到功能状态。

117. 杆形卡环的固位臂是从什么方向进入基牙唇颊面倒凹的
   A. 远中   B. 近中   C. 殆面
   D. 牙龈   E. 侧面
【答案】D
【解析】杆卡的就位方向由龈方向殆方。

118. 可摘局部义齿戴入后基牙疼痛的原因不可能有
   A. 基牙龋病   B. 基牙牙周病
   C. 卡环基托与基牙接触过紧   D. 义齿不稳定对基牙产生扭力
   E. 基托折裂
【答案】E
【解析】可摘局部义齿戴入后基牙疼痛的原因有基牙龋病、基牙牙周病、卡环基托与基牙接触过紧、义齿不稳定对基牙产生扭力。

119. 关于支托凹制备的原则，错误的是
   A. 尽量少磨牙体组织   B. 尽量利用天然间隙
   C. 可磨除相对应的对颌牙牙尖或嵴   D. 近远中长度应为基牙殆面的1/5
   E. 如为铸造支托其颊舌宽度约为基牙颊舌宽度的 1/3～1/2
【答案】D
【解析】长度为近远中径的 1/4～1/3。

120. 下列哪项不是影响义齿就位的原因
   A. 基托进入倒凹区   B. 组织面不光滑   C. 卡环过紧
   D. 殆支托位置不当   E. 义齿变形
【答案】B
【解析】影响义齿就位的原因主要有基托进入倒凹区、卡环过紧、殆支托位置不当、义齿变形等。组织面不光滑不会导致就位困难。

121. 关于义齿基托磨光面的制备原则，错误的是
   A. 均应制成斜凸形斜面   B. 上颌颊面应为向上外的斜面
   C. 上颌舌面应为向上内的斜面   D. 下颌颊面应为向下外的斜面
   E. 下颌舌面应为向下内的斜面
【答案】A
【解析】基托磨光面的形态一般为凹面型。

【破题思路】义齿表面包括组织面、磨光面和咬合面。组织面是义齿获得固位的主要部位，咬合面利于义齿的稳定，磨光面具有帮助义齿固位和抵抗侧向压力的作用。应呈凹面以利于固位。

122. 患者，女性，50岁，7654|4567缺失，余留牙无明显松动，口底深度大于8mm，无较大的骨突，舌侧牙槽嵴无明显倒凹，正确的说法是
   A. 下颌为 Kennedy 第一类第一亚类牙列缺损   B. 可设计舌杆
   C. 应设计黏膜支持式   D. 应设计舌板
   E. 拔除余留牙
【答案】B
【解析】双侧游离确属为 Kennedy 第一类。应设计混合支持式。口底深度大于8mm，无较大的骨突，舌侧牙槽嵴无明显倒凹提示我们选择舌杆。若口底深度不足7mm，有较大的骨突，舌侧牙槽嵴有明显倒凹，提示选择舌板。

【破题思路】舌板适应证：
① 口底浅，舌系带高＜7mm。
② 前牙松动需用夹板固定。
③ 舌侧倒凹过大。
④ 下前牙有缺失或缺失倾向的。

123. 可摘局部义齿不适用于
　　A. 双侧游离端缺失　　　　B. 单侧游离端缺失　　　　C. 缺隙牙槽嵴低平
　　D. 基牙Ⅲ度松动　　　　　E. 拔牙创未愈合
【答案】D
【解析】可摘局部义齿不适用于基牙Ⅲ度松动者，因Ⅲ度松动为拔牙指征。

【破题思路】拔牙的指征：Ⅲ度松动或牙槽骨吸收达根长的2/3。

可摘局部义齿的禁忌证

生活不能自理的患者，不能摘戴保管和清洁义齿，或有误吞可能的患者

有严重的牙体、牙周疾病而未得到完善的治疗和有效控制者

有黏膜疾病或其他软硬组织疾病未得到有效控制的

缺牙间隙过窄，殆龈距过小，可能导致义齿强度不足者

对义齿过敏或异物感无法克服者

124. 下列哪类患者不适宜使用可摘局部义齿修复
　　A. 肝炎　　　　　　　　　B. 咽炎　　　　　　　　　C. 脑炎
　　D. 偏头痛　　　　　　　　E. 癫痫
【答案】E
【解析】癫痫患者戴用可摘局部义齿可能在发病期间造成义齿的误吞。

【破题思路】可摘局部义齿的禁忌证

缺牙间隙小，殆龈距离过低，义齿强度不足者

牙冠形态异常，不能为义齿提供足够固位力者

不能方便摘戴、保管、清洁，甚至有误吞义齿危险的患者

严重的牙体、牙周或黏膜病变未得到有效治疗控制者

对义齿材料过敏或对义齿异物感明显无法克服者

125. 在可摘局部义齿基牙选择的原则中，哪项是错误的
　　A. 后牙靠近缺牙区的基牙　　B. 牙根多且根长的基牙　　C. 牙体无缺损，具正常的基牙
　　D. 多个基牙应相对集中　　　E. 多个基牙彼此应合理分散
【答案】D
【解析】需使义齿固位体呈面支持式，因此多个基牙应合理分散，充分发挥各固位体之间的制约作用增加固位力。

【破题思路】可摘局部义齿固位力主要影响因素

基牙的倒凹深度和坡度：深度坡度越大，所产生的摩擦力越大

卡环的固位臂：卡环的形态、长短、粗细、材料的刚度和弹性限度等

制锁状态：制锁角度越大，固位越好

固位体之间的制约状态：固位体越分散，固位效果越好

126. 下面哪种牙列缺损应采用蜡堤记录正确面关系
　　A. 1|2 缺失　　　　　　　　　　　　　　B. 1|156 缺失
　　C. 876|5678 缺失　　　　　　　　　　　 D. 654|56 缺失
　　E. 54|6 缺失
【答案】C

【解析】双侧游离缺失，每侧连续缺失两牙以上，无法在模型上确定正确殆关系，因此应该使用蜡面堤记录正确殆关系。

127. 混合支持式义齿基牙的受力与牙槽嵴丰满程度的正确关系是
A. 牙槽嵴丰满者可能相对减轻基牙的受力
B. 牙槽嵴丰满者可能相对增加基牙的受力
C. 牙槽嵴窄小会相对减轻基牙的受力
D. 牙槽嵴低平会相对减轻基牙的受力
E. 牙槽嵴的丰满程度与基牙的受力无关
【答案】A
【解析】混合支持式义齿基牙与牙槽嵴共同承担咬合力，当牙槽嵴丰满时可以调整基托的面积增加黏膜受力，从而减小基牙的受力。

128. 可摘局部义齿戴后出现食物嵌塞的可能原因不包括
A. 殆面受力过大
B. 基托与组织不密合
C. 面支托与支托凹不贴合
D. 卡环臂与基牙不贴合
E. 基托与天然牙不贴合
【答案】A
【解析】可摘局部义齿戴后出现食物嵌塞的可能原因就是不密合、有缝隙。受力过大会导致疼痛、义齿松动、折断，不会造成食物嵌塞。

【破题思路】食物嵌塞的原因及处理

原因	处理
修复体与邻牙或修复体之间无接触或接触关系不正常	一般拆除重做
修复体轴面外形不良	一般拆除重做
殆面形态不良，边缘嵴过锐，颊舌沟不明显	适当磨改
修复体悬突或不密合	修改或重做
对殆牙有充填式牙尖	调殆

129. Kennedy 第一类牙列缺损者，当余留牙情况较差时，通常设计为
A. 牙支持式
B. 黏膜支持式
C. 混合支持式
D. 牙支持式或混合支持式
E. 天然牙支持
【答案】B
【解析】该题的牙列缺失修复时，由于余留牙情况较差，应注意减少基牙的负担，需由黏膜以及其下的牙槽骨支持。

130. 为减少 Kennedy 第一类缺损混合支持式义齿鞍基受侧向力而引起摆动的情况，设计时的措施不包括
A. 设计间接固位体
B. 双侧联合设计
C. 减少牙尖斜度
D. 设计弹性连接体
E. 扩大基托面积
【答案】D
【解析】义齿不稳定现象包括下沉、翘起、摆动和旋转。摆动主要是侧向力引起的，在支点的对侧设计间接固位体或直接固位体，加大基托面积，减小人工牙牙尖斜度达到咬合平衡都可以减小摆动，应设计刚性连接体增加稳定性。

131. 可摘局部义齿咀嚼功能差的原因之一是
A. 人工牙殆面面积过大
B. 义齿恢复的垂直距离过低
C. 牙槽嵴丰满
D. 人工牙尖斜度过大
E. 人工牙殆面增加了食物排溢道
【答案】B
【解析】可摘局部义齿咀嚼功能差的原因有：人工牙殆面面积过小、低殆、殆关系错误、牙尖斜度小。

132. 混合支持式可摘局部义齿固位作用不包括
A. 卡环的弹性卡抱力
B. 基托组织面与黏膜间的吸附力

C. 基托边缘与软组织的封闭作用　　　　　　D. 连接体

E. 倒凹

【答案】D

【解析】可摘局部义齿的固位力主要包括摩擦力、吸附力、大气压力、表面张力。摩擦力的产生主要是卡环的卡抱力。卡环的卡抱力主要是由于卡环臂的尖端进入倒凹区所致。吸附力、大气压力、表面张力主要影响因素包括基托的面积、基托与黏膜之间的密合性、边缘封闭效果、唾液的性质等。

133. 黏膜支持式可摘局部义齿的𬌗面受力直接传导到

A. 黏膜和牙槽骨上　　　　　B. 牙槽骨上　　　　　C. 黏膜上

D. 牙上　　　　　E. 基托上

【答案】A

【解析】黏膜支持式义齿所受𬌗力主要由黏膜和其下方的牙槽骨共同承担。

134. 有关混合支持式可摘局部义齿，哪一项是错误的

A. 固位作用主要依靠卡环

B. 也依靠基托组织面与黏膜间的吸附力及基托边缘与软组织的封闭作用

C. 适用于所有牙列缺损的情况

D. 咀嚼压力由黏膜和基牙两者共同承担

E. 临床较为常见

【答案】C

【解析】混合支持式义齿一般适用于双侧或单侧后牙游离缺失的患者，并不适用于所有情况，当缺牙少，缺隙两侧都有基牙，基牙条件好，建议做牙支持式可摘局部义齿。

135. 可摘局部义齿的应力中断设计主要是为了

A. 增强𬌗力　　　　　B. 减轻基牙负担　　　　　C. 减小基托面积

D. 减小义齿𬌗力　　　　　E. 使用方便

【答案】B

【解析】应力中断使咬合力在传递的过程中首先传递给基托下软组织，可减轻基牙的负担，对基牙是一种保护作用。

136. 患者，女性，60岁，上颌8765|5678缺失，行可摘局部义齿修复，1周后觉得义齿人工牙咬颊黏膜。下面说法不正确的是

A. 人工牙过于偏向舌侧　　　　　B. 𬌗平面过高

C. 上下颌覆盖不够　　　　　D. 颊部组织因为长期缺牙变肥厚

E. 可加厚颊侧基托以撑开颊侧组织

【答案】B

【解析】义齿出现咬颊黏膜现象主要因为颊侧组织增生、人工牙覆盖太小以及人工牙排列偏颊侧。处理方法可选择加厚颊侧基托厚度，调改覆盖关系，人工牙排在牙槽嵴顶等。

【破题思路】		
咬颊	颊肌松弛向内凹陷	加厚颊侧基托
	后牙颊侧覆盖过小	加大覆盖
咬舌	舌体过大	坚持戴用，自行改善
	后牙舌侧覆盖过小	加大覆盖
	后牙𬌗平面过低	升高𬌗平面

137. 患者，男性，38岁，653|36缺失，行可摘局部义齿修复，2年后基托折裂，下列说法正确的是

A. 不用检查，和患者解释修理效果不佳，建议重做

B. 首先应仔细查找折裂原因

C. 若检查义齿仅为裂缝而未折断，需对接后直接在义齿组织面灌注石膏后进行修理

D. 基托折断如无残缺，则不需要对接

E. 若基托折断伴有较大的缺损不能对接复位，则在基托组织面直接灌石膏，待其凝固后，在基托磨光面磨

去一层,放置加强丝,最后用自凝塑料或热凝塑料加以修补

【答案】B

【解析】发生基托折裂,首先应查找原因。多见于基托较薄、上颌硬区缓冲不够、存在支点等问题。若检查义齿仅为裂缝而未折断,可直接磨除部分基托后重衬。基托折断如无残缺,则需要对接后在组织面灌注石膏后进行修理,必要时放置加强丝。若基托折断伴有较大的缺损不能对接复位,需要重新取印模,重做义齿。

138. 选择可摘局部义齿基牙的原则中,哪条是错误的
A. 选择健康牙作基牙
B. 虽有牙体疾病,但已经治疗
C. 虽有牙周疾病,但已得到控制
D. 越近缺隙的牙作基牙,固位支持效果越好
E. 选用多个基牙时,彼此越平行越好

【答案】E

【解析】可摘局部义齿选择基牙时,多个基牙彼此越分散越好。

【破题思路】可摘局部义齿修复基牙的选择原则

首先选择健康牙,形态合适,支持力足够,临床多选用后牙

患牙有牙体疾病但已经治疗,有牙周疾病得到有效控制,松动Ⅱ度或牙槽骨吸收1/2不单独做基牙

选择固位型良好的牙做基牙,要求倒凹深度不超过1mm,倒凹坡度大于20°

基牙数目恰当,一般2～4个

基牙位置合适,多个基牙越分散固位效果越好

139. 下列哪一点不是可摘局部义齿固位体必须具备的条件
A. 无异物感
B. 对基牙不产生矫治性移位
C. 不易积存食物
D. 避免口内使用不同种类的金属
E. 取戴时,对基牙无侧方压力

【答案】A

【解析】可摘局部义齿因其特殊结构不可能完全避免异物感的产生。

140. 下面关于黏膜支持式义齿的描述,正确的是
A. 𬌗力通过卡环传导到基牙上
B. 𬌗力通过基托传导到黏膜和牙槽骨上
C. 𬌗力通过𬌗支托传导到黏膜和牙槽骨上
D. 𬌗力通过基托传导到基牙上
E. 𬌗力通过𬌗支托传导到基牙上

【答案】B

【解析】黏膜支持式义齿的𬌗力通过基托传导到黏膜和牙槽骨上。

141. 铸造卡环和锻丝卡环联合应用的目的是
A. 充分发挥各自的优点
B. 方便患者取戴义齿
C. 不易储存食物
D. 美观价廉
E. 舒适耐用

【答案】A

142. 下列关于整体铸造支架式义齿的评价中错误的是
A. 坚固耐用,不易折裂
B. 体积明显减小,戴用舒适
C. 温度传导差
D. 修理与增补人工牙困难
E. 适应证较严格

【答案】C

【解析】铸造金属支架使义齿温度的传导性良好,塑料胶连式可摘局部义齿温度传导性差。故本题选C。

143. 关于可摘局部义齿基托伸展的范围,下列哪项是错误的
A. 应与天然牙轴面的非倒凹区轻轻接触
B. 上颌远中游离者应伸至翼颌切迹,远中颊角应覆盖上颌结节
C. 下颌远中游离者应覆盖磨牙后垫1/2～2/3
D. 混合支持式基托应尽量伸展以获得良好的封闭和固位效果
E. 牙支持式尽量减小基托范围,使患者感到轻巧舒适美观

【答案】D

【解析】可摘局部义齿的基托应与天然牙轴面的非倒凹区轻轻接触，上颌远中游离者应伸至翼颌切迹，远中颊角应覆盖上颌结节，下颌远中游离者应覆盖磨牙后垫1/2～2/3。牙支持式，尽量减小基托面积，使患者感到轻巧舒适。混合支持式，在不妨碍周围软组织功能运动下，尽量伸展基托。

【破题思路】全口义齿的基托范围要求是基托伸张到唇颊侧前庭沟，上颌远中游离者应伸至翼颌切迹，中间部需要位于硬软腭交界处的软腭上，下颌远中游离者应覆盖磨牙后垫1/2～全部，基托应尽量伸展以获得良好的封闭和固位效果。

144. 下列关于可摘局部义齿基托的叙述中错误的是
A. 基托具有固位和稳定作用
B. 整铸支架义齿的基托厚度一般为0.5mm，塑料基托厚度一般为2mm
C. 基托具有修复软硬组织缺损的功能
D. 基托不应妨碍唇颊舌的功能活动
E. 基托应与黏膜密合并保持轻微压力
【答案】E
【解析】基托应与黏膜密合无压力。

145. 下列缺失中，哪种宜于设计成混合支持式义齿（余留基牙均健康，第三磨牙均存在）
A. |4567   B. 7654|4567   C. 87651|6
D. 65|7   E. 6
【答案】C
【解析】按照本题的题干条件A、B、D、E四个选项均为非游离缺失，且基牙条件良好，因此均可设计成牙支持式可摘局部义齿。

146. 当上下颌牙咬合过紧，且牙本质过敏不能磨出支托窝时，上颌后牙的𬌗支托可以放在
A. 近中边缘嵴   B. 远中边缘嵴   C. 颊外展隙
D. 颊沟区   E. 舌沟区
【答案】D
【解析】𬌗支托一般位于基牙的近远中边缘嵴上，但当存在咬合紧，或牙本质过敏不能磨除支托窝时，上颌后牙可以放在颊沟区，下颌后牙可以放在舌沟区。

【破题思路】铸造𬌗支托的制作要求

位置	基牙的近远中边缘嵴或上后牙的颊沟，下后牙的舌沟
形态	圆三角形或匙形
厚度	1～1.5mm
长度	磨牙近远中径的1/4，前磨牙近远中径的1/3
宽度	磨牙近远中径的1/3，前磨牙近远中径的1/2

147. 铸造卡环进入倒凹的深度一般不宜超过
A. 0.5mm   B. 0.6mm   C. 0.7mm
D. 0.8mm   E. 1.0mm
【答案】A
【解析】铸造卡环进入倒凹的深度一般不超过0.5mm。

【破题思路】钴铬合金进入基牙倒凹不超过0.25mm，金合金进入基牙倒凹深度不超过0.5mm，锻丝卡环进入基牙倒凹深度不超过0.75mm。

148. 根据基牙倾斜的方向和程度不同导线可分三型，正确的是
A. 基牙向缺隙侧倾斜所画出的导线为Ⅰ型导线
B. Ⅰ型导线在基牙近缺隙侧距𬌗面近

C. 基牙向缺隙相反方向倾斜时所画出的导线为Ⅱ型导线

D. Ⅱ型导线在远缺隙侧距𬌗面远

E. 基牙近远缺隙侧均无明显倒凹或基牙向近远中倾斜时所画的导线为Ⅲ型导线

【答案】D

【解析】基牙向缺隙方向倾斜所画出来的观测线为Ⅱ型观测线，Ⅱ型观测线基牙近缺隙倒凹较大，距离𬌗面比较近，远缺隙侧倒凹小，距离𬌗面比较远。

149. 哪一个卡环为Ⅱ型卡环

A. 隙卡 B. 倒钩卡环 C. 圈形卡环

D. 三臂卡环 E. 回力卡环

【答案】B

【解析】倒钩卡环常用于倒凹区在𬌗支托的同侧下方的Ⅱ型观测线基牙，当组织倒凹区无法使用杆形卡环时，可以使用。

150. Ⅲ型卡环（适用于Ⅲ型观测线）的特点是

A. 固位稳定作用好，支持作用差 B. 固位稳定支持作用均好

C. 固位稳定支持作用均差 D. 固位支持作用好，稳定性差

E. 稳定支持作用好，固位差

【答案】D

【解析】Ⅲ型卡环（适用于Ⅲ型观测线），由于其形态类似正形卡环，因此有固位稳定和支持作用，但因其卡环臂的起始部分较短稳定作用较差。

【破题思路】根据不同的观测线类型进行卡环的分类。

Ⅰ型观测线适用于Ⅰ型铸造或锻丝卡环，能充分发挥卡环的固位作用

Ⅱ型观测线适用于Ⅱ型导线卡环，即铸造分臂卡环

Ⅲ型观测线适用于Ⅲ型导线卡环，Ⅲ型卡环的固位、支持作用较好，稳定作用较差

151. 可摘局部义齿中没有传导力作用的部件是

A. 人工牙 B. 基托 C. 大小连接体

D. 卡环体 E. 卡臂尖

【答案】E

【解析】卡臂尖在可摘局部义齿中起固位作用，而非传导力量的作用。

【破题思路】可摘局部义齿的组成包括基托、人工牙、固位体和连接体。

152. 可摘局部义齿的连接体如位于基牙的倒凹区会引起

A. 摘戴困难 B. 容易折断 C. 咀嚼效率低

D. 连接不牢靠 E. 固位不良

【答案】A

【解析】连接体为可摘局部义齿的坚硬部分，如进入基牙的倒凹区会出现摘戴困难。

【破题思路】大连接体应具备的特点

有一定的强度，质地坚韧，不变形，不断裂

不妨碍唇颊舌的活动

根据不同的位置、受力情况和组织情况，可呈不同的大小外形和厚度，一般呈扁平型和板条形

不能进入软组织倒凹，以免影响义齿就位和压伤软组织

153. 可摘局部义齿大连接体的作用是

A. 连接义齿各部分成一整体 B. 分散𬌗力传导咀嚼压力

C. 减小基托面积,增加舒适感
D. 增强义齿的强度
E. 以上都是

【答案】E

【解析】可摘局部义齿大连接体的作用是连接义齿各部分成一整体,分散验力传导咀嚼压力,减小基托面积,增加舒适感,增强义齿的强度。

154. 以下说法错误的是
A. 前腭杆应位于腭皱襞之后,上腭硬区之前
B. 后腭杆位于上颌硬区之后,颤动线之前
C. 后腭杆的两端弯向前至第一磨牙与第二磨牙之间
D. 侧腭杆与龈缘的关系是离开龈缘 4~6mm
E. 舌杆与龈缘的关系是离开龈缘 4~6mm

【答案】E

【解析】舌杆与龈缘的关系是离开龈缘 3~4mm。

155. 舌板取代舌杆的原因不包括
A. 下前牙有缺失或有缺失倾向的
B. 下前牙有松动的
C. 系带附着到龈缘的距离小于 7mm
D. 舌侧倒凹过大的
E. 咬合力过大者

【答案】E

【解析】舌板取代舌杆的原因包括下前牙有缺失或有缺失倾向的,下前牙有松动的,系带附着到龈缘的距离小于 7mm,舌侧倒凹过大的等。

156. 间接固位体与支点线的关系是
A. 与义齿游离端在支点线的两侧,并远离支点线
B. 靠近支点线
C. 美观原则为主
D. 与义齿游离端在支点线同侧
E. 在支点线上

【答案】A

【解析】间接固位体的设置原则是放在支点线的对侧,并且尽量远离支点线,当不能更远时可多基牙联合做支持。

157. 对于可摘局部义齿的间接固位体下列哪项叙述是错误的
A. 间接固位体距支点线的垂直距离最好能等于支点线到鞍基远端的垂直距离
B. 远中游离缺失的RPD间接固位体最好放在尖牙的舌隆突上
C. 横线式或斜线式的支点线必须放间接固位体
D. 间接固位体多用于修复双侧或单侧后牙游离缺失或多数前牙缺失
E. 间接固位体距支点线的距离越近,对抗转动的力越好

【答案】E

【解析】可摘局部义齿不稳定的时,通常在支点以及支点线的对侧放置间接固位体、设置平衡力,根据杠杆原理,间接固位体应放置的位置到支点线的距离越远越好。

【破题思路】义齿转动性不稳定的消除方法

增加和使用对抗平衡固位体

增加平衡距:通常平衡力是加在义齿的支点或支点线的对侧,以使义齿保持平衡。增加平衡距使得平衡距大于转动距,同时还有可能改变转动轴,使义齿不再发生不稳定现象

消除支点:义齿的转动性不稳定是由于义齿的部件或挤压及其支持组织形成的支点所致,消除后即可稳定

158. 以下说法错误的是
A. 可摘局部义齿卡环设计,所凭据的线是观测线
B. 可摘局部义齿卡环臂的主要作用是卡抱固位作用,防止义齿龈向移位
C. 可摘局部义齿卡环体部主要作用是防止义齿龈向及侧向移位

D. 间接固位体的主要作用为防止义齿沿支点线转动
E. 可摘局部义齿𬌗支托的作用是支持作用,防止义齿下沉
【答案】B
【解析】卡环臂主要作用是卡抱固位作用,防止义齿𬌗向移位。

【破题思路】卡环的结构位置及作用

名称	位置	作用
卡环体	非倒凹区	稳定和支持作用
卡环臂起始部分	非倒凹区	稳定作用
卡环臂尖端	倒凹区	固位作用

159. 上颌基托的哪个部分适宜做薄,以减少发音影响
A. 前腭 2/3 部分
B. 前腭 1/2 部分
C. 前腭 1/3 部分
D. 后腭 2/3 部分
E. 后腭 1/3 部分
【答案】C
【解析】基托腭前 1/3 可以适当做薄,减少对发音的影响。

160. 下面关于前腭杆的描述正确的为
A. 位于腭皱襞处,厚约 0.5mm,宽约 8mm
B. 位于上腭硬区,厚约 1.0mm,宽约 6mm
C. 位于上腭硬区之后,厚约 1.5mm,宽约 8mm
D. 位于腭皱襞之后上腭硬区之前,厚约 1.0mm,宽约 8mm
E. 位于腭皱襞之后上腭硬区之前,厚约 1.5mm,宽约 6mm
【答案】D
【解析】前腭杆位于腭皱襞之后上腭硬区之前,厚约 1.0mm,宽 6～8mm。

161. 调节可摘局部义齿固位力的措施如下,除了
A. 调整义齿就位道
B. 调控基牙间的分散度
C. 增减直接固位体的数目
D. 需增加横向固位力者选用铸造卡环
E. 调节卡环臂进入倒凹区的深度和坡度
【答案】D
【解析】铸造卡环的纵向固位力较好,锻丝卡环的横向固位力好。

【破题思路】可摘局部义齿固位力调节的方式

增减直接固位体的数目:通常 2～4 个

选择和修复基牙的固位倒凹:倒凹深度坡度越大固位越好,一般倒凹深度应小于 1mm

调整基牙的分散程度:基牙越分散固位力越好

调整就位道:改变就位道导致倒凹深度、倒凹坡度以及制锁角的改变,达到增减固位力效果

调节卡环进入倒凹区的深度和部位

卡环材料的刚性和弹性限度的选择:刚度和弹性限度越大固位越好

选用不同的方法制作卡环:需纵向固位的可用铸造卡环,需要横向固位的可用锻丝卡环

利用不同类型的连接体:使用有弹性的连接体进入基牙的部分倒凹区,可以增强固位作用,减少食物嵌塞

162. 876|678 缺失的 Kennedy 分类为
A. Kennedy 第一类
B. Kennedy 第二类
C. Kennedy 第三类
D. Kennedy 第四类
E. Kennedy 第五类
【答案】A

163. 增强基牙与修复体抗力形的措施**不包含**
A. 为了保护牙体组织,尽可能保留一切牙体结构与组织
B. 根据缺损及牙体组织情况,合理选择设计修复体类型
C. 采用适当的辅助增强固位措施
D. 修复体有适当的厚度与体积
E. 保证修复体的制作质量
【答案】A
【解析】在制作义齿的过程中,为增加基牙的抗力形首先要去除龋坏物质,其次去除薄壁弱尖等易折损部位。

164. 可摘义齿以下部分,不能实现卡环稳定作用的是
A. 卡环臂　　　　　　　　B. 卡环体　　　　　　　　C. 𬌗支托
D. 小连接体　　　　　　　E. 以上都不是
【答案】D
【解析】小连接体主要连接义齿的小部件和大连接体。

【破题思路】可摘局部义齿的卡环的主要结构及作用

卡环臂游离部分	富有弹性,位于基牙的倒凹区	起固位作用
卡环臂起始部分	坚硬,位于基牙的非倒凹区	起稳定作用
卡环体	坚硬,位于基牙的非倒凹区	起稳定和支持作用
𬌗支托	坚硬,位于𬌗面边缘嵴	起支持作用

165. 设计可摘局部义齿就位道时,调节倒凹法用于
A. 基牙牙冠短,且彼此平行者　　　　B. 基牙向舌侧倾斜者
C. 牙槽嵴低窄者　　　　　　　　　　D. 基牙倒凹大者
E. 缺失间隙多者
【答案】A
【解析】当基牙牙冠短,且彼此平行时可用调节倒凹法将基牙的倒凹主要集中在某些基牙或基牙的某个侧面。

166. 可摘局部义齿的铸造支架不能就位的原因是
A. 基牙的倒凹大　　　　　　　　　　B. 支架铸造收缩
C. 基牙向缺牙区倾斜　　　　　　　　D. 基牙有支点
E. 固位体选择不当
【答案】A

167. 从口内取出可摘局部义齿印模时,一般先
A. 取后部,再沿前牙长轴方向取下印模
B. 取前部,再沿前牙长轴方向取下印模
C. 前后翘动,再沿前牙长轴方向取下印模
D. 取缺失区,再沿前牙长轴方向取下印模
E. 取非缺失区,再沿前牙长轴方向取下印模
【答案】A
【解析】从口内取出可摘局部义齿印模时,一般先轻轻翘动托盘柄使印模后部先脱位,再沿前牙长轴方向取下印模。

168. 卡环固位臂尖应位于基牙的
A. 外形高点线上　　　　B. 外形高点线𬌗方　　　　C. 外形高点线龈方
D. 导线的𬌗方　　　　　E. 导线的龈方
【答案】E
【解析】卡环固位臂尖端应位于基牙的导线的龈方。利用卡臂尖的弹性卡抱作用,发挥固位作用。

169. 杆形卡环与圆环形卡环相比较主要不足之处是
A. 固位作用差　　　　　B. 稳定作用差　　　　　C. 支持作用差
D. 弹性作用差　　　　　E. 对基牙损伤大
【答案】B
【解析】杆形卡环的不足之处:由于卡环与牙面接触过小,但其稳定性较低。

【破题思路】杆形卡环：放在基牙颊面倒凹，与基牙接触面小，对基牙损伤小，固位作用好。

170. 回力卡环具有应力中断作用是由于
A. 远中𬌗支托与基托相连，𬌗力通过支托传到基牙，减轻了牙槽嵴的负担
B. 远中𬌗支托不与基托相连，𬌗力通过支托传到基牙，减轻了牙槽嵴的负担
C. 远中𬌗支托不与基托相连，𬌗力通过人工牙和基托传到牙槽嵴，减轻了基牙的负担
D. 远中𬌗支托不与基托相连，𬌗力通过人工牙和基托传到牙槽嵴负担
E. 远中𬌗支托与基托相连，𬌗力通过人工牙和基托传导到牙槽嵴，减轻了基牙的负担

【答案】C
【解析】回力卡环具有应力中断作用是因为远中𬌗支托不与基托相连，𬌗力通过人工牙和基托首先传递到基托下组织上，可减少基牙承担的𬌗力。

171. 倒钩卡环适用于下列何种情况
A. 前后均有缺隙的孤立前磨牙或磨牙
B. 缺隙侧松动天然牙的邻近基牙
C. 基牙牙冠短而稳固，相邻两牙之间有间隙或有食物嵌塞
D. 倒凹区在支托同侧下方的基牙
E. 最后孤立的磨牙

【答案】D
【解析】倒钩卡环用于支托的同侧下方的基牙，又称下返卡环，当有软组织倒凹区无法使用杆形卡环的时候使用。

172. 患者，男性，49岁，8⎮12缺失，患者欲修复其缺失前牙，关于分类，正确的是
A. 为Kennedy第一类第一亚类牙列缺损
B. 为Kennedy第二类第一亚类牙列缺损
C. 为Kennedy第三类第一亚类牙列缺损
D. 为Kennedy第四类牙列缺损
E. 为Kennedy第三类第二亚类牙列缺损

【答案】D
【解析】没有修复价值的智齿不作为牙列缺损分类的依据，不能算作后牙的游离缺失，1⎮12缺失属于前牙缺失，应为Kennedy第四类。

【破题思路】第一类：义齿鞍基在两侧基牙的远中，远中为游离端即双侧游离端缺牙。
第二类：义齿鞍基在一侧基牙的远中，远中为游离端即单侧游离端缺牙。
第三类：义齿鞍基在一侧，鞍基前后都有基牙。
第四类：义齿鞍基位于基牙的前面，越过中线的前部缺牙，基牙在缺隙的远中。

173. 延伸卡环一般用于
A. 孤立前磨牙　　　　　　B. 缺隙侧松动天然牙的邻近基牙　　　　　　C. 最后孤立倾斜的磨牙
D. 健康正常的基牙　　　　E. 游离缺失的基牙

【答案】B
【解析】延伸卡环适用于邻近缺隙的第一基牙松动，外形差，但不够拔除条件。

174. 可摘局部义齿对抗臂的位置应在
A. 观测线以上　　　　　　B. 观测线以下　　　　　　C. 接近龈缘
D. 接近𬌗面　　　　　　　E. 进入倒凹

【答案】A
【解析】可摘局部义齿的卡环通常具有颊舌侧双臂，颊侧固位臂位于倒凹区（观测线）以下起固位作用，舌侧对抗臂位于倒凹区（观测线）以上，起对抗颊侧固位臂的作用。

175. 以下说法错误的是
A. 可摘局部义齿后腭杆与黏膜的关系是腭中缝处缓冲，两端密合
B. 下颌舌侧牙槽突形态为倒凹形时，舌杆的位置应设计在倒凹之上或倒凹区留出空隙
C. 𬌗支托的方向应与基牙长轴的垂线呈20°（磨牙）或10°（前磨牙）的仰角
D. 最理想的铸造𬌗支托形状是长方形

E. RPI 卡环一般适用于末端游离缺失义齿

【答案】D

【解析】铸造𬌗支托的形态为圆三角形或匙形，1～1.5mm 厚，长度 1/4～1/3，宽度 1/3～1/2。

176. 可摘局部义齿中交互作用的力来源于

A. 基牙与固位体　　　　B. 卡环与连接体　　　　C. 基牙两侧卡环臂
D. 两侧固位体　　　　　E. 固位体与脱位力

【答案】C

【解析】所谓交互作用指一个固位体要发挥作用，必须利用其他固位体的固位作用来保持其在基牙上位置的相对稳定。

【破题思路】可摘局部义齿对固位体的要求

有一定固位力，保证义齿在行使功能时不致脱位

非功能状态下，对基牙不产生静压力

摘戴义齿时，对基牙应无侧向压力，不损伤基牙

符合美观要求，尽量减少金属暴露，尤其前牙区

设计合理，不应对口内的软硬组织造成损伤

良好的生物学相容性

---

177. RPI 卡环的组成是

A. 远中支托、颊臂、舌臂　　　　B. 近中支托、I 杆颊臂、舌臂
C. 邻面板、颊臂、舌臂　　　　　D. 远中支托、I 杆颊臂、舌臂
E. 近中支托、邻面板、颊侧 I 杆

【答案】E

【解析】RPI 的组成包括近中𬌗支托、远中邻面板、颊侧 I 杆。

178. 对邻面板的作用，错误的是

A. 在水平方向的稳定作用很强　　　　B. 与卡环臂有协同作用
C. 防止积存食物　　　　　　　　　　D. 使倒凹减到最小
E. 有利美观

【答案】B

【解析】RPI 的组成包括近中𬌗支托、远中邻面板、颊侧 I 杆。远中邻面板对颊侧 I 杆有拮抗作用。

179. 下面关于 RPI 卡环组的描述中错误的是

A. 游离端邻缺隙基牙受力小，且作用力方向接近牙长轴

B. 与基牙接触面小，美观且龋患率小

C. 近中面𬌗支托小连接体可防止游离端义齿向远中移位

D. 游离端基托下组织受力增加

E. 舌侧卡环臂对 I 杆起到对抗作用

【答案】E

【解析】邻面板是在与邻缺隙侧基牙的远中面预备导平面，在卡环组上制作与之相接触的垂直型导板。该导板向舌侧伸展至远舌轴面角，对颊侧卡环臂起对抗作用，组成中并无舌侧卡环臂。

180. 以下说法错误的是

A. RPI 卡环的近中𬌗支托作用是减少基牙的扭力

B. 可摘局部义齿的共同就位道的常用方法是平均倒凹法

C. 基托边缘应与天然牙颈部紧密接触

D. 可摘局部义齿之所以取得固位主要是依靠直接固位体附着在基牙上起的固位作用

E. 根据观测线的位置来设计卡环

【答案】C

【解析】基托应位于天然牙轴面的非倒凹区，应密合无压力。

181. RPA 卡环组与 RPI 卡环组不同点是用圆环形卡环的固位臂代替 I 杆。可用于
A. 基牙舌向倾斜，颊侧无倒凹者
B. 基牙向远中倾斜，颊侧近中无倒凹者
C. 基牙向近中倾斜，颊侧远中无倒凹者
D. 前庭沟过浅或存在颊侧组织倒凹者
E. 口底过浅者

【答案】D

【解析】杆形卡环的主要缺点是口腔前庭浅、软组织倒凹大、系带附着高等情况下不宜使用，因此需要用 RPA 卡环组代替 RPI 卡环组。

【破题思路】RPA 卡环组的组成及作用

组成	近中𬌗支托	远中邻面板	I 型杆卡
作用	①减少基牙所受的扭力 ②对抗义齿向远中脱位的作用 ③基托下软组织受力增加，但均匀 ④对抗 I 杆	①固位 ②对抗 ③稳定 ④控制就位道 ⑤美观	①与牙面接触面积小 ②对基牙的损伤小 ③固位作用好 ④美观

182. RPA 卡环组固位臂的坚硬部分仅应
A. 与观测线平齐
B. 在观测线重合
C. 在观测线上方 0.1mm
D. 在观测线下方 0.1mm
E. 在观测线下方 0.2mm

【答案】B

【解析】RPA 卡环组包括近中𬌗支托、远中邻面板和网环形卡环固位臂。要求基牙排列正常，观测线位于牙冠的中部，以便获得颊面近、远中两个倒凹区。设计时，如果固位臂高出观测线且横过牙冠中部，最后进入倒凹区，则支点后移，基托受力时，支托抬高，基牙向远中旋转。因此，卡环臂的坚硬部分应与观测线重合。

【破题思路】RPA 卡环组的应用要求：要求基牙排列正常，观测线位于牙冠的中部，以便获得颊面近中、远中两个倒凹区。卡环臂的坚硬部分和卡环体应与颊面和轴面角处的观测线重合，既不能高于观测线也不能低于观测线。

183. 可摘局部义齿中起连接、稳定与固位作用的部分是
A. 固位体
B. 人工牙
C. 基托
D. 大连接体
E. 小连接体

【答案】C

【解析】可摘局部义齿基托的作用分别是连接作用、恢复作用、分散𬌗力、固位与稳定的作用。

【破题思路】大连接体的作用包括连接作用、传递和分散𬌗力的作用。

184. 关于人工牙以下说法正确的是
A. 非解剖式人工牙咀嚼效能差，侧向力小
B. 非解剖式人工牙咀嚼效能好，侧向力小
C. 解剖式人工牙咀嚼效能差，侧向力大
D. 解剖式人工牙咀嚼效能好，侧向力小
E. 非解剖式人工牙咀嚼效能差，侧向力大

【答案】A

【解析】非解剖式人工牙由于牙尖斜度低，咀嚼效能差，侧向力也小。

【破题思路】人工牙的分类

名称	牙尖斜度	特点
解剖式牙	30°～33°	尖窝锁结关系好，咀嚼效能高，侧向力大
半解剖式牙	20°	咀嚼效能较好，侧向力较解剖式牙小
非解剖式牙	0°	无尖牙咀嚼效率低，但侧向力小，有利于义齿稳定，对牙槽骨损害小

185. 选择严重磨耗牙作基牙时，必须注意的问题是
A. 抗力　　　　　　　　　B. 保护牙周　　　　　　　　C. 支持
D. 保护牙髓　　　　　　　E. 固位
【答案】E
【解析】严重磨耗牙由于牙冠高度降低，导致卡环的放置位置成为问题，因此会影响到义齿的固位。

【破题思路】可摘局部义齿基牙的选择原则

选择健康牙作基牙

虽有牙体疾病但已经做治疗或修复者

虽有牙周疾病但已经治疗并得到控制者

越近缺隙的牙作基牙，固位支持效果越好

选用多个基牙时，彼此越分散越好

186. 不可能造成铸造支架式义齿就位困难的是
A. 琼脂印模质量不好　　　　　　　　　B. 高温包埋材料的热膨胀系数不够
C. 模型有缺损　　　　　　　　　　　　D. 开盒时用力过大
E. 戴义齿时磨除过多
【答案】E
【解析】以上因素都会使义齿就位困难，戴义齿时磨除过多并不影响就位，可能会降低固位力。

【破题思路】琼脂印模质量不好，印模变形；高温包埋料的热膨胀系数不够，义齿变形；模型有缺损，在支架上形成支点；开盒时用力过大，义齿变形。

187. 根据Kennedy分类法，8765|246 缺失属于
A. 第一类第二亚类　　　　B. 第一类第三亚类　　　　C. 第二类第二亚类
D. 第二类第三亚类　　　　E. 第三类第三亚类
【答案】D

188. 可摘局部义齿的固位力与基牙倒凹的深度坡度的关系是
A. 深度越大，坡度越大，固位力越大　　B. 深度越大，坡度越小，固位力越大
C. 深度越小，坡度越大，固位力越大　　D. 深度越小，坡度越小，固位力越大
E. 深度越小，坡度越大，固位力越小
【答案】A
【解析】可摘局部义齿的卡环固位力与基牙的倒凹深度和坡度的关系是倒凹深度越大固位力越大，倒凹坡度越大固位力越大。倒凹深度、倒凹坡度与固位力成正比。

189. 可摘局部义齿设计中，临床对基牙倒凹的深度和坡度的要求为
A. 深度>1mm，坡度<20°　　B. 深度>1mm，坡度>20°
C. 深度<1mm，坡度>20°　　D. 深度<1mm，坡度<20°
E. 深度>1mm，坡度>30°
【答案】C
【解析】可摘局部义齿设计中，卡环进入基牙的倒凹深度和坡度都会影响固位力，通常倒凹深度越大固位力越好，倒凹坡度越大固位力越好，深度要求<1mm，坡度>20°。

190. 制锁角是指
A. 义齿部件与余留牙之间的夹角　　　　B. 义齿就位道与基牙长轴之间的夹角
C. 义齿就位道与脱位道的方向之间所形成的夹角　　D. 义齿就位道与基牙邻面间的夹角
E. 义齿脱位道与基牙长轴之间的夹角
【答案】C
【解析】制锁角是指义齿就位道和脱位道之间所形成的角度。

第三单元 牙列缺损

191. 关于制锁力大小的描述，下面不正确的是
A. 制锁角越小，制锁力越小　　B. 制锁角越大，制锁力越小　　C. 基牙强度越大，制锁力越大
D. 义齿强度越大，制锁力越大　　E. 脱位力越大，制锁力越大
【答案】B
【解析】制锁角是指义齿就位道和脱位道之间所形成的角度，制锁角度越大固位越好。

【破题思路】固位力的影响因素

基牙的倒凹深度和坡度：倒凹深度越大、坡度越大，固位力越大

卡环的固位臂越长，固位力越小，卡环臂越粗，固位力越大

卡环的刚度越大，固位力越大；卡环的弹性限度越大，固位力越大

制锁状态：制锁角度越大，固位力越大

脱位力的大小和方向：脱位力越大，固位力应越大，尽量形成制锁状态增加制锁角

固位力调节：需要符合生理要求和功能需要，避免过大过小

192. 对基托的要求不包括
A. 塑料基托一般厚 2mm　　　　B. 铸造基托厚约 0.5mm
C. 基托不应进入基牙的倒凹区　　D. 基托与硬区应紧密贴合
E. 金属网状物应放在基托应力集中处
【答案】D
【解析】可摘局部义齿的基托应与黏膜密合无压迫。上颌结节颊侧、上颌硬区等骨性凸起的部位相应的组织面应做缓冲，以免产生压痛。

193. 前腭杆的前缘应
A. 止于上前牙舌隆突上　　　　B. 止于上前牙舌侧龈缘
C. 离开上前牙舌侧龈缘 3mm　　D. 离开上前牙舌侧龈缘 6mm
E. 离开上前牙舌侧龈缘 8mm
【答案】D
【解析】前腭杆应位于腭皱和上颌硬区之间，离开龈缘 6mm。

194. 可摘局部义齿基托不具备的功能是
A. 承担和集中殆力　　　　　　B. 保护黏膜及牙槽骨
C. 连接义齿各部成一整体　　　D. 加强义齿的固位和稳定
E. 修复缺损的软硬组织
【答案】A
【解析】可摘局部义齿基托的功能是承担和分散殆力。其他选项均是基托的功能。

【破题思路】基托的功能

连接作用：排列人工牙，连接义齿各个部件成一个整体

修复缺损：修复牙槽骨、颌骨和软组织缺损

传递殆力：承担、传递与分散人工牙的咬合力

固位与稳定作用：主要是借助基托与黏膜间的吸附力、表面张力和大气压力，基牙基托与相关牙之间的摩擦和制锁作用，以增加义齿的固位和稳定，防止义齿旋转和翘动

195. 多数上前牙缺失用活动义齿修复，在排牙时不正确的提法是
A. 人工牙的颜色应与相邻天然牙协调　　B. 中线应与下颌前牙中线一致
C. 人工牙的颈缘线与相邻天然牙的颈缘在同一水平　　D. 人工牙的大小应与患者面形协调
E. 人工牙的排列应与颌弓形状相适应
【答案】B
【解析】在排列人工牙时，中线应参照面中线进行排列。

【破题思路】可摘局部义齿修复过程中排列人工前牙的要求

个别前牙缺失，可参照邻牙及对殆牙，以求协调和对称

前牙缺失较多，或上下颌前牙全部缺失，上中切牙近中接触点排牙时注意参照面中线

前牙覆殆覆盖都不宜过大

缺隙过窄可以将人工牙不同程度地扭转和倾斜或与邻牙重叠或减数减径。缺隙过宽换大号人工牙，或加大人工牙的近远中向倾斜度

前牙为反殆关系，为了美观，可将上颌人工牙稍向唇侧排列，尽可能排成正常殆或对刃。还可以调磨下切牙切缘，排成浅覆殆关系，若条件不够可以排成反殆

上前牙缺失，下颌牙位后缩位，若是个别牙缺失，排成上前牙应与邻牙和对侧牙协调；若为深覆殆关系，应适当磨除下前牙切牙或做金属基托；上前牙缺牙较多或全部缺失，可将上前牙适当地向腭侧排，以减少覆盖而不至于过多影响面容

196. 对 Kennedy 第一二类缺失修复体的设计要点是，除了
A. 取压力印模 B. 增加间接固位体支持
C. 减轻主要基牙上的力 D. 排列与天然牙等大的人工牙
E. 扩大鞍基，使力均匀分布在牙槽嵴上
【答案】D
【解析】Kennedy 第一二类缺失修复体的设计要点是控制游离鞍基移动，减轻或避免基牙受到扭力，保护牙槽嵴健康，减少基牙的负荷，因此需要进行人工牙减数减径。

【破题思路】可摘局部义齿设计具体措施

基牙上设计固位、稳定和支持良好的卡环

增加间接固位体和扩大鞍基，使殆力分散到多个天然牙及更广泛的牙槽嵴上

取功能性印模或压力印模，以补偿鞍基下沉

减少人工牙颊舌径、近远中径，或减少人工牙的数目，以减少殆力，减少基牙和牙槽嵴的负荷

采用应力中断式卡环和设计近中殆支托，以缓冲主要基牙上的扭力

用大连接体或基托相连，以达到平衡和传递、分散殆力的作用

197. 修复 Kennedy 第一类缺损的主要难点是
A. 防止义齿对基牙损伤 B. 防止义齿对牙槽嵴损伤
C. 防止义齿沿支点线旋转 D. 防止义齿殆向移位
E. 防止义齿龈向移位
【答案】C
【解析】修复 Kennedy 第一类第二类缺损的义齿，义齿由天然牙和黏膜共同支持，因此义齿不稳定，沿支点线活动，其结果导致基牙受扭力，鞍基下的软组织受到创伤，最终导致基牙松动，黏膜疼痛，加速牙槽嵴吸收。

【破题思路】Kennedy 第一类的设计要点是控制游离鞍基移动，减轻或避免基牙受到扭力，保护牙槽嵴健康，减少基牙的负荷。

198. 876|678 缺失的 Kennedy 分类为
A. Kennedy 第一类 B. Kennedy 第二类
C. Kennedy 第三类 D. Kennedy 第四类
E. Kennedy 第五类
【答案】A
【解析】根据题干，此缺失为双端后牙游离缺失，因此为 Kennedy 第一类牙列缺损。

【破题思路】
Kennedy 第一类为双侧后牙游离缺失。
Kennedy 第二类为单侧后牙游离缺失。
Kennedy 第三类为单侧后牙非游离缺失。
Kennedy 第四类为前牙缺失并且过中线的单个缺隙。

199. 根据 Kennedy 分类法，8765 | 246 缺失属于
A. 第一类第二亚类
B. 第一类第三亚类
C. 第二类第二亚类
D. 第二类第三亚类
E. 第三类第三亚类

【答案】D
【解析】根据题干，此缺失属于单侧后牙游离端缺失，并且除主缺隙以外还有 3 个缺隙，因此为第二类第三亚类。

【破题思路】Kennedy 牙列缺损的注意事项：拔牙后进行分类；7/8 缺失而不修复，则分类时不考虑；8 作为基牙，则分类时应考虑；以后面缺隙为主要缺隙进行分类，第四类无亚类，以主要缺隙以外的缺隙个数命名亚类。

200. 上颌左 456 右 1246 缺失，余留牙正常。行可摘修复时基牙选择
A. 上左 137 右 7
B. 上左 7 357
C. 上左 38 右 58
D. 上左 37 右 57
E. 上左 37 右 37

【答案】D
【解析】本题进行可摘局部义齿修复时可选择的基牙是左上颌 37，右上颌 57，原因是近缺隙优先选择做基牙，可以增强义齿的固位和稳定。同时基牙的数量一般不超过 4 个。

201. 下颌右 5678 缺失，余留牙正常。基牙应选
A. 右下 34
B. 左下 4 右下 34
C. 左下 45 右下 34
D. 左下 47 右下 34
E. 左下 47 右下 4

【答案】E
【解析】该题右侧游离端缺失，近缺隙第一颗牙作为基牙，因此选择右下 4。为使义齿稳定则将左下 47 同时选做基牙，使义齿的支持形式成三角形平面式，有利于义齿的稳定。

202. Kennedy 第一类牙列缺损病例最好取
A. 解剖式印模
B. 功能性印模
C. 弹性印模
D. 减压印模
E. 水胶体一次印模

【答案】B
【解析】Kennedy 第一类牙列缺损病例最好取功能性印模，这里的功能性印模又称选择性压力印模，即在游离端牙槽嵴黏膜上施加较大压力，模拟功能状态下黏膜的受力情况。

【破题思路】解剖式印模在承托义齿的软硬组织处于非功能状态下取得的印模，为无压力印模，通常用流动性好的印模材料制取。据此所做的义齿对𬌗所接触的其他组织皆不产生压力，对牙支持式和黏膜支持式义齿都可以采用。功能性印模是在有一定压力状态下取得的印模，也称为选择性压力印模，适用于基牙和黏膜混合支持式义齿，特别是牙列缺损类型的 Kennedy 第一类和 Kennedy 第二类。

203. 混合支持式义齿的设计要点中，错误的是
A. 在主要基牙上设计作用良好的卡环
B. 固位体设计应力中断式卡环
C. 取功能性印模
D. 增加间接固位
E. 排硬质牙

【答案】E
【解析】硬质牙由于其咀嚼效能高，使义齿受力较大，增加支持组织的负担。

【破题思路】Kennedy 第一类牙列缺损设计要点

> 1～2个双侧后牙游离端缺失
>
> 常规选择**两个基牙**
>
> 临近缺隙的基牙设计远中𬌗支托，条件不好设计近中𬌗支托
>
> 间隙卡环位置：一般放在第一前磨牙上以增加平衡距，防止义齿产生转动性不稳定
>
> 缺牙区牙槽嵴支持力弱可适当减小人工牙颊舌径或减牙数，不恢复第三磨牙

204. 下面哪项缺损适合采用平均倒凹法确定就位道
   A. 后牙游离缺失   B. 前牙缺失   C. 一侧后牙非游离缺失
   D. 前后牙同时缺失   E. 缺牙间隙多，倒凹大
【答案】E
【解析】平均倒凹法适用于缺牙间隙较多，倒凹大的病例。

205. 可摘局部义齿固位力的调节方法中，以下错误的是
   A. 调整就位道   B. 用锻丝卡环增加纵向固位力   C. 调整固位臂进入倒凹的深度
   D. 增加直接固位体数目   E. 调整基牙上固位体的固位形
【答案】B
【解析】锻丝卡环可增加横向固位力，铸造卡环增加纵向固位力。

206. 与可摘局部义齿稳定无关的是
   A. 翘动   B. 弹跳   C. 摆动
   D. 旋转   E. 下沉
【答案】B
【解析】可摘局部义齿不稳定的表现有下沉、翘起、摆动和旋转。

> 【破题思路】义齿不稳定的原因
>
> 支持组织的可让性
>
> 支持组织之间可让性的差异
>
> 可摘局部义齿结构上形成转动中心和转动轴
>
> 作用力与平衡力之间的不协调

207. 可摘局部义齿不稳定的表现，下面描述错误的是
   A. 义齿游离端基托翘起   B. 义齿摆动   C. 义齿旋转
   D. 义齿咀嚼效率低   E. 义齿下沉
【答案】D
【解析】可摘局部义齿不稳定的表现有下沉、翘起、摆动和旋转。

208. 在可摘局部义齿中减少义齿受力的方法，不包括
   A. 减小人工牙的颊舌径   B. 降低牙尖斜度   C. 选用塑料牙
   D. 减少人工牙的咬合接触   E. 在游离端义齿修复中可减少人工牙数目
【答案】D
【解析】减少义齿受力的方法包括：人工牙减数减径，选用质量较轻的人工牙，同时还可以降低牙尖斜度减小侧向力。减少人工牙的咬合接触，将会导致咀嚼效能的下降。

209. 缺牙间隙𬌗龈距离短，对颌牙为天然牙时，人工牙最好选用
   A. 塑料牙   B. 解剖式牙   C. 烤瓷牙
   D. 无尖牙   E. 金属𬌗面牙
【答案】E
【解析】人工牙按照材料学进行分类分为塑料牙、金属牙、瓷牙。本题中缺牙间隙𬌗龈距离短，对𬌗牙为天然牙，说明修复空间不足，同时𬌗力较大，因此需要选择强度较高的人工牙，防止人工牙的折断。

210. 为消除可摘局部义齿不稳定，错误的方法是
A. 增加对抗平衡固位体　　　　　　　　B. 尽力设计黏膜支持式义齿，以避免产生支点
C. 在支点或支点线的对侧加平衡力　　　D. 消除支托，卡环在余留牙上形成的支点
E. 消除基托下与组织形成的支点
【答案】B
【解析】可摘局部义齿稳定的设计的主要方法：设置间接固位体增加平衡力，设计导平面和导平面板，设计跨𬌗义齿，通过大连接体或基托将义齿延伸或连接到对侧，防止义齿的转动和摆动；制取功能性印模，减少因黏膜可让性差异造成的义齿不稳定，并增加基托面积；恰当地选排人工牙，人工牙减数减径，降低牙尖斜度。将义齿设计成黏膜支持形式，虽然避免产生支点，但是义齿的功能会大幅度降低，得不偿失。

211. 不会造成局部义齿摘戴困难的是
A. 基托进入组织倒凹　　　B. 卡环臂过紧　　　C. 就位方向不对
D. 卡臂尖进入倒凹过深　　E. 基托与黏膜组织不贴合
【答案】E
【解析】造成义齿摘戴困难的原因主要有卡环过紧，𬌗支托移位，基托、人工牙进入软硬组织倒凹区，义齿变形，就位方向不对等。E会产生固位不良。

212. 下列部位是使用可摘局部义齿最容易造成疼痛的部位。除了
A. 尖牙唇侧　　　　　B. 牙槽嵴顶　　　　　C. 上颌隆突
D. 上颌结节颊侧　　　E. 内斜嵴处
【答案】B
【解析】可摘局部义齿造成软组织疼痛的原因是在硬区，骨性隆突、牙龈缘、系带的位置没有进行缓冲。尖牙唇侧、上颌隆突、上颌结节、内斜嵴都属于骨性凸起，均可由于未缓冲造成疼痛，牙槽嵴顶是主要承受义齿𬌗力量的部位，因此不会造成疼痛。

【破题思路】可摘局部义齿戴入后造成软组织疼痛的主要原因

基托边缘过长、过锐，压迫唇颊舌沟或进入组织倒凹区擦伤黏膜

基托组织面有小瘤

硬区、骨性隆突缓冲不够而造成局部疼痛或溃疡

213. 下列哪种情况不适于局部义齿修复
A. 游离端缺牙者
B. 缺牙伴有牙槽骨、颌骨或软组织缺损者
C. 基牙或余留牙松动不超过Ⅱ度，牙槽骨吸收不超过1/2者
D. 年老体弱全身健康条件不良者
E. 对丙烯酸树脂过敏者
【答案】E
【解析】可摘局部义齿的适用范围虽广，但也有其非适应证，如缺牙间隙过小或𬌗龈距过低，义齿强度不足者，生活不能自理有误吞义齿的危险患者，如癫痫、精神病，对丙烯酸树脂过敏或对义齿异物感明显又无法克服者。

214. 男性，75岁，上颌8-4|4-8缺失，余留前牙条件较差，不正确的设计是
A. 上颌义齿设置𬌗支托
B. 上颌义齿采用牙支持式
C. 尽量伸展游离端基托范围，增加与基托下组织密合度
D. 上颌尖牙放置低位卡环固位
E. 上颌尖牙上设舌隆突支托及唇侧低位卡
【答案】B
【解析】本题由于是双端游离缺失，缺隙远端没有基牙，因此不能设计成牙支持式义齿。

215. 患者男性30岁。1缺失，2残根短，32|1义齿基牙。此设计的主要理由是
A. 增加抗力型　　　　　　B. 增加义齿支持　　　　　C. 增加前牙美观
D. 增加义齿固位　　　　　E. 提高义齿切割能力

【答案】B

【解析】可摘局部义齿基牙在选择过程中，若基牙的支持力不足，如松动Ⅱ度，或牙槽骨吸收Ⅱ度的牙不应单独选择基牙，应用连冠、牙周夹板或采用连续卡环等形式进行固定后再选做基牙。

216. 一患者651|16缺失，余牙正常，若选择可摘局部义齿修复，则该牙列缺损情况应设计为
A. 牙支持式　　　　　　　　B. 黏膜支持式　　　　　　　　C. 混合支持式
D. 黏膜支持式或混合支持式　　E. 牙支式或黏膜支持式

【答案】A

【解析】从题干可以看出该患者为双侧非游离端缺失，缺隙近远中都有基牙，并且健康，因此为了保证义齿的功能，设计成牙支持式义齿效果较好。

【破题思路】各类缺损的义齿设计形式	
缺损类型	义齿形式
Kennedy第一类	一般多设计混合支持式，支点线为横线式或斜线式；缺失过多，余留牙条件不好，设计黏膜支持式义齿
Kennedy第二类	缺失牙数目不多设计混合支持式，支点线为斜线式或纵线式；缺失过多，余留牙条件不好，设计黏膜支持式
Kennedy第三类	义齿主要设计成牙支持式，支点线为纵线式或平面式
Kennedy第四类	义齿设计成混合支持式或黏膜支持

217. 患者，女性，40岁，654|缺失，余留牙无松动，不正确的说法是
A. 上颌为Kennedy第三类牙列缺损　　　　B. 在缺牙区对侧牙弓上设置直接固位体
C. 义齿应呈面支持式　　　　　　　　　　D. 应采用牙支持式设计
E. 应采用黏膜支持式设计

【答案】E

【解析】从题干可以看出该患者为单侧非游离端缺失，缺隙近远中都有基牙，并且健康，因此为了保证义齿的功能，设计成牙支持式义齿。

218. 男，50岁。下颌可摘局部义齿修复后初戴3天，摘戴义齿时疼痛明显，咀嚼食物有痛感，口内检查：65|56活动义齿修复，基牙稳固，义齿固位性及稳定性好，咬合接触良好，右下颌舌骨嵴隆突处黏膜有溃疡点。造成摘戴义齿疼痛的原因是
A. 咬合压力过大　　　B. 卡环固位过紧　　　C. 基托进入软组织倒凹内
D. 基托与黏膜贴合过紧　　E. 摘戴义齿用力过大

【答案】C

【解析】可摘局部义齿戴入后可能出现的问题及处理，B、E造成基牙疼痛，D造成黏膜疼痛。

【破题思路】疼痛。

① 基牙疼痛。先检查基牙有无龋病或牙周病，如基牙正常，可能因基牙受力过大而导致疼痛，如卡环、基托与基牙接触过紧。

② 软组织疼痛。基托边缘过长、过锐，基托组织面有小瘤等均可引起软组织痛，表现为黏膜红肿，甚至有溃疡面。只要找准部位进行修改，疼痛即可消除。

牙槽嵴部位有骨尖或骨突、骨嵴，形成组织倒凹，覆盖黏膜较薄，在摘戴义齿过程中擦伤黏膜组织或义齿在受力时造成疼痛。常见的部位有尖牙唇侧、上下颌隆突、上颌结节颊侧和内斜嵴等处。应查清疼痛部位，在基托组织面进行缓冲处理。

义齿的𬌗支托未起到支持作用，𬌗支托折断使义齿下沉压迫软组织，卡环压迫牙龈，连接杆压迫软组织，咬合高，咀嚼时义齿不稳定，均可导致大范围的弥漫性疼痛。其表现为黏膜红肿、压痛明显。遇到此类情况可以扩大基托支持面积，增加间接固位体或𬌗支托数目，移动连接杆位置，调𬌗解除𬌗干扰等，以减轻黏膜的负荷。

如卡环位置不当（如颊侧卡环臂过低舌侧卡环臂太高），颊舌侧力量不平衡，也可使基托压迫黏膜造成疼痛。

219. 一患者下颌右下 |5678 缺失，可摘局部义齿戴用2年后，右下4舌侧塑料基托折断。检查发现，义齿游离端翘动，其他部位密合。处理方法是
    A. 基托折断处重新粘固　　　　　　　　　B. 游离端基托组织面重衬
    C. 基托折断处重新粘固，游离端基托组织面重衬　　D. 基托折断处重新粘固，游离端人工牙减径
    E. 重新下颌局部义齿修复
【答案】C
【解析】本题涉及义齿游离端翘动，其他部位密合，则应基托折断处重新粘固，游离端基托组织面重衬。

【破题思路】基托与组织不密合，边缘封闭不好：常发生在游离端义齿和缺牙数目多的义齿，没有充分发挥吸附力和大气压力的固位作用，应进行基托重衬处理。

220. 男性，48岁，8-5|5-8 缺失，缺牙区牙槽嵴吸收，可摘局部义齿修复的舌杆设计，正确的是位于倒凹区
    A. 预留2mm的间隙　　　　B. 与黏膜轻轻接触　　　　C. 根据义齿设计类型决定
    D. 预留0.5mm的间隙　　　E. 预留1mm的间隙
【答案】D
【解析】舌杆位于下颌舌侧龈缘与舌系带或黏膜皱襞之间。舌杆纵剖面呈半梨形，边缘薄而圆滑，距牙龈缘3~4mm。舌杆除口底浅，前牙向舌侧倾斜，或有明显舌隆突但外科手术不能去除者外，应用范围较广。舌杆与黏膜的接触关系，根据下颌舌侧牙槽骨形态而定。一般有三型：垂直型者舌杆与黏膜平行接触；倒凹型者舌杆在倒凹区之上，或在倒凹区，但要留出空隙；斜坡型者舌杆与黏膜离开0.3~0.5mm，与牙槽嵴平行。

【破题思路】舌杆的位置要适宜，既不影响舌的运动，也不妨碍口底的功能活动。如在前牙舌隆突上放置连续舌支托则称隆突杆，与舌杆合并使用则称双舌杆，对前牙可起支持作用，亦有增加游离端基托稳定的作用。

221. 患者，女性，50岁，86|67 缺失，余留牙无明显松动，口底深度大于8mm，无较大的骨突，舌侧牙槽嵴无明显倒凹。正确的说法是
    A. 下颌为Kennedy第一类第一亚类牙列缺损　　B. 可设计舌杆
    C. 应设计舌板　　　　　　　　　　　　　　　D. 应设计黏膜支持式
    E. 拔除余留牙
【答案】B
【解析】舌杆位于下颌舌侧龈缘与舌系带或黏膜皱襞之间。舌杆纵剖面呈半梨形，边缘薄而圆滑，距牙龈缘3~4mm。舌杆除口底浅，前牙向舌侧倾斜，或有明显舌隆突但外科手术不能去除者外，应用范围较广。舌杆与黏膜的接触关系，根据下颌舌侧牙槽骨形态而定。一般有三型：垂直型者舌杆与黏膜平行接触；倒凹型者舌杆在倒凹区之上，或在倒凹区，但要留出空隙；斜坡型者舌杆与黏膜离开0.3~0.5mm，与牙槽嵴平行。舌杆的位置要适宜，既不影响舌的运动，也不妨碍口底的功能活动。如在前牙舌隆突上放置连续舌支托则称隆突杆，与舌杆合并使用则称双舌杆，对前牙可起支持作用，亦有增加游离端基托稳定的作用。

【破题思路】舌板是金属铸成的舌基板，覆盖在下前牙的舌隆突区。舌板常用于口底浅，舌侧软组织附着高（口底到龈缘的距离在7mm以下），舌隆突明显者。
还包括：
① 前牙松动需用夹板固定者。
② 舌系带附着过高或舌面间隙不能容纳舌杆者。
③ 舌侧倒凹过大不宜用舌杆者。

222. 患者，女性，68岁，8-4|4-8 缺失，余留前牙Ⅰ度松动，口底较浅舌侧软组织附丽高，舌隆突明显。下列说法正确的是
    A. 下颌为Kennedy第一类第一亚类牙列缺损　　B. 应设计舌杆
    C. 应设计舌板　　　　　　　　　　　　　　　D. 舌板应覆盖在下颌舌隆突之下，进入舌间外展隙
    E. 义齿基托应尽量小
【答案】C

223. 患者，男性，49岁，8654|4568 缺失，余留牙无松动，不正确的说法是
A. 上颌为 Kennedy 第三类第一亚类牙列缺损　　B. 可采用前后腭杆联合设计
C. 可采用前腭杆的设计　　　　　　　　　　　D. 3|3 上设卡环
E. 7|7 上设𬌗支托
【答案】C
【解析】腭板作为连接体将𬌗力传递分布于基牙和相邻的支持组织，使义齿所受的力较合理地分布，后牙缺失易采取后腭杆式前后腭杆联合设计。
本题为双段游离缺失，单用前腭板后部支持力不足。

> 【破题思路】腭杆有前腭杆、后腭杆和侧腭杆三种。
> 前腭杆位于上颌硬区之前，腭皱襞之后，薄而宽，与黏膜组织密合但无压力，离开龈缘至少 6mm。为了不妨碍舌的功能和发音，应该尽量避免覆盖腭前区组织。前部边缘设计于腭皱襞之间。常用铸造法制成，有时也可用成品杆弯制而成。
> 后腭杆位于上颌硬区之后，颤动线之前，两端微弯向前至第一、第二磨牙之间。也可根据患者的敏感程度，适当调整其位置。因舌体不接触后腭杆，可做得稍窄些，中间较两端稍厚。与黏膜轻轻接触，在杆和黏膜之间可留有一定间隙，以免义齿下沉时，压迫黏膜而造成创伤和疼痛。
> 侧腭杆位于上颌硬区的两侧，离开龈缘应有 4～6mm，并且与牙弓平行，用于连接前、后腭杆，一侧或两侧（双杆）均可。其强度好，不易变形，戴用舒适。

224. 患者，男性，40岁，7632|245 缺失，余留牙Ⅱ度松动，有广泛的龋齿，牙槽骨吸收至根中 3/5。下列说法正确的是
A. 上颌为 Kennedy 第三类第一亚类牙列缺失　　B. 活动设计应采用牙支持式
C. 应采用天然牙固定桥修复　　　　　　　　　D. 可直接采用套筒冠修复
E. 拔除剩余牙，采用全口义齿修复
【答案】E
【解析】根据本题题意，"余留牙Ⅱ度松动，有广泛的龋齿，牙槽骨吸收至根中 3/5"，牙槽嵴及预留牙的情况均不佳，故拔除后重新制作全口义齿为最佳设计治疗方案。

225. 一患者上颌局部义齿修复。初戴时，发现弯制的后腭杆离开腭黏膜 2mm。处理方法是
A. 不必处理　　　　　　　B. 腭杆组织面加自凝树脂重衬　　　C. 腭杆组织面缓冲
D. 去除腭杆，让患者将义齿戴走　　E. 取下腭杆后，戴义齿取印模，在模型上重新加腭杆
【答案】E
【解析】根据题意所述"初戴时，发现弯制的后腭杆离开腭黏膜 2mm"，后腭杆不贴合，应修整后腭杆。

226. 患者，男，28岁，上前牙全部缺失，牙槽嵴丰满，设计可摘义齿修复。确定就位道时将模型向后倾斜的目的是
A. 加大牙槽嵴唇侧倒凹　　　　　　　　　B. 唇侧不加基托
C. 避免人工牙与牙槽嵴之间出现大的间隙　　D. 避免唇侧基托与牙槽嵴之间出现大的间隙
E. 加大人工牙的覆盖
【答案】D
【解析】前牙缺失，一侧后牙非游离端缺失，前、后牙同时缺失者，常采取由前向后倾斜的就位道。后牙游离端缺失者，采取由后向前倾斜的就位道（前牙缺失由前向后斜向就位，后牙游离缺失由后向前斜向就位）。

> 【破题思路】就位道的确定　就位道是指可摘局部义齿在口内戴入的方向和角度。由于可摘局部义齿一般均有 2 个以上的基牙，义齿上的固位体必须在同一方向戴入，且不受阻挡才能顺利就位。由于缺牙的部位和数目不同，各个基牙的位置、形态、倾斜度、倒凹及健康状况不同，确定义齿就位道的方式也不同。
> ① 平均倒凹（均凹式）。将模型固定在观测器的观测台上，根据缺牙的部位、牙齿的倾斜度、牙槽嵴的丰满度和唇（颊）侧倒凹的大小等，来确定模型前后及左右方向倾斜的程度。将模型方向调节在各基牙的近远中向和颊舌向倒凹比较平均的位置，使两端和两侧基牙都有一定程度的倒凹。然后画出基牙的观测线，并根据基牙的观测线设计和制作卡环。这样制作的义齿，其共同就道位的方向，即为两端基牙长轴交角的分角线方向。假如基牙长轴的方向是平行的，就位道的方向与基牙长轴的方向也是一致的。缺牙间隙多、倒凹大者，常采用平均倒凹垂直向就位道。

② 调节倒凹（调凹式）。调凹就是使缺隙两侧基牙的倒凹适当地集中在一端基牙，义齿斜向就位。此种就位道适用于基牙牙冠短，基牙长轴彼此平行者。义齿斜向就位，可以防止吃黏性食物时从𬌗向脱位。

227. 某女，66岁，右上124567左上126缺失，此患者牙的Kennedy分类为
A. Kennedy第一类第二亚类 B. Kennedy第二类第二亚类 C. Kennedy第三类第二亚类
D. Kennedy第四类第二亚类 E. Kennedy第四类第三亚类
【答案】B

228. 患者，男，55岁，戴下颌支架式可摘局部义齿3天，感疼痛厉害。查：7̄6̄|7̄可摘局部义齿。舌杆连接，前部牙槽嵴舌侧为斜坡型，义齿各部与组织贴合良好。舌杆下缘处黏膜溃疡，舌杆不影响口底软组织活动。造成疼痛的原因是舌杆
A. 与黏膜贴合过紧 B. 边缘不光滑 C. 位置不当
D. 无弹性 E. 过厚
【答案】A
【解析】斜坡型舌杆应与黏膜微分离。

229. 患者男，60岁。戴义齿2天，感上唇向下活动时疼痛，义齿摘戴困难。查：7654321|12可摘局部义齿｜37单臂卡环，卡环与某牙贴合，上前弓区基托伸展过长，摘戴义齿阻力较大。余之无异常。造成疼痛及摘戴义齿困难的原因可能是，除了
A. 卡环过紧 B. 基托紧贴牙面 C. 基托进入倒凹区
D. 义齿基托面积较大 E. 患者未掌握摘戴义齿的方法
【答案】D
【解析】此患者缺失牙较多，需要大量黏膜支持，所以义齿基托面积较大，如果边缘缓冲足够不会造成疼痛和摘戴困难。

【破题思路】造成疼痛及摘戴义齿困难的原因有基托边缘过长，牙槽嵴有明显的倒凹，与骨头尖硬区等相应的基托组织面缓冲不够，义齿不稳定，垂直距离过高，模型不准和基托变形等。

230. 铸造圈形卡环远中𬌗支托的作用是
A. 恢复咬合接触 B. 防止食物嵌塞 C. 防止基牙倾斜
D. 防止𬌗向脱位 E. 间接固位作用
【答案】C
【解析】圈形卡环用于向近中倾斜的远中孤立磨牙，如果只采用近中𬌗支托，容易导致基牙进一步向近中倾斜，在远中增加辅助𬌗支托，可使基牙受力趋于轴向，避免基牙向近中倾斜。

【破题思路】𬌗支托本身没有固位作用，不能防止𬌗向脱位。基牙向近中倾斜，因此位于远中孤立磨牙远中𬌗边缘嵴的支托也不会有恢复咬合接触、防止食物嵌塞和间接固位作用。

231. 不符合可摘局部义齿基牙选择原则的是
A. 选择健康牙作基牙 B. 虽有牙体疾病，但已经治疗
C. 虽有牙周疾病，但已得到控制 D. 选择近缺隙的牙作基牙
E. 选用多个基牙时，彼此越平行越好
【答案】E

232. Kennedy第二类牙列缺损者，可摘局部义齿修复时主要缺隙处应取
A. 解剖式印模 B. 无压力印模 C. 静态印模
D. 功能性印模 E. 一次印模
【答案】D

233. Kennedy第一类可摘局部义齿在末端基牙上用RPI卡环代替三臂卡环的目的是
A. 减轻牙槽嵴负担 B. 减轻基牙扭力 C. 导致义齿翘动
D. 暴露更多金属 E. 降低义齿强度
【答案】B

234. 下列缺失中（余留牙健康），适合设计成混合支持式可摘局部义齿的是
   A. 左上456
   B. 右上65及左上456
   C. 右上876及左上56
   D. 左上1256
   E. 右上6

【答案】C

235. 减少可摘局部义齿游离端𬌗力的方法不包括
   A. 减少人工牙的咬合接触
   B. 减小人工牙的颊舌径
   C. 减少人工牙数目
   D. 降低牙尖斜度
   E. 选用塑料牙

【答案】A

【解析】对于游离端义齿，为了保护支持组织的健康，应适当减小义齿游离端的𬌗力，以减小牙槽嵴和基牙的负担。

【破题思路】可采取的方法有人工牙减数和减径、降低牙尖斜度、使用塑料人工牙等，减少人工牙的咬合接触虽然可减轻𬌗力，但同时会降低咀嚼效率，失去义齿修复的意义，因此不能选用此方法来减少𬌗力。

236. 男，50岁，765|缺失，8|近中倾斜，与对𬌗牙接触不良，余牙正常。设计牙支持式义齿时，上卡环应设计
   A. 三臂卡环
   B. 对半卡环
   C. 圈形卡环
   D. 回力卡环
   E. 倒钩卡环

【答案】C

237. 男，64岁，$\frac{54321|12367}{8765|45678}$缺失，可摘局部义齿修复。戴牙咬下唇。其原因是
   A. 义齿松动
   B. 前牙覆盖过小
   C. 前牙开𬌗
   D. 垂直距离过低
   E. 垂直距离过高

【答案】B

238. 女，50岁，876|78缺失。为了控制义齿游离鞍基的稳定，以下措施中错误的是
   A. 扩大鞍基面积
   B. 双侧联合设计
   C. 设计间接固位体
   D. 选用牙尖斜度大的人工牙
   E. 设计减小基牙扭力的卡环

【答案】D

【解析】转动性不稳定形成的原因有两个：一是义齿的某些部件在天然牙上或者支持组织上形成支点或转动轴；二是由于义齿存在游离端，不可避免地存在回转线。转动性不稳定产生的杠杆作用导致作用力方向的改变，使基牙和基托下组织承受的压力不均匀，可能使基牙和支持组织受到损伤。该患者为双侧游离缺失，可摘局部义齿容易发生翘动、摆动、旋转、下沉等不稳定现象。双侧联合设计、设置间接固位体均有利于义齿的稳定。扩大游离鞍基面积、增加支持，也可减弱义齿的不稳定。末端基牙上的卡环在减小基牙扭力的同时也可增强义齿的稳定性。只有当采用牙尖斜度大的人工牙时，会增加对义齿的水平作用力，不利于义齿的稳定。

【破题思路】(1) 转动性不稳定的消除方法
① 增加或使用对抗平衡固位体。以用于对抗义齿沿支点线旋转。
② 增加平衡距。通常平衡力是加在义齿的支点或支点线的对侧，以使义齿保持平衡。增加平衡距使得平衡距大于𬌗力矩，同时还有可能改变转动轴，使义齿不再发生不稳定现象。
③ 消除支点。义齿的转动性不稳定是由于义齿的部件或基牙及支持组织形成的支点所致，消除支点后，即可获得稳定。可能存在的支点有两种，一种是𬌗支托、卡环在基牙上形成的支点；另一种是基托在基托下组织上形成的支点。常见于骨性突起或硬组织倒凹处，特别是基托面积大和基托下组织支持力强的患者。

(2) 各种不稳定现象的具体处理方法
① 翘起。在支点的平衡端放置间接固位体如支托、隙卡，或者延长基托。通过改变就位道方向，则可利用义齿基托的制锁抗衡作用，还可以在基牙上设置分臂卡环或隙卡，利用基牙的近缺隙侧倒凹制锁抗衡。
② 摆动。是由侧向𬌗力引起的，单侧游离端义齿和下颌双侧游离端义齿易出现摆动现象。在支点的对侧放置直接同位体或间接固位体，加大基托的面积，减小人工牙尖斜度以减小侧向𬌗力，达到咬合平衡，均可以克服义齿的摆动。

③ 旋转。旋转现象常沿支点线发生，可以通过缩短游离距，增加平衡距来克服。例如第一磨牙缺失的可摘局部义齿修复，其支点线呈纵线式，常发生沿支点线（即𬌗支托连线）的颊舌向旋转，对抗旋转必须减小游离距（即𬌗支托连线到人工牙的颊舌侧𬌗缘的距离），具体措施是减小人工牙𬌗面的颊舌径；同时可以改变就位方向，利用一端邻面基托的制锁作用；此外，还可以使用分臂卡环对抗旋转。当支点线呈斜线式或者横线式时，义齿同样可能发生沿支点线的旋转，放置间接固位体增加平衡距，可以对抗旋转。

④ 下沉。义齿的下沉常见于游离端基托，无𬌗支托的黏膜支持式义齿，是由𬌗力造成的。𬌗力的垂直分力是最主要的作用力，若发生不均匀性下沉极易造成基牙和支持组织的损伤。当游离距大于平衡距时，应消除支点；当平衡距大于游离距时，仍应采取保护基牙及支持组织的措施，特别是对游离缺失患者，可采取人工牙减径，必要时减数，制取压力印模，扩大基托伸展面积等以分散𬌗力。

239. 男，55岁。$\frac{321|35678}{65|678}$ 缺失，戴用义齿后经常咬舌，原因是人工后牙

A. 𬌗平面偏高 　　　　　　B. 舌侧覆盖过大 　　　　　　C. 舌侧覆盖过小

D. 牙尖斜度过小 　　　　　　E. 舌尖过锐

【答案】C

【解析】咬颊舌最常见的原因是上下颌后牙的覆盖过小而导致。

【破题思路】相反，覆盖过大不会发生咬舌；牙尖斜度改变不会导致咬舌；𬌗平面低于舌侧缘时，也容易咬舌；但𬌗平面偏高，远离舌侧缘，则不会咬舌。

240. 男，55岁。$\overline{876|34}$ 缺失，可摘局部义齿在右下5上采用RPI卡环。当义齿游离端受到咬合压力时，RPI卡环Ⅰ型杆的移动方向是

A. 颊向 　　　　　　B. 舌向 　　　　　　C. 𬌗向

D. 龈向 　　　　　　E. 远中向

【答案】D

【解析】游离缺失的末端基牙上设计RPI卡环时，Ⅰ杆的运动方向是向龈方偏近中。

【破题思路】义齿游离端受咬合压力时，义齿以近中𬌗支托为支点。由于RPI卡环的邻面板和Ⅰ型杆与义齿游离鞍基均位于𬌗支托支点的远中，因此Ⅰ型杆会与游离鞍基一起向下（龈向）移动。

241. 男，61岁。$8321|124568$ 缺失，前牙唇侧组织倒凹明显。模型观测时将模型向后方倾斜使就位道方向为从前下向后上的作用不包括

A. 有利于义齿的稳定 　　　　　　B. 增大 $|7$ 颊侧远中倒凹

C. 减少牙槽嵴唇侧组织倒凹 　　　　　　D. 减少人工前牙与基牙的间隙

E. 使义齿就位道与脱位方向不一样

【答案】A

【解析】该病例上颌前牙多数缺失，如果义齿垂直向上就位，牙槽嵴唇侧倒凹将限制唇侧基托伸展，不利于外观和上唇丰满度的恢复。由此可见，选项B、C、D、E均为向后倾斜模型能够获得的作用。该病例义齿可设计面式固位，不存在不稳定的问题，倾斜模型也不会影响义齿的稳定。

【破题思路】将模型向后倾斜时，义齿就位道为向后上倾斜就位，相对地减小了牙槽嵴唇侧倒凹，有利于唇侧基托伸展。就位道倾斜也减小了与前牙缺隙相邻余留牙的近中倒凹，避免了因邻牙近中倒凹大，义齿人工牙与邻牙间形成较大的三角间隙，既有利于美观，也可避免食物嵌塞。与垂直向就位道相比，斜向后上的就位道也改变了后牙缺隙区远中基牙的观测线位置，基牙远中的倒凹增大，而近中倒凹减小，形成Ⅰ型观测线，便于放置三臂卡环，使其作为主要基牙，更好地发挥支持、固位和稳定作用。义齿所受脱位力的方向一般与𬌗平面垂直，斜向后上的就位道与脱位方向不一致，也可增强义齿的固位作用。

242. 女，50岁。因牙周病拔除 $876|34$ 3个月余，$5|$ 无可利用倒凹，Ⅰ～Ⅱ度松动，余牙正常。可摘局部义齿修复时，右侧固位体应采用

A. 倒钩卡环 　　　　　　B. 对半卡环 　　　　　　C. 延伸卡环

D. RPI 卡环 E. RPA 卡环
【答案】C
【解析】该题的倒钩卡环、RPI 卡环和 RPA 卡环用于缺隙相邻基牙，但因为无可利用倒凹，如果采用这三种卡环，将无固位作用。对半卡环通常用于前后均有缺隙的孤立前磨牙，即使用在 5| 上，也同样不能发挥固位作用。该病例的情况正是延伸卡环的适应证。

243. 男，45 岁。87621|1236 缺失，5|57 颊倾，颊侧观测线位于冠 1/3，可摘局部义齿修复时正确的做法是

A. 将模型向右侧倾斜，义齿斜向就位 B. 将模型向后倾斜，义齿向后上就位
C. 5|57 设计杆形卡环 D. 磨改 5|57 颊面形态，降低观测线位置
E. 4|48 做基牙

【答案】D
【解析】该病例设计可摘局部义齿时 5|57 做基牙是最佳选择，而选择 4|48 做基牙效果不佳。由于基牙颊侧观测线位置过高，倒凹过大，影响卡环的放置。采用圆环形卡环时颊侧卡环臂位置过高，对基牙侧向力大；采用杆形卡环时卡环将无法就位，或者造成卡环臂及其延伸臂与基牙和黏膜间隙过大。由此设计杆形卡环不能解决问题。

【破题思路】将模型向左或右倾斜只能减小对侧基牙颊侧倒凹，同侧倒凹反而加大。模型前后倾斜只会改变倒凹的近远中位置，但不能改变倒凹的深度。由此，正确的方法只能是磨改基牙颊面形态，磨除过突的部分，降低观测线高度。

244. 女，50 岁。6521|12356 缺失，余留牙正常，基牙应该选择

A. 743|47 B. 74|47 C. 73|47
D. 43|47 E. 73|7

【答案】B
【解析】该缺损的主要基牙应为 74|47，卡环一般 2~4 个，不超过 4 个，否则影响摘戴。

【破题思路】对于非游离缺失的牙列缺损，当余留牙正常时，可摘局部义齿应选择缺隙前后与缺隙相邻的后牙或尖牙做基牙，形成面式分布。

245. 钴铬合金铸造卡环的卡臂尖进入基牙倒凹的深度一般为

A. 0.75mm B. 0.25mm C. 0.1mm
D. 0.5mm E. 10mm

【答案】B
【解析】

钴铬合金	不锈钢丝	金合金
0.25mm	0.75mm	0.5mm

246. 一般情况下，可摘局部义齿固位体的数目应

A. 1~2 个 B. 尽可能多 C. 2~4 个
D. 4~6 个 E. 尽可能少

【答案】C

247. 舌杆的宽度一般为

A. 2mm B. 3~4mm C. 8mm
D. 10mm E. 15mm

【答案】B
【解析】舌杆位于下颌舌侧龈缘与舌系带或黏膜皱襞之间。舌杆纵剖面呈半梨形，边缘薄而圆滑，距牙龈缘 3~4mm。宽度 3~4mm，舌杆除口底浅，前牙向舌侧倾斜，或有明显舌隆突但外科手术不能去除者外，应用范围较广。舌杆与黏膜的接触关系，根据下颌舌侧牙槽骨形态而定。

248. 圆环形卡环通常包绕基牙的

A. 3 个面和 3 个轴角 B. 2 个面和 3 个轴角 C. 2 个面和 2 个轴角

D. 3个面和2个轴角　　　　　　E. 3个面和4个轴角

【答案】E

【解析】因圆环卡环常包绕基牙的3个面和4个轴面角，即包绕基牙牙冠的3/4以上，好似圆圈，故名圆环卡环，这种卡环为Aker（1936）首先应用，故又称Aker卡环。

249. 采用舌杆时下前牙舌侧龈缘至口底的距离要大于

A. 10mm　　　　　　　　　B. 7mm　　　　　　　　　C. 4mm
D. 15mm　　　　　　　　　E. 20mm

【答案】B

250. 铸造𬌗支托的厚度为

A. 2.0～2.5mm　　　　　　B. 1.0～1.5mm　　　　　　C. 0.5～1.0mm
D. 1.5～2.0mm　　　　　　E. 2.5～3.0mm

【答案】B

【解析】𬌗支托的大小、形状：根据𬌗支托的材料决定。铸造𬌗支托应薄而宽，呈匙形，颊舌宽度约为磨牙颊舌径的1/3或前磨牙的颊舌径的1/2。其长度约为磨牙近远中径的1/4或前磨牙近远中径的1/3，厚度为1～1.5mm。若无铸造条件，可用扁的18号不锈钢丝做支托，宽1.5mm、厚1mm、长2mm。

251. RPI卡环邻面板的主要作用是

A. 防止基托下沉　　　　　　B. 减少牙槽嵴受力　　　　　C. 减少基牙受力
D. 增强义齿的固位　　　　　E. 增加牙槽嵴负担

【答案】D

【解析】邻面板与基牙的导平面之间的摩擦力产生摩擦固位作用。

【破题思路】邻面板：基牙的远中面预备导平面，使与义齿的就位道平行。制作邻面板与导平面接触。当义齿下沉时，邻面板亦随之向下，但仍与基牙接触。邻面板的作用是防止义齿脱位，增强义齿的固位力。预备的导平面面积越大，义齿脱位的可能性就越小。用邻面板固位比卡环固位对支持组织的损害小。邻面板在水平方向的支持力很强，可使倒凹区减到最小，并可防止食物积存，有利于美观，同时其转向舌侧轴面角还与卡环臂有拮抗作用。邻面板常用于下颌牙的邻面，上颌牙因向颊侧倾斜，不宜作导平面及邻面板。

252. 半解剖式人工牙的牙尖斜度是

A. 10°　　　　　　　　　　B. 15°　　　　　　　　　　C. 20°
D. 25°　　　　　　　　　　E. 30°

【答案】C

【解析】半解剖式人工牙的牙尖斜度是20°。

【破题思路】数据要牢记，按𬌗面形态不同，可分为以下三种。

解剖式牙：牙尖斜度为33°或30°，又称有尖牙，与初萌出的天然牙𬌗面相似。正中𬌗时，上、下颌牙齿的尖凹锁结关系很好，功能较强，但侧向𬌗力大。

非解剖式牙：牙尖斜度为0°，又称无尖牙，颊、舌轴面与解剖式牙类似。𬌗面有溢出沟，咀嚼效能较差，侧向𬌗力小，对牙槽骨的损害小。

半解剖式牙：牙尖斜度约20°，上、下颌牙间有一定的锁结关系。

253. 不能消除可摘局部义齿翘动的是

A. 增加间接固位体　　　　　B. 增大平衡距　　　　　　　C. 增大游离距
D. 增加基托面积　　　　　　E. 骨突处基托组织面缓冲

【答案】C

【解析】不能消除可摘局部义齿翘动的是增大游离距。

【破题思路】游离距越大义齿越容易翘动。增加间接固位体、增大平衡距、增加基托面积、消除支点都可以消除翘动不稳定。

254. 对于远中游离缺失的末端基牙，与远中牙𬌗支托比较，近中牙𬌗支托
  A. 减小了基牙所受的扭力，也减小了牙槽嵴的负担
  B. 减小了基牙所受的扭力，但增加了牙槽嵴的负担
  C. 增加了基牙所受的扭力，也增加了牙槽嵴的负担
  D. 增加了基牙所受的扭力，但减小了牙槽嵴的负担
  E. 对基牙所受的扭力和牙槽嵴的负担均无影响
【答案】B

【破题思路】近中支托可以在游离端下沉的时候防止卡环对基牙产生扭力，支点前移加大转动半径，使基托下组织受力均匀，但支点前移游距延长，基托、下黏膜和牙槽骨组织受力增加。

255. 杆形卡环的固位臂进入基牙唇颊面倒凹的方向是从
  A. 𬌗面方向   B. 牙龈方向   C. 近中方向
  D. 远中方向   E. 侧面方向
【答案】B
【解析】杆形卡环的固位臂进入基牙唇颊面倒凹的方向是从牙龈方向。

256. 关于基托与组织关系的说法错误的是
  A. 基托与黏膜应密合而无压痛
  B. 与缺牙区的基牙邻面应贴合
  C. 腭（舌）侧基托与天然牙轴面非倒凹区接触
  D. 与前牙区舌隆突密合
  E. 龈缘区的龈组织应缓冲
【答案】B
【解析】缺牙区的基托不应进入基牙邻面倒凹区，应与轴面的非倒凹区接触，否则会影响就位和摘戴。

257. 关于𬌗支托的描述错误的是
  A. 厚度为0.5mm   B. 前磨牙颊舌径的1/2   C. 磨牙颊舌径的1/3
  D. 前磨牙近远中径的1/3   E. 磨牙近远中径的1/4
【答案】A
【解析】𬌗支托的厚度为1～1.5mm左右。

258. 金属基托的缺点是
  A. 易折裂   B. 不易修理   C. 体积小
  D. 基托薄   E. 温度传导作用差
【答案】B
【解析】金属基托强度好，不易折裂；体积小，戴用舒适；金属温度传导作用好，但是损坏、折断后不易修理。

259. 决定可摘局部义齿基托伸展范围的是
  A. 基托的种类   B. 人工牙的种类   C. 黏膜的厚度
  D. 𬌗力的大小   E. 缺失牙的时间
【答案】D
【解析】决定可摘局部义齿基托伸展范围的是𬌗力的大小。

【破题思路】可摘局部义齿基托的伸展范围依据基牙健康状况、牙槽嵴吸收的程度、𬌗力的大小而定。

260. 可采用牙支持式可摘局部义齿的情况是
  A. 多数基牙有松动   B. 缺隙一端有稳固基牙   C. 缺隙两端有稳固基牙
  D. 极少数基牙残留   E. 后牙末端游离缺失
【答案】C
【解析】牙支持式可摘局部义齿的主要适应证是缺隙两侧都有健康基牙的Kennedy第三类和少数前牙缺失的Kennedy第四类，多数基牙松动不能够作为牙支持式可摘局部义齿的适应证，少数基牙残留和游离缺失要采取混合支持。

【破题思路】可摘局部义齿按义齿的支持组织不同,可分为以下三种类型:
(1) 牙支持式义齿 两端基牙上均放置𬌗支托和卡环,义齿的𬌗力主要由天然牙承担;适用于少数牙缺失,或缺牙间隙小,缺隙两端均有基牙,且基牙稳固者。
(2) 黏膜支持式义齿 仅由基托和人工牙及无𬌗支托的卡环组成。𬌗力通过基托直接传递到黏膜和牙槽骨上;适用于多数牙缺失,余留牙松动,或因咬合过紧无法磨出𬌗支托位置者。
(3) 混合支持式义齿 基牙上有𬌗支托和卡环,基托有足够的伸展,由天然牙和黏膜共同承担𬌗力;适用于各类牙列缺损,尤其是游离端缺失者。
可采用牙支持式可摘局部义齿的情况是缺隙两端有稳固基牙。

261. 可摘局部义齿的禁忌证不包括
A. 缺牙间隙过小
B. 癫痫
C. 生活不能自理的患者
D. 口腔黏膜溃疡经久不愈
E. 长期牙列缺损未曾修复者
【答案】E
【解析】A、B、C、D项都不能进行可摘局部义齿修复。

【破题思路】缺牙间隙过小,义齿强度不能达到修复要求;基牙呈锥形,无法提供足够固位力;生活不能自理的患者,容易造成义齿误吞;口腔黏膜溃疡经久不愈者,无法佩戴义齿。

262. 可摘局部义齿中没有传导𬌗力作用的部件是
A. 人工牙
B. 基托
C. 大、小连接体
D. 卡环体
E. 卡臂尖
【答案】E
【解析】可摘局部义齿的组成及其作用。可摘局部义齿一般是由人工牙、基托、固位体和连接体等部件组成。

【破题思路】按照部件所起的作用,可以归纳为三部分,即修复缺损部分、固位稳定部分和连接传力部分。卡臂尖起固位作用。

263. 可摘局部义齿中起连接、加强稳定与固位作用的部分是
A. 固位体
B. 人工牙
C. 基托
D. 大连接体
E. 小连接体
【答案】C
【解析】固位体的作用是固位、稳定、支持。人工牙是义齿代替缺失牙建立咬合关系,恢复咀嚼功能和外形的部分。基托有连接义齿各部件成一整体和加强义齿的固位与稳定等作用。大、小连接体可将义齿的各部分连接在一起,同时有传递和分散𬌗力的作用。

【破题思路】基托的功能。
① 连接义齿各部件成一整体。
② 在基托上排列人工牙,承担、传递和分散𬌗力。
③ 修复缺损的牙槽骨、颌骨和软组织。
④ 加强义齿的固定与稳定。基托与黏膜之间存在唾液,两者间有吸附力;基托与基牙及邻近牙接触可以形成抵抗义齿位移的力量;也有防止义齿翘动的间接固位作用。

264. 一患者下颌 8765 | 5678 缺失,主诉可摘局部义齿修复后恶心、唾液多,其原因不可能是
A. 基托后缘伸展过度
B. 基托后缘不密合
C. 义齿不稳定,后缘翘动
D. 患者初戴不适应
E. 基托后缘过短
【答案】E
【解析】基托后缘短一般不会引起恶心。

【破题思路】基托的伸展范围：根据缺牙的部位，基牙的健康状况，牙槽嵴吸收的程度，殆力的大小等情况而定。在保证义齿固位及稳定，不影响唇、颊、舌及软组织活动的原则下，尽量缩小基托范围，使患者感到舒适、美观。如个别前牙缺失，牙槽嵴丰满者可不放唇侧基托。上颌后牙游离端义齿基托后缘应伸展到翼上颌切迹，远中颊侧应盖过上颌结节，后缘中部应到硬软腭交界处稍后的软腭上。下颌基托后缘应覆盖磨牙后垫的1/2～2/3。基托边缘不宜伸展到组织倒凹区，以免影响义齿就位或就位时擦伤倒凹以上突出部位的软组织。

265. 男，46岁，左下456缺失，余留牙健康。可摘局部义齿的支点线应设计成
A. 斜线式　　　　　　　B. 直线式　　　　　　　C. 横线式
D. 纵线式　　　　　　　E. 平面式
【答案】E
【解析】本缺失类型应该是双侧设计的牙支持式义齿，所以支点线应该是平面式。

【破题思路】义齿稳定的设计原则。
① 应用对角线二等分原理在支点线的二等分处，作垂直于支点线的垂线，在该垂直线所通过的牙上增加放置间接固位体。
② 应用三角形原理，按三角形放置固位体。
③ 应用四边形原理，按四边形放置固位体。
尽量使义齿固位体连线形成的平面的中心与整个义齿的中心一致或接近，当支点线呈纵线式时，支点线的中心应与义齿中心基本一致。
④ 良好的支持。义齿行使功能时，为了防止义齿下沉，应该有良好的支持。牙支持式可摘局部义齿承受的殆力主要由基牙来承担，适当的基牙数目，通过殆支托结构为义齿提供良好的支持。混合支持式可摘局部义齿承受的殆力是由基牙、黏膜和牙槽嵴共同承担，这种设计在临床上应用最广泛，特别适宜于游离端义齿。为了对抗游离端基牙下沉，除设计支托外，还可以使用牙间卡环、舌支托、切支托等间接固位体。对于黏膜支持式可摘局部义齿，殆力直接通过基托传导至黏膜和牙槽骨上，支持力较差，长期的殆力作用可能导致牙槽嵴的吸收，继而致使义齿下沉。为了保证对该类义齿的支持作用，应该适当加大基托面积以分散力；保持基托组织面与承载区黏膜组织良好的接触关系，力求使载荷均匀分布；并采取减小人工牙颊舌径，甚至减少人工牙数目的措施，来减小载荷改善支持力。

266. 女，50岁，因牙周病拔除下颌876| 已有3月余，右下5| Ⅱ度松动，无可利用倒凹，余牙正常。可摘局部义齿修复时，右侧固位体应采用
A. 联合卡环　　　　　　B. 对半卡环　　　　　　C. 延伸卡环
D. RPI卡环　　　　　　E. RPA卡环
【答案】C
【解析】如题所述"右下5| Ⅱ度松动"。
延伸卡环：用于松动或牙冠外形差的基牙，将卡环臂延伸到近缺隙侧邻近牙齿的倒凹区以获得固位和夹板固定作用。

267. 前腭杆应离开龈缘至少
A. 3mm　　　　　　　　B. 4mm　　　　　　　　C. 5mm
D. 6mm　　　　　　　　E. 7mm
【答案】D
【解析】前腭杆应离开龈缘至少6mm。

268. 前腭杆应位于
A. 腭皱襞处　　　　　　B. 腭皱襞之后，上颌硬区之前　　　　　　C. 上颌硬区
D. 上颌硬区之后　　　　E. 颤动线之前
【答案】B
【解析】前腭杆应位于腭皱襞之后，上颌硬区之前。易误选A。

269. 使用可摘局部义齿最容易造成疼痛的部位不包括
A. 尖牙唇侧　　　　　　B. 牙槽嵴顶　　　　　　C. 上颌隆突
D. 上颌结节颊侧　　　　E. 内斜嵴处

【答案】B

【解析】患者戴用可摘局部义齿后最易造成疼痛的部位是 A、C、D、E 所述的部位，而 B 中的牙槽嵴表面有高度角化的复层鳞状上皮，其下有致密的黏膜下层，能承受咀嚼压力，该区是𬌗力主承托区，戴义齿后正常情况下不该出现疼痛。

【破题思路】因为 A、C、D、E 是骨质突起的部位，该部位黏膜较薄、弹性差，不易缓冲𬌗力，所以容易出现戴牙后的疼痛。

270. 下列缺失中，宜于设计成混合支持式义齿（余留基牙均健康，第三磨牙均存在）的是
A. |4567　　　　　　　　　B. 7654|4567　　　　　　　　　C. 8765|6
D. 65|7　　　　　　　　　E. 6|

【答案】C

【解析】该题中 A、B、D、E 均为非游离端牙列缺损，只有答案 C 中右上颌为游离端牙列缺损。

【破题思路】混合支持式义齿是仅一端基牙上有支托，基托有足够的伸展，由天然牙和黏膜共同承担𬌗力。混合支持式义齿适用于各类牙列缺损，尤其是游离端缺失者。

271. 以下改善黏膜支持式可摘局部义齿支持作用的措施中错误的是
A. 适当加大基托面积　　　　　　　　B. 基托与黏膜接触良好
C. 增加间接固位体，以分散𬌗力　　　D. 减少人工牙数目
E. 减少人工牙颊舌径

【答案】C

【解析】对于黏膜支持式可摘局部义齿而言，增加间接固位体是难以实现的。故本题答案是 C（该项的叙述是错误的）。

【破题思路】义齿的支持作用主要来自𬌗支托，基托有一定的支持作用。所以增加间接固位体，适当加大基托面积、基托与黏膜接触密合，都可以增加支持作用；通过人工牙减数、减径也可以增加支持作用。

272. 患者，男性，50 岁，87541|78 缺失，行可摘局部义齿修复后 3 天觉得恶心和唾液增多，下列说法不正确的是
A. 基托后缘伸展不够　　　　　B. 基托后缘与黏膜不贴合　　　　　C. 可适当磨改基托后缘
D. 坚持戴用义齿，逐渐习惯，唾液分泌过多现象可消失　　　　　E. 可进行重衬

【答案】A

【解析】活动义齿修复后 3 天出现恶心和唾液量增多应该考虑义齿基托后缘太长、过厚，与黏膜不贴合，患者不适应等原因。可适当调改或者进行重衬，基托伸展不够会导致固位不好，不会出现恶心、唾液增多等症状。

【破题思路】恶心的原因及处理：

原因	处理
上颌后缘过长	磨短
上颌后缘过厚	磨薄
下颌远中舌侧基托过厚挤压舌	磨薄
义齿基托后缘与口腔黏膜不密合	重衬
咬合不稳定	调磨

273. 患者，男性，68 岁，821|34678 缺失，行可摘局部义齿修复，2 年后诉咬合无力咀嚼率降低。检查发现，人工牙磨耗，下列正确的处理方法是
A. 若人工牙广泛性磨耗，可用自凝塑料在口内直接加高恢复正常的咬合关系
B. 与患者解释修复效果不佳，建议重做

C. 若人工牙广泛性磨耗，应在人工牙殆面咬蜡殆记录
D. 若人工牙广泛性磨耗，无须上殆架
E. 若人工牙广泛性磨耗，无须咬蜡殆记录，但需要上殆架

【答案】C

【解析】患者出现咀嚼无力，咀嚼效能降低是垂直距离恢复过低导致。所以若出现广泛性磨耗，应使用蜡堤进行殆记录。

> 【破题思路】（1）在模型上利用余留牙确定上下颌关系
> 用于缺牙不多，余留牙的上下颌关系正常者。
> （2）利用蜡殆记录确定上下颌关系
> 用于口内仍有可以保持上下颌垂直关系的后牙，但在模型上难以准确确定关系者。
> （3）利用殆堤记录上下颌关系
> ① 游离缺失≥2颗牙者。
> ② 修复区对颌无牙者。
> ③ 需升高垂直距离者。

274. 造成可摘局部义齿转动性不稳定的支点不包括

A. 切牙乳突   B. 殆支托   C. 卡环体
D. 骨性突起   E. 硬组织倒凹

【答案】A

【解析】造成可摘局部义齿转动性不稳定的支点不包括切牙乳突。

> 【破题思路】转动性不稳定可能是由于义齿的某些部位与口腔组织间形成支点导致的。可能有两种：一种是牙殆支托，卡环等在牙上形成支点；另一种是基托在基托下方的组织上形成支点，如骨性突起、硬组织倒凹。而切牙乳突是软组织，一般不会形成支点，可能会引起压痛。

275. 铸造金属舌板最适合于下列各项，除了

A. 咬合紧   B. 冠的唇舌径小   C. 根管呈喇叭口状
D. 深覆殆   E. 冠的唇舌径大

【答案】E

【解析】A、B、C、D均不能选。冠的唇舌径大，说明修复时牙体组织可相对多磨除一些，修复体舌侧可选用金属材料或瓷等非金属材料。

> 【破题思路】铸造金属舌板的优点：
> ① 金属材料强度大，耐磨耗，抗折强度大，所以该材料的修复体可制作得较薄。
> ② 由于铸造金属舌板较薄，所以在牙体预备中，可少量磨除铸造金属舌板，适合于咬合紧、深覆殆、殆力大时的修复，以及牙体组织不能磨除过多的牙齿，如牙齿唇舌径小和根尖孔呈喇叭口状者（青少年恒牙尚未发育完全，牙髓腔宽大者）。

276. 患者，男性，48岁。上颌多个后牙陆续因龋患缺失近14年，曾做可摘义齿修复。检查876|4578缺失，牙槽嵴丰满，余留牙正常，上颌隆突明显，呈结节状。可摘局部义齿的大连接体应采用

A. 前后腭杆   B. 前腭杆   C. 前腭板
D. 马蹄形腭板   E. 全腭板

【答案】D

【解析】876|4578缺失，缺失牙殆力比较大，缺牙间隙既有前牙又有后牙，应采用上颌大连接体修复。但因上颌隆突明显，呈结节状，应避让此处，所以采用马蹄形腭板。

277. 8765|5678缺失，末端基牙如果采用RPI卡环组设计，以下说法正确的是

A. 该基牙颊侧不应该存在软组织倒凹
B. 口腔前庭深度对RPI卡环组设计不重要，可以不考虑
C. RPI卡环组由近中牙殆支托、I杆和舌侧导平面组成

D. I 杆需要舌侧对抗臂
E. 义齿受咬合力后，I 杆仍然与牙面接触，防止牙齿向颊侧移位

【答案】A

【解析】I 杆由龈方向𬌗方就位，卡环臂要越过基牙牙龈，进入基牙颊侧龈 1/3 倒凹区，故不应存在过大的组织倒凹。

【破题思路】RPI 由近中𬌗支托、I 杆、远中邻面板组成。义齿受力后，鞍基下沉，I 杆与基牙脱离接触，减轻对基牙的扭力。I 杆无舌侧对抗臂，减少患者的异物感。

278. 患者，下颌 876|34 缺失，右下 5 设计 RPI 卡环时，导平面应预备在右下 5 的
A. 远中边缘嵴
B. 近中边缘嵴
C. 远中邻面
D. 远中颊轴角
E. 远中舌轴角

【答案】C

【解析】RPI 卡环导平面应位于缺隙侧。

【破题思路】组合式铸造卡环：RPI 卡环组由近中𬌗支托、邻面板、I 杆三部分组成，常用于远中游离端义齿。经临床应用，效果良好。

近中𬌗支托：远中𬌗支托义齿受力后，基牙常向远中倾斜，而近中𬌗支托义齿受力后，即使有使基牙向近中倾斜的分力，由于得到近中余留牙的支持，可以保持不动。因此，用近中𬌗支托可消除或减少基牙所受的扭力。使用远中𬌗支托时，常产生一类杠杆作用，基托下沉时，卡环臂有向上移动和脱离倒凹区的趋势，对基牙产生扭力。使用近中支托时，则产生二类杠杆作用，基托和卡环同时下沉，卡环和基牙脱离接触，基牙可不受扭力。同时近中𬌗支托的小连接体，还有对抗义齿向远中脱位的作用。

邻面板：基牙的远中面预备导平面，使与义齿的就位道平行。制作邻面板与导平面接触。当义齿下沉时，邻面板亦随之向下，但仍与基牙接触。邻面板的作用是防止义齿脱位，增强义齿的固位力。预备的导平面面积越大，义齿脱位的可能性就越小。用邻面板固位比卡环固位对支持组织的损害小。邻面板在水平方向的支持力很强，可使倒凹区减到最小，并可防止食物积存，有利于美观，同时还与卡环臂有拮抗作用。邻面板常用于下颌牙的邻面和舌面，上颌牙因向颊侧倾斜，不宜作导平面及邻面板。

I 杆：I 杆与基牙接触面积小，对基牙的损伤小，固位作用好，美观。

279. 男，40 岁。上颌义齿戴后一周，上唇活动及前牙咬合时义齿翘动，且疼痛；查：21|12 缺失，缺隙大，可摘局部义齿修复，第一前磨牙上设计间隙卡环，唇侧设计塑料基托以支撑上唇丰满。造成义齿松动的原因是
A. 未设计间接固位
B. 唇侧基托过厚
C. 上唇活动力量过大
D. 唇侧基托过长
E. 卡环过松，固位力差

【答案】A

【解析】多个前牙越过中线连续缺失，应设计牙和黏膜共同支持义齿，必须在牙弓后方增加间接固位体，形成横线式，以增加基托面积，增加义齿固位支持稳定作用。

【破题思路】对基托的要求。
① 基托的伸展范围。根据缺牙的部位，基牙的健康状况，牙槽嵴吸收的程度，𬌗力的大小等情况而定。在保证义齿固位及稳定，不影响唇、颊、舌及软组织活动的原则下，尽量缩小基托范围，使患者感到舒适、美观。如个别前牙缺失，牙槽嵴丰满者可不放唇侧基托。上颌后牙游离端义齿基托后缘应伸展到翼上颌切迹，远中颊侧应盖过上颌结节，后缘中部应到硬软腭交界处稍后的软腭上。下颌基托后缘应覆盖磨牙后垫的 1/2～2/3。基托边缘不宜伸展到组织倒凹区，以免影响义齿就位或就位时擦伤倒凹以上突出部位的软组织。
② 基托厚度。应有一定的厚度保持其抗挠屈强度，以免受力时折断。塑料基托一般厚约 2mm。基托边缘厚约 2.5mm，并呈圆钝状。腭侧基托可稍薄，必要时做出腭皱形状。铸造基托厚约 0.5mm。
③ 基托与天然牙的关系。缺牙区基托不应进入基牙邻面倒凹区，腭（舌）侧基托边缘应与天然牙轴面的非倒凹面接触，前牙区基托边缘应在舌隆突上，并与之密合。但对牙齿应无压力。近龈缘区基托要做缓冲，以免压迫龈组织，并有利于取戴。
④ 基托与黏膜的关系。应密合而无压痛，与上颌结节颊侧、上颌硬区、下颌隆突、内斜嵴及骨尖等部位相应的基托组织面应做缓冲处理，以免基托压迫组织产生疼痛。

⑤ 基托磨光面外形。上下颌前部基托相当于牙根的位置，形成隐约可见的牙根长度和突度。后部的颊、腭和舌侧由牙至基托边缘应形成一凹面，有利于义齿的固位。

280. 男，45岁。左下活动义齿初戴三天，摘戴义齿时疼痛，咀嚼食物无痛感，查：左下56可摘局部义齿，义齿固位及稳定性好，基牙与对颌牙接触良好，下颌舌骨嵴隆突处黏膜破溃。造成摘戴义齿疼痛的原因是

A. 牙合力过大　　　　　　　　B. 卡环过低，压迫牙龈　　　　　　C. 基托进入软组织倒凹内

D. 基托与黏膜贴合过紧　　　　E. 摘戴义齿时用力过大

【答案】C

【解析】结合临床所见该处黏膜破溃并且摘戴义齿时疼痛可以判断是义齿进入组织倒凹导致的疼痛。

【破题思路】下颌舌骨嵴隆突处一般有组织倒凹，属于缓冲区。

281. 男，50岁，下颌 765| 缺失，右下8前倾，与对颌牙接触不良，余牙正常。设计牙支持式义齿时，右下8上卡环应设计

A. 三臂卡环　　　　　　　　　　B. 三臂卡环并扩大支托，恢复其咬合

C. 圈形卡环　　　　　　　　　　D. 圈形卡环，并扩大支托，恢复其咬合

E. 倒钩长环，并扩大支托，恢复其咬合

【答案】D

【解析】首先，圈形卡环多用于远中孤立的磨牙上，且下颌磨牙向近中倾斜者，故可选C和D。其次，因右下8与对颌牙接触不良，且余牙正常，所以，此时必须扩大支托以恢复其咬合，C和D中，只有D满足上述要求。

【破题思路】圈形卡环多用于远中孤立的磨牙上，上颌磨牙向近中颊侧倾斜、下颌磨牙向近中舌侧倾斜者。卡环臂的尖端在上颌磨牙的颊侧和下颌磨牙的舌侧。铸造的圈形卡有近、远中两个支托。锻造圈形卡只放近中支托，非倒凹区卡环臂与高基托相连，起对抗臂及加固作用，临床较多用。

282. 男，51岁。戴义齿一周，感咀嚼时义齿活动，且储藏较多食物。查：左上6缺失，可摘局部义齿修复，颊向倾斜，稳固，支托与支托窝贴合，基托与黏膜不贴合，但咬合时贴合良好。造成义齿弹跳的原因是

A. 支托与基牙早接触　　　　　B. 咬合过高　　　　　　　　　　C. 基托变形

D. 卡臂尖抵住了邻牙　　　　　E. 卡环臂过松

【答案】D

【解析】咬合时由于卡环的弹性，贴合良好，但不咬合时卡环的弹力使基托又离开黏膜，造成义齿弹跳。

【破题思路】若支托与基牙早接触、基托变形则咬合时义齿也不能贴合；咬合过高、卡环臂过松不会导致基托与黏膜不贴合；卡臂尖抵住了邻牙，使义齿不能就位，甚托与黏膜不贴合。

283. 男，54岁。左下2456缺失，前后均有基牙。按Kennedy分类属于

A. 第一类　　　　　　　　　　B. 第二类　　　　　　　　　　　C. 第三类

D. 第三类一亚类　　　　　　　E. 第四类

【答案】D

【解析】左下2456缺失，前后均有基牙。后牙456为主要缺隙为主类，即前后均有按Kennedy分类属于第三类一亚类。易误选C。

284. 男，56岁。戴上颌义齿一天，摘、戴义齿时前牙区牙龈疼痛。查：764321|12367缺失。黏膜支持式可摘义齿。唇、颊基托边缘伸展至黏膜转折，前牙区牙槽骨较突。引起疼痛的原因是

A. 牙合力大　　　　　　　　　　B. 义齿下沉　　　　　　　　　　C. 基托伸展过长

D. 基托进入倒凹内　　　　　　E. 基托过厚

【答案】D

【解析】唇颊侧边缘伸展到黏膜转折，前部骨突，则基托进入组织倒凹中，摘戴时引起疼痛。

285. 女，50岁。下颌 876|78 缺失。在减小义齿游离鞍基水平向移动中，无效的设计是

A. 应用双侧联合设计　　　　　B. 设计间接固位体　　　　　　　C. 选用牙尖斜度大的人工牙

D. 设计减小基牙扭力的卡环　　E. 扩大鞍基面积

【答案】C

【解析】应该选择牙尖斜度小的人工牙，减少侧向力，减少鞍基的水平移动。

【破题思路】固位力的调节。调节固位力可以使义齿符合生理要求和功能需要，避免固位力过大或过小。可选用的措施有以下几种：

① 增减直接固位体的数目。固位力的大小与固位体的数目成正比，通常情况下 2～4 个固位体可以达到固位要求，切忌设计过大的固位力，因容易损伤基牙，也可能造成摘戴困难。

② 选择和修整基牙的固位倒凹。基牙的倒凹深度过小或过大，倒凹坡度过小均不利于固位，故基牙应该有适度的倒凹，特别是适度的倒凹深度，并且根据固位倒凹设计卡环固位臂。如果有不利倒凹，则应作调磨，或者改变就位道设计。一般倒凹的深度应小于1mm，铸造卡环臂要求的倒凹深度偏小，不宜超过0.5mm，倒凹的坡度应大于 20°。

③ 调整基牙间的分散程度。基牙越分散，各个固位体亦分散，各固位间的相互制约作用增强，固位力增强。

④ 调整就位道。改变就位道将导致基牙的倒凹深度、坡度以及制锁角的变化，从而达到增减固位力的目的。

⑤ 调节卡环臂进入倒凹区的深度和部位。将卡环臂尖设置在倒凹深度最适宜的位置，即不进入倒凹深度最大的部位，以减少固位力。

⑥ 卡环材料的刚性和弹性限度选择。刚度和弹性限度越大的卡环固位臂，固位力越强，但应控制在不损伤基牙的范围内。

⑦ 选用不同制作方法的卡环。需纵向固位力强者，可用铸造卡环；需横向固位力强者，可用锻丝卡环。

---

286. 女，50 岁。戴义齿三天，咀嚼时感义齿翘动明显。查：下颌 $\overline{876|5678}$ 缺失，$\overline{76|567}$ 为可摘局部义齿。下颌 $\overline{5|4}$ 上分别为三臂卡环，颊舌侧基托位于黏膜转折，远中覆盖磨牙后垫 1/3。前伸及侧方𬌗未见早接触。引起义齿翘动的原因是

A. 基托伸展过长   B. 非正中𬌗无多点接触   C. 支托形成了转动轴
D. 卡环数目不够   E. 覆盖的基托游离端黏膜过厚

【答案】C

287. 女，58 岁，$\dfrac{87654321|6}{65|}$ 缺失，余留牙形态及位置正常，欲作可摘局部义齿修复，为了确定恰当的正中咬合关系，临床上通常采用的方法是

A. 在模型上利用余留牙确定上下颌牙齿的咬合关系

B. 用蜡𬌗记录确定上下颌关系

C. 用𬌗堤记录上下颌关系

D. 用𬌗堤记录确定正中𬌗关系，蜡𬌗记录确定非正中𬌗关系

E. 用蜡𬌗记录确定正中𬌗关系，𬌗堤记录确定非正中𬌗关系

【答案】C

【解析】由于缺牙数目较多，所以，不能在模型上利用余留牙确定上下颌牙齿的𬌗关系。

【破题思路】患者口内右侧不能保持上下颌垂直关系，所以也不能采用蜡𬌗记录确定。而𬌗堤记录法适用于单侧游离缺失，上下牙列所缺牙齿无对𬌗者。该患者缺失牙齿属于此种类型，故选答案C。在可摘义齿修复中，不需要确定非正中𬌗关系，所以D、E错。

---

288. 女，60 岁。戴上下可摘局部义齿一周，感嚼碎食物困难。查 $\dfrac{87654|45678}{63|45678}$ 缺失，$\dfrac{7654|4567}{63|4567}$ 可摘局部义齿，黏膜支持，人工牙较天然牙稍小，𬌗面外形正常。咬合状态下，咬合纸可从上下牙之间抽出。造成嚼碎食物困难的原因是

A. 人工牙过小   B. 垂直距离过低   C. 咬合低
D. 人工牙𬌗面无食物排溢道   E. 人工牙牙尖斜度不够高

【答案】C

【解析】造成嚼碎食物困难的原因是咬合低。根据检查可以判断。

【破题思路】（1）义齿咀嚼功能差　人工牙殆面过小、咬合低、殆关系不好，义齿恢复的垂直距离过低，都可降低咀嚼效能。需要加高咬合，加大殆面，改变殆面形态；在殆面增加食物排溢道，增加牙尖斜度。如果是因基牙和牙槽嵴支持不够造成的，可增加基牙和加大基托面积以增加支持力。

（2）摘戴困难　卡环过紧，基托紧贴牙面，倒凹区基托缓冲得不够，患者没有掌握义齿摘戴方向和方法，都可造成义齿摘戴困难。需调改卡环，磨改基托，教会患者如何摘戴义齿。

（3）食物嵌塞　义齿与组织之间出现嵌塞和滞留食物，原有基托与组织不密贴，卡环与基牙不贴合，基托与天然牙之间有间隙，均可造成食物嵌塞。基牙和牙槽嵴存在有不利倒凹时，按缺牙部位和基牙健康状况，选择义齿就位道，尽量减小不利倒凹，减小间隙，但不利倒凹形成的空隙不可避免，这些空隙造成食物嵌塞，需要患者加强口腔卫生和义齿的清洗，防止天然牙发生龋病和牙周病。另外，如倒凹填补过多或磨除基托过多造成不应该有的空隙，应用自凝塑料局部衬垫解决。

（4）发音不清晰　由于义齿戴上后，缩小了口腔空间，舌活动受限，有暂时性的不适应，常造成发音障碍。经过一段时间练习，多数患者可逐渐习惯不影响发音，只需向患者解释清楚即可。如因基托过厚、过大，牙齿排列偏向舌侧，应将基托磨薄、磨小或调磨人工牙的舌面，以改善发音。

（5）咬颊黏膜、咬舌　由于上颌后牙的覆盖过小或缺牙后，颊部软组织向内凹陷，天然牙牙尖锐利都会造成咬颊黏膜，应加大后牙覆盖，调磨过锐的牙尖，加厚基托推开颊肌。咬舌多因下颌后牙排列偏向舌侧或因殆平面过低造成，可适当升高下颌殆平面，磨除下颌人工牙的舌面或重新排列后牙。

（6）恶心和唾液增多　戴上颌可摘局部义齿后，由于基托后缘伸展过多、过厚，或基托后缘与黏膜不贴合，两者之间有唾液刺激而引起恶心。应磨改基托或进行重衬解决。如唾液分泌多，口内味觉降低，只要坚持戴用义齿，习惯后这些现象即可消失。

（7）咀嚼肌和颞下颌关节不适　由于垂直距离恢复得过低或过高，改变了咀嚼肌肌张力和颞下颌关节正常状态，患者常感到肌疲劳和酸痛、张口受限等颞下颌关节症状，可通过加高或降低垂直距离和调殆来解决。

（8）戴义齿后的外观问题　有的患者提出戴义齿后唇部过突或凹陷，牙颜色或牙齿大小不满意等，可酌情进行修改。对合理的意见，应认真听取并尽量修改，必要时重做。对过分的要求，则应向患者耐心解释。

289.女，62岁。戴下义齿一月余，因咬合痛而修改多次，现仍疼痛。查：双侧下后牙缺失，牙槽嵴较低平，可摘局部义齿，颊、舌侧基托边缘伸展至黏膜转折处。硬质树脂牙，解剖式牙尖，第二磨牙排至磨牙后垫前缘，对颌为天然牙。造成疼痛的主要原因是

A.基托过度伸展　　　　B.基托组织面有小结节　　　C.黏膜承受力差
D.殆力过大　　　　　　E.人工牙排列不正确

【答案】D

【解析】双侧下后牙缺失、牙槽嵴较低平、组织支持力弱，应该采用半解剖式人工牙，减小侧向力，而题中采取了解剖式牙，导致了反复压痛。

【破题思路】颊、舌侧基托边缘伸展至黏膜转折处，范围合适；基托组织面有小结节，压痛点应该明确；黏膜承受力差会导致黏膜压痕，第二磨牙排至磨牙后垫前缘也是正确的。

290.女，65岁。戴上下活动义齿6年，因咀嚼无力、面形改变而重做义齿，戴新义齿1个月后，面部肌肉酸痛不适。查：$\frac{8-4|4-8}{8-2|2-8}$缺失，可摘局部义齿修复，义齿各部与组织贴合良好。义齿稳定，咬合接触好，上下唇闭合时肌肉稍紧张。造成面部肌肉酸痛的原因是

A.不适应新义齿　　　　B.垂直距离恢复过高　　　　C.咀嚼硬物过多
D.人工牙过硬　　　　　E.人工牙牙尖斜度过大

【答案】B

【解析】戴牙后面部肌肉酸痛不适一般是垂直距离恢复过高，临床所见上下唇闭合时肌肉稍紧张可以证明这一判断。

291.患者，男性，71岁，84|1256缺失，行可摘局部义齿修复2年后诉义齿容易翘动和脱落，口内检查发现义齿基托和黏膜之间出现间隙，下列正确的处理方法是

A.重衬方法只有直接重衬法和间接重衬法
B.与患者解释修复效果不佳，建议重做
C.若重衬范围广，可用直接法重衬术，即在义齿组织面放印模材料，在口内取印模，用蜡封固边缘后，常

规装盒

D.若是局部重衬，可用间接法，将基托组织面均匀磨去一层，将自凝塑料涂布需重衬的部位，将义齿戴入口内

E.间接法重衬前，可用印模材料取闭口式印模

【答案】E

【解析】间接法重衬适用于重衬范围较大的义齿。此方法在基托组织面放印模，在口内取咬合印模，先做印模材料重衬，取出后装盒，在口外完成基托塑料。

【破题思路】

直接重衬法	小面积不吻合
间接重衬法	义齿基托边缘短，较大面积不吻合，对室温固化塑料过敏者
软衬法	刃状牙槽嵴和黏膜较薄的无牙颌患者

292.铸造金属基托厚度约为

A. 0.3mm　　　　　　　　B. 0.5mm　　　　　　　　C. 0.8mm
D. 1.0mm　　　　　　　　E. 1.2mm

【答案】B

【解析】基托应有一定的厚度以保证其抗挠曲强度，以免受力时折断，金属基托厚约0.5mm，其边缘厚约1.0mm，呈圆钝状。

【破题思路】基托应有一定的厚度保持其抗挠屈强度，以免受力时折断。塑料基托一般厚约2mm。基托边缘厚约2.5mm，并呈圆钝状。腭侧基托可稍薄，必要时做出腭皱形状。铸造基托厚约0.5mm。铸造基托边缘圆钝，厚度约1mm。

293.非解剖式牙不具备的特点是

A.上下颌牙具有一定的尖凹锁结关系　　　　　B.𬌗面有溢出沟
C.咀嚼功能较差　　　　　　　　　　　　　　D.侧向𬌗力小
E.对牙槽嵴损害小

【答案】A

【解析】非解剖式牙不具备的特点是上下颌牙具有一定的尖凹锁结关系。非解剖式牙又称无尖牙，没牙尖，但有沟窝。

【破题思路】人工牙𬌗面形态。解剖式牙：牙尖斜度33°或30°，上下颌牙锁结关系好，功能强，侧向力大。半解剖式牙：牙尖斜度20°，上下颌牙有一定锁结关系。非解剖式牙：牙尖斜度为0°，𬌗面有溢出沟，咀嚼效能差，侧向𬌗力小。

294.下列哪些患者不适合进行可摘局部义齿修复

A.恶性肿瘤患者　　　　　　B.癫痫患者　　　　　　C.颞下颌关节紊乱病患者
D.牙周病患者　　　　　　　E.冠状动脉粥样硬化性心脏病患者

【答案】B

【解析】患者癫痫发作时，由于自控力完全丧失可能导致义齿误吞误咽的危险发生。

【破题思路】可摘局部义齿的适应证和禁忌证

（1）适应证（适用范围较广）

①适用于各种牙列缺损，尤其是游离端缺失者。

②可作为拔牙创未愈合者的过渡性修复。

③因牙周病、外伤或手术造成缺牙，伴有牙槽骨、颌骨和软组织缺损者。

④需升高颌间距离以恢复面部垂直距离者。

⑤基牙松动不超过Ⅱ度，牙槽骨吸收不超过1/2，必要时可兼作义齿和松动牙固定夹板。

⑥ 不能耐受固定义齿修复时磨除牙体组织的，或主动要求做可摘局部义齿修复者。

（2）禁忌证

① 缺牙间隙过小，义齿强度不够。

② 基牙呈锥形，固位形态过差，义齿不能获得足够的固位力。

③ 精神病或生活不能自理的患者，患者易将义齿误吞。

④ 口腔黏膜溃疡经久不愈者。

295. 下列关于烤瓷熔附金属全冠底冠的设计错误的是

A. 非贵金属基底冠最低厚度为 0.5mm
B. 表面形态无尖锐棱角锐边，各轴面呈流线型
C. 尽可能保持瓷层厚度均匀
D. 颈缘处连接光滑无菲边
E. 可加厚金属恢复缺损

【答案】A

【解析】非贵金属基底冠最低厚度为 0.3mm。

296. 对牙列缺损患者进行问诊的现病史内容中，不应该包括

A. 缺失的时间
B. 缺失原因
C. 是否整修过
D. 修复效果如何
E. 家族中是否有牙列缺损患者

【答案】E

【解析】牙列缺损不属于家族遗传病，不需问询。

297. 患者，女性，23 岁，1 因外伤缺失半年余，后行可摘局部义齿修复，修复 3 个月余，义齿折裂，究其原因，下面说法不正确的是

A. 塑料基托过薄或有气泡发生
B. 咬合过紧
C. 主要是塑料部件老化
D. 咀嚼过硬的食物
E. 对义齿的维护方法不正确

【答案】C

【解析】义齿折裂的原因有很多，常见于上颌硬区缓冲不够，义齿基托过薄，基托内有气泡，不良咀嚼习惯，咬合力量过大，不平衡的殆力和不当的维护。修复时间 3 个月，材料不会出现老化。

298. 人工解剖式牙牙尖斜度为

A. 0°或 3°
B. 10°或 13°
C. 20°或 23°
D. 30°或 33°
E. 40°或 43°

【答案】D

【破题思路】

① 解剖式牙。牙尖斜度为 33°或 30°，又称有尖牙，与初萌出的天然牙殆面相似。正中殆时，上、下颌牙齿的尖凹锁结关系很好，功能较强，但侧向殆力大。

② 非解剖式牙。牙尖斜度为 0°，又称无尖牙，颊、舌轴面与解剖式牙类似。殆面有溢出沟，咀嚼效能较差，侧向殆力小，对牙槽骨的损害小。

③ 半解剖式牙。牙尖斜度约 20°，上、下颌牙间有一定的锁结关系。

299. 后腭杆的正确放置位置应位于

A. 腭隆突之后，软腭颤动线之前，两侧微弯向第一磨牙与第二前磨牙之间
B. 腭隆突之后，软腭颤动线之前，两侧微弯向第一磨牙与第二磨牙之间
C. 腭隆突之后，软腭颤动线之前，两侧微弯向第二磨牙之后
D. 腭隆突之后，两侧微弯向第一前磨牙与第二前磨牙之间
E. 腭隆突之前，两侧微弯向第二前磨牙与第一磨牙之间

【答案】B

【解析】后腭杆应位于腭隆突之后，软腭颤动线之前，两端微弯向第一第二磨牙之间，位置过后易引起恶心。

300. 有关腭杆下面哪一项是错误的

A. 前腭杆位于腭隆突之前，腭皱襞的后份
B. 后腭杆过后容易引起恶心

C. 后腭杆位于腭隆突之后，两端微弯向前至第一、二磨牙之间
D. 侧腭杆用以连接前后缺牙区或前后腭杆
E. 侧腭杆距腭侧龈缘应有3～4mm

【答案】E

【解析】侧腭杆用以连接前后缺牙区或前后腭杆，位于腭隆突的两侧，离开龈缘4～6mm，与牙弓并行。

301. 可摘局部义齿基托组织面不做缓冲的部位是

A. 上颌结节颊侧　　　　B. 上颌硬区　　　　C. 下颌隆突
D. 磨牙后垫　　　　　　E. 内斜嵴

【答案】D

【解析】磨牙后垫为软组织，无须缓冲。为边缘封闭区。

302. 下列哪项不属于义齿转动性不稳定现象

A. 翘起　　　　　　　　B. 下沉　　　　　　C. 摆动
D. 旋转　　　　　　　　E. 就位困难

【答案】E

303. 上颌Kennedy第一类牙列缺损者可以采取单侧分别设计的病例是

A. 87|78　　　　　　　B. 876|45678　　　　C. 87642|3678
D. 87|3678　　　　　　E. 8765|78

【答案】A

【解析】Kennedy第一类缺失设计要点。根据临床缺失情况，Kennedy第一类缺失有两种设计，一种是混合支持式义齿，另一种是黏膜支持式义齿。两侧只需各修复一颗7，故可分别修复。

【破题思路】混合支持式义齿：此种设计适宜于双侧后牙部分或全部缺失、余留牙健康的情况下。

（1）特点　义齿由天然牙和黏膜共同支持，因此义齿不稳定，沿支点线、回转线活动，其结果导致基牙受扭力，鞍基下的软组织受到创伤，最终导致基牙松动，黏膜疼痛，加速牙槽嵴吸收。后牙缺失越多，对基牙和牙槽嵴的损害越大。

（2）设计要点　控制游离鞍基移动（垂直向、侧向），减轻或避免基牙受到扭力，保护牙槽嵴健康；减小基牙的负荷。

（3）具体措施

① 在主要基牙上设计固定、支持、稳定作用良好的卡环。
② 增加间接固位体和扩大鞍基，使𬌗力分散到多个天然牙及更广泛的牙槽嵴上。
③ 取功能性印模或压力印模，以补偿鞍基下沉。
④ 减小人工牙颊、舌径、近远中径，或减少人工牙数目，以减小𬌗力，相应减小基牙和牙槽嵴的负荷。
⑤ 采用应力中断式卡环或设计近中𬌗支托，以缓冲主要基牙上的扭力。
⑥ 用大连接体或基托连接，以达到平衡和传递、分散𬌗力的作用。

黏膜支持式义齿：当两侧后牙全部缺失，余留牙牙周情况差时，才设计成黏膜支持式义齿。

（1）特点　由于𬌗力由黏膜承担，故在𬌗力作用下，易加速牙槽骨吸收，导致鞍基下沉，黏膜压痛、溃疡。同时由于牙齿下沉，若对颌为天然牙，则使天然牙随义齿下沉而伸长。若对颌为人工牙，则造成𬌗接触不紧，咀嚼效率不高。

（2）设计要点　其要点是减少支持组织承受的𬌗力，减慢牙槽嵴吸收的速度。

（3）具体措施　根据口腔具体情况，可选择采用下列措施：

① 减少人工牙数目，两侧可少排一个前磨牙或磨牙，使牙列变短；减小人工牙的颊舌径、近远中径，降低人工牙的牙尖高度。
② 排塑料牙。
③ 在不妨碍口腔组织功能的情况下，尽可能扩大基托面积，可达到分散𬌗力，增加义齿固位，防止鞍基下沉的目的。
④ 加深食物排溢沟。
⑤ 必要时，在基托组织面衬垫软塑料，以缓冲𬌗力，减轻或消除黏膜压痛、创伤。

黏膜支持恢复的咀嚼功能较差，在临床上尽量少设计此类义齿。

304. 患者，女性，40岁，21|12缺失行可摘局部义齿修复后3年，人工牙脱落，正确的处理方式是
A. 将残存的塑料牙及其唇颊侧龈缘磨去
B. 与患者解释修复效果不佳建议重做
C. 选择合适人工牙进行修改排列
D. 自凝塑料修补完马上修形，抛光完成后让患者戴走，不适随诊

【答案】C

【解析】人工牙脱落应该重新选择合适的人工牙进行修整排牙，去除舌侧部分基托，热凝树脂修补粘丝期修整外形，待材料硬固后抛光，不适随诊，若达不到美观和使用标准，缺损较多则应重新制作。

305. 患者，男，32岁，|6缺失，伸长，𬌗龈间隙3mm，患者要求活动修复，以下哪种处理较恰当
A. 义齿用铸造金属面
B. 义齿𬌗面和支托整体铸造
C. 义齿支架和支托整体铸造
D. 根管治疗后截冠，常规活动义齿修复
E. 根管治疗后截冠，常规固定桥修复

【答案】B

【解析】如题所示"|6缺失，伸长，𬌗龈间隙3mm"，如活动义齿修复排列人工牙，则磨除过多，采用"义齿𬌗面和支托整体铸造"的方法，可根据患者自身口腔情况，由排牙师单独雕刻一枚牙齿，后整体铸造成型，效果更佳。

306. 患者，男，876|678缺失，余留牙情况良好。活动义齿可采用的设计形式是
A. 混合支持式
B. 牙支持式
C. 黏膜支持式
D. 牙支持式或黏膜支持式
E. 牙支持式或混合支持式

【答案】A

【解析】混合支持式义齿一端基牙上有支托，基托有适当的伸展，由天然牙和黏膜共同承担𬌗力；适用于各类牙列缺损，尤其是游离端缺失者。根据题意"876|678缺失"，故选择A。

307. 患者男，65岁，|5678缺失。为减小义齿游离端水平向移动，以下不正确的是
A. 采用双侧联合设计
B. 缺牙区对侧设计间接固位体
C. 扩大基托面积
D. 末端基牙设计RPI卡环组，减少基牙扭力
E. 选用牙尖斜度大的人工牙

【答案】E

【解析】如题目所示，"|5678缺失"为单端游离缺失，患者咀嚼时，可摘义齿容易因侧向力而发生水平向移位，A、B、C、D选项均可减小侧向力，而牙尖斜度越大的牙，侧向力越大，所以应选用牙尖斜度较小的牙齿，故本题选择E。

【破题思路】Kennedy第二类的设计要点。第二类缺失义齿的特点及设计要点均与第一类基本相同。不同点是第二类为单侧游离缺失，义齿不易平衡、稳定，必须双侧设计，在对侧设计间接固位体，用大连接体或鞍基连接，以分散𬌗力，获得义齿的平衡、稳定和固位。

游离端侧缺牙两个以上者，在游离端基牙上放置卡环，用大连接体连到牙弓的对侧，在对侧牙弓上选两个基牙放置卡环。

308. 患者65|456缺失，7|7为使其具有Ⅰ型导线，在确定义齿就位道时，应将模型
A. 平放
B. 向前倾斜
C. 向后倾斜
D. 向左倾斜
E. 向右倾斜

【答案】C

【解析】如题所示"7|7为使其具有Ⅰ型导线"，则模型向后倾斜，画出的水平线，在模型平放时，倒凹区在缺隙侧的对侧，故选C。

【破题思路】由于各个基牙倾斜的方向和程度不同，画出的观测线也不同。观测线有以下三种类型：

Ⅰ型观测线：为基牙向缺隙相反方向倾斜时所画出的观测线。此线在基牙的近缺隙侧距𬌗面远，远缺隙侧距𬌗面近，即近缺隙侧的倒凹小，而远缺隙侧的倒凹区大。

Ⅱ型观测线：为基牙向缺隙方向倾斜时所画出的观测线。此线在近缺隙侧距𬌗面近，而远缺隙侧距𬌗面远，说明近缺隙侧的倒凹大，远缺隙侧的倒凹小。

Ⅲ型观测线：基牙的远、近缺隙侧均有明显的倒凹或基牙向颊舌侧倾斜时所形成的观测线，观测线在近缺隙侧和远缺隙侧距𬌗面都近，倒凹区都较大，非倒凹区小。

309. 对金属基托错误的描述是
A. 坚固耐用 　　　　　　　　B. 对温度传导性好 　　　　　　　C. 难以衬垫及修理
D. 厚度较薄，舒适 　　　　　E. 不易清洁
【答案】E
【解析】对金属基托错误的描述是对温度传导性好。可摘局部义齿的基托有金属基托，塑料基托，金属-塑料联合基托。

【破题思路】塑料基托色泽接近黏膜美观，制作简便，价廉，重量轻，利于重衬修补；但是强度差，温度传导作用差，不易自洁。金属基托强度大，体积小而薄，戴用舒适，温度传导效果好，但是不能重衬，不能用于可摘局部义齿的游离端。

310. 不宜设计牙支持式可摘局部义齿的是
A. 少数牙缺失 　　　　　　　B. 缺牙间隙小 　　　　　　　　　C. 缺隙两端基牙正常
D. 基牙稳固 　　　　　　　　E. 游离端缺失
【答案】E
【解析】游离端缺失可设计天然牙和黏膜共同支持的混合支持式义齿。如基牙条件差，设计为黏膜支持式。

311. 一患者下颌 642|14678 缺失，余留牙正常，前庭沟较浅。采用可摘局部义齿修复时，错误的做法是
A. 模型观测应该采用平均倒凹法 　　　　　　　B. 基牙上应该采取 RPI 卡环
C. 基牙可以选择 75|35 　　　　　　　　　　　　D. 下颌左侧牙槽嵴区取印模时应尽量扩展
E. 应该采用压力式印模
【答案】C
【解析】患者基牙应该选择 75|35。故本题答案是 C（该项的叙述是错误的）。

【破题思路】Kennedy 第三类的设计要点特点。
① 缺隙两端均有余留牙存在，无游离鞍基，故基牙不受扭力。
② 义齿固位、稳定和支持作用均好，压痛少。
此类义齿为各类牙列缺损中修复效果最好的一类。

设计要点：
① 此类义齿的𬌗力主要由基牙负担，故缺牙间隙两侧的基牙均要放置𬌗支托。
② 若牙弓两侧均有缺牙，可用大连接体连接，使牙弓两侧的鞍基有交互作用。若一侧牙弓上有多个牙缺失，除在邻近基牙上设计直接固位体外，还需在对侧设计间接固位体，使用固位体的数量一般不超过四个。
③ 如基牙的颊、舌侧观测线不同，可用混合型卡环。
④ 当缺隙邻牙咬合紧或不健康时，可设计成黏膜支持。但单个后牙缺失，尽量不设计黏膜支持，因基托面积小，𬌗力集中，易产生疼痛。
若缺隙的近中或远中邻牙不宜于放置𬌗支托时，可设计成混合支持式义齿。

312. 可摘局部义齿固位体必须具备的条件
A. 对基牙不产生矫治性移动 　　　　　　　　　B. 取戴义齿时不损伤基牙
C. 不积存食物 　　　　　　　　　　　　　　　　D. 根据需要选择不同种类金属
E. 有固位作用，保证义齿不脱位
【答案】E
【解析】可摘局部义齿固位体的固位作用应是保证义齿在承担功能作用时，即正常的咀嚼功能状态下，不发生脱位。

【破题思路】在摘戴的时候，对基牙应无侧向力，理想的固位力大小是既能抵抗相应的脱位力，又不在基牙或卡环的各部分上存在过度的张力，不应把扭力转移到基牙上。

313. 利用面弓转移技术将模型上颌架的目的是
A. 转移上下颌正中关系　　　　B. 转移上下颌垂直距离　　　　C. 确定前伸髁导斜度
D. 确定侧方髁导斜度　　　　　E. 转移上颌骨与颞下颌关节的位置关系
【答案】E
【解析】面弓转移技术转移的是上颌骨与颞下颌关节的位置关系。

314. 可摘局部义齿的组成中修复缺损的部分是
A. 𬌗支托、基托　　　　　　　B. 人工牙、𬌗支托　　　　　　C. 固位体、人工牙
D. 连接体、基托　　　　　　　E. 人工牙、基托、𬌗支托
【答案】E
【解析】基托的作用：修复缺损，传递𬌗力，连接作用，固位与稳定。除基托外，能修复缺损的还有𬌗支托。固位体的作用是固位作用。人工牙是用来恢复缺失牙的。

315. 患者，女性，48岁，876|3678缺失，行可摘局部义齿修复后1周仍然觉得发音障碍，推测其原因，下列说法不正确的是
A. 暂时不习惯　　　　　　　　　　　　　　B. 戴义齿后由于口腔空间变小，舌运动受限
C. 人工牙排列偏颊侧　　　　　　　　　　　D. 舌体肥大
E. 基托过厚，过大
【答案】C
【解析】全口义齿修复后出现发音障碍的原因有人工牙排列偏舌；义齿基托太厚；基托过大使舌体运动受限；舌体增生肥大；患者不适应等。人工牙排列偏颊侧会导致义齿不稳定，固位不良，而不会影响发音。

316. 一患者876|45678缺失，戴局部义齿一周后复诊，主诉咀嚼功能差，无其他不适。主要原因是
A. 基托过度伸展　　　　　　　B. 基托伸展不够　　　　　　　C. 人工牙牙尖斜度大
D. 人工牙咬合低　　　　　　　E. 基牙负荷重
【答案】D
【解析】咀嚼无力应该与基托伸展无关，由于无其他不适，原因应该是咬合低。

【破题思路】若是人工牙牙尖斜度大或者基牙负担重，基牙会有不适。

317. 为使可摘局部义齿有适当的固位力，应调磨
A. 过高的牙尖　　　　　　　　B. 伸长的牙齿　　　　　　　　C. 磨耗不均的颌边缘嵴
D. 过大的基牙倒凹　　　　　　E. 基牙支托凹
【答案】D
【解析】为使可摘局部义齿有适当的固位力，应调磨过大的基牙倒凹。基牙倒凹过大，卡臂尖进入倒凹过深，会导致固位力过大。

318. 需采用混合支持式可摘局部义齿修复的是
A. 5|456　　　　　　　　　　B. 6|64　　　　　　　　　　　C. 8764|56
D. 64|2456　　　　　　　　　E. 6541|456
【答案】C
【解析】只有C选项是游离端缺失，基牙条件好可设计混合支持的。

【破题思路】需采用混合支持式可摘局部义齿修复的是8764|56，游离缺失需要混合支持设计。

319. 一般基牙固位倒凹的深度不应大于
A. 0.6mm　　　　　　　　　　B. 0.7mm　　　　　　　　　　C. 0.8mm
D. 0.9mm　　　　　　　　　　E. 1.0mm
【答案】E
【解析】数据要牢记。

【破题思路】一般倒凹的深度与卡环材料有关，钴铬合金固位臂用于0.25mm深的倒凹，金合金固位臂用于0.5mm深的倒凹，弯制钢丝固位臂用于0.75mm深的倒凹。所以基牙固位倒凹的深度不应大于1mm。

320. 一患者 654|6 缺失，余留牙正常。可摘局部义齿修复时基牙应该选择
A. 7|57 B. 73|57 C. 73|7
D. 73|5 E. 7|7
【答案】B
【解析】双侧后牙非游离缺失，应选择双侧缺隙前后的天然牙作基牙。

321. 男，55岁。戴全口义齿一周后复诊，义齿固位尚可，但在进食和说话时义齿容易脱位。导致义齿容易脱位的原因不可能是
A. 基托边缘缓冲不够 B. 基托不密合 C. 人工牙位置排列不当
D. 咬合不平衡 E. 磨光面外形不良
【答案】B
【解析】非功能状态下固位力可以，则不可能是基托不密合。

【破题思路】基托边缘缓冲不够，功能状态下会由于黏膜的运动脱位。人工牙位置排列不当，磨光面外形不良，会影响组织的运动，咬合不平衡会导致咀嚼时义齿翘动，破坏边缘封闭，从而使义齿脱位。

322. 女，47岁。34|缺失需固定修复，如果设计为25|基牙的固定桥义齿时会产生
A. 近中移动 B. 远中移动 C. 唇向移动
D. 颊向移动 E. 唇颊向移动
【答案】E
【解析】25|的牙周膜面积之和小于34|，支持力不足，25|固定桥经过口角转弯，桥体在基牙连线之外，会因杠杆作用对基牙造成扭力，所以修复体会产生唇颊向移动。

323. 女，64岁。戴用下颌可摘局部义齿两周，感舌活动受限，时有咬舌。查：双侧磨牙缺失，黏膜支持式义齿，基托与黏膜贴合良好，固位好，双侧人工牙颊尖在牙槽峰顶连线上。造成咬舌的原因是
A. 患者的舌体过大 B. 对义齿未适应 C. 选择人工牙过大
D. 人工牙排列偏颊侧 E. 人工牙排列偏舌侧
【答案】E
【解析】初戴不适应导致的咬舌应在两周内逐渐适应。

【破题思路】造成咬舌的原因多为初戴不适应，后牙排列偏舌侧或者𬌗平面过低，通过临床检查可以发现人工牙颊尖在牙槽嵴顶连线上，排牙原则应是下颌牙中央窝位于牙槽嵴顶连线上，所以人工牙偏舌侧，造成咬舌。

324. 悬锁卡环的禁忌证是
A. 口腔前庭过浅，唇系带附着过高 B. 口腔卫生好
C. 基牙有先天性畸形 D. 远中游离缺失，牙槽嵴吸收严重
E. 基牙重度磨损
【答案】A
【解析】基牙的牙周情况较差，余留牙较松动；末端基牙不宜用常规卡环固位时，可用余留牙的倒凹获得固位；关键基牙缺失，需充分利用余留牙，加强义齿的固位和稳定；远中游离缺失伴有前部缺失，缺隙两侧余留牙扭转或倾斜时；口腔硬软组织大面积畸形者。

这种情况让临床医师设计颇为困难：普通支架设计对基牙产生的扭转力量较大，容易损伤基牙；而附着体设计，费用相当昂贵，而且有一定局限性。这种情况可以设计为"悬锁卡环可摘局部义齿"。

主要组成成分
铸造唇杆：一端以铰链形式与义齿的支架相连，另一端以锁与义齿相连。
固位指：唇杆上附有若干个固位指伸出，一般呈I型，位于余留牙唇面的倒凹区。
卡环的其他部分：根据牙列缺损的具体情况和需要设计。如支持的设计。

325. 牙列缺损应采用𬌗堤记录上下颌关系的情况是
A. 缺牙少 B. 末端游离缺失 C. 前牙缺失
D. 个别后牙缺失 E. 对颌牙面严重磨耗
【答案】B

【破题思路】确定正中咬合关系的方法有以下几种类型：

① 在模型上利用余留牙确定上下颌牙齿的𬌗关系。适用于缺牙不多，余留牙的𬌗关系正常者。只要将上下颌模型根据𬌗面形态相互对合，即能看清楚上下颌牙的正确位置关系，用有色铅笔在模型的𬌗面画对位线，便于制作过程中反复对合。故本题选择B。

② 用蜡𬌗记录确定上下颌关系。口内仍有可以保持上下颌垂直关系的后牙，但在模型上却难以确定准确的𬌗关系者，可采用蜡𬌗记录确定。将蜡片烤软，叠成两层宽约1cm的蜡条，置于下颌牙列的𬌗面上，嘱患者在正中𬌗位咬合。变硬后由口内取出蜡𬌗记录并放在模型上，对好上下颌模型，即获得正确的𬌗位关系。

③ 用蜡堤记录上下颌关系。单侧或双侧游离端缺失，每侧连续缺失两个牙以上者，或上下牙列所缺牙齿无对颌牙相对者，可在模型上制作暂基托和𬌗堤，放入患者口内确定正中𬌗位。取再𬌗记录，待冷却变硬后，放回到模型上，依𬌗堤的咬合印迹，对准上下颌模型，即得到正确的𬌗关系。

若一颌为无牙颌，另一颌为牙列缺损；或后牙缺失，前牙咬合不稳定形成深覆𬌗，垂直距离变低等，在口内要重新确定垂直距离和正中关系。

326. 一患者 5321 | 1234 缺失，戴用局部义齿后主诉有咬下唇现象，原因可能是
A. 前牙覆盖过小　　B. 前牙深覆𬌗　　C. 前牙覆盖过大
D. 前牙开𬌗　　E. 患者下唇肌肉松弛
【答案】A
【解析】咬唇一般是因为前牙覆盖过小。

【破题思路】咬颊黏膜、咬舌。由于上颌后牙的覆盖过小或缺牙后，颊部软组织向内凹陷，天然牙牙尖锐利都会造成咬颊黏膜，应加大后牙覆盖，调磨过锐的牙尖，加厚基托推开颊肌。咬舌多因下颌后牙排列偏向舌侧或因𬌗平面过低造成，可适当升高下颌𬌗平面，磨除下颌人工牙的舌面或重新排列后牙。

327. 下列不是可摘局部义齿适应证的是
A. 缺牙伴有牙槽骨颌骨或软组织缺损者
B. 需在修复缺失牙的同时，适当加高垂直距离者
C. 游离端缺牙者
D. 唇腭裂不能或不愿外科手术，需要以基托封闭腭部裂隙者
E. 生活不能自理者
【答案】E
【解析】可摘局部义齿的适应证广泛，从缺失一个牙到只剩余一个牙的情况均可采用可摘局部义齿，但生活不能自理者不能使用。故选E。

【破题思路】尤其适合缺牙数目多，游离缺失，有组织缺损，以及余留牙牙周健康情况较差的牙列缺损者。

328. 可摘局部义齿一般以两端基牙长轴交角的分角线方向作为共同就位道的方向，其目的是
A. 使模型向后倾斜，增加基牙远中面倒凹　　B. 减小前后基牙的倒凹
C. 平均前后基牙的倒凹　　D. 使义齿就位和脱位形成制锁作用
E. 使模型在垂直方向设计
【答案】C
【解析】前牙缺失，一侧后牙非游离端缺失，前、后牙同时缺失者，常采取由前向后倾斜的就位道。后牙游离端缺失者，采取由后向前倾斜的就位道。故本题选择C。

329. 可摘局部义齿发挥功能的先决条件是
A. 容易摘戴　　B. 良好的固位和平衡　　C. 良好的咬合关系
D. 减小基托面积　　E. 以上皆是
【答案】E

【破题思路】可摘局部义齿发挥功能的先决条件：容易摘戴、良好的固位和平衡、良好的咬合关系、减小基托面积。

330. 女，59岁。戴可摘局部义齿1周，多处压痛难忍，经多次修改后，仍然压痛且饭后积存较多食物，要求处理。检查：可摘托式局部义齿，上分别设计单臂卡环，基托对抗6义齿稳固性较差，咬合接触良好，垂直距离适中，牙槽嵴低窄，余未见异常。出现食物积存的最可能原因是

A. 倾斜，基托与基牙间隙过大　　B. 卡环与基牙不密合　　C. 基托与黏膜不贴合
D. 义齿固位不良　　E. 基托边缘过短

【答案】C

【破题思路】牙齿缺失后，缺牙部位的牙槽骨会缓慢吸收，造成义齿基托与口腔黏膜不贴合，咬物时易被撬动，故会积存较多食物残渣。

331. 女，53岁，戴义齿半月，感翘动明显。检查：游离端可摘局部义齿分别为三臂卡环，颊舌侧基托伸展稍长，基托远中覆盖磨牙后垫前缘。指压时义齿前后翘动。引起义齿翘动的主要原因是

A. 义齿的支托形成了转动轴　　B. 咬合不平衡　　C. 卡环固位力差
D. 游离区的黏膜过厚　　E. 基托伸展长

【答案】A

【解析】转动性不稳定形成的原因有两个：一是义齿的某些部件在天然牙上或者支持组织上形成支点或转动轴；二是由于义齿存在游离端，不可避免地存在回转线。转动性不稳定产生的杠杆作用导致作用力方向的改变，使基牙和基托下组织承受的压力不均匀，可能使基牙和支持组织受到损伤，因此必须受到重视，作为重点讨论。

332. 卡环主要起固位作用的是

A. 卡环体　　B. 卡环臂　　C. 卡臂尖
D. 𬌗支托　　E. 连接体

【答案】C

【解析】直接固位体卡环是最常用的，是直接卡抱在主要基牙上的金属部件。其主要作用是固位、稳定和支持，其中卡臂尖位于倒凹区，主要起固位作用。

【破题思路】卡环的结构和各部分的作用：以三臂卡环为例，由卡环臂、卡环体、𬌗支托三部分组成。
① 卡环臂。为卡环的游离部分，富有弹性，环绕基牙。卡臂尖位于倒凹区，是卡环产生固位作用的部分，可防止义齿𬌗向脱位。卡环臂起始部分较坚硬，放置在观测线上或非倒凹区，起稳定作用，防止义齿侧向移位。
② 卡环体。为连接卡环臂、𬌗支托及小连接体的坚硬部分，位于基牙轴面角的非倒凹区，有稳定和支持义齿的作用，可防止义齿侧向和𬌗向移动。
③ 𬌗支托。是卡环伸向基牙𬌗面而产生支持作用的部分，防止义齿龈向移位，可保持卡环在基牙上的位置。如果余留牙间有间隙，𬌗支托安放其间可以防止食物嵌塞。如果基牙倾斜移位，与对𬌗牙接触不良或无𬌗接触，还可加高𬌗支托以恢复咬合关系。

333. 下颌基托后缘应止于

A. 磨牙后垫前缘　　B. 磨牙后垫的前 1/3～1/2
C. 磨牙后垫的前 1/2～2/3　　D. 磨牙后垫的 2/3 到后缘
E. 磨牙后垫后缘

【答案】C

【解析】基托的伸展范围：根据缺牙的部位、数目，基牙的健康状况，牙槽嵴吸收的程度，𬌗力的大小等情况而定。

334. 以下对于连接体的设计正确的是

A. 连接体的设计应考虑功能强度美观
B. 应适当增加连接体磨牙𬌗龈方向的高度以提高强度
C. 前牙桥的连接体应适当向舌侧加厚以增进唇侧的立体感
D. 后牙固定桥的外展隙间隙应适当加大以利于清洁
E. 以上都正确

【答案】E

【解析】本题A、B、C、D均为固定连接体的设计要求。

335. 可摘局部义齿基托伸展范围错误的是
A. 基托的唇颊侧边缘伸展至黏膜转折处，不妨碍唇颊的正常活动
B. 下颌基托的舌侧边缘伸展至舌侧黏膜转折处，不妨碍舌的正常活动
C. 上颌基托的后缘伸展至翼上颌切迹，远中颊侧盖过上颌结节
D. 上颌基托后缘中份伸展至腭小凹
E. 下颌基托后缘应覆盖磨牙后垫 1/2～2/3

【答案】D

【解析】基托的伸展范围：上颌基托伸展到腭小凹后2mm，产生边缘封闭作用。

336. 支点线是指
A. 两个基牙的连线
B. 两个卡环的连线
C. 两个固位体的连线
D. 两个支托的连线
E. 两个主要基牙上直接固位体上𬌗支托的连线

【答案】E

337. 下颌单侧游离端缺失，选择局部可摘义齿修复，错误的设计是
A. 在近缺隙侧的基牙上设置直接固位体
B. 大连接体设计为舌杆
C. 在对侧前牙上设置间接固位体
D. 在对侧牙弓后面部分设置两个间接固位体
E. 间接固位体与鞍基连接

【答案】C

【解析】近缺隙侧基牙为首选基牙，上面放置直接固位体，主要起固位作用，A说法正确。在对侧牙弓的后牙上再选一颗基牙，C错误，用舌杆大连接体连接，B说法正确。该牙列缺失为斜线式支点线，义齿不稳定，放置间接固位体来稳定义齿，并且与鞍基相连，E说法正确。间接固位体最好放在后牙上，在支点线对侧的两侧后牙上，D说法正确。

338. 上颌两侧多个后牙缺失，混合支持式可摘局部义齿设计时连接两侧鞍基的大连接体一般不考虑
A. 后腭杆
B. 前腭杆
C. 变异腭板
D. 全腭板
E. 关闭马蹄状腭板

【答案】B

【解析】两侧后牙缺失一般用后腭杆或腭板，前腭杆不适合。

339. 可摘局部义齿修复前口内检查的内容不包括
A. 缺牙区的部位和数目
B. 缺牙区牙槽嵴的表面状态
C. 余留牙的情况
D. 口内软组织的情况
E. 唾液的黏度和分泌量

【答案】E

【解析】可摘局部义齿为牙列缺失的修复方法，修复前的口腔检查不包括唾液的检查，其他四项都需要检查，唾液的检查是全口牙齿的检查内容，因其影响固位力。

340. 以下对骨隆突的描述错误的是
A. 如修复前发现双侧上颌结节均肥大，则一般只需手术修整单侧肥大的上颌结节
B. 骨隆突就是正常骨骼上的骨性隆起
C. 下颌前磨牙舌侧处常出现骨隆突
D. 无论是否影响义齿摘戴出现骨隆突即应手术修整
E. 组织学上来说骨隆突与正常骨组织无区别

【答案】D

【解析】不影响义齿摘戴的骨突可不做修整，还可以利用合适的倒凹固位。

341. 以下对牙槽嵴上的骨尖和骨突的描述错误的是
A. 由于患者喜欢咀嚼过硬的食物而造成
B. 拔牙时造成牙槽嵴骨折又未能及时复位所引起
C. 若不修整可能影响义齿摘戴
D. 拔牙后骨质吸收不均而引起
E. 可手术去除

【答案】A

【解析】牙槽骨上的骨突、骨尖是由于拔牙后牙槽嵴吸收不均匀造成的，一般在拔牙后1个月进行骨突修整。如不修整可影响义齿摘戴或产生疼痛。

342. 可摘局部义齿卡环设计时的Ⅰ型观测线指的是
A. 近缺牙区的倒凹区大，非倒凹区大
B. 远缺牙区的倒凹区小，非倒凹区大
C. 近缺牙区的倒凹区小，非倒凹区小
D. 近缺牙区的倒凹区小，非倒凹区大
E. 倒凹区均大，非倒凹区均小
【答案】D
【解析】Ⅰ型观测线为基牙向缺隙相反的方向倾斜所画出的观测线，近缺隙侧倒凹小、非倒凹区大，远缺隙侧倒凹大、非倒凹区小，D为正确选项。

【破题思路】

类型	倾斜方向	倒凹
Ⅰ型	基牙向缺隙侧相反的方向倾斜	远缺隙大，近缺隙小
Ⅱ型	基牙向缺隙侧倾斜	近缺隙大，远缺隙小
Ⅲ型	基牙向颊侧或舌侧倾斜	近、远缺隙大小一样

343. 可摘局部义齿基托延展范围不当的是
A. 上颌可摘局部义齿的远中游离端的基托颊侧覆盖上颌结节
B. 在系带处做切迹缓冲
C. 上颌可摘局部义齿的远中游离端的基托后缘应到软硬腭交界处稍后的硬腭上
D. 上颌可摘局部义齿两侧伸到翼上颌切迹
E. 基托的唇颊侧边缘应伸至黏膜转折处
【答案】C
【解析】上颌可摘局部义齿的远中游离端的基托后缘应到软硬腭交界处稍后的软腭上。

【破题思路】

上颌	后牙游离端义齿基托后缘应伸展到翼上颌切迹，远中颊侧应盖过上颌结节，后缘中部应到硬软腭交界处稍后的软腭上
下颌	后缘应覆盖磨牙后垫的1/2～2/3

344. 可摘局部义齿前牙的设计中哪项不正确
A. 形态大小颜色与口腔中余留牙类似
B. 选牙时，应在灯光下与余留牙对比
C. 所选择的人工牙唇面，应与脸部的侧面外形弧度一致
D. 与患者的肤色脸型等相协调
E. 颜色是选择人工前牙的主要依据
【答案】B
【解析】比色应在自然光线下比色。

345. 可摘局部义齿后牙的设计中哪项不正确
A. 人工后牙的牙尖斜度不宜过大，以免产生较大的侧向力妨碍义齿固位
B. 主要是恢复咀嚼功能
C. 与对颌牙保持一定的覆𬌗覆盖关系
D. 前磨牙应与尖牙协调
E. 颊舌径应尽可能大以恢复咀嚼
【答案】E
【解析】恢复人工牙外形应尽量恢复原有天然牙外形，为减少𬌗力应降低牙尖斜度，减小颊舌径，扩大颊舌外展隙。

346. 延伸卡环一般用于
A. 靠近缺隙区，松动但又可保留的前磨牙
B. 孤立前磨牙
C. 健康正常的基牙
D. 最后孤立倾斜的磨牙
E. 游离缺失的基牙

【答案】A

【解析】延伸卡环用于靠近缺隙区，松动但又可保留的前磨牙，固位部分位于近缺隙侧基牙的邻近基牙倒凹区。有牙周夹板固定作用。

347. 牙列缺损引起颞下颌关节病变的原因不包括
A. 一侧后牙缺失较多
B. 余留牙移位
C. 双侧后牙缺失
D. 少数牙缺失
E. 对颌牙伸长

【答案】D

【解析】少数牙缺失，口内余留牙的咬合关系基本不受影响，所以，不会引起颞下颌关节病变。若出现多数牙缺失、移位等引起咬合紊乱就会导致颞下颌关节疾病。

348. 前牙𬌗支托凹位于
A. 切缘
B. 切角
C. 舌侧颈 1/3 处
D. 舌侧中 1/3 处
E. 舌侧颈 1/3 和中 1/3 交界处

【答案】E

【解析】𬌗支托凹在后牙多放置在边缘嵴处，偶尔也会放置在非功能尖的发育沟处，如下颌舌沟或者上颌颊沟处。前牙一般放在舌侧颈 1/3 和中 1/3 交界处。

【破题思路】	
最常见：近远中边缘嵴上	
咬合过紧而不易获得支托位置时	上颌——颊沟处 下颌——舌沟处
切牙	切缘上
尖牙	舌隆突上

349. 牙列缺损导致受影响的发音不包括
A. 啊
B. 知
C. 特
D. 飞
E. 迟

【答案】A

【解析】发音基本上靠声带控制，但也需要牙齿配合才能完成，只有 A 选项发音时不需要牙齿配合。

350. 牙列缺损对面部美观的影响表现为
A. 下前牙缺失，使下唇失去支持而内陷
B. 上前牙缺失，使上唇失去支持而内陷
C. 多数前牙缺失，鼻唇沟加深
D. 多数前牙缺失，面部下 1/3 高度变短
E. 多数后牙缺失，面部下 1/3 高度变长

【答案】B

【解析】上前牙支撑唇面丰满程度，所以上前牙缺失导致上唇塌陷。面下 1/3 高度主要靠后牙维持，后牙缺失较多时面下 1/3 高度会降低。

351. 下列关于各类卡环设计中描述错误的是
A. 双臂卡环多用于松动牙，牙周支持能力较差的基牙，或咬合太紧，不能制备出𬌗支托窝的基牙
B. 隙卡属于单臂卡环
C. 三臂卡环为临床上最常用的卡环
D. 回力卡环多用于前后均有缺牙间隙的孤立后牙
E. 联合卡环有防止食物嵌塞的作用

【答案】D

【解析】可用于前后都有缺隙的孤立的磨牙或前磨牙的是对半卡环。回力卡环可减少基牙受力，用于游离缺失的义齿修复。

【破题思路】

圈形卡环	用于远中孤立的磨牙上
回力卡环	适应于后牙游离端缺失，基牙为前磨牙或尖牙，牙冠较短或为锥形牙
对半卡环	适用于前后有缺隙、孤立的前磨牙或磨牙上
联合卡环	适用于单侧游离端缺失的患者，对侧基牙短而稳固，或相邻两牙之间有间隙者
延伸卡环	用于松动或牙冠外形差的基牙
连续卡环	两个或两个以上松动的基牙上
倒钩卡环	用于倒凹区在支托的同侧下方的基牙

352. 支托长度要求为
A. 基牙𬌗面颊舌径的1/3（前磨牙）或1/2（磨牙）
B. 基牙𬌗面颊舌径的1/3（磨牙）或1/2（前磨牙）
C. 𬌗面近远中径的1/4（磨牙）或1/3（前磨牙）
D. 𬌗面近远中径的1/4（前磨牙）或1/3（磨牙）
E. 一般要求为1～1.5mm

【答案】C

【解析】支托长度为磨牙𬌗面近远中径的1/4或前磨牙的1/3。

【破题思路】

项目	铸造𬌗支托	
形状	圆三角形；球凹关系	
厚度	1～1.5mm	
大小	磨牙	长度：近远中径的1/4 宽度：颊舌径的1/3
	前磨牙	长度：近远中径的1/3 宽度：颊舌径的1/2

353. 对下颌双侧游离端可摘局部义齿基托的要求中，错误的是
A. 应有良好的边缘封闭作用
B. 颊舌侧边缘伸至黏膜转折处
C. 后缘应盖过磨牙后垫
D. 边缘应圆钝，不刺激黏膜
E. 不妨碍颊舌的功能活动

【答案】C

【解析】义齿下颌基托应盖过磨牙后垫的1/2～2/3。

【破题思路】

上颌	后牙游离端义齿基托后缘应伸展到翼上颌切迹，远中颊侧应盖过上颌结节 后缘中部应到硬软腭交界处稍后的软腭上
下颌	后缘应覆盖磨牙后垫的1/2～2/3

A3 型题

（1～3题共用题干）

患者，女，62岁，8764|8缺失。上颌牙基本正常。活动义齿戴用1周后出现右下牙疼痛，进食时义齿翘动。检查：|6三臂卡，5|远中𬌗支托三臂卡，3|舌支托，腭杆大连接体连接；义齿各部分密合，咬合不高；5|叩

痛，咀嚼时义齿翘动。

1. 5| 叩痛的原因是
A. 患者使用不当
B. 卡环设计不合理，产生扭力，牙周膜损伤
C. 基托边缘过长，压迫牙龈
D. 基托下组织提供的支持力不够
E. 咬合不平衡

【答案】B

【解析】游离缺失的情况，基牙受力大，5叩痛的原因就是设计不合理，牙受的扭力大，应选用近中支托的RPI卡环组。

2. 5| 上较为合理的卡环设计为
A. RPI 卡环
B. 近中𬌗支托，三臂卡
C. 回力卡环
D. RPA 卡环
E. 对半卡环

【答案】E

【解析】前后有缺隙用对半卡环。

3. 解决义齿翘动的方法是
A. 人工牙减径
B. 调磨对颌牙
C. 加大基托面积
D. 在 |4 上加隙卡
E. 在 |4 上加近中𬌗支托作为间接固位体

【答案】E

【解析】可摘义齿戴入后出现翘动的原因是卡环体与基牙不贴合，间接固位体放置的部位不当，𬌗支托、卡环在牙面形成支点，卡环无固位力。此为游离端缺失，义齿转动轴在|6和5|的𬌗支托连线上，故应在平衡侧|4加间接固位体，防止义齿翘动。

【破题思路】间接固位体的放置：
① 间接固位体应放在支点线对侧。
② 间接固位体距支点线的垂直距离愈远，对抗转动的力愈强。
③ 远中游离端义齿的间接固位体应放置在前牙的舌隆突上，若远中游离端缺牙多，从间接固位体到支点线的垂直距离不可能远时，可用前牙区多基牙的联合支持，共同发挥间接固位作用。

（4～7题共用题干）

某患者，60岁。6| 因松动于三个月前拔除，要求修复。

4. 患牙拔除后修复的最好时间是
A. 4 周
B. 1 个月
C. 2 个月
D. 3 个月
E. 4 个月

【答案】D

5. 患者缺牙属
A. Kennedy 第一类
B. Kennedy 第二类
C. Kennedy 第三类
D. Kennedy 第四类
E. Kennedy 第一类第一亚类

【答案】C

【解析】6|缺失，属于非游离缺失，前后均有基牙，位于牙弓的一侧，Kennedy 第三类。

【破题思路】第一类：义齿鞍基在两侧基牙的远中，远中为游离端即双侧游离端缺牙。
第二类：义齿鞍基在一侧基牙的远中，远中为游离端即单侧游离端缺牙。
第三类：义齿鞍基在一侧，鞍基前后都有基牙。
第四类：义齿鞍基位于基牙的前面，越过中线的前部缺牙，基牙在缺隙的远中。

6. 义齿设计的支持形式为
A. 牙支持式
B. 黏膜支持式
C. 混合支持式
D. 支持式
E. 基托支持式

【答案】A

【解析】6缺失，前后都有基牙，可设计为牙支持方式。

【破题思路】

分类	有无支托	支持组织	适用
牙支持	有	天然牙	少数牙缺失或缺牙间隙小,且基牙稳固者
混合支持	有	天然牙和黏膜	各类牙列缺损,尤其是游离端缺失者
黏膜支持	无	黏膜	多数牙缺失,余留牙松动

7. 基托厚度是
   A. 1mm　　　　　　　　B. 2mm　　　　　　　　C. 3mm
   D. 大于4mm　　　　　　E. 越薄越好
   【答案】 B
   【解析】 义齿基托设计时,塑料基托厚度不小于2mm,金属基托厚度不小于0.5mm。

(8～10题共用题干)

患者男,62岁,765|4567缺失,可摘局部义齿初戴后1个月,咀嚼时常咬颊黏膜,下颌舌侧第一磨牙至牙后垫区压痛,来院复诊。

8. 咬颊黏膜可能原因
   A. 𬌗平面过低　　　　　B. 下颌后牙偏向舌侧　　　C. 后牙覆𬌗过小
   D. 后牙覆盖过小　　　　E. 上颌后牙颊尖过高
   【答案】 D
   【解析】 该患者缺牙主要集中在后部,与颊黏膜对应,咀嚼时常咬颊黏膜,是由于后牙覆盖过小,咀嚼过程中,颊部软组织深入义齿之间导致的。

【破题思路】

咬颊	颊肌松弛向内凹陷	加厚颊侧基托
	后牙颊侧覆盖过小	加大覆盖
咬舌	舌体过大	坚持戴用,自行改善
	后牙舌侧覆盖过小	加大覆盖
	后牙𬌗平面过低	升高𬌗平面

9. 消除咬颊黏膜方法可采用
   A. 加大前牙覆𬌗　　　　B. 加大后牙覆盖　　　　C. 升高𬌗平面
   D. 调改上颌后牙颊尖　　E. 调改下颌后牙舌尖
   【答案】 B
   【解析】 由上题可知咬颊黏膜的原因是后牙覆盖过小,消除方法只能是加大后牙覆盖。故本题应该选B。

10. 压痛区检查时应注意
    A. 舌隆突区　　　　　　B. 内斜嵴　　　　　　　C. 颊棚区
    D. 舌侧系带区　　　　　E. 磨牙后垫区
    【答案】 B
    【解析】 下颌舌骨嵴又称内斜嵴,位于下颌骨后部的内侧,为从第三磨牙斜向前下至前磨牙区由宽变窄的骨嵴。下颌舌骨嵴表面覆盖黏膜较薄,义齿基托组织面在此处应适当缓冲,以免产生压痛。

(11～13题共用题干)

患者,女,45岁,321|12缺失,前牙区Ⅲ度深覆𬌗,余留牙无异常。

11. 可摘局部义齿卡环可放置在
    A. 4|4　　　　　　　　B. 4|3　　　　　　　　C. 64|
    D. 4|36　　　　　　　　E. 64|46
    【答案】 E
    【解析】 该患者属Kennedy第四类牙列缺损,因缺牙较多,需设计面支承型义齿。卡环放置在尖牙上影响美观,B、D不正确。为防止义齿近中端下沉或翘起,应该选择3个以上卡环。

12. 义齿的基托最好选用
   A. 铸造基托　　　　　　B. 塑料基托　　　　　　C. 金属网状基托
   D. 锤造基托　　　　　　E. 树脂基托
   【答案】A
   【解析】患者前牙区Ⅲ度深覆𬌗，义齿基托容易折裂，且基托厚度不能太厚，只有A符合要求。

13. 人工牙可选择
   A. 瓷牙　　　　　　　　B. 铸造牙　　　　　　　C. 锤造牙
   D. 金属舌面牙　　　　　E. 金属𬌗面牙
   【答案】D
   【解析】前牙区Ⅲ度深覆𬌗，前牙舌侧修复间隙过小，为保证足够强度及前牙美观问题，舌侧需用金属材料。

【破题思路】

分类	特点	适用于
瓷牙	硬度大，美观，但脆性大，比塑料牙重	牙槽嵴丰满，颌间距离正常者 对颌牙健康者，很少用
塑料牙	与基托结合好，有韧性，较轻；但硬度差，易变色	大多数局部义齿
金属𬌗面牙	金属硬度大，能承担较大的𬌗力，不易磨损和折裂，但是难以磨改调𬌗	咬合紧，𬌗力大

（14～17题共用题干）

男，62岁。上颌义齿使用2年，近感义齿松动，有食物滞留基托内，咀嚼时痛，昨日折断。查：7654|4567可摘局部义齿，基托正中折断，其中有一块基托丢失，腭隆突较大，3|3伸长。

14. 根据患者主诉及检查，应从以下方面进一步检查，除了
   A. 咬合状况　　　　　　　　　　B. 基托的厚薄
   C. 夜间是否停戴义齿　　　　　　D. 基托与黏膜是否贴合
   E. 应力集中区有无加强处理
   【答案】C
   【解析】基托折裂的主要原因是𬌗力不平衡，A正确。基托过薄也可导致折裂。如果牙槽嵴吸收，使基托组织面与组织之间不密合，义齿有翘动而使义齿折裂。义齿应力集中区受力较大，此处易造成折裂。

15. 引起该患者义齿折断最可能的原因是
   A. 咬合不平衡　　　　　B. 咀嚼硬食物　　　　　C. 用力洗刷义齿
   D. 基托与黏膜不贴合　　E. 应力集中于腭隆突处
   【答案】E
   【解析】义齿松动，有食物滞留基托内，说明义齿固位力不佳，且基托为正中折裂，腭隆突较大，为应力集中区，该处强度不够造成义齿折裂。

16. 根据患者的主诉，义齿修理完毕后，不必要的处理是
   A. 腭隆突处基托组织面缓冲　　　B. 修整基托外形
   C. 修改压痛处　　　　　　　　　D. 基托重衬
   E. 调𬌗
   【答案】B
   【解析】基托组织面与组织之间不密合，基托过薄，应力集中区等原因可导致基托折裂，针对原因可以做相应处理，如基托重衬、基托组织面缓冲、调𬌗等，不应修整基托外形。

17. 如重新修复义齿，设计时应考虑
   A. 增加基托的厚度　　　B. 扩大基托的面积　　　C. 采用金属网加强
   D. 拔除下颌伸长牙　　　E. 减轻咬合压力
   【答案】C
   【解析】塑料基托增加厚度则异物感加重，扩大基托的面积同样增加异物感及义齿固位不良。拔除下颌伸长牙不符合拔牙原则，应尽量保留有功能牙齿。金属网因金属强度大，不易折断。

【破题思路】
塑料基托：色泽美观，近似黏膜，操作简便，价廉，重量轻，便于修补和衬垫。但坚韧度差，受力大时基托易折裂；温度传导作用差，且不易自洁

金属基托：由金属铸造或锤造而成，多用铸造法制作。强度较高，不易折裂；体积小且薄，患者戴用较舒适，温度传导作用好。但操作较复杂，需要一定的设备，而且修理和加补人工牙、卡环较困难

金属塑料联合基托：兼有金属、塑料基托的优点，在基托应力集中区放置金属网状物，增加塑料基托的坚固性

（18～21题共用题干）

某男，55岁，下颌左1245和下颌右1678缺失。右下2疼痛，松动Ⅲ度。左上3近中邻面浅龋。全口牙石（+）其余牙均健康。颌关系正常。

18. 修复前的准备中最不重要的是
   A. 拔除右下2　　　　　　　　B. 左上3充填治疗　　　　　　　C. 全口洁治
   D. 口腔卫生宣教　　　　　　　E. 余留牙调𬌗

【答案】D

【解析】修复前准备包括处理急性症状、保持口腔良好卫生、拔除松动牙、治疗龋病和牙周病。口腔卫生宣教在疾病治疗的各个阶段都可进行。

19. 在右下2拔除后，下颌缺失的Kennedy分类
   A. 第一分类第二亚类　　　　　B. 第一分类第三亚类　　　　　C. 第二分类第一亚类
   D. 第二分类第二亚类　　　　　E. 第四亚类第二亚类

【答案】D

【解析】Kennedy分类以拔出后做分类依据。右下2拔除后，缺失牙为下颌左1245和下颌右12678为二类二亚类。

20. 右下5的卡环应设计成
   A. 圈形卡环　　　　　　　　　B. 对半卡环　　　　　　　　　C. RPI卡环
   D. 回力卡环　　　　　　　　　E. 单臂卡环

【答案】C

【解析】下颌左1245和下颌右12678缺失。右侧下颌为游离缺失，右下5上卡环组首选RPI。

21. 如果右下5颊侧口腔前庭浅，约3mm，应选择
   A. 圈形卡环　　　　　　　　　B. 对半卡环　　　　　　　　　C. RPI卡环
   D. 回力卡环　　　　　　　　　E. RPA卡环

【答案】E

【解析】右侧下颌为游离缺失，右下5上卡环组首选RPI，但是口腔前庭浅，影响RPI就位，选择的卡环组为RPA。

【破题思路】RPA适应证：
① 口腔前庭<5mm。
② 基牙颊侧倒凹过大或颊侧龈组织肿大。

（22～24题共用题干）

患者，男，下颌8-5｜5-8缺失，4｜4余留牙正常，口底距舌侧龈缘的距离为4mm。如果设计铸造支架可摘局部义齿，设计PRI卡环组。

22. 取本例患者下颌模型时应采用何种印模方法
   A. 解剖式印模　　　　　　　　B. 静态印模　　　　　　　　　C. 无压力印模
   D. 功能性印模　　　　　　　　E. 一次印模

【答案】D

【解析】下颌8-5｜5-8缺失为双侧游离缺失，义齿容易发生下沉、翘起等不稳定现象，应取功能性印模，补偿基托下沉过多而导致基牙受到向远中牵拉的扭力。

【破题思路】

种类	压力	印模材流动性	肌功能修整	适用于
解剖式印模	无压力	较高	需要	牙支持式、黏膜支持式
功能性印模	有压力	较低	需要	混合支持式

23. 大连接体可采用
A. 舌杆　　　　　　　　B. 连续杆　　　　　　　　C. 带连续杆的舌杆
D. 舌板　　　　　　　　E. 唇杆

【答案】D

【解析】口底距舌侧龈缘的距离不足7mm，不能设计舌杆，所以舌侧连接体选择舌板。

【破题思路】舌板适应证：
① 口底浅，舌系带高＜7mm。
② 前牙松动需用夹板固定。
③ 舌侧倒凹过大。
④ 下前牙有缺失或缺失倾向的。

24. 为减小游离端牙槽嵴负担的措施中错误的是
A. 选用塑料牙　　　　　B. 减小人工牙颊舌径　　　C. 减少人工牙数目
D. 减小基托面积　　　　E. 降低人工牙牙尖高度

【答案】D

【解析】双侧游离缺失的义齿减小义齿远中受力的方法包括选用塑料牙、减小人工牙的颊舌径、人工牙减径减数、降低牙尖斜度减小侧向力、尽量伸展基托面积等措施。

（25～28题共用题干）

患者，男，60岁，戴下颌活动义齿6年，因咀嚼无力前来就诊。检查：左下中切牙左下后牙全部缺失，右下中切牙右下第二前磨牙第一磨牙第三磨牙缺失，右下第二磨牙轻度向近中倾斜，余留牙稳固，形态正常，左侧牙槽嵴低平，右侧牙槽嵴丰满度适中，对颌为天然牙。缺失牙已行可摘局部义齿修复，义齿固位不良，人工牙𬌗面磨耗严重，右下第二磨牙放置近中𬌗支托三臂卡环，右下第一前磨牙放置远中𬌗支托三臂卡环，左下尖牙放置RPI组合卡，双侧舌板连接。

25. 义齿出现咀嚼无力的最可能原因是
A. 义齿固位力差　　　　B. 咬合过低　　　　　　　C. 基托伸展不够
D. 卡环类型不对　　　　E. 义齿出现早接触

【答案】B

【解析】咀嚼无力为垂直距离恢复较低，即咬合太低。固位力差与咀嚼无关，基托伸展不够导致边缘封闭不良，固位不好；出现早接触会导致咬合疼痛。

26. 义齿出现固位不良的可能原因，下列哪项除外
A. 固位体固位臂位置不合适　　B. 固位体类型不当　　　C. 基托伸展不够
D. 人工牙𬌗面形态不良　　　　E. 基托边缘封闭不良

【答案】D

【解析】与义齿固位直接相关的是固位体的固位力。常见的是卡环型固位体，所以A、B选项都有可能影响固位。与固位相关的还有基托的伸展范围，基托应充分伸展起到良好的边缘封闭效果。

27. 要解决义齿固位不良咀嚼无力的问题，最好的办法是
A. 调整卡环臂，增加固位力　　B. 义齿基托重衬　　　　C. 增高咬合
D. 重做义齿　　　　　　　　　E. 口腔宣教

【答案】D

【解析】咀嚼无力为垂直距离恢复较低，即咬合太低。解决此问题的根本方法是重新确定颌位关系，重新制作。

28. 如果重做义齿，设计和制作时最好是
A. 设计为牙支持式义齿，取解剖式印模	B. 设计为牙支持式义齿，取功能性印模
C. 设计为混合支持式义齿，取解剖式印模	D. 设计为黏膜支持式义齿，取功能性印模
E. 设计为混合支持式义齿，取功能性印模
【答案】E
【解析】左下1左下后牙游离缺失，右下1右下568缺失，右下7轻度向近中倾斜，属于多数后牙缺失，且为游离缺失。应取功能性印模。义齿设计混合支持。

(29～31题共用题干)
患者，女，60岁，戴上颌活动义齿一个多星期，出现上唇牵拉疼痛，右侧时有咬颊黏膜，且出现恶心呕吐现象。检查：8-4|1-36缺失，已行可摘局部义齿修复，义齿固位稳定良好，上颌54颊黏膜转折处可见2～3mm大小的溃疡面，右侧颊黏膜见2mm大小的血肿，下颌为双侧游离端义齿，侧向咬合时，工作侧出现早接触，余无异常。

29. 下面哪项不是导致恶心呕吐的原因
A. 后缘基托过长	B. 后缘基托过厚	C. 患者初戴义齿
D. 基托后缘过短	E. 基托后缘与组织不密合
【答案】D
【解析】义齿初戴出现恶心呕吐的原因有初戴不适，基托后缘过长、过厚。基托后缘不密合刺激咽部出现恶心。去除干扰因素就可以得到改善，基托过短容易造成固位不良。

30. 上颌颊黏膜出现牵拉疼痛的原因是
A. 印模不精确	B. 颊黏膜转折处缓冲不足	C. 颊黏膜转折处缓冲过多
D. 颊黏膜转折处基托边缘过短	E. 颊黏膜转折处基托不密合
【答案】B
【解析】上唇牵拉疼痛，并且在颊黏膜转折处可见2～3mm大小的溃疡面，提示基托伸展太长，缓冲不够，应在此处磨短基托，对溃疡面进行治疗。

31. 工作侧出现早接触，应选磨
A. 上颊尖舌斜面，下颌舌尖颊斜面	B. 上颊尖舌斜面，下颊尖颊斜面
C. 上颊尖颊斜面，下颊尖颊斜面	D. 上颊尖颊斜面，下颊尖舌斜面
E. 上颊尖颊，舌斜面
【答案】A
【解析】工作侧出现早接触应调磨接触的牙尖所对应的斜面，应注意保护功能尖。即下颌舌尖颊斜面与上颌颊尖舌斜面。

(32～35题共用题干)
某女，59岁，上颌6-7下颌7-7缺失，智齿未萌，右上7近中颊侧倾斜，未见其他异常，牙槽嵴丰满，上颌散在骨尖，颌间距离正常。

32. 修复前首先应处理的是
A. 拔除右上7	B. 右上7根管治疗后改变就位道	C. 唇颊沟加深术
D. 去除上颌散在骨尖	E. 口腔卫生宣教
【答案】D
【解析】修复前的口腔准备包括口腔修复前的一般准备、修复前的外科治疗和修复前的正畸治疗。所以本题中应该处理的口腔问题是去除上颌散在骨尖。

33. 制取印模的方式为
A. 上下颌均取解剖式印模	B. 上下颌均取功能性印模
C. 上颌取解剖式印模，下颌取功能性印模	D. 上颌取功能性印模，下颌取解剖式印模
E. 以上均可
【答案】B
【解析】上颌多数牙缺失，应取功能性印模，下颌全部牙齿缺失也是功能性印模。对于游离缺失的牙列缺损，为减少义齿远中游离端下沉的不稳定现象发生，需要对远中牙槽嵴黏膜加压，对口腔软组织进行肌功能整塑，所以应取功能性印模。无牙颌的全口义齿应保证基托的伸展充分并起到边缘封闭的效果，所以也是功能性印模。

34. 右上7最宜用的卡环是
A. 回力卡	B. 联合卡	C. 对半卡

D. 圈形卡 E. 杆形卡
【答案】D
【解析】右上7近中颊侧倾斜，右上7是远中孤立磨牙，适合的卡环是圈形卡环。

35. 下列区域不需要进行缓冲的是
A. 骨尖 B. 上颌结节的颊侧 C. 下牙舌骨嵴
D. 磨牙后垫 E. 颧骨
【答案】D
【解析】缓冲的部位包括颧骨、骨尖、骨突、骨嵴等易产生压痛的区域。磨牙后垫是软组织。

(36~39题共用题干)
一患者8-6|5-8缺失，4|不松动，无龋。牙槽嵴丰满，铸造支架式义齿，5|4远中𬌗支托，三臂卡固位体，舌杆大连接体。义齿戴用1周后，患者主诉基托压痛，基牙咬合痛。口腔内检查：舌系带根部小溃疡，左侧下颌隆突处黏膜红肿，|4叩痛（+），义齿各部分密合，咬合不高。

36. 系带根部有小溃疡的原因是
A. 义齿下沉 B. 舌杆未缓冲 C. 舌杆位置过低
D. 义齿摘戴困难 E. 义齿前后翘动
【答案】C
【解析】系带处易随舌体运动产生压痛，出现溃疡。舌杆位置过低是刺激系带的因素。

37. 左侧下颌隆突压痛的处理方法是
A. 调𬌗 B. 义齿基托边缘磨除 C. 义齿基托组织面相应处缓冲
D. 义齿基托组织面重衬 E. 调整34卡环的固位力
【答案】C

38. 基牙疼痛的原因是
A. 咬合干扰 B. 牙周病 C. 根尖周病
D. 受力过大 E. 牙本质过敏
【答案】D
【解析】8-6|5-8缺失，缺失牙数量太多，设计远中𬌗支托，基牙受力太大对基牙产生损伤。

39. 为了减轻|4的所受的扭力，可以采取以下措施，除了
A. 人工牙减数减径 B. 增加间接固位体 C. 改用回力卡环
D. 减小游离端基托面积 E. 改用 RPI 卡环
【答案】D
【解析】8-6|5-8缺失，多数后牙游离缺失应采用减轻𬌗力的方法。人工牙减径减数，基托伸展到位，设置间接固位体分散𬌗力，使用RPI、RPA卡环组或回力卡环等减轻基牙受力。

(40~43题共用题干)
男性，65岁，76|567缺失，其余牙健康状况良好，无松动。上下颌咬合紧。义齿以5|4作为基牙，预备远中𬌗支托。2个月后，腭侧树脂基托折断，患者自述异物感重。

40. 金属基托的优点不包括
A. 外形精确恒定 B. 组织反应小 C. 温度传导性好
D. 增加基托丰满度 E. 异物感小
【答案】D
【解析】金属基托对比树脂基托异物感和组织反应性小，温度传导性好，制作工艺复杂，难修改，因为厚度较树脂基托薄，所以唇侧丰满度恢复不如树脂基托，唇颊侧美观性能不如树脂基托。

41. 该患者最理想的设计应为
A. 金属腭板 B. 金属腭杆 C. 树脂腭板
D. 树脂腭杆 E. 金属全腭板
【答案】B
【解析】76|567缺失，以5|4作为基牙设计后腭杆做大连接体。相对于腭板异物感小且能起到固位作用。从异物感和强度方面考虑，金属材料的腭杆为最佳选择。

42. 下列哪项不符合一般后腭杆的要求
A. 硬区之后 B. 颤动线之前 C. 宽5mm
D. 厚2mm E. 两侧延伸到67之间

【答案】C

【解析】后腭杆厚度1.5～2mm，宽度约3.5mm，下颌舌杆位于龈缘与舌系带黏膜皱襞之间。

43. 下列哪项不符合一般舌板的要求
   A. 覆盖在下前牙的舌隆突之上　　B. 舌侧倒凹小，不宜使用舌板　　C. 上缘呈扇形波浪状
   D. 适用于口底浅者　　E. 前牙松动需夹板固定

【答案】B

【解析】舌板是金属铸造而成的舌侧高基托，覆盖于下颌前牙舌隆突上，并进入下前牙舌侧外展隙，上缘薄呈扇形波纹状，下缘呈半梨形，舌板用于下颌口底浅，舌侧软组织附着高，舌隆突明显，特别适用于前牙松动需做牙周固定夹板者。

(44～47题共用题干)

男性，61岁，|3-6缺失，以|27作为基牙行可摘局部义齿修复3周余。自述义齿压痛。检查可见基牙以双臂卡环为固位体，义齿承托区黏膜红肿。

44. 引起义齿压痛的原因是
   A. 存在咬合高点　　B. 义齿翘动　　C. 基托伸展不够
   D. 基托组织面不密合　　E. 基牙无支持作用

【答案】E

【解析】双臂卡环没有𬌗支托，没有支持作用，义齿为黏膜支持，易产生压痛。

45. 如采用间接固位体，其形式包括
   A. 双臂卡　　B. 𬌗支托　　C. 连续卡环
   D. 金属舌板　　E. 金属舌杆

【答案】B

【解析】间接固位体有前牙的舌支托、切支托、𬌗支托、双舌杆，还包括前牙邻间沟、金属舌板、金属腭板、延伸基托等。此题间接固位体应放在对侧的后牙上，𬌗支托比较适合。

46. 解决该义齿问题的方法是
   A. 调磨咬合　　B. 调整卡环　　C. 加大基托
   D. 重新设计修复　　E. 软衬

【答案】D

【解析】义齿出现的上述问题主要因为设计不合理，最佳解决办法是重新设计制作。

47. 若在右侧设计联合卡环，哪项描述错误
   A. 位于相邻两基牙上　　B. 属于锻丝卡环　　C. 卡环体与𬌗支托相连
   D. 防止食物嵌塞　　E. 属于铸造卡环

【答案】B

【解析】联合卡环只能通过铸造技术制作，可防止食物嵌塞。位于相邻两基牙上近远中边缘嵴上。由近远中边缘嵴𬌗支托相连铸造而成。

(48～49题共用题干)

患者，男，45岁。4年前上颌义齿修复，现咀嚼不烂食物，且疼痛。查体见：765|67缺失，可摘局部义齿修复，基托与黏膜贴合，边缘伸展稍长，义齿𬌗面磨损。右前弓区黏膜返折处及右远中颊角处有溃疡。

48. 必须进行的一项重要检查是
   A. 卡环与基牙是否贴合　　B. 垂直距离是否降低　　C. 基牙有无龋坏
   D. 牙槽嵴健康状况　　E. 基牙牙周健康状况

【答案】B

【解析】此患者义齿修复使用多年后，发生咀嚼效率降低，检查发现边缘伸展稍长，义齿𬌗面磨损。右前弓区黏膜返折处及右远中颊角处有溃疡表明，咀嚼压力较大导致𬌗面磨损，引起垂直距离降低而引起的咀嚼效率降低、疼痛，所以B正确。卡环与基牙不贴合会影响义齿的固位，导致义齿松动，患者未出现，所以A不选。基牙龋坏检查未发现，所以C不选。牙槽嵴健康状况和基牙牙周健康状况对于此患者义齿问题的诊断没意义。

49. 对该患者的最佳治疗方案是
   A. 加深义齿𬌗面窝沟　　B. 压痛处缓冲　　C. 义齿组织面重衬
   D. 重新制作义齿，排列硬质牙　　E. 用自凝塑料恢复磨损的𬌗面

【答案】D

【解析】咀嚼不烂食物为咀嚼效能差，垂直距离恢复太低，需重新制作，义齿𬌗面磨损说明咬合力量比较大，

人工牙材料应选择硬质牙。

(50～53题共用题干)

男，64岁。654|678缺失，|45间有约1.5mm间隙，8不松动。舌向前倾斜，不松动，健康。舌侧牙槽骨为斜坡形。

50. 所取印模应为

A. 弹性印模　　　　　　　　B. 开口式印模　　　　　　　　C. 解剖印模
D. 功能性印模　　　　　　　E. 一次性印模

【答案】D

【解析】654|678缺失，多数后牙缺失，单侧游离缺失，混合支持式义齿，应取功能性印模。

51. 为防止食物嵌塞，45上卡环的最佳设计是

A. 4三臂卡，5隙卡　　　　　　　　B. 54联合卡环
C. 45联合舌支托，5舌侧单臂卡环　　D. 54间置隙卡
E. 5单臂卡和近中支托

【答案】B

【解析】有防止食物嵌塞作用的卡环是联合卡环。联合卡环采用铸造技术制作完成，舌侧有对抗臂。排除C，选B。

52. 若用舌杆连接，舌杆的正确位置是

A. 紧挨龈缘和黏膜
B. 离开黏膜0.1mm，边缘距龈缘1mm
C. 离开黏膜约0.2mm，边缘距龈缘2mm
D. 离开黏膜约0.3mm，边缘距龈缘3mm
E. 离开黏膜约0.5mm，边缘距龈缘5mm

【答案】D

【解析】舌侧牙槽骨为斜坡形，为防止义齿对黏膜产生压痛，舌杆应离开黏膜0.3～0.5mm，距离龈缘3～4mm，故选D。

53. 该义齿戴入后，不用检查

A. 支架是否完全就位　　　　B. 基托是否与黏膜贴合　　　　C. 唇齿音是否改变
D. 基托伸展是否适中　　　　E. 咬合是否平衡

【答案】C

【解析】此患者后牙缺失，义齿修复完成后基托基本不覆盖前牙区，对前牙的唇齿音无影响。义齿初戴应检查的项目包括义齿能否顺利就位、基托边缘是否伸展合适、咬合有无早接触、义齿固位、基托伸展等内容。

(54～63题共用题干)

某男，68岁。下颌左5678右467缺失，右下8殆面中龋，近中舌向倾斜不松动，余留牙牙石2度，左侧下颌隆突明显，倒凹大，舌侧前部牙槽骨为垂直型，口底深，上颌牙完全正常。

54. 患者在开殆修复治疗前需进行哪些口腔处理

A. 右下8拔除
B. 右下8拔除，剩余牙洁治
C. 右下8安抚治疗，剩余牙洁治，手术去除左侧下颌骨隆突
D. 右下8垫底充填，剩余牙洁治
E. 右下8垫底充填，余留牙洁治，手术去除左侧下颌骨隆突

【答案】E

【解析】修复前进行的口腔处理包括一般处理、余留牙的保留与拔出、正畸治疗、咬合调整、黏膜病的治疗以及修复前的外科处理。一般处理包括龋病和牙周病的治疗。

55. 此患者牙列缺损属Kennedy分类法

A. 第一类　　　　　　　　B. 第二类第一亚类　　　　　　　　C. 第二类第二亚类
D. 第三类第二亚类　　　　E. 第四类

【答案】C

【解析】下颌左5678右467缺失，没有其他需要拔除的牙齿，右下8可作为基牙，所以右下为非游离缺失，左下是游离缺失。除外主要缺牙区段还有2个间隙，所以是二类二亚类。

56. 可摘局部义齿的支持类型为

A. 牙支持式　　　　　　　　B. 黏膜支持式　　　　　　　　C. 混合支持式
D. 牙龈支持式　　　　　　　E. 牙槽骨支持式

【答案】C

【解析】游离缺失的义齿支持方式为牙和黏膜的混合支持。

57. 为了减小左下4所受的扭力，可设计为
   A. 三臂卡环　　　　　　　B. 圈形卡环　　　　　　　C. RPA卡环
   D. RPI卡环　　　　　　　E. 对半卡

【答案】D

【解析】左下为游离缺失，为减小基牙受力，应选有应力中断作用的回力卡环，或首选RPI卡环组，若口腔前庭浅，倒凹大可选择RPA卡还组。

58. 右下8铸造卡环应设计为
   A. 三臂卡环　　　　　　　B. 圈形卡环　　　　　　　C. RPA卡环
   D. RPI卡环　　　　　　　E. 对半卡

【答案】B

【解析】右下8为孤立存在的磨牙，可做基牙，圈形卡环适合于远中孤立的磨牙。铸造圈形卡环可在近中和远中设计支托，防止义齿下沉对黏膜软组织造成损伤。

59. 右下8铸造卡环的卡臂尖应位于
   A. 颊面近中　　　　　　　B. 颊面远中　　　　　　　C. 远中面
   D. 舌面近中　　　　　　　E. 以上均可考虑

【答案】D

【解析】右下8近中舌向倾斜，主要倒凹区在近中舌侧，卡环的卡臂尖应放置在倒凹区，起固位作用。

60. 右下8铸造卡环的𬌗支托位于
   A. 𬌗面的近中边缘嵴
   B. 𬌗面的远中边缘嵴
   C. 𬌗面的近中边缘嵴或远中边缘嵴
   D. 𬌗面的近中边缘嵴和（或）远中边缘嵴
   E. 𬌗面的颊沟

【答案】D

【解析】右下8铸造卡环的𬌗支托应放在近中和远中各一个。近中𬌗支托可以分散传递𬌗力，减轻基牙负担。远中𬌗支托可以减小义齿摘戴时对远中黏膜的损伤。

61. 现拟采用舌杆做大连接体，连接体与舌侧黏膜的关系是
   A. 平行接触　　　　　　　B. 留出空隙　　　　　　　C. 轻轻接触
   D. 离开黏膜0.5mm　　　　E. 以上都不对

【答案】A

【解析】舌侧前部牙槽骨为垂直型，所以舌侧可以平行接触放置舌杆。倒凹形舌杆放在倒凹上部并做缓冲处理，斜坡者舌杆离开黏膜0.3～0.5mm。

62. 为了减小右下4所受的扭力，防止义齿翘动，使基牙和牙槽嵴合理分担负荷，可采取的措施有
   A. 扩大游离端基托面积　　B. 减少人工牙的颊舌径　　C. 减数排牙
   D. 取功能性印模　　　　　E. 以上都对

【答案】E

【解析】减轻基牙受力可使人工牙减径减数，扩大基托面积让基托与下部黏膜分担一部分力。减小基牙扭力可选择RPI卡环组或回力卡环，防止义齿翘动可以设置间接固位体，取功能性印模等措施。故上述描述均正确。

63. 此患者确立颌位关系的方法是
   A. 石膏模型上用余留牙直接确定　　B. 用蜡𬌗记录确定　　C. 用蜡堤确定正中关系
   D. 用蜡堤确定正中𬌗位，并重新确定垂直距离
   E. 以上都不对

【答案】D

【解析】此患者缺失牙齿数量较多，面下1/3垂直距离丧失，垂直和水平颌位都需要重新确定，需要用蜡堤确定正中𬌗位和垂直咬合关系。

（64～68题共用题干）

患者，女，58岁，8-5 | 5-8缺失，余牙正常均稳固，舌系带至牙龈距离为10mm，下颌舌侧牙槽骨形态为垂直型，设计铸造可摘局部义齿修复。4|4设计RPI卡环组。

64. 4|4基牙预备时应制备出
   A. 近远中支托窝，远中导平面　　B. 近中支托窝，舌侧导平面
   C. 远中支托窝，舌侧导平面　　　D. 远中支托窝，远中导平面

E. 近中支托窝，远中导平面
【答案】E
【解析】4|4 设计 RPI 卡环组，R 代表的是近中殆支托，P 是远中邻面板。所以基牙预备应是近中支托窝，远中导平面。

65. 如用 RPA 卡环组代替 RPI 卡环组，则圆环形卡环臂的坚硬部分应位于基牙的
A. 颊侧远中，与观测线重合
B. 颊侧近中，观测线下方的非倒凹区
C. 颊侧远中，观测线上方的非倒凹区
D. 颊侧近中，观测线上方的非倒凹区
E. 颊侧远中，观测线下方的倒凹区
【答案】A
【解析】RPA 卡环组中的 A 代表圆形卡环，为避免功能动时施加扭力于基牙上，应恰好位于观测线，即所谓重合。

66. 基牙 3|3 舌侧应用何形式与颊侧 I 杆对抗
A. 高基托
B. 舌侧对抗卡环
C. 近中面支托的小连接体
D. C+E
E. 邻面板
【答案】D
【解析】RPI 卡环组是近中殆支托、远中邻面板、颊侧 I 杆。近中支托小连接和远中邻面板具有对抗颊侧 I 杆的作用。

67. 如大连接体采用舌杆，间接固位体最好选
A. 3|3 舌支托
B. 切支托
C. 前牙舌隆突上的连续杆
D. 32|23 放置邻间沟
E. 3|3 附加卡环
【答案】C
【解析】双舌杆是由一个常规的舌杆和另一个增加放置于下前牙舌隆突上方与接触点之间的窄舌杆组成。用于需要下颌前牙区间接固位的患者和因牙周病、外科手术造成的较大前牙间隙的患者。前牙可起共同支持作用。亦有增加游离端基托稳定性的作用，会存在食物嵌塞的可能且舌侧异物感较重。上方的窄舌杆位于前牙舌支托窝内，至少应位于尖牙的舌支托窝内。口底浅时，也不适合做双舌杆。

68. 以下关于此病例的描述，错误的是
A. 为防止该义齿受力下沉后舌杆压迫软组织，舌杆处应余留 0.5mm 的缓冲间隙
B. 如缺牙区牙槽嵴状况较差而基牙条件较好，不宜使用近中殆支托设计
C. 此设计使基托下组织受力均匀且方向接近垂直
D. 近中殆支托小连接体可防止游离端义齿向远中移位
E. 邻面板可防止食物嵌塞
【答案】A
【解析】下颌舌侧牙槽骨形态为垂直型，所以下颌舌杆与黏膜之间平行接触即可。所以 A 项错误。如缺牙区牙槽嵴状况较差而基牙条件较好，使用远中殆支托，如缺牙区牙槽嵴状况好而基牙条件差，使用近中殆支托。

（69～72 题共用题干）
某女，65 岁，上颌左 1238 右 18 缺失，前部牙槽嵴丰满，组织倒凹明显，右上 56 间邻面无接触点，食物嵌塞。

69. 此患者的牙列缺损分类为
A. Kennedy 第一类一亚类
B. Kennedy 第一类二亚类
C. Kennedy 第二类二亚类
D. Kennedy 第三类一亚类
E. Kennedy 第四类

70. 确定义齿就位道时，模型应
A. 向后倾斜
B. 向前倾斜
C. 向左倾斜
D. 向右倾斜
E. 直立放置

71. 局部义齿就位顺序为
A. 先前端后后端
B. 先后端后前端
C. 一起就位
D. 向左倾斜
E. 向右倾斜

72. 义齿的右侧卡环应设计为
A. 右上 7 圈卡
B. 右上 7 I 杆
C. 右上 56 联合卡
D. 不放卡环
E. 右上 6 隙卡

424

【答案】E、A、A、C

【解析】上颌左1238右18缺失，注意8不用修复不算分类，根据缺失的牙位，可分析出来此患者的牙列缺损分类为Kennedy第四类（注意Kennedy第四类没有亚类）69题选E。在模型观测仪上，就位道始终是垂直的，所以倾斜模型，以便修复体在垂直方向戴入时没有倒凹。那么此题Kennedy第四类，前牙缺失，前部牙槽嵴丰满，组织倒凹明显，前牙倒凹大，模型向后倾斜，口内应该从前向后戴入。故70题选A，71题选A。右上56间邻面无接触点，食物嵌塞，应选用联合卡环，故72题选C。

【破题思路】联合卡环由两个卡环通过共同的卡环体连接而成。适用于单侧游离端缺失的患者，将联合卡环放置在无缺牙侧稳固的后牙上。还可用在相邻两牙之间有间隙者，联合卡环还可用于防止食物嵌塞。

(73～76题共用题干)

患者，男，60岁，765|56缺失，|7近中舌侧倾斜，牙槽嵴丰满，上颌散在骨尖，颌间距离正常。

73. 修复前应做的工作是
A. 拔除|7
B. 做牙槽骨加高术
C. 唇颊沟加深术
D. 上颌牙槽骨修整术去除异常骨尖
E. 上颌结节修整术

74. 制作可摘局部义齿后，出现疼痛的原因最可能是
A. 基托边缘过长
B. 骨尖未缓冲
C. 牙槽嵴有组织倒凹
D. 牙槽嵴黏膜过薄
E. 义齿使用不当

75. 正确的处理方法是
A. 磨短缓冲过长基托
B. 磨除进入组织倒凹的基托
C. 骨尖进行手术或缓冲
D. 增加使用软衬材料，调磨对颌牙
E. 指导患者正确使用活动义齿

76. 如果患者在咀嚼食物过程中感觉义齿有翘动转动等现象，临床进一步的检查中不包括
A. 卡环固位有无松动
B. 卡环体与基牙有无早接触
C. 卡环臂是否过低
D. 卡环数量和分布是否恰当
E. 基托面积是否合适

【答案】D、B、C、C

【解析】题干中牙槽嵴丰满，上颌散在骨尖，修复前应做的工作是上颌牙槽骨修整术去除异常骨尖。根据题意分析，制作可摘局部义齿后，出现疼痛的原因最可能是骨尖未缓冲。对此进行处理的方法是手术去除骨尖或进行缓冲。卡环固位松动、卡环体与基牙有早接触、卡环设计的数量和分布不合理、基托面积不合适，都会引起义齿的不稳定（即翘起、摆动、旋转、下沉）。如果患者在咀嚼食物过程中感觉义齿有翘动转动等现象，应检查以上几方面，而卡环臂过低进入倒凹区，会使基牙受力过大产生疼痛，而不是不稳定现象的主要原因。

(77～80题共用题干)

某男，72岁，下颌5678|5678缺失，余留牙正常，口底至舌侧龈缘的距离为10mm。拟进行下颌支架局部义齿修复，左右4用RPI卡环。

77. 此患者局部义齿的大连接体最好为
A. 连续卡环
B. 舌板
C. 舌杆
D. 舌杆与连续卡环
E. 舌板与连续卡环

78. 如采用上述大连接体，其间接固位体为
A. 下左右3舌支托
B. 切支托
C. 前牙舌隆突的连续卡环
D. 以上均可
E. 不需要间接固位体

79. RPI卡环的I杆的接触点一般位于
A. 舌面稍偏近中
B. 舌面稍偏远中
C. 颊面稍偏远中
D. 颊面稍偏近中
E. 远中面

80. 在右下4行RPI卡环设计时发现颊侧倒凹巨大，最好可改变的设计为
A. 改颊侧弯制卡环
B. 取消I杆的存在
C. 改用RPA设计
D. 以上都对
E. 以上都不对

【答案】C、C、D、C

【解析】口底至舌侧龈缘的距离为10mm，局部义齿的大连接体用舌杆。下颌5678|5678缺失，属于

Kennedy第四类，后牙缺失较多，易产生不稳定现象，前牙舌隆突的连续卡环作为间接固位体最合理。RPI卡环的Ⅰ杆的接触点应在基牙颊面偏近中，以起到固位作用。颊侧倒凹巨大时，一般采用RPA。

> 【破题思路】① 杆形卡环的设计：从唇颊侧基托出来，沿龈缘下方3mm平行向前，直角转弯进入倒凹区深度0.25mm，杆的末端2mm与牙面接触。
> ② RPA卡环组与RPI卡环组不同点是以圆环形卡环的固位臂代替Ⅰ杆，原因是：口腔前庭＜5mm，基牙颊侧倒凹过大或颊侧龈组织肿大。
> ③ 舌板：口底浅，舌系带高＜7mm；前牙松动需用夹板固定；舌侧倒凹过大；下前牙有缺失或缺失倾向的；牙石较多的患者。

（81～83题共用题干）

患者上颌牙列缺损，下颌为天然牙列，曾做上颌可摘局部义齿修复，但义齿反复折断，此次要求重新修复。口腔检查上颌仅剩 7⏉；7⏉ MOD银汞充填后，𬌗面低于𬌗平面约1mm，不松动；7̅6̅过长高于𬌗平面约1.5mm，⏊5舌尖较锐，3̅⏉3̅高于𬌗平面约2mm，下颌牙均不松动，下颌弓宽于上颌弓，颌间距离正常。

81. 在修复前准备时，不应采取的措施为
  A. 调下前牙切缘 B. 拔除过长牙
  C. 调低过长牙 D. 修整余牙外形，调磨过锐牙尖牙嵴
  E. 形成良好的𬌗曲线

82. 在义齿设计时，需特别注意不应当
  A. 选择耐磨的塑料牙 B. 用金属基托
  C. 尽量伸展基托范围，分散𬌗力 D. 将后牙排在牙槽嵴顶
  E. 将人工牙排成正常的覆𬌗

83. 为此患者推荐一个加强上颌义齿强度的最佳方案
  A. 将上颌基托加厚至3～3.5mm B. 在塑料托内包埋铸网
  C. 在基托内加铸杆 D. 铸造上颌托
  E. 基托内加钢丝

【答案】B、E、D

【解析】修复前的准备应包括调下前牙切缘、调低过长牙、修整余牙外形、调磨过锐牙尖牙嵴，形成良好的𬌗面曲线，不应拔除过长牙。下颌弓宽于上颌弓，颌间距离正常，排牙时，工作尖应排在牙槽嵴顶上，出现上颌牙槽嵴吸收过多下颌吸收过少的特殊情况时，也可考虑排成反𬌗，防止上颌颊侧牙槽嵴加速吸收，所以设计时不应当将人工牙排成正常的覆𬌗覆盖，必要时可排成反𬌗。为加强上颌义齿强度，选项中最佳是制作铸造上颌托，其强度最大。

（84～85题共用题干）

患者，男，65岁，双侧下后牙缺失，戴可摘局部义齿1周后，咀嚼食物时，右缺隙侧与基托吻合部黏膜出现灼痛，局部黏膜有红肿溃烂，停止戴义齿后症状缓解，再次使用出现同样症状。

84. 最有可能的诊断是
  A. 复发性口疮 B. 创伤性溃疡 C. 接触性口炎
  D. 药物性口炎 E. 球菌性口炎

85. 解决方案为
  A. 压痛部位义齿组织面重衬 B. 整个可摘局部义齿人工牙义齿调𬌗
  C. 磨除压痛部位可摘局部义齿的人工牙 D. 压痛部位可摘局部义齿人工牙简单调𬌗
  E. 根据咬合纸检查的结果，调磨早接触点及义齿组织面适当缓冲

【答案】B、E

【解析】根据题意，患者戴义齿一周后，咀嚼时，右缺隙侧与基托吻合部黏膜出现灼痛，局部黏膜有红肿溃烂，停戴时缓解，使用时再次出现同样症状，说明是因为佩戴义齿时产生的创伤导致的黏膜红肿溃烂；复发性口疮主要症状是红黄凹痛，溃疡具有复发性；接触性口炎一般属于过敏体质者于局部接触刺激物或药物后，发生过敏反应而引发的一种炎症性疾病；药物性口炎多以对某种药产生过敏，例如抗生素、抗癫痫药等；球菌性口炎又称膜性口炎，属于细菌感染，有灰白或黄褐色假膜的损害，致病菌为金黄色葡萄球菌。该病例创伤性溃疡的解决方案应首先去除创伤因素，可调整咬合早接触或者缓冲导致创伤的组织面。

【破题思路】义齿戴入后可能出现的问题及处理——疼痛。
(1) 基牙疼痛
① 基牙龋坏或牙周病。做相应的牙体或牙周治疗。
② 基牙受力过大。调改义齿或基牙。
(2) 软组织疼痛
① 局部痛。基托边缘过长,有小瘤子或骨性隆突未缓冲。处理方法为缓冲、避让。
② 大面积痛。支持组织受力过大或义齿不稳定。支持组织受力过大可扩大基托,增加间接固位体、支托,人工牙减径减数,基托软衬。义齿不稳定可调𬌗解除干扰。

(86~89题共用题干)

男,59岁。下颌 8765|5678 缺失,牙槽嵴丰满,下颌 4|4 正位,余留牙正常,口底至舌侧龈缘的距离为 9mm。设计铸造支架可摘局部义齿修复。

86. 如果下颌 4|4 颊侧无组织倒凹,前庭沟深,患者要求尽量少暴露金属,固位体应选择
   A. 三臂卡环　　　　　　　　B. RPI 卡环　　　　　　　　C. 回力卡环
   D. 间隙卡环　　　　　　　　E. 延伸卡环

87. 如果牙槽嵴呈刃状,下颌 4|4 稳固,牙槽骨无明显吸收,固位体最好选择
   A. 回力卡环　　　　　　　　B. RPI 卡环　　　　　　　　C. RPA 卡环
   D. 铸造固位臂三臂卡环　　　E. 弯制固位臂三臂卡环

88. 如果大连接体采用舌杆,间接固位体最好选
   A. 前牙舌隆突上的连续卡环　B. 下颌 3|3 舌隆突支托　　　C. 下颌 3|3 附加卡环
   D. 下颌 21|21 切支托　　　　E. 下颌 21|21 舌隆突支托

89. 初戴时发现义齿游离端翘动,金属支架部分可完全就位,但义齿以下颌 4|4 𬌗支托为支点翘动。最可能的原因是
   A. 支架变形　　　　　　　　B. 卡环过紧　　　　　　　　C. 牙槽嵴黏膜薄
   D. 未取功能印模　　　　　　E. 下颌 4|4 移位

【答案】B、E、A、D

【解析】该病例为双侧游离缺失,末端基牙牙周支持条件较差,卡环设计应尽量减小对基牙的扭力。RPI 卡环和回力卡环符合此要求,但回力卡环暴露金属较多。

游离端基牙在选择近中𬌗支托或远中𬌗支托时,应根据口腔的具体条件。如基牙条件好、牙槽嵴条件差时,宜选远中𬌗支托;若基牙条件差、牙槽嵴条件好时,则选用近中𬌗支托。题中牙槽嵴支持条件差、基牙条件好,可改为远中𬌗支托的三臂卡环,以减轻牙槽嵴的负担。但如果三臂卡环为铸造卡环臂,其硬度大,对基牙的扭力大,而弯制钢丝卡臂对基牙的扭力相对较小。

放置间接固位体的位置应尽量远离末端基牙𬌗支托形成的支点线,同时既要有明确的支持,不影响基牙健康,又要感觉舒适、美观。

因为义齿的金属支架部分能够完全就位,所以不存在支架变形或基牙移位的问题,也不是因为卡环过紧。牙槽嵴黏膜薄易导致黏膜压痛,但不会使义齿容易下沉。翘动的原因最可能是未取得牙槽嵴黏膜处的功能形态,而取得的是其解剖形态的印模,义齿游离端受到压力时因黏膜的受压变形,导致义齿翘动。

(90~92题共用题干)

男,49岁。下颌 8|567 缺失,缺牙区牙槽嵴平整,中度丰满,黏膜正常。左上 8 缺失,左下 8 检查Ⅰ度松动,近中倾斜,X 线片显示牙槽骨垂直吸收 1/3。

90. 正确的修复治疗设计是
   A. 拔除左下 8,可摘局部义齿修复　　B. 保留左下 8,但不做基牙
   C. 左下 8 只放近中𬌗支托　　　　　　D. 左下 8 设计圈形卡环
   E. 左下 8 设计三臂卡环

91. 如果需拔除左下 8,可摘局部义齿设计为左下 4 RPI 卡环、右下 7 三臂卡环、舌杆大连接体。为了保持义齿稳定,放置间接固位𬌗支托的最佳位置是
   A. 右下 6 远中𬌗边缘嵴　　　　　　　B. 右下 6 近中𬌗边缘嵴
   C. 右下 5 远中𬌗边缘嵴　　　　　　　D. 右下 5 近中𬌗边缘嵴
   E. 右下 4 近中𬌗边缘嵴

92. 如果左下 8 已拔除，左下 4 颊侧组织倒凹明显。左下 4 卡环设计
    A. RPI 卡环　　　　　　　B. 回力卡环　　　　　　　C. 三臂卡环
    D. 圈形卡环　　　　　　　E. 连续卡环

【答案】D、E、B

【解析】该题考核的是可摘局部义齿的修复设计。该病例为单侧非游离缺失，左下 8 不应拔除，应作为基牙起固位和支持作用。如果拔除左下 8，修复效果较差，也不利于余留牙。因左下 8 近中倾斜，只放置近中𬌗支托，会使基牙进一步近中倾斜。近中倾斜的固位倒凹应位于颊面或舌面近中，三臂卡环的固位卡臂尖位于远中，无法进入倒凹固位。故左下 8 正确的卡环设计是圈形卡环。

拔除左下 8 后，游离端义齿以下颌 7|4 为主要基牙，义齿可沿𬌗支托形成的支点线前后翘动，因此应在支点线的前方增加间接固位体。其距离支点线越远，稳定作用越好。所以作为间接固位体的𬌗支托的最佳位置是 4 的近中𬌗边缘嵴。

如果拔除左下 8，左下 4 成为游离缺失的末端基牙，其卡环设计应尽量减小基牙扭力。有此作用的卡环是 RPI 卡环和回力卡环，因为 RPI 卡环的 I 型杆从基牙颊侧牙龈方向进入倒凹，如果基牙颊侧存在组织倒凹，不适合采用 RPI 卡环。

【破题思路】
（1）圈形卡环
铸造的圈形卡用于远中孤立的磨牙上，上颌磨牙向近中颊侧倾斜、下颌磨牙向近中舌侧倾斜者。铸造的圈卡环多采用近远中两个𬌗支托，在非固位卡臂一侧的两个支托之间放置辅助固位臂，防止圈形卡环弯曲变形。
（2）回力卡环
适应于后牙游离端缺失，基牙为前磨牙或尖牙，牙冠较短或为锥形牙。
作用：减轻基牙的负荷，起应力中断的作用。

(93～96 题共用题干)

女，45 岁。左下 567 缺失，左下 8 临床冠过短、低，余留牙正常。右下 4 间隙卡环、左下 4 单臂卡环，胶连式可摘局部义齿修复 2 周，义齿压痛，缺隙区黏膜弥漫性红肿，余留牙正常。

93. 义齿压痛的直接原因是
    A. 义齿下沉　　　　　　　B. 基托边缘伸展不足　　　　C. 基托边缘伸展过长
    D. 咬合力大　　　　　　　E. 基托材料过敏

94. 旧义齿的设计缺陷是
    A. 人工牙未减数　　　　　B. 基牙支持不够　　　　　　C. 卡环固位力不足
    D. 采用胶连式义齿　　　　E. 卡环无固位作用

95. 如果重新修复，以下措施中错误的是
    A. 左下 8 增加𬌗支托　　　B. 左下 4 采用三臂卡环　　　C. 设计铸造支架式义齿
    D. 舌杆或舌板做大连接体　E. 取压力印模

96. 如果左下 8 为残根，根面位于龈上 1～2mm，不松动，叩痛（−）。重新义齿修复前首先应进行的是
    A. 拔除左下 8　　　　　　B. 左下 8 桩核冠修复　　　　C. 左下 8 拍 X 线片
    D. 左下 8 根管治疗　　　　E. 左下 8 牙冠延长术

【答案】A、B、E、C

【解析】该题考核的是非游离缺失的义齿设计。

对于非游离缺失，一般均应采用牙支持式义齿设计。要利用与缺隙相邻基牙上的𬌗支托，获得明确的基牙支持。该病例的义齿没有利用左下 8 获得支持，由于左下 8 的限制，基托不能充分伸展，牙槽嵴负担重，义齿鞍基后部下沉，导致黏膜压痛。

基托材料过敏者基托与黏膜接触的所有部位均应有红肿，而不是只在缺隙处。旧义齿设计的缺陷应是基牙支持不够，未获得左下 8 的支持。非游离缺失应充分利用缺陷两端基牙支持，应该在上放置𬌗支托，提供支持，同时恢复咬合关系。

残根应尽量保留，避免形成游离缺失。但能否保留要看其健康状况，为了确定左下 8 的去留，必须先拍 X 线牙片，检查其牙周健康和牙髓治疗情况。

(97～99题共用题干)

男，60岁。下颌8765|567缺失，左下8近中舌向倾斜、不松动，左侧下颌隆突明显，舌侧前部牙槽骨为斜坡型，口底深，余牙正常。拟采用可摘局部义齿修复。

97. 为了减小右侧末端基牙所受的扭力，可设计
A. 延伸卡环　　　　　　　B. 对半卡环　　　　　　　C. 圈形卡环
D. RPI 卡环　　　　　　　E. 联合支托

98. 如果采用舌杆做大连接体，连接体与舌侧黏膜的关系是
A. 轻轻接触　　　　　　　B. 密切接触　　　　　　　C. 离开黏膜0.3～0.5mm
D. 离开黏膜0.5～1.0mm　　E. 离开黏膜1.5mm

99. 以下修复设计与措施中错误的是
A. 取解剖式印模　　　　　　　　　　B. 适当扩大游离端基托伸展范围
C. 减小人工牙的颊、舌径　　　　　　D. 减小人工牙的近、远中径或减数
E. 设计近中𬌗支托

【答案】D、C、A
【解析】远中游离缺失的情况，为减轻末端基牙受到的扭力，选项中最合理的是RPI。下颌舌侧牙槽骨形态为斜坡型者时，舌杆离开黏膜0.3～0.5mm，并与牙槽嵴平行。该患者应在修复时采取功能性印模。

(100～101题共用题干)

女，5岁。戴义齿3天后疼痛，查下颌65|5678缺失，混合支持式可摘局部义齿，对颌为天然牙，剩余牙槽嵴大面积压痕。

100. 其疼痛原因最可能是
A. 基托面积过大　　　　　B. 牙槽嵴黏膜较薄　　　　C. 牙槽嵴有组织倒凹
D. 基托边缘过长　　　　　E. 咬合压力大

101. 正确的处理应是
A. 减少𬌗力　　　　　　　B. 磨除进入组织倒凹的基托　C. 调磨对颌牙
D. 使用软衬材料垫底　　　E. 磨短缓冲过长基托

【答案】E、A
【解析】单侧游离缺失，对义齿的支持力下降，且对颌为天然牙，咬合压力大，因此导致组织受力较大，剩余牙槽嵴大面积压痕。结合上题原因，应该人工牙减数减径，减小所受𬌗力。

(102～103题共用题干)

女，32岁。678缺失6年余，2周前做可摘局部义齿修复，诉进食稍硬食物即感疼痛。查：修复体为单侧游离缺失，设计混合支持式义齿，右下5为PRI卡环，基托组织面广泛红肿，有基托压痕，对颌牙伸长，𬌗龈间隙3mm。

102. 导致疼痛的最主要原因是
A. 制作上的问题　　　　　B. 设计错误　　　　　　　C. 黏膜过薄
D. 牙尖斜度过大　　　　　E. 咬合压力大

103. 解决该问题的有效办法是
A. 调𬌗以减小义齿承受的𬌗力　　　　B. 降低义齿𬌗面以减小𬌗力
C. 用软衬材料垫底以减轻𬌗力对牙槽嵴的压力　　D. 调整对颌，改变𬌗曲线
E. 改变义齿设计

【答案】B、E
【解析】患者单侧游离缺失，应该进行双侧设计，用大连接体或基托分散𬌗力。由于设计错误，导致组织受𬌗力大，引起压痛。解决问题有效办法，必须重新设计。

【破题思路】Kennedy第二类牙列缺损的义齿设计。
Kennedy第二类牙列缺损为牙弓单侧后牙游离缺失，为Cummer分类的斜线式，一般设计为混合支持式，设计类似Kennedy第一类。单个后牙游离缺失修复多为纵线式、不跨牙弓的义齿，可通过设计舌腭侧高基板或调整就位道方向利用制锁角减小不稳定的发生。

(104～105题共用题干)

患者，男，61岁。上颌牙列缺失，其余牙基本正常。欲行活动义齿修复。

104. 前腭杆的位置应在
    A. 腭隆突之前部，腭皱襞之后部	B. 腭乳头前部	C. 腭乳头后部
    D. 腭隆突之后部，腭皱襞之前部	E. 腭穹隆中部
105. 侧腭杆与相邻牙龈的距离为
    A. 7mm	B. 1mm	C. 4mm
    D. 2mm	E. 3mm

【答案】A、C

【解析】前腭杆应在硬区之前，腭皱襞之后。侧腭杆离开龈缘4～6mm。

> 【破题思路】
> 前腭杆：位于硬区之前，腭皱襞之后。厚约1mm，宽6～8mm，离开龈缘至少6mm。
> 侧腭杆：位于上颌硬区两侧，厚1～1.5mm，宽3～3.5mm，离开龈缘4～6mm。
> 后腭杆：位于第一磨牙和第二磨牙之间，硬区之后，颤动线之前。厚1.5～2mm，宽约3.5mm。

(106～108题共用题干)

患者，男性，57岁。下颌3～3缺失，下颌76|67邻𬌗间隙较大。选择了下颌4|4做基牙，右下4三臂卡，左下4隙卡。

106. 此下颌牙列缺损的类型是
    A. Kennedy第一类	B. Kennedy第二类	C. Kennedy第三类
    D. Kennedy第四类	E. Kennedy第一类型第一亚类
107. 此时义齿最容易出现的不稳定现象是
    A. 游离端基托下沉	B. 游离端基托沿下颌4|4支点线翘动	C. 游离端基托沿右下4支点摆动
    D. 游离端基托沿左下4支点摆动	E. 游离端基托沿左侧牙槽嵴纵轴旋转
108. 对此牙列缺损较为合理的设计是
    A. 右下4三臂卡，左下4三臂卡
    B. 右下4隙卡，左下4三臂卡
    C. 右下4隙卡，左下4隙卡
    D. 右下4远中𬌗支托，近中邻面板，Ⅰ卡；左下4远中𬌗支托，近中邻面板，Ⅰ卡，右下6三臂卡
    E. 右下4远中𬌗支托，近中邻面板，Ⅰ卡；左下4远中𬌗支托，近中邻面板，Ⅰ卡，下颌76～67联合卡环

【答案】D、B、E

【解析】该患者下颌3～3缺失，前牙缺失过中线，属于Kennedy第四类。前牙缺失属于游离区，当受力时，游离端容易基托沿下颌4|4支点线翘动（游离端受力下沉，有支点的情况下伴发着翘动）。为减轻基牙所受扭力，前牙缺失，把𬌗支托安置在基牙的远中，采用4|4远中𬌗支托，近中邻面板，Ⅰ卡，下颌76|67邻𬌗间隙较大，适合采用联合卡环防止食物嵌塞。

> 【破题思路】义齿不稳定在临床上表现为翘起、摆动、旋转、下沉。
> ① 翘起。游离端义齿受食物粘接力、上颌义齿重力等作用，基托向𬌗向转动脱位。
> ② 摆动。义齿游离端受侧向力作用颊舌向水平摆动。
> ③ 旋转。义齿绕支点线转动。横线式和斜线式支点线形成前后（近远中）向旋转，纵线式支点线形成颊舌向旋转。
> ④ 下沉。义齿受𬌗力作用时基托压向其下的黏膜组织。（不均匀下沉）

B型题

(1～3题共用备选答案)
    A. 直径为1.2mm的不锈钢丝	B. 直径为1.0mm的不锈钢丝	C. 直径为0.9mm的不锈钢丝
    D. 直径为0.8mm的不锈钢丝	E. 直径为0.7mm的不锈钢丝
1. 制作𬌗支托宜选用

【答案】A

2. 制作磨牙或前磨牙卡环宜选用
【答案】C
3. 制作矫治器的唇弓及附件宜选用
【答案】E
【解析】A 制作殆支托宜选用，B 不宜选用；C 制作磨牙或前磨牙卡环宜选用；D 制作磨牙前磨牙和尖牙卡环选用；E 制作矫治器的唇弓及附件宜选用。

	直径
前牙	0.8mm
前磨牙及一部分磨牙	0.9mm
磨牙	1.0mm
殆支托	1.2mm
正畸	0.7mm

(4～7题共用备选答案)
A. 卡环臂未进入倒凹区　　　B. 基托与黏膜不密合　　　C. 卡环过紧
D. 殆支托凹过深　　　　　　E. 有早接触
4. 基牙过敏
【答案】D
5. 食物碎屑易进入基托组织面
【答案】B
6. 食物嵌塞
【答案】B
7. 义齿松动
【答案】A

(8～10题共用备选答案)
A. 对半卡环　　　　　　　　B. 圈形卡环　　　　　　　C. 三臂卡环
D. 回力卡环　　　　　　　　E. 联合卡环
8. 前后均有缺牙间隙的孤立后牙上的卡环宜采用
【答案】A
9. 单侧牙缺失较多，需对侧辅助固位的卡环是
【答案】E
10. 用于最后孤立磨牙且向近中舌侧或近中颊侧倾斜牙上的卡环是
【答案】B
【解析】

名称	适用
三臂卡环	应用最为广泛，卡环的固位、支持和稳定作用均好
圈形卡环	用于远中孤立的近中颊倾或舌倾的磨牙
回力卡环	有应力中断作用。用于后牙游离端缺失，基牙为前磨牙或尖牙，牙冠较短或锥形，多用于上颌牙
反回力卡环	有应力中断作用。用于后牙游离端缺失，基牙为前磨牙或尖牙，牙冠较短或锥形，多用于下颌牙
对半卡环	多用于前后都有缺失牙的孤立双尖牙、磨牙上
延伸卡环	邻近缺隙的基牙松动，外形差，但不够拔除条件
倒钩卡环	（二型观测线）固位作用好，但稳定作用差
连续卡环	多用于牙周夹板，放置在两个以上的余留牙上
联合卡环	基牙牙冠短而稳固，或相邻两牙之间有间隙者，联合卡环可以防止食物嵌塞

(11～12题共用备选答案)
A. 前牙残根　　　　　　　　B. 较大范围的牙列缺损　　　C. 少量牙槽嵴缺损的牙列缺损
D. 后牙残根　　　　　　　　E. 大范围的牙槽嵴缺损或颌骨缺损
11. 可摘局部义齿适于修复
【答案】B

12. 颌面赝复体适于修复

【答案】E

(13～16题共用备选答案)

A. Kennedy 第一类第一亚类　　B. Kennedy 第二类第三亚类　　C. Kennedy 第三类第二亚类
D. Kennedy 第四类　　E. 以上均不是

13. 余留牙为 7432|23567，按照 Kennedy 分类法应属

【答案】C

14. 缺失牙为 87654|125678，按照 Kennedy 分类法应属

【答案】A

15. 余留牙为 87654|45678，按照 Kennedy 分类法应属

【答案】D

16. 缺失牙为 87652|1256，按照 Kennedy 分类法应属

【答案】B

(17～20题共用备选答案)

A. 卡环臂尖　　B. 卡环体　　C. 𬌗支托
D. 连接体　　E. 基托

17. 可摘局部义齿主要起稳定作用的是

【答案】B

18. 可摘局部义齿主要起固位作用的是

【答案】A

19. 可摘局部义齿主要起支持作用的是

【答案】C

20. 必须部分放入基牙倒凹内的部分是

【答案】A

(21～25题共用备选答案)

A. 连续卡环　　B. 回力卡环　　C. 对半卡环
D. 杆形卡环　　E. 联合卡环

21. 具有弹性卡环之称的是

【答案】B

22. 可用作牙周固定的是

【答案】A

23. 可以防止食物嵌塞的是

【答案】E

24. 用于前后有缺隙的孤立前磨牙或磨牙的是

【答案】C

25. 美观致龋率低的是

【答案】D

(26～30题共用备选答案)

A. 两个相互接触而又相互运动的物体间所产生的作用力
B. 粘固剂与被粘接物体界面上分子间的结合力
C. 要求在完成修复后修复体和患牙具有能抵抗𬌗力而不致破坏或折裂的外形
D. 修复体在行使功能时，能够抵御各种作用力而不发生位移或脱落的能力
E. 物体位移时受到一定的限制，加给物体的这种限制的力叫

26. 粘接力

【答案】B

27. 约束力

【答案】E

28. 抗力形

【答案】C

29. 摩擦力
【答案】A
30. 固位力
【答案】D

(31～34题共用备选答案)
A. 息止𬌗位　　　　　　　B. 息止颌间隙　　　　　　C. 垂直距离
D. 牙尖交错位　　　　　　E. 颌间距离

31. 上下牙达到最广泛最紧密的接触,下颌相对上颌的位置
【答案】D
32. 下颌处于安静状态下时,上下颌不接触的位置
【答案】A
33. 下颌处于安静状态下时,上下牙列之间的距离称
【答案】B
34. 牙列缺失者上下牙槽嵴在正中面位时的距离
【答案】E

(35～36共用备选答案)
A. 三臂卡环　　　　　　　B. RPI 卡环　　　　　　　C. 圈形卡环
D. 联合卡环　　　　　　　E. RPA 卡环

35. 单侧缺牙非缺失侧基牙牙冠短而稳固,应设计
【答案】D
36. Kennedy 第二类缺失,基牙条件差,牙槽嵴条件好,游离缺失末端基牙应设
【答案】B

(37～38题共用备选答案)
A. 64 | 235 缺失　　　　　B. 8765 | 1278 缺失　　　　C. 6 缺失
D. 4-|-4 缺失　　　　　　E. 87654321 | 1234 缺失

37. 需要用𬌗托确定正中位关系和中线的是
【答案】E
38. 需要用𬌗堤确定正中位关系及垂直距离的是
【答案】B

(39～40题共用备选答案)
A. 支持尖相对的中央窝　　B. 支持尖上的干扰点　　　C. 非支持尖成的干扰点
D. 上尖牙的舌斜面　　　　E. 以调磨下尖牙的唇斜面为主

39. 全口义齿选磨侧方𬌗的干扰时,应选磨
【答案】C
40. 在调磨尖牙侧方𬌗干扰时,通常选磨
【答案】E

(41～42题共用备选答案)
A. 圈形卡环　　　　　　　B. 回力卡环　　　　　　　C. 对半卡环
D. RPA 卡环　　　　　　　E. 三臂卡环

41. 颊舌侧卡臂尖均可进入倒凹区,适合于近远中均有缺隙的孤立磨牙或前磨牙
【答案】C
42. 远中游离缺失者,末端基牙支持条件较差,基牙颊侧组织倒凹明显
【答案】D

(43～44题共用备选答案)
A. 基牙的远、近缺隙侧均有明显的倒凹　　B. 基牙向缺隙方向倾斜时所画出的观测线
C. 基牙向缺隙相反方向倾斜时所画出的观测线　　D. 基牙向颊侧倾斜时所形成的观测线
E. 基牙向舌侧倾斜时所形成的观测线

43. 一型观测线是
【答案】C

44. 二型观测线是

【答案】B

【解析】本题考查考生对可摘局部义齿模型观测线概念的掌握。一型观测线特点是以基牙向缺隙相反方向倾斜时所画出的观测线。观测线在基牙缺隙侧距𬌗面远，远缺隙侧距𬌗面近。二型观测线与一型相反，是当基牙向缺隙方向倾斜时所画出的观测线。此线在基牙缺隙侧距𬌗面近，远缺隙侧距𬌗面远。

(45～47题共用备选答案)

A. 单臂卡环　　　　　　　B. 双臂卡环　　　　　　　C. 间隙卡环
D. Ⅰ型杆卡环　　　　　　E. T形卡环

45. 具有支持作用的卡环是

【答案】C

46. 与基牙接触面积最小的卡环是

【答案】D

47. 暴露金属最少的卡环是

【答案】D

【解析】5个选项所列的卡环可以分为两类，A、B、C属于圆环形卡环，D、E属于杆形卡环。杆形卡环臂与基牙接触面积小于圆环形卡环臂，而Ⅰ型杆卡臂与牙面接触面积小于T形卡环臂，其暴露金属也最少。杆形卡环臂从牙龈方向进入基牙倒凹，无支持作用，单、双臂卡环无𬌗支托，没有支持作用。间隙卡环是由舌侧通过基牙与邻牙间的舌、𬌗及颊外展隙弯向基牙的颊（唇）面，间隙卡环从相邻基牙的𬌗外展隙通过，为了避免对基牙产生楔力，间隙卡环沟底不能破坏接触点，而且要有𬌗支托支持间隙卡环，所以间隙卡环在𬌗外展隙部分具有支持作用。

(48～49题共用备选答案)

A. 从前向后　　　　　　　B. 从后向前　　　　　　　C. 左侧先就位
D. 右侧先就位　　　　　　E. 垂直就位

48. 前、后牙均有缺失，可摘局部义齿就位方向是

【答案】A

49. 倒凹集中在左侧，可摘局部义齿就位方向是

【答案】C

【解析】根据义齿的就位方向与模型倾斜的关系，若前后牙均有缺失，为减少牙槽嵴的唇侧倒凹，应将模型向后倾斜，使余留牙与人工前牙间的缝隙减小，这样义齿的就位方向便为从前向后。左侧后牙倒凹大时，在模型观测、确定义齿就位道时，应将模型向相反方向，即向右侧倾斜，来减小左侧颊侧过大的倒凹，同时增大右侧颊侧倒凹，以利于左右两侧卡环设计和义齿就位。义齿就位应是左侧先就位。

(50～51题共用备选答案)

A. 由前向后　　　　　　　B. 由后向前　　　　　　　C. 垂直向
D. 旋转　　　　　　　　　E. 侧向

50. Kennedy第四类牙列缺损，义齿最佳就位方向是

【答案】A

51. 左下6缺失，左下松动Ⅰ度，以左下57为基牙可摘局部义齿的就位方向为

【答案】B

【解析】Kennedy第四类牙列缺损，就是牙列前部缺牙，此类修复体的义齿鞍基位于余留牙的近中。为了避免前部牙槽嵴唇侧形成倒凹，影响唇侧基托伸展，此类修复应将模型向后倾斜，以减少牙槽嵴的唇侧倒凹，义齿则由前向后斜向就位，同时使余留牙与人工牙之间的间隙减小，有利于美观。

若后牙缺失，缺隙前后都有基牙时，应根据基牙健康程度来决定模型向前或向后倾斜。如果缺隙后端的基牙不够健康，而前端基牙健康时，则将模型向前倾斜，将固位、稳定和支持作用好的Ⅰ型和Ⅲ型卡环放在缺隙前端的基牙上，即前端基牙受力大于后端基牙此题中，左下6缺失，左下有松动Ⅰ度，模型应向前倾斜，所以义齿就位道是由后向前。

(52～55题共用备选答案)

A. 64|235 缺失　　　　　　B. |6 缺失　　　　　　　　C. |678 缺失
D. 下颌4～4，87654|45678 缺失　　　E. 87654321|1234 缺失

52. 可以直接利用模型上余留牙确定𬌗关系的是

53. 需要用蜡𬌗记录确定𬌗位记录的是

54. 需要用𬌗堤确定正中𬌗位关系和中线的是
55. 需要𬌗堤确定正中𬌗位关系及垂直距离的是

【答案】B、A、E、D

(56～57题共用备选答案)

A. 腭杆 B. 腭板 C. 舌托
D. 舌板 E. 树脂基托

56. 6|678 缺失，可选择何种形式的连接体
57. 下颌 8765|678 缺失，基牙稳固，口底较浅，可选择

【答案】A、D

(58～59题共用备选答案)

A. 种植固定桥 B. 固定-可摘联合桥 C. 粘接固定桥
D. 半固定桥 E. 双端固定桥

58. |1234 缺失，1| 冠折，伴有牙槽骨凹陷，可选择
59. 右下 67 缺失，缺牙隙小，右下 8 近中倾斜，可选择

【答案】B、D

第四单元 牙列缺失

1. 上颌全口义齿基托后堤区主要的作用是
   A. 避免患者恶心   B. 增加基托厚度   C. 增加基托强度
   D. 减小基托长度   E. 增强后缘封闭
   【答案】E
   【解析】上颌后堤区和下颌的磨牙后垫都是边缘封闭区，是义齿接触的软组织部分。此区有大量的疏松结缔。为了增加上颌义齿组织后缘的封闭作用，可借组织的可让性，对组织稍加压力，制作后堤，形成完整的边缘封闭。选项A患者恶心是由于上颌基托过长，过厚，不密合造成的，B、C、D与基托后堤区作用无关。

   【破题思路】后堤区是指前后颤动线间，平均宽8.2mm起到边缘封闭的作用。

2. 与牙列缺失修复前颌面部检查无关的是
   A. 面部两侧是否对称   B. 上唇长度及丰满度
   C. 面中1/3高度   D. 下颌开闭口运动有否习惯性前伸及偏斜
   E. 颞下颌关节有否疼痛弹响张口困难等
   【答案】C
   【解析】颌面部检查内容是检查面下1/3高度，而不是面中1/3高度。本题选C。颌面部检查内容还包括：面部是否对称，下颌开闭口运动有否习惯性前伸及偏斜，上唇长度及丰满度，颞下颌关节有否疼痛弹响张口困难等。

   【破题思路】全口义齿的病史采集。
   主观要求：
   ① 期望的效果，治疗过程，价格，效果。
   ② 既往治疗史：缺牙原因、时间、既往义齿使用情况。
   ③ 全身：口干症、内分泌失调、骨质疏松、糖尿病。
   ④ 性格和精神心理。
   ⑤ 社会背景。

3. 牙列缺失后，下颌骨的改变中错误的是
   A. 唇颊侧骨板较舌侧薄而疏松   B. 牙槽骨顺牙根方向吸收   C. 颌弓前段向下向前吸收
   D. 颌弓后段向下向外吸收   E. 严重者下颌舌骨嵴可接近牙槽嵴顶
   【答案】A
   【解析】下颌牙列缺失后，牙槽骨的吸收与缺失牙的时间原因及骨质致密程度有关。下颌牙槽骨沿牙根方向吸收，向下向外，逐渐变大，舌侧骨皮质薄而疏松，故错误的是A。下颌骨吸收方向有两种说法：颌弓前段向下向前吸收，后段向下向外吸收，因此B、C均对；下颌舌骨嵴是下颌舌侧的骨性隆起，牙列缺失牙槽嵴吸收越多，越接近牙槽嵴顶，E正确。

4. 与牙槽嵴吸收速率和量无关的因素是
   A. 骨质的疏密程度   B. 颌弓的大小   C. 缺牙的原因
   D. 全身健康状况   E. 戴义齿的适合性
   【答案】B
   【解析】牙槽嵴吸收相关的因素有：
   ① 骨质的疏密程度：疏松的较易吸收。
   ② 原因：如牙周病患者吸收得相对快。
   ③ 全身健康状况：不佳易吸收。
   ④ 义齿如不适合牙槽嵴，会给牙槽嵴带来创伤，造成吸收速度加快。
   牙槽嵴的吸收受多方面的影响，但颌弓的大小与牙槽嵴吸收速度和量无关。答案选B。

5. 一患者戴用全口义齿1周，主诉咬合疼痛，定位不明确。检查：黏膜未见红肿或溃疡部位，基托边缘伸展合适，做正中𬌗咬合时，上颌义齿有明显扭转，问题是

A. 基托不密合 B. 基托翘动 C. 侧方𬌗早接触
D. 前伸𬌗干扰 E. 正中关系有误

【答案】E

【解析】选项A基托不密合，安静状态下就会出现义齿的脱落；患者出现咬合痛，义齿在正中咬合和侧合时有早接触或𬌗干扰，𬌗力分布不均匀，会在牙槽嵴顶上或嵴的斜面上，产生弥散性发红的刺激区域，题目中患者未出现此症状，C、D不选择。基托不密合时患者在张口说话时就易脱落，会发出牙齿相撞声。根据题干，做正中𬌗咬合时，上颌义齿有明显扭转，说明正中关系有误。

【破题思路】颌位关系记录。
用𬌗托（基托＋𬌗堤）来确定并记录在面部下1/3的适宜高度时，髁突在下颌关节凹生理后位的上下颌位置关系。在这个上下颌骨的位置关系上，用全口义齿来重建正中𬌗关系（上下颌关系唯一稳定参考位置）。

6. 牙槽嵴顶区黏膜表面为
   A. 上皮无角化，黏膜下层致密 B. 高度的单层上皮，黏膜下层致密
   C. 高度角化的复层鳞状上皮，黏膜下层肥厚 D. 高度角化的复层鳞状上皮，黏膜下层致密
   E. 高度角化的复层鳞状上皮，黏膜下层菲薄

【答案】D

【解析】牙槽嵴顶区黏膜表面为高度角化的复层鳞状上皮，黏膜下层致密，因而能承受较大的力。对于牙槽嵴顶区黏膜重点记忆包括：高度角化，复层鳞状上皮，下层致密。其他选项均不符合。

7. 牙列缺失后，牙槽骨吸收速度的规律是
   A. 健康者吸收慢 B. 龋病较牙周病吸收快 C. 外伤较牙周病吸收快
   D. 骨密质较骨松质吸收快 E. 缺牙时间越长，吸收越不明显

【答案】A

【解析】牙周病引起的牙列缺失初期牙槽嵴明显吸收，牙周病是以根周骨组织持续破坏导致牙松动脱落为疾病特点的。由龋病根尖病引起的牙缺失相对牙周疾病慢。单纯拔牙引起的骨吸收显著少于拔牙后又行牙槽嵴修整术者。骨密质较骨松质吸收慢。缺牙时间越长，吸收越明显。选项A，健康者牙槽骨吸收速度吸收慢是正确的。

8. 取全口义齿印模时，制作个别托盘的目的主要是
   A. 便于操作 B. 可使印模边缘清晰 C. 使边缘伸展适度
   D. 使组织能受压均匀 E. 能获得解剖形态的印模

【答案】C

【解析】个别托盘制作复杂，不易操作，选项A表述有误。正确的操作都可以使印模边缘清晰，选项B表述有误。选项D、E是成品托盘也可以应该有的要求，并不是制作个别托盘的主要目的。而制作个别托盘容易进行肌功能整塑，正确记录在口腔功能状态下修复体边缘伸展范围。全口义齿的固位主要靠附着在上下颌骨上，由吸附力、表面张力和大气压力等物理作用。而个别托盘可使边缘伸展适度，形成良好的边缘封闭。

【破题思路】
（1）全口义齿印模的要求
组织受压均匀。
适度扩大印模面积。
采取功能印模。
保持稳定的位置。
（2）肌功能整塑时
上颌：颊部向下向前向内；唇部向下向内。
下颌：颊部向上向前向内；唇部向上向内。

9. 对全口义齿固位有利的口腔黏膜是
   A. 黏膜厚，弹性大，湿润度大 B. 黏膜较薄，弹性大，湿润度大
   C. 黏膜厚，弹性适中，湿润度小 D. 黏膜厚度及弹性适中，湿润度小
   E. 黏膜厚度、弹性、湿润度适中

【答案】E

【解析】黏膜的性质与全口义齿固位有关，如黏膜的厚度适合，有一定的弹性和韧性，则基托组织面与黏膜易于密合，边缘也易于获得良好封闭。相反，如黏膜过薄，没有弹性，则基托组织面不易贴合，边缘封闭性差，义齿固位也差，并易产生压痛。

10. 上颌全口义齿的后缘应位于
    A. 腭小凹稍前　　　　　　B. 腭小凹处　　　　　　C. 腭小凹后 1mm
    D. 腭小凹后 2mm　　　　　E. 腭小凹后 3mm
【答案】D
【解析】腭小凹是口内黏液腺导管的开口，位于上腭中缝后部的两侧，软硬腭连接处的稍后方，数目多为并列的 2 个。上颌全口义齿的后缘在腭小凹后 2mm 处。

11. 下颌后部牙槽嵴的吸收方向是
    A. 向下向后　　　　　　　B. 向下向外　　　　　　C. 向下向内
    D. 向后向外　　　　　　　E. 向下向前
【答案】B
【解析】记忆性习题。下颌牙槽嵴吸收方向是向下和向外。

12. 当下颌弓明显大于上颌弓时，全口义齿人造牙排成反𬌗关系的主要目的
    A. 增进美观　　　　　　　B. 改善发音　　　　　　C. 增加义齿稳定性
    D. 提高咀嚼效率　　　　　E. 增加𬌗接触面积
【答案】C
【解析】当上下牙槽嵴的连线与𬌗平面的交角明显小于 80°，即下牙弓明显宽于上牙弓时需要排成反𬌗，第一前磨牙仍位于正常位置，第二前磨牙呈过渡关系，即上第二前磨牙颊舌尖都为支持尖，将下颌第二前磨牙舌窝向远中扩展，容纳 2 个功能尖，上磨牙舌尖和下磨牙舌尖为支持尖，增强义齿的稳定性，本题答案为 C。选项 A 增进美观：主要与前牙的选择及合理的排牙有关。选项 D 提高咀嚼效率：与良好的咬合关系，𬌗面的大小及解剖形态有关。选项 E 增加𬌗接触面积，可以提高咀嚼效率，也不是全口义齿人造牙排成反𬌗关系的主要目的。

> 【破题思路】影响全口义齿稳定的因素：
> ① 颌骨。
> ② 黏膜。
> ③ 咬合关系。
> ④ 排列关系。
> ⑤ 磨光面形态。

13. 全口义齿修复的目的，不包括
    A. 恢复咀嚼功能　　　　　B. 保护牙槽嵴　　　　　C. 改善发音
    D. 增强心理适应能力　　　E. 恢复原有的咀嚼效率
【答案】E
【解析】牙列缺失患者的主要影响前牙的美观和发音，后牙的咀嚼功能，患者的心理及减少没有生理性刺激颌骨产生的吸收。选项 E 恢复原有的咀嚼效率这个说法是错误的，为了减少牙槽嵴的负担和义齿长期的使用，恢复部分咀嚼功能即可。

> 【破题思路】选择后牙主要恢复咀嚼功能，但选后牙的依据是牙槽嵴的条件。

14. 导致拔牙的牙槽窝早期迅速吸收的最可能的原因是
    A. 龋齿　　　　　　　　　B. 拔牙　　　　　　　　C. 根尖周病
    D. 牙周病　　　　　　　　E. 外伤
【答案】D
【解析】由牙周所引起的牙列缺失往往在初期牙槽嵴吸收就很明显，因为牙周病是以根周骨组织持续破坏而导致牙松动脱落为特点的。A、B、C、E 均可以影响牙槽窝的吸收，但并不是早期迅速吸收最可能的原因。

15. 牙槽骨的吸收不会
    A. 使唇颊系带与牙槽嵴顶的距离变短　　　　B. 使前庭沟变浅
    C. 使上颌牙弓变小，下颌牙弓变大　　　　　D. 使相关软组织移位

E. 使上颌牙弓变大，下颌牙弓变小

【答案】E

【解析】上颌牙槽嵴吸收的向上向内，逐渐缩小。下颌牙槽嵴的吸收方向是向下前和向外，外形逐渐变大，选项E的说法是错误的。当牙槽骨的吸收时，将导致腭穹隆的高度变浅变平，面下1/3距离变短。与不断吸收的牙槽嵴相关的软组织的位置变化，如唇颊系带与牙槽嵴顶的距离变短，甚至与嵴顶平齐；唇颊沟及舌沟间隙变浅，甚至口腔前庭与口腔本部无明显界限。

16. 牙列缺失时与牙槽骨吸收速率无关的是
A. 缺牙原因　　　　　　B. 缺牙时间　　　　　　C. 骨质致密程度
D. 全身健康状况　　　　E. 舌的大小

【答案】E

【解析】牙槽嵴的吸收速度与缺失牙的原因、时间、骨质致密程度、全身健康和骨质代谢状况有关。舌体在牙列缺失后会增大，与牙槽骨的吸收无关，与天然牙的缺失有关。

17. 牙列缺失后牙槽嵴吸收最快的部位是
A. 上颌结节　　　　　　B. 前磨牙区　　　　　　C. 磨牙区
D. 腭穹隆　　　　　　　E. 前牙区

【答案】E

【解析】上下颌前牙区吸收速率快，后牙区腭穹隆，上颌结节，磨牙后垫的改变最少。

【破题思路】槽嵴吸收与全身健康、义齿是否合适均有关。

18. 全口义齿基托吸附力的大小与下列哪项因素关系最大
A. 人造牙的排列是否正确　　B. 颌弓关系是否正常　　C. 印模是否准确
D. 基托磨光面是否正确　　　E. 颌位记录是否准确

【答案】C

【解析】全口义齿的基托组织面和黏膜紧密贴合，其间有一薄层的唾液，基托组织面与唾液以及唾液与黏膜之间产生了附着力，唾液本身分子之间产生内聚力，使全口义齿获得固位。吸附力的大小与基托和黏膜之间的接触面积和密合程度有关。接触面积越大越密合，其吸附力也就越大。吸附力的大小和唾液的质和量也有关系。附着力、内聚力，包括大气压力都与印模是否准确直接有关，良好的印模是取得这些重要固位因素的基本条件，选项A牙的排列主要与美观及发音有关。选项B颌弓关系会影响人工牙的排列及义齿的稳定。选项D基托磨光面影响义齿的固位和稳定，但不是最重要的。选项E颌位记录决定的是下颌骨对上颌骨的垂直和水平关系，并不是全口义齿基托吸附力的大小。

19. 不属于无牙颌口腔前庭的解剖标志的是
A. 远中颊角区　　　　　B. 翼上颌切迹　　　　　C. 上颌结节
D. 颧突　　　　　　　　E. 颊侧翼缘区

【答案】B

【解析】前庭标志：唇系带、颊系带、颧突、上颌结节、远中颊角区、颊棚区，翼上颌切迹为口腔本部上颌的标志。

【破题思路】翼上颌切迹：骨间隙，表面有黏膜覆盖，上颌义齿后缘的位置。

20. 剩余牙槽嵴中度吸收的情况下，下颌全口义齿基托边缘在哪个位置过短会明显影响固位
A. 唇侧边缘　　　　　　B. 舌系带　　　　　　　C. 下颌隆突区
D. 下颌颊侧翼缘区　　　E. 下颌舌侧翼缘区

【答案】E

【解析】选项E下颌舌侧翼缘区对下颌全口义齿固位有很大作用，在此区基托应足够伸展。选项A、B是边缘封闭区；选项C下颌隆突区是缓冲区；选项D下颌颊侧翼缘区在剩余牙槽嵴过度吸收的情况下会成为主承托区。

【破题思路】舌侧翼缘区后下方唇下颌舌骨后窝，基托要尽量伸展。

21. 在下列解剖标志中，哪个不属于口腔前庭范围
    A. 唇系带　　　　　　　　B. 颊系带　　　　　　　　C. 舌系带
    D. 上颌结节　　　　　　　E. 颊侧翼缘区
    【答案】C
    【解析】口腔前庭位于牙槽嵴与唇颊侧黏膜之间，为一潜在的间隙，包括唇系带、颊系带、颧突、上颌结节、颊侧翼缘区、远中颊角区。C舌系带是下颌的口腔本部。

22. 关于无牙颌的分区，不属于缓冲区的是
    A. 牙槽嵴上的骨尖　　　　B. 上颌隆突　　　　　　　C. 上颌结节
    D. 下颌磨牙后垫　　　　　E. 切牙乳突
    【答案】D
    【解析】缓冲区主要是指无牙颌上的上颌隆突、颧突、上颌结节的颊侧、切牙乳突、下颌隆突、下颌舌骨嵴以及牙槽嵴上的骨尖骨棱等部位。该部位上面覆盖很薄的黏膜，不能承受咀嚼压力。应将上述各部分的义齿基托组织的相应部位磨除少许，做缓冲处理，以免组织受压产生疼痛。选项D下颌磨牙后垫是边缘封闭区。

23. 上颌全口义齿后缘的封闭区为
    A. 腭小凹稍前方　　　　　　　　B. 软腭黏膜部分
    C. 软腭与硬腭交界处　　　　　　D. 前颤动线与后颤动线之间的区域
    E. 翼上颌切迹
    【答案】D
    【解析】上颌全口义齿后缘的封闭区为后堤区，即前颤动线与后颤动线之间的区域，是义齿的边缘封闭区。上颌全口义齿后缘的封闭区是一个范围，而不是一个解剖位置，其他选项都是单独的位置。

24. 下颌全口义齿基托的封闭区是
    A. 上颌结节　　　　　　　B. 磨牙后垫区　　　　　　C. 下颌舌骨嵴
    D. 下颌隆突　　　　　　　E. 远中颊角区
    【答案】B
    【解析】边缘封闭区是义齿边缘接触的软组织部分，如黏膜皱襞，系带附着部，上颌后堤区和下颌磨牙后垫。选项A、C、D缓冲区，选项E不能基托过度伸展，也不属于边缘封闭区。

25. 下颌全口义齿基托磨光面形态通常呈凹形，如果颊侧翼缘区基托磨光面凹度太大会导致
    A. 义齿翘动　　　　　　　B. 咀嚼无力　　　　　　　C. 食物积存
    D. 义齿固位不良　　　　　E. 咬颊
    【答案】C
    【解析】颊侧翼缘区基托磨光面凹度太大，使基托与颊黏膜间存在空隙，导致食物滞留。选项A义齿翘动常由于咬合有高点或有骨性隆起没有处理；选项B咀嚼无力常由于颌位关系不正确导致的；选项D义齿固位不良会有很多原因引起，凹形会加强义齿的固位，但凹度太大反而不利于颊舌肌对义齿的夹持作用；选项E咬颊常由于覆盖太小导致。

26. 全口义齿合适的凹形磨光面形态可以
    A. 降低咀嚼效能　　　　　B. 使发音清晰　　　　　　C. 帮助义齿固位
    D. 避免咬颊咬舌　　　　　E. 增加面部丰满度
    【答案】C
    【解析】凹形磨光面有利于义齿固位，磨光面的倾斜度、义齿周围边缘的宽度和人工牙的颊舌位置正常时，舌和颊才有帮助义齿稳定和抵抗脱位力的作用。A咀嚼效能与咬合关系良好有关；B发音清晰与选牙及排牙有关；D咬颊咬舌与覆盖的大小有关；E面部丰满度与前牙排列和切牙乳头的位置有关。

27. 全口义齿修复要求获得
    A. 功能性印模　　　　　　B. 解剖式印模　　　　　　C. 加压印模
    D. 减压印模　　　　　　　E. 均匀性印模
    【答案】A
    【解析】取印模时，在印模材料可塑期内进行肌肉功能整塑，唇颊和舌做各种动作即功能性印模，形成的义齿基托边缘与运动时黏膜皱襞和系带附着相吻合，达到良好的边缘封闭，为功能印模。

【破题思路】全口义齿印模要求：①功能性印模。
　　　　　　　　　　　　　　　　②二次印模。

28. 有关无牙颌全口义齿修复印模的要求，下列哪项不正确
A. 印模边缘圆钝
B. 上颌后缘的翼上颌切迹
C. 上颌后缘与前颤动线一致
D. 下颌后缘盖过磨牙后垫
E. 远中舌侧边缘向远中伸展到下颌舌骨后间隙
【答案】C
【解析】上颌后缘的两侧要盖过上颌结节到翼上颌切迹，后缘的伸展与后颤动线一致。A、B、D、E 均是无牙颌全口义齿修复印模的要求。

29. 下列哪项不是与前伸𬌗平衡有关的因素
A. 髁导斜度
B. 切导斜度
C. 牙尖斜度
D. 补偿曲线曲度
E. 横𬌗曲线曲度
【答案】E

【破题思路】与前伸𬌗平衡有关的因素：切导斜度；牙尖平衡斜面斜度；髁导斜度；补偿曲线曲度。

30. 下面哪项属于颌位关系记录的内容
A. 唇侧丰满度
B. C+E
C. 垂直颌位关系
D. 前伸髁导斜度
E. 水平颌位关系
【答案】B
【解析】颌位关系记录包括了垂直关系和水平关系记录两部分。A 唇侧丰满度与前牙的排列有关，D 前伸髁导斜度与前伸运动有关。

【破题思路】髁槽与矢状面的夹角，将患者的髁导斜度转移至𬌗架，在𬌗架上确定患者的髁导斜度。
侧方髁导斜度＝前伸髁导斜度 H/8+12°
例如：前伸髁导斜度为 24°，侧方髁导斜度为 15°。

31. 咬合位垂直距离是指
A. 瞳孔连线到口裂间的距离
B. 天然牙列上下牙接触时，鼻底到颏底的距离
C. 上下颌牙槽嵴顶之间的距离
D. 天然牙列位于正中𬌗位时，鼻底至颏底的距离
E. 无牙颌上下颌之间的距离
【答案】D
【解析】垂直距离：天然牙列呈正中𬌗时，鼻底至颏底的距离，也就是面部下 1/3 的距离。A 瞳孔连线到口裂间的距离是确定垂直距离的方法；B 没有表明是在正中𬌗位时；E 无牙颌上下颌之间的距离为颌间距离。

【破题思路】颌间距离：无牙颌，正中关系位时，上下牙槽嵴顶间的距离。

32. 全口义齿的前牙应排成
A. 浅覆𬌗，深覆盖
B. 深覆𬌗，浅覆盖
C. 深覆𬌗，深覆盖
D. 浅覆𬌗，浅覆盖
E. 对刃𬌗
【答案】D
【解析】前牙一般要求浅覆𬌗，浅覆盖，切导与水平面交角接近 15°。

【破题思路】前牙排成浅覆盖是为了易于达到前伸𬌗平衡。

33. 关于下颌人工尖牙排列位置，错误的是
A. 颈部向远中倾斜
B. 牙颈部向唇侧突出
C. 牙尖略向舌侧倾斜
D. 牙尖在𬌗平面 1mm
E. 冠的旋转度与颌面堤唇面弧度一致
【答案】D
【解析】下颌人工尖牙排列，其近中面与下颌侧切牙的远中面接触，A 正确。牙尖顶与𬌗平面接触，D 不正确；与上颌牙建立正常覆𬌗，颈部向远中和唇侧倾斜，冠的旋转度与颌面堤唇面弧度一致。

34. 解剖式牙的牙尖斜度为
A. 33° B. 25° C. 20°
D. 15° E. 10°
【答案】A
【解析】

𬌗面形态	度数	特点	适用于
解剖式牙	30°、33°	咀嚼强，侧向力大	牙槽嵴高而宽
半解剖式牙	20°	咀嚼较强，侧向力较小	牙槽嵴窄且低平，半解剖或非解剖式
非解剖式牙	无尖牙	咀嚼差，侧向力最小	利于义齿稳定和支持组织健康

35. 为使戴用全口义齿后上唇有较理想的丰满度，排牙时应做到的内容不包括
A. 上尖牙唇面距腭皱侧面约 10.5mm
B. 老年患者上尖牙顶连线与切牙乳突后缘平齐
C. 老年患者上前牙切缘在上唇下露出 1～1.5mm
D. 排成浅覆𬌗浅覆盖
E. 上前牙唇面距切牙乳突中点 8～10mm
【答案】D
【解析】上前牙唇面至切牙乳突中点一般 8～10mm。年轻人上尖牙顶连线通过切牙乳突中点，而老年人上尖牙顶连线与切牙乳突后缘平齐。上尖牙的唇面通常与腭皱的侧面相距（10.5±1）mm。上前牙切缘在唇下露出 2mm，年老者露得较少。A、B、C、E 均正确。D 排成浅覆𬌗浅覆盖是排牙时组织保健的原则。

【破题思路】美观原则：上前牙衬托出上唇丰满度。①上前牙唇面至切牙乳突中点 8～10mm。②年轻人上尖牙顶连线通过切牙乳突中点，老年人上尖牙顶连线与切牙乳突后缘平齐。③上尖牙的唇面与腭皱的侧面距 10.5mm±1mm。④上前牙切缘在唇下露出 2mm，年老者露得较少。

36. 全口义齿垂直距离过大的表现是
A. 鼻唇沟较深   B. 咀嚼时要用较大的力量   C. 唇红部显宽
D. 说话时可闻及后牙撞击声   E. 颏部前突
【答案】D
【解析】垂直距离过大表现：上下唇张开颏唇沟变浅，A 错误，唇红部不会显宽，C 错误，B、E 均是垂直距离过小的表现，肌张力增加易出现肌疲劳，说话进食后牙相撞声，因此 D 正确。

37. 患者全口义齿戴牙后疼痛，经检查发现在牙槽嵴上有连续性压痛点，疼痛不明显。应考虑最可能原因是
A. 正中位有早接触   B. 基托组织面有倒凹   C. 基托组织面有瘤子
D. 取印模时有托盘压痕   E. 牙槽嵴上有骨突
【答案】A
【解析】分析疼痛原因时应鉴别疼痛是由义齿组织面局部压迫造成的还是由于咬合因素使义齿移动而摩擦造成的。大范围连续性压痛多因咬合因素引起。选项中除 A 是咬合因素外，其余均是组织面局部压迫因素。

38. 全口义齿初戴时，如发现下颌义齿翘动，支点的位置通常是
A. 下颌隆突   B. 磨牙后垫   C. 唇系带
D. 牙槽嵴顶   E. 舌系带
【答案】A
【解析】下颌隆突位于下颌前磨牙区的舌侧，常是引起下义齿翘动的支点，另外内斜线处也易形成支点。

39. 全口义齿戴牙时无须检查的内容为
A. 咬合关系   B. 义齿的稳定和固位   C. 发音及面容协调
D. 垂直距离   E. 唾液的质和量
【答案】E
【解析】𬌗架上的检查：
① 基托：边缘伸展合适，稳定。
② 排牙。

戴入口腔后的检查：
① 基托：边缘合适，后堤区，是否影响唇、颊、舌肌的活动。
② 前牙后牙：排列是否适当。
③ 局部比例是否协调。
④ 颌位关系：颞部肌肉收缩明显，下颌无前伸；肌肉动度一致。
⑤ 垂直距离和发音：发含"斯"音，上下牙间有最小间隙。

【破题思路】唾液的质和量是修复前检查的内容。

40. 全口义齿初戴而未咀嚼时固位良好，最可能的原因是
A. 印模准确　　　　　　　　B. 颌位记录准确　　　　　　　　C. 颌弓关系正常
D. 排牙位置正确　　　　　　E. 基托边缘伸展合适
【答案】A
【解析】当口腔处于休息状态时，义齿容易松动脱落是由于基托组织面与黏膜不密合或基托边缘伸展不够、边缘封闭作用不好造成。全口义齿初戴而未咀嚼时固位良好，说明取印模时较准确。

【破题思路】全口义齿主要固位力是大气压力，大气压力好的前提是边缘封闭好，要求印模要准确。

41. 下列哪项一般不会引起全口义齿基托折裂
A. 𬌗力不平衡　　　　　　　B. 基托较薄　　　　　　　　　　C. 牙槽骨有继续吸收
D. 基托和黏膜不贴合　　　　E. 垂直距离恢复不够
【答案】E
【解析】基托折裂原因：掉地摔断，𬌗力不平衡，基托较薄，上后牙排在牙槽嵴颊侧，前伸、侧方𬌗不平衡，牙槽嵴吸收，基托不密合等原因。E 垂直距离恢复不够不会造成义齿折断。

42. 关于全口义齿重衬的描述，不正确的是
A. 适用于全口义齿戴用一段时间后，由于组织的吸收所致的固位不好
B. 在义齿初戴时发现的基托不密合，需要重衬
C. 义齿折断修理后如基托不密合也需要进行重衬
D. 全口重衬的方法有直接重衬法、间接重衬法和自凝软衬材料重衬法
E. 义齿不稳定时重衬
【答案】E
【解析】A、B、C、D 均是义齿与牙槽嵴不密合，重衬能起到良好的作用。E 应该根据引起不稳定的原因进行相应的处理。

43. 不具有适当恢复垂直距离的作用的是
A. 协调面部比例　　　　　　B. 提高咀嚼效能　　　　　　　　C. 增大咀嚼力
D. 有益于颞下颌关节的健康　E. 避免牙槽嵴过度受压
【答案】C
【解析】垂直距离为天然牙列正中颌位时，鼻底到颏底的距离，即面部下 1/3 的距离，当垂直距离恢复正常时面部比例协调，A 正确；可以提高咀嚼效能，B 正确；同时有益于颞下颌关节的健康，D 正确；同时可以避免牙槽嵴过度受压，E 正确；垂直距离过小，咀嚼肌张力小，咀嚼时用力大而咀嚼效率反而下降。答案 C 说法不正确。

【破题思路】垂直距离过高：下颌牙槽嵴普遍疼痛或压痛，不能较长时间戴义齿，肌肉酸痛，上腭部烧灼感。

44. 在确定颌位关系的方法中，哪项是可以客观观察下颌后退程度的方法
A. 哥特式弓　　　　　　　　B. 卷舌后舔法　　　　　　　　　C. 吞咽咬合法
D. 后牙咬合法　　　　　　　E. 面部外形观察法
【答案】A
【解析】为无牙颌患者确定正中关系位归纳为以下三类：哥特式弓描记法、直接咬合法（包括卷舌后舔法、吞咽咬合法、后牙咬合法）和肌监控仪法。哥特式弓描记法是可以客观观察下颌后退程度的方法。

45. 全口义齿初戴时，患者感觉就位时疼痛，戴入后缓解，原因是
    A. 义齿边缘过长　　　　　　B. 组织面有瘤子　　　　　　C. 系带附丽接近牙槽嵴顶
    D. 有唇颊侧倒凹　　　　　　E. 腭部硬区未缓冲
    【答案】D
    【解析】全口义齿就位时疼痛，戴入后缓解，表明义齿就位时就位道有阻力，即组织倒凹，义齿基托摩擦组织产生疼痛，一旦越过倒凹区就位后疼痛即缓解。而如果组织面有瘤子、义齿边缘过长及腭部硬区未缓冲等引起的疼痛，义齿就位后应更加疼痛。答案选D。A会引起软组织的疼痛，义齿活动时脱落；B、E会导致牙槽嵴疼痛，红肿；C系带附丽接近牙槽嵴顶，导致基托面积小，固位不好。

46. 全口义齿戴入后，如果垂直距离过高可出现
    A. 唇颊部软组织凹陷　　　　B. 颊部前突　　　　　　　　C. 咀嚼无力
    D. 咀嚼肌酸痛　　　　　　　E. 面下部高度不足
    【答案】D
    【解析】垂直距离过高：下颌牙槽嵴普遍疼痛或压痛，不能坚持较长时间戴义齿，面颊部肌肉酸痛，上腭部有烧灼感。A由于基托过于凹陷，或排牙位置不正确。

47. 全口义齿初戴，与义齿稳定无关的因素是
    A. 良好的咬合关系　　　　　B. 适当的基托伸展　　　　　C. 理想的磨光面形态
    D. 合理的人工牙排列　　　　E. 具有平衡𬌗
    【答案】B
    【解析】影响全口义齿稳定的有关因素。良好的咬合关系：广泛接触，𬌗平衡。合理的排牙：中性区，牙槽嵴顶，平分𬌗间距离。磨光面的形态：凹面。选项B适当的基托伸展与义齿的固位有关。

48. 全口义齿排牙后试戴前，在可调式𬌗架和模型上观察，哪一项说法不正确
    A. 边缘伸展是否恰当　　　　　　　　　　B. 后牙排列在牙槽嵴顶连线
    C. 两侧对称　　　　　　　　　　　　　　D. 上下颌前牙与后牙均有紧密接触
    E. 有前伸𬌗和侧方𬌗平衡
    【答案】D
    【解析】在可调式𬌗架和模型上观察的内容包括A、B、C、E。全口义齿排牙且咬合关系设计为在牙尖交错位时，后牙有良好的尖窝关系，前牙不接触或仅有轻接触，而前牙紧密接触不利于义齿的稳定性及后牙有效行使功能。

49. 戴用全口义齿后，休息时义齿稳固，但说话及张口时脱位，最不可能的原因是
    A. 基托边缘过短　　　　　　B. 基托边缘过长　　　　　　C. 系带区基托未缓冲
    D. 人工牙排列位置不当　　　E. 基托磨光面外形不好
    【答案】A
    【解析】当口腔处于休息状态时，义齿固位尚好，但张口、说话、打呵欠时义齿易脱位。这是由于基托边缘过长过厚，唇颊舌系带区基托边缘缓冲不够，影响系带活动；人工牙排列的位置不当，排列在牙槽嵴顶的唇颊或舌侧，影响周围肌肉的活动；义齿磨光面外形不好等原因造成的。应采用磨改过长的基托或过厚的边缘或缓冲系带部位的基托，形成基托磨光面应有的外形，适当磨去部分人工牙的颊舌面或减小人工牙的宽度等对症方法处理。当口腔处于休息状态时，义齿容易松动脱落。这是由于基托组织面与黏膜不密合或基托边缘伸展不够、边缘封闭作用不好造成的。采用重衬或加长边缘的方法解决。

50. 全口义齿人工牙排列时，为什么要有平衡𬌗
    A. 增强义齿的稳定性　　　　B. 发音清楚　　　　　　　　C. 增强美感
    D. 提高接触面积　　　　　　E. 纠正不良习惯
    【答案】A
    【解析】影响全口义齿稳定的有关因素。
    ① 良好的咬合关系：广泛接触，𬌗平衡。
    ② 合理的排牙：中性区，牙槽嵴顶，平分𬌗间距离。
    ③ 磨光面的形态：凹面。
    前伸𬌗时全口义齿有三点或更多多点接触，义齿稳定不移动。

51. 下列哪项不可能造成牙列缺失
    A. 龋病和牙周病导致的牙齿松动　　　　　B. 老年人生理退行性改变，导致牙根暴露，牙槽骨吸收
    C. 全身疾患　　　　　　　　　　　　　　D. 外伤或不良修复体等引起的牙齿松动脱落

E. 氟斑牙

【答案】E

【解析】牙列缺失的病因：龋齿、牙周（生理退行性改变、全身疾患、外伤、不良修复体）。E氟斑牙会造成牙体的缺损。

52. 牙列缺失后与形成衰老面容无关的原因是
   A. 唇颊部内陷　　　　　　B. 上唇丰满度降低　　　　　C. 鼻唇沟加深，口角下陷
   D. 面下1/3缩短　　　　　　E. 咀嚼功能丧失

【答案】E

【解析】软组织的改变会导致苍老面容：面部皱褶增加，唇颊部内陷，鼻唇沟加深，口角下垂（口角炎），面下1/3距离变短；选项E咀嚼功能丧失与形成衰老面容无关。

53. 牙列缺失影响较小的是
   A. 面容　　　　　　　　　B. 神经系统　　　　　　　　C. 内分泌系统
   D. 咀嚼功能　　　　　　　E. 颞下颌关节

【答案】C

【解析】牙列缺失影响：发音、面容、咀嚼（牙槽嵴、黏膜、关节、咀嚼肌及神经系统、消化、心理）。内分泌系统影响极小。

【破题思路】软组织的改变：咀嚼黏膜上皮变薄，失去角化层，下层疏松，转化为非咀嚼黏膜，敏感性增强；味觉功能减退和唾液分泌减少、口干；舌体变得肥大；唇颊部组织失去支持而向内凹陷，丰满度差，鼻唇沟加深，面部皱纹增多；面下部1/3距离变短，口角下垂，面容苍老。

54. 按照无牙颌组织的结构特点，需要缓冲的结构不包括
   A. 上颌隆突　　　　　　　B. 颧突　　　　　　　　　　C. 上颌结节颊侧
   D. 颊系带　　　　　　　　E. 切牙乳头

【答案】D

【解析】A、B、C均是骨性隆起（还包括下颌隆突、下颌舌骨嵴及骨尖）；E切牙乳头下方有神经、血管，应该缓冲。

55. 牙列缺失患者，同一颌弓内常见牙槽骨呈不对称吸收，其原因是
   A. 与殆力大小有关　　　　B. 与患者健康状况有关　　　C. 与咀嚼习惯有关
   D. 与失牙原因和时间有关　E. 与咀嚼部位有关

【答案】D

【解析】牙列缺失后骨组织的改变与时间、骨的致密程度、全身健康状态、义齿是否合适都有关，而时间是最常见的原因。

56. 后牙全部缺失后主要会引起
   A. 前牙向缺牙间隙倾斜　　B. 上前牙间隙增宽　　　　　C. 唇部内陷影响美观
   D. 影响唇齿音的发音　　　E. 颞下颌关节功能紊乱

【答案】E

【解析】A、B、C、D主要与前牙的缺失有关；后牙全部缺失会导致颌位关系的变化，导致颞下颌关节功能紊乱。

57. 关于牙列缺失后骨组织改变的说法中，不正确的是
   A. 上下颌骨的改变主要是颌骨的萎缩　　　　B. 形成牙槽嵴后吸收加快
   C. 上下颌骨逐渐失去原有形状和大小　　　　D. 上颌弓的外形逐渐缩小
   E. 下颌弓的外形逐渐变大

【答案】B

【解析】牙槽突吸收为牙槽嵴；牙槽嵴的吸收是3个月最快，6个月显著下降，2年趋于稳定，每年0.5mm；骨的致密程度会导致上颌弓的外形逐渐缩小，下颌弓的外形逐渐变大。

58. 无牙颌取印模的步骤不包括
   A. 牙槽骨修整　　　　　　B. 选择托盘　　　　　　　　C. 取初印模
   D. 制作个别托盘　　　　　E. 取终印模

【答案】A

【解析】A牙槽骨修整属于修复前的外科处理，不是无牙颌取印模的步骤。B、C、D、E均是无牙颌取印模的步骤。

59. 选择上颌无牙颌托盘时，其后缘长度应
   A. 在翼上颌切迹与腭小凹的连线上
   B. 超过颤动线 0.5mm
   C. 超过颤动线 1mm
   D. 与颤动线平齐
   E. 超过颤动线 3～4mm

【答案】E

【解析】选择托盘的要求。宽度：比上颌牙槽嵴宽 2～3mm，高度比黏膜皱襞短 2mm。上颌：盖过两侧翼上颌切迹，后缘超过颤动线 3～4mm。下颌：盖过磨牙后垫；A、B、C、D 均不符合要求。

60. 全口义齿的固位与大气压力产生关系最密切的是
   A. 牙槽嵴丰满度
   B. 基托边缘封闭
   C. 基托面积
   D. 黏膜厚度
   E. 咬合关系

【答案】B

【解析】边缘封闭形成负压，基托和组织密贴是获得边缘封闭的前提条件，边缘越紧密，大气压力越大；A、C、D 也影响大气压力，进而影响固位。E 主要影响的是稳定。

61. 戴全口义齿出现咬舌现象，需磨改
   A. 上后牙舌尖舌斜面和下后牙舌尖颊斜面
   B. 上后牙舌尖颊斜面和下后牙舌尖颊斜面
   C. 上后牙颊尖颊斜面和下后牙颊尖颊斜面
   D. 上后牙舌尖舌斜面和下后牙尖颊斜面
   E. 上后牙颊尖舌斜面和下后牙尖颊斜面

【答案】A

【解析】如果由于后牙排列覆盖过小，出现咬颊，磨改上颌后牙颊尖舌侧斜面和下后牙颊尖的颊侧斜面，加大覆盖，解决咬颊现象。咬舌，磨改上颌后牙舌尖舌侧斜面和下后牙舌尖颊侧斜面。故选A。记忆性习题。

62. 有利于全口义齿固位的条件，哪一项是错误的
   A. 牙槽嵴高而宽
   B. 腭盖高拱
   C. 系带离牙槽脊顶较远
   D. 唾液分泌量适宜，黏稠度高
   E. 黏膜厚度适宜且弹性大

【答案】E

【解析】影响义齿固位的有关因素。
① 颌骨的解剖形态。
② 口腔黏膜：厚度适宜，有一定弹性和韧性。
③ 唾液质量：黏稠度高、流动性小、分泌量适宜。
④ 颌间距离大小适中。

63. 全口义齿的边缘封闭区不包括
   A. 黏膜皱襞
   B. 系带附丽
   C. 上颌后堤区
   D. 上颌结节
   E. 下颌磨牙后垫

【答案】D

【解析】D 上颌结节是缓冲区；A、B、C、E 均是边缘封闭区。

64. 完善的全口义齿制作至少需要使用的𬌗架为
   A. 简单𬌗架
   B. 平均值𬌗架
   C. 半可调𬌗架
   D. 全可调𬌗架
   E. 简单𬌗架和全可调𬌗架

【答案】C

【解析】记忆性习题。

65. 不适合作为全口义齿二次印模法的终印模材料是
   A. 藻酸盐
   B. 硅橡胶
   C. 红膏
   D. 印模蜡
   E. 氧化锌丁香油印模材料

【答案】C

【解析】红膏，非弹性可逆的印模材。适合作初印模材。

66. 无牙颌功能分区的缓冲区不包括
   A. 切牙乳突
   B. 上颌硬区
   C. 下颌隆突
   D. 颧突
   E. 颊棚区

【答案】E

【解析】A、B、C、D均是骨性隆突，需要缓冲。颊棚区由颊系带、磨牙后垫、颊侧前庭沟后部、内侧牙槽嵴围成；牙槽嵴高度降低，平坦，表面骨质致密，与咬合力方向垂直，承受大的压力，可以作为主承托区。

67. 总义齿修复中，作用于唾液与基托之间的力应称之为
　　A. 粘接力　　　　　　　　B. 吸引力　　　　　　　　C. 黏着力
　　D. 黏附力　　　　　　　　E. 附着力
【答案】E
【解析】附着力为不同分子间的力，内聚力为同分子间的力。

68. 上颌总义齿牙槽嵴与硬区之间的区域是
　　A. 主承托区　　　　　　　B. 副承托区　　　　　　　C. 缓冲区
　　D. 边缘伸展区　　　　　　E. 边缘封闭区
【答案】B
【解析】主承托区包括：上下牙槽嵴顶、颊棚区、除硬区以外的硬腭水平部。副承托区包括：牙槽嵴唇颊侧和舌腭侧（不包括硬区）。

【破题思路】边缘封闭区是义齿边缘接触的软组织部分，包括前庭沟底、唇颊舌系带附着部、下颌舌侧口底黏膜反折处、上颌后堤区和下颌磨牙后垫，与义齿边缘紧密贴合，防止空气进入基托与组织间，产生良好的边缘封闭，保证义齿固位。

69. 采用哥特氏弓描记法确定颌位关系时，下颌位于哥特氏弓描记轨迹顶点时的颌位是
　　A. 正中𬌗位　　　　　　　B. 侧方𬌗位　　　　　　　C. 息止颌位
　　D. 前伸𬌗位　　　　　　　E. 正中关系位
【答案】E
【解析】哥特式弓描记法：确定颌位关系时于上下𬌗托上分别固定描记板和与之垂直的描记针。下颌前伸、侧向运动时，描记针在描记盘上描绘出近似"八"形的图形，也就是当描记针指向该图形顶点时下颌恰好处于正中关系位。

70. 采用外耳道触诊法验证颌位关系是为了确定
　　A. 髁突是否退回生理后位　　B. 垂直距离是否正常　　　C. 关节是否有疼痛
　　D. 开口型是否正常　　　　　E. 关节是否有弹响
【答案】A
【解析】水平颌位关系是指确定下颌髁突位于关节凹居中，不受限的生理后位，即正中关系位。外耳道触诊法能验证正中关系是否正确、两侧髁突向后撞的力是否等量、两侧颞肌等量收缩时颌位关系正常。

【破题思路】水平颌位关系确定，即确定正中关系位，指下颌髁突位于关节凹居中，不受限的生理后位。只有在这个位置，颞下颌关节不紧张，舒适，咀嚼肌力大，咀嚼效能也高。

71. 下颌前伸位记录的目的是
　　A. 确定切导斜度　　　　　　B. 确定前伸髁导斜度　　　C. 确定侧方髁导斜度
　　D. 确定上下颌间的距离　　　E. 使上下堤均匀地接触
【答案】B
【解析】
髁导：𬌗架上髁球的运动轨迹。
前伸髁导斜度：髁槽与水平面的夹角。
侧方髁导斜度：髁槽与矢状面的夹角，将患者的髁导斜度转移至𬌗架在𬌗架上确定患者的髁导斜度。

【破题思路】侧方髁导斜度 = 前伸髁导斜度 H/8+12°
例如：前伸髁导斜度为24°，侧方髁导斜度为15°。
无牙𬌗前伸6mm，形成前小后大的间隙，间隙越大前伸髁道斜度越大，此现象称为克里斯坦森现象。

72. 全口义齿的前牙要排成浅覆𬌗和浅覆盖的主要目的是
　　A. 美观　　　　　　　　　　B. 排牙方便　　　　　　　C. 发音清晰

D. 与天然牙一致　　　　　　　E. 易于取得前伸平衡

【答案】E

【解析】前牙浅覆𬌗，浅覆盖，正中时前牙不接触是为了取得前伸平衡；A 美观主要考虑牙的大小形态及颜色；C 发音清晰与牙排列的位置、基托的厚度有关；D 与天然牙一致也是为了美观。

> 【破题思路】组织保健原则。
> ① 人工牙排列不妨碍舌、唇、颊肌的活动，处于肌肉平衡位置。
> ② 𬌗平面与鼻翼耳屏线平行，高度位于舌侧外缘最突出处，便于舌头将食物送至后牙𬌗面，利于义齿在功能状态下的稳定。
> ③ 后牙功能尖尽量排在牙槽嵴顶上，使𬌗力沿垂直方向传至牙槽嵴。牙槽嵴吸收较多，根据牙槽嵴斜坡倾斜方向调整后牙倾斜度，使𬌗力尽可能垂直传至牙槽嵴，严重吸收的将𬌗力最大处放在牙槽嵴最低处，减少义齿在功能状态下的翘动。
> ④ 前牙浅覆𬌗、浅覆盖，正中𬌗时前牙不接触。
> ⑤ 平衡𬌗接触，即前牙对刃接触时，后牙每侧至少一点接触，后牙一侧咬合时，工作侧为组牙接触（尖牙保护不适于全口义齿），非工作侧至少有一点接触。
> ⑥ 减少功能状态下的不稳定因素，适当降低非功能尖，如上磨牙颊尖和下磨牙舌尖，减少研磨食物时义齿的摆动。

73. 确定颌位关系时在上颌托蜡堤唇面确定的口角线位置代表

A. 尖牙远中面位置　　　　　B. 尖牙近中面位置　　　　　C. 尖牙牙尖位置
D. 第一前磨牙牙尖位置　　　E. 第一前磨牙远中面位置

【答案】A

【解析】口角线：3—3 的宽度，垂直于𬌗平面的直线。口角线位置代表尖牙远中面位置。

74. 唇高线与𬌗平面间距离应为上颌中切牙唇面高度的

A. 1/2　　　　　　　　　B. 1/3　　　　　　　　　C. 1/4
D. 2/5　　　　　　　　　E. 2/3

【答案】E

【解析】唇高线至𬌗平面的距离为上中切牙切 2/3 的高度，唇低线至𬌗平面的距离确定下中切牙的切 1/2 的长度。考核的是选择前牙的大小。

75. 确定水平颌位关系的方法不包括

A. 哥特式弓描记法　　　　B. 直接咬合法　　　　　　C. 肌监控仪法
D. 前牙咬合法　　　　　　E. 卷舌后舔法

【答案】D

【解析】水平颌位关系：确定正中关系位是指下颌髁突位于关节凹居中，不受限的生理后位。可用方法有直接咬合法，包括卷舌后舔法、吞咽咬合法、后牙咬合法、肌肉疲劳法、哥特式弓描记法、肌监控仪法（多用于科研）。不包括 D 前牙咬合法。

76. 选择全口义齿人工后牙𬌗面形态时，主要应考虑

A. 人工牙的质地　　　　　B. 患者的要求　　　　　　C. 支持组织的条件
D. 旧义齿情况　　　　　　E. 价格

【答案】C

【解析】选择后牙时重要考虑咀嚼功能，选择与牙槽嵴状况相适应的后牙𬌗面形态。要求也包括近远中宽度：尖牙远中面到磨牙后垫前缘为 4～7 总宽度。牙色：后牙与前牙协调一致。B 患者的要求、E 价格不是应主要考虑的。D 旧义齿有很多不符合的情况，不必考虑。

77. 选择全口义齿人工牙后牙时，需要考虑的因素中最重要的是

A. 覆盖覆𬌗关系
B. 提高咀嚼效率
C. 选择与牙槽嵴状况相适应的后牙𬌗面形态
D. 牙尖的高度
E. 颌间距离

【答案】C

【解析】选择后牙时重要考虑咀嚼功能，选择与牙槽嵴状况相适应的后牙𬌗面形态。B提高咀嚼效率是全口修复的主要功能部分，但也要求牙槽嵴的条件可以支持，A覆盖覆𬌗关系前牙也需要考虑，D牙尖的高度就是指𬌗面的形态，E颌间距离与牙的高度有关。

78. 无尖人工牙的特点不包括
   A. 无牙尖外展隙及食物溢出沟　　B. 可减小侧向力　　　　　　　C. 垂直方向传递𬌗力至牙槽嵴
   D. 增强义齿的稳定性　　　　　　E. 咀嚼效率不如解剖式人工牙
   【答案】A
   【解析】无尖牙：可减小侧向𬌗力，垂直方向传递𬌗力至牙槽嵴，可以增强义齿的稳定性，咀嚼效率不如解剖式人工牙。B、C、D、E均符合题意。但是无尖人工牙要有外展隙及食物溢出沟。

79. 下列哪项不属于解剖式牙的特点
   A. 咀嚼效能高　　　　　　　　　B. 美观效果好　　　　　　　　C. 适用于牙槽嵴高而宽者
   D. 侧向力小，有利于义齿稳定　　E. 牙尖斜度为30°～33°
   【答案】D
   【解析】解剖式牙：牙尖斜度为30°～33°，适用于牙槽嵴高而宽的，咀嚼效能高，但侧向力大。A、B、C、E均符合。D是错误的。

   【破题思路】
   ① 解剖式牙。𬌗面形态与天然牙相似，牙尖斜度33°和30°，解剖式牙咀嚼效率高，但咬合时侧向力也大，也有的模拟老年人的磨耗，牙尖斜度，为20°，又称为半解剖式牙。
   ② 非解剖式牙。仅有窝沟而无牙尖，称为无尖牙。上下后牙𬌗面为平面接触。侧向力小，有利于义齿的稳定和组织健康，适用于上下颌骨关系异常，或牙槽嵴条件差，咀嚼效能和美观不如解剖式牙。

80. 全口义齿人工前牙排列成浅覆𬌗浅覆盖的原因是
   A. 有助于发音　　　　　　　　　B. 有助于美观　　　　　　　　C. 便于排列人工牙
   D. 模拟天然牙　　　　　　　　　E. 便于取得前伸平衡𬌗
   【答案】E
   【解析】平衡𬌗：正中𬌗及非正中𬌗运动时，上下颌牙能同时接触，即为平衡𬌗。前牙排列成浅覆𬌗浅覆盖的原因是便于取得前伸平衡𬌗。答案是E。

   【破题思路】非正中𬌗平衡。
   ① 前伸𬌗平衡。下颌前伸至上下前牙相对，在滑回正中𬌗位过程中前后牙都有接触，分为三点接触的、多点接触的和完全接触的前伸平衡𬌗。
   ② 侧方𬌗平衡。下颌向一侧作咬合接触滑动运动时，两侧后牙均有接触。

81. 全口义齿平衡𬌗的主要作用是
   A. 与天然牙列咬合形式相区别　　　　　　　　　　　　　　　B. 防止咬颊舌
   C. 在下颌义齿做非正中𬌗滑动运动时，义齿稳定不移动　　　　D. 提高咀嚼效率
   E. 增进义齿美观
   【答案】C
   【解析】平衡𬌗是指正中𬌗及非正中运动时，上下颌相关的牙同时接触，是全口义齿的特点。A与天然牙列咬合形式相区别，是其不同点，但不是平衡𬌗的主要作用。B防止咬颊舌，是正常的覆盖形成的。D提高咀嚼效率与人工牙的𬌗面形态有关。E增进义齿美观与前牙的排列位置有关。C是全口义齿平衡𬌗的主要作用。

82. 与前伸𬌗平衡有关的主要因素哪项不对
   A. 切导斜度　　　　　　　　　　B. 补偿曲度　　　　　　　　　C. 开口度
   D. 牙尖功能面斜度　　　　　　　E. 髁导斜度
   【答案】C
   【解析】五因素包括：髁导斜度、切导斜度、补偿曲线曲度、牙尖斜度、定位平面斜度。五因素均与前伸𬌗平衡有关。C开口度是指患者大张口时上下颌切牙切缘的距离，正常开口度：3.7～4.5cm。

83. 全口义齿的印模确切的提法是
   A. 压力印模　　　　　　　　　　B. 初步印模　　　　　　　　　C. 功能性印模

D. 解剖式印模　　　　　　　　E. 开口式印模

【答案】C

【解析】全口义齿采取的是功能性印模，此种印模是在一定压力状态下取得的印模，也称选择性压力印模。取印模时，在印模材料可塑期内进行肌肉功能整塑，由患者自行进行或者在医师的帮助下，唇颊舌做各种动作，塑造出印模的唇颊舌侧边缘，与系带功能运动时的黏膜皱襞和系带吻合。

> 【破题思路】印模的要求。
> ① 精确的解剖形态。能保证基托与组织密合。
> ② 适度的伸展范围。不影响系带和肌肉等功能活动前提下，尽量扩大印模范围，增强义齿固位力，边缘圆钝，厚度2～3mm。上颌后缘的两侧盖过上颌结节到翼上颌切迹，后缘的伸展与后颤动线一致。下颌后缘覆盖整个磨牙后垫，远中舌侧边缘伸展到下颌舌骨后窝，下缘跨过下颌舌骨嵴，不应妨碍口底和舌运动。
> ③ 周围组织的功能形态。基托边缘不妨碍功能运动，又能形成良好的边缘封闭，有利于义齿固位。
> ④ 保持稳定的位置。

84. 排列全口义齿人工牙的美观原则不包括

A. 牙弓弧度要与颌弓型一致　　B. 上前牙的位置要衬托出上唇丰满度　　C. 前牙排成浅覆𬌗浅覆盖
D. 要体现患者的个性　　　　　E. 上前牙的排列要参考患者的意见

【答案】C

【解析】排列全口义齿人工牙美观原则如下。牙列弧度要与颌弓型一致（方圆形、尖圆形、卵圆形）。上前牙位置衬托出上唇丰满度：①上前牙唇面至切牙乳突中点8～10mm；②年轻人尖牙顶连线通过切牙乳突中点，老年人与切牙乳突后缘平齐；③上尖牙唇面与腭皱的侧面10mm（10.5mm±1mm）；④上前牙切缘在唇下露出2mm，年老者露得较少。还要体现患者个性，参考患者意见。C前牙排成浅覆𬌗浅覆盖是排列全口义齿人工牙组织保健原则。

> 【破题思路】全口义齿试戴时应检查人工牙排列与美观效果：前牙的形状、大小、排列位置、中线、𬌗平面、切端及龈缘位置，前牙与上下唇的位置关系和丰满度，笑线位置，上下牙的覆𬌗、覆盖关系。后牙𬌗面是否平分颌间距离，𬌗平面与舌侧缘的位置关系是否正确。人工牙是否排列在牙槽嵴顶上，下颌后牙是否偏舌侧而干扰舌运动。

85. 以下说法错误的是

A. 全口义齿的主要承重区在后牙牙槽嵴顶及颊棚区
B. 全口义齿基托磨光面的处理要求有一定的斜度和外形是为了便于食物排溢
C. 全口义齿修复后出现咬腮现象的原因是后牙覆盖关系过小
D. 全口义齿修复制作𬌗托的目的是确立颌位记录
E. 牙列缺失患者，上下牙槽嵴顶之间的距离称为颌间距离

【答案】B

【解析】全口义齿基托磨光面的凹面与义齿的稳定有关，食物排溢的与牙的𬌗面形态有关。

无牙颌的分区，主承托区有上下牙槽嵴顶、颊棚区、除硬区以外的硬腭水平部。C咬腮现象的原因是后牙覆盖关系过小，应加大覆盖解决。𬌗托：由基托和𬌗堤。基托：相当于义齿的基托，用于承载𬌗堤，分为暂基托和恒基托，恒基托由热凝树脂。𬌗堤：恢复垂直距离，正中关系，确定牙的排列和选择。颌间距离指牙列缺失患者，上下牙槽嵴顶之间的距离。

> 【破题思路】全口义齿的非外科治疗。
> ① 义齿支持组织的休整。暂时性软衬或组织调整材料重衬，适当扩大伸展范围，使变形、损伤的支持组织恢复正常的形态。取印模前的一段时间，用手指或牙刷有规律地按摩承托黏膜，使黏膜受到功能性刺激。无法通过旧义齿调改和重衬恢复的，停戴旧义齿，以使黏膜恢复正常。
> ② 旧义齿咬合调整。
> ③ 颌面部肌肉训练。

86. 为使上前牙的位置衬托出上唇的丰满度，可参考下列制作。除了
A. 上前牙唇面至切牙乳突中点一般 8～10mm
B. 年轻人，上尖牙顶连线通过切牙乳突前缘
C. 老年人，上尖牙顶连线与切牙乳突后缘平齐
D. 上尖牙唇面与腭皱的侧面相距 10.5mm
E. 上前牙切缘在唇下露出 2mm
【答案】B
【解析】使上前牙的位置衬托出上唇的丰满度，参考：上前牙唇面至切牙乳突中点 8～10mm。上前牙切缘在唇下露出 2mm，老年人，上尖牙顶连线与切牙乳突后缘平齐，上尖牙唇面与腭皱的侧面相距 10.5mm。ACDE 均符合。B 年轻人，上尖牙顶连线应通过切牙乳突终点，而不是切牙乳突前缘，表述错误。

【破题思路】人工牙的排列位置与咬合关系：处于唇、颊肌向内的作用力与舌肌向外的作用力大体相当的部位，唇颊肌和舌肌作用于人工牙及基托的水平向作用力可相互抵消，此位置称为中性区。排列过于偏向唇颊或舌侧，唇、颊、舌肌的力量不平衡，就会破坏义齿的稳定。人工牙应尽量靠近牙槽嵴顶。人工牙𬌗面应平行于牙槽嵴，且应平分颌间距离。形成适宜的补偿曲线和横𬌗曲线。

87. 以下说法错误的是
A. 全口义齿的𬌗平面应平分颌间距离主要是为增加义齿的平稳和固位
B. 中性区排牙的优点是在功能性运动中增强义齿稳定性
C. 全口义齿应在拔牙后 1 个月进行
D. 黏膜厚度韧度适中
E. 石膏模型制作后堤区最宽处为 5mm
【答案】C
【解析】全口义齿应在拔牙后 3 个月进行，牙列缺失后骨组织的改变由牙槽突转变为牙槽嵴。全口义齿的𬌗平面应平分颌间距离能为增加义齿的平稳和固位，中性区是力量均匀的位置，在此排牙能在功能性运动中增强义齿稳定性。黏膜厚度韧度适中，利于义齿的固位，是正确的，模型后堤区的处理方法是深度：做 1～1.5mm 的切迹，颤动线向前 5mm，将模型刮去一层，愈向前刮除得愈少，所以最宽处为 5mm。

88. 根据全口义齿平衡理论，前伸髁突斜度大者应
A. 减小牙尖斜面斜度
B. 减小定位平面斜度
C. 减小补偿曲线曲度
D. 增大补偿曲线曲度
E. 增大前伸切导斜度
【答案】D
【解析】根据五因素十定律。
髁导斜度增加——补偿曲线曲度增加。
D 增大补偿曲线曲度符合定律，其他均不正确。

【破题思路】髁导斜度增加——切导斜度减小。
髁导斜度增加——定位平面斜度增加。
髁导斜度增加——牙尖斜度增加（向后逐渐增加）。

89. 与全口固位关系最大的是
A. 水平颌位关系的准确性
B. 垂直颌位关系的准确性
C. 排牙位置的正确性
D. 印模是否准确
E. 基托边缘延伸是否到位
【答案】D
【解析】全口义齿固位：义齿抵抗垂直脱位的能力，重力、食物、开闭口运动。
固位原理包括吸附力、大气压力、表面张力。其中大气压力是固位的主要因素，而良好的边缘是封闭形成负压，基托和组织密贴是获得边缘封闭的前提条件，与印模是否准确直接有关。印模准确，边缘位置准确，才能形成良好的大气压力。A、B 的准确性是咀嚼肌能不能发挥良好功能的前提，C 排牙位置的正确性是影响全口义齿稳定的有关因素。E 基托边缘延伸是否到位，却影响固位，但印模是否准确在前。

90. 可导致戴上颌义齿后恶心唾液增多的是
A. 义齿基托后缘欠密合
B. 颊侧系带处基托缓冲不够
C. 磨光面形态不佳
D. 后牙排列偏颊侧
E. 义齿基托后缘过短
【答案】A

【解析】可导致戴上颌义齿后恶心唾液增多的是：上颌后缘伸展过长、过厚。下颌远中舌侧基托过厚挤压舌，基托后缘与口腔黏膜不密合，更年期也会颌义齿后恶心。A符合。B颊侧系带处基托缓冲不够，C磨光面形态不佳，D后牙排列偏颊侧，均是导致固位尚可，张口、说话、打哈欠时易脱落的原因，E义齿基托后缘过短的话基托边缘伸展不够，休息状态义齿就易脱落。

91. 全口义齿垂直距离恢复过高的表现不包括
    A. 息止间隙过小　　　　　B. 说话时有义齿撞击音　　　　　C. 开口度过大
    D. 咀嚼效率低下　　　　　E. 面部表情僵硬

【答案】C

【解析】垂直距离恢复过大的表现包括：
① 面部下1/3距离增大。
② 勉强闭嘴，颏部皱缩，颏唇沟变浅，肌肉张力大，易疲劳。
③ 牙槽嵴处于受压状态，吸收快。
④ 咀嚼效率下降。
⑤ 息止颌间隙变小，后牙撞击声。
⑥ 易脱位。
⑦ 黏膜大面积压痛。
开口度过大与垂直距离恢复的大小无关。

92. 全口义齿初戴后，说话时上下人工牙有撞击声，其原因是
    A. 患者未适应该义齿　　　　　B. 垂直距离过高　　　　　C. 因全部用瓷牙
    D. 义齿固位不良　　　　　E. 关系前伸

【答案】B

【解析】当垂直距离恢复过大时，息止颌间隙变小，后牙撞击声。A患者未适应该义齿会出现恶心，C全部用瓷牙，会对牙槽嵴造成过大的压力；D义齿固位与颌骨的解剖形态，口腔黏膜适宜，唾液黏稠度高、流动性小、分泌量适宜有关；E关系前伸与患者取印模的下颌运动有关。

93. 以下说法错误的是
    A. 部分上颌骨切除手术前需做上颌腭护
    B. 确定垂直距离是为了较好发挥咀嚼肌的力量
    C. 取无牙下颌舌侧翼缘区印模时应注意边缘不影响该区肌肉活动
    D. 全口义齿初戴时，基托不密合的主要原因为患者牙槽嵴低平
    E. 上颌全口义齿颊侧远中基托应覆盖整个上颌结节

【答案】D

【解析】全口义齿初戴时，基托不密合与取印模、灌注模型多方面的因素有关，牙槽嵴低平也应该做到基托密合。A部分上颌骨切除手术前做上颌腭护，产生良好的边缘封闭，C下颌舌侧翼缘区是义齿产生固位的重要位置，边缘应充分伸展，但不影响肌肉活动，以免运动时导致脱落。E上颌全口义齿颊侧远中基托应覆盖上颌结节到翼上颌切迹。

94. 下面哪种原因不是义齿折裂的原因
    A. 基托较薄　　　　　B. 𬌗力不平衡　　　　　C. 垂直距离过大
    D. 开口度过大　　　　　E. 上颌硬区缓冲不够

【答案】D

【解析】基托折裂原因：掉地摔断，𬌗力不平衡，上后牙排在牙槽嵴颊侧，前伸、侧方𬌗不平衡，牙槽嵴吸收，基托不密合或基托较薄、垂直距离过大。开口度过大不会引起义齿折裂。

95. 关于牙列缺失导致的软组织改变，错误的是
    A. 肌肉张力平衡破坏　　　　　B. 肌肉失去正常弹性　　　　　C. 软组织萎缩
    D. 黏膜感觉迟钝　　　　　E. 黏膜变平

【答案】D

【解析】软组织的改变包括：
① 黏膜：变薄变平，敏感性增强，易疼痛和压伤。
② 舌体：扩大、味觉异常、口干。
③ 苍老面容：面部皱褶增加，鼻唇沟加深，口角下垂（口角炎），面下1/3距离变短。
黏膜敏感性增强，而不是迟钝。

【破题思路】牙列缺失后骨组织的改变：牙槽突骨质改建和吸收，形成牙槽嵴。剩余牙槽嵴的吸收是慢性进行性不可逆的，将持续终生。吸收速度与牙缺失原因、时间、骨质致密程度及全身健康与骨质代谢情况有关。改建在拔牙后3个月内变化最大，6个月显著下降，拔牙后2年吸收速度趋缓，平均为每年0.5mm，缺牙时间越长，牙槽嵴吸收越多。牙槽嵴吸收多少与骨质致密度直接有关，上颌牙槽嵴吸收的方向为向上向内。下颌牙槽嵴吸收的方向为向下向外，结果上颌弓逐渐缩小，下牙弓变大。下颌牙槽嵴承托合力的面积仅约为上颌50%，下颌牙槽嵴单位面积受力较大，下颌平均吸收速度是上颌的3～4倍。全身健康状况差、牙槽嵴吸收速度较快。戴用不良义齿导致牙槽嵴局部压力集中，导致牙槽嵴的过度吸收。

96. 全口义齿初戴，义齿唇颊侧边缘应是
A. 越厚越好，固位力强　　　B. 越薄越好，舒适轻巧　　　C. 唇颊系带处做切迹
D. 半圆形略越过唇颊沟　　　E. 圆形离开唇颊沟
【答案】C
【解析】义齿边缘的厚度应与义齿运动有关，过厚过薄都会影响义齿的稳定。唇颊侧软组织都是边缘封闭区，做切迹是正确的。D、E的处理均会导致固位不良。

97. 无牙颌患者戴全口义齿时发现，吸附力良好，但无法发"斯"音，分析最可能的原因是
A. 基托后缘过长　　　B. 咬合有高点　　　C. 垂直距离过高
D. 垂直距离过低　　　E. 前伸𬌗不平衡
【答案】C
【解析】垂直距离过高，息止颌间隙变小或消失不能发"S"音。

98. 无牙颌患者两侧上颌结节颊侧均有过大倒凹时，修复前的最佳处理方法为
A. 手术修整两侧结节颊侧的倒凹　　　B. 手术修整两侧结节颊侧的部分倒凹
C. 手术修整一侧结节颊侧的倒凹　　　D. 手术修整一侧结节颊侧的部分倒凹
E. 不需做手术处理
【答案】C
【解析】上颌结节是上颌义齿翼缘充满的部位，颊侧明显倒凹，两侧上颌结节颊侧均有过大倒凹时，修复最佳处理方法为修整一侧的倒凹，另一侧旋转入位。C的表述是正确的。

99. 为无牙颌患者制取二次印模时，其边缘伸展的原则是
A. 伸展到离唇颊舌沟底约0.5cm　　　B. 以不妨碍周边软组织活动为准尽可能地伸展
C. 包括整个边缘区　　　D. 应伸展到一切非硬性倒凹区
E. 应伸展到唇颊舌沟的底部
【答案】B
【解析】按次数分类包括一次印模法和二次印模法。
印模的要求包括：
① 组织受压均匀（精确的组织解剖形态）。
② 适度扩大印模面积。
③ 采取功能印模。
④ 保持稳定的位置。
B的描述符合题意。A、C、D、E的伸展的印模范围，在制作完义齿后会影响口唇的运动，引起义齿的脱位。

100. 主承托区可承受较大的咀嚼压力的主要原因是
A. 此处牙槽嵴宽　　　B. 此处牙槽嵴无骨尖　　　C. 面积大
D. 牙槽骨致密　　　E. 有致密的黏膜下层
【答案】E
【解析】主承托区包括上下牙槽嵴顶、颊棚区、除硬区以外的硬腭水平部，这些部分与𬌗力的方向垂直，牙槽嵴的特点是高度角化的复层鳞状上皮，有致密的黏膜下层，活动度小。

101. 全口义齿排牙时，上中切牙唇面距离切牙乳突中点的距离为
A. 8～10mm　　　B. 6～8mm　　　C. 7～9mm
D. 9～11mm　　　E. 10～12mm
【答案】A
【解析】切牙乳突可以作为排上颌中切牙的参考标志。此题属于记忆性习题。

① 中切牙唇面至切牙乳突中点前8～10mm。
② 两侧尖牙牙尖顶连线通过切牙乳突中点。
③ 唇侧吸收较多，尖牙尖顶连线位于切牙乳突后缘。

102. 患者，女性，55岁，要求全口义齿修复，在行口腔检查时，为判断其固位力好坏，检查内容不包括
A. 颌骨的解剖形态　　　　B. 黏膜的性质　　　　C. 是否有口腔材料过敏史
D. 唾液的质和量　　　　　E. 牙槽突倒凹
【答案】C
【解析】影响义齿固位的有关因素如下。颌骨的解剖形态：颌弓宽大。牙槽嵴：高宽。腭穹隆：高。系带附着：距离牙槽嵴顶远。口腔黏膜：厚度、弹性和韧性适宜。唾液质量：黏稠度高、流动性小、分泌量适宜。C是否有口腔材料过敏史是修复前的需要注意的内容。

103. 牙列缺失后，附着在颌骨周围的软组织位置关系改变的原因是
A. 软组织萎缩　　　　　　B. 软组织弹性作用　　　C. 𬌗关系改变
D. 牙槽骨不断吸收　　　　E. 咀嚼肌牵引
【答案】D
【解析】牙槽骨不断吸收会导致附着在颌骨周围的软组织位置关系改变。

104. 一无牙颌患者，全口义齿戴用7年，人工牙磨耗严重，咀嚼不利。最好的处理方法是
A. 旧义齿重衬　　　　　　B. 取印模，重新修复　　C. 停戴旧义齿，1周后修复
D. 停戴旧义齿，1个月后修复　　E. 停戴旧义齿，2个月后修复
【答案】B
【解析】戴用7年，人工牙磨耗严重，应重新修复。A旧义齿重衬，是在义齿组织面不密合采取的措施。而人工牙磨耗严重，是不用停戴旧义齿的，C、D、E均不正确。

105. 患者，男，60岁，全口无牙颌，临床检查见两侧上颌结节都很突出，可以
A. 做两侧上颌结节修整术　　B. 只做较大的一侧修整术　　C. 不手术，将来缓冲义齿
D. 义齿基托不伸展到倒凹即可　　E. 嘱患者按摩相应处，促进骨吸收
【答案】B
【解析】上颌结节颊侧有时明显倒凹，两侧上颌结节都很突，较大的一侧修整术，另一侧旋转就位。不做两侧上颌结节修整术，避免去除过多的骨质，A不正确。不手术，而题目中两侧上颌结节都很突，缓冲义齿无法达到目的，C不正确。D义齿基托不伸展到倒凹即可说法不对，上颌义齿翼缘充满上颌结节到翼上颌切迹，产生良好的边缘封闭。按摩是不能促进骨吸收的，E说法错误。

106. 下列戴牙指导中，错误的是
A. 增强义齿的使用信心　　B. 纠正不良的咬合习惯　　C. 可以先练习咀嚼小块食物
D. 使用时要保护口腔组织健康　　E. 睡觉时将义齿摘下，浸泡于消毒药水中
【答案】E
【解析】饭后冷水冲洗或牙刷刷洗，睡觉摘下浸泡冷水中，让组织休息，不可放在消毒药水中。

107. 全口义齿初戴时，需向患者说明的内容不包括
A. 增强使用义齿的信心　　B. 睡觉时义齿浸在冷水中　　C. 感觉不适，应自行修改
D. 进食后应及时清理义齿　　E. 纠正不正确的咬合习惯
【答案】C
【解析】全口义齿初戴时感觉不适，如异物感、不会咽唾液、恶心、发音不清，有足够思想准备，如下颌习惯前伸或偏侧咀嚼，先做吞咽动作后后牙咬合。不论什么原因都应该由医师进行修改。A、B、D、E都是初戴时正确的医嘱。

108. 全口义齿初戴，下颌义齿基托需要缓冲的地方有
A. 前牙牙槽骨区　　　　　B. 磨牙牙槽骨区　　　　C. 磨牙后垫
D. 下颌舌骨嵴　　　　　　E. 舌侧翼缘区
【答案】D
【解析】下颌舌骨嵴是骨性隆突需要缓冲。A、B是主承托区，C磨牙后垫是边缘封闭区，不用缓冲，E舌侧翼缘区应充分伸展，根据题意，下颌义齿基托需要缓冲的区域只有下颌舌骨嵴。

109. 一无牙颌患者，全口义齿戴用3周，下颌义齿舌侧基托前磨牙区压痛，正确的处理是
A. 磨短舌侧基托　　　　　B. 缓冲下颌隆突处基托　　C. 重衬
D. 调𬌗平衡　　　　　　　E. 伸长舌侧基托

【答案】B

【解析】下颌隆突位于前磨牙根部的舌侧，缓冲不充分会产生压痛，其他均不是正确的处理方法。

110. 全口义齿试戴时，判断水平颌位关系是否正确的方法很多，除了
   A. 后牙咬合时，双侧颞肌的收缩是否有力
   B. 后牙咬合时，双侧颞肌的动度是否一致
   C. 后牙咬合时，下颌是否偏斜
   D. 卷舌咬合时，下颌是否还能后退
   E. 嘱患者发含"斯"的舌齿音

【答案】E

【解析】发音检查包括以下几种。①唇音："B、P"当前牙的唇舌向位置和唇侧基托厚度异常。②唇齿音："F、V"中切牙切缘与下唇干湿线接触（上前牙过长或过短）。③舌齿音："Th"舌尖位于上下前牙切缘之间（上前牙偏唇侧或前牙覆盖过大）。④舌腭音："D、T"舌尖位于上前牙的腭侧，与上腭轻接触（前牙唇舌向位置异常，或上总腭侧基托前部厚度过厚）。⑤"S、Ch"上下前牙切缘接近（下颌舌侧基托过厚）。⑥哨音：上前牙舌面及腭侧基托表面过于光滑，上颌牙弓在前磨牙狭窄，气道狭窄。

A、B、C、D 均是颌位关系的检查。

111. 全口义齿初戴时，常常需要选磨，以下哪个原因不正确
   A. 𬌗架不可能完全模拟人的下颌关节的各种运动
   B. 义齿制作过程中的每一步均可能有误差
   C. 人工牙𬌗面形态不一定符合要求
   D. 初戴义齿可能下沉不均匀
   E. 垂直距离一般过高

【答案】E

【解析】垂直距离过高，要求重新制作。任何的𬌗架都不可能完全模拟人的下颌关节运动，A 正确。而义齿制作过程中的每一步的操作均可能有误差，只能减少，不能完全避免，B 正确。C、D 的表述均正确。

112. 一上颌无牙颌的患者在戴上颌义齿的过程中，左上切牙脱落，来医院要求修理，下列处理过程中错误的是
   A. 将脱落义齿处的唇颊侧基托部分磨除
   B. 按照义齿上人工牙的形状颜色大小选择相应的人工牙
   C. 经磨改后用蜡将所选人工牙与邻牙的唇面黏着固定
   D. 用常规方法热处理，或用调拌好的室温固化塑料从舌侧磨去的基托部位填入
   E. 塑料完全硬固后，去除黏蜡，磨光后完成

【答案】A

【解析】左上切牙脱落时，如将脱落义齿处的唇颊侧基托部分磨除，会导致新旧基托颜色的不一致，不利于美观，B、C、D、E 均是正确的方法。

113. 患者初戴全口义齿，主诉上颌左侧压痛。不能咬合。查：全口义齿固位好，基托伸展合适，咬合接触良好。相对于 5 处黏膜上有一小出血点，余之未见异常。造成疼痛的原因是
   A. 人工牙有早接触
   B. 基托组织面有树脂小瘤
   C. 印模不准确
   D. 模型不准确
   E. 咬合不稳定

【答案】B

【解析】咬合接触良好，说明 A、E 错误，基托伸展合适，说明 C、D 错误。根据题意 5 处黏膜上有一小出血点，余之未见异常，答案为 B。

114. 一无牙颌患者戴用全口义齿 1 个月，主诉在大张口、说话时义齿均不掉，但进食时易脱落，正确的处理方法是
   A. 基托边缘调整
   B. 重衬
   C. 调𬌗
   D. 重做义齿
   E. 缓冲系带

【答案】C

【解析】咀嚼食物时易脱落原因有：咬合不平衡，应该进行调𬌗；上下颌基托后缘干扰（磨牙后垫基托伸展过长，与上颌结节后缘基托相接触或上颌𬌗平面较低），应调改。

115. 某患者下颌牙列缺失，上颌天然牙列，戴用全口义齿多年，现欲重新修复，检查时发现上颌前部牙槽嵴松软，治疗时应采取怎样的处理措施
   A. 停戴旧义齿 1 个月左右再行修复
   B. 服用消炎药
   C. 必须手术切除
   D. 取印模时避免对该区域过度加压

E. 不必采取处理措施

【答案】D

【解析】上颌前部牙槽嵴松软，属于修复前的外科处理，应在取印模时避免对该区域过度加压。

116. 一患者戴用全口义齿后，休息时义齿稳固，但说话及张口时易脱位。最不可能的原因是
    A. 基托边缘过短　　　　　　B. 基托边缘过长　　　　　　C. 系带区基托未缓冲
    D. 人工牙排列位置不当　　　E. 基托磨光面外形不好

【答案】A

【解析】A 基托边缘过短，会导致休息状态易脱落。B、C、D、E 会产生休息时固位尚可，张口、说话、打哈欠时易脱落。

【破题思路】张口说话掉，是软组织与基托接触的部位未处理好。

117. 患者，男性，66 岁，牙列缺失 3 年。1 周前制作全口义齿，戴用后反复出现咬舌现象。患者询问原因，正确的解释应该是
    A. 患者的口颌运动协调能力下降　　B. 患者的咬合习惯不良　　C. 义齿颌弓过小
    D. 长期失牙造成舌体增大　　　　　E. 义齿垂直距离过低

【答案】D

【解析】由于后牙缺失时间过久，两颊部向内凹陷，或舌体变大而造成咬颊或咬舌现象，经过戴用一段时间后，常可自行改善。

118. 患者，女，70 岁。全口义齿修复，戴牙 3 周后诉咀嚼无力。检查：患者鼻唇沟加深，咬合关系良好。后牙解剖形态良好，可能的原因是
    A. 牙槽嵴吸收过多　　　　　B. 牙槽嵴吸收过少　　　　　C. 垂直距离过高
    D. 垂直距离过低　　　　　　E. 上下颌弓关系异常

【答案】D

【解析】义齿垂直距离过低会导致：
① 面部下 1/3 的距离减小。
② 似未戴义齿，鼻唇沟变深，颏部前突。
③ 肌肉张力小，咀嚼力弱，咀嚼效率低。
④ 息止颌间隙偏大。

其他选项均不会导致患者鼻唇沟加深。

119. 一无牙颌患者，义齿初戴后主诉咀嚼费力。检查发现面部形态自然，息止颌间隙 2mm，正中𬌗时两侧磨牙各一点接触，处理方法为
    A. 重做，加大垂直距离　　　B. 重做，减小垂直距离　　　C. 调𬌗
    D. 调𬌗，减小垂直距离　　　E. 坚持戴用，逐渐适应

【答案】C

【解析】垂直距离是指天然牙列正中𬌗位时，鼻底到颏底的距离，即面部下 1/3 的距离。确定垂直距离的方法常用的息止颌位法：正中𬌗位的垂直距离减去息止颌间隙（2～3mm）。

题目息止颌间隙 2mm，是正常的，说明垂直距离恢复得正常。A、B、D 均不准确。平衡𬌗：正中𬌗及非正中运动时，上下颌相关的牙同时接触。题目正中𬌗时两侧磨牙各一点接触，是不正确的，应该为下颌在正中𬌗位（最广泛接触位或牙尖交错位），上下人工牙具有尖窝交错的最大面积的广泛接触，所以正确答案是 C。

120. 全口义齿试戴做前伸𬌗检查时，发现前牙接触后牙不接触，应如何才能达到前伸𬌗平衡
    A. 增加切导斜度　　　　　　B. 减小切导斜度　　　　　　C. 减小牙尖斜度
    D. 减少补偿曲线曲度　　　　E. 磨低后牙牙尖

【答案】B

【解析】前牙接触，上下侧第二磨牙不接触的原因是切导斜度偏大，或牙尖平衡斜面斜度偏小。

121. 以下关于颌位记录错误的说法是
    A. 用𬌗托确定和记录患者面下 1/3 的适宜高度　　B. 颌位关系记录包括垂直关系和水平关系记录两部分
    C. 所确定的颌位上下颌关系是息止颌间隙　　　　D. 恢复两侧髁突在下颌关节凹生理后位的上下颌关系
    E. 便于在这个上下颌骨的位置关系上重建患者的正中𬌗关系

【答案】C

【解析】颌位关系记录：用𬌗托（基托＋𬌗堤）来确定并记录在面部下1/3的适宜高度时，髁突在下颌关节凹生理后位的上下颌位置关系。在这个上下颌骨的位置关系上，用全口义齿来重建正中𬌗关系（上下颌关系唯一稳定参考位置）。

122. 戴全口义齿做侧向𬌗运动时工作侧颊尖不接触，如何才能达到侧向𬌗平衡
    A. 加大补偿曲度　　　　　　B. 减小补偿曲度　　　　　　C. 加大上颌横合曲度
    D. 减小上颌横𬌗曲度　　　　E. 降低非工作侧舌尖
【答案】D
【解析】工作侧接触，平衡侧不接触，应增大横𬌗曲线。
工作侧不接触，平衡侧接触，应减少横𬌗曲线。
只有D符合题意。

123. 患者戴用全口义齿后4周复诊，面部酸痛，说话含糊不清，常需取下休息。其原因可能是
    A. 颌位关系不对　　　　　　B. 患者不会咬合　　　　　　C. 关节病变
    D. 垂直距离过低　　　　　　E. 垂直距离过高
【答案】E
【解析】垂直距离恢复过大的表现：
① 面部下1/3距离增大。
② 勉强闭嘴，颏部皱缩，颏唇沟变浅，肌肉张力大，易疲劳。
③ 牙槽嵴处于受压状态，吸收快。
④ 咀嚼效率下降。
⑤ 息止颌间隙变小，后牙撞击声。
⑥ 易脱位。
⑦ 黏膜大面积压痛。
A、B、C、D不会产生以上症状。

124. 患者全口义齿戴牙后疼痛，经检查后发现在牙槽嵴上产生连续性压痛点，疼痛不明显，应考虑最可能原因是
    A. 正中𬌗有早接触　　　　　B. 基托组织面有倒凹　　　　C. 基托组织面有瘤子
    D. 取印模时有托盘压痕　　　E. 牙槽嵴上有骨突
【答案】A
【解析】牙槽嵴上的疼痛常由于患者正中𬌗有早接触。B基托组织面有倒凹，义齿难以戴入。C基托组织面有瘤子，会产生相应部位的疼痛。

125. 患者，男，56岁。牙槽嵴丰满，初戴全口义齿时，发现正中咬合接触点较少。调磨时应磨的部位是
    A. 有早接触的下舌尖　　　　　　　　B. 有早接触的上颊尖
    C. 有早接触的支持尖　　　　　　　　D. 与有早接触的支持尖相对应的中央凹
    E. 与有早接触的支持尖相对应的牙尖
【答案】D
【解析】正中𬌗早接触时应调整与早接触的支持尖相对应的中央凹。

126. 男性，65岁，上下颌牙列缺失，行全口义齿修复，口腔检查时发现患者有习惯性的下颌前伸，那么确定颌位关系时应注意
    A. 利用旧义齿的颌位关系　　B. 帮助下颌后退　　　　　　C. 采用患者的习惯位置
    D. 适当增大垂直距离　　　　E. 牙槽嵴的丰满度
【答案】B
【解析】无牙颌患者、没有牙齿的锁颌患者会有习惯性前伸动作，确定颌位关系时产生下颌后退。确定颌位关系时应帮助下颌后退。利用旧义齿确定颌位关系时不准确的，应恢复正确的水平关系。

127. 一无牙颌患者，牙槽嵴低平，戴义齿后主诉咬合痛，检查时未发现黏膜有明显改变。合适的处理方法是
    A. 基托组织面缓冲　　　　　B. 基托边缘磨短　　　　　　C. 加大后牙牙尖斜度
    D. 选磨调𬌗　　　　　　　　E. 检查戴用，逐渐适应
【答案】D
【解析】戴义齿后主诉咬合痛，是咬合高点引起的。

128. 患者，男，60岁。全口义齿修复，戴牙3天后诉戴牙后下牙床疼痛。检查：下颌牙槽嵴左侧颊面黏膜一局限性破损，有压痛，触有小骨突。正确的处理是

A. 调短相应义齿边缘　　　　B. 相应组织面缓冲　　　　C. 调整咬合
D. 暂不处理，继续观察　　　E. 组织面重衬
【答案】B
【解析】根据题意下颌牙槽嵴左侧颊面黏膜一局限性破损，有压痛，触有小骨突，说明是骨突造成的，缓冲是最佳的方法，A、C、D、E 均不恰当。

129. 全口义齿戴用一段时间后出现颞下颌关节病症状和髁突后移的原因是
A. 确定垂直距离过低　　　　B. 确定垂直距离过高　　　　C. 义齿固位不良反应
D. 咬合力过大　　　　　　　E. 前伸𬌗或侧向𬌗平衡不良
【答案】A
【解析】垂直距离恢复过小的表现：
① 面部下 1/3 的距离减小。
② 似未戴义齿，颏唇沟变深，颏部前突。
③ 肌肉张力小，咀嚼力弱，咀嚼效率低。
④ 息止颌间隙偏大。
⑤ 髁突后上移位，出现耳鸣现象。
C 义齿固位不良，会产生义齿的脱位。D 咬合力过大会产生疼痛。E 前伸𬌗或侧向𬌗平衡不良，会导致咀嚼义齿脱位。

【破题思路】垂直距离恢复过小的表现有同时出现颞下颌关节病症状和髁突后移。

130. 一患者全口义齿初戴时，发现面部形态过于饱满，垂直距离正常，应如何处理
A. 磨短基托边缘　　　　　　B. 减小基托厚度　　　　　　C. 降低后牙高度
D. 减小前牙覆盖覆𬌗　　　　E. 先减小基托厚度，如不能改善则返工重做
【答案】E
【解析】基托的作用包含恢复患者的面部丰满度，如形态过于饱满，可以先减小基托厚度，如不能改善则返工重做，E 正确，其他的选项不能解决问题。

131. 患者在全口义齿修复中，临床检查发现剩余牙槽嵴有中度吸收，则下颌全口义齿基托边缘在下列哪些位置过短时会明显影响固位
A. 下颌隆突区　　　　　　　B. 下颌颊侧翼缘区前部　　　C. 下颌舌侧翼缘区后部
D. 唇侧边缘区中部　　　　　E. 唇颊舌系带及附近
【答案】C
【解析】C 下颌舌侧翼缘区后部应充分伸展，增加基托的面积，有利于义齿的固位，A 下颌隆突区需要缓冲。E 唇颊舌系带及附近应做相应的切迹。

【破题思路】影响义齿固位的有关因素。

颌骨的解剖形态	颌弓：宽大 牙槽嵴：高宽 腭穹隆：高
口腔黏膜	厚度、弹性和韧性适宜
唾液质量	黏稠度高、流动性小、分泌量适宜
基托的伸展范围	上颌：后部两侧到翼上颌切迹后部 　　　中间到腭小凹后 2mm 下颌：后部盖过磨牙后垫 1/2~2/3 　　　舌侧到舌骨后窝

132. 患者，女，82 岁，牙列缺失，牙槽嵴狭窄。全口义齿修复后咀嚼效率低。其原因不可能是
A. 年龄过大　　　　　　　　B. 牙槽嵴狭窄，固位较差　　C. 垂直距离过低
D. 咬合接触点少　　　　　　E. 人工牙型号选择过小
【答案】A

【解析】B、C、D、E均会造成咀嚼功能不好，只要牙槽嵴高宽，垂直距离正常，咬合接触点良好，人工牙型号选择合适，咀嚼效率都可达临床的要求，与患者的年龄过大无关，答案是A。

133. 一无牙颌患者，全口义齿戴用10年。主诉使用旧义齿咀嚼无力，要求重新修复。检查发现：牙槽嵴低平，黏膜红肿，旧义齿固位差，人工牙磨耗严重。首先的处理方法是

　　A. 取印模，重新修复　　　　　B. 调𬌗　　　　　　　　C. 重衬
　　D. 基托组织面缓冲　　　　　　E. 停戴旧义齿

【答案】E

【解析】修复的非外科治疗包括：

① 支持组织的修整。软衬，48～72h停戴，黏膜有炎症须停戴一周左右。
② 旧义齿调整。纠正不良咬合习惯，恢复垂直距离和正中关系。
③ 颌面部肌肉的训练。

题目中检查：牙槽嵴低平，黏膜红肿，旧义齿固位差，人工牙磨耗严重。最好的处理方法是停戴旧义齿，选择E。

134. 男，70岁，戴全口义齿数周。由于疼痛来院复诊，检查：全口义齿固位良好，患者无法准确指出疼痛部位，口腔黏膜未见明显压痛点。本例最可能的原因是

　　A. 义齿的印模不准确　　　　　B. 咬合有早接触　　　　C. 牙槽骨骨尖
　　D. 义齿基托边缘过长　　　　　E. 垂直距离偏低

【答案】B

135. 戴全口义齿数天，主诉上前牙与下前牙有较大距离。后牙对𬌗不好前来诊。查：上下前牙水平开颌，后牙呈尖对尖关系，垂直距离过高。造成这种临床表现的原因是

　　A. 记录颌位关系时，下颌处于前伸位　　　　B. 排牙所致
　　C. 患者咬合不恒定　　　　　　　　　　　　D. 装盒不慎造成
　　E. 患者有后退咬合的不良习惯

【答案】A

【解析】戴全口义齿数天出现描述的情况，说明在初戴的时候是正常的𬌗位关系。无牙颌患者没有尖窝相对的关系，因为取水平关系时，髁突没有回到关节凹生理后位，前伸了。

136. 一患者全口义齿初戴时，发现下颌义齿翘动，说明有支点存在，支点位置通常在

　　A. 下颌隆突　　　　　　　　　B. 磨牙后垫　　　　　　C. 唇系带
　　D. 牙槽嵴顶　　　　　　　　　E. 舌系带

【答案】A

【解析】下颌义齿翘动，说明有支点存在，下颌隆突在前磨牙根部的舌侧，如果没有缓冲，发现下颌隆突表面覆盖黏膜较薄，义齿基托组织面相应处应缓冲处理。过大、过突的下颌隆突，下方形成明显的组织倒凹，影响义齿基托伸展，应在修复前手术切除。B、C、E是边缘封闭区，不会产生疼痛。D牙槽嵴顶有骨突会产生疼痛。

137. 患者，男，65岁。全口义齿戴牙后感到下颌牙槽嵴普遍疼痛，较长时间戴用后感颊部肌肉酸痛，上腭部有烧灼感，检查发现口腔黏膜广泛发红，无明显溃疡。正确的处理方法是

　　A. 不做处理，嘱坚持戴用　　　　　　　　　B. 基托组织面重衬
　　C. 重排下颌人工牙以降低咬合垂直距离　　　D. 调𬌗面以去除正中𬌗早接触
　　E. 𬌗面加高以升高咬合垂直距离

【答案】C

【解析】垂直距离恢复过大的表现：

① 面部下1/3距离增大。
② 勉强闭嘴，颏部皱缩，颏唇沟变浅，肌肉张力大，易疲劳。
③ 牙槽嵴处于受压状态，吸收快。
④ 咀嚼效率下降。
⑤ 息止颌间隙变小，后牙撞击声。
⑥ 易脱位、易折断。
⑦ 上腭烧灼感，黏膜大面积压痛。

只能重新排列义齿才能解决问题。

【破题思路】 垂直距离恢复得过小：面部下1/3减小，口角下垂，鼻唇沟变深，颏部前突，看上去像没戴义齿似的，息止间隙偏大，咀嚼效能较低。

138. 患者，女性，59岁，3年前因牙列缺失曾做全口义齿修复。患者抱怨义齿固位不好，要求重新制作全口义齿。检查见义齿固位稳定皆不理想，人工牙𬌗面略有磨耗，咬合关系良好，面下1/3高度尚可。正确的处理方法是

A. 不予处理　　　　　　　　　　B. 重新制作全口义齿
C. 重衬义齿　　　　　　　　　　D. 升高人工牙𬌗面
E. 降低人工牙𬌗面

【答案】C

【解析】检查：人工牙𬌗面略有磨耗，咬合关系良好，面下1/3高度尚可。B、D、E均不正确。3年前修复的，牙槽嵴的吸收导致边缘不密合，大气压力不足导致义齿固位稳定不理想，应重衬义齿，以达到良好的边缘封闭。

【破题思路】 咬合关系良好，面下1/3高度尚可，说明颌位关系正确。

139. 全口义齿初戴时，用双手交替加压检查，发现上颌义齿左右翘动，最常见原因是

A. 义齿边缘过短　　　　　　　　B. 牙槽嵴顶有小瘤子
C. 系带附丽接近牙槽嵴顶　　　　D. 牙槽嵴唇颊侧有倒凹
E. 腭部硬区相应基托组织面未缓冲

【答案】E

【解析】上颌义齿左右翘动，最常见原因是上颌硬区未缓冲。硬区位于腭中部的两侧。A义齿边缘过短，导致义齿的脱落。B牙槽嵴顶有小瘤子会导致黏膜疼痛。C系带附丽接近牙槽嵴顶，导致说话张口时义齿容易脱落。正确答案是E。

140. 义齿重衬不适用于

A. 全口义齿戴用一段时间后，由于组织的吸收所致的固位不好
B. 义齿初戴时发现基托不密合
C. 义齿折断修理后的义齿基托的重衬
D. 适用于全口或局部义齿的修理
E. 对义齿基托组织面调磨缓冲后的处理

【答案】E

【解析】组织面调磨缓冲后的处理不是重衬的适应证，其余均是重衬的适应证。

【破题思路】 直接法重衬：组织面均匀地磨去1mm，将调和好的室温固化塑料（黏丝期）放置在义齿的组织面上，将义齿戴入患者口里，引导患者下颌合在正中关系位进行边缘功能性整塑，多余的衬料流到磨光面上。戴入患者口内，检查义齿的固位、稳定和咬合。

141. 某患者全口义齿修复后诉经常咬舌，无其他不适，检查发现，两侧后𬌗面低，排列偏舌侧，最好的处理办法是

A. 自凝加高就义齿合面　　　B. 调下后牙舌尖　　　C. 调下后牙舌面
D. 磨低上后牙舌尖　　　　　E. 重做，重排后牙

【答案】E

【解析】咬舌，检查：两侧后𬌗面低，排列偏舌侧，是排牙导致的，最好的处理办法是只能是重做，重排后牙。

142. 下列哪项因素不会造成患者咬颊咬舌

A. 缺失时间过长，舌体变大　　　B. 两颊部向内凹陷　　　C. 垂直距离过高
D. 后牙覆盖过小　　　　　　　　E. 上颌结节与磨牙后垫部位的基托间间隙过小

【答案】C

【解析】无牙颌患者由于牙槽嵴的吸收会导致，A缺失时间过长，舌体变大，B两颊部向内凹陷，D后牙覆盖过小，E上颌结节与磨牙后垫部位的基托间间隙过小也会导致修复后患者咬颊咬舌；而垂直距离不会引起

咬颊咬舌。

143. 某男，68岁，戴用全口义齿一周后，固位良好，主诉吐字不清，有哨音，检查，咬合关系好，义齿磨光面光滑，出现这种情况的原因是

　　A. 上颌基托延伸过长　　　　B. 前牙覆𬌗过大　　　　C. 上颌前部基托过于光滑
　　D. 义齿有早接触点　　　　　E. 以上都不对

【答案】C

【解析】有哨音有很多的原因，题意中表示磨光面光滑，符合题意的只有C上颌前部基托过于光滑，其他不符合题意。

144. 全口义齿试排牙时发现上唇微闭时龈缘位于唇下2mm，两尖牙远中位于口角，此时应

　　A. 换大号上前牙　　　　　　B. 换小号上前牙　　　　C. 抬高上前牙龈缘位置
　　D. 𬌗高上前牙　　　　　　　E. 不必修改

【答案】C

【解析】选择前牙时应考虑大小，要求包括：两侧口角线之间为上6的总宽度。唇高线至𬌗平面的距离为上中切牙切2/3的高度。唇低线至𬌗平面的距离确定下中切牙的切1/2的长度。两尖牙远中位于口角说明牙宽度的选择正确，上唇微闭时龈缘位于唇下2mm说明龈缘位置过低，答案是C。

【破题思路】美观原则：上前牙衬托出上唇丰满度。①上前牙唇面至切牙乳突中点8～10mm。②年轻人上尖牙顶连线通过切牙乳突中点，老年人上尖牙顶连线与切牙乳突后缘平齐。③上尖牙的唇面与腭皱的侧面距（10.5±1）mm。④上前牙切缘在唇下露出2mm，年老者露得较少。

145. 关于前牙排列的叙述中不正确的是

　　A. 上中切牙唇面与面堤唇面一致　　　　　　B. 上颌侧切牙切缘与𬌗平面接触
　　C. 上颌尖牙牙尖与𬌗平面平齐　　　　　　　D. 上颌尖牙牙颈部向唇侧稍突
　　E. 上颌中切牙近中接触点位于中线上

【答案】B

【解析】上颌侧切牙切缘离开𬌗平面1mm。A、C、D、E均符合前牙排列的原则。

146. 全口义齿初戴时，关于下颌出现后退的现象说法错误的是

　　A. 确定颌位关系时，如果患者误做了前伸咬合，而又未被及时发现
　　B. 上下前牙开𬌗
　　C. 垂直距离增高
　　D. 如果仅有小范围的后退，适当调改有关牙尖即可
　　E. 必须返工重做

【答案】E

【解析】下颌出现后退，分轻度和重度。轻度小范围的后退，适当调改有关牙尖即可。E说法不准确。

【破题思路】口内咬合关系检查：检查义齿正中咬合时上下牙齿尖窝交错对𬌗关系，有无偏斜，扭转，对刃𬌗，开𬌗等，有无义齿后部基托早接触𬌗干扰。

患者在确定颌位关系时下颌前伸，戴义齿后下颌后退。表现为上下前牙水平开𬌗，垂直距离增高。很小范围后退，适当调改有关的牙尖即可，范围较大，返工重新确定𬌗关系。患者在确定𬌗位关系时下颌偏向一侧，戴牙时下𬌗会出现偏向另一侧的现象。表现为上下义齿中线不一致，一侧后牙覆盖过大，另一侧覆盖过小或反𬌗。应重新确定颌位关系，也有假象，因某处疼痛所致。

147. 一全口义齿患者，全口义齿修复后，在做侧方咬合时，出现了义齿的平衡侧的翘动和脱落，余无异常，其可能的原因是

　　A. 正中𬌗不平衡　　　　　　B. 侧方𬌗不平衡　　　　C. 垂直距离过短
　　D. 前伸𬌗不平衡　　　　　　E. 义齿固位不良

【答案】B

【解析】平衡𬌗：正中𬌗及非正中𬌗运动时，上下颌相关的牙同时接触，是全口义齿独有的咬合接触，侧方咬合时，义齿的平衡侧的翘动和脱落，说明侧方𬌗不平衡。A、D分别是正中和前伸𬌗不符合题意。E义齿固位不良，会导致义齿脱落。

148. 临床一般调整下列哪两项因素来达到前伸殆平衡
    A. 切导斜度、补偿曲线曲度　　B. 髁导斜度、补偿曲线曲度　　C. 切导斜度、髁导斜度
    D. 牙尖斜度、定位平面斜度　　E. 切导斜度、定位平面斜度
    【答案】A
    【解析】切导斜度：切导盘与水平面的夹角。髁导斜度：髁槽与水平面的交角，是用前伸颌关系记录将髁导斜度转移到殆架上的。当做前伸运动，前牙接触而后牙不接触时，通常采用加大补偿曲线曲度（将后牙牙长轴向前倾）或将切导斜度减小，同时下降下前牙以减小切导斜度的方法解决。因此选A。

149. 牙列缺失时与牙槽骨吸收速度无关的是
    A. 缺牙原因　　　　　　　　B. 缺牙时间　　　　　　　　C. 骨质致密程度
    D. 全身健康状况　　　　　　E. 舌的大小
    【答案】E

150. 下列哪项不属于无牙颌口腔前庭的解剖标志
    A. 远中颊角区　　　　　　　B. 翼上颌切迹　　　　　　　C. 上颌结节
    D. 颧突　　　　　　　　　　E. 颊侧翼缘区
    【答案】B

151. 关于无牙颌的分区，下列不属于缓冲区的是
    A. 槽嵴上的骨尖　　　　　　B. 颧突　　　　　　　　　　C. 上颌结节
    D. 下颌磨牙后垫　　　　　　E. 切牙乳突
    【答案】D

152. 下颌全口义齿基托的封闭区是
    A. 唇、颊系带　　　　　　　B. 磨牙后垫区　　　　　　　C. 下颌舌骨嵴
    D. 下颌隆突　　　　　　　　E. 远中颊角区
    【答案】B

153. 全口义齿合适的凹形磨光面形态可以
    A. 降低咀嚼效能　　　　　　B. 使发音清晰　　　　　　　C. 帮助义齿固位
    D. 避免咬颊、咬舌　　　　　E. 增加面部丰满度
    【答案】C

154. 全口义齿的固位与大气压力产生关系最密切的是
    A. 牙槽嵴丰满度　　　　　　B. 基托边缘封闭　　　　　　C. 基托面积
    D. 黏膜厚度　　　　　　　　E. 咬合关系
    【答案】B

155. 全口义齿垂直距离过大的表现是
    A. 鼻唇沟较深　　　　　　　B. 咀嚼时要用较大的力量　　C. 唇红部显宽
    D. 说话时可闻及后牙撞击声　E. 颏部前突
    【答案】D
    【解析】唾液与基托为不同种分子，所以为附着力。

156. 全口义齿排牙后试戴前，在可调式殆架和模型上观察，哪一项说法不正确
    A. 边缘伸展是否恰当　　　　B. 后牙排列在牙槽嵴顶连线　C. 两侧对称
    D. 上、下颌前牙与后牙均有紧密接触　　　　　　　　　E. 有前伸和侧方平衡
    【答案】D

157. 全口义齿的前牙应排成
    A. 浅覆殆，深覆盖　　　　　B. 深覆殆，浅覆盖　　　　　C. 深覆殆，深覆盖
    D. 浅覆殆，浅覆盖　　　　　E. 对刃
    【答案】D
    【解析】前牙紧密接触是错误的。

158. 全口义齿戴入后，如果垂直距离过高可出现
    A. 唇颊部软组织凹陷　　　　B. 颏部前突　　　　　　　　C. 咀嚼无力
    D. 咀嚼肌酸痛　　　　　　　E. 面下部高度不足
    【答案】D